原版序

吸入治疗为经肺给药途径治疗多种疾病奠定了基础。进入 21 世纪以来,已有多个新产品获批上市,其中最重要的是首批获准用于治疗慢性阻塞性肺疾病的吸入复方药物。之后,治疗肺部感染和糖尿病的吸入药物上市。自本书的前两版问世以来,技术发展趋势和治疗策略已经发生了显著变化。最初人们把哮喘作为吸入治疗最重要的目标,现在已经将目标扩大到治疗多种局部和全身性疾病,并且在新型吸入器设计的技术基础方面获得了进一步的发展。

本书并不是简单地拓展和更新前两个版本,而是更注重技术与应用的紧密结合。绪言及第一篇阐述了吸入治疗的基本科学问题,简要介绍了在物理化学、装置技术、气溶胶物理学、肺部沉积/清除、生理学和药理学方面的总体内容,构成了前两个版本到本书的过渡。第二篇重点说明技术在疾病和治疗药物方面的应用,其章节数量也可以体现近年来吸入给药的应用显著增加的趋势。综合策略部分(第三篇)梳理了疾病靶点和药物产品开发方面的要点,对于读者来说可能具有很大的参考价值。

对本书结构的修改符合过去十年来涌现的转化需求。此外,此版本还涉及近年来备受关注的精准医疗和精准肺部医学理念。科学和临床研究者迫切需要从研究数据中快速有效地提炼相关知识并应用到治疗领域。我们希望本书的内容能够助力药物研发及其临床评估。

安东尼·希基(Anthony J. Hickey),海蒂·曼苏尔(Heidi M. Mansour)
2019 年 3 月

译者序

近三十年来，吸入治疗的范围已经从最初主要针对哮喘扩展到了多种局部和全身性疾病。在这个过程中，吸入器的设计在不断变革，制剂技术也在快速发展。在此背景下，《吸入治疗的物理与生物学基础》(*Inhalation Aerosols：Physical and Biological Basis for Therapy*)(第三版)应运而生。该书由吸入治疗领域权威专家安东尼·希基(Anthony J. Hickey)和海蒂·曼苏尔(Heidi M. Mansour)主编，介绍了吸入治疗的物理和生物学原理，包括人体对吸入颗粒的吸收利用机制，以及吸入药物的开发和递送技术；在此基础上，深入探讨吸入治疗对于不同疾病的最新应用和发展潜力，以及疾病对吸入治疗疗效的影响；最后总结分析了吸入药物使用的综合策略与未来发展方向。难能可贵的是，该书始终以制剂和装置的研发和转化为落脚点，具有较高的实际应用价值和理论指导价值。

随着国内吸入治疗临床使用的日益广泛以及吸入药物研发的日益活跃，我们邀请呼吸和药学领域具有丰富实践经验的中青年专家组建了翻译团队，希望能将吸入治疗的最新知识和研发理念系统地介绍给医学、药学、生物工程学、化学等领域的相关从业人员。

最后，感谢复旦大学出版社引进这本重要的参考书，我们希望本书的内容能够为吸入药物研发及其临床评估提供有力的支持，为吸入治疗领域的发展作出贡献。我们也希望读者能从本书中获得有益的知识和启示，以更好地应对吸入治疗领域的挑战和机遇。

祝愿读者朋友们在阅读本书时收获满满！

张　静　沙先谊
2023 年 7 月

目　录

3

吸入治疗性气溶胶在呼吸道沉积的数学模型

Mathematical modeling of inhaled therapeutic aerosol deposition in the respiratory tract

4

肺转运蛋白和肺的吸收机制

Lung transporters and absorption mechanisms in the lungs

5

吸入化合物的生物利用度

Bioavailability of inhaled compounds

6

3D 模型用于吸入药物的开发

3D models as tools for inhaled drug development

7

吸入气溶胶递送技术概述

Overview of the delivery technologies for inhalation aerosols

第二篇　吸入治疗的临床应用

8

新生儿和小儿吸入药物递送

Neonatal and pediatric inhalation drug delivery

12

慢性阻塞性肺疾病的吸入治疗

Inhaled therapeutics in chronic obstructive pulmonary disease

13

囊性纤维化感染和生物被膜的破坏

Cystic fibrosis infection and biofilm busters

14

CFTR 治疗的现状和未来
Current and future CFTR therapeutic

15

气道黏液的固有和适应性屏障特性
Innate and adaptive barrier properties of airway mucus

16

非结核分枝杆菌
Nontuberculous mycobacteria

17

非囊性纤维化支气管扩张症的吸入治疗

Inhalational therapies for non-cystic fibrosis bronchiectasis

18

肺纤维化

Pulmonary fibrosis

19

肺高压的治疗方法

Therapeutics in pulmonary hypertension

20

肺表面活性物质和呼吸窘迫综合征概述

Overview of lung surfactant and respiratory distress syndrome

21

新生儿呼吸窘迫综合征和急性呼吸窘迫综合征的表面活性物吸入治疗

Surfactant aerosol therapy for nRDS and ARDS

22

经鼻药物递送的基本原理

23

抗结核吸入治疗:临床上肺部治疗和预防策略的希望

Inhaled therapeutics against TB: The promise of pulmonary treatment and prevention strategies in the clinic

第三篇　吸入药物的研发策略

24

吸入药物:肺沉积的影响因素

Inhaled medication: Factors that affect lung deposition

25

基于现有知识对未来发展的批评性分析

A critical perspective on future developments based on the knowledge we have know

26

确保吸入药物治疗的有效性和可重复性

Ensuring effectiveness and reproducibility of inhaled drug treatment

27

总结

Conclusion

绪言

Introduction

Anthony J. Hickey, Heidi M. Mansour

吸入气溶胶技术在近半个世纪中取得了飞速进步,并已用于疾病治疗且发挥了独特的作用。药物气溶胶生成和递送的基本原理已经相当明确,包括物理药学、气溶胶物理学、装置技术、工艺和产品工程学以及肺脏生物学。其中,肺脏生物学包括吸入药物在肺部的沉积、清除以及局部和全身的药理学知识。

随着对应用吸入制剂治疗疾病的探索,人们已经对最佳治疗方式有了更深入的理解。选择何种技术已经从考量性能、规格,发展到了探究该技术在治疗特定疾病中的适用性。研发机构调适特定技术使得吸入药物产品中的所有要素都得到优化,从而满足生物学和治疗目标上的需要。

目前,许多关于气溶胶和气溶胶技术主题的杰出文章已经发表[1-7]。在吸入治疗领域,关注重点从基础科学[8,9]和技术[10-15]扩展到临床应用[16-18]和药物递送及临床转化[19]。本书将介绍一些基本原理,然后重点介绍药物吸入气溶胶技术如何在临床上转化应用于治疗特定疾病。图绪-1展示了本书涵盖的内容及其顺序。

药用气溶胶的递送有以下几个基本方面的问题。首先涉及由各种制剂和装置生成气溶胶,而每种制剂和装置均针对特定应用进行优化。气溶胶一旦生成,其理化特性和空气动力学行为就会与肺部生理相互作用,从而决定药物在肺部的沉积和处置。研究者可以对这些特性和参数进行建模,来预测颗粒和液滴在肺内的沉积;通过放射成像可以实现对沉积的实验测量,这也是对建模预测的补充。在药物沉积后是处置过程,包括局部转运和代谢,药代动力学研究可在体循环中检测到药物。可以对每种常见的治疗性气溶胶系统进行评价,以了解其是否具有潜能以治疗特定疾病。

哮喘是一种严重的肺部疾病,自20世纪50年代以来就是吸入治疗的重点。随着疗效关键要素的确定,吸入治疗已扩展到多种疾病。慢性阻塞性肺疾病(chronic obstructive pulmonary disease, COPD)是一个合适的治疗目标,因为该病的表现与哮喘类似。随着吸入治疗前景的拓宽和新药及生化靶点的确定,其他领域(如遗传性疾病、气道重构、血管疾病和感染性疾病等)也受到了广泛关注,并开发出了新产品。

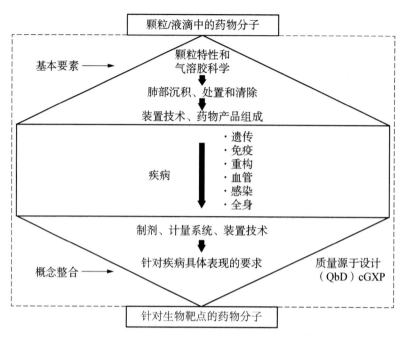

图绪-1 本书涵盖的内容及其顺序

注:内容编排的基本考虑是采用技术来治疗特定疾病的基础。从这些经验中获得的知识整合起来可以建立一般性原则,这些原则可用于预设性地将药物分子从其起始状态转化到接近其生物学靶标。在制造过程中或在对患者的教育中需控制众多可能出现干扰的步骤。

　　正如人们努力探索的其他领域一样,在平行的研究领域中取得的成果有时以不连续或颠覆性的方式促进本领域,进而两者互相促进。有几件事促进了吸入制剂的发现和发明。最重要的是氯氟烃(chlorofluorocarbon,CFC)推进剂因对臭氧损耗的影响而逐步被淘汰,这推动了氢氟烷烃(hydrofluoroalkane,HFA)替代品的开发。同样地,现在由于HFA对全球变暖的影响显而易见,对其潜在替代品的需求正在推动新的发展。第二个与推进剂替换类似的事件是,人们渴望寻找一种方法来递送生物技术产品,这类产品难以被制备成稳定的制剂,或者难以通过其他给药途径来递送,或者是利用肺脏处置物的特性来发挥临床疗效。对稳定的制剂和剂量的需求使研发重点落到粉雾吸入器(dry powder inhalers,DPIs)上,但是直到20世纪80年代末,DPIs的设计都不够完善且效率低下,不能满足大分子的递送需求。在随后的20年中,有了创新性研究成果,特别是胰岛素递送方面的创新显著推动了该领域的发展,并为2000年以来的许多成功案例奠定了技术基础。最后,在水溶液气溶胶递送方面,同样的驱动因素导致了雾化器的演变:从射流和超声雾化器向更小、更高效的振动筛网雾化器演变,最终发展到手持式软雾吸入器(soft mist inhalers,SMIs)。

　　由于将剂型和给药途径的基本知识应用于特定疾病取得了进展,现在可以汇集一套完整的知识体系,对已有的技术基础及其对疾病特定方面的影响进行总体论述。

　　鉴于吸入性产品的复杂性及其性能影响因素的多重性,要确保整体质量就需要采用"质量源于设计"(quality by design,QbD)的方式。产品的"时"(运动和处置)、"空"(化学和物理结构）表现会受到一系列变量的影响，对每个变量都需要加以充分的监测和控制，以满足产品质量规范和监管批准要求。由于药物产品的性能在研发设计上与每种疾病的特征性治疗需求相匹配，产品的有效性和安全性是与质量指标相关联的。

　　本书的后续章节将涵盖基础知识（第一篇）到具体疾病［包括精准肺病学（第二篇）］，其中将整合式地详尽阐述技术的性质和疾病因素的影响。本书还讨论了在受控环境中开发产品的重要性，以及将其转化为均质的治疗获益的方式（第三篇）。该系统性方法能够完美地实现药物分子从其起始状态、邻接物递送到分子治疗靶点的过程，并尽可能多地控制其中的变量。

（张　静　译）

参考文献

1. Fuchs N. *The Mechanics of Aerosols*. Mineola, NY: Dover Press, 1989.
2. Davies C. *Aerosol Science*. New York: Academic Press, 1966.
3. Mercer T. *Aerosol Technology in Hazard Evaluation*. New York: Academic Press, 1973.
4. Reist PC. *Aerosol, Science and Technology*. New York: McGraw-Hill, 1993.
5. Hinds W. *Aerosol Technology. Properties, Behavior and Measurement of Airborne Particles*, 2nd ed. New York: John Wiley & Sons, 1999.
6. Kulkarni P, Baron P, Willeke K. *Aerosol Measurement: Principles, Techniques, and Applications*, 3rd ed. New York: John Wiley & Sons, 2011.
7. Ruzer L, Hartley N. *Aerosols Handbook: Measurement Dosimetry and Health Effects*, 2nd ed. Boca Raton, FL: CRC Press, 2012.
8. Finlay W. *The Mechanics of Inhaled Pharmaceutical Aerosols. An Introduction*. New York: Academic Press, 2001.
9. Tougas T, Mitchell J, Lyapustina S, Eds. *Good Cascade Impactor Practices, AIM and EDA for Orally Inhaled Products*. New York: Springer, 2013.
10. Purewal T, Grant D. *Metered Dose Inhaler Technology*. Boca Raton, FL: CRC Press, 1997.
11. Srichana T. *Dry Powder Inhalers. Formulation, Device and Characterization*. Hauppauge, NJ: Nova Science Publishers, 2016.
12. Zeng X, Martin G, Marriott C. *Particulate Interactions in Dry Powder Formulations for Inhalation*. New York: CRC Press, 2000.
13. Hickey A. *Pharmaceutical Inhalation Aerosol Technology*, 2nd ed. New York: Marcel Dekker, 2004.
14. Smyth H, Hickey A. *Controlled Pulmonary Drug Delivery*. New York: Springer, 2011.
15. Colombo P, Traini D, Buttini F. *Inhaled Drug Delivery: Techniques and Products*. New York: Wiley-Blackwell, 2013.
16. Newman S. *Respiratory Drug Delivery: Essential Theory and Practice*. Richmond, VA: RDD Online, 2009.
17. Jacob B, O'Driscoll B, Dennis J. *Practical Handbook of Nebulizer Therapy*. Boca Raton, FL: CRC Press, 2003.
18. Gradon L, Marijnisson J. *Optimization of Aerosol Drug Delivery*. New York: Springer, 2003.
19. Dhand R, Rothen-Rutishauser B, Hickey A. *ISAM Textbook of Aerosol Medicine*. New Rochelle, NY: ISAM-Mary Ann Liebert, 2015.

第一篇　吸入治疗的基础理论

PART I　FANDAMENTALS

吸入颗粒和制剂的理化特性

Physicochemical properties of respiratory particles and formulations

Boris Shekunov

1.1 前言：颗粒的理化特性和吸入器性能

　　吸入给药过程由连续发生的 3 个重要阶段组成:首先通过吸入装置产生气溶胶颗粒(固体颗粒或液滴),而后气溶胶颗粒在呼吸道中沉积与分布,最终药物在作用部位释放、吸收并清除。呼吸道的解剖结构对任何颗粒物都是一道天然屏障,如果颗粒物进入肺深处,则会被生理防御机制迅速清除[1-2]。因此,呼吸道药物递送的一个主要目标是优化颗粒的物理和化学特性,从而实现吸入剂型的最大疗效和安全性。吸入制剂的理化性质可以根据材料表征水平及其与生物药剂学效应的关系加以分类(表 1-1)。表 1-1 还包含了吸入制剂产品开发中的监管考虑、质量控制和生物等效性研究的相关信息[3-6]。颗粒的粒径分布以及密度和形状是所有吸入制剂和每个药物递送阶段中最重要的关键属性:这决定了制剂在预定气流速度下能否被有效气溶胶化、控制颗粒的沉积情况、药物的溶出度和颗粒的摄取速率。颗粒的惯性沉积通常与空气动力学直径(aerodynamic diameter, d_A)介于 $1\sim5~\mu m$ 的细微颗粒分数(fine particle fraction, *FPF*)有关,其中粒径介于 $1\sim2~\mu m$ 之间的颗粒在肺泡区域可达到最大沉积。已知 $d_A \approx 100~nm$ 的颗粒也表现出与布朗扩散机制相关的沉积峰值,尽管生成这种纳米级气溶胶更多的是一种理论假设[1]。微米(尤其是亚微米)范围内的颗粒具有很强的内聚性。尺寸、表面和形态的微小变化以及一些环境条件都会显著影响粉末气溶胶化,从而导致 *FPF* 较低甚至不均一。沉积在肺泡区域的颗粒会通过吞噬作用被清除,这可能影响药物制剂的疗效[2,7]。颗粒的体积加权粒径(volume-weighted particle diameter, d)和表面-体积形状因子(surface-volume shape factor, α_{sv})对于细胞摄取具有重要的影响。例如,相比更大或更小的颗粒、针状颗粒或表面修饰和带电荷的颗粒,$1\sim5~\mu m$ 的球形颗粒更能被细胞摄取。因此,通过采用不同的颗粒工程化手段,理论上可以优化大多数药物的递送性能。然而,活性药物成分(active pharmaceutical ingredients, API)和载体本身的材料学性质及其毒性、吸入器的设计、患者变异性以及药品制造和药品质量控制的严格要求则带来了显著的实际限制。

表 1-1　与生物药剂学和药物递送特性相关的不同水平理化性质以及吸入药物产品开发、生物等效性和质量控制上的监管考虑

理化特性	受影响的生物药剂学参数	相关监管考虑
固状： 分子结构、杂质；晶型/结晶度/非晶含量；平衡溶解度、固有溶出速率；吸湿性/水分含量	理化稳定性、效力、安全性、全身生物利用度和/或局部药物浓度；生物等效性(仿制药)	API 和与功能有关的赋形剂的理化特性；与溶剂的相容性(c)；环境湿度的影响(a、b)，低温(b)；温度循环(b、d)；湿度含量(a、b)；API 的同一性/治疗等效性(仿制药)
颗粒和表面： 体积或质量加权粒径分布(PSD)；形状系数和比表面积(SSA)；孔隙率/密度；致度/粗糙度和硬度；比表面自由能、内聚力和黏附力；静电或ζ电势；溶出速率；递送剂量(释出剂量)；细微颗粒剂量/质量(FPD)；空气动力学粒度分布($APSD$)；$MMAD/GSD$；FPF	体内局部沉积；可递送剂量；剂量均一性/一致性；颗粒摄取/清除的速率和毒性；全身生物利用度(AUC/C_{max})和/或局部药物浓度；生物等效性(仿制药)	PSD(API 与载体)；$ASPD$；单驱动 FPD(a、b、d)；(递送)剂量均一性(DCU)(a、b、d)(包括批次内和批次间)或剂量一致性(a、c、d)；在不同流速下(a)和不同年龄段(即早年、中年、老年)(a、b、d)的 DCU 和 FPD；带储雾罐的 FPD(b)；驱动器/吸嘴沉积(a、b、d)；振摇要求；药物递送速率和递送总量(c)；外源性颗粒物
制剂： 制剂类型、剂型和包装形式；载体(a、b)；成分和包被涂层(a、b)；分散介质(b、c、d)；粉末的摩擦电荷、堆积和振实密度(a)；内聚结构、密度和强度；加工/混合的影响；整体流动特性/粉末处理/填充(a)	给药方式；药物速释、缓释或控释；剂量计量，装置残留；剂量均匀性/一致性；全身生物利用度和/或局部药物浓度；治疗有效性和治疗指标；ADME；安全性/毒性/刺激性；储存稳定性/保质期；生物等效性(仿制药)	平均递送剂量与标称量(a、b、d)；DCU(b、d)；剂量比例(对不同的强度和/或 API)；制剂/吸入器的坚固性；药品稳定性；赋形剂的定性同一性和定量等效性以及介质的理化相似性(c)(仿制药)

注：a，DPIs；b，pMDIs；c，喷雾器；d，非压力定量吸入器；否则普遍适用。$MMAD$，质量中值空气动力学直径；GSD，几何标准偏差。

　　本书后续各章将讨论吸入给药在医学应用方面的内容。本章涉及材料科学——理化颗粒特性，这直接影响制剂和吸入器的设计，尤其是粉雾吸入器(DPIs)产品。虽然其他类型的吸入装置也非常重要，如压力定量气雾器(pMDIs)、喷雾器、非压力定量气雾器、软雾吸入器，但它们涉及材料科学的问题相对较少。DPIs 属于最前沿技术，广泛应用于不同的活性成分、剂量、制剂以及当前和潜在的治疗领域[8]。同时，DPIs 是药物开发面临的最大挑战，从监管角度也被认为是最复杂的药物产品之一。自 20 世纪 60 年代最早应用 DPIs 以来，学界已经完成了大量的技术工作和文献积累，但仍然存在许多尚未解决的基本问题。例如，有综述文章指出，缺乏对粉末分散机制的了解是改善吸入药物性能的主要障碍[9]，重点强调了与非气流依赖性治疗、装置阻力和肺功能降低患者应用高阻力装置等优化吸入器性能相关的几个错误认识。然而，吸入器的设计改进和新的集成化装

置-制剂系统得到的关注却很少,最先进吸入器递送的 FPF 仍仅为标签要求的 $20\%\sim30\%$[10]。对于基于载体技术的吸入制剂,当前的共识是未能充分了解物料特性、混合过程和分散性能之间的关系,更多是一种经验性尝试[11]。这些错误认识可进一步延伸到吸入材料科学的其他领域,例如本章讨论的颗粒间相互作用、分散、颗粒溶出和无定形制剂的固态稳定性等机制。

尽管不应该低估"制剂-气流-吸入器设计"三元体系相互作用的复杂性,但从作者的角度考虑,其中许多分歧是方法学问题。例如有一种观点认为,FPF 不受气流影响应该是所有吸入制剂的理想特性,但这种观点需要结合具体的吸入器设计加以阐明。如果吸入制剂在任何流速下都具有较好的流动化和分散性,则意味着"阈值能量"较低(或者更准确地说是粉末分散所需的应力很小,参见"影响颗粒气溶胶化的主要因素"一节)且 FPF 值很高,接近理想中的 100%。同样,对于此类颗粒,惯性碰撞参数小到可以避免在上呼吸道中沉积,从而降低体内变异性[12]。然而,实际上没有完美的吸入制剂和吸入器。FPF 随流量或压降的增加而稳定地增加很可能表明这是一种有内聚力的制剂且分散机制可变;而稳定但较低的 FPF 值则提示制剂或吸入器的设计可能存在问题,实际上其原因可能在于湍流的基本特性。这里一个重要的问题是流速、压降和吸入器阻力与制剂的材料特性(如颗粒附着力/内聚力和聚集强度)、流态(湍流的特征和强度)或吸入器性能(FPF 或其他可测量的气溶胶化参数)之间通常不存在定量关系。事实上,最常用的方法包括通过一系列实验研究以证明某些制剂特性对于改善吸入器性能的重要性。然而,即使采用了实验设计法(design of experiments, DoE),这些研究也经常会得出相互矛盾的结论而在本质上无法形成通用模型;当然,这可能会解决工业发展或商业制造中的一些短期问题[13]。另外,最新应用的计算流体力学(computational fluid dynamics, CFD)主要集中在气动流场的描述,但通常不包含颗粒气溶胶化和弥散的主要闭合方程。因此,理解这些机制需要一套有明确目标的实验方法学以确定材料和流体动力学的关键参数,而不是仅仅关注统计学上的相关性。

本章的主要目的不是回顾吸入用颗粒技术或制剂的进展,该方面的内容已经有多篇文献报道[1,8,10,11,14-17]。虽然一个章节很难有全面的阐述,但本章的主要目的是为读者提供关键理化参数的系统性定量阐述,尽可能地应用分析理念将这些参数与吸入器性能相互关联;然后介绍固体颗粒和液滴的理化性质转化为药物气溶胶递送特性(最重要的指标是 FPF)的定义和机制;最后概述各种制剂方法和优化策略,以及对这一重要且快速发展的治疗领域的展望。

1.2 影响颗粒气溶胶化的主要因素

1.2.1 空气动力学直径和斯托克斯数

吸入用颗粒不仅有不同的几何粒径(通常用体积等效直径表示,volume-equivalent diameter,d[18]),而且具有不同的形状、密度/孔隙度和团聚结构。为了规范不同类型颗粒的流体动力学方程,引入了空气动力学直径(d_A)的概念。空气动力学直径是指单位密度球体的直径,球体在气流中的加速度与任意密度的非球形粒子相同,因而沿着相同的流线型移动。根据该定义,通用的动力学方程符合以下关系:

$$d_A = d \frac{\rho}{\rho_1} \frac{1}{\alpha_{sv}} \frac{C_d(\mathrm{Re}_A)}{C_d(\mathrm{Re})} \frac{C_c(Re)}{C_c(Re_A)}$$ (式 1-1)

式中 ρ_1 是单位密度(如 $1\,\mathrm{g/cm^3}$),ρ 是颗粒密度,C_d 是颗粒阻力系数[即颗粒雷诺数的函数,$Re = ud/\upsilon$,其中 υ 是空气动力黏度,u 是相对于气流的颗粒(滑移)速度],Re_A 和 Re 分别是直径为 d_A 和 d 的粒子数,C_c 是取决于粒径的坎宁汉(Cunninghum)滑动修正系数[18,19]。所有类型的级联撞击器都是根据颗粒分类的原则而使用一系列具有不同斯托克斯数(Stokes number)的射流和收集板(见下文)。通常采用级联撞击器[如安德森级联撞击器、新一代级联撞击器(NGI)和多级液体撞击器(MSLI)]测定空气动力学粒径分布(APSD)。APSD 也可以通过飞行时间(time of flight,TOF)技术进行测定[18]。

表面-体积形状因子(α_{sv})是具有等效直径 ds 的特征颗粒与具有体积等效直径 d 的颗粒的横截面之比:

$$\alpha_{sv} = \left(\frac{d_s}{d}\right)^2$$ (式 1-2)

式 1-1 和式 1-2 是通过颗粒几何学来定义形状因子,而阻力系数(drag coefficient)是针对球形颗粒的,因此两者在数字上不同。与其他地方所提及的动力学形状因子不同,α_{sv} 的优势在于可以通过显微镜成像分析或对 d 和 d_s 的独立测定试验进行计算。通常采用激光衍射和显微成像相结合的方法测定上述参数。假定固体颗粒的密度为 ρ_p,则可通过比表面积(SSA)来定义随机取向颗粒的 α_{sv},将比表面积与柯西定理(规定平均投影面积等于表面积的四分之一)进行关联从而得出以下公式:

$$\alpha_{sv} = \frac{1}{6} SSA \rho_p d$$ (式 1-3)

这里的 SSA 可以通过 Brunauer-Emmett-Teller(BET)气体吸附法测得。

在颗粒密度(或团聚体的空隙率)和颗粒形状因子已知的前提下,式 1-1 同样适用于液滴、固体颗粒、多孔颗粒和团聚体。用于吸入递送或测定的流体形态可以分为斯托克斯型($Re < 0.1$)和超斯托克斯型($0.5 < Re < 100$)。对于斯托克斯流态下的球形颗粒,阻力系数与 Re 之间的计算方程为 $C_d = 24/Re$。此外,假定微米级颗粒粒径范围内 $C_c \approx 1$ 时(颗粒直径约为 $2\,\mu m$ 时的估算误差小于 10%),从式 1-1 可得到在气溶胶文献中广泛使用的斯托克斯空气动力学直径的简化表达式:

$$d_A(Stokes) = d\left(\frac{\rho}{\alpha_{sv}\rho_1}\right)^{\frac{1}{2}}$$ (式 1-4)

因此,非球形颗粒和多孔颗粒比相同质量的固态球形颗粒具有更小的空气动力学直径。对于液体气溶胶,如喷雾器释出的气溶胶和 pMDIs 喷雾,由于空气压力引起的变形,液滴的颗粒形状不是完全球形,这将在后续的章节中讨论。

广义斯托克斯数(the generalized effective Stokes number, Stk_e)是一个无量纲数,由在阻力条件下颗粒松弛时间和障碍物周围特征流动时间的比值表示[20]。当 $Stk_e \ll 1$ 时,颗粒遵循流线流动,而 $Stk_e \gg 1$ 时,粒子遵循其初始轨迹并撞上障碍物。斯托克斯数取决于颗粒的 Re 数:

$$Stk_e = \psi(\mathrm{Re})\, Stk \qquad\qquad (式 1-5)$$

其中 Stk 是在斯托克斯流态时($\psi=1$)的数值:

$$Stk = \frac{\rho d_A^2 u}{18\mu L} \qquad\qquad (式 1-6)$$

式中 $\mu = \upsilon \rho_0$ 是动力学空气黏度,L 是障碍物的特征尺寸。非斯托克斯颗粒阻力修正因子(ψ)通过数值计算。斯托克斯数的重要性主要表现在以下 3 个方面。

1)在上呼吸道的惯性撞击沉积。根据式 1-6“惯性碰撞参数” $d_A^2 Q$ 通常用于描述颗粒在口咽部的沉积。

2)使用不同级联撞击器或液体吸收瓶测定的空气动力学直径[如质量中值空气动力学直径($MMAD$)和微细颗粒分数(FPF)],通常用于不同吸入产品的体外研发和工业质量控制;也用于在不同流量 Q 下重新校准撞击器的截止直径。

3)DPIs 内的颗粒解聚效率,尤其对于紧压颗粒设计的 DPIs。

此外,应考虑在超斯托克斯流态下式 1-1 和式 1-5 引入的可能偏差。尽管颗粒的 Re 远小于人体呼吸系统和吸入装置内气流的相应数值,但当它达到足够高的水平时,则需要引入非斯托克斯修正。例如,对于口咽部的湍流(至少在峰流速条件下),当 $Re \approx 1$ 时,$10\,\mu m$ 以下的颗粒 ψ 值 ≈ 0.9,此时对于口咽部沉积的影响可能最小。然而,对于吸入器内部的湍流以及较大的颗粒团聚体,Re 可能高出 $1 \sim 2$ 个数量级(参阅“干粉分散的建模”一节),$\psi \approx 0.4 \sim 0.8$。例如,在评估吸入器网格上的颗粒撞击时,就需要引入具有重要意义的校正。同样,计算级联撞击器中的精确截止直径可能要求应用完整的式 1-1 和式 1-5。

1.2.2 颗粒团聚强度

粉雾吸入制剂和大多数吸入混悬制剂中存在颗粒团聚体,必须将其分散成初级颗粒才能有效递送。与吸入装置内的平均分散应力相比,颗粒团聚强度应足够低。颗粒团聚强度的评价是一项重要的制剂学研究内容。许多关于气溶胶的文献已经讨论了药物与药物或载体颗粒之间的内聚力和内聚黏附力的平衡[8,11,22-24]。虽然对这些作用力的定量分析很重要,但依然不足以真实阐明团聚颗粒的分散机制。吸入制剂中大多数颗粒具有不规则的非球形形状和显微镜下粗糙的表面,形成具有广泛接触面积和分离距离的团聚体。在理论和实践中,团聚体内聚作用力的测定不明确而且非常耗时,尤其忽略了与团聚体结构本身相关的重要因素,即堆积特性、配位数、形状、密度、孔隙率和缺陷/裂隙,以及团聚体的分散实际上受施加应力控制而非内聚作用力的控制。例如,通常认为具有高黏附力的颗粒会形成强度较低的疏松团聚体。吸入制剂一般考虑更多的是颗粒粒径分布,很少考虑团聚体结构及其定量分析。尽管如此,自朗夫(Rumpf)的开创性工作以来,已经对其他材料的团聚体结构进行了研究[25-28],并且开发了几种堆积、分形维数和抗张强度的模型[29]。本章提出了一个对于吸入制剂非常重要的替代模型,该模型描述了基于粒径和表面效应的团聚体强度,对于理解发生在团聚体表面附近的颗粒"侵蚀"机制至关重要[27,28]。相比之下,颗粒团聚体的"分裂"和碎片化主要发生在内部,通常与抗张强度有关。

图1-1表示当前用于团聚体结构和强度的量化模型。初级粒子组成一个含有空隙的似晶体结构,表明团聚体的密度和强度。这种似晶体并不像晶体结构具有大范围空间有序性,但它表示了最大配位数(K)的最可能堆积,其中影响配位数的主要原因归咎于空隙。理想形状的粒子具有不包含空隙的团聚体结构,即产生相应最大粉末密度($\rho_{\max}$)的堆积,但实际上只能在局部区域观察到没有空隙的团聚体结构。对于相对简单的堆积几何体,如立方或六角形结构中的球体,可以求算两个参数,K 和 $\rho_{\max}$;而与 Kendell 或朗夫发展的半经验关系模型不同,此处的假设是堆积分数与配位数之间不存在相关性。本模型中晶格位置发现颗粒的概率为 $\rho/\rho_{\max}$,其中 ρ 是团聚体密度。假设初级粒子具有各向同性结构(没有优选取向),结合断裂横截面的假定(图1-1),则抗张强度 σ_T 的计算公式为:

$$\sigma_T = K \left(\frac{\rho}{\rho_{\max}} \right)^2 \frac{F}{d_0^2} \qquad (式 1-7)$$

式中 d_0 是特征晶格参数,与初级粒子的体积平均直径(d_p)和密度($\rho_{\max}$)有关,计算公式如下:

$$d_0 = d_p \left(\frac{\pi \rho_p}{6 \rho_{\max}} \right)^{\frac{1}{3}} \qquad (式 1-8)$$

K 为初级粒子(或空隙)的平均配位数,每对粒子通过粒子间的键合作用力(F)连接,并与断裂横截面相交。键合作用也有助于黏附功(W)的产生。此外,从图1-1中可以看出,对于特征尺寸(d)的任何断裂横截面,边缘区域的配位数 K_e 通常小于主体区域的配位数 K_b,而整个横截面的平均配位数通过下列公式计算:

$$K = K_e + \frac{K_b - K_e}{\left(1 + \dfrac{d_0}{d} \right)^2} \qquad (式 1-9)$$

平均粒子间内聚力(F)取决于几个因素,包括颗粒的形状和表面粗糙度。然而,上述计算公式仅适用于受吸引(通常为范德华)接触力作用的光滑弹性球体。例如,广义 Johnson-Kendall-Roberts(JKR)关系如下[30]:

$$F = -\frac{3}{8} \pi W d_p \qquad (式 1-10)$$

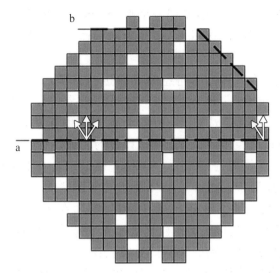

图 1-1 初级粒子似晶格团聚体的结构

注:灰色方块表示粒子的位置,白色方块表示空隙,箭头表示横断截面的配位数。虚线表示拉伸断裂面(a)和侵蚀面(b)。示意图显示了简单的立方体晶格,但粒子(和空隙)可能具有不同的形状和 3D 配位数。

对于不同直径的颗粒 d_{p1} 和 d_{p2},两者相互作用直径的调和平均值为:

$$\frac{2}{d_p} = \frac{1}{d_{p1}} + \frac{1}{d_{p2}} \qquad (式 1-11)$$

式 1-7 至式 1-11 详细描述了团聚体中颗粒相互作用的所有相关影响,也足以对团聚体的抗张强度进行定量评估:

1) 根据式 1-10,颗粒团聚体强度与 d_p 成反比,而粒子间键合力的大小与 d_p 成正比。式 1-7 描述的抗张强度是单位横截面面积的作用力,相同空气动力学直径的较大"多孔"颗粒形成的团聚体强度弱于实心颗粒。

2) 较小的表面不规则性(也称为缺陷体或波纹状表面[22])能显著降低颗粒间键合作用和团聚强度(降低系数约 $2y/d_p$,其中 y 是单个触点的微凸直径)。对于数量为 q 的多个接触,粒子间平均键合作用增加至约 $2qy/d_p$,但如果 $y \ll d_p$,键合作用仍可能低于光滑颗粒的值。该效应值可以根据特定堆积的几何形状计算。

3) 对于纳米颗粒组成的二元混合物,类似于缺陷体同样适用。粒子间平均键合作用和团聚强度随纳米颗粒浓度的增加而降低,并在一定的表面覆盖率下达到最小值,即整个晶格内接近于单个颗粒-纳米颗粒-颗粒接触;随着此类接触点的数量增加,团聚体强度再次增加。

4) 对于含有大粒径载体颗粒的二元混合物,如乳糖晶体,团聚体通常由黏附药物颗粒的载体组成。根据式 1-10、式 1-11,与药物粒子间结合作用相比,在 W 和接触横截面相同的条件下,载体与药物的结合力增加了 2 倍。然而,这类颗粒团聚体强度的平衡取决于药物与载体的表面覆盖率和药物颗粒的堆积顺序。

5) 当与初级颗粒的粒径相当时,两个参数 K 和 σ_T 取决于团聚体(或横截面)的粒径,尤其是当断裂横截面接近于团聚体表面时,K 值较小(式 1-9)。

当前模型不像分形描述[26,28]中所提及的假设:团聚体的孔隙率随粒径的增加而增加。由于所有团聚体均来自同一粉末层,孔隙度应随粒径的增加而增加的说法没有物理学基础。

团聚体强度的大小可以采用下列经典参数进行计算:$d_p = 2\ \mu m$;$\rho = 0.3\ g/cm^3$;$\rho_{max} = 1\ g/cm^3$;$\rho_p = 1.4\ g/cm^3$;$K_b = 3$;$W = 20\ mJ/m^2$[22]。计算得到:对于大型团聚体,$\sigma_T = 3.2\ kPa$;对于小型团聚体,$\sigma_T = 1.6\ kPa$,而采用其他模型计算得到的结果为:$\sigma_T = 3.6\ kPa$[29];$\sigma_T = 0.3\ kPa$[25]。因此,当前模型计算的团聚体强度略低于 Rumpf 模型的预测值,但明显高于 Kendell 模型的预测值。与 JKR 模型以及其他类似的粒子相互作用模型相同,目前的模型也是基于光滑弹性球体理想几何形状的假设,因此也需要考虑本模型预测键合力(F)的不可靠性。事实上,除平面接触外,在大多数情况下,粗糙的微粒表面和非球形形态能够确保有效接触面积显著低于光滑球体。此外,这些模型假设微粒的缺陷分布均匀,正如实验所观察到的破裂首先发生在 σ_T 最弱的平面[27]。实际上,式 1-10 有一个取决于颗粒形状而明显更小的数值系数。至少对于这些参数的平均值而言,式 1-10 依赖于体积直径和黏附功。黏附功(W)在文献中经常与固体的表面能(γ_s,比表面自由能)相混淆。W 是指机械接触中分离两个表面所需的单位面积的最小能量[25],而表面能在热力学上定义为由新固体表面产生的比自由能,例如,在晶体成核、生长或分裂过程中产生表面能(类似于液体的表面张力)[31]。尽管这些能量彼此之间存在着渐进关系,但上述定义仅适用于相似且理想的光滑表面(原子水平)之间的完美接触,而对微粒则不适用。

采用原子力显微镜(atomic force microscopy,AFM)的实验方法可以测定分离力(F)的值[22-24],但需要获取大量不同粒子取向、几何形状和接触面积的统计学数据。由于粒子相互作用曲率和接触面积测定的不确定性,通过测定值估算 W 的可靠性较差。此外,实验中常采用的平面底板也可能会表现出不同性质的化学键,导致两个接触面对 W 的作用错综复杂而且不明确。反相气相色谱(inverse gas chromatography,IGC)测定吸入颗粒表面能的方法也存在同样的问题[32-35]。表面自由能的色散分量被公认为是与范德华力相关的参数,代表非极性相互作用,但它并没有考虑到特定的极性相互作用,如永久偶极力和氢键。极性相互作用通常对整体比表面能和颗粒间作用力具有重大贡献,但很难进行定量区分。因此,尽管理论上完全可以基于材料特性对团聚体的强度进行先验估计,但主要困难除了要求花费大量时间和精力外,在控制条件下,还存在是否更有效实现空气动力直接且相对快速测定团聚体分散度的问题。下节将探讨这方面的内容。

最后,根据 Rumpf 最早提出的分离力计算相对简单性的原理[29],机械聚集强度 σ_A 的评价通常是基于抗张强度 σ_T[25-29],而用于压缩或剪切的流体动力学和机械压力将在下节中阐述。剪切强度接近于抗张强度的大小,而具有更复杂机制的抗压强度通常大于实验测定的剪切强度和抗拉强度[26,27]。如果需要更精确地描述颗粒的破碎机制,则应考虑这种差异。

1.2.3 干粉分散的建模

任何用于吸入给药分散模型的主要目的是描述气溶胶参数(如 *FPF*、*FPD*、

$MMAD$）与制剂理化性质、气流速率及吸入剂器设计之间的关系。图 1-2 呈现了一种"黑箱"方法，其中空气动力分散装置（DPI，标准输送管或用于粒度测定的干粉分散单元）将初始微细粒子分数为 FPF_0（在 0 时刻时已分散颗粒的质量分数）的特征粉末转化为具有一定 FPF 值的气溶胶，其中 FPF 取决于气流量（Q）。分散装置本身的宏观表征参数是压降值（ΔP）和有效湍流分散区的体积（V）。该模型也包含了给定制剂可以达到最大限度的细微颗粒分数（FPF_{max}）。实际上，即使在可能的最高流速下，任何吸入制剂也不可能达到 100% 的 FPF，主要原因包括存在初级药物颗粒的硬性团聚体或强黏附力的药物-载体团聚体，或者允许存在一些颗粒避开分散的"死区"。计算分散程度的最重要参数是分散后剩余未破碎团聚体的相对质量 m_A，其指数衰减函数如下：

$$m_A = e^{-\Gamma\tau} \tag{式 1-12}$$

式中 τ 是团聚体在装置中的平均滞留时间，Γ（1/s）是相对破碎速率（也称为破碎核[28]）。式 1-12 中的数值（$1-m_A$）是团聚体在装置内分散的概率，指数项是与 Weibull 统计量相关的破碎频率。然而，式 1-12 没有假定破碎概率和碰撞能之间存在指数依赖关系[37]。Longest 等探讨了一个名为"无量纲比耗散（non-dimensional specific dissipation，NDSD）"的无量纲参数，并且发现与 FPF 和 $MMAD$ 具有良好的相关性。尽管在柯尔莫哥洛夫（Kolmogorov）理论中，NDSD 和 $\Gamma\tau$ 具有相关性，但由于 NDSD 与本书中的任何特定分散模型没有相关性，而且 NDSD 是指在一定尺度上可用于破碎的动能与时间的乘积，$\Gamma\tau$ 只是湍流波动的数量，因此各参数具有完全不同的物理解释。对于小尺度的湍流涡旋，湍流波动的频率 Γ 增加，而涡旋湍流能量随尺度减小。团聚体的分散不是直接受湍流能量的控制，而是受湍流波动率和滞留时间的控制，此外还需要单独评价空气动力应力 σ。

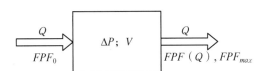

图 1-2　空气动力学颗粒分散的通用模型

注：其中稳态流（Q）通过以压差（ΔP）和有效分散区体积（V）为特征的装置。输入输出参数包括初始微细颗粒分数（FPF_0）、微细颗粒分数（FPF，Q 的函数）和最大可能达到的微细颗粒分数（FPF_{max}）。

根据易破碎团聚体、不易破碎团聚体和微细颗粒在分散前后的质量平衡，可得到：

$$m_A = \frac{FPF_{max} - FPF}{FPF_{max} - FPF_0} \tag{式 1-13}$$

因此，破碎参数与 FPF 的关系如下：

$$\Gamma\tau = \ln\frac{FPF_{max} - FPF_0}{FPF_{max} - FPF} \tag{式 1-14}$$

以下是 FPF 和空气动力粒径分布的质量加权动量 $d_{4,3}$ 之间的简化公式：

$$d_{4,3} = d_A(1-FPF) + d_{Ap}FPF \qquad (式1-15)$$

式中 d_A 和 d_{AP} 分别是团聚体和细微颗粒的平均(质量加权)空气动力学直径。对于仅包含一种团聚体和细微(初级)颗粒的双峰分布，两个参数的相互关系较为简单；如果已知直径 d_A 和 d_{AP}，通常可以应用于任何粒子分布；$d_{4,3}$ 的数值稍大，通常接近于文献中气溶胶常用的 $MMAD$。$d_{4,3}$ 是一个更有助于定量建模的参数。

式 1-12 中的破碎核(Γ)取决于装置内颗粒解聚的主要机制(或在某些情况下涉及多个机制)。根据图 1-1 所示，假设当施加在装置内颗粒的应力超过了团聚体的机械强度时，破碎会逐步发生：$\sigma > \sigma_A$，否则不会发生破碎。在粗糙入口的条件下，DPIs 和 SETs 装置至少在有效分散区和典型流速时可以产生足以发生湍流态的雷诺数。在特定装置开展的多次 CFD 计算机建模也证实可形成湍流[37-41]。因此，根据各向同性湍流理论和 Kolmogorov 尺度参数 λ_K(式 1-16)的高低，分散应力的类型可分为：

$$\lambda_K = \frac{\upsilon^{3/4}}{\varepsilon^{1/4}} \qquad (式1-16)$$

1) 黏性剪切产生的应力为：

$$d \leqslant \lambda_K;\ \Gamma = C_b\left(\frac{\varepsilon}{\upsilon}\right)^{\frac{1}{2}} \ if\ \mu\left(\frac{\varepsilon}{\upsilon}\right)^{\frac{1}{2}} > \sigma_A \qquad (式1-17)$$

式中 υ 和 μ 分别是运动学和动力学空气相对黏度，ε 是单位质量的平均能量耗散率(m^2/s^3)，C_b 是破碎核中的比例常数[28]。

2) 大于 λ_K 的惯性力产生的应力为：

$$d > \lambda_K;\ \Gamma = C_b\varepsilon^{1/3}\left(\frac{C_d\alpha_{sv}\rho_0}{4\rho d}\right)^{2/3} \ if\ 0.3C_d^{1/3}\rho_0^{1/3}\rho^{2/3}\left(\frac{\varepsilon d}{\alpha_{sv}}\right)^{2/3} > \sigma_A \quad (式1-18)$$

式中 ρ 和 ρ_0 分别是粒子和气流的密度。根据 Levich 理论和颗粒压缩作用，此类应力是由颗粒和湍流气流之间的密度差产生[42]。该应力的大小在所有粒径范围内均比湍流涡旋速度梯度引起的剪切应力大$(\rho/\rho_0)^{2/3}$ 倍，这对于液体尤其重要[28,42]。应注意：评价的阻力系数 C_d 与团聚体的粒径 d 具有相关性。然而，对于侵蚀(冲蚀)机制，作用在团聚体表面的剪切应力应引入较正系数 C_d'/C_d，其中 C_d' 是接近于表面的初级颗粒或非常小的二级团聚体的阻力系数。该系数的大小为 2~6，可能显著增加侵蚀过程中的剪切应力。

3) 在静态粉末表面附近，由空气剪切引起的再飞散过程相关的应力[41]，公式如下：

$$\Gamma = C_b\left(\frac{\varepsilon}{L^2}\right)^{\frac{1}{3}} \ if\ \frac{1}{2}C_d\rho_0(\varepsilon L)^{\frac{2}{3}} > \sigma_A \qquad (式1-19)$$

式中 L 是湍流波动的积分尺度，对应于分散区的特征尺寸。与空气动力学应力[2]类似，对于小表面积颗粒的侵蚀，初级颗粒或非常小的二级团聚体的阻力系数显著大于大团聚体的崩解(约 2~6 倍)。

4) 团聚体机械撞击装置表面(墙壁或网格)时产生的应力,如在 CFD 模拟中尽管没有定量说明这种机制,但已经考虑到撞击的影响[38-40]。该压缩应力与上述的流体动力学应力[1-3]的性质不同。通过碰撞时动能和弹性能之间转换的估算,团聚体内产生的体积平均最大机械应力具有以下关系:

$$\Gamma = C_i \left(\frac{\varepsilon}{L^2}\right)^{\frac{1}{3}} \ if \ A\left(\frac{\rho E E_s}{E + E_s}\right)^{\frac{1}{2}} (\varepsilon L)^{\frac{1}{3}} > \sigma_A \qquad \text{(式 1-20)}$$

式中 C_i 是撞击的比例常数,A 是与大尺度湍流涡旋相关的颗粒碰撞速度法向分量(即角度和相对大小)的系数,E 和 E_s 分别是颗粒团聚体和表面的杨氏模量(通常 $E \ll E_s$)。

5) 团聚体之间或团聚体与初级颗粒碰撞时产生的应力,此类碰撞速率用在距离为 $(d_1+d_2)/2$ 时湍流速度梯度引起的粒子相对速度定义,其中 d_1 和 d_2 是粒子的直径,如参考文献所述[43],作者考虑了低于 λ_K 的液滴碰撞。对于固体颗粒,产生的机械应力与上述[4]叙述的性质相同,可以用以下公式估算:

$$d \leqslant \lambda_K; \ \Gamma = C_k\left(\frac{\varepsilon}{\upsilon}\right)^{\frac{1}{2}} \ if \ 0.3(\rho E)^{\frac{1}{2}}\left(\frac{\varepsilon}{\upsilon}\right)^{\frac{1}{2}} d > \sigma_A \qquad \text{(式 1-21)}$$

式中 C_k 是成功导致破裂碰撞的比例常数。根据参考文献[43],C_k 取决于粒子横截面和数量浓度的大小。数值系数来自于在 Kolmogorov 尺度以下的速度梯度表达式。

6) 类似地,对于惯性范围,较大粒子的碰撞用惯性子范围内距离为 d 时的湍流涡旋速度梯度定义:

$$d > \lambda_K; \ \Gamma = C_k\left(\frac{\varepsilon}{d^2}\right)^{\frac{1}{3}} \ if \ \left(\frac{\rho E}{2}\right)^{\frac{1}{2}} (\varepsilon d)^{\frac{1}{3}} > \sigma_A \qquad \text{(式 1-22)}$$

总体来说,式 1-17~1-22 中的破碎频率(Γ)与适当长度尺度下湍流波动的特征频率直接相关,而最小破碎应力与相同尺度上的流体速度相关,用湍流能量耗散率表示。此外,在破碎机制具有叠加性的假设条件下[28],总体破碎核用以下公式表示:

$$\Gamma = \sum_{i=1}^{n} \Gamma_i \qquad \text{(式 1-23)}$$

因此,不同破碎核的叠加,特别是 ε(或流速)的变化,可能导致更为复杂的破碎机制。根据所用装置的类型,解聚过程涉及一种或两种主要机制。

在典型的吸入装置中,由于颗粒破碎发生在限制通行区域的小容积内(V)或者在带有挡板或格栅的腔室内,因此能量主要在该容积内耗散。

$$\varepsilon = \frac{\Delta P Q}{\rho_0 V} \qquad \text{(式 1-24)}$$

$$\tau = \frac{V}{Q} \qquad (式1-25)$$

式 1-25 表示滞留时间。流量参数具有以下比例关系:

$$\varepsilon \sim \frac{U^3}{L}; \ Q \sim UL^2; \ V \sim L^3 \qquad (式1-26)$$

式中 L 是吸入器框架或分散腔的特征尺寸。式 1-26 得出以下装置阻力(R_D)的定义:

$$\Delta P^{1/2} = R_D Q; \ R_D = Z\frac{\rho_0^{1/2}}{L^2} \qquad (式1-27)$$

式中 U 为平均气流速度,无量纲常数 Z 主要由吸入剂类型/几何形状确定,可以通过实验测定。例如,对于装置阻力范围为 $R_D = 0.007 \sim 0.044 \ \text{kPa}^{1/2} \ \text{min/L}$, $Z = (2.3 \sim 2.6) \times 10^3$ 的 SET 装置,装置阻力实际上不依赖于内部进气管直径[36]。对于包含矩形管道和插件($RD = 0.019 \sim 0.04 \ \text{kPa}^{1/2} \ \text{min/L}$, $Z \approx 5.5 \times 10^3$)的分散装置,装置阻力也仅是微弱依赖于所用插件的类型[41]。因此,如式 1-27 所示,Z 实际上不依赖于 L。分散体积可以根据装置类型/几何形状、CFD 模拟或实验数据进行评价,不同装置的分散体积通常在 $1 \sim 30 \ \text{cm}^3$ 之间变化[36, 38, 40, 41]。对于大多数商业化的粉雾吸入器,R_D 在 $0.01 \sim 0.07 \ \text{kPa}^{1/2} \ \text{min/L}$ 范围内[12]。通常阻力值为 $0.04 \ \text{kPa}^{1/2} \ \text{min/L}$、流速为 $45 \ \text{L/min}$ 和 V 为 $10 \ \text{cm}^3$ 的吸入器产生的 ε 值为 $2 \times 10^5 \ \text{m}^2/\text{s}^3$,相对应 Kolmogorov 尺度 λ_k 为 $11 \ \mu\text{m}$。因此,上述所有机制[1)～6)]在理论上都可能适用于团聚体,但可能受到产生的空气动力学应力大小的限制。假定:$d = 50 \ \mu\text{m}$(或 $d < \lambda_k$ 时 $5 \ \mu\text{m}$);$\rho = 0.3 \ \text{g/cm}^3$;$E = 0.1 \ \text{GPa}$[25, 26],不同机制[1)～6)]$\sigma$ 之间的大小关系如下所示:

$$\sigma_1(10^{-3}) \ll \sigma_2(10^{-1}) \approx \sigma_3(10^{-1}) < \sigma'_{2,3}(10^0) \ll \sigma_5(10^1) < \sigma_6(10^2) < \sigma_4(10^2)$$

$$(式1-28)$$

式中 $\sigma'_{2,3}$ 表示团聚体表面在侵蚀期间的剪切空气动力学应力。数量级以 kPa 表示。尽管破碎频率较低,机械冲击表面产生的应力以及较小程度的粒子碰撞产生的应力具有最高的量级。空气动力学应力具有最高的破碎频率。黏性应力的值最低,仅能分散最弱和最小的团聚体。与实验结果一致[27],在粉末再飞散和湍流扩散过程中产生的空气动力学应力在惯性范围内低于平均团聚强度,其主要机制在"颗粒的团聚强度"一节中所述的团聚体内颗粒间作用力。表面侵蚀(冲蚀)所需的应力明显低于团聚体破碎所需的应力,表明质量空气动力学应力的幅度与团聚体强度之间在理论上存在一些差异,需要开展更多的研究。

根据上述讨论,团聚体的分散机制描述如下:大团聚体在机械碰撞力的作用下有效破碎,同时受到团聚体表面较小但较快的流体动力学应力的侵蚀作用,而大的蓬松团聚体也可能因流体动力学应力而破碎成更致密的碎片,如图 1-3 所示。这一过程级联产生更小的粒径,直至到从分散区到达出口达到一定的粒子数。

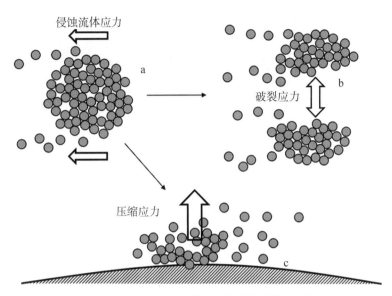

图 1-3　粉雾吸入器中团聚体的分散机制

注：(a)流体应力引起的表面侵蚀；(b)流体应力导致大团聚体破裂成更致密的碎片，随后发生侵蚀；以及(c)因撞击表面而破碎。

在式 1-23 中，叠加破碎核依赖于函数 $\Gamma \sim \varepsilon^x$ 的近似湍流能量耗散率，其中功率 $x \approx$ 1/3～1/2。因此，式 1-14、1-24～1-27 预测 FPF 和气流速度之间具有以下关系：

$$\log\left(\ln\frac{FPF_{max} - FPF_0}{FPF_{max} - FPF}\right) = A + (3x - 1)\log Q \qquad （式 1-29）$$

或对于完全由分散的团聚体组成的粉末：

$$\log[-\ln(1 - FPF)] = A + (3x - 1)\log Q \qquad （式 1-30）$$

其中参数 A 取决于装置设计（R_D 和 V），但不依赖于气流速度。

式 1-29、1-30 表明，关于分散机制最有价值的数据可能来自在 Q 的广义动态范围内测定的 FPF（或相应的粒径分布）。因为大多数实验研究侧重于改变一些制剂参数或装置类型，而且仅仅考察两个或三个不同的流速，因此很难获得这些数据。图 1-4 是对 Gac 等[41] 机制研究结果进行重新计算的数据，其中装置和不同插件的 x 平均值约等于 0.4，表明更精确的数据区分了不同分散状态和流速。应注意到，在 $x=1/3$ 时，FPF 与 Q（或 ΔP）无关。这种看似矛盾的现象源于这样一个事实，即破碎率的增加完全由滞留时间的减少来补偿。由于大多数破碎核呈现 $\varepsilon^{1/3}$ 依赖性的特征，可以预料到这种现象。如果只持续存在一种分散机制，FPF 将变为逐步函数。有证据表明，某些高于一定流速的设备[36,38,39] 确实观察到了这种现象，甚至某些制剂普遍存在这种现象[8]。为了提高效率，有必要对吸入剂进行设计优化。如式 1-13 中的参数 FPF_{max} 所示，这种影响需要与制剂本身性质引起的局限性进行区分。此外，假设所有团聚体在 σ_A 的相同阈值水平下破碎，可以推导得到式 1-30。实际上，预计会出现一些抗张强度的分布，并且可能会掩盖分散机制。如果已知抗张强度分布，在上述模型中，以数值的方式引入，用于修正团聚体的粒径分布,或者也可以使用力矩平衡公式的形式。最后,尽管上述分析是基于各向同性湍流的概念,但一些重要的结论也适用于在相对低气流速和/或极低阻力装置中存在的过渡和层流状态。此时,根据重新修订的空气或颗粒速度,式1-19、1-20中描述的主要分散机制(即气流夹带和颗粒表面碰撞)占主导地位并且几乎保持不变。

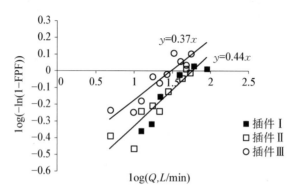

图1-4 参数 ln(1 - *FPF*) 和气流速度 *Q*(L/min)之间的关系

注:根据式1-30,以对数坐标表示。根据 Gac 等的研究,使用不同插件分散装置的粒度数据重新计算 *FPF*。

引自:Gac, J., Sosnowski, T. R., Gradoń, L. Aerosol Sci., 2008, 39:113-126.

1.2.4 液滴的雾化

尽管喷雾器、软雾吸入器和 pMDIs 药物的分散机制比 DPIs 更多样,但使液滴破碎更简单的根本原因在于液滴直径直接与雾化应力相关,并且实际上可以由雾化压力有效控制。对于液体,与团聚强度 σ_A 类似的参数是表面(Laplace)压力,σ_L:

$$\sigma_L = \frac{4\gamma_L}{d} \qquad (式1-31)$$

方程中 γ_L 是表面张力。不含表面活性剂直径 $50\ \mu m$ 水滴的 σL 计算值等于 $5.8\ kPa$,高于固体团聚体的典型强度。较小的液滴或黏度较高的液滴更难分散,可用装置更强大的分散应力补偿。

在式1-18、1-19和 σ_L 中,假设湍流应力之间存在平衡,可以得到湍流气流中最大稳定液滴粒径,$d_{\max}$:

$$d_{\max} = 4.5\frac{\gamma_L^{3/5}}{C_d^{1/5}\rho_0^{1/5}(\rho\varepsilon)^{2/5}} \qquad (式1-32)$$

$$d_{\max} = \frac{8\gamma_L}{C_d\rho_0 u^2} \qquad (式1-33)$$

式1-32与 Kolmogorov[42] 在湍流应力下推导的液滴破碎表达式相似,但包含一个表示粒子惯性效应的因数 $(\rho/\rho_0)^{2/3}$。式1-33由式1-19推导获得,用以说明粒子滑移速度(u),表示在加速阶段的液滴破碎,例如将液体置于双流体喷雾器喷嘴。根据泰勒准则[13],在典型的 $C_d = 0.7 (Re \approx 300)$ 条件下,求得临界韦伯数,$We_c = \rho_0 u^2 d / \gamma_L$,液滴破碎大约为 12。尽管可以进一步深入估计完整液滴的粒径分布,但是在大多数情况下直径 d_{max} 足以评估吸入剂在 FPF 方面的性能。

式 1-32、1-33 与双流体喷嘴或射流式喷雾器的分散机制直接相关,也与 MDIs 喷雾导致与空气相互作用的抛射剂破碎相关。对于较小的 $We \ll 1$,即对于相对较低射流速度(但仍足以形成射流)和/或较小的喷嘴直径,例如液体通过毛细管通道或微米孔径雾化的情况,由于液体表面的不稳定性,分散机制在瑞利区进行并且理论上预测了之后的液滴直径[13]:

$$d = 1.89 d_j (1 + 3 Oh)^{1/2} \qquad (式1-34)$$

式中 d_j 是射流直径,液体射流的奥内佐格数(Ohnesorge number)为:

$$Oh = \frac{\mu_L}{\sqrt{\gamma_L \rho d_j}} = \frac{\sqrt{We}}{Re} \qquad (式1-35)$$

Oh 表示液体黏度对液滴分散的影响。对于大多数稀释水溶液和混悬液,$Oh < 0.1$,因此可以认为是非黏性液体。对于低黏度射流,液滴粒径与射流直径直接相关:$d = 1.89 d_j$。这是一种产生单分散液滴的便捷方法,实际应用于小规模的喷雾干燥或打印。随着 We 数的增加,液滴破碎动力学变得更加复杂,涉及液滴变形和瑞利-泰勒(Rayleigh-Taylor)表面不稳定性以及与空气的相互作用,在文献中有更详细的讨论[13]。还有其他几种重要的雾化机制适用于液体制剂,如超声波分散和空化[28]、pMDI 抛射剂的膨胀/空化、集成在射流喷雾器设计中的挡板与液滴的碰撞、SMI 中射流/液滴之间的碰撞。总之,可以根据液体表面张力和黏度评估破裂应力,并确定参数 d_{max} 和 FPF。此外,雾滴也可能在雾化过程中沉降和蒸发。

1.3 药物溶解度和颗粒溶出机制

吸入颗粒在肺部的体内溶出与颗粒清除、吸附和代谢存在相互竞争,因此了解和控制溶出参数对呼吸道给药至关重要。体外溶出有时用作开发工具和质量控制检测方法[44],采用药典方法[如《美国范典》(USP)装置 2 或 4]或客户适当设计的自制系统进行测定。由于吸入颗粒的小粒径和疏水特性,应注意避免因润湿性差、漂浮性差和黏聚/团聚性差而产生伪像。伪像可能导致溶出测定的结果失真,尤其在初始和最重要的阶段。参考文献[45]中列出了最常用的模拟肺液(simulated lung fluids, SLF)。如下所示,转速或流通速度几乎不影响小颗粒的溶出,药物溶解度和固有溶出度(即单位表面积的溶出度)在很大程度上取决于固态颗粒性质。固态颗粒可以是特定的晶体或盐的形式,或者通过控制使用不同赋形剂实现药物缓释递送的复合颗粒。颗粒大小和形状决定了药物的总体溶出或释放速度。基于有机固体比表面能的特征值,可以证明粒径(低至 $0.1\,\mu m$ 的纳米粒子)不会显著影响平衡溶解度[46]。这种现象与奥斯瓦尔德(Ostwald)成熟化效应有关:液体制剂中的晶体形成(以及随颗粒形状的变化)受表面曲率所致的溶解度差异驱动,其中亚微米颗粒和高度各向异性的微米颗粒(大形状因数)具有明显的奥斯瓦尔德成熟化效应,并且与平衡溶解度的绝对值成一定比例[31]。

溶出过程通常以诺耶斯-惠特尼(Noyes-Whitney)扩散方程描述:

$$\frac{dm}{dt} = \frac{D}{\delta} SSA(c_0 - c) \qquad (式 1-36)$$

式中 dm/dt 是相对(对于总剩余质量)溶出速度,D 是溶液中的扩散系数,δ 是扩散边界层的厚度,c_0 是平衡溶解度,c 是本体溶液浓度。常用的溶出方程如下所示[47]:

$$\frac{dm}{dt} = kSSA(c_0 - c) \qquad (式 1-37)$$

$$\frac{1}{k} = \frac{1}{k_i} + \frac{1}{k_s} + \frac{\theta}{k_D} \qquad (式 1-38)$$

式中,k 是由内部、表面和溶液的相应传质系数 k_i、k_s、k_D 组成的总传质系数;θ 表示溶质分布(分配)系数,仅适用于有活性成分分布或包裹的颗粒,如用于药物缓释或控释的颗粒,而固体颗粒 $\theta=1$。此外,对于小颗粒(即吸入颗粒粒径在微米及以下范围),其有效近似值[47]:

$$k_i = \frac{2D_i}{d} \qquad (式 1-39)$$

$$k_D = \frac{2D}{d} \qquad (式 1-40)$$

式中,D_i 和 D 是颗粒内部和外部的扩散系数;表面动力学系数 k_s 与由固态定义的扩散无关,有时也与表面吸附层的性质无关[47]。当 $Sh=k_D d/D \to 2$ 且扩散层的标称厚度等于颗粒半径时,式 1-40 是小颗粒扩散方程的极限情况。在复合粒子 $k_i \ll k_D/\theta$ 的情况下,药物释放由不溶性载体基质中较小的(几个数量级)扩散系数决定。考虑到大多数药物的典型实验参数:$D \approx 10^{-5}\ cm^2/s$ 和 $k_s \approx 10^{-3} \sim 10^{-2}\ cm/s$[48],$k_s/k_D$ 比值 < 0.1,因此溶出过程主要由表面动力学步骤控制。将扩散方程(式 1-36)替代颗粒的完全传质方程(式 1-37),可能导致显著性误差[47]。Noyes-Whitney 扩散方程另一个局限性是离子型药物的扩散以及胶束介导的药物扩散不能用单一的扩散边界厚度 δ 描述,而且需要对不同溶解物之间的相互作用进行更详细的分析。因此,Noyes-Whitney 方程更适合用于测定特性溶出度[47, 48],仅代表非解离分子的快速表面动力学和/或缓慢扩散的特例,这很少适用于可吸入小颗粒的溶出。药物溶出度与 SSA 成正比,而 SSA 又与表面-体积形状系数成正比,与粒径成反比。但是,如果颗粒在溶出过程中形成团聚体,可能显著降低溶出度。

当颗粒同构溶解时,即形状因子 α_{sv} 不随溶出时间变化,可以认为固体药物颗粒是在漏槽条件下($c=0$)的溶出过程。从上述讨论中得出结论:动力学系数 k 为常数。因此,

对式 1-37 进行积分推导,从而得出溶解颗粒质量分数(m)具有以下关系:

$$m(t) = 1 - \left(1 - \frac{t}{t_0}\right)^3 \qquad (式1-41)$$

$$t_0 = \frac{d\rho_p}{2\alpha_{sv}kc_0} \qquad (式1-42)$$

t_0 是完全溶出的时间常数。当粒子具有粒径分布时:

$$m(t) = \sum_{i=1}^{n} m_i(t) \qquad (式1-43)$$

式中的 m_i 是粒径为 d_i 的每种颗粒的溶解重量分数。

1.4 呼吸道递送药物的制剂

1.4.1 晶体和无定形材料的固态化学

与其他固体剂型相似,目前大多数上市的吸入药品都含有结晶药物。药物分子通常具有多个官能团和显著的构象迁移,因此可能存在多晶型或溶剂化物。不同晶型的筛选、鉴定和表征文献已有详细阐述[49]。与其他由固体颗粒组成的制剂相同,吸入药物制品的药物开发最理想的晶型通常是热力学最稳定(在环境条件下)的晶型。某些亚稳态晶型具有较高的溶解度或优越的粉末性质,但在正常情况下,这并不意味着其在加工、生产或保存过程中的物理化学稳定性降低就是合理的[49]。一些晶体形式如单变多晶型和去溶剂化物在其固体制剂中可具有更高的稳定性;同时,与热力学上更稳定的晶体相比,前者具有更高的溶解性、纯度或可能更好的分散性。容器封闭系统和铝箔泡罩包装方面的严格要求可以有效隔绝有损 DPI 性能的潮湿。许多吸入药物的水溶性极低,这限制了其治疗效果和治疗指数,因此可能需要应用固态工程化方法。固态工程化包括可解离药物分子盐的合成,共晶体的形成倾向以及用于更复杂制剂的无定形材料制备。除了提高溶解度和生物利用度外,复合无定形颗粒还具有优异的分散性、空气动力学特性和剂量均匀性的特点。例如,本章后续讨论的"大"和"小"多孔颗粒通常都是无定形,采用不同的喷雾干燥技术生产的大多数颗粒通常具有"张开"和"波纹"的表面形态[8, 10, 15]。用于药物缓释的固体和多孔颗粒通常也是无定形的。

单独无定形药物或含赋形剂的固体溶液(分子分散体)的稳定性是固态化学中讨论最多同时也是了解最少的主题之一。无定形制剂的稳定性通常是一种经验性实验[8, 50]。对于小分子,无定形以较低的物理化学稳定性为代价多方面增加平衡溶解度和溶出度,而对于生物分子,玻璃态辅料基质是其稳定性所必需的条件。这些现象的主要分析方法是基于玻璃化转变温度(T_g)附近"分子迁移率"和"结构弛豫"的概念。这些概念(以及相关术语"玻璃化形成能力"和"脆性")源自无机玻璃和聚合物的玻璃化理论[51-53],将协助分子运动(α-弛豫)与一些可测定的热力学量(如考兹曼温度、T_K 和构型熵 ΔS_c)相互联系。分子迁移率是一个与动力学或介电弛豫相关的参数[51]，直接表示玻璃化转变期间的黏弹性行为。例如，分子迁移率可以解释吸入颗粒的黏性和不可逆的结块[8]。然而，就于药物小分子活性成分的重结晶行为、蛋白质的稳定赋形剂、大多数固态化学反应相关的物理化学稳定性而言，单凭这些概念是不够的。对于一些分子，低于 T_g 温度足以实现长期稳定性，而其他分子甚至可能在低于考兹曼温度时就会发生转变(如在经验上通常认为大约 T_g-50K 是无风险温度[8,50,54,55]。越来越多的实验证据表明，局部分子运动导致的更高频率 β-弛豫对稳定性具有重要的作用[56]。其他实验研究证据也表明：不同玻璃态之间的热弛豫(退火)是导致其热力学函数发生变化的主要原因[54,55,57,58]。采用差示扫描量热法(differential scanning calorimetry，DSC)、等温量热法/热活性监测(thermal activity monitoring，TAM)或热刺激电流(thermally stimu-lated current，TSC)测得的转变活化能(activation energies，E_A)可以按照 α- 和 β- 弛豫进行分类，并与使用介电弛豫光谱法(dielectric relaxation spectroscopy，DRS)测得的能量一致[54,55]。然而，这些分析大多数存在严重的方法学问题，主要是以经验上的相关性或与分子迁移率"耦合"的形式寻求代表理化稳定性的关键热力学和动力学参数之间的关系，而不是着眼于特定转变的动力学机制。例如，α- 弛豫直觉上被认为是结晶的前兆[52,53]；然而，小分子的基本结晶机制不包括协同分子运动，但是需要局部旋转和短阶水平(近似分子间距离的尺度)运动[31,59]。此外，如下所示，对于低于和高于 T_g 的温度区间，结晶时间存在连续的阿伦尼乌斯(Arrhenius)型依赖性，该过程更符合涉及整个分子的 β- 弛豫特征，有时也被称为 Johari-Goldstein 弛豫[56]。过饱和溶液和过冷熔体中结晶的动力学方程如下[31,59]：

$$V_S \simeq f\Omega n e^{\frac{-(\Delta H^* - T\Delta S^*)}{RT}}(c-c_0)/\rho c \qquad (式1-44)$$

$$V_m \simeq f\Omega n \frac{-\Delta S^*}{RT} e^{\frac{-(\Delta H^* - T\Delta S^*)}{RT}}(T_m - T) \qquad (式1-45)$$

式中 V_s 和 V_m(cm/s)是溶液或过冷熔体(或玻璃体)中晶相的生长速率；c_0 和 c(g/cm^3)是在给定温度(T)下饱和(平衡)和过饱和状态下的溶质表面浓度(忽略活度系数)；T_m 是熔化温度。ΔH^* 和 ΔS^* 对应于溶液(或熔体/玻璃体)和晶相之间过渡络合物的焓垒和熵垒，因此代表无定形和晶相之间的过渡动力学速率。对于指数前参数：f 是大约 $10^{12}\sim10^{13}$ s^{-1}[31] 的激活频率；Ω 是晶相的分子体积，n 是取决于特定结晶机制的活性分子位点的表面密度[31,59]。这些指数前乘数在目前的分析中作用不大，此处显示主要为了表明它们对温度的依赖性。

基于化学反应绝对速率理论[31]，推导得到适用于液体($T>T_g$)和玻璃体($T<T_g$)结晶的方程(式1-44、1-45)。$\Delta c=(c-c_0)$ 表示绝对过饱和度，$\Delta T=(T_m-T)$ 表示过冷，代表结晶驱动力。在上述参数远离平衡较大值处会发生偏离该线性的情况，式1-44、1-45 代表了活化和热力学函数中最重要的结晶动力学属性。扩散可能会在固溶体(类似于液体溶液[31])中引入额外的屏障，并且通过参数 Δc 随结晶时间逐渐减小而表现出来，但不会改变本身的机制。对于熔体，因为相似的活化能依赖性，扩散系数和无定形晶体生

长速率之间的比例保持一致,传质不受扩散的限制。如果结晶态和玻璃态非晶态的密度显著不同,这可能引起影响平衡的机械应力,从而改变通过 ΔT 表示的热力学驱动力。晶体形态和生长动力学接近于 T_g 的观察结果[60]指出另一个众所周知的熔融结晶效应[59],与表面动力学过渡[31,59]引起的表面结晶机制变化有关。表面动力学过渡的本质是式1-44、1-45中参数 n 的逐步增加,相应地随着 ΔT 或 Δc 的增加,生长速率增加,比界面能低且温度高的过冷熔体尤其常见。另外,结晶前沿向"纤维状"形态[60]的过渡可能与结晶热产生的不均匀温度梯度引起的表面不稳定性有关,再加上导热性不足,导致表面扰动随着纤维周围过冷度 ΔT 的增加而增加[59]。因此,所有这些现象都可以用经典结晶理论进行解释。更多有关机制的细节,请参阅 Chernov 的专著[59]。

由于多种原因,成核步骤可能不是结晶的限制阶段。非常低的界面表面有助于将临界核粒径减小至几纳米。在冷却阶段,不可避免地发生玻璃退火后,也可能出现此类核(或接近的结构)。更重要的是,即使观察到结晶的滞后时间、开始或诱导时间,晶体生长速率或转化率通常是系统中实际测定的实验参数[57,58,61]。因此,影响无定形-晶体稳定性的主要理化参数可能与晶相的生长有关。溶液和熔体中晶体生长的特征时间如下所示:

$$\tau_s = \frac{c - c_0}{\rho_c SSA' V_s} \qquad (式1-46)$$

$$\tau_m = \frac{\rho_m}{\rho_c SSA' V_m} \qquad (式1-47)$$

式中 ρ_c 和 ρ_m 是晶体和熔体密度,SSA' 是单位体积溶液或熔体中晶相的平均比表面积,而 V_s 和 V_m 应作为转化期间的平均生长速率。

式1-44、1-45中活化络合物的焓,ΔH^*,在形式上类似于描述弛豫时间的活化能 E_A:

$$\tau = \frac{1}{f} e^{\frac{E_A}{RT}} \qquad (式1-48)$$

基本的分子结晶步骤包括无定形状态下的局部分子运动,可以写成:

$$\Delta H^* = E_A + \Delta H' \qquad (式1-49)$$

式中 $\Delta H'$ 代表并入晶格的附加活化焓部分。由式1-44~1-49得出结晶时间、弛豫时间、温度和活化参数之间的比例关系如下:

$$\tau_s = \frac{\tau}{SSA' \Omega n} e^{\frac{-\Delta S^*}{R}} e^{\frac{\Delta H'}{RT}} \qquad (式1-50)$$

$$\tau_m = \frac{\tau \rho_m}{\rho_c SSA' \Omega n} \frac{R}{(-\Delta S^*)} e^{\frac{-\Delta S^*}{R}} e^{\frac{\Delta H'}{RT}} \frac{T}{\Delta T} \qquad (式1-51)$$

上述公式表明,β-弛豫分子迁移率与结晶时间呈线性关系。例如,分析[61]中提供的数据,可以确定名为 SSR 的药物具有以下数值:$\Delta H^* = 79 \text{ kJ/mol}$、$E_A = 52 \text{ kJ/mol}$ 和 $\Delta H' = 27 \text{ kJ/mol}$。 然而,此类定量数据非常少见。对于 β-弛豫的研究,结晶数据通常缺少,而在其他研究中,也缺少 β-弛豫的数据,需要寻求结晶时间和 α-弛豫之间的相关性。如上所述,在 T_m 附近的狭窄温度区间内,虽然结晶时间和 α-弛豫时间随 $1/T$ 逐渐增加(甚至在对数坐标中呈线性增加),可以建立相关性,但结晶理论无法证明后者的合理性。

从式 1-51 中,在熔体或玻璃态中结晶的阿伦乌斯曲线是:

$$\ln\left(\tau_m \frac{\Delta T}{T}\right) \sim \frac{\Delta H^*}{RT} \qquad (式1-52)$$

该曲线不能确定活化熵的作用,但可以通过在 T_m 时熔融熵的估算得到:

$$\Delta S^* \approx \Delta S_m = \frac{\Delta H_m}{T_m} \qquad (式1-53)$$

对于固溶体,依据式 1-44、1-46 测定的结晶时间与逆温之间具有阿伦乌斯依赖关系,并且与溶质浓度无关,但缺乏此类系统的数据。假设式 1-45 中的指数前因子相似,可以评估在相同温度下两种不同无定形玻璃体或熔体之间不同参数的贡献:

$$\frac{\tau_{m1}}{\tau_{m2}} = \frac{\Delta S_2^*}{\Delta S_1^*} e^{\frac{-\Delta\Delta S^*}{R}} e^{\frac{\Delta\Delta H^*}{RT}} \frac{\Delta T_2}{\Delta T_1} \qquad (式1-54)$$

活化焓和熵是再结晶时间的最基本参数。例如,根据两种结构类似药物的研究结果[58, 62],尽管 T_g 值相似,但硝苯地平的结晶速度远快于非洛地平。应用于数据[58]的阿伦乌斯依赖式 1-52 得到以下在 T_g 时的活化焓值:ΔH^*(硝苯地平)$= 28 \text{ kJ/mol}$;ΔH^*(非洛地平)$= 42 \text{ kJ/mol}$(数值差异也由数据证实[62])。根据式 1-54,$\Delta\Delta H^*$ 对结晶时间比提供最大差异($\simeq 6 \times 10^{-3}$),第二大贡献来自 $\Delta\Delta S^*$($\simeq 6$);较小的贡献来自构型熵和温度,均在 0.8 左右。所有这些贡献促使硝苯地平的结晶时间大约加快 10^2 倍,并且可以通过其诱导时间的实验值进行证实[58]。

根据以上分析,分子弛豫/迁移仅是无定形系统相变过程的一部分。相变的更精确测定涉及晶体与无定形状态之间的活化能和热力学函数。尽管大多数无定形系统具有物理学不稳定性,但是通过选择合适的辅料基质,对固体分散体进行动力学控制,有可能获得足够长的保存期。熔体的稳定性是由无定形玻璃体的固有特性决定,因此选择辅料改善熔体稳定性的作用有限。化学转化,如生物分子的构型稳定性、蛋白团聚和一些降解反应,也受无定形基质的活化能控制,并表现出与式 1-50、1-51 类似的动力学关系。由于缺乏低于 T_g 的固态动力学可靠的监测实验和理论方法,对药物无定形系统的能量情况尚未进行充分的研究。

1.4.2 乳糖载体和黏附混合物

除了最初的 Turbuhaler® 装置使用超细球形药物颗粒外,目前上市的大多数 DPIs 使用粗结晶乳糖混合物,设计用于治疗慢性阻塞性肺疾病(COPD)和哮喘的治疗药物[10]。采用黏附混合物制定主要有两个原因:第一,稀释低剂量药物有助于剂量测定的可重复性和更小的装置滞留量(对于预填充的单剂量和多剂量装置);第二,改善高黏性微粉化药物颗粒的分散性,有效增加 DPIs 的 FPF 和 FPD。然而,可以看出,这些制定目标在本质上有点矛盾:为了破碎药物团聚体,必须增强对载体的黏附力,但同时为了将药物颗粒移出载体表面,又需要比分散药物团聚体本身更大的空气动力或机械应力。从许多以往的研究中注意到,FPF 通常较低,大多数在 $10\%\sim30\%$ 的区间内。此外,据报道,患者间肺部递送的平均变异性高达 $30\%\sim50\%$[8]。由于单独使用微粉化药粉可以达到非常相似的 FPF[14, 19],这说明许多混合物处方制剂效率低下。关于载体粒径、粗颗粒和细微颗粒分数以及乳糖表面粗糙度的影响,尚未获得结论性结果,更多倾向于依赖载体分级和使用的装置[11]。对于两种或两种以上的固定剂量药物组合,这种不确定性变得更大,其中相互作用的复杂性导致气溶胶性能与单一疗法存在差异,以及批次间的变异性[8, 63]。一些挑战来自于制剂处方研究中方法学的局限性,没有明确表面和颗粒粉末特性或装置气溶胶化的机制,并且使用黏附混合物载体确实存在根本性的限制。

药物与载体的"有序"混合物设想为载体表面上的单个药物颗粒层。根据比表面积、SSA(药物)和 SSA_c(载体)之间的比较以及式 1-3,具有理想覆盖率的最大理论药物重量分数(或装载量)m_d/m_c 可使用以下简化关系式进行估算:

$$\frac{m_d}{m_c} \simeq \Phi\,\frac{4SSA_c}{SSA} = \Phi\,\frac{4\rho d\alpha_{svc}}{\rho_c d_c \alpha_{sv}} \qquad (式 1-55)$$

式中,α_{sv}、α_{svc}、d 和 d_c 分别是有效成分和载体的表面-体积形状系数和体积直径。Φ 是堆积系数;假定直径 $d=2\ \mu m$ 和 $dl=100\ \mu m$,完美次序最大载荷约为 7.2%,理想六边形球体堆积的堆积系数大约等于 0.9,但由于无序、缺陷和多层,实际值堆积系数要低。当粗糙载体的粒径以恒定的 m/ml 增加时,预期导致有序混合物和分离成药物团聚体之间产生竞争效应,制剂的载药量在 $0.1\%\sim4\%$ 之间[8, 11]。假设相同的黏附功为 $20\ mJ/m^2$(见"颗粒团聚强度"一节),药物颗粒与载体颗粒的黏附强度估计约为 $29\ kPa$,而由相同颗粒组成 $10\ \mu m$ 团聚体的强度为 $2.5\ kPa$。绝对数量显著小于它们之间的数量级差异,这与有序层的高黏附强度有关。大颗粒通常以更高的相对气流速度移动,应力大约增加 $(C_d d^2)^{1/3}$(见"干粉分散的建模"一节)。该系数导致压缩空气动力学应力增加 2 倍,而对于载体颗粒,侵蚀机制的剪切应力增加 5 倍。此外,载体颗粒越大,Stk 值越大,因此更容易与吸入器表面碰撞。所有这些影响至少可以部分补偿药物颗粒对载体的更高黏附性,但是为了利用空气动力因素,需要在相对较小的机会窗口内平衡黏附强度和团聚体强度。因此,除非颗粒黏附力和团聚力显著降低,否则载体不太可能产生更高的 FPF。一般来说,有序的混合物不利于解聚,在这种情况下,含有大量辅料和均匀分散的药物小团聚体的混合物可能是更好的选择。

许多不同分级的市售乳糖在粒径分布(粗颗粒和细微颗粒)、颗粒形状以及表面和固态性质各不相同。尽管无水 β-乳糖、喷雾干燥的无定形乳糖和滚筒干燥的无水 β-乳糖已在研发中试用,甚至可能对某些药物分子更有效,但 α-乳糖一水合物晶体是在 DPI 中最早使用并且依然是目前主要使用的乳糖[15]。然而,选择特定类型的乳糖没有明确的策略。从"颗粒团聚强度"一节中可以清晰地看出,如果乳糖表面的粗糙度小于特征尺寸的初级药物颗粒,可以增强分散性,而较大的缺陷可能导致相反的效果。在均匀混合的前提下,降低比表面能(和黏附功)减小了对载体的黏附,将对分散产生有利影响。此外,乳糖表面可以通过各种技术进行修饰,包括使用含水乙醇溶剂进行表面平滑,以及使用硬脂酸镁或氨基酸[64]或亲水性聚合物(如羟丙基甲基纤维素)[15]进行湿法包衣(涂层),而大多数面向工业的应用集中于具有微细乳糖颗粒三元混合物和使用疏水性"作用力控制剂"的干法包衣[8, 10, 11, 64, 65]。

混合细微乳糖(中位粒径约在 $2\sim10~\mu m$)是改善制剂分散性的最常用方法[11],其机制是微细乳糖可以占据载体表面"活性"强键合位点,从而减少药物颗粒的黏附。一般认为,这种尺度的未受损晶体表面和喷雾干燥颗粒表面无论是在表面形态还是在比表面能方面都非常均匀。当然,一方面,较大的力学缺陷和研磨可能产生更好的黏附位点;另一方面,微细乳糖可能会与药物颗粒形成额外的团聚体,其强度通常小于大颗粒乳糖载体上有序层的强度。由于乳糖-药物团聚体与粗乳糖-药物及药物-药物团聚体存在相互竞争,仅当乳糖-药物团聚体大量形成时有助于分散。此外,应注意另一种可能性:如果大载体颗粒被微细乳糖包裹,将破坏同一表面上药物颗粒的有序层,导致该层强度至少降低 2 倍或更大(见"颗粒团聚强度"一节)。事实上,这种可能性与"活性位点"无关,而与层内的微细乳糖和药物颗粒之间的竞争有关,并且竞争可能导致细微乳糖-药物团聚体的形成。

"理想"的黏附混合物将内聚和黏附相互作用降至最低,可以通过低黏附材料的包衣或减少颗粒接触面积的包衣,或者两者兼而有之。硬脂酸镁是口服剂型中一种非常常见的疏水性润滑剂,已被广泛用于吸入黏附混合物,浓度通常为 $0.5\%\sim3\%$(w/w)。据报道,乳糖载体以及使用不同高能剪切混合的微粉化药物均采用了均质包衣[64]。同时也要考虑到强化的机械加工也可能会改变颗粒的表面形态和粒径分布。多个研究(FPF 约为 50%)报道了包衣材料显著改善了粉末的分散性,主要原因可能是包衣粉末可以减少粉末的黏附性和吸湿性[64]。其他的一些辅料在混合物中作为力控制剂,包括具有表面活性特性的亮氨酸和卵磷脂。虽然包衣可以改善吸入制剂性能,但由于疏水性辅料(如硬脂酸镁)从肺部的清除机制不清楚,在粉雾制剂中的使用浓度下,它们用于肺部的安全性尚未确定。下节将讨论更多适用于吸入工程颗粒的不同表面活性剂的更多信息。

尽管乳糖在历史上一直用于 DPI 制剂,但它不是一种通用的药物载体,它可以通过美拉德反应与某些药物(如福莫特罗)、肽或蛋白质发生化学不相容[15]。吸入级乳糖作为一种关键的制剂处方组分,具有较大的批间差异性,因此乳糖的精确分级和制造商必须经监管部门批准方可应用,同时也要求在 cGMP 环境中进行持续监测。甘露醇是一种非还原糖醇,已被广泛研究作为乳糖的替代载体,甚至有时表现出比标准乳糖载体更高的可吸入分数[15],以及更好的物理化学稳定性(比乳糖更容易结晶,吸水性更低)。因此,甘露醇特别适用于含有生物分子的混合物制剂配方[66]。此外,也有关于气流粉碎细微甘露醇三元混合物的研究,乳糖制剂处方的所有力学原理也适用于甘露醇载体。目前,甘露醇已被收载在美国食品药品监督管理局(Food and Drug Administration,FDA)和欧洲药品管理局(European Medicines Agency,EMA)批准的吸入用辅料清单上。

1.4.3 工程化固体颗粒

控制空气动力学和分散性的关键在于制剂颗粒的均一性,颗粒的粒径、形状、密度和表面特征(粗糙度和内聚/黏附功)受控。同时,颗粒工程化可实现固态结构的稳定性、药物溶出和释放功能,包括固定剂量的组合药物、缓释或控释的可能性和特定部位的药物靶向等相关目标。

吸入给药的粉末技术取得最重要的进步之一是在20世纪90年代喷雾干燥应用于可吸入胰岛素。虽然该产品的营销策略以失败而告终,但对该领域的物理化学和制造业发展产生了巨大影响,也带来了其他机会。PulmoSphere®工艺产生低密度($d < 5\ \mu m$)"小"颗粒,工艺涉及以磷脂作为稳定剂的氟碳(全氟辛基溴)乳液喷雾,其中药物溶解或分散在外层水相中,外层水相也含有赋形剂。氟碳化合物在高温下作为发泡剂而产生粉末振实密度$< 0.1\ g/cm^3$[3, 15]的多孔或中空结构的粉末。PulmoSphere®工艺制备的颗粒在递送吸入抗生素治疗肺部感染方面取得了进一步进展,产生了TOBI Podhaler®产品[8]。AIR®吸入式胰岛素系统基于多孔"大"颗粒[67]($d > 5\ \mu m$,粉末振实密度$< 0.4\ g/cm^3$),由二棕榈酰磷脂酰胆碱(DPPC)组成,具有典型的"褶皱"颗粒形态[16],其颗粒的形态因子有助于降低颗粒密度和空气动力学直径。据推测,类似的工艺应用于左旋多巴吸入制剂的生产(商品名:Inbrija®[CVT-301])。与此同时,对于一些已批准的市售药物(包括用于哮喘、COPD和肺部感染以及用于全身性递送的一些肽和蛋白质)已采用多孔颗粒方法开发新的制剂,并进行了动物实验评价,甚至开展了人体试验,但都尚未上市。关于不同脂质制剂和动物及临床研究的更多信息,请参考相关文献[16]。

除了扩大几何直径优化空气动力学直径以外,喷雾干燥的颗粒通常表现出更高的颗粒粗糙度(表面粗糙度),具有降低团聚强度的优势。所有这些因素可能提高给药剂量、降低装置残留并提高FPF至$65\% \sim 95\%$[15, 16]。一方面,表面形态对团聚体堆积的影响比颗粒间作用力减少更为重要:粗糙的表面和低颗粒密度都会导致松散团聚体的形成,后者是在DPIs中获得更好的流化性和分散性所需要的。另一方面,这种粉末的流动性比工程化混合物低,因此需要使用更先进的灌装设备[8, 16]。另一个非常重要的方法是将力控制剂结合到颗粒壳中,这适用于低密度颗粒和相对高密度颗粒($\rho_p > 1\ g/cm^3$)。磷脂酰胆碱,如二硬脂酰磷脂酰胆碱(DSPC)和二棕榈酰磷脂酰胆碱(DPPC),可用作力控制剂,其作为肺部内源性表面活性剂有非常显著的优势[35]。此外,DPPC可以增强某些活性成分的渗透(吸收)[15]。DSPC被批准作为TOBI Podhaler的成壳辅料,标示日剂量超过$50\ mg$[8]。在喷雾干燥过程中,表面活性剂分子易于蓄积在颗粒表面,从而增强其表面改性效果。另一组被广泛研究的化合物包括疏水性氨基酸,其中亮氨酸对多种喷雾干燥工艺制备的肺部制剂具有独特的分散增强效果[15, 35]。例如,在色甘酸二钠(DSCG)[35]的案例中,单纯药物的内聚特性相对较强,导致 FPF 强烈依赖于吸入器类型和气流速度,但含亮氨酸的粉末 FPF 显著增加,FPF 对流速和吸入器类型的依赖性降低。IGC 测得的药物组分之间 Hansen 溶解度参数的差异提示,这种效应与 DSCG 和亮氨酸在颗粒表面分子间相互作用的不同极性有关;同时,即使是致密颗粒,亮氨酸在颗粒表面的更高分离度也可能使颗粒粗糙度增加。

通过多种不同的加工技术可获得多孔颗粒或空心颗粒,包括喷雾干燥、喷雾冷冻、乳化和一些超临界流体(supercritical fluid, SCF)方法(表 1-2 和图 1-5)。在目前上市的制剂中,尤其需要提及的是速效胰岛素吸入药品(Afrezza®),它由高 SSA 的富马林基二酮哌嗪(FDKP)盘状纳米晶体团聚体(2-3 μm)组成,胰岛素被吸附或以其他方式分布在其中。FDKP 显著提高了胰岛素的生物利用度,促使制剂的快速起效,属于通过在液体溶液中结晶或凝聚而产生载体的一种方法[15]。

表 1-2　吸入用工程化颗粒的类型、(当前或潜在)应用治疗领域以及颗粒制备技术

颗粒类型	产品或潜在的治疗应用	颗粒制备技术
脂质微粒[1, 8, 16, 63, 74]	Exubera®(胰岛素)、TOBI Podhaler(妥布霉素)、Inbrija(左旋多巴);哮喘和 COPD 的原料药、抗生素;全身给药的候选药物,固定剂量药物的载体	喷雾干燥(PulmoSphere;AIR/Arcus®平台)
脂质体[1, 16]	Arikayce®(阿米卡星)、Lipoquin®/Pulmaquin®(Linhaliq™)(环丙沙星)抗生素、抗真菌药、止痛药、激素、治疗蛋白、寡核苷酸、环孢素、哮喘和肿瘤药物	液体分散/分离/包囊/渗透,结合冻干、喷雾或冷冻干燥(适用于粉雾制剂)
工程化微晶[14, 15, 19]	哮喘和 COPD、抗生素和其他全身给药的候选药物	SCF 结晶;直接溶液结晶、乳液结晶
复合微粒[8, 15, 35](包括无定形多孔结构和外壳)	稳定疗法的蛋白质、肽、疫苗、哮喘和 COPD 候选药物	喷雾干燥、喷雾冷冻干燥、絮凝
纳米晶/纳米混悬液[15, 46, 79]	哮喘和 COPD 的候选药物	高压均质、湿(球)磨粉法、乳液沉淀、乳液的 SCF 萃取
纳米团聚体[15, 77, 79]	Afrezza®(胰岛素)、抗生素、哮喘和 COPD 化合物,免疫抑制剂、造影剂、抗癌药物	沉淀、凝聚、喷雾干燥、(乳剂、纳米混悬液)喷雾冷冻干燥
聚合物微球和纳米球或胶囊[1, 71, 78]	抗生素、抗癌药物、治疗用蛋白质、肽、质粒 DNA,用于缓释/控释或靶向	基于乳液的沉淀,乳液的 SCF 萃取
固体脂质纳米粒[16, 74]	抗哮喘药、抗生素、抗癌化合物、肽、DNA、靶向和控制释放的 siRNA	高压均质、乳液沉淀、乳液的 SCF 萃取
表面修饰胶束[1, 7]	抗癌、抗哮喘,用于增溶的抗原化合物,缓释/控释	自组装

（续表）

颗粒类型	产品或潜在的治疗应用	颗粒制备技术
探索性项目：树状大分子、聚合物共轭物、碳纳米管、介孔硅、表面修饰胶体金、微组装体[1,7,8]	抗癌化合物，各种模型化合物	表面反应、嫁接、溶液浸渍、模板/光刻

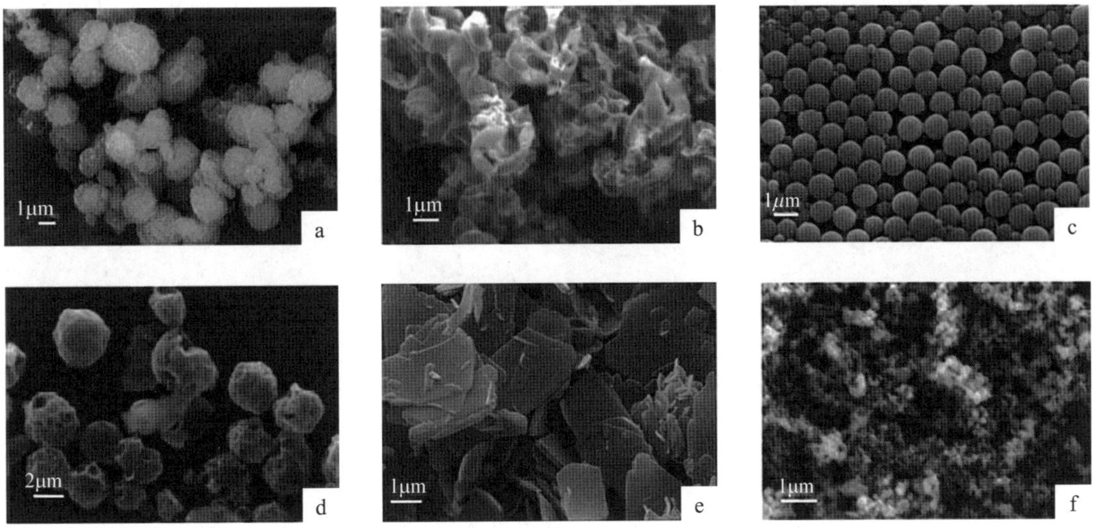

图 1-5　扫描电子显微镜图像

注：a. 喷雾冻干胰岛素/海藻糖制剂；b. 喷雾冻干疫苗制剂；c. 使用 SCF 乳液提取制备的固体 PLGA 微粒；d. SCF 膨胀制备的多孔地洛瑞林-PLGA 微粒；e. 昔萘酸沙美特罗晶体；f. 用于吸入递送的新候选药物纳米颗粒；均通过 SCF 结晶制备。

引自：Chattopadhyay, P., Huff, R., Shekunov, B. Y., J. Pharm. Sci., 2006, 95：667－680；Koushik, K., Kompella, U. B., Pharm. Res., 2004, 21：524－535；Shekunov, B. Y., Feeley, J. C., Chow, A. H. L., et al., J. Aerosol Sci. 2003, 34：553－568.

　　在超临界二氧化碳超快混合过程中结晶往往会产生尺寸可控的高结晶性材料，已在小分子抗哮喘化合物（如沙美特罗、硫酸沙丁胺醇、硫酸特布他林和氢溴酸非诺特罗）中得到了广泛研究。此时，颗粒工程化的优势主要是比表面能的降低以及对于单晶来说相对较大的表面-体积形状因子。如前所述，所有直接结晶技术（包括 SCF 结晶）制备的颗粒的最低粒度都受限于成核和生长基本参数。因此，必须对基本参数进行优化，从而获得在可吸入范围内的 MMAD。在某些情况下，需要对重要的工艺过程进行修改，如同任何其他技术一样，SCF 技术也不是适用于所有的药物。考虑到高压设备的使用，与喷雾干燥相比，SCF 技术也存在制造规模和更高复杂性的限制，导致该技术无法商业化应用。

　　在其他具有应用潜力的固体颗粒工程化技术中（表 1-2），尽管制造工艺复杂，但各种改进的喷雾冷冻干燥[15,69,70]仍有希望用于制备稳定生物分子的可吸入多孔颗粒，包括肽、蛋白质和疫苗（图 1-5），并在冻干领域得到了大量制剂研究和开发的支持。从改善溶出度或改变肺部吸收机制的角度，固体纳米粒组成的团聚体可能具有更大的优势，以较大可吸入微粒形式给药后在体内可分解为初级纳米颗粒。

在吸入药物递送领域内,聚合物和脂质微纳米载体在许多潜在的呼吸道疾病应用中具有提高疗效和降低全身毒性的优势[1, 7, 16, 46, 71-79]。对于纳米颗粒,当体积当量粒径约为 100 nm 时[16],颗粒的固态热力学/表面性质和生物反应(如易位和内吞)发生明显的定量变化,这一独特优势可用于转染肺细胞(图 1 - 6)。纳米粒通常通过各种乳液、自组装或均质方法制备,体外和动物研究结果显示出一些前景。用于吸入给药的聚合物主要包括天然分子,如白蛋白和多糖卡拉胶、壳聚糖、明胶和透明质酸,某些合成的生物相容性和生物可降解聚合物[如聚乳酸(PLA)、聚乳酸-乙醇酸(PLGA)、聚乙烯醇(PVA)],以及嵌段聚合物(如 PLA - PEG - PLA)。

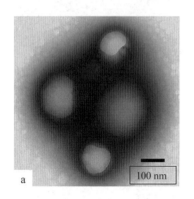 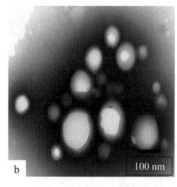 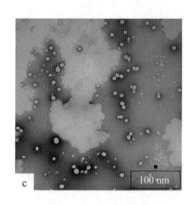

图 1 - 6　使用超临界流体萃取

注:乳剂将质粒 DNA(pFlt23K 或 pEGFP)包裹在 PLGA 纳米粒子里并用于人肺泡上皮细胞(A549)体外转染的透射电子显微照片。PLGA(85∶15)-空白纳米粒子(a),pFlt23K PLGA(2%,w/w)纳米粒子(b),和 pEGFP PLGA(20%,w/w)纳米粒子(c)。

引自:Mayo, A. S., Ambati, B. K., Kompella, U. B., Int. J. Pharm, 2010,387:278 - 285.

许多赋形剂的主要应用障碍之一是其安全性,尤其是对于慢性疾病。另外,与聚合物纳米粒子或任何其他合成纳米结构体相比,固体脂质纳米粒子的生物相容性更高、潜在(急性和慢性)毒性更低、制备工艺(理想情况是低温熔体的高压均质)相对简单[16]。活性物质通常分布在脂质核心基质中,也可能被物理或化学吸附到表面(如生物分子)或形成脂质-药物共轭物。典型的制剂通常含有 0.1%～30%(w/w)的脂质相(甘油三酯、酰基甘油、脂肪酸、类固醇,有时还有蜡或石蜡的组合),稳定在含合适表面活性物质[0.5%～5%(w/w)]的水混悬液中。受大多数药物在固体脂质中溶解度的限制,固体脂质纳米系统面临的挑战是载药能力通常相对较低[相对于脂质相可能小于 1%×(w/w)],这也可能导致药物释放特性不足[16]。两亲性嵌段共聚物或聚乙二醇(PEG)修饰的肺表面活性物质自组装形成的胶束(粒径范围:5～100 nm)可以克服其中一些缺点,但目前仍是一个纳米制剂开发不足的领域。然而,所有这些用于缓释/控释吸入给药系统的可行性尚未在临床试验和工业规模上得到证实。

1.4.4　脂质体

脂质体是由不同磷脂酰胆碱(phosphatidylcholine, PC)衍生物(如鸡蛋或大豆 PC、

DPPC、DSPC)组成的囊泡,在肺中具有良好的生物相容性和生物可降解性。这些天然表面活性剂形成粒径大小不等的结构,从小于 50 nm 的单室脂质体到几微米的多室脂质体。亲水性药物被包裹在水相内部或亲脂性药物分布在脂质双分子层内,脂质双分子层也可能包含增加囊泡刚性的胆固醇、表面修饰用的 PEG 或靶向特定受体的试剂。通过脂质体组成、大小、膜厚度、电荷和载药特性以及其他因素(包括渗透压、pH、缓冲液和赋形剂的选择),可以调控脂质体的理化性质及其药物释放曲线。脂质体原则上可以作为小分子、核酸和肽的一个多功能药物递送平台,其基本原理是改变肺部的药代动力学特征,通常用于治疗肺部疾病[16]。自 20 世纪 80 年代中期以来,脂质体作为肺部给药载体的潜力已被广泛研究,临床上评价了许多用于哮喘和肿瘤的脂质体吸入制剂;然而,目前最活跃的临床研究领域涉及抗真菌药物和抗生素的脂质体吸入制剂。脂质体吸入制剂 Arikayce(阿米卡星)已获得 FDA 批准,另一种抗生素制剂 Linhaliq™(环丙沙星)在 2018 年 1 月收到 FDA 的完整回复信后仍在研发中。从赋形剂的安全性角度,含有合成或动物源性肺表面活性剂的几种不同制剂,主要组分是 DPPC(如 Exosurf® 和 Curosurf®),已经被用于新生儿呼吸窘迫综合征的治疗。

尽管脂质体有较长的研发历史,包括在其他治疗领域已有十多种脂质体产品获得批准,但是脂质体制剂和生产仍然面临一些挑战,这也可能为其他纳米药物递送系统提供一个范例。当脂质层在剪切作用水化时,脂质体自发形成。然而,脂质体工业生产过程是非常复杂的,涉及脂质的溶解、有机溶剂的去除、浓缩、均质或过膜挤出,而药物的装载可能发生在脂质体形成期间,或在形成后对可解离药物通过 pH 或离子梯度进行装载。质量控制要求包括药物和关键赋形剂的理化稳定性。脂质一般通过酸或碱催化的脂质水解或氧化反应进行降解。脂质体早期普遍存在脂质不纯和不均匀的问题,现在通过良好控制的 cGMP 供应货源和使用高纯度半合成脂质已显著减少了这类问题[16]。脂质体必须具有良好的物理稳定性和药物释放特性,包括囊泡层数、大小分布和电荷/zeta 电位、膜通透性和药物包载状态。这些参数必须在生产过程、保质期(大概至少 18 个月的稳定性)和产品使用期间(气溶胶化和可能的冻干复溶)保持不变。尽管已经取得了重大的研究进展,但大多数脂质体吸入制剂的稳定性仍然是一个问题。对于液体制剂,如实验研究[16]所证实的,对分散应力更能耐受的是小单室脂质体,其中疏水药物被整合进入脂质层。对于粉雾制剂,脂质体在再水化过程中(如通过喷雾干燥或冷冻干燥)受到蔗糖或海藻糖[8, 15]等玻璃态赋形剂的保护,这有助于在复溶过程中保持脂质体的完整性。目前已开发出几种用于小分子和大分子吸入给药的粉雾脂质体制剂[8]。

1.4.5 pMDI 溶液和混悬液

压力定量气雾器(pMDIs)制剂中的药物借助稳定剂和/或助溶剂悬浮或溶解在推进剂中。最初的 pMDIs 制剂主要使用氟氯烃(CFC)为推进剂,由于 CFC 对环境有害而被淘汰(在 1989 年《蒙特利尔条约》中正式规定)。由于替代推进剂氢氟烷(HFA)具有不同的理化性质,有必要对一些化合物重新进行制剂(以及容器罐)设计。尽管 HFAs 134a 和 227 的沸点和蒸气压类似于 CFC 12[17],也能够在相似的生产条件下填充,但它们的分子特性存在显著差异性,如 HFAs 的极化率降低、偶极矩增加、更高的氢键键合性和更高的水溶性,导致非极性溶质在 HFAs 中的溶解度较低,而氢键极性溶质的溶解度较高[17]。例如,丙酸倍氯米松(beclomethasone dipropionate, BDP)部分溶于 HFA134a,导致化合物的不稳定分散和颗粒生长[80]。其他赋形剂包括助溶剂(通常为甘油、聚乙二醇与乙醇)、表面活性剂/助悬剂和不同的防腐剂(详细列表见参考文献[17])。CFC 的 CMC 初始液滴速度($>30\ m/s$)比 HFAs($2\sim8.4\ m/s$)大得多[63],这可能与推进剂在雾化过程中的热力学性质(即蒸发焓、黏度、表面张力)有关。此时,低速更有利于降低口咽部的沉积,但可能影响混悬液的颗粒分散性或溶液制剂的初始粒径。

如果药物在制剂中完全溶解,则按以下顺序形成颗粒:推进剂雾化→形成挥发性较小的液滴(如乙醇助溶剂、非挥发性助溶剂和赋形剂)→形成固态药物颗粒(也可能形成过饱和溶液)。混悬制剂的颗粒形成顺序为:推进剂雾化→固态药物颗粒的分散(可能结合载体/赋形剂)。对于溶液制剂,药物颗粒在相对较低的温度下通过液滴蒸发作用在原位形成,该过程受助溶剂和药物浓度的影响。液滴可能不会完全干燥而增加了在口咽部的沉积。相反,相同的因素可能会影响沉积机制,导致出现在喷雾干燥过程中经常观察到的多孔/中空和非晶态颗粒等结构[81]。该过程还可能导致固态化学特性和溶出度发生重大变化,包括形成不同的溶剂化物或水合物,这些变化取决于制剂特征,尤其是乙醇含量和复方药物的浓度(如 BDP 和富马酸福莫特罗)[80]。对于混悬制剂,主要关注的是直接影响剂量均一性的颗粒理化稳定性(即颗粒生长、凝聚、絮凝、沉淀或相分离)。尽管这也可能受雾化前颗粒团聚以及蒸发过程中混悬液滴的大小、密度和黏度的影响,但 $MMAD$ 在很大程度上取决于初级粒径(特定的低颗粒数浓度)[17]。

在推进剂不会影响颗粒的理化稳定性以及颗粒浓度低至能够确保阀门定量系统正常运行的前提下,DPI 制剂中使用的颗粒工程化技术通常也可以应用于 pMDIs。根据不同介质中晶体的比表面能值,判断推进剂中的比表面能可能比粒子-空气界面处降低了一个数量级[31],这进一步降低了推进剂中颗粒团聚的倾向性(见"颗粒团聚强度"一节)。尽管可能缺乏实验证据,但固体颗粒和多孔颗粒都能明显表现出这方面的效应。在 pMDI 制剂中使用多孔脂质微粒的根本原因是更好控制粒径并提高 FPF,进而提高肺部剂量、降低剂量变异性。与传统的微粒化 pMDI 制剂相比,色甘酸、沙丁胺醇和福莫特罗 3 种 PulmoSphere pMDI 制剂的实验室研究和沙丁胺醇 PulmoSphere pMDI 制剂的临床试验都已经证实了该类气雾剂具有优良的气溶胶性能[16],但目前还没有基于这种工程化颗粒的 pMDI 药物产品。对于可溶于 pMDI 推进剂(如吡咯烷酸甘酯)或在单一工程化颗粒形式下长期稳定性差的药物,可以选择其他方法。例如,通过应用不同分级的微米和亚微米级赋形剂颗粒形成药物-赋形剂共凝聚基质的方法,使用填充剂(如乳糖和亮氨酸)来改善悬浮液稳定性(和剂量均一性)[17]。

从另一个角度来看,先进载体-药物混合物有利于开发固定剂量的药物组合物。任何类型的复方药物吸入制剂都面临着巨大挑战,包括药物的化学不相容性、在单个溶剂系统中药物溶解度不同,以及对于系列载药量和临床对比性研究所需的单个药物,难以以固体颗粒的形式递送所需的固定剂量。DPIs 也可能依赖于气流速度。如果 pMDI 中悬浮着不同药物的微粉化颗粒,它们可能形成不同成分的单独团聚体/絮凝物,从而使单个药物成分的 *FPF* 不同,因此无法保证剂量比例。最新发展的解决方法之一是使用与多孔脂质微粒共悬浮的标准微粉化药物颗粒[17,63]。这些赋形剂颗粒为药物提供了整体稀释,有可能减少载体-药物团聚体之间的粒子间相互作用,并增加悬浮液的物理稳定性。含有格隆溴铵和富马酸福莫特罗的固定剂量 pMDI 复方产品已在美国获得商业批准,商品名为 Bevespi Aerosphere™。最近对应用 Co-Suspend® 技术的三药复方制剂的研究表明,治疗哮喘和 COPD 的 3 个不同类别的药物[即长效 β 受体激动剂(long-acting beta₂ agonists,LABA)、长效毒蕈碱拮抗剂(long-acting muscarinic antagonists,LAMA)和皮质类固醇(ICS)],每个药物都具有不同的药理学和理化性质,与单独给予每个成分或两两组合的复方[63]相比,复方 pMDI 制剂的各药物递送可以达到一致的 *FPF* 和 *MMAD*。Co-Suspend® 技术制备的制剂与含标准乳糖混合物的制剂之间的主要区别在于多孔脂质微粒与所载药物一起递送到肺部,因此无须从载体表面分离。如上所述,工程化混合物的可载药能力与载体颗粒的直径和密度成反比,因此对于几何直径为 3~5 μm 的多孔颗粒,与乳糖载体相比,其载药能力增加约两个数量级。此类系统中药物晶体和多孔微粒之间团聚体强度的测定尚未见报道,但与乳糖混合物相比,此类关联很可能降低。更重要的是,这类制剂的巨大表面积促使药物晶体彼此的物理分离,从而降低了药物与药物颗粒相互作用的可能性。

1.5 结论与展望

本章的主要目的是定义控制吸入制剂性能的不同关键参数和质量属性,特别强调定量描述在当前吸入给药技术发展中存在挑战或知识差距的机制。主题包括颗粒分散性和流速依赖性、颗粒间相互作用和团聚强度、空气动力学分散和吸入器设计之间的关系、基于载体的制剂和工程化颗粒的性能,以及无定形材料的颗粒溶出度和固态稳定性等基础和实际应用方面的重要问题。

理解颗粒的理化性质对于设计高效、可靠的吸入产品至关重要。与当前研发经验驱动的统计学型 DoE 研究相比,第一性原理系统性方法代表了一种更具时间和成本效益的策略。在本章的范围内,讨论了以下几点。

1)通过实验确定的颗粒几何直径,密度,表面积、体积的形状系数和阻力系数,可预知不同吸入装置、级联撞击器或口咽部沉积所形成的气流状态下的颗粒空气动力学直径和斯托克斯数(参见"空气动力学直径和斯托克斯数"部分)。

2)颗粒团聚强度是分散性的主要参数。可通过所提出的模型根据团聚体尺寸结构和颗粒粗糙度加以计算,但要考虑到颗粒间接触面积不明确所产生的局限性(参见"颗粒团聚强度"一节)。

3)应用空气动学分散模型能够根据不同解聚核确定 *FPF* 和气流速度之间的关系。解聚核按照所涉及的空气动力或机械应力的大小进行分类和排序。此外,根据装置阻力、滞留时间、特征分散体积/尺寸和湍流基本特性的平均能量耗散率,建立吸入药物参数之间的定量关系(参见"干粉分散的建模"一节)。

4）不同液体制剂的液滴雾化可以通过最大稳定液滴粒径进行充分描述。该粒径与此类制剂和装置的分散机制相关(参见"液滴的雾化"一节)。

5）吸入颗粒的溶出度在很大程度上取决于其固态性质,而不是溶液扩散或搅拌状态。通过粒径分布、形状因子、表面动力学系数和三次多项式函数的平衡溶解度,描述速释时的溶出曲线(参见"药物溶解度和颗粒溶出机制"一节)。

6）提出与非协同分子(旋转和平移)运动相关的活化焓和熵是无定形态中不同类型迁移的最基本参数。尽管在玻璃化转变温度以下测定需要很长时间,但可以在实验研究中进行评价这些活化参数的作用(参见"晶体和无定形材料的固态化学"部分)。

7）对载体混合物中相互作用的定量分析表明,有序混合物通常不利于有效地去凝聚,此类混合物的工程化需要减少药物-药物和药物-载体的相互作用。原则上,可以通过与微纳米颗粒或表面涂层的三元混合物实现(参见"乳糖载体和黏附混合物"部分)。

8）固体工程化颗粒是目前实现卓越的空气动力学特性、剂量均一性和潜在的药物释放功能的最先进方法(且经商业验证),可用于 DPI 和 pMDI 系统。脂质体也代表了商业上可行且用途广泛的药物递送系统,其理化稳定性可在液体或固体制剂中得到控制。其他颗粒工程技术提供了一系列改变颗粒性能和药物释放特性的可能性,但在临床/工业的应用潜力尚未确定(参见"工程化固体颗粒"、"脂质体"和"pMDI 溶液和混悬液"部分)。

从作者的角度来看,以上观点只是对吸入给药材料科学中最重要的理化特性和机制的简要概述。这里比较乐观地认为,通过采用制剂/吸入器设计和颗粒技术的整体方法并虑及与装置-患者界面的联系,可以合理解决大多数问题或局限性。然而,有些因素已经超出了纯粹的技术可行性。尽管目前已批准(或接近上市许可)的几种产品中采用固体工程颗粒或脂质体令人鼓舞,但鉴于该领域超过 25 年的工业发展,仍需保持谨慎。目前具有先进制剂的产品是基于众所周知的活性成分,如抗生素或固定剂量的哮喘复方药物,而不是新的化学或生物分子。目前,人们对开发用于全身给药或缓释的吸入产品也没有多少兴趣。尽管在这一领域有许多潜在的可能性,但与胃肠道给药相比,肺部更微妙的生物学特性会带来更多风险,需要更巧妙的方法。因此,尽管这些颗粒在高效性和剂量均一性方面具有明显的优势,但现在宣称颗粒工程化已经成为新药制剂的公认方法还为时过早。

这方面与之前脂质体吸入制剂综述中讨论的纳米技术平台有相似之处[16]。经过几十年的研究和开发,纳米药物一直是最具风险性的研究领域之一,迄今为止几乎没有实际上的成功。主要原因可能是与更传统的剂型相比,纳米颗粒生物药剂学的作用方式和药物的靶向性缺乏临床依据,还存在与长期毒性或免疫原性相关的不确定性,尤其是对于使用新赋形剂的制剂。上述的概念性问题,以及在相对较大且复杂的生产规模上优化和控制纳米载体物理化学性质的重大工业困难,为工业化发展造成了更多的(心理或现实)障碍。

在学术研究中,产业观点经常被忽视,尤其是在产品开发的特定方面,如短期和长期的物理化学稳定性、cGMP 生产的规模、过程控制和稳定性,以及监管提交文件所增加的复杂性/挑战。虽然从理论上讲,不同技术和制剂的可能数量是无穷的,但必须考虑到全面的产业化应用极大地限制了选择余地,主要是基于监管机构认可、符合 cGMP 条件且可获得的赋形剂,以及自然倾向于采用简化制造程序和经验证的制剂策略。首先,任何制药公司都关心的主要问题是找到一种可行的最快、风险可控的药品开发途径;其次,为患者提供可靠的供应。吸入产品领域并不例外。如果一种新的颗粒制剂或工程化技术不能为生物制药公司或工业制造提供实质性和明确的益处,那么这种技术很难在商业上取得成功。

然而,必然会有越来越多先进的吸入给药系统提供给患者使用。首先,驱动力之一是从传统的晶体药物转向更大的合成或生物分子,后者需要开发稳定的无定形制剂和工程化颗粒。其次,目前针对肺部递送正在引入新的强效药物或其组合,需要通过先进的吸入剂设计以提高效率、可重复性和治疗指数。再次,先进制剂策略具有产生新知识产权和抵御仿制药竞争的能力,这将有利于推动这些吸入给药系统进入商业开发。最终,颗粒将被设计用于局部治疗的持久和靶向递送,或用于新型递送模式(其中,赋形剂发挥增强体内的药物稳定性、吸收或滞留时间等功能)。对于需要快速起效或加强肺部给药生物利用度的药物,递送至全身的想法仍是可行的。在本书后续章节中将讨论这类治疗的现状和潜在应用。

表 1-3 是本章专业名词与符号的对照,以便读者理解和查阅。

表 1-3　符号名词对照

符号	名词	符号	名词
C_c	坎宁汉滑移修正因子	ΔH^*	非晶态过渡配合物的焓
C_d	颗粒阻力系数	$\Delta H'$	结合到晶格中的活化焓
c	溶液浓度	K	团聚体中粒子的平均配位数
c_0	平衡浓度(溶解度)	K_b	松散团聚体的配位数
D	溶质扩散系数	K_e	团聚体表面的配位数
D_i	溶质在颗粒内的扩散系数(用于缓释)	k	总传质系数
d	体积加权粒径	k_i	颗粒内部传质系数
d_0	聚集模型中的特征粒子间(晶格)参数	k_s	颗粒表面的传质系数
$d_{4,3}$	空气动力学粒径分布的加权质量矩	k_D	扩散传质系数
d_A	空气动力学直径	L	设备中的特征大尺寸
d_c	载体的加权体积直径	$MMAD$	质量中值空气动力学直径
d	最大限度/最大稳定液滴直径	m	药物相对溶解量
d_p	颗粒的加权体积直径	m_A	未破碎团聚体的相对质量
d_s	横截面当量直径	m_d	混合药物的质量
E	团聚体的杨氏模量	m_c	混合载体的质量
E_s	撞击面的杨氏模量	n	晶体界面上活性分子位点的密度

符号	名词	符号	名词
F	颗粒间结合力	Oh	奥内佐格数
FPD	细微颗粒剂量	ΔP	装置空气压降
FPF	微细颗粒分数	Q	空气流量
FPF_0	分散前的初始 FPF	q	粒子之间的接触数
FPF_{max}	给定配方最大可实现的 FPF	Re	雷诺数
f	过渡配合物的活化频率	R_D	装置阻力
Sh	舍伍德数	ε	单位质量平均能耗
SSA	单位质量的比表面积	θ	溶质平衡分布(分配)系数
SSA'	单位体积溶液或熔体的比表面积	λ_K	柯尔莫哥罗夫湍流尺度
k	斯托克斯数	μ	动态空气黏度
Stk_e	广义(有效)斯托克斯数	μ_L	动态液体黏度
ΔSc	构型熵	ν	空气运动黏度
ΔS^*	非晶态过渡配合物的构型熵	ρ	粒子(团聚体)密度
T	温度	ρ_0	空气密度
T_g	玻璃化转变温度	ρ_c	晶体密度
T_m	熔化温度	ρ_m	熔体密度
U	平均气流速度	ρ_{max}	最大配位数时的粉末密度
u	粒子相对(滑移)速度	ρ_p	初级粒子密度
V_s	固溶体晶体生长速率	ρ_1	单位密度
V_m	熔体(玻璃体)中的晶体生长速率	σ	气动应力
V	有效分散区的体积	σ_A	团聚体强度
W	黏附功	σ_L	表面张力压
We	韦伯数	σ_T	团聚体抗拉强度
x	破碎核中 ε 的幂	τ	分散过程中团聚体的平均停留时间
y	粗糙直径	τ_s	溶液中生长的特征时间
α_{sv}	表面积比体积的形状因子	τ_m	熔体中生长的特征时间
Γ	团聚体相对破碎率(破碎核函数)	Φ	共混物中有序层的填充系数
γ_L	液滴表面张力	ψ	非斯托克斯粒子的阻力校正系数
γ_s	比表面自由能	Ω	晶相中的分子体积
δ	扩散边界层的厚度		

（沙先谊　译）

参考文献

1. Loira-Pastoriza C, Todorof J, Vanbever R. Delivery strategies for sustained drug release in the lungs. *Adv Drug Deliv Rev.* 2014;75:81–91.

2. Patel B, Gupta N, Ahsan F. Particle engineering to enhance or lessen particle uptake by alveolar macrophages and to influence the therapeutic outcome. *Eur J Pharm Biopharm.* 2015;89:163–174.

3. Guidance for industry. Nasal spray and inhalation solution, suspension, and spray drug products-chemistry, manufacturing, and controls documentation. U.S. Department of Health and Human Services Food and Drug Administration Center for Drug Evaluation and Research (CDER); 2002.

4. Guidance for industry. Metered dose inhaler (MDI) and dry powder inhaler (DPI) drug products. U.S. Department of Health and Human Services Food and Drug Administration Center for Drug Evaluation and Research (CDER); 1998.

5. Guideline on the pharmaceutical quality of inhalation and nasal products. European Medicines Agency. Committee for Medical Products for Human Use (CHMP); 2006.

6. Lee SL, Saluja B, García-Arieta A et al. Regulatory considerations for approval of generic inhalation drug products in the US, EU, Brazil, China, and India. *AAPS J.* 2015;17:1285–1303.

7. Van Rijt SH, Bein T, Meiners S. Medical nanoparticles for next generation drug delivery to the lungs. *Eur Respir J.* 2014;44:765–774.

8. Weers JG, Miller DP. Formulation design of dry powders for inhalation. *J Pharm Sci.* 2015;104:3259–3288.

9. Tong ZB, Zheng B, Yang RY et al. CFD-DEM investigation of the dispersion mechanisms in commercial dry powder inhalers. *Powder Technol.* 2013;240:19–24.

10. Hoppentocht M, Hagedoorn P, Frijlink HW et al. Technological and practical challenges of dry powder inhalers and formulations. *Adv Drug Deliv Rev.* 2014;75:18–31.

11. Grasmeijer F, Grasmeijer N, Hagedoorn P et al. Recent advances in the fundamental understanding of adhesive mixtures for inhalation. *Curr Pharm Des.* 2015;21:5900–5914.

12. Weers J, Clark A. The impact of inspiratory flow rate on drug delivery to the lungs with dry powder inhalers. *Pharm Res.* 2017;34:507–528.

13. Baldyga J, Henczka M, Shekunov BY. Fluid dynamics, mass transfer, and particle formation in supercritical fluids. In: York P, Kompella UB, Shekunov BY, editors. *Supercritical Fluid Technology for Drug Product Development.* New York: Marcel Dekker; Drugs and the Pharmaceutical Sciences; vol. 138; 2004. pp. 91–157.

14. Shekunov BY. Production of powders for respiratory drug delivery. In: York P, Kompella UB, Shekunov BY, editors. *Supercritical Fluid Technology for Drug Product Development.* New York: Marcel Dekker; Drugs and the Pharmaceutical Sciences; vol. 138;

2004. pp. 247–282.

15. Chow AHL, Tong HHY, Chattopadhyay P et al. Particle engineering for pulmonary delivery. *Pharm Res.* 2007;24:411–437.

16. Cipolla D, Shekunov B, Blanchard J et al. Lipid-based carriers for pulmonary products: Preclinical development and case studies in humans. *Adv Drug Deliv Rev.* 2014;75:53–80.

17. Myrdal PB, Sheth P, Stein SW. Advances in metered dose inhaler technology: Formulation development. *AAPS PharmSciTech.* 2014;15:434–453.

18. Shekunov BY, Chattopadhyay P, Tong HHY et al. Particle size analysis in pharmaceutics: Principles, methods and applications. *Pharm Res.* 2007;24:203–227.

19. Shekunov BY, Feeley JC, Chow AHL et al. Aerosolisation behaviour of micronised and supercritically-processed powders. *J Aerosol Sci.* 2003;34:553–568.

20. Israel R, Rosner DE. Use of a generalized Stokes number to determine the aerodynamic capture efficiency of non-Stokesian particles from a compressible gas flow. *Aerosol Sci Technol.* 1983;2:45–51.

21. Wessel RA, Righi J. Generalized correlations for inertial impaction of particles on a circular cylinder. *Aerosol Sci Technol.* 1988;9:29–60.

22. Weiler C, Egen M, Trunk M et al. Force control and powder dispersibility of spray dried particles for inhalation. *J Pharm Sci.* 2010;99:303–316.

23. Begat P, Morton DAV, Staniforth JN et al. The cohesive-adhesive balances in dry powder inhaler formulations I: Direct quantification by atomic force microscopy. *Pharm Res.* 2004;21:1591–1597.

24. Davies M, Brindley A, Chen X et al. Characterization of drug particle surface energetics and Young's modulus by atomic force microscopy and inverse gas chromatography. *Pharm Res.* 2005;22:1158–1166.

25. Kendall K, Stainton C. Adhesion and aggregation of fine particles. *Powder Tech.* 2001;121:223–229.

26. Tang S, Ma Y, Shiu C. Modelling the mechanical strength of fractal aggregates. *Colloids Surf A Physicochem Eng Asp.* 2001;180:7–16.

27. Rwei SP, Manas-Zloczower I, Feke DL. Observation of carbon black agglomerate dispersion in simple shear flows. *Polymer Eng Sci.* 1990;30:701–706.

28. Bałdyga J, Makowski Ł, Orciuch W et al. Deagglomeration processes in high-shear devices. *Chem Eng Res Des.* 2008;86:1369–1381.

29. Rumpf H. The strength of granules and agglomerates. In: *Agglomeration.* New York: Interscience; 1962. pp. 379–413.

30. Johnson KL, Kendall K, Roberts AD. Surface energy and the contact of elastic solids. *Proc R Soc Lond A Math Phys Sci.* 1971;324:301–313.

31. Shekunov B, Lai C. Crystallization: General principles and significance in product development. In: Swarbrick J, editor. *Encyclopedia of Pharmaceutical Science and Technology*, 4th ed. Boca Raton, FL:

CRC Press; 2013. pp. 760–784.

32. Tong HHY, Shekunov BY, York P et al. Predicting the aerosol performance of dry powder inhalation formulations by interparticulate interaction analysis using inverse gas chromatography. *J Pharm Sci.* 2006;95:228–233.

33. Tong HHY, Shekunov BY, York P et al. Influence of polymorphism on the surface energetics of salmeterol xinafoate crystallized from supercritical fluids. *Pharm Res.* 2002;19:640–648.

34. Chow AHL, Tong HY, Shekunov BY. Control of physical form of pharmaceutical substances. In: York P, Kompella UB, Shekunov BY, editors. *Supercritical Fluid Technology for Drug Product Development.* New York: Marcel Dekker; Drugs and the Pharmaceutical Sciences; vol. 138; 2004. pp. 283–342.

35. Chew NYK, Shekunov BY, Tong HHY et al. Effect of amino acids on the dispersion of disodium cromoglycate powders. *J Pharm Sci.* 2005;94:2289–2301.

36. Louey MD, Van Oort M, Hickey AJ. Standardized entrainment tubes for the evaluation of pharmaceutical dry powder dispersion. *Aerosol Sci.* 2006;37:1520–1531.

37. Suwandecha T, Wongpoowara W, Maliwan K et al. Effect of turbulent kinetic energy on dry powder inhaler performance. *Powder Tech.* 2014;267:381–391.

38. Longest PW, Son YJ, Holbrook L et al. Aerodynamic factors responsible for the deaggregation of carrier-free drug powders to form micrometer and submicrometer aerosols. *Pharm Res.* 2013;30:1608–1627.

39. Coates MS, Chan HK, Fletcher DF et al. Influence of airflow on the performance of a dry powder inhaler using computational and experimental analyses. *Pharm Res.* 2005;22:1445–1453.

40. Wong W, Fletcher D, Traini D et al. Particle aerosolisation and break-up in dry powder inhalers: Evaluation and modelling of the influence of grid structures for agglomerated systems. *J Pharm Sci.* 2011;100:4710–4721.

41. Gac J, Sosnowski TR, Gradon L. Turbulent flow energy for aerosolization of powder particles. *Aerosol Sci.* 2008;39:113–126.

42. Levich VG. *Physicochemical Hydrodynamics.* New York: Prentice-Hall; 1962, p. 464.

43. Saffman PG, Turner JS. On the collision of drops in turbulent clouds. *J Fluid Mech.* 1956;1:16–30.

44. Son YJ, McConville JT. Development of a standardized dissolution test method for inhaled pharmaceutical formulations. *Int J Pharm.* 2009;382:15–22.

45. Margues MRC, Loebenberg R, Almukainzi M. Simulated biological fluids with possible application in dissolution testing. *Dissolution Tech.* 2011;8:15–28.

46. Shekunov BY, Chattopadhyay P, Seitzinger J et al. Nanoparticles of poorly water-soluble drugs prepared by supercritical fluid extraction of emulsions. *Pharm Res.* 2006;23:196–204.

47. Shekunov B. Theoretical analysis of drug dissolution in micellar media. *J Pharm Sci.* 2017;106:248–257.

48. Shekunov B, Montgomery ER. Theoretical analysis of drug dissolution: I. Solubility and intrinsic dissolution rate. *J Pharm Sci.* 2016;105:2685–2689.

49. Shekunov B, Sarsfield B. Form analysis of drug substances. In: Swarbrick J, editor. *Encyclopedia of Pharmaceutical Science and Technology*, 4th ed. Boca Raton, FL: CRC Press; 2013. pp. 723–741.

50. Laitinen R, Löbmann K, Strachan CJ et al. Emerging trends in the stabilization of amorphous drugs. *Int J Pharm.* 2013;453:65–79.

51. Adam G, Gibbs JH. On the temperature dependence of cooperative relaxation properties in glass-forming liquids. *J Chem Phys.* 1965;43:139–146.

52. Zhou D, Zhang GGZ, Law D et al. Physical stability of amorphous pharmaceuticals: Importance of configurational thermodynamic quantities and molecular mobility. *J Pharm Sci.* 2002;91:1863–1872.

53. Graeser KA, Patterson JE, Zeitler JA et al. Correlating thermodynamic and kinetic parameters with amorphous stability. *Eur J Pharm Sci.* 2009;37:492–498.

54. Vyazovkin S, Dranca I. Effect of physical aging on nucleation of amorphous indomethacin. *J Phys Chem B.* 2007;111:7283–7287.

55. Vyazovkin S, Dranca I. Comparative relaxation dynamics of glucose and maltitol. *Pharm Res.* 2006;23:2158–2164.

56. Bhattacharya S, Suryanarayanan R. Local mobility in amorphous pharmaceuticals-characterization and implications on stability. *J Pharm Sci.* 2009;98:2935–2953.

57. Bhugra CN, Rambhatla S, Bakri A et al. Prediction of the onset of crystallization of amorphous sucrose below the calorimetric glass transition temperature from correlations with mobility. *J Pharm Sci.* 2007;96:1258–1269.

58. Bhugra CN, Shmeis R, Krill SL et al. Prediction of onset of crystallization from experimental relaxation times. II. Comparison between predicted and experimental onset times. *J Pharm Sci.* 2008;97:455–472.

59. Chernov AA. Crystal growth. In: *Modern Crystallography III*: Berlin, Germany: Springer, 1984.

60. Sun Y, Xi H, Ediger MD et al. Diffusionless crystal growth from glass has precursor in equilibrium liquid. *J Phys Chem B.* 2008;112:5594–5601.

61. Alie J, Menegotto J, Cardon P et al. Dielectric study of the molecular mobility and the isothermal crystallization kinetics of an amorphous pharmaceutical drug substance. *J Pharm Sci.* 2004;93:218–233.

62. Marsac PJ, Konno H, Taylor LS. A comparison of the physical stability of amorphous felodipine and nifedipine systems. *Pharm Res.* 2006;23:2306–2316.

63. Ferguson GT, Hickey AJ, Dwivedi S. Co-suspension® delivery technology in pressurized metered-dose inhalers for multidrug dosing in the treatment of respiratory diseases. *Respir Med.* 2018;134:16–23.

64. Zhou Q, Morton DAV. Drug-lactose binding aspects in adhesive mixtures: Controlling performance in dry powder inhaler formulations by altering lactose car-

rier surfaces. *Adv Drug Deliv Rev.* 2012;64:275–284.

65. Pilcer G, Wauthoz N, Amighi K. Lactose characteristics and the generation of the aerosol. *Adv Drug Deliv Rev.* 2012;64:233–256.

66. Mönckedieck M, Kamplade J, Fakner P et al. Dry powder inhaler performance of spray dried mannitol with tailored surface morphologies as carrier and salbutamol sulphate. *Int J Pharm.* 2017;524:351–363.

67. Edwards DA., Ben-Jebria A, Langer R. Recent advances in pulmonary drug delivery using large, porous inhaled particles. *J Appl Physiol.* 1998;85:379–385.

68. Rehman M, Shekunov BY, York P et al. Optimization of powders for pulmonary delivery using supercritical fluid technology. *Eur J Pharm Sci.* 2004;22:1–18.

69. Shekunov BY, Chattopadhyay P, Seitzinger J. Production of respirable particles using spray-freeze-drying with compressed CO_2. In: *Proceedings of the Conference on Respiratory Drug Delivery*, Palm Springs, CA. vol. IX; 2004. pp. 489–492.

70. Henczka M, Baldyga J, Shekunov BY. Modelling of spray-freezing with compressed carbon dioxide. *Chem Eng Sci.* 2006;61:2880–2888.

71. Chattopadhyay P, Shekunov BY, Huff R. Drug encapsulation using supercritical fluid extraction of emulsions. *J Pharm Sci.* 2006;95:667–680.

72. Shekunov BY, Chattopadhyay P, Seitzinger J. Engineering of composite particles for drug delivery using supercritical fluid technology. In: Svenson S, editor. *Polymeric Drug Delivery Vol. II - Polymeric Matrices and Drug Particle Engineering.* Washington DC: ACS Symposium Series; vol. 924; 2006. pp. 234–249.

73. Yim D, Cipolla D, Shekunov BY et al. Feasibility of pulmonary delivery of nano-suspension formulations using the AERx system. *J Aerosol Med.* 2005;18:101–102.

74. Chattopadhyay P, Shekunov BY, Yim D et al. Preparation of drug-lipid nanosuspensions for pulmonary delivery using supercritical fluid extraction of emulsions (SFEE). *Adv Drug Deliv Rev.* 2007;59:444–453.

75. Mayo AS, Ambatic BK, Kompella UB. Gene delivery nanoparticles fabricated by supercritical fluid extraction of emulsions. *Int J Pharmaceutics.* 2010;387:278–285.

76. Koushik K, Kompella UB. Preparation of large porous deslorelin–PLGA microparticles with reduced residual solvent and cellular uptake using a supercritical carbon dioxide process. *Pharm Res.* 2004;21:524–535.

77. Muralidharan P, Malapit M, Mallory E et al. Inhalable nanoparticulate powders for respiratory delivery. *Nanomedicine.* 2015;11:1189–1199.

78. Menon JU, Ravikumar P, Pise A et al. Polymeric nanoparticles for pulmonary protein and DNA delivery. *Acta Biomaterialia.* 2014;10:2643–2652.

79. Zhang J, Wu L, Chan HK et al. Formation, characterization, and fate of inhaled drug nanoparticles. *Adv Drug Deliv Rev.* 2011;63:441–455.

80. Buttini F, Miozzi M, Balducci AG et al. Differences in physical chemistry and dissolution rate of solid particle aerosols from solution pressurised inhalers. *Int J Pharm.* 2014;465:42–51.

81. Zhu B, Traini D, Lewis DA et al. The solid-state and morphological characteristics of particles generated from solution-based metered dose inhalers: Influence of ethanol concentration and intrinsic drug properties. *Colloids Surf A Physicochem Eng Asp.* 2014;443:345–355.

2

呼吸道中的颗粒沉积和呼吸系统疾病的影响

Particle deposition in the respiratory tract and the effect of respiratory disease

William D. Bennett

2.1　前言

治疗用吸入气溶胶在呼吸道的总沉积和局部沉积取决于吸入的颗粒和被患者两个因素。沉积的机制在很大程度上取决于吸入颗粒的物理(大小、形状和密度)和化学(吸湿性和电荷)特性[1]。多年来,研究都聚焦在颗粒的一般属性、气溶胶分布和空气动力学方面(如 Hinds 等[2]的研究)。然而患者的生物学因素,包括呼吸方式(潮气量、流量和呼吸频率)、呼吸道解剖结构、局部通气等也会影响颗粒在呼吸道的总沉积和局部沉积[3]。

了解颗粒在呼吸道的局部区域沉积特点,可更好地将气溶胶药物靶向输送到目标区域以使药物疗效最大化,并可避免递送到其他区域以最大限度减少不良反应[4]。将药物靶向递送至目标区域的另一个原因是提高药物递送的成本效益。例如,在传导气道和肺泡区域之间的差异化药物递送可能很重要。如在囊性纤维化(cystic fibrosis,CF)的药物递送研发热点中包括[5]将高渗溶液或其他离子通道调节剂递送至气道上皮细胞[即发生囊性纤维化跨膜转运调节因为(cystic fibrosis transmembrane conductance regulator,CFTR)缺陷的支气管气道部位],以最大程度地改善患者的黏膜纤毛清除功能。需要以肺泡为靶向的典型例子是最近开发的一种成本较高、可及性有限的治疗肺气肿的 α_1-抗胰蛋白酶,该药物需要优化递送到外周肺[6]。

2.2　颗粒沉积机制

在过去的 40 年,有多篇文献都详细介绍了颗粒在呼吸道的沉积机制,最近的是由 Darquenne[1]发表的。简而言之,颗粒在呼吸道的沉积机制主要有 3 种:撞击、沉降和扩散。撞击和沉降取决于粒子的空气动力学直径(d_{ae}),即与目标颗粒具有相同最终沉降速度的单位密度球体的直径。撞击发生在粒子由于惯性而无法跟上气流方向的变动时(如在气道分叉处),随之沉积在气道表面。沉降是颗粒因重力作用而落到气道壁上。呼吸道区域的撞击和沉降的沉积效率分别为 $d_{ae}^2 u$(其中 u 是气道内的平均直线速度)和 $d_{ae}^2 t$(其中 t 是气道内的平均停留时间)。平均直线速度是气道横截面积的函数,因此撞击的沉积效率通常被认为是 $d_{ae}^2 Q$(其中 Q 为吸气流量)的函数。而扩散沉积则发生在粒子通过随机布朗运动到达气道表面时。扩散(D),或称扩散系数,是颗粒物理直径(d_p)的函数。颗粒密度不影响扩散系数。呼吸道区域的扩散沉积效率是$(Dt)0.5$的函数,其中 t 是颗粒停留在该区域的时间。扩散沉积与沉降沉积的结合对于 $0.1\sim1\ \mu m$ 范围内的颗粒非常重要。高于此直径范围的颗粒主要是撞击和沉降,低于此直径范围的则主要是扩散[1]。

2.3 呼吸道颗粒总沉积和局部区域沉积的实验检测

早期研究呼吸道中总沉积物特征的实验使用光散射光谱法和大于 $0.5\ \mu m$ 的非吸湿性单分散气溶胶来确定每次呼吸时口腔中的沉积分数[7]。超细颗粒的总沉积最常使用凝结颗粒计数技术进行测量[8,9]。除了用于测量吸入气溶胶的总沉积,光散射法外还与单剂量(bolus)检测技术一起用于研究人肺区域性气道沉积[10]。单剂量检测技术是在受试者吸气容积的预定点一次性给予少量气溶胶,并在随后的呼气过程中测量其的沉积。该方法假设在吸气容积早期给予气溶胶可以在肺外周被探测到,而在吸气容积晚期给予气溶胶则更多在近端肺区域被探测到。气溶胶所达到的深度通常称为穿透体积(Vp),其定义为从气溶胶开始到吸气结束过程中所吸入的不含颗粒的空气的体积。在正常受试者中,当 $Vp>100\ ml$ 时,气溶胶在肺内的沉积随着其在肺内的吸入深度呈线性递增[1]。

近年来,成像技术已越来越多地用于评估吸入药物(或其替代物)的肺部总沉积和局部沉积情况(特别是对于新型递送装置),是用于评估其肺部递送效率的重要方法。此外,这些成像技术可通过比较不同的气溶胶发生装置/产品相关的肺总沉积和局部沉积来评估其生物等效性。为了规范经口吸入产品的体内气溶胶沉积评估技术,JAMPDD 发表了增刊,内含一系列文件[11],为规范放射性标记验证[12]和应用平面[二维(2D)]、单光子发射计算机断层扫描(SPECT)和正电子发射断层成像(PET)进行图像采集/分析的方法和技术提供了实践指引。Newman 等[13]详细介绍了使用单头或双头伽马照相机通过平面[二维(2D)]成像来量化肺和胸外气道(如口腔、咽喉、咽腔、喉腔)中的总沉积和区域沉积的方法,这是评估药物沉积的放射性核素成像方法中使用最广泛、最直接的技术(图 2-1)。沉积物放射活性的中央-外周比率(C/P)是一个来自成像和感兴趣区域分析的常用指标,可用于评估传导气道与肺实质沉积之间的差异(图 2-1)。沉积图像的C/P值通常用同一个体气体(如 Xe133)或透射(如 Co57)扫描所得的C/P值来校正,从而说明C 与 P 区域的大小和厚度差异[13]。尽管中央和外周区域都有肺泡和小气道,但中央区域还有外周区域不存在的大气道和支气管气道。因此,C/P值增加到1.0以上提示大气道沉积的增加。

假定所研究的颗粒仅通过黏膜纤毛清除,传导气道上没有长期滞留成分,并且放射

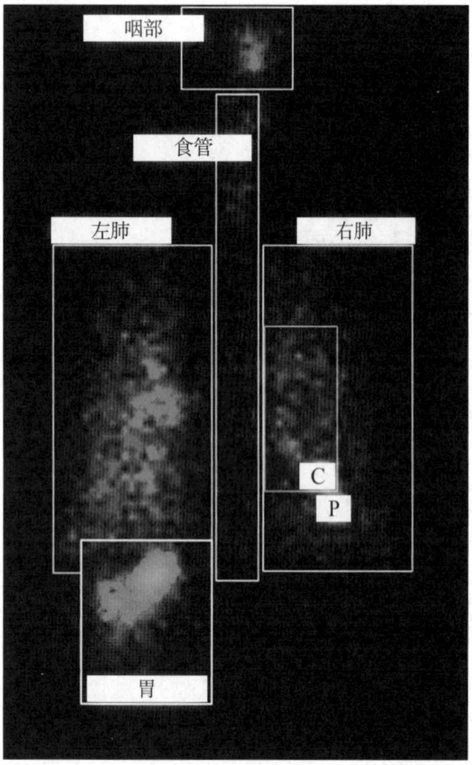

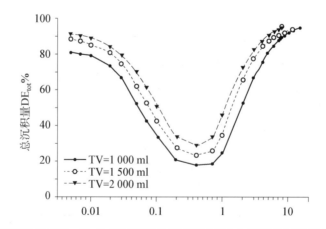

图 2-1　2D 伽马闪烁显像术后的沉积图像

注:沉积区域从暗到亮递增。C 和 P 分别指用于 C/P 分析的中央区域和外周区域

引自:Zeman, K. L., Wu, J., Bennett, W. D., J. Aerosol. Med. Pulm. Drug Deliv., 2010, 23,363-369.

性示踪剂结合牢靠,那么沉积颗粒的清除也可被用来评估区域沉积。在这种情况下,沉积后 24 h 的清除百分比可被当作沉积在气管支气管中的颗粒百分比的估算值[3,14,15]。但是,该值可能会低估气道中的沉积量[14],尤其是对在沉积后 24 h 无法完全清除气道内颗粒的患者[16]。正常肺的 24 h 全肺滞留已被证明与健康受试者的初始气溶胶沉积模式(例如 C/P)有关[17-19],但在疾病状态中可能并非总是如此[16]。

2.3.1　总沉积量

Heyder 等[20]使用上述光散射光谱法和口腔颗粒计数方法很好地描述了粒径对肺内总沉积量的影响。图 2-2 说明了总沉积量对粒径的依赖性。所有曲线都显示粒径在 $0.5\,\mu m$ 左右时总沉积量最小,在该粒径范围内,撞击、沉降和扩散对沉积的综合影响最小。对于粒径大于 $0.5\,\mu m$ 的颗粒,由于沉降和撞击的增加,沉积量随粒径的增大而增大;而对于粒径小于 $0.5\,\mu m$ 的颗粒,由于扩散的增加,沉积量随粒径的减小而增加。$0.3\sim0.7\,\mu m$ 的颗粒遵循对流转运,主要与肺内残留气体混合后沉积。

图 2-2　在恒定流速 250 ml/s 和经口呼吸的潮气量(TV)变量下总沉积量与粒径的关系

引自:Heyder, J., Gebhart, J., Ruddf, G., et al. J. Aerosol. Sci., 1986,17:811-825.

呼吸模式对总沉积量的影响也如图 2-2 所示。在相当于静息呼吸的固定潮气流量

（250 ml/min）下，潮气量的增加（1 000～2 000 ml）使得肺内穿透和滞留时间相应增加，导致所有粒径的颗粒（$<0.5\,\mu m$依赖扩散，$>0.5\,\mu m$依赖沉降）都会由于时间延长而总沉积量增加。

当亲水性药物颗粒从周围环境进入相对湿度迅速增加到接近100%的呼吸道时，它们的尺寸可能会增大。Heyder等[21]表明，当$0.7\,\mu m$固体盐颗粒以250 ml/s的流速被吸入并呼气至400 ml时，其粒径增大了5～6倍。在这种情况下，粒径增大会增加颗粒的沉积概率（如图2-2所示，在$0.7\,\mu m$右侧沿曲线向上移动）。另外，也有人预测，粒径$\leqslant 0.1\,\mu m$或更小的亲水性盐颗粒的沉积概率随着粒径增大反而会降低（如图2-2所示，$0.1\,\mu m$左侧沿曲线向下移动）。

2.3.2 区域沉积

克服向肺部递送气溶胶的第一个障碍是避免其中的液滴或颗粒沉积在口腔（或经鼻输送时沉积在鼻腔）和喉部。Chan和Lippman[22]的早期研究表明，细颗粒和粗颗粒的口腔沉积与颗粒的空气动力学粒径和流速的乘积成正比。与吸入气雾剂（MDIs）配合使用储雾罐或阀门储药腔，可以通过消除吸入气流中的大颗粒和降低MDI的射流速度来减少口腔中的颗粒撞击[23]。Svartengren等[24]的一项研究发现吸入装置中存在的外部阻力（例如许多DPIs相关的阻力）不仅通过减缓流速，还通过改变上呼吸道的形状来影响气流动力学和颗粒沉积，从而增强了颗粒通过口腔的穿透力。Emmett和Aitken[25]也表明，在经口呼吸过程中，大多数粗颗粒的胸外沉积发生在喉部。近年来，经鼻向肺部输送气溶胶引起了人们的兴趣，因为它们可以在更长的时间段内（例如在睡眠期间）或在无创通气期间通过鼻导管递送[26, 27]。然而，鼻腔是比口腔更有效的过滤器，可阻止颗粒穿透到下呼吸道。例如，Heyder等[28]表明，$0.5～3\,\mu m$颗粒经鼻吸入的总沉积量大于经口吸入。

气管、支气管和肺泡沉积方面的数据大部分来自放射性标记气溶胶研究。如上所述，沉积部位通常是根据吸入后24 h的颗粒滞留情况推断，前提是假设此时支气管气道的黏液清除已几乎完全[14, 16, 19]。气管支气管区域由相对较大的和较小的气道组成，即分别是支气管和细支气管。相对于细支气管，支气管中直线速度高、滞留时间短。细颗粒和粗颗粒在支气管的沉积主要通过撞击发生，而在细支气管中的沉积则主要通过沉降作用。通常，对于递送至气管的气溶胶，细颗粒和粗颗粒在气管支气管（tracheobronchial，TB）区域的沉积效率随$\log(dae)$呈S形增加，当$dae=1\,\mu m$时$\log(dae)$百分比很小，而$dae=10\,\mu m$时$\log(dae)$接近100%[14]。然而，由于颗粒会沉积在胸外气道（特别是经鼻吸入时），递送至口腔的气溶胶在$dae\geqslant 5\,\mu m$时，TB区域颗粒的沉积分数开始下降，特别是在相对较高的吸气流速时。由于较大气道中撞击的增加，TB区域的沉积也随着流速的增加而增加。呼吸深度的降低，即潮气量减小，也会通过相应减少进入到肺泡区域的颗粒比例而增加在传导气道中的沉积比例。

Kim等[10]使用上述口腔光散射单剂量颗粒检测技术估算$1\,\mu m$、$3\,\mu m$和$5\,\mu m$直径的颗粒在健康成年受试者气道内的局部区域沉积并计算沉积的气溶胶的局部表面剂量（图2-3）。通过以50 ml的增量将每种气溶胶的小颗粒递送到100～500 ml范围的肺内深度，发现：①浅层穿透体积（$Vp<200\ ml$）处的表面剂量比深层肺区（$Vp=200～500\ ml$）

大;②差异随粒径的增加而增加。这些发现对于在组织水平上评估吸入药物的治疗效果具有重要意义。尽管吸入的治疗性气溶胶在肺泡区域的沉积量通常比在近端传导气道中要高得多,但传导气道的表面积明显要小,因此沉积药物剂量与表面积之比反而会高出许多倍,从而有助于增强许多靶向支气管气道上皮的药物的治疗效果。

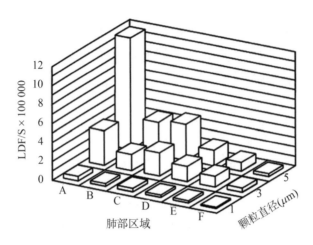

图 2-3　局部区域的单位表面积的沉积剂量

注:沉积剂量(经口呼吸,500 ml 潮气量,250 ml/s 流速)为 50～100 ml(A)、100～150 ml(B)、150～200 ml(C)、200～250 ml(D)、250～350 ml(E)和 350～500 ml(F)。LDF,局部沉积分数;S,由 Weibel 肺模型估算的各区域表面积(cm²); Dia,直径。

引自:Chong, S., Kim, C. S., Hu, P., et al., J. Appl. Physiol., 1996,81:2203-2213.

　　许多研究人员已尝试利用粒径、吸入流速、单剂量递送和呼吸深度等的各种组合来将吸入气溶胶靶向递送至支气管气道[15,29-32]。Anderson 等[29]提出了一种新的策略,即通过使用 6 μm 的大颗粒及极低的吸入流速(0.04 L/s)来增强颗粒在小支气管气道上的沉积。在这么低的流量下,在胸外气道和口咽部由撞击作用而沉积的量减少了,而在小气道内大颗粒的通过时间长于重力沉降时间,从而增加了颗粒在该区域的沉积。Zeman 等[15]对此方法进行了拓展,健康受试者从改良型射流雾化器吸入雾化气溶胶,分别以 0.08 L/s 的流速进行单次呼吸(持续 10 s)吸入 9.5 μm[质量中位数空气动力学直径(MMAD)]颗粒和以 0.5 L/s 的速度进行典型的潮气呼吸(每分钟 30 次)吸入 5 μm 颗粒;他们发现,相对于潮气呼吸,大颗粒/缓慢吸入法的口咽沉积更少,气管支气管沉积更多(基于 24 h 清除率和 C/P 比率)。尽管鉴于所需的极慢的吸入速度,这种方法对于吸入给药似乎是不切实际的,不过最近有新开发的吸入装置可以控制患者的吸入流速[33]。此外,与典型潮气呼吸吸入雾化颗粒(如 3 μm MMAD)相比,数次单次呼吸吸入较大颗粒(如 9 μm MMAD)能够向气道递送更高的药物剂量(相同吸入量下,递送量可高达 27 倍)。

　　多项研究[34-37]表明,气溶胶在肺内的分布往往与通气密切相关,即气溶胶会被递送到肺内通气最大的区域。对于很少因撞击作用而沉积在传导气道的细颗粒来说尤其如此,在健康肺中的粗颗粒沉积观察到同样现象[34,36]。气溶胶和通气在分布上的相似性提示,根据肺通气研究的结果,可开发气溶胶在肺部区域靶向沉积的方法。例如,Sybrecht

等表明,让受试者以不同流速单次吸入 Xe133,简单地将体位从直立位变为仰卧位即增加可在所有流速下肺尖-肺基底的气体分布[38]。据推测,肺膨胀的重力依赖性变化是造成这种转变的原因。随后,Sa 等[39]研究了健康成人仰卧位与坐位时粗颗粒(5 μm)的区域沉积,并未观察到坐位和仰卧位时肺尖-肺基底比率或沉积均匀性的变化。但是,他们的确也发现仰卧位对比坐位,相对沉积量从肺泡转移到了支气管气道,这可能是功能残气量和气道大小的变化以及不同姿势之间通气区域分布的变化所致。

2.4 呼吸系统疾病对颗粒总沉积和局部区域沉积的影响

颗粒在肺部的总沉积和局部区域沉积都可能受到呼吸系统疾病的影响。虽然病变肺内的颗粒沉积机制与健康肺相同,但与健康肺相比,其颗粒沉积可能受到气道结构、呼吸方式和区域通气等因素的影响。例如,在慢性支气管炎或哮喘中,肺的支气管气道可能分别有慢性或急性阻塞,这导致颗粒在狭窄部位的撞击增加。再者,肺气肿导致肺外周肺泡扩大,这可能通过沉降和/或扩散机制减少了肺深部的颗粒沉积。肺内阻塞或肺气肿的异质性也会改变局部区域通气,从而改变肺内颗粒的局部沉积。已有研究显示,通常情况下,与健康成人相比,所有范围粒径的颗粒在慢性阻塞性肺疾病(COPD)患者的肺内总沉积均增加。例如,Schiller-Scotland 等[40]研究发现,在控制潮气量和流速的情况下吸入 1 μm、2 μm 和 3 μm 粒径的颗粒,与健康受试者相比,COPD 患者总沉积分数(deposition fraction,DF)增加,而细颗粒比粗颗粒的相对差异更大。Kim 和 Kang[41]也报道在相同受控呼吸模式下,COPD 患者经口吸入 1 μm 颗粒的沉积率比健康成人要高 106%。

COPD 患者除了气道结构发生改变外,其呼吸模式也与正常人不同[42]。目前只有少数研究尝试测量每个研究组的受试者个体(健康人群和 COPD 患者)在自然呼吸条件下的 DF。例如,Bennett 等[43]发现,COPD 患者在静息状态的自然呼吸条件下,细颗粒(2 μm)的沉积分数比年龄相当的健康人群大 50%。此外,以慢性支气管炎而不是肺气肿为特征的患者沉积增加最多。换句话说,与肺气肿相关的肺外周肺泡扩大往往会降低总沉积效率,随着支气管狭窄的增加而沉积增加。

虽然 COPD 患者的自主呼吸模式与雾化给药的递送相关,但控制吸气流速和吸气量可能有助于增加肺部沉积和降低个体间和个体内变异性[33]。Brand 等[44]提出,与自主呼吸相比,慢性支气管炎和哮喘患者在控制呼吸的情况下,其颗粒沉积增强、沉积变异性降低(3 μm 单分散颗粒)。对于控制潮气量为 1L 的潮式呼吸,当吸气流速降低至 100 ml/s 时,其变异性显著降低(图 2-4)。

沉积分数增加与气道阻力之间的相关性

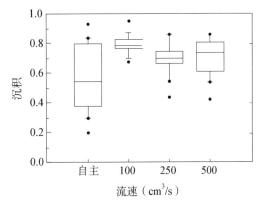

图 2-4　自主呼吸模式与控制呼吸模式下慢阻肺和哮喘患者的颗粒沉积对比

引自:Brand, P., Friemel, I., Meyer, T., et al., J. Pharm. Sci., 2000, 89:724-731.

表明 COPD 的阻塞部位存在惯性沉积增加。Dolovich 等[45]利用 γ 闪烁扫描技术发现,与正常人相比,COPD 患者中 3 μm 颗粒的肺泡沉积减少、气管支气管沉积增加,并且与其阻塞程度相关。Smaldone 和 Messina[46]也表明,在慢性呼气气流受限的 COPD 患者中,细颗粒在气道中的沉积增强,咳嗽则会进一步加剧这种情况。模型和动物实验表明,这种颗粒沉积的增加发生在呼气过程中,并且高度集中在紧邻气流受限部位下游的气道表面(如节段和亚节段支气管)[47, 48]。在各种粒径和呼吸模式下,通过 γ 闪烁扫描可观察到吸入颗粒在严重气道阻塞患者中沉积的"热点"部位[49-52]。从药物递送的角度来看,很显然,支气管气道内沉积的热点导致这些部位的表面治疗剂量非常高。然而,问题在于确定这是有利的(即这些沉积位点即是治疗的靶点)还是不利的(即这些部位的沉积阻碍了颗粒能沉积在吸入疗法获益最大的其他靶位)。

多数哮喘的沉积研究关注的是患者的区域性沉积特征,尤其是气道区域相对于肺泡区域的沉积差异。例如,在中重度哮喘患者中,Svartengren 等[53]使用 24 h 滞留量作为肺泡初始气溶胶沉积分数(单分散 3.6 μm)的衡量标准,研究显示 24 h 滞留量与气道阻力呈负相关。也就是说,气道基线阻塞的增加导致更大的支气管气道沉积。Backer 等[54]也发现,放射性气溶胶中央分布不规则的哮喘患者对吸入组胺后的气道反应性增加。当使用乙酰甲胆碱诱导支气管收缩时,细颗粒和粗颗粒沉积更多地向近端气道偏移,而远离肺外周区域[55, 56]。Bennett 等[57, 58]通过 γ 闪烁扫描技术发现,哮喘患者无论是尘螨过敏原还是内毒素的刺激都会导致吸入粗颗粒(5 μm)后支气管的沉积增加(相对于肺泡沉积而言),以及热点出现的频率增加。

正如预期,支气管舒张剂治疗哮喘后肺内颗粒沉积的均匀性得到了改善(即肺内热点减少)(如 Chopra 等的早期研究[59])。一些研究者[60, 61]提出假设,将支气管舒张剂靶向沉积到哮喘患者的支气管气道可以提高药物的治疗效果,但结果有好有坏。Mitchell 等[60]的一项早期研究表明,在稳定的重度哮喘患者中,小粒径(1.4 μm)的气溶胶和 5.5 μm 粒径的气溶胶在肺内分布和支气管舒张效应方面没有差异。最近,Usmani 等[61]在轻中度哮喘患者中的一项研究发现,等效剂量的放射性标记 1.5 μm、3 μm 和 6 μm 的沙丁胺醇单分散气溶胶在肺内的区域沉积有所差异(彩图 1)。尽管远端气道和肺外周的沉积随着粒径的减小而增加,但在颗粒粒径最大(肺沉积最小)时,1 秒用力呼气量(forced expiratory volume in 1 second, FEV_1)的改善最佳,表明该药物靶向沉积支气管气道区域的重要性。这两项研究的区别之一在于研究对象的哮喘严重程度不同,平均 FEV_1% 预计值分别为 47 和 77(Mitchell 研究[60] $vs.$ Usmani 研究[61])。这可能是随着哮喘严重程度的增加,气道和肺泡之间的沉积差异对颗粒大小的依赖性降低;也就是说,吸入 β 肾上腺素能支气管舒张剂,即使是 1.4 μm 的颗粒沉积,也能充分沉积在支气管气道,达到最大的治疗效果。然而,其他药物可能并非如此。

在有肺部疾病的患者中,囊性纤维化(CF)患者可能最需要吸入治疗,例如,吸入抗生素、湿化剂和黏液溶解剂。与慢性支气管炎和哮喘一样,相对于正常人,CF 患者气道内的细颗粒沉积增加且肺内沉积不均匀[34, 62-64]。CF 患者肺通气不良区域的吸入药物沉积最少,也最容易受感染影响。Brown 等[34]通过氙-133 清洗法测定发现,CF 患者肺外周区域的粗颗粒（5 μm）沉积与通气模式相关。然而，在同一患者中，通气不良肺区域的支气管气道粗颗粒沉积增加。这与健康受试者的气道内颗粒沉积形成鲜明对比，健康者气道中的颗粒沉积与局部通气密切相关。这些结果表明，与通气良好的肺区域相比，通气不良区域的支气管气道粗颗粒的沉积量可能更多，而肺实质的沉积则减少。此外，CF 从肺基底到肺尖部的通气和肺实质沉积均明显减少，表明肺尖部受疾病影响最大。

Brown 等[34]和其他研究者[13, 46, 61]已开展了区域分析，即通过将肺图像分割成多个但相对较大的区域进行评估。最近，Bennett 等[63]开发了新的分析方法来改进对吸入颗粒沉积的高（热）区和低（冷）区的定位/定量（彩图 2）（在本例中，在控制条件下吸入 5 μm MMAD）。他们比较了一组健康和伴有轻度气道病变的 CF 患者的分析结果，以确定该方法在区分这两个队列之间的区域沉积差异方面是否敏感。尽管标准 C/P 分析和颗粒分布偏斜度分析显示轻度 CF 与正常人无差异，但 CF 肺内冷沉积像素的比例显著增加且主要发生在肺尖部（彩图 2）。在所有 CF 患者中，随着肺功能的下降，冷点的比例显著增加。其中一些研究者[65]将这种沉积像元分析应用于 CF 患者以分析口服依伐卡托（ivacaftor，Vertex Pharmaceuticals，一种氯离子通道增效剂）的治疗结果。尽管给药前后传统的区域沉积指标 C/P 比和粒子分布偏斜度没有差异，但与用药前相比，用药后肺内冷点和热点均显著减少。这些数据反映了依伐卡托改善了肺部通气，并可能进一步改善患者正在使用的吸入药物（如抗生素）的肺内分布。

2.5 结论

吸入颗粒在呼吸道中沉积的主要机制是惯性撞击、重力沉降和布朗扩散。通常，粒径＞0.5 μm 时，肺内总沉积量会增加，但如果粒径＞5 μm，则在正常呼吸条件下，胸外区域的沉积量增加。区域沉积还取决于颗粒大小、呼吸模式和通气分布，这些参数对于确定吸入颗粒在支气管气道和肺泡的表面沉积剂量以及沉积颗粒在不同肺叶的分布都很重要。患有肺部疾病时，气道几何结构、呼吸模式和局部通气发生变化，都会影响颗粒的肺内总沉积和局部区域沉积。存在气道阻塞性疾病时，肺内总沉积增加，但是细颗粒和粗颗粒都更趋向于沉积在近端气道。随着肺部疾病的进展，所有吸入颗粒物的区域沉积都会变得越来越不均匀。这些与肺部疾病有关的总沉积和区域沉积的改变可能会改变患者吸入药物的治疗效果。了解颗粒在肺内的沉积机制以及在肺疾病状况下它们如何受呼吸模式和局部通气的影响可以使我们能改善气溶胶在肺内不同区域的靶向性，从而发挥其最大的治疗益处。

（常　春　译）

参考文献

1. Darquenne C. Aerosol deposition in health and disease. *J Aerosol Med Pulm Drug Deliv.* 2012;25(3):140–147. doi:10.1089/jamp.2011.0916.
2. Hinds WC. *Aerosol Technology: Properties, Behavior and Measurement of Airborne Particles.* 2nd ed. New York: John Wiley & Sons; 2012.
3. ICRP model. International Commission on Radiological Protection. Human respiratory tract

model for radiological protection. *Ann ICRP.* 1994;24:1–482.

4. Bennett WD, Brown JS, Zeman KL, Hu SC, Scheuch G, Sommerer K. Targeting delivery of aerosols to different lung regions. *J Aerosol Med.* 2002;15(2):179–188. doi:10.1089/089426802320282301.

5. Bennett WD, Henderson AG, Donaldson SH. Hydrator therapies for chronic bronchitis. Lessons from cystic fibrosis. *Ann Am Thorac Soc.* 2016;13 Suppl 2:S186–S190. doi:10.1513/AnnalsATS.201509-652KV.

6. Brand P, Beckmann H, Maas Enriquez M, Meyer T, Mullinger B, Sommerer K, Weber N, Weuthen T, Scheuch G. Peripheral deposition of alpha1-protease inhibitor using commercial inhalation devices. *Eur Respir J.* 2003;22(2):263–267.

7. Gebhart J, Heigwer G, Roth C, Stahlhofen W. The use of light scattering photometry in aerosol medicine. *J Aerosol Med.* 1988;1:89–112.

8. Jaques PA, Kim CS. Measurement of total lung deposition of inhaled ultrafine particles in healthy men and women. *Inhal Toxicol.* 2000;12(8):715–731. doi:10.1080/08958370050085156.

9. Schiller CF, Gebhart J, Heyder J, Rudolf G, Stahlhofen W. Deposition of monodisperse insoluble aerosol particles in the 0.005 to 0.2 µm size range within the human respiratory tract. *Ann Occup Hyg.* 1988;32(suppl 1):41–49.

10. Kim CS, Hu SC, DeWitt P, Gerrity TR. Assessment of regional deposition of inhaled particles in human lungs by serial bolus delivery method. *J Appl Physiol* (1985). 1996;81(5):2203–2213. doi:10.1152/jappl.1996.81.5.2203.

11. Laube BL, Corcoran TE, Devadason SG, Dolovich MB, Fleming J, Newman S. Editorial: Standards for lung imaging techniques. *J Aerosol Med Pulm Drug Deliv.* 2012;25 Suppl 1:S1–S2. doi:10.1089/jamp.2012.1Su1.

12. Devadason SG, Chan HK, Haeussermann S, Kietzig C, Kuehl PJ, Newman S, Sommerer K, Taylor G. Validation of radiolabeling of drug formulations for aerosol deposition assessment of orally inhaled products. *J Aerosol Med Pulm Drug Deliv.* 2012;25 Suppl 1:S6–S9. doi:10.1089/jamp.2012.1Su3.

13. Newman S, Bennett WD, Biddiscombe M, Devadason SG, Dolovich MB, Fleming J, Haeussermann S et al. Standardization of techniques for using planar (2D) imaging for aerosol deposition assessment of orally inhaled products. *J Aerosol Med Pulm Drug Deliv.* 2012;25 Suppl 1:S10–S28. doi:10.1089/jamp.2012.1Su4.

14. Stahlhofen W, Rudolf G, James AC. Intercomparison of experimental regional aerosol deposition data. *J Aerosol Med.* 1989;2(3):285–308.

15. Zeman KL, Wu J, Bennett WD. Targeting aerosolized drugs to the conducting airways using very large particles and extremely slow inhalations. *J Aerosol Med Pulm Drug Deliv.* 2010;23(6):363–369.

doi:10.1089/jamp.2008.0711.

16. Smaldone GC, Perry RJ, Bennett WD, Messina MS, Zwang J, Ilowite JS. Interpretation of "24 hour lung retention" in studies of mucociliary clearance. *J Aerosol Med.* 1988;1(1):11–20.

17. Bennett WD, Laube BL, Corcoran T, Zeman K, Sharpless G, Thomas K, Wu J, Mogayzel PJ, Jr., Pilewski J, Donaldson S. Multisite comparison of mucociliary and cough clearance measures using standardized methods. *J Aerosol Med Pulm Drug Deliv.* 2013;26(3):157–164. doi:10.1089/jamp.2011.0909.

18. Clark AR. Understanding penetration index measurements and regional lung targeting. *J Aerosol Med Pulm Drug Deliv.* 2012;25(4):179–187. doi:10.1089/jamp.2011.0899.

19. Ilowite JS, Smaldone GC, Perry RJ, Bennett WD, Foster WM. Relationship between tracheobronchial particle clearance rates and sites of initial deposition in man. *Arch Environ Health.* 1989;44(4):267–273. doi:10.1080/00039896.1989.9935893.

20. Heyder J, Gebhart J, Rudolf G, Schiller C, Stahlhofen W. Deposition of particles in the human respiratory tract in the size range 0.005–15 µm. *J Aerosol Sci.* 1986;17:811–825. doi:10.1016/0021-8502(86)90035-2.

21. Heyder J, Gebhart J, Roth C, Ferron GA. Transport and deposition of hydrophilic drug particles in the lungs. In: Gradon L, Marijnissen J, editors. *Optimization of Aerosol Drug Delivery.* Dordrecht, the Netherlands: Kluwer Academic Publishers; 2003. pp. 139–147.

22. Chan TL, Lippmann M. Experimental measurements and empirical modelling of the regional deposition of inhaled particles in humans. *Am Ind Hyg Assoc J.* 1980;41(6):399–409. doi:10.1080/15298668091424942.

23. Newman SP, Newhouse MT. Effect of add-on devices for aerosol drug delivery: Deposition studies and clinical aspects. *J Aerosol Med.* 1996;9(1):55–70. doi:10.1089/jam.1996.9.55.

24. Svartengren K, Lindestad P, Svartengren M, Philipson K, Bylin G, Camner P. Added external resistance reduces oropharyngeal deposition and increases lung deposition of aerosol particles in asthmatics. *Am J Respir Crit Care Med.* 1995;152(1):32–37. doi:10.1164/ajrccm.152.1.7599841.

25. Emmett PC, Aitken RJ. Measurements of the total and regional deposition of inhaled particles in the human respiratory tract. *J Aerosol Sci.* 1982;13:549–560.

26. Longest PW, Walenga RL, Son YJ, Hindle M. High-efficiency generation and delivery of aerosols through nasal cannula during noninvasive ventilation. *J Aerosol Med Pulm Drug Deliv.* 2013;26(5):266–279. doi:10.1089/jamp.2012.1006.

27. Zeman KL, Balcazar JR, Fuller F, Donn KH,

Boucher RC, Bennett WD, Donaldson SH. A trans-nasal aerosol delivery device for efficient pulmonary deposition. *J Aerosol Med Pulm Drug Deliv.* 2017;30(4):223–229. doi:10.1089/jamp.2016.1333.

28. Heyder J, Armbruster L, Gebhart J. Total deposition of aerosol particles in the human respiratory tract for nose and mouth breathing. *J Aerosol Sci.* 1975;6:311–328.

29. Anderson M, Philipson K, Svartengren M, Camner P. Human deposition and clearance of 6-micron particles inhaled with an extremely low flow rate. *Exp Lung Res.* 1995;21(1):187–195.

30. Bennett WD, Scheuch G, Zeman KL, Brown JS, Kim C, Heyder J, Stahlhofen W. Bronchial airway deposition and retention of particles in inhaled boluses: Effect of anatomic dead space. *J Appl Physiol* (1985). 1998;85(2):685–694. doi:10.1152/jappl.1998.85.2.685.

31. Pavia D, Thomson ML. The fractional deposition of inhaled 2 and 5 μm particles in the alveolar and tracheobronchial regions of the healthy human lung. *Ann Occup Hyg.* 1976;19(2):109–114.

32. Stahlhofen W, Gebhart J, Rudolf G et al. Measurement of lung clearance with pulses of radioactively labelled particles. *J Aerosol Sci.* 1986;17:333–338.

33. Bennett WD. Controlled inhalation of aerosolised therapeutics. *Expert Opin Drug Deliv.* 2005;2(4):763–767. doi:10.1517/17425247.2.4.763.

34. Brown JS, Zeman KL, Bennett WD. Regional deposition of coarse particles and ventilation distribution in healthy subjects and patients with cystic fibrosis. *J Aerosol Med.* 2001;14(4):443–454. doi:10.1089/08942680152744659.

35. Chamberlain MJ, Morgan WK, Vinitski S. Factors influencing the regional deposition of inhaled particles in man. *Clin Sci (Lond).* 1983;64(1):69–78.

36. Sa RC, Zeman KL, Bennett WD, Prisk GK, Darquenne C. Regional ventilation is the main determinant of alveolar deposition of coarse particles in the supine healthy human lung during tidal breathing. *J Aerosol Med Pulm Drug Deliv.* 2017;30(5):322–331. doi:10.1089/jamp.2016.1336.

37. Trajan M, Logus JW, Enns EG, Man SF. Relationship between regional ventilation and aerosol deposition in tidal breathing. *Am Rev Respir Dis.* 1984;130(1):64–70. doi:10.1164/arrd.1984.130.1.64.

38. Sybrecht G, Landau L, Murphy BG, Engel LA, Martin RR, Macklem PT. Influence of posture on flow dependence of distribution of inhaled 133Xe boli. *J Appl Physiol.* 1976;41(4):489–496. doi:10.1152/jappl.1976.41.4.489.

39. Sa RC, Zeman KL, Bennett WD, Prisk GK, Darquenne C. Effect of posture on regional deposition of coarse particles in the healthy human lung. *J Aerosol Med Pulm Drug Deliv.* 2015;28(6):423–431. doi:10.1089/jamp.2014.1189.

40. Schiller-Scotland CF, Gebhart J, Hochrainer D, Siekmeier R. Deposition of inspired aerosol particles within the respiratory tract of patients with obstructive lung disease. *Toxicol Lett.* 1996;88(1–3):255–261.

41. Kim CS, Kang TC. Comparative measurement of lung deposition of inhaled fine particles in normal subjects and patients with obstructive airway disease. *Am J Respir Crit Care Med.* 1997;155(3):899–905. doi:10.1164/ajrccm.155.3.9117024.

42. Tobin MJ, Chadha TS, Jenouri G, Birch SJ, Gazeroglu HB, Sackner MA. Breathing patterns. 2. Diseased subjects. *Chest.* 1983;84(3):286–294.

43. Bennett WD, Zeman KL, Kim C, Mascarella J. Enhanced deposition of fine particles in COPD patients spontaneously breathing at rest. *Inh Toxicol.* 1997;9(1):1–14.

44. Brand P, Friemel I, Meyer T, Schulz H, Heyder J, Haubetainger K. Total deposition of therapeutic particles during spontaneous and controlled inhalations. *J Pharm Sci.* 2000;89(6):724–731. doi:10.1002/(SICI)1520-6017(200006)89:6 < 724::AID-JPS3 > 3.0.CO;2-B.

45. Dolovich MB, Sanchis J, Rossman C, Newhouse MT. Aerosol penetrance: A sensitive index of peripheral airways obstruction. *J Appl Physiol.* 1976;40(3):468–471. doi:10.1152/jappl.1976.40.3.468.

46. Smaldone GC, Messina MS. Flow limitation, cough, and patterns of aerosol deposition in humans. *J Appl Physiol.* 1985;59(2):515–520. doi:10.1152/jappl.1985.59.2.515.

47. Christensen WD, Swift DL. Aerosol deposition and flow limitation in a compliant tube. *J Appl Physiol* (1985). 1986;60(2):630–637. doi:10.1152/jappl.1986.60.2.630.

48. Smaldone GC, Itoh H, Swift DL, Wagner HN, Jr. Effect of flow-limiting segments and cough on particle deposition and mucociliary clearance in the lung. *Am Rev Respir Dis.* 1979;120(4):747–758. doi:10.1164/arrd.1979.120.4.747.

49. Isawa T, Wasserman K, Taplin GV. Lung scintigraphy and pulmonary function studies in obstructive airway disease. *Am Rev Respir Dis.* 1970;102(2):161–172. doi:10.1164/arrd.1970.102.2.161.

50. Lin MS, Goodwin DA. Pulmonary distribution of an inhaled radioaerosol in obstructive pulmonary disease. *Radiology.* 1976;118(3):645–651. doi:10.1148/118.3.645.

51. Santolicandro A, Giuntini C. Patterns of deposition of labelled monodispersed aerosols in obstructive lung disease. *J Nucl Med Allied Sci.* 1979;23(3):115–127.

52. Taplin GV, Tashkin DP, Chopra SK, Anselmi OE, Elam D, Calvarese B, Coulson A, Detels R, Rokaw SN. Early detection of chronic obstructive pulmonary disease using radionuclide lung-imaging procedures. *Chest.* 1977;71(5):567–575.

53. Svartengren M, Anderson M, Bylin G, Philipson K,

Camner P. Regional deposition of 3.6-micron particles and lung function in asthmatic subjects. *J Appl Physiol* (1985). 1991;71(6):2238–2243. doi:10.1152/jappl.1991.71.6.2238.

54. Backer V, Mortensen J. Distribution of radioactive aerosol in the airways of children and adolescents with bronchial hyper-responsiveness. *Clin Physiol.* 1992;12(5):575–585.

55. O'Riordan TG, Walser L, Smaldone GC. Changing patterns of aerosol deposition during methacholine bronchoprovocation. *Chest.* 1993;103(5):1385–1389.

56. Svartengren M, Philipson K, Camner P. Individual differences in regional deposition of 6-micron particles in humans with induced bronchoconstriction. *Exp Lung Res.* 1989;15(1):139–149.

57. Bennett WD, Herbst M, Alexis NE, Zeman KL, Wu J, Hernandez ML, Peden DB. Effect of inhaled dust mite allergen on regional particle deposition and mucociliary clearance in allergic asthmatics. *Clin Exp Allergy.* 2011;41(12):1719–1728. doi:10.1111/j.1365-2222.2011.03814.x.

58. Bennett WD, Herbst M, Zeman KL, Wu J, Hernandez ML, Peden DB. Effect of inhaled endotoxin on regional particle deposition in patients with mild asthma. *J Allergy Clin Immunol.* 2013;131(3):912–913. doi:10.1016/j.jaci.2012.09.010.

59. Chopra SK, Taplin GV, Tashkin DP, Trevor E, Elam D. Imaging sites of airway obstruction and measuring functional responses to bronchodilator treatment in asthma. *Thorax.* 1979;34(4):493–500.

60. Mitchell DM, Solomon MA, Tolfree SE, Short M, Spiro SG. Effect of particle size of bronchodilator aerosols on lung distribution and pulmonary function in patients with chronic asthma. *Thorax.* 1987;42(6):457–461.

61. Usmani OS, Biddiscombe MF, Barnes PJ. Regional lung deposition and bronchodilator response as a function of beta2-agonist particle size. *Am J Respir Crit Care Med.* 2005;172(12):1497–1504. doi:10.1164/rccm.200410-1414OC.

62. Anderson PJ, Blanchard JD, Brain JD, Feldman HA, McNamara JJ, Heyder J. Effect of cystic fibrosis on inhaled aerosol boluses. *Am Rev Respir Dis.* 1989;140(5):1317–1324. doi:10.1164/ajrccm/140.5.1317.

63. Bennett WD, Xie M, Zeman K, Hurd H, Donaldson S. Heterogeneity of particle deposition by pixel analysis of 2D gamma scintigraphy images. *J Aerosol Med Pulm Drug Deliv.* 2015;28(3):211–218. doi:10.1089/jamp.2013.1095.

64. Laube BL, Links JM, LaFrance ND, Wagner HN, Jr., Rosenstein BJ. Homogeneity of bronchopulmonary distribution of 99mTc aerosol in normal subjects and in cystic fibrosis patients. *Chest.* 1989;95(4):822–830.

65. Bennett WD, Zeman KL, Laube BL, Wu J, Sharpless G, Mogayzel PJ, Jr., Donaldson SH. Homogeneity of aerosol deposition and mucociliary clearance are improved following ivacaftor treatment in cystic fibrosis. *J Aerosol Med Pulm Drug Deliv.* 2017. doi:10.1089/jamp.2017.1388.

吸入治疗性气溶胶在呼吸道沉积的数学模型

Mathematical modeling of inhaled therapeutic aerosol deposition in the respiratory tract

Jeffry Schroether, Bahman Asgharian, Julia Kimbell

3.1 前言

多年来,研究人员对预测颗粒物在呼吸道内可能的行为模式有着浓厚的兴趣。虽然实验测量仍然是金标准,但其数量和研究范围受到成本和呼吸道可及性的限制。计算建模的显著优势在于它具有将测量数据扩展到这些限制之外并检验更广泛科学假设的能力。

呼吸颗粒沉积的数学模型是 Findeisen 从 1935 年的工作开始的[1]。至今,该模型已经从专注于职业粉尘和烟雾暴露的一元或二元方程的简单系统,发展到结合疾病、手术、年龄和种族,同时考虑解剖结构的复杂性、颗粒物的特性以及吸入毒理学、药物、康复领域中输送机制的概念,在形式和功能上均为高度复杂的三元或四元模型。

当今的呼吸颗粒沉积模型结合了几种类型的数学模型来实现这些复杂的需求,其典型的核心特性是使用三维模型(3D)、精确的解剖学知识,以及计算流体动力学(computational fluid dynamics, CFD)。CFD 是非线性微分方程在求解控制流体流动领域的应用[2],其可以提供流体通过特定几何形状时的流速、压力和能量的详细信息。过去,三维条件下的 CFD 建模计算量过大,导致仅能在超级计算机中心进行。然而,自 20 世纪 90 年代中期以来,台式计算机已经变得足够强大,可以执行有效的三维 CFD 仿真,同时不会过于昂贵。目前已有许多公司致力于将 CFD 软件商业化,而从事数值模拟的研究人员也都紧跟平台的变化,采用 CFD 建模来分析呼吸颗粒沉积的研究越来越多。

尽管 CFD 建模取得了上述发展,但是在为整个呼吸道建模时,仍必须结合其他建模方法。当前为 CFD 建模提供解剖学特征的影像学方法尚不足以解析深部肺组织的重要特征,并且 CFD 建模技术不适合多尺度问题。多尺度方法,如基于生理的药代动力学(physiologically based pharmacokinetic, PBPK)建模、细胞转运建模、多路径肺部剂量学建模以及影像联合容积填充法可以用于解决这些问题[3]。近年来,利用台式计算机上不断增加的计算能力,并受益于新的细胞和遗传学知识以及精进的成像技术,这些方法也取得了进展。

本章的目的是通过回顾近 10 年来人体呼吸道颗粒沉积模型的研发现状,展示全肺/呼吸道建模领域 CFD 和其他建模方法对治疗性气溶胶研发的影响,并提供一些模型预测结果的实验示例,并探讨对未来模型的需求。

3.2 计算流体动力学建模

3.2.1 CFD 沉积建模的基础

颗粒物随着初速度和呼吸气流在呼吸道中输送。为了了解这两者的影响,需要了解气道的几何形状和建立气流的预测模型,因此,本章将首先简要探讨使用 CFD 进行气流模拟,然后讨论颗粒运输模型。关于本章内容更详尽的综述可参见 Tu 等[4]以及 Finlay 的最新著作[5]。

(1)气流模拟

气道内气体在呼吸气流的速度下是不可压缩的[6],因此可以通过求解纳维-斯托克斯(Navier-Stokes)运动方程来获取有关气流的信息,该方程是从不可压缩流体(如空气和水)的牛顿第二定律(动量守恒)导出的[2]。CFD 建模涉及 Navier-Stokes 方程的数值解,其受制于气流开始时的气流条件(称为初始条件),以及气流在流域入口、出口和壁的状态(称为边界条件)[2]。因此,呼吸道 CFD 模型的主要组成部分为:呼吸道的几何形状;求解 Navier-Stokes 方程的数值方法;将空域分解为小的、离散的块或元件的数学方法;以及初始条件和边界条件的规范。有几篇文献已对这几个组成部分进行了详细的介绍[4, 7-10],因此,本文仅对三维、解剖学上准确的 CFD 模型进行简要的介绍。

用于三维 CFD 模型的呼吸道几何形状通常是通过对计算机断层扫描(CT)或磁共振成像(MRI)图像获得的,可通过运算处理来定位空气空间并通过表面渲染来建立空气与组织之间的界面,此过程被称为分割。同时,可根据用于区分空气与组织的阈值生成气道的三维重建图,该重建依赖于区分空气和组织的阈值、由阈值创建边缘和表面的算法、人工调整,以及表面平滑度(被用于重建的表面)[8, 11]。这些分割因素的变化会影响重建的尺寸和形状,最好同时从已知体模的影像资料进行重建并进而确认分割参数。如果无法获得体模的影像,则可以对分割因素进行敏感性分析,尽管文献中缺乏此类研究的报告[8]。通常,当使用分割方法的 CFD 模拟与实验测量值进行比较时,研究者至少可以评估分割参数的准确性。

一旦掌握了呼吸道的几何形状,下一步就必须选择采用何种数学方法。这取决于气流主要是层流、过渡流还是湍流,因为在每种情况下,求解 Navier-Stokes 方程的数学方法有很大不同[12]。静息状态下,呼吸频率通常足够低,鼻道内的气流用层流模拟相对准确[13-16],但在较高流速下,这三种流动形式可以共存于呼吸道中[11, 17]。已有研究者对鼻腔 CFD 进行研究,并对每种分析方案及其实验测量值进行了确认[18-20]。尽管如此,近期一项对比层流和湍流求解方法的研究发现,层流模拟在低流量下与实际情况一致性最好,而在高流量下,湍流模拟的一致性更好。但不同数值解预测的速度大小之间的差异并不是特别大[21]。对于口腔吸入,可能出现过渡流和湍流状态,并且使用低雷诺数湍流模型的 CFD 模拟已被证明可以成功模拟这些不同的流态[22]。

下一步是将空域分解或离散为网格或单元网格,这些网格必须足够小,以便对导数进行足够的代数近似。要确定网格元素是否足够小,需要进行网格细化模拟,直到仿真结果对进一步的网格化不敏感[23、24],因此需要指定气流的初始条件和边界条件。这些条件可以采取指定压力梯度来驱动气流的方式达到,或者在入口或出口处直接指定气流流速本身且可以随时间而变化,从而动态模拟呼吸状态。稳态吸气 CFD 模拟中使用的气流速率通常采用分钟通气量的 2 倍,通过将吸气量(潮气量)除以估计的吸气时间(呼吸时间的一半)得到,或者除以 (1/2)×(1/呼吸频率) 得到[25]。对应于每分钟 7.5 L 的吸气量,稳态吸气流量常用 15 L/min,这是国际放射防护委员会将其作为成年男性静息状态下的参考值[26]。

(2)颗粒输送模拟

呼吸道几何形态和气流的 CFD 模型可与描述颗粒运动的方程联合应用,以模拟吸入或雾化气溶胶的输送和沉积。以计算得到的气流为输入,可在气道的计算公式中求解颗粒输送方程;或者,如果颗粒和气流之间的相互作用很大,那么颗粒输送和气流方程可以一起求解。递送装置也会影响颗粒的输送和沉积,因此也需要对装置本身或联合气道几何形状进行 CFD 建模[27]。CFD 颗粒输送模型可以预测颗粒在气道各个几何部位的沉积;因此这些模型可被用于寻找能最大程度地减少递送装置中治疗性气溶胶的损失,同时最大程度地将气溶胶递送至特定目标部位的条件[28]。

颗粒在呼吸道中沉积的主要机制是惯性撞击、沉降和扩散,如果颗粒物能被拉伸或呈纤维状,则同时有拦截作用[29]。上述每种机制对颗粒沉积的贡献程度取决于气道的几何形状、通过它的气流大小、颗粒的特性(大小、形状、密度、化学成分、表面结构、初始速度、电荷、颗粒-颗粒相互作用)、颗粒与周围空气之间的相互作用、颗粒的生成方式,以及将颗粒吸入呼吸道的方式。喷雾器、吸入器和一些雾化器通常以相对大的初始速度喷射出颗粒。而颗粒物的初始速度也可以为零,例如在静止空气环境中的空气污染物,或者在许多雾化产品中,颗粒相对于吸气流速而言被假定为零。有一篇综述详细描述了这些因素及其对沉积的影响[29]。

通过 CFD 颗粒输送模型,能够测试上述特性的变化对目标部位沉积的影响,因此研究者可以从中获知如何操控这些特性才能使颗粒沉积最大化。目前已有越来越多的研究[30-33]专注于这一目标。

3.2.2 鼻 CFD 颗粒运输模型

(1)最新文献

在近 20 年中,随着使用呼吸 CFD 颗粒输送模型的研究数量增加,鼻 CFD 颗粒输送模型的研究数量也在增加(图3-1)。在20世纪90年代,鼻腔由于形状复杂而被认为很难建模,且不易通过3D或网格化进行重建[34]。此后,计算机硬件和软件的巨大进步使鼻腔的三维CFD建模更易实现,并因此可用于假设检验和敏感性分析。

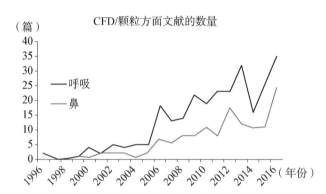

图3-1 有关"计算流体动力学"和"颗粒"联合"鼻"或"呼吸"的文献搜索显示1990—2016年相关文献数量呈上升趋势

　　一段时间以来,鼻CFD颗粒输送模型在研究鼻生理、病理学、毒理学以及内科和外科治疗方面的潜力已被广泛认可[35-38],并且已有多篇相关综述发表(表3-1)。这些综述包含了大量有关鼻CFD颗粒输送模型的文献复习,此处将不再复述这些信息,而是总结该领域不断变化的需求。

表3-1 自2008年以来鼻CFD颗粒运输模型方面的综述

文 献 标 题	作　者	年份
The mechanics of inhaled pharmaceutical aerosols: an introduction	Finlay[5]	2001
Mechanics of airflow in the human nasal airways	Doorly 等[11]	2008
Air-conditioning in the human nasal cavity	Elad 等[39]	2008
Modeling airflow and particle transport/deposition in pulmonary airways	Kleinstreuer 等[40]	2008
Digital particle image velocimetry studies of nasal airflow	Chung, Kim[41]	2008
A review of the implications of computational fluid dynamic studies on nasal airflow and physiology	Leong 等[37]	2010
Evaluation of continuous and discrete phase models for simulating submicrometer aerosol transport and deposition	Longest, Xi[48]	2011
Review: a critical overview of limitations of CFD modeling in nasal airflow	Zubair 等[42]	2012
Recent advances and key challenges in investigations of the flow inside human oro-pharyngeal-laryngeal airway	Pollard 等[43]	2012

（续表）

文 献 标 题	作　者	年份
In silico models of aerosol delivery to the respiratory tract—development and applications	Longest, Holbrook[27]	2012
Impacts of fluid dynamics simulation in study of nasal airflow physiology and pathophysiology in realistic human three-dimensional nose models	Wang 等[44]	2012
Computational fluid dynamics（CFD）applied in the drug delivery design process to the nasal passages：a review	Kleven 等[10]	2012
Particle transport and deposition：basic physics of particle kinetics	Tsuda 等[46]	2013
Patient specific CFD models of nasal airflow：overview of methods and challenges	Kim 等[9]	2013
Computational fluid and particle dynamics in the human respiratory system	Tu 等[4]	2013
Mechanisms of pharmaceutical aerosol deposition in the respiratory tract	Cheng[29]	2014
Pediatric in vitro and in silico models of deposition via oral and nasal inhalation	Carrigy 等[45]	2014
Review of computational fluid dynamics in the assessment of nasal airflow and analysis of its limitations	Quadrio 等[8]	2014
The transport and deposition of nanoparticles in respiratory system by inhalation	Qiao 等[47]	2015
The evolution of inhaled particle dose modeling：a review	Phalen, Raabe[38]	2016
Image-based computational fluid dynamics in the lung：virtual reality or new clinical practice?	Burrowes 等[7]	2017
Experimental methods for flow and aerosol measurements in human airways and their replicas	Lizal 等[50]	2018
Regional aerosol deposition in the human airways：the sim inhale benchmark case and a critical assessment of in silico methods	Koullapis 等[49]	2018

一系列有关鼻腔气流动力学[11]、鼻腔空气温度调控[39]、气流和颗粒输送过程[40]以及使用颗粒图像测速法测量鼻腔气流[41]的综述总结了当时的最新进展。其中，作者强调需要更多数据来验证CFD模型的预测结果、减少使用过度简化的假设、结合非稳态气流和动态几何形状（包括鼻循环）、加快和改善患者专用鼻腔模型，以及标准化不同研究人员的建模方法。数年后，对这些问题的担忧再次引起行业的关注[9, 10, 27, 37, 42-44]，另外研究者们还进一步考虑到生理状态、性别和个体差异对基于图像的鼻部解剖结构重建的影响[42, 44, 45]，纳米颗粒的研究[46, 47]以及如何改进输送方程和湍流模型来处理微米级颗

粒[48]。之后出现了多种用于颗粒输送和湍流模拟的改良数学建模方法[21],并且启动了一项大型项目将这些方法的结果与实际测量的口咽部几何参数数据进行比较[49]。一些其他发表的综述[7,49,50]则继续强调需要进行详细的实验测量,以便可以将CFD模型结果与实际情况进行比较。以下是更多关于该部分内容的信息。

(2)鼻腔模型特有的特征及其应用

所有建模都存在某种程度的简化,但为某项应用而构建的鼻腔CFD颗粒输送模型应该包含相关特征和一定程度的细节[27,34]。对于所有的鼻腔CFD颗粒传输模型,它们都有一些共同的特征,如基本的鼻腔解剖结构和鼻气流模拟。解剖学模拟通常是基于影像的,因此其结果对应于特定的患者,但是在文献中也有一些建模相关的案例,以非特定对象的方式提供了这些特征[51,52]。根据建模用途,研究者们可按需将其他特征添加到模型中。当然,可以将模型的细节程度加大到可用计算资源的极限,但是按照建模实践规范,对于超出了用于确认模型预测的实验数据的详细程度的部分,其结果仅应进行有限的外推。

如上所述,鼻腔CFD颗粒输送建模、鼻腔生理学、外科手术规划、毒理学和鼻腔药物递送的每个主要应用领域都推动了解剖、气流和颗粒输送建模的进步。由于鼻腔CFD颗粒输送建模的应用已有大量综述总结(表3-1),这里只对鼻腔建模应用中所需的特征进行简要介绍。

正常的鼻腔生理学(解剖形态,嗅觉以及清洁、加热和加湿空气的功能)是所有鼻腔模型研究的基础。如果缺乏用于比较这些影响因素的基准值或无法理解这些因素的意义,就无法知道手术或药物治疗是否会帮助患者或者毒性是否会影响健康。许多研究人员使用基于健康个体影像的CFD模型研究了正常的鼻腔结构[15,53,54],但冗长的模型构建方法通常将这些研究限制在极小的个体范围内而无法阐释个体间的解剖学影响。近来,模型构建过程不断加快并应用于更大型的研究中[55,56],这表明将会很快获得多种族的标准化CFD建模结果,并具备统计学意义上合理的界限。在功能方面,鼻腔CFD颗粒输送模型中的鼻腔生理建模部分还需要考虑鼻循环[57,58]、相对于呼吸道其他区域更大的温度和湿度梯度。在预测吸湿性或蒸发性颗粒的沉积时,对湿、热蒸气输送的建模尤为重要[59]。

鼻腔手术的手术规划要求明确呈现出正常、异常和手术改变等各种情况下的鼻腔解剖结构。为该用途而构建的鼻腔CFD颗粒输送模型可用于治疗性颗粒沉积的研究。因此,该类应用需要鼻腔CFD模型结合手术部位附近的解剖学细节,并结合以数字化方式改变模型几何形状的方法模拟手术变化。这些方法已大范围地从手工编辑[60-62]转为创建新的软件平台[63,64]。

毒理学和鼻腔给药的应用需要鼻腔模型来解释差别很大的颗粒特征,这些特征通常与呼吸道的其他部分无关;例如在鼻腔靶部位沉积的大液滴,以及潜在有害物质暴露(如纳米颗粒毒性对嗅上皮的影响)。除了沉积建模外,这些应用还需要模型来说明沉积后鼻组织中颗粒物质的分布。因此,另一个鼻腔CFD颗粒输送模型所特有的重要特征是,需要结合鼻腔组织摄取、代谢特点及其与颗粒物特异的溶解度、反应性之间的关系。最近研究者在耦合鼻CFD颗粒输送和PBPK模型方面取得了进展[65-67]。

（3）用于确认鼻腔模型的实验数据

如上所述，取得可用于比较鼻腔CFD颗粒输送模型结果的详细实验数据非常重要。首先，最重要的是实验测量值为模型预测提供可信度。有了足够的细节，测量结果还可以用于评估简化假设以及数学方法选择对模型精度的影响。然后，这些评估能够提示所需的模型复杂性程度，并可用于生成有关应用的新假说；实际上，与实验数据的分歧中得到的知识要比一致时更多。

特别的是，实验数据可以帮助建模人员确定采用层流还是湍流建模方法，甚至有助于确定哪种湍流模型在给定场景下性能最佳。实验测量可以帮助确定解剖学细节是否已经足够、数值方法是否已正确运用，以及对于边界条件的假设是否对模型预测产生不利影响。在先前的文献[10, 41, 43]以及最近的文献[50]中，研究者广泛报道了可用于确认鼻腔CFD颗粒输送模型类型和状态的实验数据。

然而，为了深入了解数值模型，实验设置必须与模型场景紧密匹配，并且此类实验通常是在建模工作的同时进行的。如果鼻腔CFD颗粒输送模型是普遍有效的，则不需要对每个建模场景进行详细的实验确认，毕竟所需的资源通常难以获得或成本高昂。因此，需要针对已有应用对鼻腔CFD颗粒输送模型进行充分验证，已建立的模型可信度应能外推到当前情况。目前，这类模型的识别还很困难，这是因为这些验证研究中所确立的模型预测明显比后续应用中使用的模型要简单得多[8]。建模者应避免这种情况，或者至少在模型的使用场景超过其验证水平时清楚地加以说明。在这种情况下，应该对模型中验证较少的部分进行敏感性分析，以确定这种不确定性的潜在影响。

3.2.3 口/喉 CFD 颗粒输送模型

用于递送到肺的治疗性气溶胶必须首先避免沉积在胸腔外气道。与鼻腔给药局部治疗需要沉积在鼻道不同，经口给药必须避免药物沉积在口/喉（mouth/throat，MT）区域。然而，MT区域对于向肺部递送药物来说可能是一个难以克服的障碍，这是因为颗粒在离开MDIs和DPIs等递送装置时具有较高的释出速度。MT沉积研究的另一个难点是MT沉积的高度可变性，这从使用吸入单分散颗粒的体内研究中可见一斑[68, 69]。这种可变性会影响下游的沉积，并导致吸入药物在肺部沉积的变异性[70]。

研究者已开展了许多CFD研究，以更好地理解导致颗粒沉积在MT的机制，并改善吸入装置设计以最大程度地减少在该区域的沉积。已有很多模型被用于研究各型MT几何形状中的气流和颗粒沉积，包括简化模型和直接从成像数据导出的模型。简化模型根据特征尺寸来保留口腔的总体形状，并使用理想化的形状来简化总体几何形状以便于计算。在最早的CFD口腔气道建模工作中，k-ε湍流模型被用于模拟通过口腔通道简化模型的气流[71]。在低流速、层流状态下，可观察到对体外数据的良好预测，但在会引起湍流的流速下，则与实验数据的相关性较差。随后，采用颗粒图像测速（particle image velocimetry，PIV）和雷诺平均纳维-斯托克斯（Reynolds-averaged Navier-Stokes，RANS）湍流模型模拟口腔气流，并显示高流速下的分离流动区和回流区[72]。在口腔中识别出气流的湍流特性促进了湍流模型在 CFD 模拟中的应用,这些模型可以精确地模拟过渡气流和湍流气流。

Zhang 等[22]在口腔和气管的模型中使用了一个低雷诺数(low-Reynolds-number,LRN)的 k-ω 湍流模型来模拟上呼吸道中的层流到湍流状态,发现与上呼吸道中的实验性气流分布和颗粒沉积分数有很好的一致性。但是,他们发现需要进行近壁校正才能克服各向同性近壁湍流假设,该假设假定湍流波动在所有方向上均相等。他们也比较了多种湍流模型在局部狭窄管道中的模拟结果,发现 LRN k-ω 模型更适合于模拟呼吸道所特有的几何形状中存在的层流-过渡-湍流流态[73]。然后,使用 k-ω 湍流模型来显示该区域内流体从层流到湍流的特性,并在简化的 MT 几何结构中研究气流和颗粒沉积[74-76]。Matida 等[77]使用大型涡流模拟(large eddy simulation,LES)求解器来改善其口腔模型中的沉积预测。CFD 对 MT 区域气溶胶沉积的预测与实验数据吻合较好,LES 方法比 RANS 湍流模型有更好的效果,而无须进行近壁校正。LES 比标准 RANS 方法更精确,但计算量大得多。因此,带有近壁校正项的 k-ω 方法在呼吸剂量学建模工作中得到了更广泛的应用,并且在将 CFD 预测的气溶胶沉积与复制铸件中的实验沉积研究结果进行比较时已经取得了成功。

LRN k-ω 湍流模型也被应用于具有不同几何简化程度的口腔气道建模[78]。研究者发现模型简化的程度对吸入颗粒的沉积模式有很大影响,但对纳米微粒沉积没有显著影响,这说明表面几何形状和惯性碰撞对 MT 区气溶胶沉积的作用[79]。该气道模型还被用于评估吸入器插入口腔角度对药物沉积的影响,发现吸入器角度可显著影响口腔沉积[80]。

应用理想化的 MT 模型开展的 CFD 研究对上呼吸道气溶胶沉积行为提供了有价值的见解。此外,有些研究制作了铸造模型,以便将建模预测和相同几何形状中的实验颗粒沉积数据进行比较。利用理想化的 MT 模型进行的研究表明,几何形状在该区域的气溶胶沉积行为中起着重要作用。出于这个原因,CFD 研究也已经使用源自特定患者影像数据的模型来进行。尽管这些模型不像理想化的 MT 模型那样灵活,并且仅能捕获单个个体在扫描时的几何形状,但它们确实比理想化的模型提供了更多的解剖学真实感。Jayaraju 等[81]开发了一个源自 CT 扫描和使用 LRN k-ω 湍流模型的口腔气道模型;他们发现其与气流和颗粒沉积的实验数据非常吻合。其他研究团队也开发了患者特异的 MT 区域模型,以研究微米级颗粒的口腔沉积[82]和雾化药物在空气与氦氧混合气体中的递送[83, 84]。

CFD 研究还被用于模拟喷雾吸入装置产生的液滴和颗粒在 MT 几何结构中的输送和沉积。影响气溶胶给药递送效率的最大问题之一是喉后壁的撞击。例如,增加吸入流速可以更好地使 DPIs 中的颗粒解聚[85],但更高的流速也可导致冲击口腔后壁的湍流射流撞击效率更高。Matida 等[86]更改了 MT 几何结构的进气部位尺寸,以模拟 DPIs 的进气口条件。当使用 RANS 湍流模型进行近壁校正时,模型预测结果与实验数据具有很好的可比性[87]。Longest 等还研究了气溶胶动量[88],以研究其对标准感应端口和更真实的 MT 几何形状中沉积的影响。他们还评估了生成时间对 MT 几何形状中气溶胶沉积的影响,以了解延长生成时间是否会减少喷雾动量[89]。Kleinstreuer 等[90]使用 CFD 模型模拟从氯氟烃(CFC)和氢氟烷烃-134a(HFA)MDIs 中释出的气溶胶在 MT 几何结构中的沉积,以评估推进剂、喷嘴直径和空间距离对 MT 部位沉积的影响。这些数值建模研究证明了 CFD 建模在研究如何最大程度地减少 MT 区域的沉积并促进气溶胶向肺内气道递送以提高疗效方面的实用性。

3.2.4　肺内 CFD 颗粒输送模型

人体肺由一个二分支的气道网络组成,直径通常逐渐减小,平均经过 16 级分支后连接着约 7 级用于发生气体交换的腺泡样气道[91]。为了对肺中气流和颗粒沉积进行 CFD 建模,研究者们将整个气道结构的各个部分建模为二分叉管网络。早期的建模研究使用了基于多个二分叉的气道几何结构[92-97]。只要准确地模拟了入口速度和颗粒分布,就可以获得与体外沉积数据很好的一致性[24]。从两个或三个二分叉模型开始,将几何结构进一步从气管支气管树往下延伸。随后的建模工作模拟了由 3~6 级气道组成的大气道中的气流和颗粒沉积[79, 98, 99]。超过 5 或 6 级之后,几何结构的开发过程会非常烦琐,因此自动化技术已被用于开发包含更多气道的模型。目前,研究者已经做出了一些努力来开发适用于整个气管支气管树几何结构的肺形态学模型[100-102]。虽然这些模型已成功地通过支气管树扩展了模拟范围,但它们通常是根据人类气道铸型的形态测量数据,并且基于简化的对称[91]或非对称结构[103]生成的。为了融入更多的解剖学的真实感,Gemci 等[104]根据从 CT 数据得出的 TB 气道的影像模型开发了支气管树的气道模型。这种方法的优点是可以在 CFD 模型中考虑到大多数的气管支气管,但是单个气道被假定为圆柱形,而分支形状对局部沉积热点有影响,因此必须注意在分支处准确地联结气道。

与生成完整的分支结构不同,另一种方法是基于假定的气道分支处的对称性来开发典型路径气道模型。在这些模型中,从气管到支气管,直到气管末端第 23 级,仅有一条通路,而每个分支处的相对路径在子气道处被截断。这样,从气管到下气道的肺结构就被描绘出来了[105]。该建模方法被用于将单个肺叶中的、随机的单个路径扩展到终末细支气管[106],然后通过将通往肺叶的随机路径拓展到所有 5 个肺叶中,并使用 CFD 模型来评估 MDIs 和 DPIs 的肺部递送[107]。

基于形态学数据的 CFD 肺内气道模型在生成肺部不同区域的模型方面具有更大的灵活性,但是它们缺乏肺内气道的解剖学真实感。近年来,基于 CT 图像的特定患者的上段气管支气管 CFD 模型得到了更频繁的研究;取决于 CT 扫描的分辨率[81, 108-110],模型通常向下拓展到支气管中段。以当前的成像技术,可以成建模至大约 7~11 级气道[7]。从 CT 扫描得到的特定患者的模型可以捕获更精细的气道几何特征,例如可能会影响流场和颗粒沉积的气道曲率和软骨环。Nowak 等[111]的报告指出,对支气管树中气流和颗粒沉积的 CFD 研究表明,Weibel 模型与使用 CT 数据的模型之间存在巨大差异。由于 CT 扫描中存在的伪影以及气道直径接近 CT 扫描的分辨率,建模时必须决定在何处截断气道并为 CFD 计算创建出口。通常在每个气道分支的末端应用边界条件形成平面出口。

最简单的边界条件是统一的压力或速度。尽管这便于实施,但不能反映肺叶通气的差异,而肺叶通气会影响气流分布。DeBacker 等[112]发现,施加在 CFD 肺气道模型出口处的不同压力值会产生非均质和非对称的流动模式。DeBacker 的另一项研究[113]则将 CFD 预测结果与患者在功能残气量位(用力呼气末)和肺总量位(用力吸气末)下获得的单光子发射计算机断层扫描(SPECT)/CT 数据进行了比较,从而显示了出口边界条件的影响。通过将上呼吸道 3D CFD 模型与每个出口处的下气道阻力和顺应性的维度模型耦合,能够添加更真实的边界条件从而研究远端肺力学对区域气流的作用[114, 115]。

为了能够使用 CFD 模型研究肺中气溶胶药物的递送,模型必须包含完整的上呼吸道和下呼吸道。最近的建模工作集中在包含 MT 区、咽/喉区和支气管气道的全包式模型上。计算机辅助设计还可以用于对 MT 区域入口处的装置进行工程设计,从而可以使用 CFD 技术模拟装置的雾化过程,而不是假设所递送的药物颗粒是从口腔开始进入的。与 MT 几何形状一样,湍流模型的选择可能对气流和颗粒沉积的预测产生深远的影响。大多数研究人员继续运用 RANS 方法,以捕获上气道的过渡气流到湍流的特征;随着计算能力的增强,LES 方法也得到了更广泛的应用,从而使这种方法更易推广。

根据成像数据开发的上支气管气道的 CFD 模型尚有大量肺部结构未解决。最近,人们一直在努力开发从成像数据到分辨率点的气道模型,然后使用理想化模型开发其余气道。例如,Lin 等[116]使用体积填充方法创建了一个直至终末细支气管的 3D 模型。Yin 等[117]还从近端 TB 气道的三维 CFD 模型开始,使用一维气道树将模型扩展到终末细支气管。另一种策略是开发呼吸道的"全气道"CFD 模型[118]。在这种策略中,完整的气道树通过三级分支来表示,使气道路径指向每个叶,然后对每个叶的支气管树的其余部分采用随机路径模型。这种建模方法最近被用于研究 MDIs 和 DPIs 在整个肺中沉积[119]。为了向这些模型添加逼真的呼吸场景,研究者使用移动的肺泡壁来启动吸气以模拟肺泡区域[120]。Kolanjiyil 和 Kleinstreuer[121]最近还引入了一种"全肺"建模方法,该方法使用肺泡区域的肺泡壁位移边界来模拟呼吸模式。这些研究表明,近年来 CFD 模型在向模拟"整个肺部"的气流和颗粒沉积这一目标方向前进。

3.2.5　全肺颗粒沉积模型

实验性沉积测量中存在受试者间的变异性,全肺沉积模型代表的是目标人群的"平均"表现。全肺剂量学模型的复杂程度从半经验模型到基于肺气道形态测量的多路径模型不等。半经验模型不依赖于几何结构,它根据沉积数据得到分析参数的拟合方程,并由此来估算肺部沉积[122, 123]。通常,对于直径 >1 μm 的颗粒使用碰撞参数或斯托克斯数,而对于亚微米颗粒则使用扩散参数。经验模型对于快速计算肺内的总体沉积很有帮助,但是经验模型缺乏稳定性,无法获得更多针对特定部位的沉积信息;并且经验模型是基于一定的沉积测量数据而建立的,当超出建模数据的范围时不应使用该模型。因此,它们对预测治疗性气溶胶沉积的实用性作用有限。

单路径模型假设每级气道均具有相同的尺寸;因此,每一级气道都可以由具有平均尺度的单个气道来表示,并形成覆盖全肺的单个路径。较早的单路径模型的示例包括辐射防护和测量国家委员会（National Council on Radiation Protection and Measurements，NCRP）[124]和国际放射防护委员会（International Commission on Radiological Protection，ICRP）模型和由 Yeh、Schum[126] 和 Martonen 开发的模型[127]。正如 Martonen 所指出的[127]，单路径模型可用于预测治疗性吸入药物的肺部沉积。这些模型需要定义肺的形态、通气参数和颗粒沉积过程。由于它们的单路径性质，这些类型的模型自然被设置为使用肺形态学的 Weibel 模型，该模型假定对称的二分支气道[91]。模型中所需的通气参数由定义呼吸动作的参数组成，包括潮气量、呼吸频率和吸气/呼气时间。在每个气道中，通过惯性撞击、沉降和扩散过程而计算出颗粒沉积。随机方法也被用于捕获肺结构的可变性。随机全肺模型使用描述气道参数和父-子相关性的概率密度函数来导出整个气道树的气道路径[128]。

通过这些建模研究，发现呼吸道中的总沉积量依赖于粒径，并可预测 $0.1 \sim 0.5 \, \mu m$ 粒径颗粒的沉积量最小。随着粒径增加，上呼吸道和大支气管中的撞击作用以及较小的气道和肺区域中的沉降作用使沉积量增加。随着粒径的增加，沉积的部位向呼吸道的近端区域转移，在此处惯性碰撞是主要的沉积机制，且流速很高。对于小于 $0.1 \, \mu m$ 的颗粒，颗粒弥散机制变得更重要，并且整体沉积量随着粒径的减小而增加。这些模拟结果说明呼吸频率或粒径变化时肺部颗粒沉积的变化，这有助于吸入药物的研发。

该领域中许多研究人员使用的全肺剂量学模型的一个例子是多路径颗粒剂量学（multiple-path particle dosimetry，MPPD）模型[129]。MPPD 模型是基于气流和颗粒在肺和气道中输送的物理学原理开发的综合性机械式沉积模型，用于计算颗粒物的整体或局部沉积和清除率。MPPD 软件包含一个用户友好的界面，并向公众开放（http://www.ara.com/products/mppd.htm）。

MPPD 模型包含多种肺部几何结构可供选择，包括单路径对称、不对称、随机、各种年龄的儿童以及动物物种的几何形状。可以计算肺内所有几何结构中的颗粒沉积。与单路径模型一样，颗粒沉积是基于惯性碰撞、沉降和扩散的机制来计算的。假定气道内某位置的气流速度是相同的，并且与该位置远端的肺部容积成正比，那么，肺内的气流速率向远端递减。同时，在一个包括吸入、暂停和呼气的呼吸周期中，肺气道均匀地扩张和收缩。在肺容积处于静息状态和吸气末之间的中间位置时计算颗粒沉积。颗粒沉积结果可以多种形式呈现，包括沉积分数或沉积在局部、肺叶或全肺中的质量。MPPD 模型使研究者能够研究肺部异质性对颗粒沉积的影响，并且是预测药物气溶胶在肺中的沉积部位和所需暴露剂量的有益工具，还可用于将药物气溶胶靶向到肺内的特定位置。近年来，研究者对 MPPD 模型进行了许多改进和修改[130]，最明显的是纳入了吸湿性气溶胶[131]、纳米颗粒[132]和蒸气[133]。

3.3 呼吸道模型开发的未来需求和发展方向

对于鼻腔 CFD 颗粒输送模型，最迫切的需求之一是继续获得详细的可用于校正 CFD 模型的实验数据。可公开获取的在鼻腔几何形状中测得的局部沉积数据对研究非常有帮助。研究人员可以使用此类信息,应用计算资源来模拟实验场景并不断调整模拟参数,直到达成与测量的一致性。

鼻腔 CFD 颗粒输送模型的另一个持续需求是纳入流体结构互相作用方法,以便研究鼻瓣区域和鼻咽的动态效应。当前使用的大多数建模方法中,鼻气道组成的静态特性不满足于对鼻瓣塌陷或阻塞性睡眠呼吸暂停进行精确研究。这方面已有些探索[134-137],但仍需要进行更多的研究和验证。

有关鼻腔内局部黏液的流动模式、厚度和组成成分,以及活性药物成分(active pharmaceutical ingredients,APIs)的粒径分布、APIs 与鼻组织的化学相互作用的信息,也是迫切需要的[138]。CFD 颗粒输送和 PBPK 模型方面的持续发展则需要摄取和清除信息(这依赖于 API 的黏液特性和溶出特性以及代谢活性),以模拟摄取和全身循环。这些信息对于生物利用度研究以及不同给药途径之间产品的比较也是必要的。

除了 CT 和 MRI 外,还需要其他方法来获取用于鼻腔 CFD 颗粒输送模型的鼻腔几何形状。CT 具有放射性,而 MRI 的检查时间长,因而低龄儿童难以配合,这些成像方式不能用于前瞻性研究。虽然锥束技术可减少 CT 辐射暴露量[139],并且对 MRI 的改进也进行了广泛的研究[140-142],但目前仍需要新的、可提供鼻腔几何形状以进行准确的三维重建且无须辐射暴露或镇静的影像技术。内窥镜可视化是很有潜力的技术,特别是其可对动态效应进行潜在的量化[143, 144]。这种方法与流体-结构相互作用模型[134]的开发相结合将会是非常有益的。

用实验数据进行验证也是肺 CFD 颗粒输送模型的重要需求。已有多项研究比较了 CFD 对特定气道节段的建模预测结果和使用复制铸型的体外实验检测数据。尽管这些研究对验证 CFD 方法有价值,但通常使用稳定的吸气流速来进行实验和计算模拟。随着现在的肺部模型发展到更远端呼吸道,使用自然呼吸周期的沉积研究方法更加合适,并将包含体内影像学研究。这也与最近将支气管气道的低维模型与 3D CFD 模型耦合以便获得真实的出口边界条件方面的努力息息相关。这对于 CFD 模型准确模拟病变肺部的气流和药物递送尤其重要,因为病变肺部预计会有更多不均匀的气流模式[145]。为了实现这些目标,需要成像和建模的紧密结合[7]。

迄今为止,大多数呼吸道剂量学建模研究模拟的多是固体颗粒,但药物气溶胶可由颗粒、液滴或悬浮液组成。另外,液滴可能包含数种成分,如推进剂和赋形剂。这些成分的浓度及其相应的饱和蒸气压将决定它们从液滴中蒸发的速度。由于粒径是决定沉积位置的主要因素之一,考虑这些热力学过程以研究每种成分的相变对于准确定量呼吸系统沉积很重要。多项研究模拟了吸入气溶胶的吸湿性增长[131, 146, 147],Hindle 和 Long[148]提出了气溶胶递送中增强凝结生长的概念,这样经鼻送的小颗粒在鼻腔沉积少,而其吸湿性则导致形成较大的液滴并增加在肺气道中的沉积。

在过去的几十年中,呼吸剂量学建模研究(包括 3D CFD 和全肺模型)取得了重大进展,并提供了有价值的关于呼吸道中颗粒沉积位置随几何形状、流速和颗粒大小而变化的预测。现在要研究的领域是药物颗粒沉积后会发生什么。黏膜纤毛清除、扩散、代谢和血液灌流均起重要作用。PBPK 模型常被用于研究药物和化学物质的组织处置,但是把 PBPK 模型与呼吸剂量学模型联系起来将能够更好地研究药物递送后的系统药代动力学。这种方法已成功用于吸入化学物质[110, 149]，并且已有几项关于吸入性药物的模拟研究[150, 151]。PBPK 模型与呼吸道 3D CFD 模型的密切交互将大大促进预测吸入药物递送至鼻腔或肺部之后的系统性药代动力学发展。

（马千里　译）

参考文献

1. Findeisen W. Über das Absetzen kleiner, in der Luft suspendierter Teilchen in der menschlichen Lunge bei der Atmung. *Pflüger's Archiv für die gesamte Physiologie des Menschen und der Tiere.* 1935;236(1):367–379.
2. Batchelor GK. *An Introduction to Fluid Dynamics.* Cambridge, UK: Cambridge University Press; 1967.
3. Lin CL, Tawhai MH, Hoffman EA. Multiscale image-based modeling and simulation of gas flow and particle transport in the human lungs. *Wiley Interdisciplinary Reviews: Systems Biology and Medicine.* 2013;5(5):643–655.
4. Tu J, Inthavong K, Ahmadi G. *Computational Fluid and Particle Dynamics in the Human Respiratory System.* Greenbaum E, editor. Dordrecht, the Netherlands: Springer Science+Business Media; 2013.
5. Finlay WH. *The Mechanics of Inhaled Pharmaceutical Aerosols: An Introduction.* San Diego, CA: Academic Press; 2001.
6. Kaminski DA, Jensen MK. *Introduction to Thermal and Fluids Engineering.* Hoboken, NJ: Wiley; 2005.
7. Burrowes KS, De Backer J, Kumar H. Image-based computational fluid dynamics in the lung: Virtual reality or new clinical practice? *Wiley Interdisciplinary Reviews: Systems Biology and Medicine.* 2017;9(6).
8. Quadrio M, Pipolo C, Corti S, Lenzi R, Messina F, Pesci C et al. Review of computational fluid dynamics in the assessment of nasal air flow and analysis of its limitations. *European Archives of Oto-Rhino-Laryngology.* 2014;271(9):2349–2354.
9. Kim SK, Na Y, Kim J-I, Chung S-K. Patient specific CFD models of nasal airflow: Overview of methods and challenges. *Journal of Biomechanics.* 2013;46(2):299–306.
10. Kleven M, Melaaen MC, Djupesland PG. Computational fluid dynamics (CFD) applied in the drug delivery design process to the nasal passages: A review. *Journal of Mechanics in Medicine and Biology.* 2012;12(1):1230002.
11. Doorly D, Taylor D, Schroter R. Mechanics of airflow in the human nasal airways. *Respiratory Physiology & Neurobiology.* 2008;163(1–3):100–110.
12. Aref H, Balachandar S. *A First Course in Computational Fluid Dynamics.* Cambridge, UK: Cambridge University Press; 2018.
13. Subramaniam RP, Richardson RB, Morgan KT, Kimbell JS, Guilmette RA. Computational fluid dynamics simulations of inspiratory airflow in the human nose and nasopharynx. *Inhalation Toxicology.* 1998;10(2):91–120.
14. Garcia G, Mitchell G, Bailie N, Thornhill D, Watterson J, Kimbell J, editors. Visualization of nasal airflow patterns in a patient affected with atrophic rhinitis using particle image velocimetry. *Journal of Physics: Conference Series;* 2007;85(1):012032.
15. Segal RA, Kepler GM, Kimbell JS. Effects of differences in nasal anatomy on airflow distribution: A comparison of four individuals at rest. *Annals of Biomedical Engineering.* 2008;36(11):1870–1882.
16. Chung S-K, Son YR, Shin SJ, Kim S-K. Nasal airflow during respiratory cycle. *American Journal of Rhinology.* 2006;20(4):379–384.
17. Xi J, Longest PW. Numerical predictions of submicrometer aerosol deposition in the nasal cavity using a novel drift flux approach. *International Journal of Heat and Mass Transfer.* 2008;51(23–24):5562–5577.
18. Keyhani K, Scherer P, Mozell M. Numerical simulation of airflow in the human nasal cavity. *Journal of Biomechanical Engineering.* 1995;117(4):429–441.
19. Phuong NL, Ito K. Investigation of flow pattern in upper human airway including oral and nasal inhalation by PIV and CFD. *Building and Environment.* 2015;94:504–515.
20. Calmet H, Gambaruto AM, Bates AJ, Vázquez M, Houzeaux G, Doorly DJ. Large-scale CFD simulations of the transitional and turbulent regime for the large human airways during rapid inhalation. *Computers in Biology and Medicine.* 2016;69:166–180.
21. Li C, Jiang J, Dong H, Zhao K. Computational modeling and validation of human nasal airflow under various breathing conditions. *Journal of Biomechanics.* 2017;64:59–68.
22. Zhang Y, Finlay W, Matida E. Particle deposition measurements and numerical simulation in a highly idealized mouth–throat. *Journal of Aerosol Science.* 2004;35(7):789–803.
23. Frank-Ito DO, Wofford M, Schroeter JD, Kimbell JS. Influence of mesh density on airflow and particle deposition in sinonasal airway modeling. *Journal of Aerosol Medicine and Pulmonary Drug Delivery.*

2016;29(1):46–56.

24. Longest PW, Vinchurkar S. Effects of mesh style and grid convergence on particle deposition in bifurcating airway models with comparisons to experimental data. *Medical Engineering and Physics.* 2007;29(3):350–366.

25. Kimbell J, Subramaniam R, Gross E, Schlosser P, Morgan K. Dosimetry modeling of inhaled formaldehyde: Comparisons of local flux predictions in the rat, monkey, and human nasal passages. *Toxicological Sciences.* 2001;64(1):100–110.

26. ICRP. *Human Respiratory Tract Model for Radiological Protection. Annals of the International Commission on Radiological Protection.* Tarrytown, NY: Elsevier Science; 1994.

27. Longest PW, Holbrook LT. In silico models of aerosol delivery to the respiratory tract—development and applications. *Advanced Drug Delivery Reviews.* 2012;64(4):296–311.

28. Longest PW, Hindle M. Quantitative analysis and design of a spray aerosol inhaler. Part 1: Effects of dilution air inlets and flow paths. *Journal of Aerosol Medicine and Pulmonary Drug Delivery.* 2009;22(3):271–283.

29. Cheng YS. Mechanisms of pharmaceutical aerosol deposition in the respiratory tract. *AAPS PharmSciTech.* 2014;15(3):630–640.

30. Tong X, Dong J, Shang Y, Inthavong K, Tu J. Effects of nasal drug delivery device and its orientation on sprayed particle deposition in a realistic human nasal cavity. *Computers in Biology and Medicine.* 2016;77:40–48.

31. Inthavong K, Fung MC, Yang W, Tu J. Measurements of droplet size distribution and analysis of nasal spray atomization from different actuation pressure. *Journal of Aerosol Medicine and Pulmonary Drug Delivery.* 2015;28(1):59–67.

32. Si XA, Xi J, Kim J, Zhou Y, Zhong H. Modeling of release position and ventilation effects on olfactory aerosol drug delivery. *Respiratory Physiology & Neurobiology.* 2013;186(1):22–32.

33. Perkins EL, Basu S, Garcia GJ, Buckmire RA, Shah RN, Kimbell JS. Ideal particle sizes for inhaled steroids targeting vocal granulomas: Preliminary study using computational fluid dynamics. *Otolaryngology–Head and Neck Surgery.* 2018;158(3):511–519.

34. Kimbell J. *Computational Fluid Dynamics of the Extrathoracic Airways.* Southampton, UK: WIT Press; 2001.

35. Bockholt U, Mlynski G, Müller W, Voss G. Rhinosurgical therapy planning via endonasal. *Computer Aided Surgery.* 2000;5(3):175–179.

36. Feron V, Arts J, Kuper C, Slootweg P, Woutersen R. Health risks associated with inhaled nasal toxicants. *Critical Reviews in Toxicology.* 2001;31(3):313–347.

37. Leong S, Chen X, Lee H, Wang D. A review of the implications of computational fluid dynamic studies on nasal airflow and physiology. *Rhinology.* 2010;48(2):139.

38. Phalen R, Raabe O. The evolution of inhaled particle dose modeling: A review. *Journal of Aerosol Science.* 2016;99:7–13.

39. Elad D, Wolf M, Keck T. Air-conditioning in the human nasal cavity. *Respiratory Physiology & Neurobiology.* 2008;163(1–3):121–127.

40. Kleinstreuer C, Zhang Z, Li Z. Modeling airflow and particle transport/deposition in pulmonary airways. *Respiratory Physiology & Neurobiology.* 2008;163(1–3):128–138.

41. Chung S-K, Kim SK. Digital particle image velocimetry studies of nasal airflow. *Respiratory Physiology & Neurobiology.* 2008;163(1–3):111–120.

42. Zubair M, Abdullah MZ, Ismail R, Shuaib IL, Hamid SA, Ahmad KA. A critical overview of limitations of CFD modeling in nasal airflow. *Journal of Medical and Biological Engineering.* 2012;32(2):77–84.

43. Pollard A, Uddin M, Shinneeb A-M, Ball C. Recent advances and key challenges in investigations of the flow inside human oro-pharyngeal-laryngeal airway. *International Journal of Computational Fluid Dynamics.* 2012;26(6–8):363–381.

44. De Yun Wang HPL, Gordon BR. Impacts of fluid dynamics simulation in study of nasal airflow physiology and pathophysiology in realistic human three-dimensional nose models. *Clinical and Experimental Otorhinolaryngology.* 2012;5(4):181.

45. Carrigy NB, Ruzycki CA, Golshahi L, Finlay WH. Pediatric in vitro and in silico models of deposition via oral and nasal inhalation. *Journal of Aerosol Medicine and Pulmonary Drug Delivery.* 2014;27(3):149–169.

46. Tsuda A, Henry FS, Butler JP. Particle transport and deposition: Basic physics of particle kinetics. *Comprehensive Physiology.* 2013;3(4):1437–1471.

47. Qiao H, Liu W, Gu H, Wang D, Wang Y. The transport and deposition of nanoparticles in respiratory system by inhalation. *Journal of Nanomaterials.* 2015;2015:2.

48. Longest PW, Xi J. Evaluation of continuous and discrete phase models for simulating submicrometer aerosol transport and deposition. In: Amano RS, Sunden B, editors. *Computational Fluid Dynamics and Heat Transfer: Emerging Topics.* Southampton, UK: WIT Press; 2011. pp. 425–457.

49. Koullapis P, Kassinos S, Muela J, Perez-Segarra C, Rigola J, Lehmkuhl O et al. Regional aerosol deposition in the human airways: The SimInhale benchmark case and a critical assessment of in silico methods. *European Journal of Pharmaceutical Sciences.* 2018;113:77–94.

50. Lizal F, Jedelsky J, Morgan K, Bauer K, Llop J, Cossio U et al. Experimental methods for flow and aerosol measurements in human airways and their replicas. *European Journal of Pharmaceutical Sciences.* 2018;113:95–131.

51. Liu Y, Johnson MR, Matida EA, Kherani S, Marsan J. Creation of a standardized geometry of the human nasal cavity. *Journal of Applied Physiology*. 2009;106(3):784–795.

52. Javaheri E, Golshahi L, Finlay W. An idealized geometry that mimics average infant nasal airway deposition. *Journal of Aerosol Science*. 2013;55:137–148.

53. Zhu JH, Lee HP, Lim KM, Lee SJ, Wang DY. Evaluation and comparison of nasal airway flow patterns among three subjects from Caucasian, Chinese and Indian ethnic groups using computational fluid dynamics simulation. *Respiratory Physiology & Neurobiology*. 2011;175(1):62–69.

54. Xi J, Berlinski A, Zhou Y, Greenberg B, Ou X. Breathing resistance and ultrafine particle deposition in nasal–laryngeal airways of a newborn, an infant, a child, and an adult. *Annals of Biomedical Engineering*. 2012;40(12):2579–2595.

55. Zhao K, Jiang J, Blacker K, Lyman B, Dalton P, Cowart BJ et al. Regional peak mucosal cooling predicts the perception of nasal patency. *The Laryngoscope*. 2014;124(3):589–595.

56. Keeler JA, Patki A, Woodard CR, Frank-Ito DO. A computational study of nasal spray deposition pattern in four ethnic groups. *Journal of Aerosol Medicine and Pulmonary Drug Delivery*. 2016;29(2):153–166.

57. Hildebrandt T, Heppt WJ, Kertzscher U, Goubergrits L. The concept of rhinorespiratory homeostasis—A new approach to nasal breathing. *Facial Plastic Surgery*. 2013;29(2):85–92.

58. Patel RG, Garcia GJ, Frank-Ito DO, Kimbell JS, Rhee JS. Simulating the nasal cycle with computational fluid dynamics. *Otolaryngology–Head and Neck Surgery*. 2015;152(2):353–360.

59. Schroeter JD, Asgharian B, Price OT, Kimbell JS, Kromidas L, Singal M. Simulation of the phase change and deposition of inhaled semi-volatile liquid droplets in the nasal passages of rats and humans. *Journal of Aerosol Science*. 2016;95:15–29.

60. Wofford M, Kimbell J, Frank-Ito D, Dhandha V, McKinney K, Fleischman G et al. A computational study of functional endoscopic sinus surgery and maxillary sinus drug delivery. *Rhinology*. 2015;53(1):41–48.

61. Frank-Ito DO, Kimbell JS, Laud P, Garcia GJ, Rhee JS. Predicting postsurgery nasal physiology with computational modeling: Current challenges and limitations. *Otolaryngology--Head and Neck Surgery*. 2014;151(5):751–759.

62. Lee H, Garlapati R, Chong V, Wang D. Effects of septal perforation on nasal airflow: Computer simulation study. *The Journal of Laryngology & Otology*. 2010;124(1):48–54.

63. Burgos M, Sanmiguel-Rojas E, Del Pino C, Sevilla-García M, Esteban-Ortega F. New CFD tools to evaluate nasal airflow. *European Archives of Oto-Rhino-Laryngology*. 2017;274(8):3121–3128.

64. Quammen CW, Taylor RM, II PK, Mitran S, Enquobahrie A, Superfine R et al. The virtual pediatric airways workbench. *Studies in Health Technology and Informatics*. 2016;220:295.

65. Rygg A, Longest PW. Absorption and clearance of pharmaceutical aerosols in the human nose: Development of a CFD model. *Journal of Aerosol Medicine and Pulmonary Drug Delivery*. 2016;29(5):416–431.

66. Rygg A, Hindle M, Longest PW. Linking suspension nasal spray drug deposition patterns to pharmacokinetic profiles: A proof-of-concept study using computational fluid dynamics. *Journal of Pharmaceutical Sciences*. 2016;105(6):1995–2004.

67. Schroeter J, Kimbell J, Walenga R, Babiskin A, Delvadia R. A CFD-PBPK model to simulate nasal absorption and systemic bioavailability of intranasal fluticasone propionate. *Journal of Aerosol Medicine and Pulmonary Drug Delivery*. 2017;30:13–14.

68. Stahlhofen W, Gebhart J, Heyder J. Biological variability of regional deposition of aerosol particles in the human respiratory tract. *American Industrial Hygiene Association Journal*. 1981;42(5):348–352.

69. Stahlhofen W, Gebhart J, Heyder J. Experimental determination of the regional deposition of aerosol particles in the human respiratory tract. *American Industrial Hygiene Association Journal*. 1980;41(6):385–398a.

70. Borgström L, Olsson B, Thorsson L. Degree of throat deposition can explain the variability in lung deposition of inhaled drugs. *Journal of Aerosol Medicine*. 2006;19(4):473–483.

71. Stapleton K-W, Guentsch E, Hoskinson M, Finlay W. On the suitability of k–ε turbulence modeling for aerosol deposition in the mouth and throat: A comparison with experiment. *Journal of Aerosol Science*. 2000;31(6):739–749.

72. Heenan A, Matida E, Pollard A, Finlay W. Experimental measurements and computational modeling of the flow field in an idealized human oropharynx. *Experiments in Fluids*. 2003;35(1):70–84.

73. Zhang Z, Kleinstreuer C. Low-Reynolds-number turbulent flows in locally constricted conduits: A comparison study. *AIAA Journal*. 2003;41(5):831–840.

74. Zhang Z, Kleinstreuer C, Kim C. Micro-particle transport and deposition in a human oral airway model. *Journal of Aerosol Science*. 2002;33(12):1635–1652.

75. Kleinstreuer C, Zhang Z. Laminar-to-turbulent fluid-particle flows in a human airway model. *International Journal of Multiphase Flow*. 2003;29(2):271–289.

76. Zhang Z, Kleinstreuer C. Airflow structures and nano-particle deposition in a human upper airway model. *Journal of Computational Physics*. 2004;198(1):178–210.

77. Matida EA, Finlay WH, Breuer M, Lange CF. Improving prediction of aerosol deposition in an idealized mouth using large-eddy simulation. *Journal*

of Aerosol Medicine. 2006;19(3):290–300.

78. Xi J, Longest PW. Transport and deposition of micro-aerosols in realistic and simplified models of the oral airway. *Annals of Biomedical Engineering.* 2007;35(4):560–581.

79. Xi J, Longest PW. Effects of oral airway geometry characteristics on the diffusional deposition of inhaled nanoparticles. *Journal of Biomechanical Engineering.* 2008;130(1):011008.

80. Delvadia RR, Longest PW, Hindle M, Byron PR. In vitro tests for aerosol deposition. III: Effect of inhaler insertion angle on aerosol deposition. *Journal of Aerosol Medicine and Pulmonary Drug Delivery.* 2013;26(3):145–156.

81. Jayaraju S, Brouns M, Verbanck S, Lacor C. Fluid flow and particle deposition analysis in a realistic extrathoracic airway model using unstructured grids. *Journal of Aerosol Science.* 2007;38(5):494–508.

82. Sosnowski TR, Moskal A, Gradoń L. Dynamics of oropharyngeal aerosol transport and deposition with the realistic flow pattern. *Inhalation Toxicology.* 2006;18(10):773–780.

83. Sandeau J, Katz I, Fodil R, Louis B, Apiou-Sbirlea G, Caillibotte G et al. CFD simulation of particle deposition in a reconstructed human oral extrathoracic airway for air and helium–oxygen mixtures. *Journal of Aerosol Science.* 2010;41(3):281–294.

84. Gemci T, Shortall B, Allen G, Corcoran T, Chigier N. A CFD study of the throat during aerosol drug delivery using heliox and air. *Journal of Aerosol Science.* 2003;34(9):1175–1192.

85. Borgström L. On the use of dry powder inhalers in situations perceived as constrained. *Journal of Aerosol Medicine.* 2001;14(3):281–287.

86. Matida E, DeHaan W, Finlay W, Lange C. Simulation of particle deposition in an idealized mouth with different small diameter inlets. *Aerosol Science & Technology.* 2003;37(11):924–932.

87. DeHaan W, Finlay W. Predicting extrathoracic deposition from dry powder inhalers. *Journal of Aerosol Science.* 2004;35(3):309–331.

88. Longest PW, Hindle M, Choudhuri SD, Xi J. Comparison of ambient and spray aerosol deposition in a standard induction port and more realistic mouth–throat geometry. *Journal of Aerosol Science.* 2008;39(7):572–591.

89. Longest PW, Hindle M, Choudhuri SD. Effects of generation time on spray aerosol transport and deposition in models of the mouth–throat geometry. *Journal of Aerosol Medicine and Pulmonary Drug Delivery.* 2009;22(2):67–84.

90. Kleinstreuer C, Shi H, Zhang Z. Computational analyses of a pressurized metered dose inhaler and a new drug–aerosol targeting methodology. *Journal of Aerosol Medicine.* 2007;20(3):294–309.

91. Weibel ER. *Morphometry of the Human Lung.* Berlin, Germany: Springer; 1963.

92. Isaacs KK, Schlesinger R, Martonen TB. Three-dimensional computational fluid dynamics simulations of particle deposition in the tracheo-bronchial tree. *Journal of Aerosol Medicine.* 2006;19(3):344–352.

93. Zhang Z, Kleinstreuer C, Kim C. Flow structure and particle transport in a triple bifurcation airway model. *Journal of Fluids Engineering.* 2001;123(2):320–330.

94. Zhang Z, Kleinstreuer C. Effect of particle inlet distributions on deposition in a triple bifurcation lung airway model. *Journal of Aerosol Medicine.* 2001;14(1):13–29.

95. Comer J, Kleinstreuer C, Kim C. Flow structures and particle deposition patterns in double-bifurcation airway models. Part 2. Aerosol transport and deposition. *Journal of Fluid Mechanics.* 2001;435:55–80.

96. Comer J, Kleinstreuer C, Hyun S, Kim C. Aerosol transport and deposition in sequentially bifurcating airways. *Journal of Biomechanical Engineering.* 2000;122(2):152–158.

97. Comer J, Kleinstreuer C, Zhang Z. Flow structures and particle deposition patterns in double-bifurcation airway models. Part 1. Air flow fields. *Journal of Fluid Mechanics.* 2001;435:25–54.

98. Van Ertbruggen C, Hirsch C, Paiva M. Anatomically based three-dimensional model of airways to simulate flow and particle transport using computational fluid dynamics. *Journal of Applied Physiology.* 2005;98(3):970–980.

99. Nazridoust K, Asgharian B. Unsteady-state airflow and particle deposition in a three-generation human lung geometry. *Inhalation Toxicology.* 2008;20(6):595–610.

100. Spencer RM, Schroeter JD, Martonen TB. Computer simulations of lung airway structures using data-driven surface modeling techniques. *Computers in Biology and Medicine.* 2001;31(6):499–511. doi:10.1016/S0010-4825(01)00020-8.

101. Kitaoka H, Takaki R, Suki B. A three-dimensional model of the human airway tree. *Journal of Applied Physiology.* 1999;87(6):2207–2217.

102. Howatson Tawhai M, Pullan AJ, Hunter PJ. Generation of an anatomically based three-dimensional model of the conducting airways. *Annals of Biomedical Engineering.* 2000;28(7):793–802.

103. Horsfield K, Dart G, Olson DE, Filley GF, Cumming G. Models of the human bronchial tree. *Journal of Applied Physiology.* 1971;31(2):207–217. doi:10.1152/jappl.1971.31.2.207.

104. Gemci T, Ponyavin V, Chen Y, Chen H, Collins R. Computational model of airflow in upper 17 generations of human respiratory tract. *Journal of Biomechanics.* 2008;41(9):2047–2054. doi:10.1016/j.jbiomech.2007.12.019.

105. Tian G, Longest PW, Su G, Hindle M. Characterization of respiratory drug delivery with enhanced condensational growth using an individual path model of the entire tracheobron-

chial airways. *Annals of Biomedical Engineering*. 2011;39(3):1136–1153. doi:10.1007/s10439-010-0223-z.

106. Tian G, Longest P, Su G, Walenga R, Hindle M. Development of a stochastic individual path (SIP) model for predicting the tracheobronchial deposition of pharmaceutical aerosols: Effects of transient inhalation and sampling the airways. *Journal of Aerosol Science*. 2011;42(11):781–799.

107. Longest PW, Tian G, Walenga RL, Hindle M. Comparing MDI and DPI aerosol deposition using in vitro experiments and a new stochastic individual path (SIP) model of the conducting airways. *Pharmaceutical Research*. 2012;29(6):1670–1688. doi:10.1007/s11095-012-0691-y.

108. Lin CL, Tawhai MH, McLennan G, Hoffman EA. Characteristics of the turbulent laryngeal jet and its effect on airflow in the human intra-thoracic airways. *Respiratory Physiology & Neurobiology*. 2007;157(2–3):295–309. doi:10.1016/j.resp.2007.02.006.

109. Ley S, Mayer D, Brook B, Beek Ev, Heussel C, Rinck D et al. Radiological imaging as the basis for a simulation software of ventilation in the tracheo-bronchial tree. *European Radiology*. 2002;12(9):2218–2228.

110. Corley RA, Kabilan S, Kuprat AP, Carson JP, Minard KR, Jacob RE et al. Comparative computational modeling of airflows and vapor dosimetry in the respiratory tracts of rat, monkey, and human. *Toxicological Sciences*. 2012;128(2):500–516. doi:10.1093/toxsci/kfs168.

111. Nowak N, Kakade PP, Annapragada AV. Computational fluid dynamics simulation of airflow and aerosol deposition in human lungs. *Annals of Biomedical Engineering*. 2003;31(4):374–390. doi:10.1114/1.1560632.

112. De Backer JW, Vos WG, Gorle CD, Germonpre P, Partoens B, Wuyts FL et al. Flow analyses in the lower airways: Patient-specific model and boundary conditions. *Medical Engineering & Physics*. 2008;30(7):872–879. doi:10.1016/j.medengphy.2007.11.002.

113. De Backer JW, Vos WG, Vinchurkar SC, Claes R, Drollmann A, Wulfrank D et al. Validation of computational fluid dynamics in CT-based airway models with SPECT/CT. *Radiology*. 2010;257(3):854–862. doi:10.1148/radiol.10100322.

114. Oakes JM, Marsden AL, Grandmont C, Darquenne C, Vignon-Clementel IE. Distribution of aerosolized particles in healthy and emphysematous rat lungs: Comparison between experimental and numerical studies. *Journal of Biomechanics*. 2015;48(6):1147–1157. doi:10.1016/j.jbiomech.2015.01.004.

115. Kuprat AP, Kabilan S, Carson JP, Corley RA, Einstein DR. A bidirectional coupling procedure applied to multiscale respiratory modeling. *Journal of Computational Physics*. 2013;244:148–167. doi:10.1016/j.jcp.2012.10.021.

116. Lin C, Tawhai M, McLennan G, Hoffman E.

Computational fluid dynamics. *Engineering in Medicine and Biology Magazine, IEEE*. 2009;28(3):25–33.

117. Yin Y, Choi J, Hoffman EA, Tawhai MH, Lin CL. A multiscale MDCT image-based breathing lung model with time-varying regional ventilation. *Journal of Computational Physics*. 2013;244:168–192. doi:10.1016/j.jcp.2012.12.007.

118. Longest PW, Tian G, Khajeh-Hosseini-Dalasm N, Hindle M. Validating whole-airway CFD predictions of DPI aerosol deposition at multiple flow rates. *Journal of Aerosol Medicine and Pulmonary Drug Delivery*. 2016;29(6):461–481. doi:10.1089/jamp.2015.1281.

119. Walenga R, Longest P. Current inhalers deliver very small doses to the lower tracheobronchial airways: Assessment of healthy and constricted lungs. *Journal of Pharmaceutical Sciences*. 2016;105:147–159.

120. Khajeh-Hosseini-Dalasm N, Longest PW. Deposition of particles in the alveolar airways: Inhalation and breath-hold with pharmaceutical aerosols. *Journal of Aerosol Science*. 2015;79:15–30.

121. Kolanjiyil AV, Kleinstreuer C. Computational analysis of aerosol-dynamics in a human whole-lung airway model. *Journal of Aerosol Science*. 2017;114:301–316. doi:10.1016/j.jaerosci.2017.10.001.

122. Rudolf G, Kobrich R, Stahlhofen W. Modelling and algrebraic formulation of regional aerosol deposition in man. *Journal of Aerosol Science*. 1990;21:S403–S406.

123. Kim CS, Hu SC. Total respiratory tract deposition of fine micrometer-sized particles in healthy adults: Empirical equations for sex and breathing pattern. *Journal of Applied Physiology*. 2006;101(2):401–412. doi:10.1152/japplphysiol.00026.2006.

124. NCRP. *Deposition, Retention and Dosimetry of Inhaled Radioactive Substances*. Bethesda, MD: National Council on Radiation Protection and Measurements; 1997.

125. ICRP. Publication 66. Human respiratory tract model for radiological protection. *Annals of the ICRP*. 1994;24(1–3):1–482.

126. Yeh H-C, Schum G. Models of human lung airways and their application to inhaled particle deposition. *Bulletin of Mathematical Biology*. 1980;42(3):461–480.

127. Martonen TB. Mathematical-model for the selective deposition of inhaled pharmaceuticals. *Journal of Pharmaceutical Sciences*. 1993;82(12):1191–1199. doi:10.1002/jps.2600821202.

128. Koblinger L, Hofmann W. Analysis of human-lung morphometric data for stochastic aerosol deposition calculations. *Physics in Medicine and Biology*. 1985;30(6):541–556. doi:10.1088/0031-9155/30/6/004.

129. Asgharian B, Hofman W, Bergmann R. Particle deposition in a multiple-path model of the human lung. *Aerosol Science and Technology*. 2001;34(4):332–339. doi:10.1080/02786820151092478.

130. Miller FJ, Asgharian B, Schroeter JD, Price O. Improvements and additions to the multiple path particle dosimetry model. *Journal of Aerosol Science*. 2016;99:14–26. doi:10.1016/j.jaerosci.2016.01.018.

131. Asgharian B. A model of deposition of hygroscopic particles in the human lung. *Aerosol Science and Technology*. 2004;38(9):938–947. doi:10.1080/027868290511236.

132. Asgharian B, Price OT. Deposition of ultrafine (NANO) particles in the human lung. *Inhalation Toxicology*. 2007;19(13):1045–1054. doi:10.1080/08958370701626501.

133. Asgharian B, Price OT, Schroeter JD, Kimbell JS, Singal M. A lung dosimetry model of vapor uptake and tissue disposition. *Inhalation Toxicology*. 2012;24(3):182–193. doi:10.3109/08958378.2012.654857.

134. Lucey AD, King AJ, Tetlow G, Wang J, Armstrong JJ, Leigh MS et al. Measurement, reconstruction, and flow-field computation of the human pharynx with application to sleep apnea. *IEEE Transactions on Biomedical Engineering*. 2010;57(10):2535–2548.

135. Huang R, Rong Q. Respiration simulation of human upper airway for analysis of obstructive sleep apnea syndrome. In: Li K, Sun X, Jia L, Fei M, Irwin GW, editors. *Life System Modeling and Intelligent Computing*. Berlin, Germany: Springer-Verlag; 2010. pp. 588–596.

136. Kim S-H, Chung S-K, Na Y. Numerical investigation of flow-induced deformation along the human respiratory upper airway. *Journal of Mechanical Science and Technology*. 2015;29(12):5267–5272.

137. Wang Y, Wang J, Liu Y, Yu S, Sun X, Li S et al. Fluid–structure interaction modeling of upper airways before and after nasal surgery for obstructive sleep apnea. *International Journal for Numerical Methods in Biomedical Engineering*. 2012;28(5):528–546.

138. Rygg A, Hindle M, Longest PW. Absorption and clearance of pharmaceutical aerosols in the human nose: Effects of nasal spray suspension particle size and properties. *Pharmaceutical Research*. 2016;33(4):909–921.

139. Sukovic P. Cone beam computed tomography in craniofacial imaging. *Orthodontics & Craniofacial Research*. 2003;6(s1):31–36.

140. Chen W, Gillett E, Khoo MC, Davidson Ward SL, Nayak KS. Real-time multislice MRI during continuous positive airway pressure reveals upper airway response to pressure change. *Journal of Magnetic Resonance Imaging*. 2017;46(5):1400–1408.

141. Wu Z, Chen W, Nayak KS. Minimum field strength simulator for proton density weighted MRI. *PLoS One*. 2016;11(5):e0154711.

142. Visscher DO, Eijnatten M, Liberton NP, Wolff J, Hofman MB, Helder MN et al. MRI and additive manufacturing of nasal alar constructs for patient-specific reconstruction. *Scientific Reports*. 2017;7(1):10021.

143. Lazarow FB, Ahuja GS, Loy AC, Su E, Nguyen TD, Sharma GK et al. Intraoperative long range optical coherence tomography as a novel method of imaging the pediatric upper airway before and after adenotonsillectomy. *International Journal of Pediatric Otorhinolaryngology*. 2015;79(1):63–70.

144. Wijesundara K, Zdanski C, Kimbell J, Price H, Iftimia N, Oldenburg AL. Quantitative upper airway endoscopy with swept-source anatomical optical coherence tomography. *Biomedical Optics Express*. 2014;5(3):788–799.

145. Colletti AA, Amini R, Kaczka DW. Simulating ventilation distribution in heterogenous lung injury using a binary tree data structure. *Computers in Biology and Medicine*. 2011;41(10):936–945. doi:10.1016/j.compbiomed.2011.08.004.

146. Schroeter JD, Musante CJ, Hwang DM, Burton R, Guilmette R, Martonen TB. Hygroscopic growth and deposition of inhaled secondary cigarette smoke in human nasal pathways. *Aerosol Science and Technology*. 2001;34(1):137–143. doi:10.1080/027868201300082166.

147. Asgharian B, Price OT, Yurteri CU, Dickens C, McAughey J. Component-specific, cigarette particle deposition modeling in the human respiratory tract. *Inhalation Toxicology*. 2014;26(1):36–47. doi:10.3109/08958378.2013.851305.

148. Hindle M, Longest PW. Evaluation of enhanced condensational growth (ECG) for controlled respiratory drug delivery in a mouth-throat and upper tracheobronchial model. *Pharmaceutical Research*. 2010;27(9):1800–1811. doi:10.1007/s11095-010-0165-z.

149. Schroeter JD, Campbell J, Kimbell JS, Conolly RB, Clewell HJ, Andersen ME. Effects of endogenous formaldehyde in nasal tissues on inhaled formaldehyde dosimetry predictions in the rat, monkey, and human nasal passages. *Toxicological Sciences*. 2014;138(2):412–424. doi:10.1093/toxsci/kft333.

150. Weber B, Hochhaus G. A pharmacokinetic simulation tool for inhaled corticosteroids. *AAPS Journal*. 2013;15(1):159–171. doi:10.1208/s12248-012-9420-z.

151. Martin AR, Finlay WH. Model calculations of regional deposition and disposition for single doses of inhaled liposomal and dry powder ciprofloxacin. *Journal of Aerosol Medicine and Pulmonary Drug Delivery*. 2018;31(1):49–60. doi:10.1089/jamp.2017.1377.

肺转运蛋白和肺的吸收机制

Lung transporters and absorption mechanisms in the lungs

Mohammed Ali Selo, Hassan H.A. Al-Alak, Carsten Ehrhardt

4.1 物质被吸入后的转归

吸入的颗粒或气溶胶液滴沉积后,溶解或悬浮的物质或颗粒只能通过两种方式被肺部清除:①跨过上皮屏障被吸收;②通过黏膜纤毛被清除(详见第 2 章)。此外,吸入的物质还可能发生肺内细胞外代谢,其代谢产物也将通过上述方式被肺清除。

一方面,沉积在传导气道中的颗粒主要通过黏膜纤毛摆动运至气管,然后被吞咽进入胃肠道而被清除,仅有一小部分被吸收入血液或淋巴系统[1]。另一方面,沉积在上皮屏障较薄的肺泡区域的颗粒由肺循环吸收或通过肺泡巨噬细胞被吞噬,然后通过淋巴系统清除或转运至有纤毛的气道清除(即通过黏膜纤毛摆动到达喉部,随后被吞咽)[1,2]。总而言之,吸收过程可发生在以下各个部位:①肺间质;②肺循环;③支气管循环;④淋巴系统(图 4 - 1)。

肺间质中富含结缔组织,是肺组织的支撑结构。它可以分为 3 个区域:肺实质周围的肺泡间质、支气管血管树周围的轴向间质以及邻近胸膜的外周间质。除结缔组织外,肺间质还包含平滑肌、淋巴管、毛细血管以及各种其他细胞和组织。

肺有两套独立的血液供应系统——肺循环和支气管循环。一方面,肺动脉将含氧量低的血液从右心室运送至肺。肺泡周围的肺毛细血管网密集,具有很大的表面积进行 CO_2 和 O_2 的交换(即排出血液中 CO_2 并进行氧合),氧合后的血液通过肺静脉返回左心房[3]。另一方面,支气管动脉起源于主动脉,携带氧合的血液,为传导气管和肺间质及实质提供营养和氧气。只有大约三分之一的血液通过支气管静脉返回到右心房;剩余的血液通过肺静脉进入左心房[4]。

淋巴系统网起源于气道和肺实质,并终止于肺门和纵隔淋巴结[5]。从解剖学上讲,肺淋巴管可以分为两组:位于脏胸膜结缔组织中的胸膜表面淋巴管,以及在肺泡表面和主要传导气道上延伸的肺内淋巴管网[6-8]。

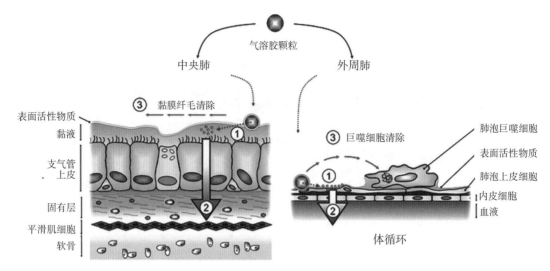

图4-1 气溶胶颗粒沉积至肺部后会怎样

注:①首先气溶胶颗粒与肺内衬液接触,活性药物成分(active pharmaceutical ingredient,API)溶出,具体取决于肺内局部衬液的量和成分以及 API 和载体颗粒的固有性质。②API 的跨肺上皮吸收,吸收过程主要受 API 的理化特性和膜转运蛋白等生理因素控制。③未溶解的颗粒或药物的清除。

引自:Ruge, C. A., Kirch, J., Lehr, C-M., Lancet Respir. Med., 2013, 1:402-413.

递送到肺的脂质纳米颗粒无论是直接通过肺上皮细胞摄取还是由抗原呈递细胞摄取,最后都主要由肺淋巴系统清除。因此,肺部递送的固体脂质纳米颗粒(solid lipid nanoparticles,SLNs)、纳米结构脂质载体(nanostructured lipid carriers,NLCs)以及脂质体制剂可被尝试用作药物载体,用于特异性地将疫苗和抗癌药物递送到肺淋巴系统以及成像肺淋巴系统网络[5,7-16]。

4.2 吸收机制

经肺部给药的药物和药物颗粒具有不同的吸收途径,包括:①被动扩散(细胞旁和跨细胞);②转运蛋白介导的吸收和外排(即易化扩散、原发性主动转运、继发性主动转运);③囊泡介导的内吞/转胞吞作用(主要是受体介导);④被免疫细胞(即巨噬细胞或树突细胞)内化,随后在免疫细胞内进行跨上皮易位(图4-2)。

4.2.1 被动扩散

吸入的药物穿过上皮细胞(即跨细胞扩散)或通过肺上皮细胞之间的细胞间连接(即细胞旁扩散)实现从气腔到黏膜下层的顺浓度梯度被动扩散。被动扩散取决于药物的物理化学性质和气血屏障的厚度。亲脂性化合物的吸收通常通过跨细胞被动扩散,而亲水性化合物则主要通过细胞间的连接孔扩散[17,18]。在100~1 000 Da 的分子量范围内,肺部吸收主要取决于该化合物的亲脂性,亲脂性分子的吸收半衰期为数分钟内,而亲水性分子的吸收半衰期可达数小时[19,20]。大分子物质(即肽和蛋白质)的肺部吸收有多种机制。然而,1~500 kDa 的大分子的肺吸收速率与分子量大小成反比,这个现象结合小分

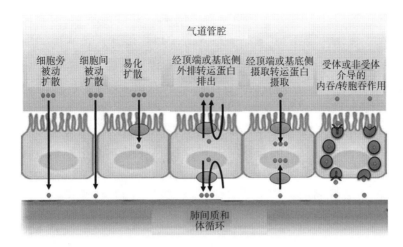

图 4 - 2   内源性和外源性分子在细胞旁或细胞间或借助膜转运蛋白（即易化扩散）沿浓度梯度被动扩散

注：顶端（例如 P - gp、BCRP、MRP2）和基底侧的（例如 MRP1、3 和 5）外排转运蛋白分别将其底物从细胞内外排至气道腔以及肺间质和体循环中。吸收转运蛋白，无论是顶端（如 OCTN1 和 PEPT2）还是基底侧的，都将其底物吸收到上皮细胞中。治疗性和内源性大分子往往通过受体或非受体介导的内吞/胞吞作用进入或穿过上皮细胞。

子的扩散速度快于大分子的原理提示：至少只有部分吸收是通过细胞间连接孔的被动扩散介导的[17, 21, 22]。

4.2.2 转运蛋白介导的吸收和外排

转运蛋白是膜结合蛋白，可促进其底物的跨生物膜易位。转运蛋白分为被动转运蛋白和主动转运蛋白。被动转运蛋白（也称为易化转运蛋白）允许葡萄糖、氨基酸和尿素等溶质顺浓度梯度跨生物膜扩散，而不需要代谢能量。而主动转运蛋白需要消耗能量来完成其底物的跨细胞膜转运（通常是逆浓度梯度）。根据所使用的能量来源，主动转运蛋白可以进一步分类为原发性或继发性主动转运蛋白。原发性主动转运蛋白直接使用来自三磷酸腺苷（ATP）水解的能量，而继发性主动转运蛋白使用一种分子顺浓度梯度转运产生的能量来驱动另一种分子逆浓度梯度转运[23, 24]。

膜转运蛋白的两个主要超家族是 ATP 结合盒（ATP - binding cassette，ABC）家族和溶质载体（solute carrier，SLC）家族。ABC 家族的转运蛋白主要参与 ATP 依赖的相关底物外排的过程，而 SLC 家族的转运蛋白则主要参与小分子吸收的过程[25]。目前认为，ABC 转运蛋白主要是原发性主动转运蛋白，而 SLC 转运蛋白主要是易化或继发性主动转运蛋白[24, 26, 27]。

肺内的膜转运蛋白在吸入药物进入体循环和药物分布到肺组织的过程中所起的作用目前仍在研究中。研究（大部分来自体外）表明，膜转运蛋白可能对许多吸入药物的药代动力学、药效学和安全性具有潜在影响[25, 28]。另外，肺内的药物转运蛋白还可能介导药物从体循环进入肺组织中，导致肺部药物蓄积，在带来治疗益处的同时亦可能导致毒性问题[28]。此外，肺转运蛋白功能障碍可能跟某些肺部疾病，尤其是慢性阻塞性肺疾病（COPD）和哮喘的发病机制和病因有关[25, 29-31]。

（1）ABC 转运蛋白

ABC 转运蛋白家族是一个庞大的细胞膜蛋白超家族，以 ATP 依赖的机制参与多种底物跨生物膜的转运。许多 ABC 转运蛋白为外排转运蛋白，将其底物泵出细胞，因此，它们在抵御多种内源性和外源性有毒化合物（包括有害异物）的过程中起着至关重要的作用[32, 33]。

在人体内有分属 8 个亚家族的约 50 个基因来编码 ABC 转运蛋白[34, 35]。其中，P-糖蛋白（P-glycoprotein，P-gp）、多药耐药相关蛋白 1-8（multidrug resistance-related protein 1-8，MRP1-8）和乳腺癌耐药蛋白（breast cancer resistance protein，BCRP）以不同的水平在肺组织中表达，并在多重耐药（multidrug resistance，MDR）中起作用。

（2）P-gp/*ABCB1*

P-gp，也称为多耐药蛋白 1（MDR1），分子量为 170 kDa，分布在支气管和细支气管上皮细胞的顶端细胞膜[36]。此外，已发现它在大鼠和人肺泡 Ⅰ 型（ATⅠ）上皮细胞的顶端膜中表达，并具有功能活性，但在新鲜分离的肺泡 Ⅱ 型（ATⅡ）细胞中不存在 P-gp。P-gp 参与阻止外源性生物从肺泡腔进入肺间质和全身循环[37, 38]。P-gp 在正常的人支气管上皮细胞（normal human bronchial epithelial cells，NHBECs）中具有功能活性，研究显示其底物罗丹明 123（rhodamine 123，Rh123）对维拉帕米（P-gp 抑制剂）的抑制作用反应敏感[39, 40]。

肺组织中的 P-gp 可影响吸入药物的药代动力学/药效学，并可导致药物相互作用。例如，在健康的志愿者中，口服维拉帕米联合吸入 P-gp 底物乌美溴铵或乌美溴胺/维兰特罗，可致两种支气管舒张剂的药时曲线下面积（AUC）增加 40%。然而，全身血药浓度的升高未致毒性反应增加[41]。许多吸入性糖皮质激素（corticosteroids，CSs）是 P-gp 表达的底物和/或调节剂，也有报道称糖皮质激素受体（glucocorticoid receptor，GR）参与 P-gp 表达的调节[42, 43]。例如，对原代 NHBEC、BEAS-2B 和 A549 细胞模型进行的许多体外研究表明，丙酸氟替卡松、二丙酸倍氯米松、环索奈德和布地奈德均可以增加 P-gp 表达，提示可能与其他作为 P-gp 底物的吸入药物存在相互作用[44-46]。同样，一项体内研究发现地塞米松治疗雄性 Sprague-Dawley 大鼠 4 d 后，P-gp 水平升高到 140%[47]。

因此，大量数据显示 P-gp 在肺中表达，且具有功能活性，可以将其底物转运出至细胞顶端表面[37, 48]。也有研究表明，肺部 P-gp 在阻止吸入的底物从气道吸收进入血液中的作用甚小，可忽略不计。例如一项大鼠的体内研究表明，两种 P-gp 底物他林洛尔和氯沙坦仍具有很高的生物利用度，分别达到 81% 和 92%[49]。同样，一项体外研究也表明，在离体灌注大鼠肺（isolated perfused rat lung，IPRL）模型中氯沙坦的总吸收量较高。尽管氯沙坦具有高穿透性的理化特性，但在所研究的药物中，它是吸收半衰期最慢的药物之一（$t_{1/2}$ 为 26 min）[49]。

此外，有证据表明，肺部 P-gp 也可以增加全身性给药的肺摄取[25]。例如，口服克拉霉素和少量阿奇霉素可以在病原体感染部位的上皮细胞衬液（epithelial lining fluid，ELF）中积聚。这些药物被肺上皮细胞吸收后，可通过 P-gp 的活性作用，主动外排并留在气道腔中，从而加强了其在治疗肺部感染中的作用[50, 51]。

（3）多耐药相关蛋白（MRP/ABCC）

在 MRP 家族的 13 个成员中，有 8 个（即 MRP1 - 8）参与药物转运，并在不同细胞类型的细胞膜上表达[28]。MRP1、3 和 5 主要定位在基底膜上，而 MRP2 和 4 主要定位在上皮细胞的顶端膜上[33, 36, 52]。在人体全肺组织中使用液相色谱-质谱/质谱（LC - MS/MS）检测到不同水平的 6 个 MRP（即 MRP1、MRP3、MRP4、MRP5、MRP6 和 MRP8），在所有的 ABC 转运蛋白中，MRP1 丰度最高[53]。

对于 MRP 的肺内功能活性和药物转运的研究，除了 MRP1（*ABCC1*）的研究比较深入外，其他 MRP 在肺内的研究数据很少[25]。目前已通过正电子发射断层扫描（PET）成像技术在小鼠体内测定了 MRP1 的肺内功能活性[54]。

外源性有机阴离子的 II 期代谢产物（即谷胱甘肽、葡糖醛酸和硫酸盐结合物）是 MRP1 的底物[55-57]。因此，目前认为 MRP1 在保护肺组织免受氧化应激和外源性物质毒性损伤方面起着重要的作用[57, 58]。

许多研究提出了 COPD 和 MRP1 之间存在关联，MRP1 可能对香烟烟雾引起的肺损伤具有保护作用。例如，与健康的非吸烟志愿者相比，COPD 患者的支气管上皮细胞和肺组织中 MRP1 的表达较低，且其下降的程度与疾病的严重程度相关[30]。与香烟烟雾提取物（cigarette smoke extract，CSE）一起培养后，可观察到 MRP1 底物（羧基荧光素）的细胞滞留性增加，表明 16HBE14o -支气管上皮细胞的 MRP1 活性降低。此外，MK - 571 对 MRP1 的抑制作用导致 CSE 诱导的毒性增加，提示 MRP1 可能对 COPD 的发生发展具有保护作用[31]。研究者还发现两个 *ABCC1* 单核苷酸多态性（single-nucleotide polymorphisms，SNPs）rs4148382 和 rs212093 分别与较高和较低的 *FEV*$_1$ 相关[59]。但是，另一项研究表明，*ABCC1* 在中央气道和外周气道中均有高表达，而健康志愿者与重度 COPD 患者之间的表达水平并没有差异[60]。

另外，已发现许多治疗 COPD 的吸入药物可以调节 MRP1 活性。例如，一项针对 16HBE14o -支气管上皮细胞的体外实验显示，吸入性布地奈德可抑制 MRP1 介导的 CF 转运，而长效 β_2 -受体激动剂福莫特罗可抵消布地奈德的这一抑制作用。异丙托溴铵和 N -乙酰半胱氨酸（N - acetylcysteine，NAC）以浓度依赖的方式增加 MRP1 介导的 CF 转运[61]。

（4）BCRP/*ABCG2*

BCRP 属于人 ABC 超家族的 G 亚家族，表观分子量为 72 kDa。它最初是从多药耐药乳腺癌细胞系中克隆而来，并因此得名[35, 62]。BCRP 具有多种不同理化性质的底物，包括抗癌药、抗病毒药、HMG - CoA 还原酶抑制剂、抗生素、钙离子通道阻滞剂和类黄酮等[63]。

通常，BCRP 位于上皮细胞的顶端细胞膜，并将其底物外排至顶端膜表面，从而减少了多种内源性和外源性毒性底物的全身暴露[64, 65]。此外，BCRP 通过外排有毒代谢产物（如硫酸盐结合物）而在外源性物质解毒方面起重要作用[66]。

在原代培养的人全肺组织和支气管上皮细胞中，通过 LC - MS/MS 检测到 BCRP 的表达水平在所有 ABC 转运蛋白中位居第二。但是，在肺泡和气管上皮细胞中，BCRP 的表达水平低于检出下限[53]。此外,使用相同的检测技术,发现 BCRP 在许多持续生长的人肺源细胞系(如 Calu - 3、BEAS - 2B、NCI - H292、NCI - H441 和 A549)中表达水平最高[67]。

尽管肺部 BCRP 含量很高,但对其在肺内的作用仍知之甚少。最近进行的一项体外研究表明,该蛋白在原代培养的 NCI - H441 和 AT I 样细胞的顶端膜上有表达,在 NCI - H441 中具有功能活性,但在 AT I 细胞中不起作用。该研究还显示,新鲜分离的 AT II 细胞比 AT I 细胞具有更高的 BCRP 丰度[68]。除细胞膜外,在原代培养的肺泡上皮细胞的细胞核中也检测到了 BCRP,这表明 BCRP 在远端肺上皮细胞中可能有转录作用[68, 69]。

环丙沙星、丙酸倍氯米松、布地奈德、环索奈德和糠酸莫米松等多种吸入药物都是 BCRP 的底物[70, 71]。BCRP 也参与了多种化疗药物产生耐药性的过程,如多柔比星、拓扑替康和伊马替尼[72]。BCRP mRNA 在非小细胞肺癌(nonsmall cell lung cancer, NSCLC)组织中水平较高,提示其可能在产生化疗药物耐药性方面有作用,拓扑替康外排测定发现 BCRB 的活性与多种肺癌细胞系(例如 NCI - H460、NCI - H441 和 NCI - H1299)的 mRNA 表达水平相关[73]尤其说明了这一点。

(5) SLC 转运蛋白

SLC 转运蛋白是由 300 多种膜结合蛋白组成的超家族,可促进细胞对多种底物的吸收,包括营养物质和药物。SLC22 和 SLC15 亚家族是肺中研究最多的 SLC 转运蛋白,因此将在下面进行更详细的讨论[25, 27]。

1) SLC22 亚家族:有机阳离子转运蛋白(即 OCT1 - 3)和新型有机阳离子转运蛋白(即 OCTN1 和 2)是 SLC22 亚家族的成员,其特征在于具有转运有机阳离子和两性离子左旋肉碱的能力[28, 74]。在人全肺组织以及原代培养的气管和支气管细胞中,采用 LC - MS/MS 检测方法,可以检测到 OCT1、OCT2 和 OCTN1,而在肺泡细胞中仅检测到 OCT2 和 OCTN1。在肺组织和所有这些原代细胞中,发现在所有 SLC 转运蛋白中 OCTN1 的表达水平最高[53]。

免疫组化结果表明,OCTN1 和 OCTN2 在人气管和肺实质上皮细胞的顶端膜中均有表达[75]。OCT1 和 OCT2 则位于纤毛气道上皮细胞的顶端膜,OCT3 位于支气管上皮细胞的基底侧膜[29, 76, 77]。同样,通过蛋白质印迹法(Western blotting)在原代培养的人肺泡上皮细胞(即 AT II 和 AT I 细胞)中可以检测到所有有机阳离子转运蛋白(即 OCT1、OCT2、OCT3、OCTN1 和 OCTN2),并在 NCIH441 细胞中检测到相似转运蛋白的表达水平。因此,认为该细胞系适合作为一种体外模型,用于人类远端肺上皮屏障的转运研究[78]。

OCT/N 的生理性底物包括左旋肉碱(主要通过 OCTN2 转运)、L -麦角硫因等抗氧化剂(OCTN1 的主要底物)、前列腺素 E2(prostaglandin E2, PGE2)等激素和多巴胺等神经递质[25, 79, 80]。

OCTs,尤其是 OCT3,可以介导小鼠呼吸道上皮释放 5 -羟色胺诱导的乙酰胆碱(acetylcholine, Ach);Ach 是一种生理性支气管收缩剂,可导致气道收缩。这提示 OCTs

可能在哮喘中发挥作用。糖皮质激素可通过抑制位于平滑肌细胞中的 OCT3 来逆转这种作用[29, 81]。

β₂ 受体激动剂和抗胆碱能支气管舒张剂等多种肺部给药的药物都是阳离子或碱,因此 OCT/N 可能在这些药物的肺部吸收和分布中起作用。OCT/N 转运蛋白对具有低被动穿透性的化合物的影响最大,因此,转运蛋白介导的摄取是此类化合物经上皮转运的限速步骤[82]。

许多体外研究都表明,OCT/N 介导的沙丁胺醇的主动吸收(而不是被动扩散)是其跨气道上皮细胞转运的主要方式。但是,对于介导主动吸收过程的主要成分仍不确定[75, 83-85]。一项体外研究比较了肺泡上皮细胞(A549)和支气管上皮细胞(16HBE14o-和 Calu-3),发现有机阳离子跨肺上皮细胞转运存在区域差异,其中位于顶侧的 OCT2 主要参与肺泡上皮细胞的转运,位于基底侧的 OCT3 在肺泡和支气管上皮细胞的转运中均有参与[77]。同样,OCT/N 介导的转运参与了沙丁胺醇和硫酸沙丁胺醇跨 Calu-3 细胞膜转运。但被动扩散亦参与了吸收过程[86]。相反地,另一项体外研究则发现在分化完全的人支气管上皮细胞(human bronchial epithelial cell, HBEC)中沙丁胺醇的吸收和转运主要通过细胞旁扩散介导,而主动转运作用非常有限[87]。

在原代人支气管和血管平滑肌细胞中发现,糖皮质激素(如布地奈德和氟替卡松等)可抑制支气管平滑肌细胞中 OCT3 介导的阳离子 β₂ 受体激动剂(如福莫特罗)的清除,但不抑制亲脂性 β₂ 受体激动剂(如沙美特罗)的清除,提示在哮喘的治疗中,联合使用糖皮质激素与阳离子 β₂ 受体激动剂治疗可能更有益[88, 89]。

在 BEAS-2B 支气管上皮细胞进行的一项体外研究及一项小鼠的体内研究表明,吸入性抗胆碱能药物异丙托溴铵和噻托溴铵的吸收主要由 OCTN2/Octn2 介导,其他 OCT/N 转运蛋白可能只有很小的一部分作用[90, 91]。同样,对大鼠肺组织切片中药物吸收和分布的研究发现,转运蛋白介导异丙托溴铵和 MPP⁺ 的吸收,但不介导噻托溴铵的吸收[92]。相反,左旋肉碱和异丙托溴铵透过完整的离体灌注大鼠肺上皮屏障吸收进入肺循环的过程主要由被动过程介导,没有证据表明 OCT/N 转运蛋白参与了整个肺吸收过程[93]。

Calu-3 单层细胞的摄取研究显示,OCT2 与 OATP2B1 一起参与了环丙沙星的吸收,FDA 批准吸入环丙沙星作为炭疽暴露后的紧急疗法[94, 95]。

2) 肽转运蛋白(peptide transporters, PEPTs)/SLC15:寡肽转运蛋白 PEPT1 和 PEPT2 是质子偶联转运蛋白,属于 SLC15 亚家族[96, 97]。PEPTs 可以转运从二肽、三肽到拟肽药物的多种底物,如血管紧张素转化酶抑制剂、β-内酰胺类抗生素、抗病毒药、抗肿瘤药和 δ-氨基乙酰丙酸[98-101]。

在气道中,哺乳动物肺组织和原代气道上皮细胞中分别检测到中至高水平表达的 PEPT2/Pept2 mRNA。而 PEPT1/Pept1 表达量极低,甚至无法检测到[102-106]。同样,通过 LC-MS/MS 在人全肺组织和原代支气管上皮细胞中检测到了 PEPT2 蛋白,而 PEPT1 处于检测限以下[53]。一项体外研究表明,在原代培养的完全分化的人上呼吸道上皮细胞中,PEPT2 具有功能活性,并且主要位于顶端膜[107]。同样,在人、大鼠和小鼠的气管、支气管和较小的气道上皮中也检测到了 PEPT2 蛋白,在顶端膜以及小血管的内皮中含量更高。在Ⅱ型肺泡壁细胞的细胞质中也观察到了 PEPT2 免疫染色,对分离的人和小鼠肺标本进行的荧光二肽 D-Ala-Lys-AMCA 的离体吸收研究表明,PEPT2 在支气管上皮和 ATⅡ细胞中具有功能活性,而在 ATⅠ细胞中不具有活性[108,109]。在 NCI-H441 细胞上发现有 PEPT2 的表达,并且其功能被它所介导的头孢羟氨苄敏感性甘氨酰肌氨酸摄取所验证,因此 NCI-H441 细胞可作为的体外模型来研究远端肺上皮中的 PEPT2 功能。另外,该研究也发现头孢羟氨苄对头孢氨苄从 NCIH441 细胞顶膜侧向基底侧的跨单细胞层转运也是敏感的[110]。在原代大鼠肺泡巨噬细胞和 NR8383 细胞系中进行的一项研究表明,PEPT2 介导的 s-亚硝基硫醇摄取和 L 型氨基酸转运蛋白共同参与了吸入性一氧化氮介导的肺泡巨噬细胞的免疫反应调节[111]。

4.2.3　囊泡介导的内吞/转胞吞作用

内吞作用是主动转运的一种形式,分子被一层细胞膜包围后,通过内吞作用进入细胞,然后在细胞内侧端出芽,形成包含被摄入分子的囊泡。转胞吞作用是一种跨细胞转运机制,内化的分子从上皮细胞的一侧到另一侧从而完成跨上皮细胞转运。在哺乳动物细胞的许多内吞途径中,网格蛋白依赖性内吞作用和小窝内吞作用是最常见且研究最充分的途径。不过,也有其他内吞途径既不通过网格蛋白也不通过小窝蛋白[112]。

内吞/转胞吞是转运治疗性和内源性大分子如蛋白质和肽类穿过肺泡上皮细胞的主要途径[22,113,114]。

网格蛋白依赖性和小窝内吞作用是特定大分子的选择性摄取机制,因为底物需要与集中在细胞膜的特定区域(即在小窝或网格蛋白的凹坑中),并与特定细胞表面受体结合[115,116]。

多项研究认为,转胞吞作用参与白蛋白的肺泡转运。例如,白蛋白跨大鼠原代 ATⅡ和 AT 样细胞的转运被认为是借助于小窝定位的 gp60 受体通过受体介导的转胞吞作用进行的[117-120]。另一项同样在大鼠原代肺泡细胞中进行的研究表明,类似于小窝蛋白介导的转胞吞作用,通过网格蛋白亦可以完成转胞吞介导的摄取[121]。ATⅡ和 ATⅠ样细胞的摄取途径相似,但是与 ATⅠ样细胞相比,ATⅡ细胞的高吸收速率和高活性(大约高5~6 倍),表明其在肺内白蛋白清除中发挥着重要作用[121]。

同样,也有研究发现,动力蛋白依赖和与非动力蛋白依赖的胞吞作用分别参与原代大鼠 ATⅡ和 ATⅠ样细胞对胰岛素的摄取,但该胞吞作用不依赖网格蛋白和小窝蛋白[122]。

4.2.4　免疫细胞对颗粒物质和大分子的吸收

在仓鼠气管内灌注以及人体吸入气溶胶后,直径为 100 nm 或更小的纳米颗粒可在几分钟内从肺内快速转运到体循环[123,124]。人们对涉及肺纳米颗粒转运的确切机制还知之甚少[123,124]。不过,免疫细胞(即肺泡巨噬细胞和树突细胞)的吞噬作用以及随后转移至肺淋巴管在肺部吸收不溶性颗粒和大分子方面发挥了作用[125]。除树突细胞外,肺泡巨噬细胞是肺泡中主要的吞噬细胞[126,127]。例如,已观察到沉积在大鼠肺实质中的吸入的超细银颗粒由肺泡巨噬细胞吞噬,随后被巨噬细胞转移到肺淋巴结中,提示淋巴引流在纳米颗粒从肺转移到全身循环中的作用[128]。此外,在小鼠体内进行的一项研究显示,树突细胞能吸收气管内滴注的异硫氰酸荧光素共轭大分子,随后依靠其载 Ag 特性迁移至胸部淋巴结[127]。

4.3 影响吸收过程的因素

物质或颗粒如何从肺部气腔中被吸收取决于许多不同方面,屏障的形态和细胞生理学显然起着重要作用。支气管柱状上皮细胞的吸收过程与极薄的肺泡鳞状上皮细胞吸收过程必然是不同的。此外,某些疾病可能会影响肺部吸收。例如,吸烟者中,吸入胰岛素的吸收率和吸收程度均会增加,导致其全身利用率显著增加,这导致吸烟成为吸入胰岛素治疗的排除标准[129,130]。相反地,与健康受试者相比,肺气肿和慢性支气管炎患者吸入胰岛素的吸收和代谢作用明显降低[131]。哮喘患者与健康受试者相比,吸入胰岛素也有类似的吸收减少,因此,哮喘患者需要使用更高剂量的吸入胰岛素才能获得相似的血糖控制[132,133]。

尽管哮喘和 COPD 患者与健康受试者经口吸入奥达特罗(长效 β_2 受体激动剂)后的肺生物利用度相当,但与健康受试者相比,COPD 和哮喘患者吸入奥达特罗后的肺吸收更慢,药物在肺部滞留时间更长,故更有利于该类患者的肺靶向治疗[134]。亦有研究表明,奈多罗米经定量压力气雾剂(pMDI)吸入后,哮喘患者吸收剂量低于健康受试者,生物利用度降低约 40%[135]。哮喘患者和健康受试者吸入丙酸氟替卡松的药代动力学也存在显著差异,与健康对照组相比,哮喘患者的全身利用率降低 50% 以上,因此下丘脑-垂体-肾上腺轴受到的抑制作用也更少[136]。不过,吸入二丙酸倍氯米松/福莫特罗(HFA,超细颗粒)后,哮喘和 COPD 患者与健康受试者的肺部药物沉积量没有明显差异[137]。此外,肺部疾病可能通过影响药物转运蛋白的表达而间接影响肺部递送药物的吸收。例如,当脂多糖(lipopolysaccharide,LPS)处理 Calu-3 单层细胞以诱导类似于哮喘的气道上皮炎症反应时,沙丁胺醇转运增加了 2 倍。这是由于 OCT1 丰度增加了 20%,OCTN1 和 OCTN2 蛋白水平升高了约 50%[138]。

此外,药物的性质[如粒径、形状、电荷、代谢稳定性、转运蛋白底物、亲脂性、分子的极性表面积(polar surface area,PSA)、极性表面积占总分子表面积的百分比(%PSA)和氢键键能]是决定肺内微小颗粒吸收主要途径的重要因素。

亲脂性分子很容易透过细胞膜渗透,而亲水性分子则主要通过胞外途径,如细胞间连接孔或主动转运[139]。肺上皮细胞对具有高分子 PSA 和 %PSA 的化合物具有很高的渗透性[140]。

尽管对分子量小于 1 000 Da 的化合物而言,分子量对肺吸收的影响可忽略不计,但对较大分子而言,肺泡吸收速率与其分子量成反比[17]。例如,大鼠气管内滴入牛血清白蛋白(bovine serum albumin,BSA)(67 kDa)后 16～24 h 血清水平达到峰值,而滴入 1-去氨

基 - 8 - d - 精氨酸加压素(1 - desamino - 8 - d - arginine vasopressin, DDAVP, 1.1 kDa)后 1 h 血清水平即达到峰值[141]。

颗粒大小极大地影响颗粒在呼吸道内的沉积部位,粒径小于 3 μm 的颗粒更容易沉积在肺深部,并在此以最大程度的吸收进入体循环。粒径大于 5 μm 的较大颗粒易于通过黏膜纤毛清除机制被排出体外,而大多数小于 1 μm 的颗粒则通过呼气被排出体外,无法沉积于肺部,也无法发挥任何治疗效果[142]。粒径较小的颗粒具有较高的溶出率,目前正在评估难溶性活性药物(如丙酸氟替卡松)的纳米颗粒制剂,以期提高其溶解度和肺吸收率[143, 144]。此外,颗粒大小会影响肺泡巨噬细胞的吞噬速率,这可能是肺深部缓慢溶解颗粒最重要的清除途径。肺泡巨噬细胞可有效吞噬直径范围为 0.5~5 μm 的颗粒,这是肺泡沉积的最佳粒径范围,从而显著减少了肺泡滞留时间和全身生物利用度[144, 145]。为了克服这一问题,研究人员尝试了许多方法,例如使用大直径多孔颗粒以避免被肺泡巨噬细胞摄取,当然这些颗粒需具有适合肺泡沉积的空气动力学特性[146]。此外,药物颗粒的形状在肺泡巨噬细胞的吞噬作用中起着重要作用,可以设计特殊形状的颗粒剂型以克服肺泡巨噬细胞对药物颗粒的清除。例如,肺泡巨噬细胞对于高长宽比的虫状颗粒的吸收极低[147]。

4.4 结论

沉积在中央气道中的吸入药物分子主要通过黏膜纤毛清除途径清除,而沉积在肺泡中的药物分子则通过肺泡巨噬细胞清除或通过各种机制吸收进入体循环。肺吸收的速率、程度和途径取决于许多因素,如药物分子的理化性质以及呼吸系统疾病。在多种吸收机制中,转运蛋白介导的摄取和外排有可能影响吸入药物的肺吸收。许多研究(主要是体外研究)提出了膜转运蛋白对肺部递送药物吸收和分布特征有重要影响。但是,有限的更为复杂模型的实验(主要在啮齿动物分离和灌注的肺模型中进行)表明,膜转运蛋白对吸入药物全身吸收的作用甚小,而转运蛋白对肺部药物分布的作用尚不清楚。因此,需要开发更多模型用于预测人体内状况,并且在相应预测模型中进行更多的研究,以便精确评估药物转运蛋白对吸入药物的生物药剂学的影响。

(张 旻 译)

参考文献

1. Labiris, N. R. and M. B. Dolovich (2003). "Pulmonary drug delivery. Part I: Physiological factors affecting therapeutic effectiveness of aerosolized medications." *Br J Clin Pharmacol* **56**(6): 588–599.

2. Folkesson, H. G. et al. (1996). "Alveolar epithelial clearance of protein." *J Appl Physiol* **80**(5): 1431–1445.

3. Sharara, R. S. et al. (2017). "Introduction to the Anatomy and Physiology of Pulmonary Circulation." *Crit Care Nurs Q* **40**(3): 181–190.

4. Deffebach, M. E. et al. (1987). "The bronchial circula-

tion. Small, but a vital attribute of the lung." *Am Rev Respir Dis* **135**(2): 463–481.

5. Videira, M. A. et al. (2002). "Lymphatic uptake of pulmonary delivered radiolabelled solid lipid nanoparticles." *J Drug Target* **10**(8): 607–613.

6. Rabaca Roque Botelho, M. F. et al. (2009). "Nanoradioliposomes molecularly modulated to study the lung deep lymphatic drainage." *Rev Port Pneumol* **15**(2): 261–293.

7. Pabst, R. and T. Tschernig (2010). "Bronchus-

associated lymphoid tissue: An entry site for antigens for successful mucosal vaccinations?" *Am J Respir Cell Mol Biol* **43**(2): 137–141.

8. Botelho, M. F. et al. (2011). "[Visualization of deep lung lymphatic network using radioliposomes]." *Rev Port Pneumol* **17**(3): 124–130.

9. Beloqui, A. et al. (2016) "Nanostructured lipid carriers: Promising drug delivery systems for future clinics." *Nanomed Nanotechnol, Bio Med* **12**(1): 143–161.

10. Jain, R. K. (1994). "Barriers to drug delivery in solid tumors." *Sci Am* **271**(1): 58–65.

11. Harivardhan Reddy, L. et al. (2005). "Influence of administration route on tumor uptake and biodistribution of etoposide loaded solid lipid nanoparticles in Dalton's lymphoma tumor bearing mice." *J Control Release* **105**(3): 185–198.

12. Videira, M. A. et al. (2006). "Lymphatic uptake of lipid nanoparticles following endotracheal administration." *J Microencapsul* **23**(8): 855–862.

13. Cai, S. et al. (2011). "Lymphatic drug delivery using engineered liposomes and solid lipid nanoparticles." *Adv Drug Deliv Rev* **63**(10–11): 901–908.

14. Khan, A. A. et al. (2013). "Advanced drug delivery to the lymphatic system: Lipid-based nanoformulations." *Int J Nanomedicine* **8**: 2733–2744.

15. Weber, S. et al. (2014). "Solid lipid nanoparticles (SLN) and nanostructured lipid carriers (NLC) for pulmonary application: A review of the state of the art." *Eur J Pharm Biopharm* **86**(1): 7–22.

16. Trevaskis, N. L. et al. (2015). "From sewer to saviour – targeting the lymphatic system to promote drug exposure and activity." *Nat Rev Drug Discov* **14**(11): 781–803.

17. Effros, R. M. and G. R. Mason (1983). "Measurements of pulmonary epithelial permeability in vivo." *Am Rev Respir Dis* **127**(5 Pt 2): S59–S65.

18. Schneeberger, E. (1991). "Airway and alveolar epithelial cell junctions." In: Crystal, R. G et al. (eds) *The Lung*. Raven Press, New York, pp 205–214.

19. Schanker, L. S. and J. A. Hemberger (1983). "Relation between molecular weight and pulmonary absorption rate of lipid-insoluble compounds in neonatal and adult rats." *Biochem Pharmacol* **32**(17): 2599–2601.

20. Patton, J. S. et al. (2004). "The lungs as a portal of entry for systemic drug delivery." *Proc Am Thorac Soc* **1**(4): 338–344.

21. Kobayashi, S. et al. (1995). "Permeability of peptides and proteins in human cultured alveolar A549 cell monolayer." *Pharm Res* **12**(8): 1115–1119.

22. Patton, J. S. (1996). "Mechanisms of macromolecule absorption by the lungs." *Adv Drug Deliv Rev* **19**(1): 3–36.

23. Forrest, L. R. et al. (2011). "The structural basis of secondary active transport mechanisms." *Biochim Biophys Acta* **1807**(2): 167–188.

24. Hediger, M. A. et al. (2013). "The ABCs of membrane transporters in health and disease (SLC series): Introduction." *Mol Aspects Med* **34**(2–3): 95–107.

25. Nickel, S. et al. (2016). "Transport mechanisms at the pulmonary mucosa: Implications for drug delivery." *Expert Opin Drug Deliv* **13**(5): 667–690.

26. Sahoo, S. et al. (2014). "Membrane transporters in a human genome-scale metabolic knowledgebase and their implications for disease." *Front Physiol* **5**: 91.

27. Lin, L. et al. (2015). "SLC transporters as therapeutic targets: Emerging opportunities." *Nat Rev Drug Discov* **14**(8): 543–560.

28. Gumbleton, M. et al. (2011). "Spatial expression and functionality of drug transporters in the intact lung: Objectives for further research." *Adv Drug Deliv Rev* **63**(1–2): 110–118.

29. Lips, K. S. et al. (2005). "Polyspecific cation transporters mediate luminal release of acetylcholine from bronchial epithelium." *Am J Respir Cell Mol Biol* **33**(1): 79–88.

30. van der Deen, M. et al. (2006). "Diminished expression of multidrug resistance-associated protein 1 (MRP1) in bronchial epithelium of COPD patients." *Virchows Arch* **449**(6): 682–688.

31. van der Deen, M. et al. (2007). "Cigarette smoke extract affects functional activity of MRP1 in bronchial epithelial cells." *J Biochem Mol Toxicol* **21**(5): 243–251.

32. Choudhuri, S. and C. D. Klaassen (2006). "Structure, function, expression, genomic organization, and single nucleotide polymorphisms of human ABCB1 (MDR1), ABCC (MRP), and ABCG2 (BCRP) efflux transporters." *Int J Toxicol* **25**(4): 231–259.

33. Bosquillon, C. (2010). "Drug transporters in the lung– do they play a role in the biopharmaceutics of inhaled drugs?" *J Pharm Sci* **99**(5): 2240–2255.

34. Vasiliou, V. et al. (2009). "Human ATP-binding cassette (ABC) transporter family." *Hum Genomics* **3**(3): 281–290.

35. Jani, M. et al. (2014). "Structure and function of BCRP, a broad specificity transporter of xenobiotics and endobiotics." *Arch Toxicol* **88**(6): 1205–1248.

36. Scheffer, G. L. et al. (2002). "Multidrug resistance related molecules in human and murine lung." *J Clin Pathol* **55**(5): 332–339.

37. Campbell, L. et al. (2003). "Constitutive expression of p-glycoprotein in normal lung alveolar epithelium and functionality in primary alveolar epithelial cultures." *J Pharmacol Exp Ther* **304**(1): 441–452.

38. Endter, S. et al. (2007). "P-glycoprotein (MDR1) functional activity in human alveolar epithelial cell monolayers." *Cell Tissue Res* **328**(1): 77–84.

39. Lehmann, T. et al. (2001). "Expression of MRP1 and related transporters in human lung cells in culture." *Toxicology* **167**(1): 59–72.

40. Lin, H. et al. (2007). "Air-liquid interface (ALI) culture of human bronchial epithelial cell monolayers as an in vitro model for airway drug transport studies." *J Pharm Sci* **96**(2): 341–350.

41. Mehta, R. et al. (2013). "Effect of verapamil on systemic exposure and safety of umeclidinium and vilanterol: A randomized and open-label study." *Int J Chron Obstruct Pulmon Dis* **8**: 159–167.

42. Pavek, P. et al. (2007). "Examination of glucocorticoid receptor alpha-mediated transcriptional regulation of P-glycoprotein, CYP3A4, and CYP2C9 genes in placental trophoblast cell lines." *Placenta* **28**(10): 1004–1011.

43. Barnes, P. J. and I. M. Adcock (2009). "Glucocorticoid resistance in inflammatory diseases." *Lancet* **373**(9678): 1905–1917.

44. Kuzuya, Y. et al. (2004). "Induction of drug-metabolizing enzymes and transporters in human bronchial epithelial cells by beclomethasone dipropionate." *IUBMB Life* **56**(6): 355–359.

45. Crowe, A. and A. M. Tan (2012). "Oral and inhaled corticosteroids: Differences in P-glycoprotein (ABCB1) mediated efflux." *Toxicol Appl Pharmacol* **260**(3): 294–302.

46. Zerin, T. et al. (2012). "Protective effect of methylprednisolone on paraquat-induced A549 cell cytotoxicity via induction of efflux transporter, P-glycoprotein expression." *Toxicol Lett* **208**(2): 101–107.

47. Demeule, M. et al. (1999). "Dexamethasone modulation of multidrug transporters in normal tissues." *FEBS Lett* **442**(2–3): 208–214.

48. Ehrhardt, C. et al. (2003). "16HBE14o- human bronchial epithelial cell layers express P-glycoprotein, lung resistance-related protein, and caveolin-1." *Pharm Res* **20**(4): 545–551.

49. Tronde, A. et al. (2003). "Drug absorption from the isolated perfused rat lung–correlations with drug physicochemical properties and epithelial permeability." *J Drug Target* **11**(1): 61–74.

50. Togami, K. et al. (2011). "Distribution characteristics of clarithromycin and azithromycin, macrolide antimicrobial agents used for treatment of respiratory infections, in lung epithelial lining fluid and alveolar macrophages." *Biopharm Drug Dispos* **32**(7): 389–397.

51. Togami, K. et al. (2012). "Transport characteristics of clarithromycin, azithromycin and telithromycin, antibiotics applied for treatment of respiratory infections, in Calu-3 cell monolayers as model lung epithelial cells." *Pharmazie* **67**(5): 389–393.

52. Toyoda, Y. et al. (2008). "MRP class of human ATP binding cassette (ABC) transporters: Historical background and new research directions." *Xenobiotica* **38**(7–8): 833–862.

53. Sakamoto, A. et al. (2013). "Quantitative expression of human drug transporter proteins in lung tissues: Analysis of regional, gender, and interindividual differences by liquid chromatography-tandem mass spectrometry." *J Pharm Sci* **102**(9): 3395–3406.

54. Okamura, T. et al. (2013). "Imaging of activity of multidrug resistance-associated protein 1 in the lungs." *Am J Respir Cell Mol Biol* **49**(3): 335–340.

55. Manciu, L. et al. (2003). "Intermediate structural states involved in MRP1-mediated drug transport. Role of glutathione." *J Biol Chem* **278**(5): 3347–3356.

56. Deeley, R. G. and S. P. Cole (2006). "Substrate recognition and transport by multidrug resistance protein 1 (ABCC1)." *FEBS Lett* **580**(4): 1103–1111.

57. Cole, S. P. (2014). "Targeting multidrug resistance protein 1 (MRP1, ABCC1): Past, present, and future." *Annu Rev Pharmacol Toxicol* **54**: 95–117.

58. Wang, D. et al. (2014). "Allyl isothiocyanate increases MRP1 function and expression in a human bronchial epithelial cell line." *Oxid Med Cell Longev* **2014**. doi:10.1155/2014/547379.

59. Siedlinski, M. et al. (2009). "ABCC1 polymorphisms contribute to level and decline of lung function in two population-based cohorts." *Pharmacogenet Genom* **19**(9): 675–684.

60. Berg, T. et al. (2014). "Gene expression analysis of membrane transporters and drug-metabolizing enzymes in the lung of healthy and COPD subjects." *Pharmacol Res Perspect* **2**(4): e00054.

61. van der Deen, M. et al. (2008). "Effect of COPD treatments on MRP1-mediated transport in bronchial epithelial cells." *Int J Chron Obstruct Pulmon Dis* **3**(3): 469–475.

62. Mao, Q. and J. D. Unadkat (2015). "Role of the breast cancer resistance protein (BCRP/ABCG2) in drug transport–an update." *Aaps J* **17**(1): 65–82.

63. Robey, R. W. et al. (2009). "ABCG2: A perspective." *Adv Drug Deliv Rev* **61**(1): 3–13.

64. Takada, T. et al. (2005). "Characterization of polarized expression of point- or deletion-mutated human BCRP/ABCG2 in LLC-PK1 cells." *Pharm Res* **22**(3): 458–464.

65. Lee, C. A. et al. (2015). "Breast cancer resistance protein (ABCG2) in clinical pharmacokinetics and drug interactions: Practical recommendations for clinical victim and perpetrator drug–drug interaction study design." *Drug Metab Dispos* **43**(4): 490–509.

66. Suzuki, M. et al. (2003). "ABCG2 transports sulfated conjugates of steroids and xenobiotics." *J Biol Chem* **278**(25): 22644–22649.

67. Sakamoto, A. et al. (2015). "Drug transporter protein quantification of immortalized Human Lung cell lines derived from tracheobronchial epithelial cells (Calu-3 and BEAS2-B), bronchiolar-alveolar cells (NCI-H292 and NCI-H441), and alveolar type II-like cells (A549) by liquid chromatography-tandem mass spectrometry." *J Pharm Sci* **104**(9): 3029–3038.

68. Nickel, S. et al. (2017). "Expression and activity of breast cancer resistance protein (BCRP/ABCG2) in human distal lung epithelial cells in vitro." *Pharm Res* **34**: 2477–2487.

69. Liang, S. C. et al. (2015). "ABCG2 localizes to the

nucleus and modulates CDH1 expression in lung cancer cells." *Neoplasia* **17**(3): 265–278.

70. Cooray, H. C. et al. (2006). "Modulation of p-glycoprotein and breast cancer resistance protein by some prescribed corticosteroids." *Eur J Pharmacol* **531**(1–3): 25–33.

71. Ando, T. et al. (2007). "Involvement of breast cancer resistance protein (ABCG2) in the biliary excretion mechanism of fluoroquinolones." *Drug Metab Dispos* **35**(10): 1873–1879.

72. Nakanishi, T. and D. D. Ross (2012). "Breast cancer resistance protein (BCRP/ABCG2): Its role in multidrug resistance and regulation of its gene expression." *Chin J Cancer* **31**(2): 73–99.

73. Kawabata, S. et al. (2003). "Expression and functional analyses of breast cancer resistance protein in lung cancer." *Clin Cancer Res* **9**(8): 3052–3057.

74. Koepsell, H. (2013). "The SLC22 family with transporters of organic cations, anions and zwitterions." *Mol Aspects Med* **34**(2–3): 413–435.

75. Horvath, G. et al. (2007). "Epithelial organic cation transporters ensure pH-dependent drug absorption in the airway." *Am J Respir Cell Mol Biol* **36**(1): 53–60.

76. Kummer, W. et al. (2008). "The epithelial cholinergic system of the airways." *Histochem Cell Biol* **130**(2): 219–234.

77. Salomon, J. J. et al. (2012). "Transport of the fluorescent organic cation 4-(4-(dimethylamino)styryl)-N-methylpyridinium iodide (ASP+) in human respiratory epithelial cells." *Eur J Pharm Biopharm* **81**(2): 351–359.

78. Salomon, J. J. et al. (2014). "The cell line NCI-H441 is a useful in vitro model for transport studies of human distal lung epithelial barrier." *Mol Pharm* **11**(3): 995–1006.

79. Grundemann, D. et al. (2005). "Discovery of the ergothioneine transporter." *Proc Natl Acad Sci U S A* **102**(14): 5256–5261.

80. Ingoglia, F. et al. (2016). "Functional activity of L-carnitine transporters in human airway epithelial cells." *Biochim Biophys Acta* **1858**(2): 210–219.

81. Kummer, W. et al. (2006). "Role of acetylcholine and polyspecific cation transporters in serotonin-induced bronchoconstriction in the mouse." *Respir Res* **7**: 65.

82. Shitara, Y. et al. (2006). "Transporters as a determinant of drug clearance and tissue distribution." *Eur J Pharm Sci* **27**(5): 425–446.

83. Ehrhardt, C. et al. (2005). "Salbutamol is actively absorbed across human bronchial epithelial cell layers." *Pulm Pharmacol Ther* **18**(3): 165–170.

84. Gnadt, M. et al. (2012). "Methacholine delays pulmonary absorption of inhaled beta(2)-agonists due to competition for organic cation/carnitine transporters." *Pulm Pharmacol Ther* **25**(1): 124–134.

85. Salomon, J. J. et al. (2015). "Beta-2 adrenergic agonists are substrates and inhibitors of human organic cation transporter 1." *Mol Pharm* **12**(8): 2633–2641.

86. Haghi, M. et al. (2012). "Deposition, diffusion and transport mechanism of dry powder microparticulate salbutamol, at the respiratory epithelia." *Mol Pharm* **9**(6): 1717–1726.

87. Unwalla, H. J. et al. (2012). "Albuterol modulates its own transepithelial flux via changes in paracellular permeability." *Am J Respir Cell Mol Biol* **46**(4): 551–558.

88. Horvath, G. et al. (2007). "The effect of corticosteroids on the disposal of long-acting beta2-agonists by airway smooth muscle cells." *J Allergy Clin Immunol* **120**(5): 1103–1109.

89. Horvath, G. et al. (2011). "Rapid nongenomic actions of inhaled corticosteroids on long-acting β(2)-agonist transport in the airway." *Pulm Pharmacol Ther* **24**(6): 654–659.

90. Nakamura, T. et al. (2010). "Transport of ipratropium, an anti-chronic obstructive pulmonary disease drug, is mediated by organic cation/carnitine transporters in human bronchial epithelial cells: Implications for carrier-mediated pulmonary absorption." *Mol Pharm* **7**(1): 187–195.

91. Nakanishi, T. et al. (2013). "In vivo evidence of organic cation transporter-mediated tracheal accumulation of the anticholinergic agent ipratropium in mice." *J Pharm Sci* **102**(9): 3373–3381.

92. Backstrom, E. et al. (2016). "Development of a novel lung slice methodology for profiling of inhaled compounds." *J Pharm Sci* **105**(2): 838–845.

93. Al-Jayyoussi, G. et al. (2015). "Absorption of ipratropium and l-carnitine into the pulmonary circulation of the ex-vivo rat lung is driven by passive processes rather than active uptake by OCT/OCTN transporters." *Int J Pharm* **496**(2): 834–841.

94. Meyerhoff, A. et al. (2004). "US food and drug administration approval of ciprofloxacin hydrochloride for management of postexposure inhalational anthrax." *Clin Infect Dis* **39**(3): 303–308.

95. Ong, H. X. et al. (2013). "Ciprofloxacin is actively transported across bronchial lung epithelial cells using a Calu-3 air interface cell model." *Antimicrob Agents Chemother* **57**(6): 2535–2540.

96. Daniel, H. and G. Kottra (2004). "The proton oligopeptide cotransporter family SLC15 in physiology and pharmacology." *Pflugers Arch* **447**(5): 610–618.

97. Smith, D. E. et al. (2013). "Proton-coupled oligopeptide transporter family SLC15: Physiological, pharmacological and pathological implications." *Mol Aspects Med* **34**(2–3): 323–336.

98. Saito, H. et al. (1995). "Cloning and characterization of a rat H+/peptide cotransporter mediating absorption of beta-lactam antibiotics in the intestine and kidney." *J Pharmacol Exp Ther* **275**(3): 1631–1637.

99. Yang, C. Y. et al. (1999). "Intestinal peptide transport systems and oral drug availability." *Pharm Res* **16**(9): 1331–1343.

100. Zhu, T. et al. (2000). "Differential recognition of ACE

inhibitors in Xenopus laevis oocytes expressing rat PEPT1 and PEPT2." *Pharm Res* **17**(5): 526–532.

101. Groneberg, D. A. et al. (2004). "Molecular mechanisms of pulmonary peptidomimetic drug and peptide transport." *Am J Respir Cell Mol Biol* **30**(3): 251–260.

102. Saito, H. et al. (1996). "Molecular cloning and tissue distribution of rat peptide transporter PEPT2." *Biochim Biophys Acta* **1280**(2): 173–177.

103. Bleasby, K. et al. (2006). "Expression profiles of 50 xenobiotic transporter genes in humans and preclinical species: A resource for investigations into drug disposition." *Xenobiotica* **36**(10–11): 963–988.

104. Lu, H. and C. Klaassen (2006). "Tissue distribution and thyroid hormone regulation of Pept1 and Pept2 mRNA in rodents." *Peptides* **27**(4): 850–857.

105. Leclerc, J. et al. (2011). "Xenobiotic metabolism and disposition in human lung: Transcript profiling in non-tumoral and tumoral tissues." *Biochimie* **93**(6): 1012–1027.

106. Courcot, E. et al. (2012). "Xenobiotic metabolism and disposition in human lung cell models: Comparison with in vivo expression profiles." *Drug Metab Dispos* **40**(10): 1953–1965.

107. Bahadduri, P. M. et al. (2005). "Functional characterization of the peptide transporter PEPT2 in primary cultures of human upper airway epithelium." *Am J Respir Cell Mol Biol* **32**(4): 319–325.

108. Groneberg, D. A. et al. (2001). "Localization of the peptide transporter PEPT2 in the lung: Implications for pulmonary oligopeptide uptake." *Am J Pathol* **158**(2): 707–714.

109. Groneberg, D. et al. (2002). "Distribution and function of the peptide transporter PEPT2 in normal and cystic fibrosis human lung." *Thorax* **57**(1): 55–60.

110. Takano, M. et al. (2015). "Functional expression of PEPT2 in the human distal lung epithelial cell line NCI-H441." *Pharm Res* **32**(12): 3916–3926.

111. Brahmajothi, M. V. et al. (2013). "S-nitrosothiol transport via PEPT2 mediates biological effects of nitric oxide gas exposure in macrophages." *Am J Respir Cell Mol Biol* **48**(2): 230–239.

112. Kirkham, M. and R. G. Parton (2005). "Clathrin-independent endocytosis: New insights into caveolae and non-caveolar lipid raft carriers." *Biochim Biophys Acta* **1745**(3): 273–286.

113. Gumbleton, M. et al. (2003). "Targeting caveolae for vesicular drug transport." *J Control Release* **87**(1–3): 139–151.

114. Kim, K. J. and A. B. Malik (2003). "Protein transport across the lung epithelial barrier." *Am J Physiol Lung Cell Mol Physiol* **284**(2): L247–L259.

115. Sowa, G. (2012). "Caveolae, caveolins, cavins, and endothelial cell function: New insights." *Front Physiol* **2**: 120.

116. Ibrahim, M. and L. Garcia-Contreras (2013). "Mechanisms of absorption and elimination of drugs administered by inhalation." *Ther Deliv* **4**(8): 1027–1045.

117. Schnitzer, J. E. et al. (1988). "Albumin interacts specifically with a 60-kDa microvascular endothelial glycoprotein." *Proc Natl Acad Sci U S A* **85**(18): 6773–6777.

118. Matsukawa, Y. et al. (2000). "Rates of protein transport across rat alveolar epithelial cell monolayers." *J Drug Target* **7**(5): 335–342.

119. John, T. A. et al. (2001). "Evidence for the role of alveolar epithelial gp60 in active transalveolar albumin transport in the rat lung." *J Physiol* **533**(Pt 2): 547–559.

120. Kim, K. J. et al. (2003). "Absorption of intact albumin across rat alveolar epithelial cell monolayers." *Am J Physiol Lung Cell Mol Physiol* **284**(3): L458–L465.

121. Ikehata, M. et al. (2008). "Comparison of albumin uptake in rat alveolar type II and type I-like epithelial cells in primary culture." *Pharm Res* **25**(4): 913–922.

122. Ikehata, M. et al. (2009). "Mechanism of insulin uptake in rat alveolar type II and type I-like epithelial cells." *Biol Pharm Bull* **32**(10): 1765–1769.

123. Nemmar, A. et al. (2001). "Passage of intratracheally instilled ultrafine particles from the lung into the systemic circulation in hamster." *Am J Respir Crit Care Med* **164**(9): 1665–1668.

124. Nemmar, A. et al. (2002). "Passage of inhaled particles into the blood circulation in humans." *Circulation* **105**(4): 411–414.

125. Blank, F. et al. (2013). "Size-dependent uptake of particles by pulmonary antigen-presenting cell populations and trafficking to regional lymph nodes." *Am J Respir Cell Mol Biol* **49**(1): 67–77.

126. Stone, K. C. et al. (1992). "Allometric relationships of cell numbers and size in the mammalian lung." *Am J Respir Cell Mol Biol* **6**(2): 235–243.

127. Vermaelen, K. Y. et al. (2001). "Specific migratory dendritic cells rapidly transport antigen from the airways to the thoracic lymph nodes." *J Exp Med* **193**(1): 51–60.

128. Takenaka, S. et al. (2001). "Pulmonary and systemic distribution of inhaled ultrafine silver particles in rats." *Environ Health Perspect* **109**(Suppl 4): 547–551.

129. Himmelmann, A. et al. (2003). "The impact of smoking on inhaled insulin." *Diabetes Care* **26**(3): 677–682.

130. Becker, R. H. et al. (2006). "The effect of smoking cessation and subsequent resumption on absorption of inhaled insulin." *Diabetes Care* **29**(2): 277–282.

131. Rave, K. et al. (2007). "AIR inhaled insulin in subjects with chronic obstructive pulmonary disease: Pharmacokinetics, glucodynamics, safety, and tolerability." *Diabetes Care* **30**(7): 1777–1782.

132. Henry, R. R. et al. (2003). "Inhaled insulin using the AERx Insulin Diabetes Management System in healthy and asthmatic subjects." *Diabetes Care* **26**(3): 764–769.

133. Mudaliar, S. and R. R. Henry (2007). "Inhaled insulin in patients with asthma and chronic obstructive pulmonary disease." *Diabetes Technol Ther* **9**(Suppl 1): S83–S92.

134. Borghardt, J. M. et al. (2016). "Model-based evaluation of pulmonary pharmacokinetics in asthmatic and

COPD patients after oral olodaterol inhalation." *Br J Clin Pharmacol* **82**(3): 739–753.

135. Neale, M. G. et al. (1987). "The pharmacokinetics of nedocromil sodium, a new drug for the treatment of reversible obstructive airways disease, in human volunteers and patients with reversible obstructive airways disease." *Br J Clin Pharmacol* **24**(4): 493–501.

136. Brutsche, M. H. et al. (2000). "Comparison of pharmacokinetics and systemic effects of inhaled fluticasone propionate in patients with asthma and healthy volunteers: A randomised crossover study." *Lancet* **356**(9229): 556–561.

137. De Backer, W. et al. (2010). "Lung deposition of BDP/formoterol HFA pMDI in healthy volunteers, asthmatic, and COPD patients." *J Aerosol Med Pulm Drug Deliv* **23**(3): 137–148.

138. Mukherjee, M. et al. (2017). "Enhanced expression of Organic Cation Transporters in bronchial epithelial cell layers following insults associated with asthma – Impact on salbutamol transport." *Eur J Pharm Sci* **106**: 62–70.

139. Summers, Q. A. (1991). "Inhaled drugs and the lung." *Clin Exp Allergy* **21**(3): 259–268.

140. Tronde, A. et al. (2003). "Pulmonary absorption rate and bioavailability of drugs in vivo in rats: Structure-absorption relationships and physicochemical profiling of inhaled drugs." *J Pharm Sci* **92**(6): 1216–1233.

141. Folkesson, H. G. et al. (1990). "Permeability of the respiratory tract to different-sized macromolecules after intratracheal instillation in young and adult rats." *Acta Physiol Scand* **139**(2): 347–354.

142. Carvalho, T. C. et al. (2011). "Influence of particle size on regional lung deposition–what evidence is there?" *Int J Pharm* **406**(1–2): 1–10.

143. Yang, J. Z. et al. (2008). "Fluticasone and budesonide nanosuspensions for pulmonary delivery: Preparation, characterization, and pharmacokinetic studies." *J Pharm Sci* **97**(11): 4869–4878.

144. Ruge, C. A. et al. (2013). "Pulmonary drug delivery: From generating aerosols to overcoming biological barriers-therapeutic possibilities and technological challenges." *Lancet Respir Med* **1**(5): 402–413.

145. Geiser, M. (2010). "Update on macrophage clearance of inhaled micro- and nanoparticles." *J Aerosol Med Pulm Drug Deliv* **23**(4): 207–217.

146. Edwards, D. A. et al. (1998). "Recent advances in pulmonary drug delivery using large, porous inhaled particles." *J Appl Physiol* **85**(2): 379–385.

147. Champion, J. A. and S. Mitragotri (2009). "Shape induced inhibition of phagocytosis of polymer particles." *Pharm Res* **26**(1): 244–249.

5

吸入化合物的生物利用度

Bioavailability of inhaled compounds

Lucila Garcia-Contreras

5.1 前言

治疗性气溶胶已被用于治疗哮喘和慢性阻塞性肺疾病(COPD)等肺部疾病,以及减轻和纠正肺囊性纤维化(CF)的体征和症状[1]。在 20 世纪 90 年代,人们考虑通过肺部给药途径来递送化合物使之在全身起效[2,3]以及递送抗结核药物[4],而在 2000 年后,人们提出利用吸入化疗药物治疗肺癌[5]。大量的化合物气溶胶被用于治疗各种疾病,它们的理化性质多种多样,包括不同的分子量、溶解度、亲脂性和渗透性。尽管这些治疗性化合物的处置(吸收、分布和排泄)受其理化特性的影响,但还有一些重要因素决定它们在肺部的处置并进而决定它们以气溶胶形式递送到肺部时的生物利用度。如图 5-1 所示,这些因素包括制剂、递送装置、沉积部位、疾病状态、清除机制、药物起效部位以及在作用部位的药物浓度。

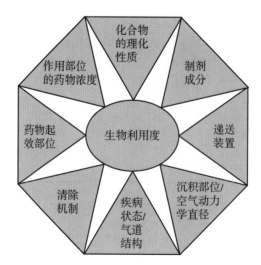

图 5-1 以气溶胶递送到肺部的治疗性化合物的生物利用度的影响因素

经过多年的努力,研究者已经可以使用喷雾器、定量吸入器(MDI)和粉雾吸入器(DPI)从液体或固体制剂制得治疗性化合物的气溶胶。这些制剂的复杂性日益提升,粉雾剂型使用了更多种类的辅料和制备方法,包括从微粉化药物和乳糖的物理性混合物到精良的颗粒工程化方法。气溶胶的递送效率取决于装置、气溶胶的空气动力学直径和大小分布,以及在气道中的沉积部位。而且,患者的疾病状态对正常气道结构的改变程度也影响着气溶胶沉积的部位,而该肺区域的清除机制则决定了药物的停留时间和作用效果。本章将讨论这些因素对药物生物利用度的影响,以及美国食品药品监督管理局(FDA)提出的测定生物利用度和生物等效性的方法。

5.2 生物利用度

5.2.1 生物利用度的定义

对于肺部疾病,通过吸入治疗化合物的优势在于可以达到较高的局部浓度,并可迅速起效。对于口服生物利用度低的药物,通过吸入给药可提高药物的生物利用度,进而减小药物的使用剂量并减少药物的全身性不良反应。传统的药物动力学书籍将生物利用度简单定义为“药物吸收的速度和程度”[6],而其他定义则强调药物吸收进入全身循环的速度和程度[7],因为特别是对于口服给药,到达全身循环的剂量比例通常与药物作用相关。但是,这种传统的生物利用度定义不能扩展到所有通过肺部途径给药的药物,因为作用部位取决于特定药物。美国 FDA 根据《联邦法规》(Code of Federal Regulation,CFR)的第 320.1 章(CFR§320.1),在其行业指南(口服药物的生物利用度和生物等效性研究一般注意事项)中发布了更广泛的生物利用度定义:药物制剂中的活性成分或活性部分被吸收并能到达作用部位的速度和程度。对于不必吸收入血的药物,可以通过测定旨在反映活性成分或活性部分到达作用部位的速度和程度的参数来评估生物利用度。

只要能够确定每种特定药物的作用部位,这一定义更适用于通过肺部途径给药的药物。表 5-1 列出了最常见的肺部疾病、用于治疗的药物类别以及理想的作用部位。

表 5-1 肺部常见疾病和治疗药物种类及其理想的作用部位

疾 病	特 征	治疗药物类别	理想的起效部位
哮喘	气道炎症和发作性、可逆性支气管痉挛所导致的呼吸困难、咳嗽、胸闷和呼吸急促	支气管舒张剂: β肾上腺素受体激动剂; 毒蕈碱拮抗剂(抗胆碱能药物); 甲基黄嘌呤; 白三烯拮抗剂 抗炎药物: 皮质类固醇; 肥大细胞稳定剂	支气管 细支气管

(续表)

疾　病	特　征	治疗药物类别	理想的起效部位
支气管扩张症	气道(支气管)壁由于慢性炎症和/或感染而增厚,并导致黏液积累	抗生素:妥布霉素、庆大霉素、黏菌素; 抗炎药物; 支气管舒张剂	支气管
癌症	小细胞肺癌:通常见于支气管附近的细胞; 腺癌:最普遍的癌症形式,通常发生于排列在肺泡内的细胞; 鳞状细胞癌:肿瘤出现在气管内侧的扁平细胞中,通常位于支气管附近; 大细胞癌:可发生于肺的任何部位,通常生长和扩散迅速	化疗药物:根据癌症类型、位置和分期选择。吸入化疗药物包括西妥昔单抗、顺铂、阿霉素、吉西他滨和紫杉醇等	支气管、肺泡
慢性阻塞性肺疾病(COPD)	气流受限,比哮喘更难逆转且呈渐进病程 细支气管形态缺失并被黏液阻塞(支气管炎),肺泡壁被破坏、肺泡数量减少并形成较大肺泡(肺气肿)	支气管舒张剂: 1)β肾上腺素受体激动剂 2)毒蕈碱拮抗剂(抗胆碱能药物) 3)甲基黄嘌呤 4)白三烯拮抗剂 抗炎药物: 1)皮质类固醇 2)肥大细胞稳定剂	支气管、细支气管
囊性纤维化	气道分泌物异常; 气道分泌物的流变学异常; 机会细菌感染; 支气管收缩; 慢性炎症	黏液溶解剂; 阿米洛利、ATP、UTP; 抗生素; 支气管舒张剂; 抗炎药物; 基因治疗	支气管、细支气管
真菌感染	吸入真菌且未被有效清除; 免疫系统受损患者更有可能发生更严重的感染	抗真菌药:如伊曲康唑、氟康唑、伏立康唑、两性霉素B	肺泡
非结核分枝杆菌(NTM)	由患者吸入环境NTM引起; 如果没被清除会引起感染	抗生素:有效治疗需要选择2~3种药物,具体取决于感染的NTM种类、其对药物的敏感性和感染程度	肺泡
肺炎	由细菌、病毒和真菌引起的感染; 感染可以迅速扩散到血循环,并侵入整个身体	抗生素,取决于病原体和疾病的严重程度;对于细菌性肺炎,可以使用大环内酯类药物	肺泡
肺动脉高压	压力升高会影响肺和心脏的动脉; 由血管狭窄、阻塞或破坏所致	前列环素:依前列醇、伊洛前列素和曲前列环素; 吸入一氧化氮(INO)	肺泡

（续表）

疾　病	特　征	治疗药物类别	理想的起效部位
移植排斥	移植肺的小气道或移植物开始形成瘢痕,并逐渐完全瘢痕化并闭合; 慢性排斥反应(也称为闭塞性细支气管炎,BO)的特征是细支气管狭窄和解体	目前还没有治愈 BO 的方法,但可能阻止或逆转其进程的治疗方法可能包括大环内酯类抗生素、皮质类固醇和免疫抑制剂,如环孢素 A	细支气管
结核病	由患者吸入结核分枝杆菌所致如果没被清除会引起感染	抗生素:如异烟肼、利福平、吡嗪酰胺、卷曲霉素、氯法齐明	肺泡

汇编自:Trevor, A. J. et al., Katzung & Trevor's pharmacology:Examination & board review, 10th ed., Lange Medical Books, New York, McGraw-Hill, 2012;Crystal, R. G. et al., Eds. The Lung Scientific Foundations, Philadelphia, PA, Lippincott-Raven Publishers, 1997.

　　按照美国 FDA 定义,用于治疗哮喘和囊性纤维化的化合物的作用部位是支气管和细支气管,而治疗真菌感染和肺动脉高压的药物作用部位是肺泡。对于大多数化合物,以药物浓度来衡量它们到达作用部位的速度和程度是极其困难的。因此,定义的第二部分适用于这些化合物,即改用其他指标来间接定量这些参数。

　　肺部途径已被研究用于递送胰岛素、醋酸亮丙瑞林和鲑鱼降钙素等全身作用的化合物。对于这些化合物,由于在血清或血浆中的浓度可以很好地衡量其在特定部位的吸收和利用度,可采用传统的生物利用度定义。

　　当作用部位同时存在于肺组织和身体其他器官时,生物利用度的确定就变得更加复杂,例如吸入给药治疗肺结核。此时,药物在肺组织局部和循环中(以便于到达其他器官)都必须达到治疗浓度。实际上不太可能在没有显著毒性反应的情况下同时实现这两种目标,因此,没有这种适应证的商业产品也就不足为奇了。图 5-2 为已被考虑用于肺

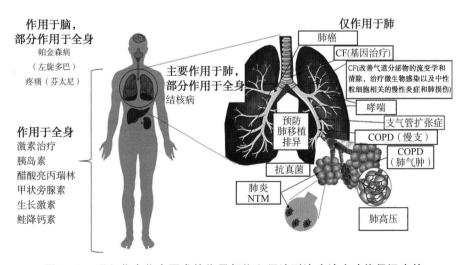

图 5-2　吸入化合物在要求的作用部位必须达到治疗浓度才能保证疗效

部递送的药物以及已经商业化或仍处于早期开发阶段的药物的作用部位。

5.2.2 影响吸入化合物生物利用度的因素

生物利用度的传统计算方法是从血管外给药（肠外、口服、阴道、直肠或肺）的药物吸收程度的比值，即药物浓度-时间曲线下的面积（$AUC_{0\to\infty}$）除以静脉（IV）给药后的 AUC 值，并用它们各自的剂量进行校正[6]：

$$F = \frac{AUC_{0\to\infty}\,extravascular}{AUC_{0\to\infty}\,IV} \times \frac{Dose_{IV}}{Dose_{extravascular}} \qquad (式 5-1)$$

与其他任何血管外给药途径不同，通过肺部途径递送的治疗化合物的吸收（进入肺组织或全身循环）受制剂、递送装置和解剖学因素（包括沉积部位、清除机制、化合物的渗透性）的影响（图 5-3）。制剂的类型受化合物的物理化学性质和预期的治疗剂量影响。所选制剂的递送效率取决于制剂和装置，其与患者吸入的方式一起决定了气溶胶的沉积部位。

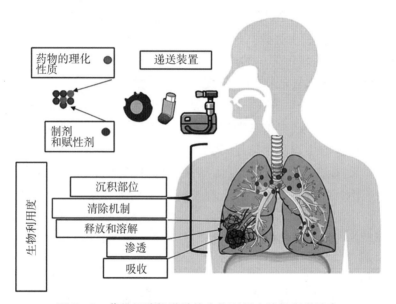

图 5-3　药物经肺部递送的生物利用度的解剖学因素

沉积部位将决定气溶胶以何种机制被清除，进而影响可被吸收的药量。再者，化合物的渗透性将影响其吸收，而且如果制剂是固体或化合物被包封在载体中，那么化合物的释放和溶解也将限制其吸收程度。本节将讨论这些因素。

（1）化合物的理化性质

除了所需剂量的大小外，化合物被配制成液体制剂还是固体制剂以供肺部递送的决定因素之一其在液体介质中的表观溶解度；对于喷雾器来说液体介质可以是水，对于 MDI 来说则可以是液态推进剂。化合物的水溶性对其在肺部环境中的溶解性而言不那么重要，这是由于是在气道中存在黏液层，而肺泡区域存在表面活性物质[10]。

最能代表药物对肺组织渗透性的理化参数是分配系数（Log P），其定义是：在由两种

基本不相容的溶剂(最常见的是 1 -辛醇和水[11])组成的两相体系中,溶解物质的平衡浓度之比的对数,如下所示:

$$P_{o/w} = \frac{Conc_{1-辛醇}}{Conc_{水}} \qquad (式 5-2)$$

式中,$P_{o/w}$ 为辛醇-水分配系数,$Conc_{水}$ 为溶质在水中的浓度,而 $Conc_{1-辛醇}$ 为溶质在 1 -辛醇中的浓度。

Lipinski 等提出了"5 规则",根据分子量、Log P、分子中可向氢键贡献 H+ 的基团数以及分子中可以接受原子形成氢键的基团数来预测生物膜对化合物的渗透性和吸收率[12]。更具体地说,假设了药物从气道吸收进肺组织中受该化合物分子量的影响。在对涉及药物吸收机制的肺部解剖结构的全面综述中,Patton 假设,小分子化合物(<40 kDa)可能有利于通过细胞旁机制吸收,而较大的化合物更容易通过胞吞转运吸收[13]。

表 5-2 列出了在市售、临床前或临床试验中通过肺部途径用于实验动物或人类的主要类别治疗性化合物的理化性质。

表5-2　已用于肺部途径递送的化合物的理化特性

类　别	化合物	分子量(g/mol)*	Log P	水溶性(mg/ml)*
抗生素	硫酸阿米卡星(C)	683.68	−7.4	185
	羧苄西林(C)	378.4	1.13	0.39
	头孢他啶(C)	546.58	−1.2	0.005 73
	环丙沙星(C)	331.35	0.28	30
	克拉霉素(C)	747.95	3.16	0.33(mg/L)
	黏菌素(M)	1 155.45	−2.4	564
	甲磺酸盐黏菌素(M)	1 634.87	−1.2	4.17
	多西环素(C)	444.43	−0.72	0.63
	庆大霉素(C)	477.6	−3.1	100
	妥布霉素(M)	467.52	−5.8	94
	万古霉素(C)	1 449.25	1.11	0.225
抗癌药物	西妥昔单抗(P)	145 781.60	n. r	可溶
	顺铂(P)	298.04	0.041	2.5
	多柔比星(P)	543.52	1.27	可溶
	氟尿嘧啶(P)	130.08	−0.58	5.86
	吉西他滨(P)	263.2	−1.4	可溶
	紫杉醇(P)	853.91	3.2	不溶
	维生素 A(P)	286.45	5.68	0.671(mg/L)

(续表)

类　别	化合物	分子量(g/mol)*	Log P	水溶性(mg/ml)*
抗胆碱能药物	异丙托溴铵(M)	412.37	0.21	易溶
	噻托溴铵(M)	472.42	−2.2	25
抗真菌药物	两性霉素 B(C)	924.08	−0.66	0.081 9
	伊曲康唑(C)	705.64	5.66	不溶
	伏立康唑(C)	349.31	1.65	0.097 8
抗结核药物	卷曲霉素(P)	668.71	−9.69	可溶
	氯法齐明(P)	473.4	7.6	0.225(mg/L)
	乙硫异烟胺(P)	166.24	0.5	几乎不溶
	异烟肼(P)	137.14	−0.7	140
	左氧氟沙星(P)	361.37	2.1	不溶
	吡嗪酰胺(P)	359.26	2.8	0.011 7
	对氨基水杨酸(P)	153.14	1.01	1.69
	吡嗪酰胺(P)	123.11	−1.88	150
	利福布汀(P)	847.01	4.1	0.19
	利福平(P)	822.14	4	1.4
	利福喷丁(P)	877.03	5.29	0.021 3
β₂ 受体激动剂	富马酸福莫特罗(M)	344.41	2.2	微溶
	马来酸茚达特罗(M)	508.571	3.3	0.007 98
	沙美特罗西那福酯(M)	603.76	4.2	0.06
	维兰特罗(M)	486.43	3.39	0.001 18
皮质类固醇	倍氯美松双丙酸酯(M)	521.04	1.3	49.39
	布地奈德(M)	430.53	2.8	不溶
	环索奈德(M)	540.7	4.08	0.001 57
	丙酸氟替卡松(M)	500.57	3.4	0.51(mg/L)
	氟尼缩松(M)	434.5	2.2	0.037 4
	糠酸莫米松(M)	521.43	2.1	几乎不溶
	曲安奈德(M)	394.43	0.84	0.847
毒蕈碱拮抗剂	阿地溴铵(M)	564.55	3.4	难溶
	奈多罗米钠(M)	371.34	2.22	0.145
	雷芬那辛(M)	597.76	4.24	0.007 21
	乌美溴铵(M)	508.49	2.88	1.94×10^{-5}

（续表）

类　　别	化合物	分子量（g/mol）*	Log P	水溶性（mg/ml）*
其他	雌二醇(P)	272.38	4.01	3.6 mg/L
	芬太尼(P)	336.47	4.05	0.2
	生长激素(M)	22 124	n. r.	40
	人胰岛素(M)	5 808	n. r.	可溶
	醋酸亮丙瑞林(M)	1 269.47	0.798	微溶
	咪达唑仑(C)	325.78	3.89	0.024
	人甲状旁腺激素(M)	9 424.62	n. r.	0.40
	鲑降钙素(M)	2 890.256	−3.89	1.0

注：* 另有说明；(M) 已作为吸入制剂销售的化合物；(C) 已用于临床的肠胃外给药药物；(P) 临床前研究中的药品或化合物。

引自：Ibrahim, M., Garcia-Contreras, L., Ther. Deliv., 2013, 4:1027 - 1045; Ibrahim, M. and L. García-Contreras, Preclinical pharmacokinetics of antitubercular drugs, in Delivery Systems for Tuberculosis Prevention and Treatment., A. J. Hickey, John Wiley & Sons, West Sussex, UK, 2016:131 - 155; Canadian-Institutes-of-Health-Research, Alberta Innovates Health-Solutions, and The-metabolomics-innovation-centre, DrugBank database, 2018.

　　大多数市售的吸入化合物制剂在分子量和 LogP 方面均遵循 Lipinski"5 规则"，包括抗胆碱能化合物、皮质类固醇、毒蕈碱激动剂和 β₂ 受体激动剂。但是，一部分市售化合物（如胰岛素、醋酸亮丙瑞林和生长激素）的分子量明显高于 Lipinski 提出的 500 g/mol。由于这些化合物旨在作用于全身，其气溶胶的沉积部位通常期望靶向肺泡区域；由于超薄的肺泡上皮和丰富的血管网络，加之巨大的表面积（约 75 m²），该区域能有效进行物质交换[3, 17, 18]。相形之下，在临床超适应证使用或临床前研究中的一些化合物则在分子量（123～145 782 g/mol）和 Log P 方面（−7.4～7.6）不遵循 Lipinski"5 规则"，但这些情况可能并不限制这类化合物的商业开发，如胰岛素和生长激素等。

　　Tronde 等使用两种略有不同的理化特性（被称为"第一维或 t[1]"和"第二维或 t[2]"）以预测市场上 34 种吸入药物的吸收程度[19]。t[1] 与尺寸[包括分子体积、表面积（极性/非极性）]、氢键供体/受体、电参数（包括电荷和偶极）、拓扑参数（包括分子量、原子/键/环计数和连接性）有关，t[2] 与亲脂性（包括 LogD 和 LogP）有关。他们得出结论，吸收率与分子极性表面积和氢键电位有更好的相关性。然而，所研究的化合物主要是 β₂ 激动剂、皮质类固醇和少量麻醉剂，因此可能要谨慎对待这一结论[19]。

　　（2）制剂和递送设备

　　以气溶胶剂型给药的治疗性化合物已经使用了数十年，将这些化合物通过液体或干粉的形式通过喷雾器、MDIs 和 DPIs 递送到肺部。除了预期的剂量大小和治疗性化合物的理化特性外，如何选择制剂与给药系统的组合还受其他因素的影响，例如，目标人群的年龄以及与装置相关的问题、疾病影响患者呼吸模式的程度、疗程长短、经济学评估和法规问题[20]。

一般认为,使用 DPIs 可以实现更有效的递送并控制沉积位置,但 Rau 等通过比较最常用的气溶胶装置给药后的药物分布证明了这一假设是不正确的[21]。根据沉积在口咽区域和肺部的剂量比例、被呼出体外的比例,以及不同研究的不同装置中残留的比例,他们得出结论,通过这些装置沉积在肺中的剂量比例大概为 $10\%\sim15\%$,但是关于口咽部沉积剂量、呼出体外剂量和装置中的残余剂量,不同的装置之间存在显著差异。尽管通过肺部沉积测量的药物递送效率可能相同,但需要特别注意的是,每种装置中的标示剂量是不同的,喷雾器的标示剂量比 MDIs 和 DPIs 的标示剂量大 10~12 倍,Zainudin 等也报告,三种装置用于递送沙丁胺醇或许基本相当,因为这三种装置的肺部沉积情况非常相似($9.1\%\sim11.2\%$)[22]。然而,采用 MDI 递送后,FEV_1 的相应变化(35.6%)显著高于相同剂量下通过 DPI(25.2%)或喷雾器(25.8%)递送,说明肺部的沉积剂量百分率本身并不是一个评价治疗性化合物生物利用度的良好指标。

(3)沉积部位

液体或干粉气溶胶的沉积部位取决于颗粒的形状、大小和分布,以及吸湿性、静电荷、呼吸道的解剖结构和呼吸方式等[23]。其中,影响生物利用度最主要的因素是颗粒形状、大小和分布、气道解剖结构、呼吸频率和潮气量。

通常,从商业吸入器生成的治疗性气溶胶的颗粒大小范围为 $0.1\sim60\,\mu m$,并且是多分散的,其几何标准偏差(GSD)在 $1.5\sim3\,\mu m$ 间,导致它们沉积在肺部的不同区域。粒径大于 $5\,\mu m$ 的气溶胶通过惯性撞击通常沉积在上呼吸道,而粒径小于 $5\,\mu m$ 的气溶胶则是通过沉降沉积在周围气道[24]。研究表明,粒径分布越窄,则治疗效果越好。Zanen 等的研究表明,以旋转盘产生的单分散气溶胶($2.8\,\mu m$)递送小剂量($8\,\mu g$)异丙托溴铵能取得与以市售 MDI 装置多分散气溶胶递送更大剂量药物($40\,\mu g$)相似的作用效果[25, 26]。他们还证实,使用较小剂量的单分散非诺特罗气雾剂($160\,\mu g$)相对于市售 MDI 递送的较大剂量($800\,\mu g$)可以产生相同的治疗效果,并减少吸入后的不良反应[27]。

气溶胶雾滴/颗粒在肺部的沉积受呼吸道分支的影响很大。伴随着每次分叉、方向变化和气道内腔直径减小以及气管分支数量的增加,因惯性碰撞导致气溶胶沉积的可能性也增加[28]。对于大多数气溶胶,最大、最突然的方向变化发生在气流从咽和喉进入气管和支气管时;在气溶胶被吸入后,此处的气流速度最大[23]。因此,患者的吸入方式会影响气溶胶的沉积部位和沉积剂量。通常会指导患者在吸入药物时深吸气,并屏气几秒钟,以便尽可能多地在肺泡区域沉积进而增加气溶胶的沉积量[24]。因此,深而快的呼吸能够增加作用部位在较大气道的药物的生物利用度,而深吸气并屏气几秒钟可增强作用部位在肺泡抑或通过肺泡吸收产生全身作用的药物生物利用度。但是,在必须用鼻子呼吸的婴儿或动物(如啮齿动物)模型中,不可能改变或控制呼吸模式,这导致吸入剂量有限[29]。此外,特别要注意的是,人可以吸入的气溶胶的直径范围与啮齿动物显著不同。例如,通过人鼻子可吸入到气溶胶的最大直径约为 $10\,\mu m$,而大鼠等小型啮齿动物约为 $1\,\mu m$[30]。

疾病的类型和严重度也会影响气道的结构,进而影响气溶胶的沉积。囊性纤维化可能是被研究最多的疾病,因为分泌物的类型和分泌量改变了这些患者气道的直径和湿度。Martonen 使用数学模型研究了气道直径减小对吸入气溶胶沉积的影响,并使用体内数据进行了验证[31]。在此模型中,当气道阻塞增加导致直径减小 5%～40%时,气溶胶沉积增加,这是因为惯性撞击有利于气溶胶沉积,并与通过气道的颗粒或液滴的速度成正比[31]。

(4) 清除机制

气溶胶液滴/颗粒沉积后的清除是决定吸入药物生物利用度的最大因素之一。根据气溶胶沉积的位置,可通过机械清除、黏膜纤毛清除、肺泡巨噬细胞摄取或酶降解将液滴/颗粒从肺部清除[14]。后者与蛋白质/肽类药物更相关。

$10\ \mu m (MMAD)$ 左右的气溶胶液滴/颗粒通常沉积在较大的气道中,并通过打喷嚏或咳嗽进行机械清除,这种大小的气溶胶液滴也有可能被吞咽。健康受试者在吸入气溶胶后的 24 h 内,沉积在气管、支气管区域的液滴/颗粒将通过黏膜纤毛机制被清除[32]。而处于疾病状态例如囊性纤维化时,根据 Boucher[33, 34] 和 Corcoran[35] 的报告,由于分泌的黏液黏稠,患者的黏膜纤毛清除机制可能会受到损害。

在较小的气道和肺泡区域,肺泡巨噬细胞的摄取对吸入药物的生物利用度具有更显著的影响,因为药物可以被摄取进入淋巴结中,从而阻止其在作用部位发挥作用[36]。但应指出的是,肺泡巨噬细胞摄取颗粒的程度在人与其他物种之间存在显著差异:据报道,啮齿动物的肺泡巨噬细胞摄取不溶性颗粒的比例比人肺更大[37]。气溶胶颗粒的停留时间、药物的溶解度或载体也影响巨噬细胞摄取的程度:颗粒停留在肺泡区域的时间越长,被肺泡巨噬细胞吞噬的可能性越高。该因素一直是通过肺途径实现药物控释的主要限制之一,但是采用一些巧妙的方法,例如在"多孔大颗粒"中包载化合物已经克服了这一限制。这种颗粒的几何直径为 $10\ \mu m$ 或更大,但质量密度小于 $0.4\ g/ml$,这使其具有与 $1\sim 3\ \mu m$ 颗粒类似的空气动力学特性。使用该制剂策略可使硫酸沙丁胺醇在豚鼠的肺中持续释放长达 24 h[39],也将雌二醇在大鼠体内的生物利用度从 38% 增加到了 86%[40]。

尽管肺内的代谢酶没有肠和肝等其他器官丰富,但在肺的不同区域发现了 CYP450 家族的同工酶,如 CYP2S 和 CYP2F,以及酯酶和肽酶[41, 42]。迄今为止,尚未报道过肺中这些酶的存在会严重影响吸入药物的生物利用度,但有报道发现,这些酶的表达在吸烟患者中有所增加[43]。患有轻度哮喘的吸烟患者吸入皮质类固醇(如丙酸氟替卡松)后的疗效呈降低现象[44]。

(5) 药物释放和溶出

溶液型气溶胶中的药物不需要释放或溶出,但是如果气溶胶是出自药物悬浮液或由微粉化药物和载体的混合物组成的干粉,那么药物必须溶出到一定程度才能被吸收或发挥其药理作用。此外,如果使用赋形剂通过颗粒工程学方法制备制剂或将药物包封在聚合物基质中,那么就必须将药物从基质中释放出来或与赋形剂(例如糖)同步溶出。鉴于在肺的不同区域用于溶解的液体量有限[3, 13],化合物的溶解性能很可能也会限制其吸收程度。

直到几年前,人们对粉雾吸入剂的溶出度大多并不作要求甚至不测定,但在发现化合物在肺环境中的溶解性能会影响其疗效或吸收后,有研究小组开始使用这种指标来间接预测制剂在肺部的作用。由于英国、欧洲或美国药典中没有官方的溶出度仪来评估吸入用干粉的溶出度或有关如何进行此测定的指导原则,因此实验方法存在很大差异。有些对当前 USP 溶出度仪进行了适当改进,而另一些采用了定制设备。同样,溶出介质的体积和类型也有所不同,范围从几毫升到 USP 规定的 900 ml,从水和盐水到具有不同成分的模拟肺液。例如,尽管内源性的肺表面活性剂主要是二棕榈酰磷脂酰胆碱(DPPC),但在这些较早的溶出度研究中,十二烷基硫酸钠(SDS)或吐温 80 与 DPPC 可互换使用。无论使用哪种表面活性剂,这些研究所使用的溶出介质浓度都不相同,研究发现这会显著影响药物溶出的速率和程度[45, 46]。

Pham 和 Wiedmann[47]最先报道了吸入性粉末溶出度的研究方法。研究者在液体撞击器中装入布地奈德的饱和水溶液或 0.01% SDS 的饱和溶液,通过收集布地奈德的气溶胶颗粒来评价其溶出度;即从撞击器中取出一份溶液,稀释后放入闪烁瓶中,在水浴中振荡,定时取样测定。Davies 和 Feddah 进行的另一项开创性研究采用了流通池作为溶出装置,将液体泵入装有丙酸氟替卡松粉末的流通池中以维持洗涤池条件[45]。他们发现,添加 0.02%DPPC 后,丙酸氟替卡松的溶出度从 20% 增加到了 80%。Son 等率先使用 USP 仪器评估可吸入粉剂的溶解度[46]。为了更好地模拟体内情况,他们使用了新一代冲击器(new generation impactor,NGI),使得氢化可的松干粉被空气动力学地分离成 2、3、5 和 6 级。每种级别的粉末被分别放在一个隔膜盒中。将该隔膜盒放置在标准 USP 方法 5(桨碟法)装置底部,装置内含 100 ml 的 SLF,以 50 转/分的转速搅拌。尽管该实验装置以更接近生理的方式分离并收集了粉末的可吸入部分,但其溶出介质体积至少是肺泡区域溶解体积的 3 倍[3, 13]。Wang 等解决了这个问题,将从 NGI 第 4 级收集的粉末夹于膜中,并将这一"三明治膜"夹在 Franz 扩散池的供给室和接收室之间[48]。接收室中装有 23 ml 溶出介质,液体会导致夹膜凸出成半月面,然后湿润并溶解膜间的干粉,这一方法更接近于吸入的干粉在体内的溶出。与 Davie 和 Feddahde 的方法不同,Son 和 Wang 的方法不能保证测定时存在洗涤池条件(定义为药物最大溶解浓度[Cs]的三分之一)。Ibrahim 等报道的溶出度仪与 Wang 等使用的相同[48],即使用 Franz 扩散池,但他们在细胞的供给室中添加了 1 ml SLF 以促进药物溶解,并采用与 Davies 和 Feddah[45]相同的方式,即使用一个泵来维持测试过程中的洗涤池条件,因而这一方法解决了上述限制[49]。

为了制订吸入仿制药生物等效性测定方法的指导原则,2013 年,美国 FDA 支持了数个开发临床相关方法以评估经口吸入药物的溶出度的项目。其中,一个弗吉尼亚联邦大学(Virginia Commonwealth University,VCU)的团队基于以前的工作提出了一种装置,在该装置中,他们使用安德森级联撞击器(Andersen cascade impactor,ACI)将 2.1~3.3 μm 或 4.7~5.8 μm 的气溶胶组分收集到滤膜中[50]。与早期使用 Franz 扩散池的方法不同,他们使用 Transwell® 系统,在接收室中盛装 1.4 ml pH=7.4 的 PBS,并将收集有粉末的滤膜放置在供给室,加入 0.04 ml 的 PBS 或去离子水后,开始溶出过程的测定。另一个项目由佛罗里达大学(University of Florida,UF)承担,也使用了 ACI 或 NGI 收集气溶胶化粉末,并使用 Transwell 系统测定溶出度,而且还研究了在溶出介质中添加表面活性剂和/或在接收室中添加搅拌器的影响[51]。该团队使用两种半机械的药动学模拟方法,预测了三种吸入性糖皮质激素(ICS)的全身处置,以评估这一新型溶出测定法的适用性[52]。他们开发了两种多室模型,在这两种模型中,均假定 ICS 的吸收率由其溶解度和溶出度控制,但用以评估溶出度和吸收速度常数的方法不同。在方法 1 中,先确定一种溶出介质,可以体外模拟化合物在肺组织中的吸收方式;而在方法 2 中,要确定是否可以在 Transwell 系统中进行体外溶出测试以预测肺吸收动力学。该团队得出的结论是,方法 1 只适用于预测 ICS 的全身处置,而在方法 2 中,通过溶出实验估算肺吸收速率常数的输入参数可以更好地预测了文献中报道的 ICS 药动学曲线[52]。第三个项目是由巴斯大学开发的一种用于溶出度测定的气溶胶收集系统(被称为 UniDose 装置)[53]。在层流和低撞击速度下,这种新型的气溶胶收集系统将整个肺部剂量直接沉积到高表面积的滤膜上。这些滤膜可以放置在不同的溶出装置中,如 Franz 扩散池以及 USP IV 和 V 装置。将该气溶胶收集系统与拉曼光谱等先进技术结合使用,并在计算机机械模型中加以验证,可以提高溶出方法的稳定性和鉴别能力,从而确立吸入仿制药物产品的生物等效性。

在一项私人资助的研究中,Gerde 等使用 Precise Inhale® 暴露系统将气溶胶化的布地奈德或丙酸氟替卡松粉末的可吸入部分收集到玻璃盖玻片上,并在 DissolvIt® 新型设备中加以评估[54]。该系统由溶出室、精密控制的蠕动泵和带高分辨率相机的倒置显微镜组成,该显微镜可评估在模拟肺上皮的环境中可吸入粉末的溶解性能。与上述三个溶出系统不同的是,DissolvIt 系统中存在黏液模拟物和模仿呼吸道黏膜基膜的聚碳酸酯膜,后者将作为扩散屏障的黏液模拟物与另一侧流动的"模拟血液"分开[54]。

(6)渗透性

药物在所需的作用部位溶解后,仍不能确定它是否会被吸收。由于肺部不同区域的细胞组成和厚度不同,所溶解的药物须跨越的解剖学屏障也不同。例如,沉积在支气管中的药物必须穿过黏液层和相对较厚的上皮,该上皮主要由纤毛细胞、杯状细胞、刷状细胞和基底细胞组成。据估计,从黏液(包括纤毛)的表面到血管,药物在支气管中需要穿过的解剖屏障约为 $66~\mu m$[55]。在末端细支气管中,药物吸收所必须穿过的屏障是上皮细胞衬液和上皮,后者主要由 Clara 细胞组成。这条途径的厚度包括表面黏液约 $13~\mu m$[13]。相反,肺泡的上皮非常薄(0.5～1.0 μm),主要由极宽而薄的 I 型细胞和小而致密的 II 型细胞组成[13, 55]。最后,药物必须穿过细胞或通过紧密连接(tight junctions, TJ),紧密连接是一种由多种蛋白质组成的复杂结构,它将上皮中的细胞相互连接起来[56]。

研究者已在不同的细胞系中研究了吸入性药物的渗透性,包括人支气管细胞 16HBE14o-、Calu-3 和 BEAS-2B,肺泡细胞 L-2、A549、H441、MLE-15,以及原代培养的肺泡上皮细胞[57]。CALU-3 和 16HBE14o-细胞系是最常使用的细胞模型,因为这两种细胞易于获得且特征明确,而且可表达气道上皮特征以及与药物吸收有关的数种转运和代谢系统的特征[58]。在最先发表的研究中,Mathias 等确定化合物的渗透性与它们的亲脂性直接相关,与它们的分子量(MW)呈负相关[59]。这些化合物在 Calu-3 细胞中的研究结果与原代培养的兔气管上皮细胞以及大鼠肺部给药后的体内吸收结果均有很好的相关性。Forbes 等也在 16HBE14o-细胞系中观察到亲脂性和渗透性之间的相关性,但该细胞系对亲水性化合物的渗透性显著高于对肺泡细胞的渗透性,这可能是由于16HBE14o -细胞系的耐受性较低[60]。早期研究大多是针对分子量相对较小的化合物,但开发吸入型胰岛素制剂推动了对蛋白质/肽化合物渗透性的评估。

Bur 等研究了一系列肽和蛋白质在原代培养的肺泡上皮细胞中的渗透性,并于 2006年首次报道了研究结果[61]。与小分子化合物不同,肽和蛋白质的渗透性并不取决于其大小,生长激素(分子量=22 125 Da)的渗透性($P_{app}=8.33×10^{-7}$ cm/s)高于胰岛素(分子量=5 800 Da;$P_{app}=0.77×10^{-7}$ cm/s)或转铁蛋白(分子量=76 500 Da;$P_{app}=0.88×10^{-7}$ cm/s)。这些结果验证了 Patton 10 年前发布的假说,该假说指出大于 40 kDa 的分子是通过跨细胞途径穿过上皮的[13]。因此,肺部给药后大分子的生物利用度高于任何其他血管外给药途径也就不奇怪了[62]。

在早期研究中,为了阐明化合物的物理化学性质与其渗透性的相关性,大多使用右旋糖酐、甘露醇(低渗透标志物)和普萘洛尔(高渗透标志物)等作为模型化合物,而临床上用于治疗肺部疾病的化合物的实际通透性却少有报道。布地奈德、沙丁胺醇和色甘酸等抗哮喘化合物对 Caco - 2、Calu - 3、hAEpC 和 16HBE14o 细胞的渗透性已被报道[10, 57],尽管它们不需要被吸收就能发挥药理活性。然而,对那些可能需要吸收到组织或全身循环中的化合物渗透性则更少被研究,包括 hAEpC 中的胰岛素和生长激素[61]和Calu - 3 细胞中的一些抗生素(如阿奇霉素、环丙沙星、多西环素、莫西沙星、利福平和妥布霉素等)[63]。

通过解剖屏障的渗透性降低而导致吸入化合物生物利用度降低的其他因素也可能是黏液或上皮屏障的变形或转化,而这可能是由疾病状态(如 CF)引起的。在这些患者中,黏液层可能成为药物到达上皮的重要障碍,尤其是在存在感染和炎症时。此外,黏液的水化状态可能会影响药物透过黏液屏障的能力,因为药物的分子量与其在黏液中的扩散之间存在反比关系[64]。

(7) 药物吸收的机制

Schanker 发表的有关肺部吸收的开创性综述(涉及的研究截至 1978 年,大多数为定性研究)[65]引领了一系列更多的定量研究,这些研究奠定了吸入生物制药领域的基础,其中涵盖了前面各节中讨论的影响药物吸收和生物利用度的所有因素[66]。值得注意的是,该综述以及 Effros 和 Mason[67]、Brown 等[68]、Schanker 等[69]的关键研究报告了许多体内研究结果,这些结果在近期更完善的细胞培养和肺灌流模型实验中得到了验证。这些研究大多使用了通过被动扩散机制吸收的模型化合物,并显示了吸收对化合物的亲脂性和分子量的依赖性。Schanker 于 1978 年首先提出肺中转运介导吸收的可能性[65];尽管在20 世纪 80 年代就发现了肺上皮中钠和蛋白质的主动转运[70-72],但是直到 90 年代后期人们才在肺细胞系中发现了第一个药物转运蛋白[73]。如图 5 - 4 所示,基于这些研究,推测在药物在肺内吸收的机制是通过细胞间 TJs(旁细胞转运)或通过膜孔的被动扩散、囊泡转运、转运蛋白介导和淋巴管引流的[14]。

细胞间紧密连接是将相邻的细胞彼此之间的距离控制在数纳米之内的"吻合点"。由于呼吸道不同区域中的细胞构成不同,肺上皮表现出不同形式和类型的紧密连接

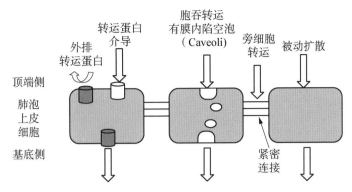

图 5-4　肺内药物吸收的可能机制

改编自：Ibrahim，M.，Garcia-Contreras，L.，Ther. Deliv.，2013，4：1027-1045.

（TJ），其紧密程度也不尽相同，这可以通过跨上皮电阻（transepithelial electrical resistance，TEER）值来衡量。Sporty 等的研究指出，气道上皮从顶端到基底端的 TEER 值从气管开始递减，到远端气道达到最小值，然后在肺泡中回升[74]。根据这一标准，如果气溶胶主要沉积在肺泡前的远端气道中，通过 TJ 吸收的药物其生物利用度可能会增加。据研究报道，一些亲水性小分子和小肽（如胰岛素）就是这种情况[62]。除 TJ 外，药物还可以通过基底膜上的"孔"被吸收，这些孔道是由于细胞死亡而暂时形成的[13]。

　　基于浓度梯度驱动的被动扩散机制，药物也可以穿过肺上皮细胞膜的脂质双分子层而被吸收。研究者在几种药物（尤其是疏水性药物）中观察到了一种快速的非饱和性膜渗透，这支持这一机制的存在[75]。另一种跨细胞膜吸收的机制是药物借助被称为小窝的膜囊泡直接穿过细胞质转运[76]。这种吸收机制被认为是分子量依赖性的，白蛋白、胰岛素和低密度脂蛋白的转运就是这种机制[58]。尽管在 20 世纪 90 年代末就发现了肺细胞中的转运蛋白分子，但直到 2005 年，Ehrhardt 等才报道了沙丁胺醇在 16HBE140-人支气管上皮细胞系中通过转运蛋白分子被吸收[77]。此后，在人肺中发现了属于溶质载体转运蛋白超家族（solute carrier transporters superfamily，SLC）和 ATP 结合盒式转运蛋白（ATP binding cassette transporters，ABC）的转运蛋白[58]，表 5-3 列出了这些转运蛋白及其可能的底物。

表 5-3　人肺中内发现的转运蛋白及其在肺和基质中的位置

转运蛋白	表达的细胞及其在肺中的位置	可能的底物
SLC 家族		
OCT1	支气管纤毛细胞 气道平滑肌细胞	沙丁胺醇 二丙酸倍氯米松 布地奈德 福莫特罗 戊烷脒 辛诺酸沙美特罗 对氨基水杨酸

（续表）

转运蛋白	表达的细胞及其在肺中的位置	可能的底物
OCT2	支气管纤毛细胞 基底细胞	二丙酸倍氯米松 布地奈德 丙酸氟替卡松 异丙托溴铵 左氧氟沙星 戊烷脒 噻托溴铵 对氨基水杨酸
OTC3	支气管基底细胞 支气管中间细胞 支气管上皮纤毛细胞 肺血管 气道平滑肌细胞	沙丁胺醇 布地奈德 环丙沙星 丙酸氟替卡松 福莫特罗 戊烷脒 辛诺酸沙美特罗
OCTN2	气道上皮细胞	环丙沙星 福莫特罗 异丙托溴铵 噻托溴铵
ABC 家族		
P-gp	支气管上皮细胞 肺泡巨噬细胞 肺泡上皮 支气管黏膜浆液性细胞 支气管毛细血管	利福平 克拉霉素 伊曲康唑
MRP1	支气管/支气管上皮 肺泡巨噬细胞 支气管纤毛上皮细胞 支气管黏膜分泌黏液的细胞 支气管黏膜基底细胞	多柔比星 紫杉醇
MRP2	原代支气管和上皮细胞	顺铂 克拉霉素
BCRP	支气管上皮细胞和浆液腺 肺小内皮毛细血管 肺泡壁细胞	顺铂

汇编自：Ibrahim, M., Garcia-Contreras, L., Ther. Deliv., 2013, 4: 1027 - 1045; Ehrhardt, C., et al., J. Pharm. Sci., 2017, 106: 2234 - 2244; Gumbleton, M., et al., Adv. Drug Deliv. Rev., 2011, 63: 110 - 118; van der Deen, M., et al., Respir. Res., 2005, 20: 59; Miyama, T., et al., Antimicrob. Agents Chemother., 1998, 42: 1738 - 1744; Parvez, M. M., et al., Antimicrob. Agents Chemother., 2017, 61; Peters, J., et al., Drug Metab. Dispos., 2012, 40: 522 - 528.

在过去的 20 年中,SLC 转运蛋白家族成为研究热点,因为大量的抗哮喘化合物(特别是 β₂ 肾上腺素激动剂、抗毒蕈碱药物和数种 ICS)是该家族转运蛋白(包括有机阳离子转运蛋白 OCT1 - 3 和 OCTN2)的底物。

只有少数经肺递送的化合物被实验证实是 ABC 转运蛋白家族的底物,但是随着新的化合物被开发成商业产品,预计这一领域将开展更多的研究。特别是对于可能是外排转运蛋白(如 Pgp、BCRP 和 MRP1 - 3 转运蛋白)底物的化合物,这是至关重要的,因为这将对这些化合物的生物利用度和治疗效果将产生决定性影响。Stigliani 等在支气管上皮细胞中进行的体外研究指出,阿奇霉素、多西环素、莫西沙星、利福平和妥布霉素的吸收可能是转运介导的[63]。特别是,如果莫西沙星和妥布霉素受外排转运蛋白支配,那么它们的使用应当被密切监测,以避免出现耐药细菌,如耐药分枝杆菌(结核分枝杆菌或牛分枝杆菌)或铜绿假单胞菌。

5.2.3 吸入化合物生物利用度的测定方法

化合物生物利用度的传统测定方法是在同一受试者中依次通过全身(通常是静脉内)和目标途径给药,两次给药之间间隔 1 d 至 1 周[84],然后计算血管外给药后血浆(或血清)中药物浓度-时间曲线下面积(AUC)除以静脉内给药后的 AUC,并使用式 5 - 1[6]进行剂量校正(见本章"影响吸入化合物生物利用度的因素")。

在设计吸入化合物生物利用度评价的研究时,需要考虑的因素包括:①研究对象,动物模型、健康志愿者或患者;②剂量、制剂和装置;③生物样本的类型和收集时间点;④计算 AUC 和其他相关药物动力学参数的方法。以下各节将讨论这些因素。

(1)研究对象的选择

考虑到影响生物利用度的所有因素,测定吸入化合物生物利用度的最佳研究对象应当是被治疗的患者人群。这种选择有几个好处:直接造福患者、测量疾病状态下的药物水平以对应气道结构的变化、更好地评估药物的治疗效果,并避免陷入因给健康志愿者服用有潜在毒性药物的伦理困境。但是,如果在患者身上进行生物利用度测定,也会有很多弊端。例如,在某些疾病状态和阶段,如果需要采用严格的实验条件(如禁食),可能会进一步损害患者的健康,因此应在受试者入选研究之前进行严格的医学检查。此外,一些研究要求两次给药之间至少要有 10 个生物学半衰期的药物洗脱期,这也可能对患者构成危险。因此,通常倾向于在健康志愿者中进行最初的生物利用度研究,然后再评估在患者中的生物利用度,但是这两种人群之间药物处置的差异应予以充分记录。例如,与哮喘患者相比,健康志愿者更能辨别抗胆碱能化合物的生物利用度,因为患者气道中的支气管收缩可能会导致药物在中央气道中沉积增多[85]。相反,健康志愿者吸入抗生素的生物利用度可能比 CF 患者高,这是因为 CF 患者较厚的黏液层会使呼吸道直径缩小;限制药物渗透;并可以使一些聚阳离子抗生素(如氨基糖苷类)被痰中的多阴离子成分(如黏蛋白或 DNA)灭活[86]。

在健康志愿者和/或患者中进行生物利用度研究的一个限制在于生物样品的类型和数量,即能够用于确定相关作用部位药物浓度并能够在整个研究过程中收集的样品类型以及取样量。例如,不可能在一定时间内检测患者气道中抗哮喘药物的浓度,但也许可以测量 CF 患者痰液中的抗生素浓度以评估其生物利用度。确定一种作用于全身的化合物的生物利用度是最简单的情况,例如吸入生长激素,因为它的浓度很容易在血浆中测量,而且在一定时间内采集血液样本相对容易。

使用动物模型是一种有吸引力的替代方法,因为除了血液和血浆外,还可以收集肺液和组织等其他生物样本。如果使用小型实验动物(包括小鼠、大鼠和豚鼠),那么实验操作会更简单,但是应考虑这些物种与人类之间的解剖学和生理学差异,因为它们会影响可吸入剂量的多少、沉积量及其清除机制。相反,较大的动物模型(如兔子、狗和非人灵长类动物等)可能会吸入更多的治疗性气溶胶,但对于这些模型,在一定时间内可收集的生物样品类型和数量会受到限制。

动物模型通过被动吸入可吸入的气溶胶剂量主要取决于呼吸途径、呼吸频率和潮气量。小型实验动物只能经鼻给药,吸入的剂量首先受到动物鼻腔可吸入颗粒物的临界直径限制,这在小鼠和豚鼠中分别为 $1\sim3~\mu m$ 之间[30]。相反,狗、非人灵长类动物和人类可以经鼻和口呼吸,气溶胶的吸入量会更大。与人类相比,不同动物模型的呼吸频率和潮气量差异如图 5-5 所示。潮气量以云的形状显示,以表示每种模型在一次呼吸中可以吸入的气溶胶体积,以此估计不同物种被动吸入气溶胶时所可能达到的剂量。

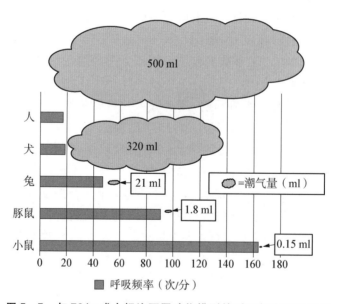

图 5-5　与 70 kg 成人相比不同动物模型的呼吸频率和潮气量

引自:Cryan, S. A. , et al. , Adv. Drug Deliv. Rev. , 2007,59:1133-1151;García-Contreras, L. In vivo models for controlled release pulmonary drug delivery, in Controlled Pulmonary Drug Delivery, H. D. Smyth and A. J. Hickey, Editors, Springer Science and Business Media, LLC, New York, 2011:443-474.

气溶胶被动物吸入后沉积在每个区域中的比例将受到气溶胶大小和分布以及气道分支和直径的影响。Sakagami[88]、Fernandes[89]、Cryan 等[29]和 Guillon[90]描述了不同动物模型中肺的解剖学特征。Cryan 等发表的综述对小型和大型动物模型的气道结构进行了详细的对比描述,包括气道分支和主要分叉的类型以及气管的大小。图 5-6 显示了其中的一些差异。

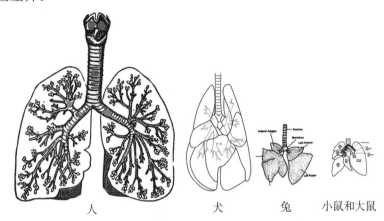

人　　　　　　　　　犬　　　　兔　　　小鼠和大鼠

图 5-6　各物种肺大小、肺叶数量和气道分支示意图

汇编自:Cook,M. J.,The Anatomy of the Laboratory Mouse,1965;FCIT,F. C. F. I. T. Human lungs,2018; Pokusay,A. Lungs of the Dog Vector Illustration,Medical veterinary illustrations,2018;Samiksha,S.,Respiratory System;Useful notes on Respiratory System of Different Animals,http://www. yourarticlelibrary. com/respiration/ respiratory-system-useful-notes-on-respiratory-system-of-different-animals/23265,2018.

总的来说,与所有其他物种以小侧枝为特征的长锥形单轴气道相比,人类的肺呈椭圆形且更加对称,所有各级气道都具有相对对称的气道分支模式[95]。不同物种在肺叶数量上也有不同。人类的左肺有 2 个肺叶,右肺有 3 个肺叶,而实验哺乳动物(包括非人灵长类动物)的右肺为 4 个肺叶;小鼠和大鼠的左肺未分叶,但更大的哺乳动物(如豚鼠和兔子)左肺是分叶的[96]。

不同物种的肺细胞类型和数量的差异以及肺的血管特征已有报告[87],在推断人体对治疗性化合物的吸收速率和吸收程度时应当考虑这些差异。

(2)剂量计算

在理想情况下,研究吸入化合物生物利用度的实验所采用的气溶胶给药方式应该与患者常规使用的相同,包括制剂(湿或干气溶胶、药物浓度和赋形剂)和装置(DPI、MDI 或喷雾器)。优选在清醒的非卧床患者一次性吸入剂量(DPI、MDI)或在一段时间内连续被动吸入以达到所需剂量(喷雾器)。在体内使用之前,应先优化 DPI 或 MDI 的每次驱动剂量以及患者被动吸入雾化溶液的时间,以便在计算生物利用度时明确剂量。根据 FDA 的定义,使用"影响吸入化合物生物利用度的因素"一节中描述的式 5-1 进行生物利用度计算的"剂量"类型应与到达作用部位的药物量相匹配(图 5-7)。

例如,如果使用 DPI 递送 10 mg 剂量的粉雾剂,而该 DPI 的递送效率为 80%,那么实际的"递送剂量"为 8 mg。之后,如果可吸入分数为 50%,则气道中的"沉积剂量"可能约为 4 mg。这是计算作用部位位于气道的化合物(包括用于治疗哮喘、支气管扩张症以及 CF 的化合物)生物利用度时使用的剂量(表 5-1、图 5-2)。但是,如果某化合物旨在发挥全身作用(胰岛素和生长激素),则应在计算生物利用度时使用"吸收剂量",在图

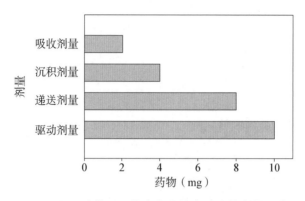

图 5-7　用于计算吸入化合物生物利用度的剂量示意图

5-7 所示的示例中,该剂量被假设为沉积剂量的 50%,即 2 mg。

　　用于患者的装置不能以相同的方式用于实验动物,因此当采用动物模型研究生物利用度时,气溶胶的给药过程和剂量计算要复杂得多。呼吸途径、呼吸频率和潮气量随动物模型的种类而不同会显著影响动物的给药剂量。而且,气道分支的解剖学差异和气道分级数量也将影响沉积在气道中的实际气溶胶剂量。这两点差异都可能影响气道局部作用药物(如抗哮喘药)的生物利用度,也会影响吸收剂量继而影响作用于全身的药物的生物利用度。因此,在计算生物利用度时,采用的"剂量"必须要与到达作用部位的药物量相匹配。

　　为了准确估计剂量并避免口咽沉积,研究人员采用直接给药方法,通过气管内插管或宾夕法尼亚世纪公司的设备 Dry Powder Insufflator™ 或 MicroSprayer® 将气溶胶化的化合物递送给动物。然而,清醒动物被动吸入气溶胶的给药方式被认为更接近于人类的吸入疗法,使用吸入毒理学家协会推荐的公式可以相当准确地确定递送的剂量[97]:

$$DD = \frac{C \times RMV \times D (\times IF)}{BW} \qquad (式 5-3)$$

　　式中,DD 是递送剂量(mg/kg),C 是气溶胶中药物的浓度(mg/L),RMV 是动物每分钟的呼吸量(L/min),D 是暴露的持续时间(min),BW 是动物的体重(kg),IF 是被测试动物可吸入颗粒的质量比(可吸入部分)。RMV 可使用式 5-4 计算:

$$RMV = 0.608 \times BW^{0.852} \qquad (式 5-4)$$

　　式中,RMV 和 BW 的单位分别为 L/min 和 kg。

　　尽管直接给药模式更加接近于 DPI 和 MDI 的"一次性"剂量递送,但一些科学家宣称用于直接给药的装置无法产生"真正"的气溶胶。如果是使用宾夕法尼亚世纪公司的 Dry Powder Insufflator™ 将粉末气溶胶化,还有可能反驳这种质疑,但由于该公司停业,当前还没有其他公司能够填补生产这种装置的空白。在动物研究中选择哪种气溶胶给药模式的其他考虑因素包括可用于研究的药物量或制剂量、剂量以及待评估的给药次数。表5-4 列出了两种模式在这些方面的比较。

表 5-4　实验动物气溶胶给药模式的特点比较

直接给药	被动吸入
剂量可被准确测定	估算剂量
避免了口咽部沉积	沉积取决于鼻腔的截留直径低效率(需要大量)
高效(小剂量或大剂量)	在清醒的动物中进行
在轻度镇静或麻醉下进行	适用于多剂量
可能无法多次或连续给药	实验对象间的差异大
实验对象间的差异小	

引自:Cryan, S. A., et al., Adv. Drug Deliv. Rev., 2007,59:1133-1151; García-Contreras, L., in vivo models for controlled release pulmonary drug delivery, in Controlled Pulmonary Drug Delivery, H. D. Smyth and A. J. Hickey, Editors, Springer Science and Business Media, LLC, New York, 2011:443-474.

　　当药物量或制剂量有限时,直接给药的方法特别有用,但沉积位置可能会随着气溶胶的大小和粒径分布而发生变化,这是因为气溶胶是被"强制"进入动物肺部的[87]。此外,如果动物能够耐受每天镇静和插管(例如小鼠),那么直接给药可适用于日常给药方案,但是这种方法可能不适用于豚鼠等敏感动物。

　　尽管使用喷雾器(对于液体气溶胶)或声波筛分器和粉雾发生器(如 Wright dust feed)进行被动吸入给药时需要大量的药物(100 mg),但新型设备如流化床气溶胶生成器(fluidized-bed aerosol generator, TSI Inc.)或 PreciseInhale 系统仅需十分之一的药物。虽然流化床气溶胶发生器是为吸入毒理学研究开发的,但 PreciseInhale 系统是专门为药物气溶胶设计的,一次完整的 PK 研究只需要 50 mg 或更少剂量的药物[98]。此外,该系统能实时测量气溶胶浓度和呼吸模式,这便于调整气溶胶的特征,以便用于不同物种的实验,这些动物的鼻腔临界直径可能不同。

　　在被动吸入研究中,动物可以通过在全身吸入室、仅头部吸入或仅鼻部吸入方式给药。全身吸入室的优点是动物可自由活动,但缺点是气溶胶可能会通过其他途径被吸收,包括经口和经皮吸收,这会使所研究化合物的生物利用度偏高。因此,对于 PK 和生物利用度的研究,仅头部吸入和仅鼻部吸入更加合适,因为它们可以降低动物通过其他途径吸收药物的可能性,但这两种吸入方式需要把动物固定在吸入室的接口处,存在动物不适的缺点。

　　在进行生物利用度研究时,选择给药模式要考虑的最重要因素之一是在动物模型中能够达到的给药剂量大小。通常,直接给药的方式可以大剂量给药,而且整个剂量可以一次给到,但是被动吸入方法需要一段暴露时间,并须对制剂、药物浓度和气溶胶生成装置进行严格的控制。例如,通过吹入法向豚鼠直接给药 5 mg 和 10 mg 的卷曲霉素微粒,仅需要几分钟,而血浆浓度则分别达到了该药最低抑菌浓度(MIC)的 3~6 倍。在 5 和 10 mg 剂量下,卷曲霉素的血浆浓度分别在 3 h 和 4.5 h 内保持在 MIC 以上(图 5-8)。相反,若通过被动吸入方式给药 10 mg 标示剂量的卷曲霉素颗粒,则需要在吸入室中装入 100 mg 药物颗粒,并使豚鼠在其中暴露 1 h。这样,卷曲霉素的血浆浓度能达到 MIC 的 2 倍,血浆浓度能够在 2.5 h 内保持在 MIC 以上。

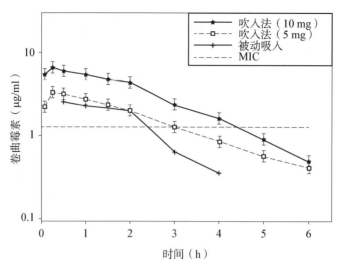

图5-8 豚鼠卷曲霉素血浆浓度-时间曲线

注：图为豚鼠卷曲霉素在仅鼻部吸入方式下,通过吹气或被动吸入药物颗粒后的血浆浓度-时间曲线。
引自：Garcia-Contreras, L., Fiegel, J., Telko, M. J., et al., Antimicrob Agents Chemother., 2007,51：2830-2836.

（3）生物样品

在吸入药物的生物利用度研究中,特定药物的特点和作用部位决定了应当收集的生物样品种类和数量。根据研究中所用的实验对象,可以收集血液、支气管肺泡灌洗(BAL)液、组织和尿液来测定药物浓度。通常利用 BAL 测量未被吸收的吸入剂比例。收集到的 BAL 含有来自肺上皮表面的肺细胞、可溶性蛋白、脂质和其他化学成分。测定 BAL 中细胞和上清液内药物的浓度可以揭示药物或气溶胶颗粒是否被肺泡巨噬细胞吞噬,因巨噬细胞吞噬可能会降低吸入化合物的生物利用度。而且,也建议测量 BAL 中尿素的浓度以评估在 BAL 样品收集过程中使用生理盐水导致的稀释程度[100]。测定组织中的药物浓度将有助于确定吸收剂量,特别是对于那些旨在吸收后发挥局部作用的药物,如抗生素、抗真菌药物和抗癌药物(表5-1、5-2)。这一测定数据也可能提供药物在肺组织中代谢的信息,这与作用于全身的药物(如胰岛素)的生物利用度有关[101]。

目前尚无使用生物样本来测定哮喘和 COPD 治疗药物(表5-1)在其主要作用部位气道的生物利用度的患者或健康志愿者研究,这是由于测定这些药物在一段时间内在患者气道中的浓度并不可行。少数研究测量血浆药物浓度,但绝大多数研究通过间接测量这些化合物的急性药效学作用(如肺功能)来评估其生物利用度。这些研究将在"通过药效学参数确定生物利用度"部分中进行讨论。

理想情况下,在评价抗生素生物利用度的研究(如用于治疗 CF 患者机会性感染的药物)中,会测量痰液中的药物浓度,因为药物作用部位是这些患者呼吸道上的细菌生物膜。其他研究测量了抗生素的血浆浓度以评估作为药效指标的吸收药物浓度,但如果同时测量上述两种样本中的药物浓度,则将提供最好的药物处置信息。有一项研究测定了辛酸拉尼米韦(一种用于治疗流感的化合物)在健康男性志愿者 BAL 中的浓度[102]。由于 BAL 具有很高的风险,该操作很少在人体研究中进行。

在动物中进行的生物利用度研究中,可以允许收集多种生物样品,包括血液、BAL、组织和尿液。对于旨在局部作用的药物,收集 BAL 和肺组织可以对作用部位的药物浓度进行最佳估计,而对于作用于全身药物(如胰岛素或治疗肺结核的抗生素)的生物利用度研究(表 5-2),则应当收集血液、BAL 和组织(肺和其他相关组织)。这种方法的局限性是在小型实验动物中收集 BAL 和组织必然导致动物无法再接受后续实验,因此需要用到大量的受试动物。但最近的一项研究在马中采用了一种新技术来测定肺部给药后沙丁胺醇的浓度,该技术可以在整个研究过程中在活体动物中采样上皮衬液[103]。在研究中,将一根管子插入马的鼻子,一直插到气管,并在管子的末端连接上棉签。微透析法是另一种半侵入性采样技术,它已被用于研究药物在肺中的分布[104]。将带有半透膜的微透析探针植入组织,以非常缓慢的流速连续向组织灌注生理溶液,然后再将溶液缓慢吸出,进而通过 LC-MS 分析药物浓度[90]。但是,这种采样方法可能仅适用于水溶性化合物的研究,因为水溶性较差的化合物很可能不溶于生理溶液。

对于所有的生物利用度研究,均应基于化合物的半衰期来选择在特定研究中收集样品的数量和频率。一般而言,建议按照化合物的 4~5 个半衰期收集样品,但对于吸入化合物,如果该化合物的半衰期是在肠胃外给药后进行测定的,那么建议将取样的时长至少延长 2 倍。必须收集足够数量的生物样品,以使 PK 图的终末(消除)相包含至少 4~5 个时间点。为了更加准确地计算吸收速率常数,应当在刚开始时和血浆浓度达到最高的时间点附近更加频繁地取样。

(4)通过药动学参数确定生物利用度

一个吸入化合物的生物利用度是通过测定吸入给药后的 AUC 来确定的,若以静脉给药后的 AUC 作为参比,则称为绝对生物利用度,如式 5-1 所示,若以另一种经肠胃外或口服途径给药后的 AUC 作为参比,则称为相对生物利用度[6]。确定目标生物样品中的药物峰浓度(C_{max})以及达峰时间(T_{max})也是非常重要的。通过定量研究,以 AUCs 的比值衡量药物生物利用度的程度,T_{max} 衡量药物的吸收速率,两者间的关系($AUC:C_{max}$)可同时衡量药物的吸收速率和吸收程度。

肺部给药后,计算 AUC 最简单的方法是通过线性梯形法则,该法涉及用一个函数来表示给定的血浆浓度-时间曲线,该函数是以一系列直线代表该曲线。利用该法则 AUC 可以被分为一系列梯形(图 5-9)。每个梯形的面积可以利用两个浓度点和两个时间点来进行计算,所有梯形的面积之和即是特定药物 AUC 的估算值[6]。

梯形越窄,即时间点和浓度点的数量越多,计算得出的 AUC 就越精确,这是由于梯形法倾向于低估曲线上升部分的面积,并假设清除动力学是一阶的而高估下降部分的面积[84]。

非房室模型分析(noncompartmental analysis,NCA)是使用不同算法对梯形法则描绘的曲线不同区域进行数学积分的方法[84]。使用 NCA 方法是计算肺部给药药物动力学(PK)参数以表征药物处置的最简单方法,因为该法不需要进行特定的房室模型假设。通过 NCA 计算可得到的 PK 参数包括消除速率常数(K_e)、半衰期($t_{1/2}$)、清除率(CL)、分

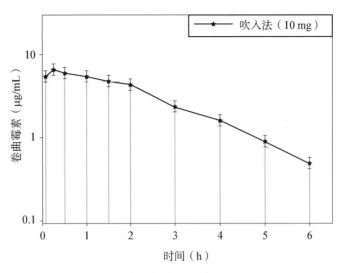

图 5-9　血浆药物浓度-时间曲线下面积

注:图为利用线性梯形法则估算肺部吹入卷曲霉素颗粒后血浆药物浓度-时间曲线下面积。

布容积(V_d)、平均滞留时间(mean residence time,MRT)和 AUC。$C_{\max}$ 和 $T_{\max}$ 可以直接从血药浓度-时间曲线中得到。如果需要使用房室分析获得更详细的 PK 特征,则通过 NCA 可以获得必要的 PK 参数初始估计值。有多个可用于 PK 分析的计算机程序,其中 Phoenix WinNonlin、NONMEM 和 MATLAB 是吸入药物临床前 PK 研究最常用的计算机软件[98, 105-107]。

NCA 的局限性之一是无法计算药物的吸收速率,但是可以利用 MRT 算得一个与之类似的参数,即平均吸收时间(mean absorption time,MAT):

$$MAT = MRT_{\text{(pulmonary)}} - MRT_{\text{IV}} \qquad (式 5-5)$$

另外,可以根据血浆浓度与时间数据采用残数法、Wagner-Nelson 或 Loo-Riegelman 法或者通过房室模型计算得到药物吸收速度常数(K_a)[6, 84]。房室模型理论提出,人体由不同的相互连接的隔室组成,每个隔室具有不同的分布容积和彼此平衡的可变药物浓度。可以通过比较观察值与预测值以及根据拟合优度准则(包括 Akaike 准则、残差平方和的加权总和等)来选择最佳房室模型[6, 84]。

除了 AUC 和生物利用度以外,对于局部作用于肺组织(如抗生素)或全身作用(如胰岛素)的吸入化合物,计算吸入化合物的药物吸收速率也很重要,因为吸收速度慢可能是导致药物生物利用度低的原因之一。获得静脉给药后的 PK 参数也很重要,因为静脉给药后和肺部给药后的 PK 参数(K_e、CL、$t_{1/2}$)之间的任何显著差异都可能提示特定动力学现象的存在,如 flip-flop 动力学。一般来说,K_a 远高于 K_e,因为药物的吸收通常比消除过程快,但是对于表现出 flip-flop 动力学的药物,由于吸收速度较慢,情况会"翻转",即 K_a 小于 K_e。存在 flip-flop 动力学的最佳证据是,无论何种剂量,通过肺部途径给药的药物 $t_{1/2}$ 都比静脉注射后的 $t_{1/2}$ 长[108]。控释制剂或水溶性差的药物(如利福平和乙硫酰胺)在肺部给药后特别容易出现 flip-flop 动力学[105, 107]。利福平微粒肺部给药后的 $t_{1/2}$ 几乎是静脉注射溶液制剂的 2 倍,而利福平肺部给药的生物利用度(87%)略高于口服给药的生物利用度(59%)[107]。同样,乙硫酰胺微粒肺部给药后的 $t_{1/2}$ 几乎是静脉溶液给药的 2 倍,但值得注意的是,乙硫酰胺的肺部给药生物利用度(85%)明显高于口服给药的生物利用度(17%)[105]。这些研究强调了通过肺部途径递送水溶性差的化合物具有提高其生物利用度的优势。

（5）通过药效学参数确定生物利用度

早期研究中,为了确定吸入性抗哮喘化合物的疗效,采用了肺部沉积数据作为临床反应的替代指标[109],但是这些年来,随着更加灵敏的、能够准确检测药物参数的出现,肺部沉积数据的使用逐渐减少。药物能够被放射性核素标记(^{14}C、^3H 和 $^{99m}T_c$),而检测方法取决于被定量化合物的特征(半衰期、能量和剂量)。在动物研究中常被使用的检测方法包括 γ 闪烁显像、单光子发射计算机断层扫描(SPECT)和正电子发射断层扫描(PET)。这些技术已被用于量化放射性标记药物以及小动物(如小鼠和大鼠[110-112])和大型动物(如狗和狒狒[113-117])经肺部途径递送的颗粒沉积。通常认为,PET 图像可以比较药物在大气道和小气道中的沉积,能更加准确地定量药物的体内区域分布[118]。

FDA 生物利用度定义的第二部分指出:"药物制剂中的活性成分或活性部分被吸收并能到达作用部位的速度和程度。对于不必吸收入血的药物,可以通过测定旨在反映活性成分或活性部分到达作用部位的速度和程度的参数来评估生物利用度。"这适用于治疗哮喘和 COPD 的化合物,以及无法在作用部位测定浓度的化合物。在这些情况下,可以衡量其急性药效动力学(PD)效应或采用其他可靠的替代指标来评价其在作用部位的药量。这需要证明与剂量相关的反应,且对 PD 作用的测量应足够频繁,以便能够估计至少 3 个半衰期期间的总 AUC[7]。然后,通过表征急性剂量-反应曲线或急性 PD 效应-时间曲线来确定生物利用度。如图 5 - 10 所示,可以从该曲线确定的 PD 参数是:①急性 PD 效应-时间曲线下的总面积;②PD 效应的峰值;③PD 效应峰值的时间;④最小有效浓

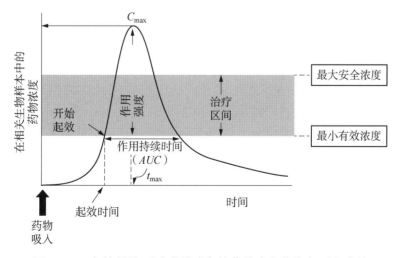

图 5 - 10　急性剂量-反应曲线或急性药效动力学效应-时间曲线

度(MEC)或最小抑菌浓度(MIC);⑤最大安全浓度(MSC);⑥作用持续时间;⑦起效时间;⑧作用强度。

表5-5列出了一些用于量化吸入药物在其作用部位药量的药效学测量方法。已发现吸入类固醇可抑制夜间尿皮质醇与肌酐的比率,因此被认为是相对递送剂量的敏感替代指标。丙酸氟替卡松(fluticasone proprionate,FP)可被肝脏完全代谢,因此其口服生物利用度几乎为零[119];相应地,只要在全身循环中检测到FP,即表明药物是通过肺部吸收,这与吸入的剂量相关。因此,FP的全身生物利用度与夜间尿皮质醇/肌酐的抑制相关[120]。同样地,沙美特罗也会因肝脏首关代谢而高度失活[121],并且已经观察到,吸入该化合物后的最大血浆浓度与血钾的显著降低相关[122]。因此,后者已被用作评价沙美特罗生物利用度的替代指标[120, 123]。

表5-5 用于定量评价吸入药物沉积和生物利用度的PD参数

参　　数	药　　物
对夜间尿皮质醇:肌酐的抑制	丙酸氟替卡松[120, 123]
血钾浓度的变化	沙美特罗[120, 123]
一秒用力呼气容积(FEV_1)	雷芬那辛[124]
	异丙托溴铵[124]
尿液中的药物浓度	沙丁胺醇[125]
血浆中的药物浓度,AUC,C_{max}	丙酸氟替卡松[126]
	丙酸氟替卡松和沙美特罗[127]
	噻托溴铵[128]
	倍氯美松双丙酸酯[129]
	丙酸氟替卡松和沙美特罗[130]

1秒用力呼气量(FEV_1)指在1秒钟内可以用力呼出的最大气体量,通常用正常值的百分比表示[131]。在哮喘患者中,经常测量FEV_1以评估由哮喘引起的气道阻塞程度[132];因此,它已被用于评估雷芬那辛和异丙托溴铵等化合物的生物利用度。另一方面,一些研究已将尿液中沙丁胺醇的浓度与吸入剂量关联起来[133, 134]。而且已有报道显示,在吸入沙丁胺醇后24 h尿液中的沙丁胺醇量与患者吸入的总剂量相关[125]。

在过去的10年中,分析仪器的进步已使生物样品中微量药物的测定成为可能。因此,研究人员选择测量吸入化合物的血浆浓度并计算其在血循环中的生物利用度。这种方法能够避免受试者间的差异,例如哮喘的严重程度、基本肺功能、种族/民族、药物遗传学影响和哮喘持续时间[135]。但是,与上述其他PD参数类似,该方法仅适用于口服生物利用度为零的药物,以确保在全身循环中测得的药物仅来自于肺部吸收。研究者已采用这种方法评估丙酸氟替卡松、沙美特罗、噻托溴铵和倍氯美松双丙酸酯等化合物的生物利用度。

5.3　吸入产品的生物利用度和生物等效性的案例研究

对于在气道局部发挥作用（因此无须吸收）的吸入化合物，多数生物利用度的研究是针对新化合物[136]、现有化合物的新制剂[137]、相同制剂不同装置的对比[130]或是比较储药腔和面罩等不同配件的使用[120, 126, 127]。这些药物均用于治疗哮喘和 COPD。例如，用MDI 递送时，从带阀门的储药腔（valved holding chamber，VHC）吸入的药物剂量取决于VHC 特性（大小、形状、塑料与抗静电成分以及死腔体积）、药物制剂（药物、推进剂和赋形剂）和患者特征（潮气量、平静或哭泣以及面罩密封性）等因素[126]。这些研究案例见表 5-6。

表 5-6　局部在气道起效而无须吸收的吸入化合物的生物利用度研究示例

药物/制剂	装置	研究目的	研究对象	测量指标	结果
A2D5423（一种非甾体类糖皮质激素）	定量雾化器 Spira Electra 2、振动筛孔雾化器 I-neb AAD	比较使用不同设备吸入 A2D5453 后的吸收 PK	男性成年健康志愿者（$n=6$）和哮喘患者（$n=7$）	血浆浓度	I-neb、Turbohaler、DPI 和 Spira 的肺生物利用度分别为 27%、30%、46% 和 35%～49%[138]
装载布地奈德（BUD）纳米晶体的透明质酸微粒（MPs）	吹入器（Penn Century）	评估装载 BUD 的 MPs 的肺部滞留和 PK，在不降低 BUD 溶出率的前提下延长 PK 效果	大鼠	血浆浓度	T_{max} 延长且生物利用度提高，但不高于 Pulmicort®[137]
沙美特罗和 FP	Easyhaler® 和 Diskus®	证明全身暴露不高于参考产品以及在肺部沉积方面具有生物等效性	健康志愿者 $n=65$	递送剂量，FPF，全身暴露量（C_{max}、AUC）作为安全性替代指标，肺部沉积量作为药效替代指标	根据统计数据计算得出生物等效性，并分析了 C_{max} 和 AUC[130]
丙酸氟替卡松（FP），pMDI	pMDI 和 babyhaler®（AeroChamber Plus®、面罩式 VHC）	确定 FP 在肺中的生物利用度	1～4 岁儿童 $n=17$	血样/AUC 群体均值 AUC	在不同设备中观察到了肺生物利用度的临床显著性差异[126]

（续表）

药物/制剂	装置	研究目的	研究对象	测量指标	结果
沙美特罗和FP	pMDI 迷你储雾罐和 Trudell Aerochamber	经比较使用 Mini-spacer 和 Aerochamer 递送后的 FP 和 SAL 的全身暴露	健康志愿者 $n=21$	血浆浓度 AUC_{0-24}、C_{max}	不建议和 pMDI 搭配使用迷你储雾罐[139]
乌美溴铵和维兰特罗	Ellipta DPI	评估乌美溴铵和维兰特罗的 PK	COPD 患者 $n=1\,635$	血浆浓度	体重、年龄因素显著影响乌美溴铵和维兰特罗的 CL/F[140]
雷芬那辛	PARI LC Plus	评估在中度 COPD 患者中单剂量和多剂量给药的 PD、PK 和安全性	COPD 患者 $n=32$	FEV_1 相对于基线的变化、AUC、FEV_{1-t} 和给药后的 FEV_1、AUC_{0-24}	快速起效、作用持久；由于快速转化为主要代谢物因此吸入后血浆浓度低[124]
FP 和沙美特罗	Aerochamber Plus（AP）、Volumatic Spacers（VM）、Synchro-Breathe Device（SB）、Evohaler pMDI(EH)	比较体内肺生物利用度	健康志愿者 $n=10$	肾上腺抑制、血钾（K）和夜间尿皮质醇/肌酐（OUCC）早期下降	使用 SB、AP 和 VM 设备时，OUCC 和 K 有相对于基线的显著抑制，而使用 EH 设备时不显著[120]
乌美溴铵和维兰特罗	Ellipta DPI	通过校正后 QT 间期评估乌美溴铵和维兰特罗对 QT 间期的影响	健康、不吸烟的志愿者 $n=103$	QT 间期，心脏指标、PK、PD 和安全性，C_{max}，AUC	联用乌美溴铵和维兰特罗或单独使用乌美溴铵后，未观察到 QT 的明显变化[141]

　　类似地，对发挥肺局部作用的吸入化合物（有些在气道局部作用，例如用于治疗 CF 患者机会性感染的化合物；有些则需要吸收进入组织，如用于肺炎或流感的化合物），所报道的生物利用度研究是针对新化合物[102, 142]或现有化合物的新制剂[143-145]。这些化合物和制剂大多没有市售。这些研究案例见表 5-7。

表 5-7　在气道或可能需要吸收到组织中起效的局部作用于肺的吸入化合物的生物利用度研究示例

药物/制剂	装置	疾病	研究目的	研究对象	测量指标	结果
D, L-赖氨酸乙酰水杨酸、甘氨酸（LASAG）	直流仅鼻部暴露系统	流感	LASAG 抗病毒特性的测定以及与乙酰水杨酸的比较	C57BL/6 雌性小鼠	血液、肺组织标本	LASAG 的总生物利用度在血浆中为 14%，在肺中为 100% 以上，50% 的小鼠免于死亡[142]

（续表）

药物/制剂	装 置	疾病	研究目的	研究对象	测量指标	结 果
辛酸拉尼米韦(LO)	PARI LC Sprint	流感	LO 单次雾化给药后评价拉尼米韦的 PK 从而为难于使用 DPIs 的患者确定一个安全有效的雾化方案	健康男性志愿者 $n=64$（日本人）	血液和 BAL 标本	雾化的 LO 给药后在肺中保留了 7 d；LO 被发现为长效神经氨酸酶抑制剂；观察到 LO 在 AMs 和 BAL 中的累积[102]
基于伊曲康唑(ITZ)的干粉或/与磷脂	吹入器	侵袭性和慢性肺曲霉病	评估喷雾干燥结晶悬浊液（F1）、ITZ 溶液（F2）以及 ITZ 和磷脂的悬浊液（F3）制备而成的不同粉末的影响	杂交 ICR 雄性小鼠	ITZ 相对于 MIC 的浓度；血液和组织标本	ITZ 在 F2 和 F3 中的表观溶解度增加，导致 F3 吸收更快，但由于 F3 的排泄更快，F2 的 AUC 较大[143]
左氧氟沙星(LEV)溶液、壳聚糖微粒(MP)或 PLGA 微粒	微型喷雾器、吹入器	囊性纤维化	通过静脉内或肺部途径递送三种制剂后，评估血浆、组织、上皮内衬液（ELF）中的 LEV PK	雄性 Sprague-Dawley 大鼠 $n=80$	血液、BAL 标本	LEV 溶液、壳聚糖 MP 和 PLGA MP 的生物利用度分别为 98%、71% 和 92%；递送 PLGA MP 后，ELF 中的 LEV 浓度维持 72 h[144]
阿米卡星吸入脂质体	PARI LC STAR 雾化器	肺非结核分枝杆菌感染	评估肺部沉积、消除和对巨噬细胞功能的影响	雌性 CDIGS 大鼠 $n=180$	沉积；血液、血清、组织和 BAL 标本	在所有肺、肺叶和所有区域中的沉积均等且呈剂量依赖性。扩散和细胞外共定位，继而摄取和逐渐清除药物。在治疗 27 d 的大鼠，肺中的阿米卡星浓度可持续到至少 28 d。在 AMs 和 BAL 中可检出阿米卡星[145]
黏菌素，DPI 或 IV	吹入器或 IV	囊性纤维化	健康大鼠以 DPI 形式肺部给药后黏菌素的 PK 研究	雄性 Sprague-Dawley 大鼠	血液、支气管肺泡灌洗液（BALF）	使用 DPI 给药的黏菌素全身吸收和生物利用度高于雾化给药。患者预期寿命得到改善[146]

（续表）

药物/制剂	装　置	疾病	研究目的	研究对象	测量指标	结　果
妥布霉素(TOBI)	LC Plus 雾化器	囊性纤维化	7 岁以下儿科患者中 TOBI 的 PK 研究	CF 患者(从 6 个月到 7 岁)n＝145	血液	生物利用度随年龄而线性增加,由 6 个月患者中的 48% 到 7 岁患者中的 97%,但即便生物利用度存在差异,各组药效是相似的[147]

只有少数研究报告了市售的新型吸入性抗生素制剂(如妥布霉素)的生物利用度。Geller 等发表了两项最完整的研究,报告了吸入妥布霉素在血清和痰液中的药动学(PK)并进而确定了其生物利用度[148, 149]。一项研究基于来自 69 个 CF 中心患者的数据评估了吸入型妥布霉素(tobramycin formulated for inhalation,TOBI;Chiron Corporation)溶液气溶胶后的 PK 和生物利用度。吸入气溶胶 10 min 后,患者痰液中妥布霉素的浓度为 $1237 \mu g/g$,1 h 后血清中妥布霉素的浓度为 $0.95 \mu g/ml$。从血清药物浓度和静脉注射给药数据计算得到吸入妥布霉素的生物利用度为 11.7%。最重要的是,95% 患者痰中妥布霉素浓度比抗生素的最低抑菌浓度(MIC)[149]高出 25 倍以上[149]。之后的一项研究评估了妥布霉素吸入干粉递增剂量的 PK 和安全性,并将其与雾化妥布霉素的 PK 和安全性进行了比较[148]。这项研究得到的 PK 参数汇总在表 5-8。

表 5-8　CF 患者 TIP 和 TIS 吸入给药后的确定生物利用度的 PK 参数

剂量(mg)	制剂	AUC_{0-12} $(\mu g \times h/ml)$		C_{max} $(\mu g/ml)$	
		血清	痰	血清	痰
28＝(2×14)	干粉	1.3±0.6	261±168	0.33±0.09	258±194
56＝(2×28)	干粉	2.5±1.2	652±421	0.5±0.21	574±527
84＝(3×28)	干粉	3.5±1.3	1340±1320	0.70±0.33	1092±1052
112＝(4×28)	干粉	4.6±2.0	1307±978	1.02±0.53	1048±1080
300	液体	4.8±2.5	974±1143	1.04±0.58	737±1028

采编自:Geller, D. E., Michael, W., Konstan, M. D., et al., Pediatr. Pulmonol., 2007,42:307-313.

正如预期的那样,痰中妥布霉素 AUC 和 C_{max} 明显高于血清,且 AUC 和 C_{max} 与血清中而非痰中的剂量成正比[148]。这可能是由于较高剂量的妥布霉素粉剂受限于溶出度所致。

一些研究测定了血浆中妥布霉素等抗生素的浓度,主要是作为潜在全身毒性的评价指标。例如,Miller 等报道,在接受妥布霉素治疗超过 6.5 年的 18 岁以下儿童体内测得 $\geqslant 0.5 \mu g/ml$ 的妥布霉素,并和急性肾损伤相关[150]。他们指出,体内可检出妥布霉素的儿童临床肾功能显著下降,因此建议在该患者群体中进行密切监控。

几十年来,肺部途径一直被认为是一种有吸引力的全身作用化合物的递送途径,因为肺泡区域具有较大的表面积、较薄的上皮和丰富的血液供应,可实现药物快速吸收和取得满意的全身生物利用度[3、13、62]。尽管 Exhubera® 是第一个商品化的吸入型胰岛素产品[151],但它并不是第一种在人体中显示出合适生物利用度的作用于全身的吸入化合物。1990 年 Adjei 等报告,对醋酸亮丙瑞林 MDI 释放的气溶胶的可吸入部分进行校正后,其生物利用度为 35%～45%[152]。此后,研发了多种作用于全身的化合物的吸入制剂(案例见表 5-9)。

表 5-9　需要吸收以发挥全身作用的吸入化合物的生物利用度研究示例

药物/制剂	装置	疾病	研究目的	研究对象	测量指标	结果
醋酸亮丙瑞林(LA)	50 μl 计量阀和 micron-4 驱动器	激素敏感性疾病	评价 LA 吸入制剂的体内吸收动力学和临床前安全性	比格犬 $n=8$	血液和组织标本	剂量-血浆 AUC 在 1.5～9 mg LA/d 的剂量范围内呈线性,多剂量给药后生物利用度没有变化[153]
Exubera, Afrezza(胰岛素)	Exubera 吸入器, Afrezza 吸入器	糖尿病	比较 Exubera 和 Afrezza 产品	Exubera:健康志愿者, $n=17$ Afrezza:2 型糖尿病患者	血液	相比于 Exubera, Afrezza 在吸入后的胰岛素 Tmax 和最大效应时间均加快(分别为 15 min 和 53 min),而 Exubera 则分别为 78 min 和 120 min)。Exubera 的药效维持时间(120 min)长于 Afrezza(180 min),相比皮下注射, Afrezza 的表观生物利用度(30%)高于 Exubera(11%)[154]
芬太尼	SmartMist 呼吸驱动式定量吸入器	急性疼痛	比较芬太尼肺部给药/静脉注射后的 PK	健康志愿者 $n=15$	血液	在肺部/静脉注射给药后的血药浓度-时间曲线近似。肺部给药后的 T_{max}(9 min)比静脉注射迟(4 min)[155]
芬太尼	雾化器,iv.	急性疼痛	比较芬太尼肺部给药/静脉注射后的 PK	健康志愿者 $n=45$	血液	雾化芬太尼的生物利用度为 96.8%。芬太尼雾化给药和静脉注射后的 T_{max} 分别为 20.5 min 和 31.5 min[155]
吗啡	雾化器,im.	急性疼痛	比较吗啡肺部给药/静脉注射后的 PK	接受腹部手术的患者 $n=7$	血液	与肌内注射给药相比,吸入吗啡的表观生物利用度介于 8.9%～34.6%[155]

(续表)

药物/制剂	装置	疾病	研究目的	研究对象	测量指标	结果
Technosphere 胰岛素(TI, 12U),常规人胰岛素(RHI, 15U)	Gen2 吸入器,iv.	糖尿病	TI 与 RHI 的 PK 测定与对比	健康志愿者 $n=32$	血液	TI 的 T_{max} 和 C_{max} 为 15 min 和 190 mIU/ml,而 RHI 为 >60 min 和 50 mIU/ml[151]
Technosphere 胰岛素(TI, 8 U),胰岛素 lispro(RHI, 8U)	Gen2 吸入器,sq.	糖尿病	TI 与 RHI 的 PK 测定与对比	1 型糖尿病患者 $n=12$	血液	TI 的 T_{max} 和 C_{max} 分别为 8 min 和 51 mIU/ml,而 RHI 为 50 min 和 34 mIU/ml[151]
Technosphere 胰岛素(TI, 8 U)	Gen2 吸入器 MedTone 吸入器	糖尿病	测定用两种不同吸入器给药 TI 后的 PK 特点	健康志愿者 $n=46$	血液	使用 Gen2 吸入器的 $AUC_{0-120}=4\,294$ min·μU/ml,$C_{max}=105$ μU/ml;而使用 Medtone 吸入器的 $AUC_{0-120}=4\,060$ min·μU/ml,$C_{max}=97$ μU/ml[151]
催产素	改进了进气口的 Rotahaler 吸入器(50、200、400 和 600 μg) im.(17 μg)	产后出血	评估和比较吸入催产素和肌内注射催产素的 PK	健康女性志愿者 $n=15$	血液	吸入和肌内注射催产素后的 PK 特征相似。以 50、200、400 和 600 μg 的剂量吸入给药后,C_{max} 分别为 15.3、103.03、255.95 和 365.42 pg/ml,AUC 分别为 9.16、65.02、153.83 和 224.34 pg.h/ml;而肌内注射给药后 C_{max} 为 189.96 pg/ml,AUC 为 119.83 pg.h/ml[156]
Technosphere 胰岛素(TI) (Afrezza)	Afrezza 吸入器	糖尿病	对比 TI 和 RHI 在健康志愿者中对葡萄糖输注速率(GIR)的影响,建立剂量反应模型。	健康志愿者 $n=31$	血液	所得到的 PK - GIR 模型能够模拟至多 20 h 时间窗内的 GIR,并且可以模拟更高的剂量。随后从模拟的 GIR 特征中得出了剂量反应模型,该模型显示 TI 的半数有效剂量(ED_{50})是 RHI 的 5 倍。该比率可用作 RHI 和 TI 相同剂量的转化系数[157]

在过去的 10 年中,生物利用度的测定还被用于开发与市场上已有多年历史的品牌产品具备生物等效性的非专利吸入化合物。生物等效性曾被简单地定义为"在生物利用度

和功效上等同于另一种药品"。传统的临床药代动力学教科书将其定义为:"两种或两种以上相同剂型中的药物以相同的速率和相同的程度进入体循环"[7],但已发布在《联邦法规》(CFR)320.1 中的官方定义为:在合理设计的研究中,当在类似条件下以相同摩尔剂量给药时,等效药物或替代药物中的活性成分或活性部分到达药物作用部位的速率和程度没有明显差异。

根据 FDA 标准,如果在相同摩尔剂量下给药,两种产品的生物利用度(吸收速率和吸收程度)相似,从而可预期作用效果相同,则说明两种产品具有生物等效性[158]。因此,仿制药制造商必须证明该药物与参比制剂具有生物等效性,参比制剂是指一种获批仿制药拟申请适应证的已上市产品。按照 FDA 的要求,用于确定生物等效性的方法有[158]:①药动学研究;②药效学研究;③比较性临床试验;④体外研究。据此,大多数研究采用药动学参数(如 AUC 和 C_{max})来评估两种产品的生物等效性。一些研究同时使用药动学和药效学参数,少数研究还评价了气溶胶的体外特性。生物等效性研究实例表 5-10。

表 5-10　吸入型化合物在人体内的生物等效性(BE)研究实例

化合物	参比产品	测试产品	受试者	确定 BE 的测量参数	是否宣布了生物等效?
沙美特罗和丙酸氟替卡松(FP)联合产品(SFC 50/250)	多剂量 DPI (Diskus)	基于胶囊的 DPI (Rotahaler)	哮喘和 COPD 患者	$MMAD$、GSD、细颗粒质量、释出剂量; 血浆 AUC、C_{max}; 血清皮质醇	否[123]
沙美特罗和丙酸氟替卡松(FP)(SFC 50/100、SFC 50/250)	多剂量 DPI (Diskus)	基于胶囊的 DPI (Rotahaler)	健康志愿者	血浆 AUC、C_{max}; 不良事件	SFC 50/250,是 SFC 50/100,否[159]
噻托溴铵	Spiriva HandiHaler	单剂量胶囊 DPI	健康志愿者	血浆 AUC、C_{max}; 耐受性和安全性情况	是[128]
丙酸倍氯米松(160, 320 μg)	定量吸入器	呼吸驱动式吸入器	健康志愿者	血浆 AUC、C_{max}	对于 320 μg 的剂量,是[129]
沙美特罗和丙酸氟替卡松(FP)	Seretide Diskus DPI	Easyhaler DPI	健康志愿者	血浆 AUC、C_{max}	是[130]

大多数生物等效性研究是在健康志愿者而不是在患有目标疾病的患者中开展的。原因是在健康志愿者中测定比患者更具辨别力,因为患者支气管收缩的程度不同,进而会影响药物沉积。这可能会使两种药物的相似程度看上去比实际更高,进而带来风险[128]。因此,欧洲药品管理局(EMA)的生物等效性指南支持采用健康的志愿者而不是

患者[160]。

迄今为止,还没有任何基于临床试验或体外数据进行的吸入产品生物等效性的研究报道。实际上,据报道,仅靠体外数据是缺乏预测能力的[123],但已在开发吸入产品的生物药剂学分类系统(biopharmaceutics classification system,BCS)。该分类系统类似于20世纪90年代开发的快速释放口服剂型BCS。吸入药物领域的科学家评估了这种分类是否可行,并随后报道了讨论结果:如果开发出这样的分类系统,可能会对制剂研究人员和化学家有帮助,但并不适用于监管目的[161]。

根据FDA官方对生物利用度和生物等效性的定义以及本章中针对不同化合物的吸入制剂的讨论研究,不太可能开发出适用于所有吸入化合物的系统。BCS是围绕化合物的溶解度和渗透性以及3个理论参数(吸收、剂量和溶出度)建立的[162],但是这些特性和参数在肺内环境中的相关性和适用性并不相同。对于生物利用度而言,化合物的溶解度在肺环境中不如在消化道中重要,这是由于上皮衬液中存在表面活性剂且药物会在吸收部位停留更长的时间。正如水溶性差的化合物(抗哮喘药物)不需要渗透或吸收也可发挥治疗作用,并且药物的有效剂量范围很广(从微克级的哮喘治疗药物到数百毫克级的抗生素)[105,107]。但是,基于吸入化合物的剂量范围或作用部位建立分类系统,进而产生不同类型的BCS分类或许是合理的。

(姜嫣嫣 译)

参考文献

1. García-Contreras, L. and A.J. Hickey, Aerosol treatment of cystic fibrosis. *Crit Rev Ther Drug Carrier Syst* 2003. **20**(5): p. 317–356.
2. Patton, J.S., J. Bukar, and S. Nagarajan, Inhaled insulin. *Adv Drug Deliv Rev* 1999. **35**: p. 235–247.
3. Patton, J.S., C.S. Fishburn, and J.G. Weers, The lungs as a portal of entry for systemic drug delivery. *Proc Am Thorac Soc* 2004. **1**(4): p. 338–344.
4. Muttil, P., C. Wang, and A.J. Hickey, Inhaled drug delivery for tuberculosis therapy. *Pharm Res* 2009. **26**(11): p. 2401–2416.
5. Gagnadoux, F. et al., Aerosolized chemotherapy. *J Aerosol Med Pulm Drug Deliv* 2008. **21**(1): p. 61–70.
6. Gibaldi, M. and D. Perrier, *Pharmacokinetics*. 1982, New York: Marcel Dekker.
7. Rowland, M. and T.N. Tozer, *Clinical Pharmacokinetics and Pharmacodynamics: Concepts and Applications*. 2011, Baltimore, MD: Wolters Kluwer| Lippincott Williams & Wilkins.
8. Trevor, A.J. et al., *Katzung & Trevor's pharmacology: Examination & board review*. 10th ed. *Lange Medical Books* 2012, New York: McGraw-Hill.
9. Crystal, R.G. et al., Eds. *The Lung. Scientific Foundations*. 1997, Philadelphia, PA: Lippincott-Raven Publishers.
10. Eixarch, H. et al., Drug delivery to the lung: Permeability and physicochemical characteristics of drugs as the basis for a pulmonary biopharmaceutical classification system (pBCS). *J Epithel Biol Pharmacol* 2010 **3**: p. 1–14.
11. OECD, *Test No. 107: Partition Coefficient (n-octanol/water): Shake Flask Method*. Paris, France: OECD Publishing.
12. Lipinski, C.A. et al., Experimental and computational approaches to estimate solubility and permeability in drug discovery and development settings. *Adv Drug Deliv Rev* 2001. **46**(1–3): p. 3–26.
13. Patton, J.S., Mechanisms of macromolecule absorption by the lungs. *Adv Drug Deliv Rev* 1996. **19**(1): p. 3–36.
14. Ibrahim, M. and L. Garcia-Contreras, Mechanisms of absorption and elimination of drugs administered by inhalation. *Ther Deliv* 2013. **4**(8): p. 1027–1045.
15. Ibrahim, M. and L. García-Contreras, preclinical pharmacokinetics of antitubercular drugs, in *Delivery Systems for Tuberculosis Prevention and Treatment.*, A.J. Hickey, Editor 2016, John Wiley & Sons: West Sussex, UK, p. 131–155.
16. Canadian-Institutes-of-Health-Research, Alberta Innovates Health-Solutions, and The-metabolomics-innovation-centre. *DrugBank Database*. 2018 March 13–21, 2018.
17. Agu, R.U. et al., The lung as a route for systemic

delivery of therapeutic proteins and peptides. *Resp Res* 2001. **2**(4): p. 198.

18. Sanjar, S. and J. Matthews, Treating systemic diseases via the lung. *J Aerosol Med* 2001. 14 Suppl 1: p. S51–S518.

19. Tronde, A. et al., Pulmonary absorption rate and bioavailability of drugs in vivo in rats: Structure-absorption relationships and physicochemical profiling of inhaled drugs. *J Pharm Sci* 2003. **92**(6): p. 1216–1233.

20. Garcia-Contreras, L. and H.D. Smyth, Dry powder and liquid spray systems for inhaled delivery of peptides and proteins. *Am J Drug Deliv* 2005. **3**(1): p. 29–45.

21. Rau, J.L., The inhalation of drugs: Advantages and problems. *Respir Care* 2005. **50**(3): p. 367–382.

22. Zainudin, B.M. et al., Comparison of bronchodilator responses and deposition patterns of salbutamol inhaled from a pressurised metered dose inhaler, as a dry powder, and as a nebulised solution. *Thorax* 1990. **45**(6): p. 469–473.

23. Gonda, I., Targeting by deposition, in *Pharmaceutical Inhalation Aerosol Technology*, A.J. Hickey, Editor 1992, Marcel Dekker: New York. p. 61–82.

24. Verma, R., M. Ibrahim, and L. Garcia-Contreras, Lung anatomy and physiology and their implications for pulmonary drug delivery, in *Pulmonary Drug Delivery: Advances and Challenges*, A. Nokhodchi and G. Martin, Editors. 2015 John Wiley Publishers: Oxford UK.

25. Zanen, P., L.T. Go, and J.-W.J. Lammers, The optimal particle size for parasympatholytic aerosols in mild asthmatics. *Int J Pharm* 1995. **114**(1): p. 111–115.

26. Zanen, P., L.T. Go, and J.-W.J. Lammers, The efficacy of a low-dose, monodisperse parasympatholytic aerosol compared with a standard aerosol from a metered-dose inhaler. *Eur J Clin Pharmacol* 1998. **54**(1): p. 27–30.

27. Zanen, P. and J.-W.J. Lammers, Reducing adverse effects of inhaled fenoterol through optimization of the aerosol formulation. *J Aerosol Med* 1999. **12**(4): p. 241–247.

28. Newman, S.P., Aerosol deposition considerations in inhalation therapy. *Chest* 1985. **88**(2 Suppl): p. 152S–160S.

29. Cryan, S.A., N. Sivadas, and L. Garcia-Contreras, In vivo animal models for drug delivery across the lung mucosal barrier. *Adv Drug Deliv Rev* 2007. **59**(11): p. 1133–1151.

30. Yeh, H.C. and G.M. Schum, Models of human lung airways and their application to inhaled particle deposition. *Bull Math Biol* 1980. **42**(3): p. 461–480.

31. Martonen, T.B., I. Katz, and W. Cress, Aerosol deposition as a function of airway disease: Cystic fibrosis. *Pharm Res* 1995. **12**(1): p. 96–102.

32. Oberdorster, G., Pulmonary deposition, clearance and effects of inhaled soluble and insoluble

cadmium compounds. *IARC Sci Publ* 1992(118): p. 189–204.

33. Boucher, R.C., Cystic fibrosis: A disease of vulnerability to airway surface dehydration. *Trends Mol Med* 2007. **13**(6): p. 231–240.

34. Boucher, R.C., Airway surface dehydration in cystic fibrosis: Pathogenesis and therapy. *Annu Rev Med* 2007. **58**: p. 157–170.

35. Corcoran, T.E. et al., Absorptive clearance of DTPA as an aerosol-based biomarker in the cystic fibrosis airway. *Eur Respir J* 2010. **35**(4): p. 781–786.

36. Lombry, C. et al., Alveolar macrophages are a primary barrier to pulmonary absorption of macromolecules. *Am J Physiol Lung Cell Mol Physiol* 2004. **286**(5): p. L1002–L1008.

37. Kreyling, W. and G. Ferron, Macrophage mediated particle transport from the lungs. *J Aerosol Med Pulm Drug Deliv* 1990. **3**: p. 285.

38. Edwards, D.A. et al., Large porous particles for pulmonary drug delivery. *Science* 1997. **276**(5320): p. 1868–1871.

39. Ben-Jebria, A. et al., Large porous particles for sustained protection from carbachol-induced bronchoconstriction in guinea pigs. *Pharm Res* 1999. **16**(4): p. 555–561.

40. Wang, J., A. Ben-Jebria, and D.A. Edwards, Inhalation of estradiol for sustained systemic delivery. *J Aerosol Med* 1999. **12**(1): p. 27–36.

41. Pacifici, G.M. et al., Tissue distribution of drug-metabolizing enzymes in humans. *Xenobiotica* 1988. **18**(7): p. 849–56.

42. Somers, G.I. et al., A comparison of the expression and metabolizing activities of phase I and II enzymes in freshly isolated human lung parenchymal cells and cryopreserved human hepatocytes. *Drug Metab Dispos* 2007. **35**(10): p. 1797–805.

43. Kroon, L.A., Drug interactions with smoking. *Am J Health Syst Pharm* 2007. **64**(18): p. 1917–1921.

44. Chalmers, G.W. et al., Influence of cigarette smoking on inhaled corticosteroid treatment in mild asthma. *Thorax* 2002. **57**(3): p. 226–230.

45. Davies, N.M. and M.R. Feddah, A novel method for assessing dissolution of aerosol inhaler products. *Int J Pharm* 2003. **255**(1–2): p. 175–187.

46. Son, Y.J. and J.T. McConville, Development of a standardized dissolution test method for inhaled pharmaceutical formulations. *Int J Pharm* 2009. **382**(1–2): p. 15–22.

47. Pham, S. and T.S. Wiedmann, Note: Dissolution of aerosol particles of budesonide in Survanta, a model lung surfactant. *J Pharm Sci* 2001. **90**(1): p. 98–104.

48. Wang, W. et al., Effects of surface composition on the aerosolisation and dissolution of inhaled antibiotic combination powders consisting of colistin and rifampicin. *AAPS J* 2016. **18**(2): p. 372–384.

49. Ibrahim, M., M.K. Hatipoglu, and L. Garcia-Contreras, SHetA2 dry powder aerosols for tuberculosis: Formulation, design, and optimization using quality by design. *Mol Pharm* 2018. **15**(1): p. 300–313.

50. Arora, D. et al., In vitro aqueous fluid-capacity-limited dissolution testing of respirable aerosol drug particles generated from inhaler products. *Pharm Res* 2010. **27**(5): p. 786–795.

51. Rohrschneider, M. et al., Evaluation of the transwell system for characterization of dissolution behavior of inhalation drugs: Effects of membrane and surfactant. *Mol Pharm* 2015. **12**(8): p. 2618–2624.

52. Bhagwat, S. et al., Predicting pulmonary pharmacokinetics from in vitro properties of dry powder inhalers. *Pharm Res* 2017. **34**(12): p. 2541–2556.

53. Price, R. et al., Demonstrating Q3 structural equivalence of dry powder inhaler blends: New analytical concepts and techniques, in Respiratory Drug Delivery 2018, R.N. Dalby et al., Editors. 2018, *Davis Healthcare International Publishing*, LCC.: River Grove, IL. p. 265–276.

54. Gerde, P. et al., DissolvIt: An in vitro method for simulating the dissolution and absorption of inhaled dry powder drugs in the lungs. *Assay Drug Dev Technol* 2017. **15**(2): p. 77–88.

55. Lubman, R.L., K.J. Kim, and E.D. Crandall, Alveolar epithelial barrier properties, in *The Lung: Scientific Foundations*, R.G. Crystal et al., Editors. 1997, Lippincott-Raven, Publishers: Philadelphia, PA. p. 585–602.

56. Schneeberger, E.E. and R.D. Lynch, Structure, function and regulation of cellular tight junctions. *Am J Physiol* 1992. **262**: p. L647–L661.

57. Forbes, B. and C. Ehrhardt, Human respiratory epithelial cell culture for drug delivery applications. *Eur J Pharm Biopharm* 2005. **60**(2): p. 193–205.

58. Bosquillon, C., Drug transporters in the lung—Do they play a role in the biopharmaceutics of inhaled drugs? *J Pharm Sci* 2010. **99**(5): p. 2240–55.

59. Mathias, N.R. et al., Permeability characterisitcs of calu-3 human bronchial epithelial cells: In vitro-in vivo correlation to predict lung absorption in rats. *J Drug Target* 2002. **10**(1): p. 31–40.

60. Forbes, B. et al., The human bronchial epithelial cell line 16HBE14o- as a model system of the airways for studying drug transport. *Int J Pharm* 2003. **257**(1–2): p. 161–7.

61. Bur, M. et al., Assessment of transport rates of proteins and peptides across primary human alveolar epithelial cell monolayers. *Eur J Pharm Sci* 2006. **28**(3): p. 196–203.

62. Patton, J.S. and P.R. Byron, Inhaling medicines: Delivering drugs to the body through the lungs. *Nat Rev Drug Discov* 2007. **6**(1): p. 67–74.

63. Stigliani, M. et al., Antibiotic transport across bronchial epithelial cells: Effects of molecular weight, LogP and apparent permeability. *Eur J Pharm Sci* 2016. **83**: p. 45–51.

64. Rubin, B.K., Experimental macromolecular aerosol therapy. *Respir Care* 2000. **45**(6): p. 684–694.

65. Schanker, L.S., Drug absorption from the lung. *Biochem Pharmacol* 1978. **27**(4): p. 381–385.

66. Ehrhardt, C., Inhalation biopharmaceutics: Progress towards comprehending the fate of inhaled medicines. *Pharm Res* 2017. **34**(12): p. 2451–2453.

67. Effros, R.M. and G.R. Mason, Measurements of pulmonary epithelial permeability in vivo. *Am Rev Respir Dis* 1983. **127**(5 Pt. 2): p. S59–S65.

68. Brown, R.A., Jr. and L.S. Schanker, Absorption of aerosolized drugs from the rat lung. *Drug Metab Dispos* 1983. **11**(4): p. 355–360.

69. Schanker, L.S., E.W. Mitchell, and R.A. Brown, Jr., Species comparison of drug absorption from the lung after aerosol inhalation or intratracheal injection. *Drug Metab Dispos* 1986. **14**(1): p. 79–88.

70. Berg, M.M. et al., Hydrophilic solute transport across rat alveolar epithelium. *J Appl Physiol* 1989. **66**: p. 2320–2327.

71. Goodman, M.R. et al., Ultrastructural evidence of transport of secretory IgA across bronchial epithelium. *Am Rev Respir Dis* 1981. **123**: p. 115–119.

72. Kim, K.-J. and E.D. Crandall, Heteropore populations of bullfrog alveolar epithelium. *J Appl Physiol* 1983. **54**: p. 140–146.

73. Elbert, K.J. et al., Monolayers of human alveolar epithelial cells in primary culture for pulmonary absorption and transport studies. *Pharm Res* 1999. **16**(5): p. 601–608.

74. Sporty, J.L., L. Horalkova, and C. Ehrhardt, In vitro cell culture models for the assessment of pulmonary drug disposition. *Expert Opin Drug Met* 2008. **4**(4): p. 333–345.

75. Murata, M. et al., Carrier-mediated lung distribution of HSR-903, a new quinolone antibacterial agent. *J Pharmacol Exp Ther* 1999. **289**(1): p. 79–84.

76. Gumbleton, M. et al., Targeting caveolae for vesicular drug transport. *J Control Release* 2003. **87**(1–3): p. 139–151.

77. Ehrhardt, C. et al., Salbutamol is actively absorbed across human bronchial epithelial cell layers. *Pulm Pharmacol Ther* 2005. **18**(3): p. 165–170.

78. Ehrhardt, C. et al., Current progress toward a better understanding of drug disposition within the lungs: Summary proceedings of the first workshop on drug transporters in the lungs. *J Pharm Sci* 2017. **106**(9): p. 2234–2244.

79. Gumbleton, M. et al., Spatial expression and functionality of drug transporters in the intact lung: Objectives for further research. *Adv Drug Deliv Rev* 2011. **63**(1–2): p. 110–118.

80. van der Deen, M. et al., ATP-binding cassette (ABC) transporters in normal and pathological lung. *Respir Res* 2005. **20**(6): p. 59.

81. Miyama, T. et al., P-glycoprotein-mediated transport of itraconazole across the blood-brain barrier. *Antimicrob Agents Chemother* 1998. **42**(7): p. 1738–1744.

82. Parvez, M.M. et al., Evaluation of para-Aminosalicylic acid as a substrate of multiple solute carrier uptake transporters and possible drug interactions with nonsteroidal anti-inflammatory drugs in vitro.

Antimicrob Agents Chemother 2017. **61**(5).

83. Peters, J. et al., Clarithromycin is absorbed by an intestinal uptake mechanism that is sensitive to major inhibition by rifampicin: Results of a short-term drug interaction study in foals. *Drug Metab Dispos* 2012. **40**(3): p. 522–528.

84. Gabrielsson, J. and D. Weiner, *PK/PD Data Analysis: Concepts and Applications.* 3rd ed 2000, Stockholm, Sweden: Swedish Pharmaceutical Press.

85. Garcia-Arieta, A., A European perspective on orally inhaled products: In vitro requirements for a biowaiver. *J Aerosol Med Pulm Drug Deliv* 2014. **27**(6): p. 419–429.

86. Döring, G. et al., Treatment of lung infection in patients with cystic fibrosis: Current and future strategies. *J Cyst Fibros* 2012. **11**(6): p. 461–479.

87. García-Contreras, L., In vivo models for controlled release pulmonary drug delivery, in *Controlled Pulmonary Drug Delivery*, H.D. Smyth and A.J. Hickey, Editors. 2011, Springer Science and Business Media, LLC: New York, p. 443–474.

88. Sakagami, M., In vivo, in vitro and ex vivo models to assess pulmonary absorption and disposition of inhaled therapeutics for systemic delivery. *Adv Drug Deliv Rev* 2006. 58: p. 1030–1060.

89. Fernandes, C.A. and R. Vanbever, Preclinical models for pulmonary drug delivery. *Expert Opin Drug Deliv* 2009. **6**(11): p. 1231–1245.

90. Guillon, A. et al., Insights on animal models to investigate inhalation therapy: Relevance for biotherapeutics. *Int J Pharm* 2018. **536**(1): p. 116–126.

91. Cook, M.J. *The Anatomy of the Laboratory Mouse.* 1965, London, UK: Academic Press. p. 51–53.

92. FCIT, Florida Center for Instructional Technology. Human lungs. The Florida Center for Instructional Technology, College of Education, University of South Florida. https://etc.usf.edu/clipart/. Accessed May 15, 2018.

93. Pokusay, A. *Lungs of the Dog Vector Illustration.* Medical veterinary illustrations. 2018 [Publisher: 123RF, LLC Chicago, IL. https://www.123rf.com/photo 46796442. cited 2018 May 15, 2018].

94. Samiksha, S. *Respiratory System: Useful Notes on Respiratory System of Different Animals.* http://www.yourarticlelibrary.com/respiration/respiratory-system-useful-notes-on-respiratory-system-of-different-animals/23265 2018 [cited 2018 May 15, 2018].

95. Phalen, R.F. and M.J. Oldham, Airway structures: Tracheobronchial airway structure as revealed by casting techniques. *Am Rev Respir Dis* 1983. **128**(2): p. s1–s4.

96. Tyler, W.S., Small Airways and Terminal Units: Comparative Subgross Anatomy of Lungs. *Am Rev Respir Dis* 1983. **128**(2): p. s32–s36.

97. Alexander, D.J. et al., Association of inhalation toxicologists (AIT) working party recommendation for standard delivered dose calculation and expression in non-Clinical aerosol inhalation toxicology studies with pharmaceuticals. *Inhal Toxicol* 2008. **20**(13): p. 1179–1189.

98. Fioni, A. et al., Investigation of lung pharmacokinetic of the novel PDE4 Inhibitor CHF6001 in preclinical models: Evaluation of the preciseInhale technology. *J Aerosol Med Pulm Drug Deliv* 2018. **31**(1): p. 61–70.

99. Garcia-Contreras, L. et al., Inhaled large porous particles of capreomycin for treatment of tuberculosis in a guinea pig model. *Antimicrob Agents Chemother* 2007. **51**(8): p. 2830–2836.

100. Kipnis, E., Using urea as an endogenous marker of bronchoalveolar lavage dilution. *Crit Care Med* 2005. **33**(9): p. 2153.

101. Hsu, M.C.-P. and J.P.F. Bai, Investigation into the presence of insulin-degrading enzyme in culture type II alveolar cells and the effects of enzyme inhibitors on pulmonary bioavailability of insulin in rats. *J Pharm Pharmacol* 1998. **50**: p. 507–514.

102. Toyama, K., H. Furuie, and H. Ishizuka, Intrapulmonary pharmacokinetics of laninamivir, a neuraminidase inhibitor, after a single nebulized administration of laninamivir octanoate in healthy Japanese subjects. *Antimicrob Agents Chemother* 2018. **62**(1).

103. Jacobson, G.A. et al., Bronchopulmonary pharmacokinetics of (R)-salbutamol and (S)-salbutamol enantiomers in pulmonary epithelial lining fluid and lung tissue of horses. *Br J Clin Pharmacol* 2017. **83**(7): p. 1436–1445.

104. de la Pena, A., P. Liu, and H. Derendorf, Microdialysis in peripheral tissues. *Adv Drug Deliv Rev* 2000. **45**(2–3): p. 189–216.

105. Garcia-Contreras, L. et al., Pharmacokinetics of ethionamide delivered in spray-dried microparticles to the lungs of guinea pigs. *J Pharm Sci* 2017. **106**(1): p. 331–337.

106. Garcia-Contreras, L. et al., Evaluation of novel particles as pulmonary delivery systems for insulin in rats. *AAPS PharmSci* 2003. **5**(2): p. E9.

107. Garcia Contreras, L. et al., Pharmacokinetics of inhaled rifampicin porous particles for tuberculosis treatment: Insight into rifampicin absorption from the lungs of guinea pigs. *Mol Pharm* 2015. **12**(8): p. 2642–2650.

108. Yanez, J.A. et al., Flip-flop pharmacokinetics--delivering a reversal of disposition: Challenges and opportunities during drug development. *Ther Deliv* 2011. **2**(5): p. 643–672.

109. Newman, S.P. and I.R. Wilding, Gamma scintigraphy: In vivo technique for assessing the equivalence of inhaled products. *Int. J. Pharm* 1998. **170** p. 1–9.

110. Batrakova, E.V. et al., Effects of pluronic and doxorubicin on drug uptake, cellular metabolism, apoptosis and tumor inhibition in animal models of MDR cancers. *J Control Release* 2010. **143**(3): p. 290–301.

111. Gagnadoux, F. et al., Safety of pulmonary administration of gemcitabine in rats. *J Aerosol Med* 2005. **18**(2): p. 198–206.

112. Richter, T. et al., Effects of posture on regional pulmonary blood flow in rats as measured by PET.

J Appl Physiol 2010. **108**(2): p. 422–429.

113. Deshpande, D.S. et al., Gamma scintigraphic evaluation of a miniaturized AERx pulmonary delivery system for aerosol delivery to anesthetized animals using a positive pressure ventilation system. *J Aerosol Med* 2005. **18**(1): p. 34–44.

114. Gagnadoux, F. et al., Gemcitabine aerosol: In vitro antitumor activity and deposition imaging for preclinical safety assessment in baboons. *Cancer Chemother Pharmacol* 2006. **58**(2): p. 237–244.

115. Khanna, C. et al., Nebulized interleukin 2 liposomes: Aerosol characteristics and biodistribution. *J Pharm Pharmacol* 1997. **49**(10): p. 960–971.

116. Kreyling, W.G. et al., Anatomic localization of 24– and 96–h particle retention in canine airways. *J Appl Physiol* 1999. **87**(1): p. 269–284.

117. Young, B.C. et al., Toxic pneumonitis caused by inhalation of hydrocarbon waterproofing spray in two dogs. *J Am Vet Med Assoc* 2007. **23**(1): p. 74–78.

118. Dolovich, M.B., Measuring total and regional lung deposition using inhaled radiotracers. *J Aerosol Med* 2001. **14** (Suppl 1): p. S35–S44.

119. Thorsson, L. et al., Pharmacokinetics and systemic effects of inhaled fluticasone propionate in healthy subjects. *Br J Clin Pharmacol* 1997. **43**(2): p. 155–161.

120. Nair, A. et al., Comparative lung bioavailability of fluticasone/salmeterol via a breath-actuated spacer and conventional plastic spacers. *Eur J Clin Pharmacol* 2011. **67**(4): p. 355–363.

121. Bennett, J.A., T.W. Harrison, and A.E. Tattersfield, The contribution of the swallowed fraction of an inhaled dose of salmeterol to it systemic effects. *Eur Respir J* 1999. **13**(2): p. 445–448.

122. Kempsford, R. et al., Comparison of the systemic pharmacodynamic effects and pharmacokinetics of salmeterol delivered by CFC propellant and non-CFC propellant metered dose inhalers in healthy subjects. *Respir Med* 2005. 99 Suppl A: p. S11–S119.

123. Daley-Yates, P.T. et al., Pharmacokinetics and pharmacodynamics of fluticasone propionate and salmeterol delivered as a combination dry powder from a capsule-based inhaler and a multidose inhaler in asthma and COPD patients. *J Aerosol Med Pulm Drug Deliv* 2014. **27**(4): p. 279–289.

124. Quinn, D. et al., Pharmacodynamics, pharmacokinetics and safety of revefenacin (TD-4208), a long-acting muscarinic antagonist, in patients with chronic obstructive pulmonary disease (COPD): Results of two randomized, double-blind, phase 2 studies. *Pulm Pharmacol Ther* 2018. **48**: p. 71–79.

125. Moustafa, I.O.F. et al., Lung deposition and systemic bioavailability of different aerosol devices with and without humidification in mechanically ventilated patients. *Heart Lung* 2017. **46**(6): p. 464–467.

126. Blake, K. et al., Bioavailability of inhaled fluticasone propionate via chambers/masks in young children. *Eur Respir J* 2012. **39**(1): p. 97–103.

127. Mehta, R. et al., Systemic exposures of fluticasone propionate and salmeterol following inhalation via metered dose inhaler with the mini spacer compared with the aerochamber plus spacer. *J Aerosol Med Pulm Drug Deliv* 2016. **29**(4): p. 386–92.

128. Algorta, J. et al., Pharmacokinetic bioequivalence of two inhaled tiotropium bromide formulations in healthy volunteers. *Clin Drug Investig* 2016. **36**(9): p. 753–762.

129. Small, C.J. and M. Gillespie, Pharmacokinetics of beclomethasone dipropionate delivered by breath-actuated inhaler and metered-dose inhaler in healthy subjects. *J Aerosol Med Pulm Drug Deliv* 2017. **31**(3): p. 182–190.

130. Kirjavainen, M. et al., Pharmacokinetics of salmeterol and fluticasone propionate delivered in combination via easyhaler and diskus dry powder inhalers in healthy subjects. *J Aerosol Med Pulm Drug Deliv* 2018. **31**(5): p. 290–297.

131. Brown, L.K., Static lung volumes: Functional residual capacity, residual volume and total lung capacity, in *Pulmonary Function Tests in Clinical and Occupational Lung Disease*, A.L. Miller, Editor 1986, Grune and Stratton: Orlando, FL. p. 77–114.

132. Sheldon, R.L., Pulmonary function testing, in *Clinical Assessment in Respiratory Care*, R.L. Wilkins et al., Editors. 2000, Mosby: St. Louis, MO. p. 144–155.

133. Hussein, R.R.S. et al., In vitro/in vivo correlation and modeling of emitted dose and lung deposition of inhaled salbutamol from metered dose inhalers with different types of spacers in noninvasively ventilated patients. *Pharm Dev Technol* 2017. **22**(7): p. 871–880.

134. Rabea, H. et al., Modelling of in-vitro and in-vivo performance of aerosol emitted from different vibrating mesh nebulisers in non-invasive ventilation circuit. *Eur J Pharm Sci* 2017. **97**: p. 182–191.

135. Blake, K. et al., Population pharmacodynamic model of bronchodilator response to inhaled albuterol in children and adults with asthma. *Chest* 2008. **134**(5): p. 981–989.

136. Melin, J. et al., Pharmacokinetics of the inhaled selective glucocorticoid receptor modulator AZD5423 following inhalation using different devices. *Aaps j* 2017. **19**(3): p. 865–874.

137. Liu, T. et al., Budesonide nanocrystal-loaded hyaluronic acid microparticles for inhalation: In vitro and in vivo evaluation. *Carbohydr Polym* 2018. **181**: p. 1143–1152.

138. Melin, J. et al., Pharmacokinetics of the inhaled selective glucocorticoid receptor modulator AZD5423 following inhalation using different devices. *The AAPS J* 2017. **19** (3): p. 865–874.

139. Mehta, R. et al., Systemic exposures of fluticasone propionate and salmeterol following inhalation via metered dose inhaler with the mini spacer compared with the aerochamber plus spacer. *J Aerosol Med Pulm Drug Deliv* 2016. **29**(4): p. 386–392.

140. Goyal, N. et al., Population pharmacokinetics of

inhaled umeclidinium and vilanterol in patients with chronic obstructive pulmonary disease. *Clin Pharmacokinet* 2014. **53**(7): p. 637–648.

141. Kelleher, D. et al., A randomized, placebo- and moxifloxacin-controlled thorough QT study of umeclidinium monotherapy and umeclidinium/vilanterol combination in healthy subjects. *Pulm Pharmacol Ther* 2014. **29**(1): p. 49–57.

142. Droebner, K. et al., Pharmacodynamics, pharmacokinetics, and antiviral activity of BAY 81–8781, a Novel NF-kappaB inhibiting anti-influenza drug. *Front Microbiol* 2017. **8**: p. 2130.

143. Duret, C. et al., Pharmacokinetic evaluation in mice of amorphous itraconazole-based dry powder formulations for inhalation with high bioavailability and extended lung retention. *Eur J Pharm Biopharm* 2014. **86**(1): p. 46–54.

144. Gaspar, M.C. et al., Pulmonary pharmacokinetics of levofloxacin in rats after aerosolization of immediate-release chitosan or sustained-release PLGA microspheres. *Eur J Pharm Sci* 2016. **93**: p. 184–191.

145. Malinin, V. et al., Pulmonary deposition and elimination of liposomal amikacin for inhalation and effect on macrophage function after administration in rats. *Antimicrob Agents Chemother* 2016. **60**(11): p. 6540–6549.

146. Lin, Y.W. et al., Pulmonary pharmacokinetics of colistin following administration of dry powder aerosols in rats. *Antimicrob Agents Chemother* 2017. **61**(11).

147. Wang, X. et al., Population pharmacokinetics of tobramycin inhalation solution in pediatric patients with cystic fibrosis. *J Pharm Sci* 2017. **106**(11): p. 3402–3409.

148. Geller, D.E. et al., Novel tobramycin inhalation powder in cystic fibrosis subjects: Pharmacokinetics and safety. *Pediatr Pulmonol* 2007. **42**(4): p. 307–313.

149. Geller, D.E. et al., Pharmacokinetics and bioavailability of aerosolized tobramycin in cystic fibrosis. *Chest* 2002. **122**(1): p. 219–226.

150. Miller, J.L. et al., Detectable concentrations of inhaled tobramycin in critically Ill children without cystic fibrosis: Should routine monitoring be recommended? *Pediatr Crit Care Med* 2017. **18**(12): p. e615–e620.

151. Heinemann, L. et al., Pharmacokinetic and pharmacodynamic properties of a novel inhaled insulin. *J Diabetes Sci Technol* 2017. **11**(1): p. 148–156.

152. Adjei, A. and J. Garren, Pulmonary delivery of peptide drugs: Effect of particle size on bioavailability of leuprolide acetate in healthy male volunteers. *Pharm Res* 1990. **7**(6): p. 565–569.

153. Adjei, A. et al., Pulmonary bioavailability of leuprolide acetate following multiple dosing to beagle dogs: Some pharmacokinetics and preclinical issues. *Int. J. Pharm* 1994. **104**: p. 57–66.

154. Al-Tabakha, M.M., Future prospect of insulin inhalation for diabetic patients: The case of afrezza versus exubera. *J Control Release* 2015. **215**: p. 25–38.

155. Thompson, J.P. and D.F. Thompson, Nebulized fentanyl in acute pain: A systematic review. *Ann Pharmacother* 2016. **50**(10): p. 882–891.

156. Fernando, D. et al., Safety, Tolerability and pharmacokinetics of single doses of oxytocin administered via an inhaled route in healthy females: Randomized, single-blind, phase 1 study. *EBioMedicine* 2017. **22**: p. 249–255.

157. Ruppel, D. et al., A population dose-response model for inhaled technosphere insulin administered to healthy subjects. *CPT Pharmacometrics Syst Pharmacol* 2017. **6**(6): p. 365–372.

158. FDA, United States Food and Drug Administration, *Guidance for Industry: Bioequivalence Studies with Pharmacokinetic Endpoints for Drugs Submitted Under an ANDA* U.S. Department of Health and Human Services, Editor 2013, Food and Drug Administration; Center for Drug Evaluation and Research (CDER) Silver Spring, MD.

159. Mehta, R. et al., Pharmacokinetics of fluticasone propionate and salmeterol delivered as a combination dry powder via a capsule-based inhaler and a multi-dose inhaler. *Pulm Pharmacol Ther* 2014. **29**(1): pp. 66–73.

160. CHMP, Committee for Medicinal Products for Human Use, *Guideline on the Investigation of Bioequivalence*, E.M. Agency, Editor 2010, European Medicines Agency: London, UK.

161. Hastedt, J. et al., Scope and relevance of a pulmonary biopharmaceutical classification system AAPS/FDA/USP workshop march 16th–17th, 2015 in Baltimore, MD. *AAPS Open* 2017. **2**(1): p. doi 10.1186/s41120-015-0002-x.

162. Amidon, G.L. et al., A theoretical basis for a biopharmaceutic drug classification: The correlation of in vitro drug product dissolution and in vivo bioavailability. *Pharm Res* 1995. **12**(3): p. 413–420.

6

3D 模型用于吸入药物的开发

3D models as tools for inhaled drug development

Sally-Ann Cryan, Jennifer Lorigan, Cian O'Leary

6.1 前言

解剖及生理相关的呼吸道体外模型目前还较为缺乏,这延缓了吸入药物的研发。人体气道包括传导结构(气管支气管和支气管区域)和呼吸结构(肺泡区域),这些分级结构包含约 50 种不同类型的细胞。在气管支气管区域内,假复层上皮中包含 3 种主要细胞类型——纤毛上皮细胞、杯状细胞和基底细胞,这些细胞由肺间质和软骨的细胞外基质(extracellular matrix,ECM)支撑,进而组成特定的宏观及微观 3D 结构。同样,肺泡区域也是一个各种类型细胞和 ECM 的复杂混合体。相比之下,常见的体外模型通常是在气液界面(air-liquid interface,ALI)的半透聚酯膜上培养的、由单层上皮细胞组成的 2D 结构。这些模型通常无法代表关键的、多细胞特点的、疾病特有的 ECM 成分,也无法表现呼吸相关的机械张力,因此也无法代表健康或疾病患者肺部的在体器官特点。因此,目前的体外模型在药物开发中的功效有限。相对于体外模型,动物模型是提供药代动力学和药效学信息的最主要工具。然而,人们逐渐意识到动物与人类肺部结构和生理功能差异,这些物种间差异限制了动物模型对于药物的预测能力。由于体外-体内相关性(in vitro - in vivo correlation,IVIVC)差,目前在临床前或临床研究中使用的动物模型所获得的数据不足,从而增加了候选药物/制剂失败的风险,最终导致巨额经济损失和时间浪费,进而延缓了新药的开发过程。此外,实验动物伦理学要求尽量减少以药物研究为目的的动物试验。因此在科学和伦理学两方面都有理由借助体外细胞模型来改进吸入药物研究。对改进模型的需求包括:①在研究中减少、改良和替换动物模型;②建立更完善的、用于吸入毒理学的 IVIVCs,以实现更完整和/或有效的临床前评估。

6.2 目前用于吸入药物开发的临床前模型及其局限性

当前的呼吸药物发现和开发的临床前模型包括一系列体外、离体和体内方法,旨在获得有关药物沉积、吸收、效果和毒性等方面的重要数据[1]。从传统意义来讲,体外细胞培养模型是细胞以单层细胞形式插入在组织培养塑料或聚合物膜上的(2D 培养)[2]。这些模型可用于多个生物医学领域,包括药物开发起始阶段的基本药理学和毒理学研究,以及对潜在候选药物进行高通量筛选。目前,动物模型是评估新药或制剂安全性和有效性的重要临床前步骤。体内模型的使用解决了 2D 模型固有的过分简化的问题。每种模型都有其自身的优缺点,需要了解它们的主要缺陷以帮助解决关键问题,同时确定如何使用先进的 3D 呼吸培养模型来解决这些未满足的需求。

6.2.1 体外细胞培养模型和离体模型

呼吸系统体外细胞培养模型包括一系列用于机制、药物转运和毒性研究的永生细胞系和原代呼吸系统细胞。理想情况下,与动物模型相比,细胞模型应是一种低成本、高通量的药物开发方法,同时可以确切地代表体内行为。然而,开发满足所有这些标准的模型存在重大技术挑战。

2D 培养模型的最基本形式是单个细胞类型的培养。欧洲认证细胞培养物收藏中心(European Collection of Authenticated Cell Cultures,ECACC)和美国模式培养物集存库(American Type Culture Collection,ATCC)内有数千种代表一系列组织类型和遗传疾病的细胞系[3,4]。与患者或动物来源的原代细胞不同,细胞系在基础研究中的优势在于标准化地生产稳定增殖和表型稳定的细胞,这进而促进实验设计的一致性以及有助于在候选呼吸道药物之间进行比较[2]。它们也比供体原代细胞更容易获得,从而有利于更大的样本量和更大范围的测试分组。因此,细胞系是测试新药或新用途药物、评估细胞对新系统的反应方式或回答细胞功能或疾病状态等基本生物学问题的重要工具。

呼吸系统细胞系主要来源于肺癌或病毒转化的上皮细胞(表 6-1)。对于呼吸上皮细胞,支气管细胞具有紧密连接的结构[5],能够分泌顶端黏液层(类似于体内分泌功能)[6],因而成为一种主要的候选细胞系。例如,已有研究显示支气管细胞系 16HBE14o-[26-28]可形成类似生理上的紧密连接,因而是研究药物转运的重要工具[7,8];而能够产生黏蛋白的 Calu-3 细胞在评估药物转运和炎症反应方面很有价值[9,10]。由于肺泡区域既是许多吸入药物吸收的位点,又是许多呼吸系统疾病的靶标部位,因此研究者们也已经开发了肺泡细胞模型[11,12]。

表 6-1 呼吸细胞培养模型的主要上皮细胞来源

细胞类型	特　征
支气管细胞系	
16HBE14o-	转化的支气管细胞系; 紧密连接形成; 纤毛化程度和黏液分泌有限[5,7,8,13,14]

（续表）

细胞类型	特　征
BEAS-2B	转化的支气管细胞系细胞； 色素 P450 代谢活性； 缺乏紧密连接、纤毛和黏膜分泌[15, 16]
Calu-3	源自肺腺癌； 具有紧密连接和黏液分泌； 纤毛化程度有限[9, 17-19]
细支气管细胞系	
NCI-H441	源自肺腺癌； 地塞米松刺激后可形成紧密连接； 纤毛化程度有限[11, 12, 20]
肺泡细胞系	
A549	源自肺腺癌； 可分泌表面活性物质； 具备形成的紧密连接的潜能[21-23]
原代细胞	
NHBE 细胞	从气管支气管组织获得； 紧密连接形成、黏膜分泌和纤毛化； 供体变异性和传代次数有限[24, 25]
MatTek EpiAirway® Epithelix MuciAir® Epithelix SmallAir®	专门的原代细胞培养模型； 紧密连接形成、黏膜分泌和纤毛化； 寿命长； 价格昂贵[26-28]

尽管细胞系的特性使其具有应用价值，但也限制了它们的实用性。细胞系的永生化性质意味着与患者来源的原代细胞相比，它们可以更快地生长并且可以使用更长的时间，但是它们可能无法复制天然组织的行为和反应[6, 29]。2D 单一培养细胞系模型仅能显示完整体内条件的一部分，而缺乏体内机械影响、整体和局部代谢以及与体内存在的其他细胞类型的相互关系。因此，2D 细胞系模型可能不是体内反应或吸收的可靠预测指标[30]。

由于这些局限性，人们努力来优化可显示体内上皮细胞器官型特征的原代呼吸细胞。这也有助于直接比较健康和患病的细胞类型，而不会产生细胞永生化所带来的混淆影响。然而，供体间的可变性又带来了一个问题，这就需要大量的样本来提高准确性。可获得性、成本以及复杂的培养条件和原代细胞的体外快速去分化也给它们在药物研发中的应用带来了持续的挑战。

大量细胞系和原代细胞的体外呼吸模型都是使用细胞嵌套系统(cell insert systems)进行培养的，该系统可以让上皮细胞在气液界面(ALI)上的生长，从而更好地模仿肺部环境[26, 31]，并且已发现 ALI 培养物可诱导细胞极化、分化和产生黏液[6, 18, 32]。这些细胞嵌套培养有时被称为 3D 培养，可支持在膜的正反面上进行不同细胞类型的共培养。在对呼吸道进行建模时，可以将上皮细胞与相关区域的其他细胞（例如免疫细胞）共培养，从而提供更好的模拟体内环境[5, 11, 18, 23]，并有可能提供较单一培养系统更好的体内环境，进而评估细胞对气溶胶颗粒的生理反应[32]。然而，尽管由聚碳酸酯（polycarbonate，PC）和聚对苯二甲酸乙二酯（polyethylene terephthalate，PET）组成的细胞层之间的膜是可渗透的，但它仍可阻止整合界面的形成并阻碍细胞间通讯。此外，该模型的某些区域由单一细胞的单层结构构成，不能反映体内情况，从而限制了结果的生理准确性。这些细胞嵌套模型是进行药物转运研究的有价值的工具[6]，但其简单性（缺乏天然免疫应答）意味着该模型无法胜任深入的毒性研究[32,33]。

创建/利用有效人体组织模型以及切除的人体组织的模型[如肺切片模型和离体肺灌注模型（ex vivo lung perfusion model，EVLP）]等创新方法有助于改进对药物化合物和材料的评估[34, 35]。切除的人体组织模型具有明显的优势，包括在适当的气道 ECM 结构内按照所需的空间模式排列多种类型气道细胞、更好地模仿自然环境以改善细胞增殖和分化。许多机构正在积极地将这些可供选择的非动物方法进行分类，以进行体外评估[34]。当然，该类模型的主要限制是人体组织/肺的可获得性，这使得这些模型难以扩展至药物开发。

6.2.2　动物模型

动物模型一直是开展呼吸系统药物开发药代动力学和药效学研究的最重要生物学工具。候选药物通常在一系列与人体生理相似的动物模型中加以研究。啮齿动物通常用于动物研究的第一阶段，实际上，多种成像和分子技术可以用于小鼠、大鼠和豚鼠模型[36, 37]。但是，小动物作为动物模型的主要问题是体型。小动物可供药代动力学分析的血液、尿液和组织的标本量有限。小动物的解剖学和生理学也对给药剂量提出了挑战。为了解决更复杂的问题，大型动物（如狗、绵羊和非人属灵长类动物）也已用于测试吸入药物。然而，尽管有人认为较大的动物与人类更具有生理相关性，这类动物在药物开发上也存在困难。后勤限定（如住房和搬运以及伦理问题）限制了可用于特定研究的大型动物的数量[38]。因此，大型动物研究通常缺乏小型动物研究所能达到的统计效力。

虽然动物模型可以提供无法从体外模型获得的药代动力学和药效学信息，但由于动物种属结构和生理上的差异，某些用于临床前测试的动物并不总是适合于人类气道药物的研究。在人类和普通动物模型之间，气道内的气管分叉划分以及左右主支气管的相对位置并不相同，因而，对动物中药物沉积的评估可能无法准确反映人体内的药物沉积情况，并对气管、支气管和肺泡药物/物质的暴露量的可靠估算产生影响[36, 39]。小动物的早期筛选方法（如气管内递送）可能产生假性毒理和药理效应，同时绕过了上气道[40-42]。仅限鼻子的药物暴露室[43, 44]和全身暴露室[45]能够用于研究药物在吸入后对气道组织的作用。

物种之间的免疫学差异可能更为重要。例如,在动物研究中显示出有希望的新型哮喘治疗药物在进行临床试验时失败。又如,在 TGN1412 的 I 期试验的悲剧性案例中,将最初对动物安全的新型药物应用于人类志愿者时,发生了非常严重的全身性炎症反应。鉴于目前仍缺少能够有效复制呼吸系统疾病(如哮喘和囊性纤维化)病理生理特征的模型,啮齿类动物与人类之间的炎症途径与免疫系统之间的不一致性显而易见。这些模型的缺点反映在候选药物的折损率上,期望进入临床使用的药物中,只有 7.5% 的研究用新药在 III 期临床试验后获得批准[46]。显然,用于吸入药物临床研究和商业转化的药效模型仍有待改进,对改进模型的需求主要包括:①在研究中减少、精炼和替换动物模型的意愿;②需要为吸入药物的药理学建立改进的 IVIVCs,以提供更完整和/或有效的临床前评估。

6.3 用于呼吸系统药物开发的 3D 培养平台

可供细胞向多个方向生长的 3D 模型已经蓄势待发,以填补当前在体外 2D 研究和体内研究之间的空白。3D 模型克服了 2D 模型的一些缺点,同时在新药研究项目进入更高级阶段前,能延迟并减少动物模型的使用。与单一培养中生长的细胞相比,3D 系统中的细胞可以更符合生理地相互发出信号并相互影响。例如,在嵌套膜上培养的细胞缺少细胞外基质,这种过分简化的结构可能会影响药物的吸收率[47,48]。在嵌套膜上培养的细胞也有表型改变,细胞的增殖速率、蛋白质表达和分化随着天然和合成聚合物之间组成的不同而不同[31,49-51]。此外,在 3D 平台中,可以在系统的不同组件上生长不同的细胞类型,从而模拟体内的细胞分层。可以创建不同的微环境以反映不同细胞类型的需求并促进更符合生理的相关反应。如果合适,还可以引入机械刺激。在进行体内测试之前,这些模型的改进可以提供有关新型化合物和药物制剂的更准确的生理数据[26]。

3D 模型也可以解决某些动物测试中遇到的问题。它们代表了从 2D 环境到动物模型的逐步过渡,并且可以支持人体细胞的使用。人体细胞研究可以提供有关候选药物和药物制剂的炎症反应和局部反应的更详细的信息,然后再转移到更复杂、更不可控的体内系统。

面对呼吸系统模型的所有当前问题,尽管 3D 模型也不是完美的解决方案,但它们已经构建了比 2D 培养系统更复杂的环境,并且比动物模型更能反映人类的反应,这在完善药物和药物制剂研究的工具中显示出巨大的潜力。这种工具将减少研究候选药物的成本和时间,并在开发的早期阶段就能对药物合成和递送过程加以优化。

目前正在研究的用于吸入药物开发的 3D 培养平台主要类型包括基于生物材料的支架系统、球体培养系统和微流控芯片系统(图 6-1)。支架系统和微流控单芯片肺平台已经引起了广泛的关注,因为其中的聚合物基底(细胞 ALI 培养的部位)的组成是可变的[52,53],而球体作为疾病的模型受到了相当关注[54]。在以下各节中,将参考适当的示例概述各平台的主要特征。

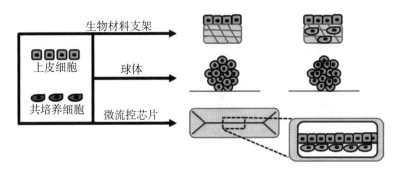

图 6-1　用于呼吸系统药物开发的 3D 培养平台

注：上皮细胞与或不与其他细胞一起培养，和成纤维细胞、内皮细胞等细胞在聚合物支架生物材料基底上，或以细胞聚集球体，或在带有液体流动室的微流控芯片系统中共培养。

6.3.1　基于支架生物材料的平台

传统上，支架生物材料是 3D 呼吸培养模型的主要平台。所使用的生物材料通常由天然聚合物材料（如胶原蛋白）、供体细胞外基质［去细胞的（decellularized，DC）组织］、合成聚合物材料［如聚 ε-己内酯（poly-ε-caprolactone，PCL）］以及合成材料和天然材料的复合物组成[55]。尽管基于水凝胶的平台在 21 世纪初迅速普及，但多孔聚合物支架是最早的 3D 气道模型之一[56,57]。如今，文献中已可见多种水凝胶、多孔聚合物支架和 DC 组织。与这些模型联合，有多种组织工程制造技术可稳定控制孔隙度、机械刚度等参数，进而控制细胞的浸润、分化和行为[58,59]。这对于呼吸建模特别值得注意，因为改变支架的特性有助于复制肺部的不同解剖区域。

历史上，水凝胶一直是气管支气管建模最常用的生物材料。水凝胶是一种两组分或多组分系统，其由聚合物链和水组成网络，水以动态平衡的状态填充大分子之间的空间[60]。气管支气管气道模型有两种形式：上皮细胞在无细胞凝胶基质上培养，或上皮细胞在含有成纤维细胞和其他黏膜下细胞的凝胶悬浮液中培养而成。肺泡水凝胶平台利用周围凝胶环境的柔韧基质，表达 Ⅰ 型和 Ⅱ 型肺泡上皮细胞标志物的肺泡芽能在其中生长[61-63]。早在 20 世纪 80 年代就有研究者报道了凝胶基质的这种特性：使用来源于肉瘤的重组基底膜（Matrigel®），沿着中央腔周围可产生胎兔 Ⅱ 型肺泡上皮细胞球形簇[64]。

水凝胶系统的环境是动态的，成胶后聚合物的组装和排列是随机的。相比之下，DC 组织是一种生物材料支架，其具有器官特异性的结构，该结构在胚胎发育阶段经由自然形态发生过程已经形成，在去除供体组织的抗原成分后即可使用[65]。通过这种方式，已经针对 3D 呼吸细胞培养适配了体内的组织结构、相应的天然聚合物组成和适合种子细胞的生长因子。尽管将来已设想将 DC 组织（如全肺）作为肺移植和组织再生的可能替代方法[66]，目前由于多种细胞类型的大量存在以及组织质量、存储和 DC 方法标准化相关的挑战，这一设想仍遥不可及[67-71]。另外，因为在 DC 器官中血管和气道系统保持完整且彼此独立，因而再接种细胞的 DC 肺有望作为一种先进的体外药物开发平台，可以提供有关肺部给药后肺中药物沉积结果的信息[72]和系统吸收情况[73]。此外，DC 组织切片可用于使用单个人体或动物供体器官进行高通量筛选[74]。

多孔支架与 DC 组织基质有许多相似之处,但不同之处在于其组分和结构的定制范围更大。这些生物材料在结构上类似海绵,其中的孔撑作为框架供肺泡等生理结构在其中生长[75]。与水凝胶和 DC 组织不同,多孔支架可以调整其孔径和互连性而形成定制空间供管状气道和新生血管生长[76-78]。多孔聚合物支架在体外模拟气管支气管区域组织结构和组成的能力也得到了改进,因而其产生的纤维结构比水凝胶的更类似于气管支气管。为了模拟这种结构,多孔支架模型必须在其结构中融入基底膜类似物以便在 ALI 上进行单层上皮细胞培养;通过开发一种带有致密或纳米孔区域(细胞无法迁移穿过该区域)的多层支架可实现这一点[53,79,80]。例如,O'Leary 等的模型是将 2D 薄膜融入多孔 3D 底层,在 ALI 上培养 Calu‑3 细胞株,而在黏膜下层进行 3D 成纤维细胞培养(图 6‑2)[53]。这样的系统可以提供用于药物机制、输送和毒理学研究的器官型组织重建,而无须供体或复杂的组织制备。

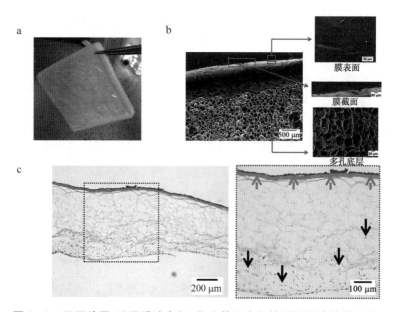

图 6‑2　双层胶原‑透明质酸支架:作为基于支架的呼吸细胞培养平台。

注:a. 多孔聚合物支架的宏观图像。b. 支架的超微结构:由致密的薄膜层和相连的多孔底层组成。c. 在支架平台上的气道上皮(灰色箭头)和成纤维细胞(黑色箭头)共培养。

改编自:O'Leary, C., Cavanagh, B., Unger, R. E., et al, Biomaterials, 2016, 85:111‑127.[53]

基于支架的生物材料利用多种天然和合成聚合物作为水凝胶和多孔平台的基础材料。由于胶原蛋白是人体的主要结构组织成分[81],它是非常常用的水凝胶成分。在 I 型胶原凝胶 ALI 界面上的原代气管支气管上皮细胞培养可稳定提供器官特异型假复层上皮[82-85]。例如,当在胶原蛋白包被的基底[31]上培养气道细胞时,黏液生物标志物 MUC5AC 的表达含量增加[86],这证实了其作为天然底物的价值。此外,与 2D 模型相比,在基于胶原蛋白的水凝胶和多孔支架上生长的上皮细胞显示出更优的紧密连接形成、纤毛发育和细胞外基质分泌[53,87,88]。如前所述,基质胶已被用于水凝胶的腺泡形成;更精细的基底也具有肺泡建模应用的前景,如 Gelfoam®(一种纯化的明胶产品)[78]、高度多孔的冻干胶原蛋白-糖胺聚糖支架[76]、聚乙醇酸(polyglycolic acid,PGA)网格和 Pluronic F127(PF127)凝胶的复合材料[77]。其他具有应用前景的 3D 呼吸培养模型天然聚合物和复合材料包括壳聚糖[89]、纤维蛋白[90]和透明质酸[91-93]。总体而言,用于支架生物材料平台的天然基底已逐渐盛行,尽管人们感兴趣的是合成聚合物来支持这些基底并在细胞培养中提高机械完整性以评估吸入药物产品。

6.3.2　基于球体的平台

在过去的 10 年中,3D 细胞球体的使用特别受到欢迎。细胞球是单个或多个细胞类型的自组装聚集体,进而表现出 3D 形状和超过 2D 培养的细胞-细胞连接,以及在传统培养中缺如的表型特征和对毒性的反应[94]。细胞球最初是作为研究缺氧、血管生成和肿瘤内药物浸润的方法而开发的[95, 96];与 2D 培养相比,它们具有更准确的体内细胞外基质、细胞骨架排列以及细胞与细胞相互作用特征,因此可用于癌症以外的药物研究模型[97, 98]。制备球状体的方法包括悬滴法、非黏附性表面、微图案化表面、悬浮培养和微流控系统[99-103]。目前已开发出用于大规模自动化、标准化生产球体的最新组装程序[98],可有望成为研究新药和药物制剂的 2D 培养和体内研究之间的中间模型。

球形平台在气道药物发现和药理学研究中的应用尚未像基于支架的系统那样得到广泛研究。主要是在癌症和肝脏代谢研究验证了该系统[104, 105]。然而,肺部球体研究依然获得了令人鼓舞的结果。已证明它们保留了假复层气道上皮细胞的特征,包括纤毛和黏液产生功能[106, 107],这是对 2D 培养模型的一种改进。例如,Tan 等最近进行的一项研究将成人原代支气管上皮细胞、成纤维细胞和肺微血管内皮细胞组合在一起形成了多细胞聚集体,该系统能表现气管支气管和肺泡呼吸区域的特征(彩图 3)[54]。在药理学应用方面,肺球体平台已被用于评估用于 EVLP 的试剂的安全性[108],表明它们可用作新型呼吸药物和制剂毒性测试的体外工具。

6.3.3　基于微流控的平台

在过去的几年中,器官晶片微流控平台技术取得了重大进展。应用新型微流控方法已创建了"肺芯片技术"来模拟支气管肺泡区域。芯片平台是一种模拟人体活器官关键功能单元的微工程仿生系统。它们通常由透明 3D 聚合物微通道组成,微通道内衬人体活细胞,并复制了完整器官的 3 个重要方面,即具备多种组织类型空间分布的 3D 微体系结构、功能性组织-组织界面,以及复杂的器官特定的机械和生化微环境[109]。因此,这些系统比 2D 模型具有更高的集成度,它们提供了有关炎症反应和药物吸收的更详细的信息[110, 111]。

Huh 等在 2010 年发表了以"肺芯片技术"为代表的研究论文[112]。在芯片内,两个紧密并置的微通道被聚二甲基硅氧烷(PDMS)超薄(10 μm)、多孔柔性膜隔开,该膜涂有纤连蛋白或胶原蛋白。将人肺泡上皮细胞和人肺微血管内皮细胞培养在该膜的相对两侧,细胞汇合后引入 ALI(彩图 4)。在该设计中内置了机械拉伸功能,以模仿呼吸过程中肺泡的潮气膨胀和塌陷,这些因素可影响细胞反应和通透性。除了开创性的肺泡毛细血管模型,后续的研究还开发了该平台的气管支气管版本[113]。这种共培养的微流控模型将相似的细胞与基于支架和基于球体的平台(即上皮细胞、内皮细胞和成纤维细胞)整合在一起,并证实了黏膜纤毛分化和屏障的形成。因此,有可能使用肺芯片技术方法来研究新型药物和药物制剂,从而对肺芯片技术进行定制以重现气道的不同区域。这些3D培养平台的潜力已得到认可,在2017年4月,FDA已着手启动该技术的投资,以开发用于药品、食品和化妆品评估的工具。

6.4 呼吸系统疾病的 3D 培养模型

3D培养模型在药物开发过程中的关键作用是在研发的早期阶段,为有效候选药物的筛选提供生理学上具有代表性的疾病模型。对于呼吸系统疾病,无法治愈的疾病如哮喘、慢性阻塞性肺疾病(COPD)、囊性纤维化(CF)和特发性肺纤维化(idiopathic pulmonary fibrosis,IPF)极大地增加了临床和社会经济负担,但缺乏有效的临床前模型。尤其是COPD已被确定为全球第四大死亡原因[114]。CF的生存率在过去40年的时间里一直在下降,而68%的患者出现呼吸系统因素[115, 116]。对于被诊断为IPF的患者,中位生存期约为诊断后的2.5~3.5年[117]。此外预计到2030年,气管、支气管和其他肺部肿瘤将成为第六大死亡原因[118]。本节将概述一些相关的肺部疾病,这些疾病的3D培养平台有助于新疗法到临床的转化。

6.4.1 慢性阻塞性肺疾病

COPD的定义是不完全可逆的慢性气流受限[119]。COPD的两种临床表型包括慢性支气管炎和肺气肿,对后者的研究旨在防止肺泡破坏和由于组织重塑导致的肺部气体交换受损[120]。因此,3D模型可用作研究该病结构因素的平台。

DC组织平台可以提供肺气肿疾病的肺部模型。例如,Wagner等直接比较健康和患病的肺,以研究不同ECM成分对细胞生存力的影响[67]。尽管对组织的蛋白质组学分析没有发现组成上的显著差异,但接种到患肺上的气道细胞的黏附力却不及健康对照肺,并且在培养中仅持续了7d左右,从而说明了患肺组织的微结构排列可影响细胞活性。应用微流控芯片的COPD模型,可以对COPD急性加重及炎症反应进行更为深入的高通量分析[111],为筛选新型吸入疗法铺平道路进而减轻疾病负担和降低病死率。

6.4.2 囊性纤维化

CF是一种常染色体隐性遗传疾病,患者体内囊性纤维化跨膜电导调节因子(CFTR)离子转运蛋白功能缺陷或缺失[121]。这种看似简单的突变会导致一系列临床疾病,包括反复呼吸系统感染、吸收不良和不育症。在气道内,CF气管支气管上皮细胞分泌的黏液屏障较厚,且更坚韧,有可能阻碍药物扩散[122],并为细菌和肺部的慢性炎症反应提供定植点[123]。因此,3D疾病模型寻求在模型中纳入这些病理特征,并解决CF目前缺乏有效的临床前动物模型的问题[124]。

球体模型已显示出有望成为 CF 的 3D 疾病模型,其 3D 结构可在培养基中培养或与基质胶(Matrigel)结合使用以模拟疾病特征[125]。最近的研究表明,球体培养可用于诱导非支气管毛刷来源的 CF 患者细胞,使其表达病理生理特征以创建模型。实际上,已经开发出一种模型来研究人原代鼻球体中的 CFTR 功能[106],直肠上皮细胞也可用于药物研发[126,127]。这些模型还可以纳入疾病的黏膜下纤维化特征[128]。

6.4.3 其他疾病

3D 细胞培养平台的研究热点还包括其他气道疾病如哮喘和 IPF。像 CF 一样,哮喘研究也缺乏有效的动物模型[129]。作为一种慢性炎症性疾病,治疗反应不佳的亚组人群的病理学尚不明了,因此需要复杂的体外模型来全面描述疾病的机制途径。在这方面,水凝胶模型已显示出应用前景,其中将支气管上皮细胞和成纤维细胞的 3D 共培养与健康或哮喘供体的 T 细胞结合在一起,以更好地了解相关的炎症过程[130,131]。球体平台分析也已用于研究哮喘气道平滑肌细胞的血管生成特性[132]。球体平台也已用于评估 IPF 的抗纤维化药物[133],以及水凝胶模型可用于了解基质硬度对 IPF 活动度的影响[134]。总之,与常规体外细胞模型相比,将这些 3D 平台用于疾病建模的核心优势是:创建准确反映患病肺组织复杂微环境的工具,模拟疾病可能导致的药物递送屏障,以及可用于针对性开发新型吸入疗法的细胞行为。

6.5 用于吸入药物治疗转化研究的 3D 模型的机遇和挑战

如上所述,先进的 3D 细胞培养系统对比用于气道药物开发的常规体外细胞模型具有许多优势,特别是它们能够更准确地反映患病肺组织复杂的微环境。然而,使它们成为吸入药物开发中有效工具的关键将是研发适当的培养条件、气溶胶暴露系统以及用于终点判读的有效分析方法。

当然,就像每个临床前模型一样,每个 3D 培养平台都有其相关的局限性,这些局限性为它们的广泛应用带来了挑战,因此需要权衡考虑其相关局限性。水凝胶模型的主要局限性是它们的高水含量。通常,在所有 3D 培养平台中,水凝胶的机械性能最弱,为了延长了离体培养时间,可采用与合成聚合物的组合来减少支架的塌陷[60]。尽管 DC 组织在机械上更坚固,但在 3 种最主流的方案中,其在结构完整性和 ECM 组成方面存在差异[135]。除了这种明显的局限性挑战之外,这种生物材料支架平台需要稳定地供应动物或人类的供体组织,由于长期保存而导致的组织异质性是另一个必须注意的问题[136]。多孔聚合物支架有可能克服其他支架系统的局限性,而规模化和高制造成本是其应用于气道药物开发的主要挑战。从理论上讲,一旦对 3D 培养方法进行了标准化,球状体就更适合进行更廉价的高通量研究,但是由于其缺乏细胞外基质成分因而不能评估细胞行为及药物治疗反应。球状体平台在评估药物摄取及穿透性方面尚未达到与支架生物材料平台相同的水平。目前,微流控芯片平台无疑具有最大的应用转化潜能,可以整合到药物开发过程中。

一旦这项技术变得更加普及,并且内部聚合物膜被细胞外基质成分取代以全面促进 3D 共培养技术,那么该系统将真正为吸入药物和制剂的开发提供体外气道模型的迭代。

长期以来将细胞暴露于气溶胶的方法一直是研究领域的热点内容。在标准细胞系研究中,通常是通过将药物/制剂添加到浸没培养物的培养基中来实现暴露的。如前所述,现在已广泛证实在该领域使用在 ALI 中培养气道细胞可以更好地重塑肺环境并可能诱导细胞极化、分化和产生黏液[6, 18, 32]。因此,在建立和验证用于气道药物递送的模型时,能够在 ALI 上培养气道细胞以增强分化并为气雾剂暴露研究提供合适的环境似乎是有益的。用于细胞培养的支架系统和微流控肺芯片平台(图 6 - 1)特别适合 ALI 培养[53, 54];但是,使用球体系统创建 ALI 会带来巨大的技术挑战[55]。多种不同的支架系统已成功用于在 ALI 上培养上皮细胞,包括 Ⅰ 型胶原凝胶[83-86]和多孔支架[54]。在肺芯片研究中,一旦上皮和内皮细胞在膜上汇合,ALI 就得以成功构建[113]。

通过移液器将药物/制剂直接添加到细胞培养物中不能模拟与气溶胶暴露相关的沉积模式。为了更好地模拟药物/制剂的气溶胶递送到细胞上的沉积模式,已经开发了一系列气溶胶暴露系统,包括 CULTEX® 和 VITROCELL® 等市售系统。气液界面暴露(ALICE)系统支持将细胞培养物暴露于雾化系统[137],而细胞培养的药物沉积设备(PADDOCC)系统是专为粉雾吸入器制剂设计的[138]。将 3D 模型应用于呼吸系统药物开发的总体目标是更好地模拟体内环境,那么使用合适的气溶胶暴露系统至关重要。

迄今为止,细胞球体还没有广泛用于研究药物的摄取或不同制剂的输送,但是它们与高含量分析(high content analysis, HCA)系统的集成可以使其在药物开发和发现中得到更多的应用。HCA 是一种基于多参数荧光的细胞群定量分析方法。HCA 已广泛用于药物发现和药理学研究中,近来已认识到它可以用于包括气道药物递送在内的药物研究[139]。虽然在 HCA 筛查中使用球体培养尚处于起步阶段,但其在基础和应用呼吸研究中的潜力巨大。

总体而言,创建基于人体细胞的 3D 模型和培养系统可以提高用于吸入药理学[140]和吸入治疗学[34]领域的预测评估。此外,这些更高级的模型可以在科学水平上更好地帮助我们了解在细胞/组织水平上呼吸细胞对药物/药物制剂的反应。应用这些模型的关键是确定它们是否适于提供与研究终点(如毒性/安全性、免疫应答、功效、局部药物作用、细胞摄取/相互作用、药物跨呼吸道上皮的转运等)相关的信息,以及是否可模拟药物靶标部位(如肺泡与支气管)[34]。

目前,基于体外细胞的方法主要用于科学筛查,以及对监管档案提交中的体内动物数据提供支撑。要将更先进的 3D 模型整合到标准化的科学和工业发展计划中并进一步为监管机构所接受,关键的步骤在于确实有力地验证其可重复性、敏感性、可及性和预测能力。许多新型 3D 模型仍处于验证过程的初期,首先必须将重点放在方法的标准化上。之后的关键是选择一个合适的模型进行验证。现在有支持这种验证工作的机构,如欧盟动物试验替代参考实验室(European Union Reference Laboratory for Alternatives to animal testing, EURL - ECVAM)。对于基于人体细胞的 3D 模型,选择现有金标准动物模型进行验证可能并不是最佳的,而离体模型(如 EVLP 模型或肺切片)可能可以提供更好的工具来比较药物/制剂的作用。

　　毫无疑问,高阶的人体细胞 3D 模型的新时代正在迅速兴起。这些模型不一定会完全取代过去已经证明可为某些研究终点提供有用信息的公认的稳定的 2D 模型,但无疑可以为体内测试之前的临床前筛查提供一个额外的、更好地针对呼吸系统疾病的疾病模型工具。此外,气溶胶暴露系统的技术进步和高通量筛选方法(实际上是将两者结合在一起)无疑将使其能被广泛地引入学术和行业研究实验室并获得支持。它们作为动物测试的有效替代品或补充品的意义重大,在很大程度上取决于将适当的模型与所评估的相关终点相匹配。现在重要的是在本文概述的令人振奋的工作基础上验证并拓展这些模型的预测能力。

(侯　刚　译)

参考文献

1. Nahar K, Gupta N, Gauvin R, Absar S, Patel B, Gupta V, Khademhosseini A, Ahsan F. In vitro, in vivo and ex vivo models for studying particle deposition and drug absorption of inhaled pharmaceuticals. *European Journal of Pharmaceutical Sciences: Official Journal of the European Federation for Pharmaceutical Sciences*. 2013;49(5):805–818. doi:10.1016/j.ejps.2013.06.004.

2. BéruBé K, Aufderheide M, Breheny D, Clothier R, Combes R, Duffin R, Forbes B et al. In vitro models of inhalation toxicity and disease. The report of a FRAME workshop. *Alternatives to Laboratory Animals*. 2009;37(1):89–141.

3. European Collection of Authenticated Cell Cultures. "About ECACC" [cited 2017 21st August]; Retrieved from: https://www.phe-culturecollections.org.uk/collections/ecacc.aspx.

4. American Type Culture Collection. "Who We Are" [cited 2017 21st August]; Retrieved from: https://www.lgcstandards-atcc.org/en/About/About_ATCC/Who_We_Are.aspx.

5. Pohl C, Hermanns MI, Uboldi C, Bock M, Fuchs S, Dei-Anang J, Mayer E et al. Barrier functions and paracellular integrity in human cell culture models of the proximal respiratory unit. *European Journal of Pharmaceutics and Biopharmaceutics: Official Journal of Arbeitsgemeinschaft fur Pharmazeutische Verfahrenstechnik eV*. 2009;72(2):339–349. doi:10.1016/j.ejpb.2008.07.012.

6. Forbes B, Ehrhardt C. Human respiratory epithelial cell culture for drug delivery applications. *European Journal of Pharmaceutics and Biopharmaceutics: Official Journal of Arbeitsgemeinschaft fur Pharmazeutische Verfahrenstechnik eV*. 2005;60(2):193–205. doi:10.1016/j.ejpb.2005.02.010.

7. Ehrhardt C, Kneuer C, Fiegel J, Hanes J, Schaefer UF, Kim KJ, Lehr CM. Influence of apical fluid volume on the development of functional intercellular junctions in the human epithelial cell line 16HBE14o-: Implications for the use of this cell line as an in vitro model for bronchial drug absorption studies. *Cell and Tissue Research*. 2002;308(3):391–400. doi:10.1007/s00441-002-0548-5.

8. Forbes B, Shah A, Martin GP, Lansley AB. The human bronchial epithelial cell line 16HBE14o- as a model system of the airways for studying drug transport. *International Journal of Pharmaceutics*. 2003;257(1–2):161–167.

9. Foster KA, Avery ML, Yazdanian M, Audus KL. Characterization of the Calu-3 cell line as a tool to screen pulmonary drug delivery. *International Journal of Pharmaceutics*. 2000;208(1–2):1–11.

10. Harcourt JL, Haynes LM. Establishing a liquid-covered culture of polarized human airway epithelial Calu-3 cells to study host cell response to respiratory pathogens in vitro. *Journal of Visualized Experiments*. 2013(72). doi:10.3791/50157.

11. Hermanns MI, Unger RE, Kehe K, Peters K, Kirkpatrick CJ. Lung epithelial cell lines in coculture with human pulmonary microvascular endothelial cells: Development of an alveolo-capillary barrier in vitro. *Laboratory Investigation; A Journal of Technical Methods and Pathology*. 2004;84(6):736–752. doi:10.1038/labinvest.3700081.

12. Kasper J, Hermanns MI, Bantz C, Utech S, Koshkina O, Maskos M, Brochhausen C et al. Flotillin-involved uptake of silica nanoparticles and responses of an alveolar-capillary barrier in vitro. *European Journal of Pharmaceutics and Biopharmaceutics: Official Journal of Arbeitsgemeinschaft fur Pharmazeutische Verfahrenstechnik eV*. 2013;84(2):275–287. doi:10.1016/j.ejpb.2012.10.011.

13. Cozens AL, Yezzi MJ, Kunzelmann K, Ohrui T, Chin L, Eng K, Finkbeiner WE et al. CFTR expression and chloride secretion in polarized immortal human bronchial epithelial cells. *American Journal of Respiratory Cell and Molecular Biology*. 1994;10(1):38–47.

14. Manford F, Tronde A, Jeppsson AB, Patel N, Johansson F, Forbes B. Drug permeability in 16HBE14o- airway

cell layers correlates with absorption from the isolated perfused rat lung. *European Journal of Pharmaceutical Sciences: Official Journal of the European Federation for Pharmaceutical Sciences.* 2005;26(5):414–420. doi:10.1016/j.ejps.2005.07.010.

15. Reddel RR, Ke Y, Gerwin BI, McMenamin MG, Lechner JF, Su RT, Brash DE et al. Transformation of human bronchial epithelial cells by infection with SV40 or adenovirus-12 SV40 hybrid virus, or transfection via strontium phosphate coprecipitation with a plasmid containing SV40 early region genes. *Cancer Research.* 1988;48(7):1904–1909.

16. Molloy EL, Adams A, Moore JB, Masterson JC, Madrigal-Estebas L, Mahon BP, O'Dea S. BMP4 induces an epithelial-mesenchymal transition-like response in adult airway epithelial cells. *Growth Factors (Chur, Switzerland).* 2008;26(1):12–22. doi:10.1080/08977190801987166.

17. Fogh J, Fogh JM, Orfeo T. One hundred and twenty-seven cultured human tumor cell lines producing tumors in nude mice. *Journal of the National Cancer Institute.* 1977;59(1):221–226.

18. Grainger CI, Greenwell LL, Lockley DJ, Martin GP, Forbes B. Culture of Calu-3 cells at the air interface provides a representative model of the airway epithelial barrier. *Pharmaceutical Research.* 2006;23(7):1482–1490. doi:10.1007/s11095-006-0255-0.

19. Stentebjerg-Andersen A, Notlevsen IV, Brodin B, Nielsen CU. Calu-3 cells grown under AIC and LCC conditions: Implications for dipeptide uptake and transepithelial transport of substances. *European Journal of Pharmaceutics and Biopharmaceutics.* 2011;78(1):19–26. doi:10.1016/j.ejpb.2010.12.030.

20. Gazdar AF, Linnoila RI, Kurita Y, Oie HK, Mulshine JL, Clark JC, Whitsett JA. Peripheral airway cell differentiation in human lung cancer cell lines. *Cancer Research.* 1990;50(17):5481–5487.

21. Giard DJ, Aaronson SA, Todaro GJ, Arnstein P, Kersey JH, Dosik H, Parks WP. In vitro cultivation of human tumors: Establishment of cell lines derived from a series of solid tumors. *Journal of the National Cancer Institute.* 1973;51(5):1417–1423.

22. Lieber M, Smith B, Szakal A, Nelson-Rees W, Todaro G. A continuous tumor-cell line from a human lung carcinoma with properties of type II alveolar epithelial cells. *International Journal of Cancer.* 1976;17(1):62–70.

23. Rothen-Rutishauser BM, Kiama SG, Gehr P. A three-dimensional cellular model of the human respiratory tract to study the interaction with particles. *American Journal of Respiratory Cell and Molecular Biology.* 2005;32(4):281–289. doi:10.1165/rcmb.2004-0187OC.

24. Gray TE, Guzman K, Davis CW, Abdullah LH, Nettesheim P. Mucociliary differentiation of serially passaged normal human tracheobronchial epithelial cells. *American Journal of Respiratory Cell and Molecular Biology.* 1996;14(1):104–112. doi:10.1165/ajrcmb.14.1.8534481.

25. Fulcher ML, Gabriel S, Burns K, Yankaskas J, Randell S. Well-differentiated human airway epithelial cell cultures. In: Picot J, ed. *Human Cell Culture Protocols.* Humana Press, New York; 2005. p. 183–206.

26. Bérubé K, Pitt A, Hayden P, Prytherch Z, Job C. Filter-well technology for advanced three-dimensional cell culture: Perspectives for respiratory research. *Alternatives to Laboratory Animals.* 2010;38(Suppl 1):49–65.

27. Reus AA, Maas WJ, Jansen HT, Constant S, Staal YC, van Triel JJ, Kuper CF. Feasibility of a 3D human airway epithelial model to study respiratory absorption. *Toxicology in Vitro: An International Journal Published in Association with BIBRA.* 2014;28(2):258–264. doi:10.1016/j.tiv.2013.10.025.

28. Huang S, Boda B, Vernaz J, Ferreira E, Wiszniewski L, Constant S. Establishment and characterization of an in vitro human small airway model (SmallAir). *European Journal of Pharmaceutics and Biopharmaceutics: Official Journal of Arbeitsgemeinschaft fur Pharmazeutische Verfahrenstechnik eV.* 2017;118:68–72. doi:10.1016/j.ejpb.2016.12.006.

29. Maqsood MI, Matin MM, Bahrami AR, Ghasroldasht MM. Immortality of cell lines: Challenges and advantages of establishment. *Cell Biology International.* 2013;37(10):1038–1045. doi:10.1002/cbin.10137.

30. Birgersdotter A, Sandberg R, Ernberg I. Gene expression perturbation in vitro–a growing case for three-dimensional (3D) culture systems. *Seminars in Cancer Biology.* 2005;15(5):405–412. doi:10.1016/j.semcancer.2005.06.009.

31. Davenport EA, Nettesheim P. Regulation of mucociliary differentiation of rat tracheal epithelial cells by type I collagen gel substratum. *American Journal of Respiratory Cell and Molecular Biology.* 1996;14(1):19–26. doi:10.1165/ajrcmb.14.1.8534482.

32. Klein SG, Hennen J, Serchi T, Blömeke B, Gutleb AC. Potential of coculture in vitro models to study inflammatory and sensitizing effects of particles on the lung. *Toxicology in Vitro: An International Journal Published in Association with BIBRA.* 2011;25(8):1516–1534. doi:10.1016/j.tiv.2011.09.006.

33. Bérubé K, Prytherch Z, Job C, Hughes T. Human primary bronchial lung cell constructs: The new respiratory models. *Toxicology.* 2010;278(3):311–318. doi:10.1016/j.tox.2010.04.004.

34. Hittinger M, Schneider-Daum N, Lehr CM. Review. Cell and tissue-based in vitro models for improving the development of oral inhalation drug products. *European Journal of Pharmaceutics and Biopharmaceutics.* 2017;118:73–78. doi:10.1016/j.ejpb.2017.02.019.

35. Frank JA, Briot R, Lee JW, Ishizaka A, Uchida T, Matthay MA. Physiological and biochemical markers of alveolar epithelial barrier dysfunction in perfused human lungs. *American Journal of Physiology. Lung Cellular and Molecular Physiology.* 2007;293(1):L52–L59.

36. Cryan SA, Sivadas N, Garcia-Contreras L. In vivo animal models for drug delivery across the lung mucosal barrier. *Advanced Drug Delivery Reviews.* 2007;59(11):1133–1151. doi:10.1016/j.

addr.2007.08.023.

37. Zosky GR, Sly PD. Animal models of asthma. *Clinical and Experimental Allergy: Journal of the British Society for Allergy and Clinical Immunology.* 2007;37(7):973–988. doi:10.1111/j.1365-2222.2007.02740.x.

38. Tardif SD, Coleman K, Hobbs TR, Lutz C. IACUC review of nonhuman primate research. *ILAR Journal/ National Research Council, Institute of Laboratory Animal Resources.* 2013;54(2):234–245. doi:10.1093/ ilar/ilt040.

39. Wolff RK, Dorato MA. Toxicologic testing of inhaled pharmaceutical aerosols. *Critical Reviews in Toxicology.* 1993;23(4):343–369. doi:10.3109/10408449309104076.

40. Wolff RK. Toxicology studies for inhaled and nasal delivery. *Molecular Pharmaceutics.* 2015;12(8):2688– 2696. doi:10.1021/acs.molpharmaceut.5b00146.

41. Scherließ R, Mönckedieck M, Young K, Trows S, Buske S, Hook S. First in vivo evaluation of particulate nasal dry powder vaccine formulations containing ovalbumin in mice. *International Journal of Pharmaceutics.* 2015;479(2):408–415. doi:10.1016/j. ijpharm.2015.01.015.

42. Ghasemian E, Vatanara A, Rouini MR, Rouholamini Najafabadi A, Gilani K, Lavasani H, Mohajel N. Inhaled sildenafil nanocomposites: Lung accumulation and pulmonary pharmacokinetics.*Pharmaceutical Development and Technology.* 2016;21(8):961–971. doi:10.3109/10837450.2015.1086369.

43. Cannon WC, Blanton EF, McDonald KE. The flowpast chamber: An improved nose-only exposure system for rodents. *American Industrial Hygiene Association Journal.* 1983;44(12):923–928. doi:10.1080/15298668391405959.

44. March TH, Cossey PY, Esparza DC, Dix KJ, McDonald JD, Bowen LE. Inhalation administration of all-trans-retinoic acid for treatment of elastaseinduced pulmonary emphysema in Fischer 344 rats. *Experimental Lung Research.* 2004;30(5):383–404. doi:10.1080/01902140490463142.

45. Leberl M, Kratzer A, Taraseviciene-Stewart L. Tobacco smoke induced COPD/emphysema in the animal model-are we all on the same page? *Frontiers in Physiology.* 2013;4:91. doi:10.3389/fphys.2013.00091.

46. Ledford H. Translational research: 4 ways to fix the clinical trial. *Nature.* 2011;477(7366):526–528. doi:10.1038/477526a.

47. Kirkpatrick CJ. Developing cellular systems in vitro to simulate regeneration. *Tissue Engineering Part A.* 2014;20(9–10):1355–1357. doi:10.1089/ten.tea.2014.0002.

48. Kirkpatrick CJ, Fuchs S, Unger RE. Co-culture systems for vascularization–learning from nature. *Advanced Drug Delivery Reviews.* 2011;63(4–5): 291–299. doi:10.1016/j.addr.2011.01.009.

49. Kim SW, Park KC, Kim HJ, Cho KH, Chung JH, Kim KH, Eun HC et al. Effects of collagen IV and

laminin on the reconstruction of human oral mucosa. *Journal of Biomedical Materials Research.* 2001;58(1):108–112.

50. Lin YM, Zhang A, Rippon HJ, Bismarck A, Bishop AE. Tissue engineering of lung: The effect of extracellular matrix on the differentiation of embryonic stem cells to pneumocytes. *Tissue Engineering Part A.* 2010;16(5):1515–1526. doi:10.1089/ten. TEA.2009.0232.

51. Sorkio A, Hongisto H, Kaarniranta K, Uusitalo H, JuutiUusitalo K, Skottman H. Structure and barrier properties of human embryonic stem cell-derived retinal pigment epithelial cells are affected by extracellular matrix protein coating. *Tissue Engineering Part A.* 2014;20(3–4):622–634. doi:10.1089/ten. TEA.2013.0049.

52. Huh DD. A human breathing lung-on-a-chip. *Annals of the American Thoracic Society.* 2015;12(Suppl 1): S42–S44. doi:10.1513/AnnalsATS.201410-442MG.

53. O'Leary C, Cavanagh B, Unger RE, Kirkpatrick CJ, O'Dea S, O'Brien FJ, Cryan S-A. The development of a tissue-engineered tracheobronchial epithelial model using a bilayered collagen-hyaluronate scaffold. *Biomaterials.* 2016;85:111–127. doi:10.1016/j. biomaterials.2016.01.065.

54. Tan Q, Choi KM, Sicard D, Tschumperlin DJ. Human airway organoid engineering as a step toward lung regeneration and disease modeling. *Biomaterials.* 2017;113:118–132. doi:10.1016/j.biomaterials.2016.10.046.

55. O'Leary C, Gilbert JL, O'Dea S, O'Brien FJ, Cryan SA. Respiratory tissue engineering: Current status and opportunities for the future. *Tissue Engineering Part B,Reviews.* 2015;21(4):323–344. doi:10.1089/ten. TEB.2014.0525.

56. Douglas WH, Moorman GW, Teel RW. The formation of histotypic structures from monodisperse fetal rat lung cells cultured on a three-dimensional substrate. *In Vitro.* 1976;12(5):373–381.

57. Douglas WH, Teel RW. An organotypic in vitro model system for studying pulmonary surfactant production by type II alveolar pneumocytes. *The American Review of Respiratory Disease.* 1976;113(1):17–23.

58. Breuls RG, Jiya TU, Smit TH. Scaffold stiffness influences cell behavior: Opportunities for skeletal tissue engineering. *The Open Orthopaedics Journal.* 2008;2:103–109. doi:10.2174/1874325000802010103.

59. Shkumatov A, Thompson M, Choi KM, Sicard D, Baek K, Kim DH, Tschumperlin DJ et al. Matrix stiffness-modulated proliferation and secretory function of the airway smooth muscle cells. *American Journal of Physiology-Lung Cellular and Molecular Physiology.* 2015;308(11):L1125–L1135. doi:10.1152/ ajplung.00154.2014.

60. Ahmed EM. Hydrogel: Preparation, characterization, and applications: A review. *Journal of Advanced Research.* 2015;6(2):105–121. doi:10.1016/j. jare.2013.07.006.

61. Mondrinos MJ, Koutzaki S, Jiwanmall E, Li M, Dechadarevian JP, Lelkes PI, Finck CM. Engineering three-dimensional pulmonary tissue constructs. *Tissue*

Engineering. 2006;12(4):717–728. doi:10.1089/ten.2006.12.717.

62. Mondrinos MJ, Koutzaki S, Lelkes PI, Finck CM. A tissue-engineered model of fetal distal lung tissue. *American Journal of Physiology-Lung Cellular and Molecular Physiology.* 2007;293(3):L639–L650. doi:10.1152/ajplung.00403.2006.

63. Sugihara H, Toda S, Miyabara S, Fujiyama C, Yonemitsu N. Reconstruction of alveolus-like structure from alveolar type II epithelial cells in three-dimensional collagen gel matrix culture. *The American Journal of Pathology.* 1993;142(3):783–792.

64. Blau H, Guzowski DE, Siddiqi ZA, Scarpelli EM, Bienkowski RS. Fetal type 2 pneumocytes form alveolar-like structures and maintain long-term differentiation on extracellular matrix. *Journal of Cellular Physiology.* 1988;136(2):203–214. doi:10.1002/jcp.1041360202.

65. Crapo PM, Gilbert TW, Badylak SF. An overview of tissue and whole organ decellularization processes. *Biomaterials.* 2011;32(12):3233–3243. doi:10.1016/j.biomaterials.2011.01.057.

66. Nichols JE, Niles JA, Cortiella J. Production and utilization of acellular lung scaffolds in tissue engineering. *Journal of Cellular Biochemistry.* 2012;113(7):2185–2192. doi:10.1002/jcb.24112.

67. Wagner DE, Bonenfant NR, Parsons CS, Sokocevic D, Brooks EM, Borg ZD, Lathrop MJ et al. Comparative decellularization and recellularization of normal versus emphysematous human lungs. *Biomaterials.* 2014;35(10):3281–3297. doi:10.1016/j.biomaterials.2013.12.103.

68. Petersen TH, Calle EA, Colehour MB, Niklason LE. Matrix composition and mechanics of decellularized lung scaffolds. *Cells, Tissues, Organs.* 2012;195(3):222–231. doi:10.1159/000324896.

69. Wallis JM, Borg ZD, Daly AB, Deng B, Ballif BA, Allen GB, Jaworski DM, Weiss DJ. Comparative assessment of detergent-based protocols for mouse lung de-cellularization and re-cellularization. *Tissue Engineering Part C, Methods.* 2012;18(6):420–432. doi:10.1089/ten. TEC.2011.0567.

70. Bonenfant NR, Sokocevic D, Wagner DE, Borg ZD, Lathrop MJ, Lam YW, Deng B et al. The effects of storage and sterilization on de-cellularized and re-cellularized whole lung. *Biomaterials.* 2013;34(13):3231–3245. doi:10.1016/j.biomaterials.2013.01.031.

71. Sokocevic D, Bonenfant NR, Wagner DE, Borg ZD, Lathrop MJ, Lam YW, Deng B et al. The effect of age and emphysematous and fibrotic injury on the re-cellularization of de-cellularized lungs. *Biomaterials.* 2013;34(13):3256–3269. doi:10.1016/j.biomaterials.2013.01.028.

72. Carvalho TC, Peters JI, Williams RO, 3rd. Influence of particle size on regional lung deposition– What evidence is there? *International Journal of Pharmaceutics.* 2011;406(1–2):1–10. doi:10.1016/j.ijpharm.2010.12.040.

73. Bosquillon C, Madlova M, Patel N, Clear N, Forbes B. A comparison of drug transport in pulmonary absorption models: Isolated perfused rat lungs, respiratory epithelial cell lines and primary cell culture. *Pharmaceutical Research.* 2017. doi:10.1007/s11095-017-2251-y.

74. Wagner DE, Fenn SL, Bonenfant NR, Marks ER, Borg ZD, Saunders P, Oldinski RA, Weiss DJ. Design and synthesis of an artificial pulmonary pleura for high throughput studies in acellular human lungs. *Cellular and Molecular Bioengineering.* 2014;7(2):184–195. doi:10.1007/s12195-014-0323-1.

75. Partap S, Lyons F, O'Brien FJ. IV.1. Scaffolds & surfaces. *Studies in Health Technology and Informatics.* 2010;152:187–201.

76. Chen P, Marsilio E, Goldstein RH, Yannas IV, Spector M. Formation of lung alveolar-like structures in collagen-glycosaminoglycan scaffolds in vitro. *Tissue Engineering.* 2005;11(9–10):1436–1448. doi:10.1089/ten.2005.11.1436.

77. Cortiella J, Nichols JE, Kojima K, Bonassar LJ, Dargon P, Roy AK, Vacant MP, Niles JA, Vacanti CA. Tissue-engineered lung: An in vivo and in vitro comparison of polyglycolic acid and pluronic F-127 hydrogel/somatic lung progenitor cell constructs to support tissue growth. *Tissue Engineering.* 2006;12(5):1213–1225. doi:10.1089/ten.2006.12.1213.

78. Andrade CF, Wong AP, Waddell TK, Keshavjee S, Liu M. Cell-based tissue engineering for lung regeneration. *American Journal of Physiology-Lung Cellular and Molecular Physiology.* 2007;292(2):L510–L518. doi:10.1152/ajplung.00175.2006.

79. Harrington H, Cato P, Salazar F, Wilkinson M, Knox A, Haycock JW, Rose F, Aylott JW, Ghaemmaghami AM. Immunocompetent 3D model of human upper airway for disease modeling and in vitro drug evaluation. *Molecular Pharmaceutics.* 2014;11(7):2082–2091. doi:10.1021/mp5000295.

80. Bridge JC, Aylott JW, Brightling CE, Ghaemmaghami AM, Knox AJ, Lewis MP, Rose FR, Morris GE. Adapting the electrospinning process to provide three unique environments for a tri-layered in vitro model of the airway wall. *Journal of Visualized Experiments.* 2015(101):e52986. doi:10.3791/52986.

81. Friess W. Collagen–biomaterial for drug delivery. *European Journal of Pharmaceutics and Biopharmaceutics: Official Journal of Arbeitsgemeinschaft fur Pharmazeutische Verfahrenstechnik eV.* 1998;45(2):113–136.

82. Paquette JS, Tremblay P, Bernier V, Auger FA, Laviolette M, Germain L, Boutet M, Boulet LP, Goulet F. Production of tissue-engineered three-dimensional human bronchial models. *In Vitro Cellular & Developmental Biology Animal.* 2003;39(5–6):213–220. doi:10.1290/1543-706x(2003)039<0213:potthb>2.0.co;2.

83. Vaughan MB, Ramirez RD, Wright WE, Minna JD, Shay JW. A three-dimensional model of dif-

ferentiation of immortalized human bron-
chial epithelial cells. *Differentiation; Research
in Biological Diversity*. 2006;74(4):141–148.
doi:10.1111/j.1432-0436.2006.00069.x.

84. Wang Y, Wong LB, Mao H. Creation of a long-lifespan
ciliated epithelial tissue structure using a 3D col-
lagen scaffold. *Biomaterials*. 2010;31(5):848–853.
doi:10.1016/j.biomaterials.2009.09.098.

85. Pageau SC, Sazonova OV, Wong JY, Soto AM,
Sonnenschein C. The effect of stromal compo-
nents on the modulation of the phenotype of
human bronchial epithelial cells in 3D culture.
Biomaterials. 2011;32(29):7169–7180. doi:10.1016/j.
biomaterials.2011.06.017.

86. Ali MS, Pearson JP. Upper airway mucin gene expres-
sion: A review. *The Laryngoscope*. 2007;117(5):932–
938. doi:10.1097/MLG.0b013e3180383651.

87. Choe MM, Sporn PH, Swartz MA. An in vitro
airway wall model of remodeling. *American
Journal of Physiology-Lung Cellular and Molecular
Physiology*. 2003;285(2):L427–L433. doi:10.1152/
ajplung.00005.2003.

88. Choe MM, Tomei AA, Swartz MA. Physiological
3D tissue model of the airway wall and mucosa.
Nature Protocols. 2006;1(1):357–362. doi:10.1038/
nprot.2006.54.

89. Risbud M, Endres M, Ringe J, Bhonde R, Sittinger M.
Biocompatible hydrogel supports the growth of
respiratory epithelial cells: Possibilities in tracheal
tissue engineering. *Journal of Biomedical Materials
Research*. 2001;56(1):120–127.

90. Cornelissen CG, Dietrich M, Kruger S, Spillner J,
Schmitz-Rode T, Jockenhoevel S. Fibrin gel as alter-
native scaffold for respiratory tissue engineering.
Annals of Biomedical Engineering. 2012;40(3):679–
687. doi:10.1007/s10439-011-0437-8.

91. Huang TW, Chan YH, Cheng PW, Young YH,
Lou PJ, Young TH. Increased mucociliary dif-
ferentiation of human respiratory epithelial cells
on hyaluronan-derivative membranes. *Acta
Biomaterialia*. 2010;6(3):1191–1199. doi:10.1016/j.
actbio.2009.08.031.

92. Huang TW, Cheng PW, Chan YH, Yeh TH,
Young YH, Young TH. Regulation of ciliary dif-
ferentiation of human respiratory epithelial
cells by the receptor for hyaluronan-mediated
motility on hyaluronan-based biomaterials.
Biomaterials. 2010;31(26):6701–6709. doi:10.1016/j.
biomaterials.2010.05.054.

93. Huang CJ, Chien YL, Ling TY, Cho HC, Yu J, Chang
YC. The influence of collagen film nanostructure
on pulmonary stem cells and collagen-stromal cell
interactions. *Biomaterials*. 2010;31(32):8271–8280.
doi:10.1016/j.biomaterials.2010.07.038.

94. Hoffmann OI, Ilmberger C, Magosch S, Joka M,
Jauch KW, Mayer B. Impact of the spheroid
model complexity on drug response. *Journal of
Biotechnology*. 2015;205:14–23. doi:10.1016/j.

jbiotec.2015.02.029.

95. Nath S, Devi GR. Three-dimensional culture systems
in cancer research: Focus on tumor spheroid model.
Pharmacology & Therapeutics. 2016;163:94–108.
doi:10.1016/j.pharmthera.2016.03.013.

96. Leek R, Grimes DR, Harris AL, McIntyre A.
Methods: Using three-dimensional culture
(Spheroids) as an in vitro model of tumour hypoxia.
Advance in Experimental Medicine and Biology.
2016;899:167–196. doi:10.1007/978-3-319-26666-4_10.

97. Laschke MW, Menger MD. Spheroids as vascu-
larization units: From angiogenesis research to
tissue engineering applications. *Biotechnology
Advances*. 2017;35(6):782–791. doi:10.1016/j.
biotechadv.2017.07.002.

98. Laschke MW, Menger MD. Life is 3D: Boosting
spheroid function for tissue engineering. *Trends
Biotechnology*. 2017;35(2):133–144. doi:10.1016/j.
tibtech.2016.08.004.

99. Kelm JM, Timmins NE, Brown CJ, Fussenegger M,
Nielsen LK. Method for generation of homogeneous
multicellular tumor spheroids applicable to a wide
variety of cell types. *Biotechnology Bioengineering*.
2003;83(2):173–180. doi:10.1002/bit.10655.

100. Su G, Zhao Y, Wei J, Han J, Chen L, Xiao Z,
Chen B, Dai J. The effect of forced growth of
cells into 3D spheres using low attachment sur-
faces on the acquisition of stemness properties.
Biomaterials. 2013;34(13):3215–3222. doi:10.1016/j.
biomaterials.2013.01.044.

101. Wang W, Itaka K, Ohba S, Nishiyama N, Chung UI,
Yamasaki Y, Kataoka K. 3D spheroid culture system
on micropatterned substrates for improved dif-
ferentiation efficiency of multipotent mesenchymal
stem cells. *Biomaterials*. 2009;30(14):2705–2715.
doi:10.1016/j.biomaterials.2009.01.030.

102. Carpenedo RL, Sargent CY, McDevitt TC. Rotary
suspension culture enhances the efficiency, yield,
and homogeneity of embryoid body differentia-
tion. *Stem Cells*. 2007;25(9):2224–2234. doi:10.1634/
stemcells.2006-0523.

103. Li XJ, Valadez AV, Zuo P, Nie Z. Microfluidic 3D cell
culture: Potential application for tissue-based bioas-
says. *Bioanalysis*. 2012;4(12):1509–1525. doi:10.4155/
bio.12.133.

104. Torisawa YS, Takagi A, Shiku H, Yasukawa T,
Matsue T. A multicellular spheroid-based drug sen-
sitivity test by scanning electrochemical microscopy.
Oncology Reports. 2005;13(6):1107–1112.

105. Fey SJ, Wrzesinski K. Determination of drug toxicity
using 3D spheroids constructed from an immortal
human hepatocyte cell line. *Toxicological Sciences*.
2012;127(2):403–411. doi:10.1093/toxsci/kfs122.

106. Brewington JJ, Filbrandt ET, LaRosa FJ, Ostmann
AJ, Strecker LM, Szczesniak RD, Clancy JP. Detection
of CFTR function and modulation in primary human
nasal cell spheroids. *Journal of Cystic Fibrosis*. 2017.
doi:10.1016/j.jcf.2017.06.010.

107. Hild M, Jaffe AB. Production of 3-D airway organoids from primary human airway basal cells and their use in high-throughput screening. *Current Protocols in Stem Cell Biology*. 2016;37:IE.9.1–IE.9.15. doi: 10.1002/cpsc.1.

108. Pagano F, Nocella C, Sciarretta S, Fianchini L, Siciliano C, Mangino G, Ibrahim M et al. Cytoprotective and antioxidant effects of steen solution on human lung spheroids and human endothelial cells. *American Journal of Transplantation*. 2017;17(7):1885–1894. doi:10.1111/ajt.14278.

109. Esch EW, Bahinski A, Huh D. Organs-on-chips at the frontiers of drug discovery. *Nature Reviews Drug Discovery*. 2015;14(4):248–260. doi:10.1038/nrd4539.

110. Nichols JE, Niles JA, Vega SP, Cortiella J. Novel in vitro respiratory models to study lung development, physiology, pathology and toxicology. *Stem Cell Research & Therapy*. 2013;4(Suppl 1):S7. doi:10.1186/scrt368.

111. Benam KH, Villenave R, Lucchesi C, Varone A, Hubeau C, Lee HH, Alves SE et al. Small airway-on-a-chip enables analysis of human lung inflammation and drug responses in vitro. *Nature Methods*. 2016;13(2):151–157. doi:10.1038/nmeth.3697.

112. Huh D, Matthews BD, Mammoto A, Montoya-Zavala M, Hsin HY, Ingber DE. Reconstituting organ-level lung functions on a chip. *Science (New York, NY)*. 2010;328(5986):1662–1668. doi:10.1126/science.1188302.

113. Sellgren KL, Butala EJ, Gilmour BP, Randell SH, Grego S. A biomimetic multicellular model of the airways using primary human cells. *Lab on a Chip*. 2014;14(17):3349–3358. doi:10.1039/c4lc00552j.

114. Global Strategy for the Diagnosis, Management and Prevention of COPD, Global Initiative for Chronic Obstructive Lung Disease (GOLD) 2015. Available from: http://www.goldcopd.org/. 2015.

115. Dodge JA, Lewis PA, Stanton M, Wilsher J. Cystic fibrosis mortality and survival in the UK: 1947–2003. *The European Respiratory Journal*. 2007;29(3):522–526. doi:10.1183/09031936.00099506.

116. Foundation CF. *Cystic Fibrosis Foundation Patient Registry: 2013 Annual Data Report to the Center Directors*. Bethesda, MD: 2014.

117. King TE, Jr., Pardo A, Selman M. Idiopathic pulmonary fibrosis. *Lancet (London, England)*. 2011;378(9807):1949–1961. doi:10.1016/s0140-6736(11)60052-4.

118. Mathers CD, Loncar D. Projections of global mortality and burden of disease from 2002 to 2030. *PLoS Medicine*. 2006;3(11):e442. doi:10.1371/journal.pmed.0030442.

119. Vanfleteren LEGW, Spruit MA, Wouters EFM, Franssen FME. Management of chronic obstructive pulmonary disease beyond the lungs. *The Lancet Respiratory Medicine*. 2016;4(11):911–924. doi:10.1016/S2213-2600(16)00097-7.

120. Rabe KF, Watz H. Chronic obstructive pulmonary disease. *The Lancet*. 2017;389(10082):1931–1940. doi:10.1016/S0140-6736(17)31222-9.

121. Elborn JS. Cystic fibrosis. *The Lancet*. 2016;388(10059):2519–2531. doi:10.1016/S0140-6736(16)00576-6.

122. Stigliani M, Manniello MD, Zegarra-Moran O, Galietta L, Minicucci L, Casciaro R, Garofalo E et al. Rheological properties of cystic fibrosis bronchial secretion and in vitro drug permeation study: The effect of sodium bicarbonate. *Journal of Aerosol Medicine and Pulmonary Drug Delivery*. 2016;29(4):337–345. doi:10.1089/jamp.2015.1228.

123. Hartl D, Gaggar A, Bruscia E, Hector A, Marcos V, Jung A, Greene C et al. Innate immunity in cystic fibrosis lung disease. *Journal of Cystic Fibrosis*. 2012;11(5):363–382. doi:10.1016/j.jcf.2012.07.003.

124. O'Sullivan BP, Freedman SD. Cystic fibrosis. *Lancet (London, England)*. 2009;373(9678):1891–1904. doi:10.1016/s0140-6736(09)60327-5.

125. Cholon DM, Gentzsch M. Recent progress in translational cystic fibrosis research using precision medicine strategies. *Journal of Cystic Fibrosis*. 2017. doi:10.1016/j.jcf.2017.09.005.

126. Graeber SY, Hug MJ, Sommerburg O, Hirtz S, Hentschel J, Heinzmann A, Dopfer C et al. Intestinal current measurements detect activation of mutant CFTR in patients with cystic fibrosis with the G551D mutation treated with ivacaftor. *American Journal of Respiratory and Critical Care Medicine*. 2015;192(10):1252–1255. doi:10.1164/rccm.201507-1271LE.

127. Dekkers JF, Berkers G, Kruisselbrink E, Vonk A, de Jonge HR, Janssens HM, Bronsveld I et al. Characterizing responses to CFTR-modulating drugs using rectal organoids derived from subjects with cystic fibrosis. *Science Translational Medicine*. 2016;8(344):344ra84. doi:10.1126/scitranslmed.aad8278.

128. Durieu I, Peyrol S, Gindre D, Bellon G, Durand DV, Pacheco Y. Subepithelial fibrosis and degradation of the bronchial extracellular matrix in cystic fibrosis. *American Journal of Respiratory and Critical Care Medicine*. 1998;158(2):580–588. doi:10.1164/ajrccm.158.2.9707126.

129. Holmes AM, Solari R, Holgate ST. Animal models of asthma: Value, limitations and opportunities for alternative approaches. *Drug Discovery Today*. 2011;16(15–16):659–670. doi:10.1016/j.drudis.2011.05.014.

130. Darveau ME, Jacques E, Rouabhia M, Hamid Q, Chakir J. Increased T-cell survival by structural bronchial cells derived from asthmatic subjects cultured in an engineered human mucosa. *The Journal of Allergy and Clinical Immunology*. 2008;121(3):692–699. doi:10.1016/j.jaci.2007.11.023.

131. Chakir J, Pagé N, Hamid Q, Laviolette M, Boulet LP, Rouabhia M. Bronchial mucosa produced by tissue engineering: A new tool to study cellular interactions in asthma. *The Journal of Allergy and Clinical Immunology*. 2001;107(1):36–40. doi:10.1067/

mai.2001.111929.

132. Keglowich L, Roth M, Philippova M, Resink T, Tjin G, Oliver B, Lardinois D et al. Bronchial smooth muscle cells of asthmatics promote angiogenesis through elevated secretion of CXC-chemokines (ENA-78, GRO-alpha, and IL-8). *PloS One*. 2013;8(12):e81494. doi:10.1371/journal.pone.0081494.

133. Surolia R, Li FJ, Wang Z, Li H, Liu G, Zhou Y, Luckhardt T et al. 3D pulmospheres serve as a personalized and predictive multicellular model for assessment of antifibrotic drugs. *JCI Insight*. 2017;2(2):e91377. doi:10.1172/jci.insight.91377.

134. Marinkovic A, Liu F, Tschumperlin DJ. Matrices of physiologic stiffness potently inactivate idiopathic pulmonary fibrosis fibroblasts. *American Journal of Respiratory Cell and Molecular Biology*. 2013;48(4):422–430. doi:10.1165/rcmb.2012-0335OC.

135. Haykal S, Soleas JP, Salna M, Hofer SO, Waddell TK. Evaluation of the structural integrity and extracellular matrix components of tracheal allografts following cyclical decellularization techniques: Comparison of three protocols. *Tissue Engineering Part C, Methods*. 2012;18(8):614–623. doi:10.1089/ten.

136. Baiguera S, Del Gaudio C, Jaus MO, Polizzi L, Gonfiotti A, Comin CE, Bianco A et al. Long-term changes to in vitro preserved bioengineered human trachea and their implications for decellularized tissues. *Biomaterials*. 2012;33(14):3662–3672. doi:10.1016/j.biomaterials.2012.01.064.

137. Lenz AG, Karg E, Lentner B, Dittrich V, Brandenberger C, Rothen-Rutishauser B et al. A dose-controlled system for air-liquid interface cell exposure and application to zinc oxide nanoparticles. *Part Fibre Toxicology*. 2009;16(6):32. doi:PMID: 20015351.

138. Hein S, Bur M, Kolb T, Muellinger B, Schaefer UF, Lehr CM. The Pharmaceutical Aerosol Deposition Device on Cell Cultures (PADDOCC) in vitro system: Design and experimental protocol. *Alternatives to Laboratory Animals*. 2010;38(4):285–295. doi:PMID: 20822321.

139. Brayden DJ, Cryan SA, Dawson KA, O'Brien PJ, Simpson JC. High-content analysis for drug delivery and nanoparticle applications. *Drug Discovery Today*. 2015;20(8):942–957.

140. Hiemstra PS, Grootaers, G., van der Does, A.M., Krul, C.A.M., Kooter, I.M.. Human lung epithelial cell cultures for analysis of inhaled toxicants: Lessons learned and future directions. *Toxicology in Vitro*. 2017;47:137–146. doi:PMID: 29155131.

7

吸入气溶胶递送技术概述

Overview of the delivery technologies for inhalation aerosols

Daniel F. Moraga-Espinoza, Ashlee D. Brunaugh, Silvia Ferrati, Lara A. Heersema, Matthew J. Herpin, Patricia P. Martins, Hairui Zhang, Hugh D.C. Smyth

7.1 气溶胶产生的物理原理

7.1.1 雾化和喷雾

雾化过程(atomization)是许多吸入式气溶胶系统的关键环节,是指"在气体介质中形成液滴"。在制药工业中,雾化器和喷雾器是不同的。雾化指的是产生分散在空气中的气溶胶,可以理解为产生气溶胶的方式,发生在接触患者前阶段,而喷雾(nebulization)以及喷雾器则是将气溶胶直接递送至患者体内[1]。产生具备恰当理化性质以及空气动力学特征的液滴是吸入疗法是否能够发挥治疗作用的关键,因此接下来的内容将着重阐述液滴形成的基础原理,以及决定液滴行为的物理及流体动力学机制。

在多种机制的共同作用下,喷雾或雾化过程中液滴会发生破裂;根据已有的力和能量来源,运用数学方法难以解决此类问题。然而,能量守恒原理仍然有效,使我们能够系统地理解液滴形成过程。

总的来说,液滴的形成取决于大片液体或液滴表面的内部和外部作用力的平衡[2]。在考虑其他情况之前,让我们首先看一下最简单的一种情况:静态或悬滴的形成。静态液滴或悬滴的形成取决于液滴重力和表面张力之间的平衡,这些作用力的平衡与释放液滴的喷嘴管口直径和通过喷嘴的吸气流速直接相关。在低流速下,液滴直径随着管口尺寸的增加而变大,表面张力可以使其保持完整。随着液滴直径继续增大,重力的作用也不断增加,当重力的作用大于表面张力后,液滴就形成了,并从管口处脱离出来。随着液体流速的增快,可形成层流。在层流或瑞利流(Rayleigh flow)状态下,随着流速的增加,由于局部的不稳定性,喷射器内产生丝状流体,随即形成初始液滴[3]。当流速超过一定范围(更高的喷射速率),湍流形成,进一步破坏流体的稳定性,进而增加喷雾的液滴含量[3]。上述机制都是在单喷嘴下的单向流体喷射,而就如下文所要讨论的,常用吸入气溶胶装置的液滴形成机制往往更加复杂。

　　吸入疗法中气溶胶液滴的分解过程也适用上述基本原理。然而,这一过程涉及的变量更多,因此液滴形成的机制更为复杂。高流速下的切变(如压力差)、局部湍流、微泵喷射,甚至是电力诱发的超声波等作用机制可使初始液滴或液体流动状态发生改变[5]。初始液滴可在上述机制作用下分解为次级液滴,或经蒸发后液滴变小,或聚结/凝结后液滴变大。多数情况下,这些情况可同时发生。

　　鉴于这些现象的复杂性,可引入韦伯(Weber,We)数来评估液滴解体的可能性,We 数是空气密度(ρ_a)、气流中液滴的相对速度(U)、液滴直径(D)和液滴表面张力(S)的函数(式7-1)。We 数使空气动力和表面张力的比率得以量化。We 数越大,液滴解离的可能性越大。空气动力与液滴表面张力这两种力相当的状态被称为临界 We 数(We_{crit})(式7-2),其中 C_D 为阻力系数(湍流条件下为 0.45);这一数值本质上相当于液滴解离的临界点[6]。

$$We = \frac{\rho_a U_R^2 D}{\sigma} \qquad\qquad (式7-1)$$

$$We_{crit} = \frac{8}{C_D} \qquad\qquad (式7-2)$$

　　除了基本机制外,系统的物理和化学特性对气溶胶形成也有较大影响。在相对恒定的系统中,影响气溶胶形成的最重要的因素之一是喷嘴系统的大小和组成。部分系统带有内部混合或外部混合的双流体气/液喷嘴;另一些系统则通过文丘里效应产生自然吹出或吸入效应以辅助液滴解离,以及使用挡板或撞击滤过器以使其聚结成更大的液滴,从而防止其从装置中逸出。

　　最后,液体本身的特性在气溶胶的形成过程中也起到至关重要的作用。对于某些特定类型的装置(例如普通的气体喷射雾化器),液滴的平均大小大约与气/液界面和最初液体喷射之间的速度差成反比,但液体密度、黏度和表面张力也都是影响因素[7,8]。液体密度决定通过喷嘴的流动速度,但是在大多数水溶液系统中,液体之间的密度差异相差很小。如前所述,表面张力是 We 数中的关键组成部分,代表形成新液滴需要克服的临界力。一般情况下,雾化所需的最小能量等于表面张力与液体增加的表面积的乘积。黏度是流体的重要物理化学性质之一。流体的黏度较大地影响了流体的雷诺数,也因此改变了喷射过程中的不稳定性,从而有效减慢了液滴的解离,导致液滴变大[9]。通过喷嘴时的液体黏度和流动性之间的关系高度取决于喷嘴系统的特性及其形状。一般来说,液滴的大小随黏度的增加而增加,原因在于本来用于液滴解离的能量被用于维持流体流动,最终导致较大液滴气溶胶的形成。因此,在评估或研究雾化或喷雾装置系统时,应重视具体装置的雾化机制以及药物制剂的理化特性。

7.1.2　颗粒再分散

　　用于肺部递送的粉末需要将颗粒团聚体重新分散到气流中成为初级颗粒才能起效。因此,药物活性成分(active pharmaceutical ingredients,APIs)的递送效率取决于将粉末聚集在一起的吸引力与施加到团聚体上的外力之间的平衡,后者来源于患者吸气作用与装置或装置本身。理解这些力对于控制团聚物的形成和分散、进而优化干粉气溶胶性能是非常必要的。下文讨论了基础粒间力及其影响因素和颗粒再分散过程中起作用的力。不同吸入装置中颗粒的分散机制将在"颗粒再分散装置"中讨论。

(1)颗粒间的相互作用力

用于肺部递送的药物粉末通常由细小的药物颗粒(微粉化的 API)与赋形剂(如乳糖载体)混合而成。当颗粒粒径小于 10 μm 时,颗粒间的相互作用力大于重力,因此颗粒间的相互作用力为主要作用力,导致颗粒的聚集和解聚[10-12]。

粒子间的吸引力一般可分为黏附性或内聚力[10]。黏附性通常是指两种化学成分不同的粒子之间的吸引力,而内聚力则是指两种化学性质相同的粒子的吸引力。尽管这些力的相互作用比共价键弱得多,但作用范围较广,因此有时也被称为长程力[10]。粒子间的相互作用是多个作用力同时作用的结果,包括分子相互作用、静电相互作用、毛细作用力和机械互锁等[6, 10-12]。非带电颗粒则可以通过分子间作用力而彼此相互影响。由于瞬时电子结构的不同,甚至中性粒子有时也可能产生电荷而形成永久或瞬态偶极子,从而可以在相邻颗粒中诱发出互补的偶极子。因此,可极化的中性电荷粒子可以通过被称为"伦敦-范德华分散力(London-van der Waals dispersion forces)"的分子间相互作用而相互吸引,该相互作用在大约 10 nm 的范围内产生影响,随着两个粒子之间距离的增加而迅速减小[6, 10]。在相对湿度较低的正常环境中,范德华力是粒子之间内聚力/黏附性的主要作用力。

Hamaker 假设伦敦-范德华力的可加和性而计算了两个宏观颗粒之间的范德华力。他将所有可能的单个分子相互作用成对地整合在一个宏观球形固体中后得出以下公式[6, 12]:

$$F = \frac{A}{12r^2} * \left(\frac{d_1 d_2}{d_1 + d_2}\right) \tag{式 7-3}$$

式中,A 是 Hamaker 常数(取决于所使用的材料),d_1 和 d_2 是两个球状颗粒的直径,r 是两个颗粒之间的距离。同样地,球体对不同分子组成的平面的黏附性可以用以下公式计算:

$$F = \frac{\sqrt{A_{11} A_{22}}}{6r^2} d_1 \tag{式 7-4}$$

式中,A_{11} 和 A_{22} 分别是细颗粒和平面表面的 Hamaker 常数,d_1 是粒子的直径,r 是颗粒与平面间的距离[10]。

在粉末加工、处理和递送过程中,颗粒间的接触、滑动和摩擦会在绝缘颗粒表面产生电荷[13]。通常用"摩擦起电"(triboelectrification)一词来描述该过程。带电粒子间的静电相互作用力可用库仑定律(Coulomb's law)描述,其中引力(或斥力)与粒子的电荷成正比,并且随着两粒子间的距离增加而减小[6, 12]。根据装置及制剂配方的不同,该作用力的大小也会有所不同。

当材料吸收水至其表面时会形成液桥。由于接触点处存在液体薄膜所产生的表面张力(毛细管黏附力),颗粒间或颗粒与装置表面之间会产生吸引力[6, 12]。在相对湿度较低的情况下,液桥一般不会明显增强颗粒间的相互作用。而对于亲水性粒子,若相对湿度提高到65%以上,颗粒间的相互作用力则会明显增强[10, 12, 14, 15]。

值得注意的是,描述范德华力、静电相互作用力和毛细管黏附力的公式适用于由硬质材料制成的理想球形颗粒。颗粒的凹凸不平、表面变形以及化学成分不均匀会导致颗粒之间的距离和接触面积发生变化,从而偏离上述公式。含有高表面粗糙度颗粒的粉末混合物甚至可能会发生机械互锁(如小颗粒截留在较大的载体颗粒的细孔中),从而使总黏附力增加[10, 11]。目前有几种数学方法尝试将这些参数整合到粒子间作用力的计算公式中,如 Johnson-Kendhal-Robert(JKR)理论[16]、Derjaguin 法[17]、Maugis 法[18]以及 Rabinovich 模型[19, 20]。但这些方法都相当复杂,要适用于实验数据并不容易。

除颗粒形态外,影响颗粒间作用力的其他因素还包括粒径及其分布、多分散指数理化特性(如机械/电气性能和吸湿性)[21]、晶型[11](如结晶度和多态性)和外部环境条件(如相对湿度、温度和加工条件)。这些主要的影响因素如表7-1所示。

表7-1 与粉末再分散有关的因素

因 素	受影响的作用力	机 制
颗粒大小	范德华力	对于<10 μm 的颗粒,范德华力超过引力占主导地位。潜在互锁机制[11, 22]
粒径分布和多分散性	范德华力	增加堆积和颗粒之间的接触数[11, 23-25]
形状	范德华力和静电力	影响颗粒之间的接触面积[11, 26-29]
表面纹理	范德华力	表面粗糙会影响颗粒之间的距离;潜在互锁作用[30-33]
表面变形	范德华力	可通过增加附着力来增加接触面积[30, 34]
表面能	范德华力、静电力和液桥/毛细管力	根据材料种类,而对多个级别的作用力产生特定影响[35, 36]
吸湿性	液桥/毛细管力	影响水蒸气在颗粒上的吸附和/或吸收[11]
气孔率	液桥/毛细管力	多孔颗粒具有较高的比表面积,这使它们比粗糙颗粒对湿度更敏感[37]
环境相对湿度	液桥/毛细管力和静电力	相对湿度的增加导致水蒸气吸附到固体颗粒表面上的速率和幅度增加。在低湿度下,静电力至关重要[14, 15, 37-39]
颗粒和接触表面的理化性质	静电力	颗粒电荷将取决于它们的相对电子供体或受体的性质及其接触的表面的材质[40]
晶体类型	静电力	电荷分布和表面能将取决于固体的结晶度[11]
加工条件	范德华力、静电力和液桥/毛细管力	影响多个级别的力,例如增加变形、改变结晶度、湿度环境[10]

(2)再分散机制

在吸入过程中从粉雾器(DPI)中释放的粉末需要经过流态化后夹带入气流中,然后被释出。在此过程中,粉末必须进行解聚。解聚程度与颗粒间作用强度成反比[41],为了使解聚这一过程尽可能成功,必须尽量使分散力大于内聚力[11, 12]。粉末分散所涉及的力可大致分为空气动力(剪切力、牵拉力和提举力)和惯性力(碰撞力、振动力和离心力)[12]。

在吸入过程中,气流对粉末产生剪切力,从而产生提举和牵拉力,引起气流中粉末的流态化并将粉末夹带入气流中。这些力与颗粒直径的平方成正比,因此较大的颗粒会受到更大的影响。这是 DPIs 中用载体颗粒作为赋形剂的原因之一,载体颗粒可以促进粉末流动以及 API 细颗粒(黏附在载体颗粒表面)递送。颗粒一旦进入气流,湍流可引起颗粒的翻滚和滚动,从而有利于 API 细颗粒从载体中释放。由湍流产生的扭力也会使颗粒产生突然的加速度,从而在 API 细颗粒上产生离心力[8, 12, 42],如果加速度的方向与内聚力/黏附力($F_{inter-part}$)相反,那么当满足式 7 - 5 时,颗粒就会发生分离。

$$ma > F_{inter-part} \qquad \text{(式 7 - 5)}$$

式中,m 是颗粒的质量,a 是加速度[8]。由于这一过程的较为复杂,目前已经开发了计算机模型来计算药物颗粒与载体颗粒之间[43]的分离扭力和颗粒间内聚力分布[44],以此预测解聚和干粉性能[45]。

根据吸入装置的不同,颗粒-颗粒和颗粒-内壁之间经常会发生碰撞,这也进一步促进了粉末的分散[43]。对于团聚体外侧的质量为 m 的颗粒,碰撞产生的分离力可以用如下公式表示:

$$F = \frac{m\vartheta_0}{\Delta_t} \qquad \text{(式 7 - 6)}$$

式中,ϑ_0 是碰撞速度,Δ_t 是碰撞时间[8]。

最后,载体颗粒或黏附粉末的薄膜的振动也已用于分散粉末[43]。

不同类型的吸入器解聚机制不同,解聚程度也不同。不同装置更详细的机制说明将在"气溶胶装置技术"一节中阐述。

7.1.3 蒸发-冷凝

对于由蒸发-冷凝原理调控的装置,气溶胶产生的第一步是蒸发过程。液体受热后出现蒸发,净损失增加,这意味着分子离开颗粒表面的速率比到达表面和发生冷凝时更快[46-48]。

第二步是冷凝。在过饱和蒸汽系统中,随着温度的降低,蒸汽分压会超过饱和蒸气压,随之发生冷凝[46, 48]。随着蒸汽离开热源,温度也会随之降低。冷凝也可以通过非均相成核或均相成核发生。非均相成核依赖于凝聚核(如小颗粒)的存在,而均相成核(也被称为自成核)与不存在凝聚核的颗粒生长过程一致。与均相成核相比,非均相冷凝产生的可控单分散气溶胶更多,而均相成核需要的过饱和率比非均相成核更高[46-48]。气溶胶质量受到各种因素的影响,如 Leong[47]发现可以通过再加热和再冷凝液滴来增加气溶胶的单分散性。另外,还可以通过改变气溶胶发生器的几何形状(如发生器的体积与表面积之比)进一步改善气溶胶的单分散性[47, 49]。

影响液滴大小的其他因素包括制剂中使用的赋形剂、蒸气浓度以及温度。如果温度太高，可能会使药物降解；如果温度太低，蒸气或气溶胶形成则不充分。因此，在通过蒸发-冷凝机制研发气溶胶时需要考虑这些因素。Hickey和Smith已证明掺入低挥发性材料可避免发生高温所致的降解[47,50]。

7.2 气溶胶装置技术

7.2.1 雾化设备

（1）压力定量吸入器

压力定量吸入器（pMDI）通常是用于治疗哮喘和慢性阻塞性肺疾病（COPD）等肺部疾病的手持装置。pMDI 1956年在全球首次上市（Medihaler Iso，Riker Laboratories，Inc），是吸入疗法的革命性突破。此种吸入装置的大小适宜、操作方便、剂量数量大（约200剂），且成本相对较低[51,52]。

在pMDI技术中API溶解或分散在高压液体推进剂中，推进剂提供了制剂气溶胶化所需的能量。驱动装置后，喷雾直接递送到患者口腔，理论上相对较高速率的气溶胶（30～60 m/s）会被递送至肺深部。由于撞击作用导致大量药物沉积在口咽部，因此这些装置的递送效率非常低（<50%）[53,54]。这一节主要介绍pMDI的主要组成成分及其对药物递送效率的影响。

1）装置组成：定量阀门、驱动器设计和喷嘴

在过去几十年中，构成pMDI的基本组件变化不大。pMDI装置的3个最重要的组件是容器罐、定量阀门和驱动器。容器罐和定量阀门构成了密闭系统，用作液化高压制剂的储存装置。阀门中的计量室通过循环过程来控制递送剂量（通常在25～100 μl），此循环过程为装置驱动后，药物通过阀杆侧孔释放并载入[55,56]。驱动器是一个独立的塑料装置，使容器罐保持在适宜位置，并在驱动过程中提供支撑。驱动器的内部几何结构容纳着膨胀室，由于集液池提供了再循环区域，液体推进剂得以在此处膨胀。塑料驱动器上有喷嘴和咬口，药物可通过前者释出，后者则是患者和吸入器的接触界面（图7-1）。

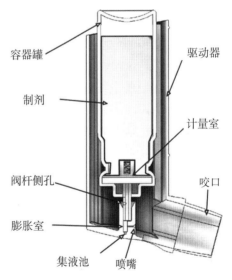

图7-1 加压定量吸入器的主要组件

研究证实，驱动器的差异对流体特性具有重要影响（图7-2），装置与制剂之间的相互作用如何影响吸入装置的递送效率已成为研究热点。

2）用于pMDI的制剂：在过去的60年里，pMDI制剂不断发展。最初的上市品种将氯氟烷烃（chlorofluorocarbons，CFCs）用作液体推进剂，为药物气溶胶化以及向肺部递送

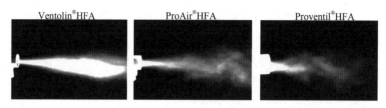

图 7-2　3 种市售硫酸沙丁胺醇制剂产生的 pMDI 气雾的合成图像

提供能量。然而在市场上销售了数年之后,发现 CFCs 对环境破坏严重,并造成了对臭氧层的破坏。于是使用了将近 20 年的 CFC 被逐渐淘汰。自 1997 年《蒙特利尔议定书》修订版倡议 CFCs 全球淘汰计划以来,最后一个以 CFC 为推进剂的 pMDI 产品(Maxair Autohaler,Graceway Pharmaceuticals)于 2013 年 12 月在美国退市[61]。因此,使用新型推进剂氢氟烷烃(hydrofluoroalkane,HFA134a 和 HFA227)对 pMDI 制剂进行了全面换代,HFAs 对臭氧层的破坏明显低于其之前的 CFCs。从使用 CFCs 过渡到 HFAs 产生了两个问题。首先,之前使用的赋形剂在 HFAs 中的溶解度比在 CFCs 中明显降低,因此配制不含 CFCs 的等效产品是比较困难的[15, 62, 63]。其次,由于仿制品的数量减少,禁止 CFCs 产品对发展中国家的公共卫生政策产生了重大的经济影响。因此,CFCs 的淘汰过程是逐步进行的,可允许部分地区继续使用 CFCs 较长时间[64]。使用 HFA 作为推进剂还有一些优点,比如一些新制剂可以产生更加温和而缓慢的气雾,从而提高了递送效率并减少了口咽部沉积[53, 64, 65]。

在《蒙特利尔议定书》的 Kigali 修正案(2016 年 10 月)之后,pMDI 可能面临再次重新设计。该次修订签署了含氟气体的国际淘汰协议,197 个国家同意在未来 30 年内将氢氟碳化物(hydrofluorocarbons,HFCs)的生产和消费量削减 80% 以上[68]。因此,现在用于经口鼻吸入药品(orally inhaled and nasal drug products,OINDPs)的 HFCs(如 HFA 134a 和 HFA 227)也可能最终被替代。目前有几个候选物,如 HFA 152a 的全球变暖潜能(global warming potential,GWP)比 HFA134a 或 HFA227 低 10 倍,但产生的蒸气压类似(表 7-2),初步数据证明其溶液型 pMDI 和悬浮型 pMDI 具有与 HFA134a - pMDI 相当的级联撞击阶段沉积性能(图 7-3)[69]。

表 7-2　pMDI 中使用的当前和潜在替代液体推进剂的特性

推进剂	分子量	全球升温潜能值	在 20℃下的蒸气压(psig)	沸点(℃)	密度(g/cm^{-3})
HFA134a	102	1 360	64.5	−26	1.21
HFA 227	170	3 140	56	−16	1.39
HFA 152a	66.1	148	63	−25	0.908

引自:UNEP. Report of the refrigeration, air conditioning and heat pumps technical options committee, 2014. (Available from: http://conf. montreal-protocol. org/meeting/mop/mop-27/presession/Background%20Documents%20are%20available%20in%20English%20only/RTOC-Assessment-Report-2014. pdf; Propellants, M. M. , Zephex HFA Medical propellants. Mexichem, 2016, United Nations Environment Programme Report of the Technology and Economic Assessment Panel, Mexichem website, 2016.)

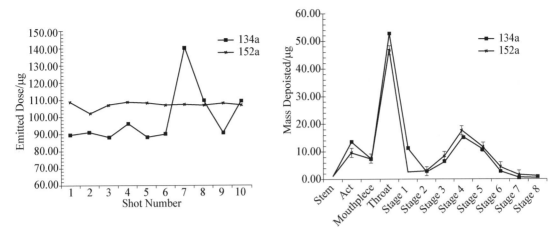

图 7 - 3　硫酸沙丁胺醇混悬液制剂的释出剂量均匀性测试和空气动力学粒径分布性能

注:基于 HFA152a 的硫酸沙丁胺醇混悬液制剂的释出剂量均匀性测试和空气动力学粒径分布性能。将制剂装满工作台。

引自:OINDPnews. Mexichem discusses potential for using HFA 152a as pMDI propellant 2016. [cited July 25, 2017] (Avalable from:http://www.oindpnews.com.)

3)赋形剂:与其他剂型相比,批准用于吸入的赋形剂很少;至于 pMDI,与推进剂相容性的限制又进一步减少了选择范围。通常吸入制剂处方包括 API、液态推进剂和赋形剂,赋形剂的功能取决于制剂是溶液型还是混悬型。

最常用的赋形剂是助溶剂(如乙醇),用以促进 API 或表面活性剂溶解在液态推进剂中,还有用作分散剂的悬浮稳定剂(如油酸),必要时可使用其他赋形剂如阀门润滑剂(如聚乙二醇),以及其他一些不常用的赋形剂如抗氧化剂或缓冲剂,用于增加制剂稳定性。

赋形剂对气溶胶性能的影响已有不少研究。对于第一代吸入器,Clark 通过组合不同比例的 CFCs 证明气溶胶中液滴的流速与混合物的蒸气压直接相关[70];后来,Dunbar 等使用相同的推进剂和测量方法,发现在 CFC 系统中添加表面活性剂和药物会提高液滴流速[71]。这些实验都是通过改变制剂成分来调节 pMDI 雾液速度的初步尝试。但是,该方法的局限性是推进剂中的溶解度有限。

Hoye、Gupta 和 Myrdal 对影响有机溶质在第二代推进剂 HFA 中溶解度的变量进行了研究。该研究还探讨了乙醇的影响,以建立新化合物在液态推进剂中的溶解度预测模型[63, 72]。遗憾的是,即使某些因素(如熔点、logP、摩尔体积、熵)显示出一定的相关性,仍无法准确预测物质在 HFA 中的溶解度。

混悬型制剂的常见问题包括使用前未晃动吸入器所致吸入剂量变化、颗粒间相互作用、阀门和/或喷嘴堵塞等。为了克服这些问题,增加了对新型赋形剂的研究,部分新型赋形剂已成功进入市场,如在 Bevespi®(Pearl Therapeutics S. A)中加入空心多孔微球(PulmoSpheres™)。这种新型的共悬浮递送系统使吸入药物的气溶胶性能保持一致,确保用于治疗 COPD 的二联或三联制剂的递送剂量均衡。该技术将低密度磷脂基质微粒掺入混悬型 MDI,从而形成适合吸入的可吸入团聚体[75]。

4) 从装置驱动到气溶胶形成:pMDI中的气溶胶化过程是一个复杂的、动态的和短暂的过程,通常持续时间不会超过几百毫秒。装置一旦被驱动后,之前已载入计量阀中的已知体积的液态推进剂($20\sim100~\mu$l)将通过阀杆传送到膨胀室。阀门一打开,推进剂就从容器罐转移到膨胀室,并通过喷嘴从驱动器释出。在此过程中,液态推进剂分子间引力被压力梯度所克服,从而产生了充满推进剂蒸气的空腔。这种现象被称为闪蒸(flashing)或空腔化(cavitation),仅发生在成核位置(悬浮药物颗粒的不规则表面上自然产生的小蒸汽袋)、膨胀室壁面和驱动器通道。这些迅速发育的气泡形成并发生闪蒸。Versteeg等使用透明驱动器和高速成像(图7-4)证实了气泡发育和早期的空腔化过程,呈现了从计量阀流出、在膨胀室内呈环形流动的气/液两相混合物。该混合物具有蒸气芯,并在喷嘴出口处和集液池附近出现闪蒸现象[77]。

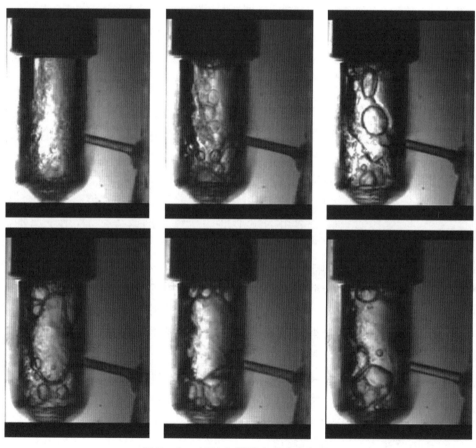

图7-4 pMDI中膨胀室的内部视图

引自:Versteeg, H., Hargrave, G. K., Kirby, M., J Phy Confer Ser., 2006, 45:207-213.

制剂通过喷嘴孔离开膨胀室后,会发生两个独立的阶段:①液滴形成;②气溶胶形成[78]。第一阶段如"气溶胶产生的物理原理"部分所述,是通过剪切破坏液态推进剂的表面,使制剂雾化成小液滴。第二个阶段涉及气溶胶中液滴的蒸发速率,该速率取决于挥发性和半挥发性成分(如氢氟烷烃和乙醇)。已对液滴大小、残留颗粒大小、释出的液滴数量以及对药物递送效率的影响进行了广泛的研究[58, 79-81]。对于溶液型制剂,若含有非挥发性成分,残留颗粒将是药物和赋形剂组成的基质;若使用半挥发性和挥发性赋形剂,则会形成无定形的药物球体[82]。对于混悬型制剂,制剂的不均匀性导致气溶胶形成差异,并且所产生的液滴不一定包含微粉化药物。因此,残留颗粒的大小可能会随着液滴中悬浮颗粒的数量而变化(图7-5)[79]。

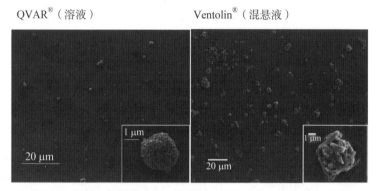

图 7-5　溶液(QVAR®)和混悬液制剂(Ventolin®)残留颗粒的 SEM 图像

引自:Grainger, C., et al. Mol. Pharm., 2012, 9:563-569.

5)剂量计数器和电子监控装置:多年来,一直存在无法监控吸入器中剩余的药物剂量数的问题;这些吸入器可以提供的剂量数略高于标示剂量数,却增加了患者治疗剂量不足的可能。一直以来,由患者进行剂量监控,据统计有 1/4 的患者在哮喘发作期间发现其 pMDI 是空的[83]。因此在 2003 年 FDA 制定了指南,规定在吸入装置中添加剂量计数器[71]。

在过去的 10 年里,电子设备的使用在日常生活中呈指数级增长,吸入装置也受到了这方面的关注。电子监控设备正越来越被人们所接受,在优化患者体验和提高依从性方面也引起了人们的广泛关注。如 SmartTrack、CareTRx™、Doser 或 Smartinhaler 等装置都提供了患者用药依从性方面的宝贵信息[84],并在过去的几年里发表了许多文章[85-87]。尽管制造商对这些装置的优点大力宣传,但新技术在推广中还是遇到了不少阻力。专家称医生担心的是医疗保健系统负担可能会增加、责任归属和这些数据的临床意义。与此同时,患者表示这些技术应该是直观并且能够整合到吸入装置中,但他们担心信息会被利用,特别是如果自己依从性比较低,可能会遭到保险公司的拒付[88]。

(2)喷雾器(惯称"雾化器")

雾化器已被广泛用于溶液型和悬浮型液体气溶胶吸入制剂的递送。随着雾化器技术的发展,气溶胶的产生已从手动按压发展为气体和电子动力系统[89]。药物的肺部沉积量既取决于气溶胶的特性(如大小、形状、密度和液滴电荷等),又取决于患者因素(如气道解剖结构、病理生理、呼吸模式等)。因不同尺寸范围的颗粒在肺部沉积的能力不同,大多数研究都集中于改善气溶胶特性从而增强肺部沉积。虽然雾化器产生的液滴通常大小分布不一,但与其他递送系统相比,雾化器具有肺高沉积率、适用于儿童以及能够雾化生物分子制剂等优点。商用雾化器可分为 3 类:喷射雾化器、超声雾化器和振动筛网雾化器[90]。

1) 喷射(射流)雾化器:喷射雾化器由压缩气体提供能量。其雾化原理一般为:高速气流导致喷嘴周围压力降低(文丘里效应),从而进一步从储药池中吸引溶液(伯努利效应)(图 7-6)。如"气溶胶产生的物理原理"部分所述:液滴的形成取决于内力和外力间的平衡。这里所讲的内力是液体或液滴的表面张力,外力则包括文丘里效应和伯努利效应产生的剪切力以及局部湍流。含药溶液可被高速压缩气体分解从而形成气溶胶液滴。大多数初级液滴会受到挡板影响而进一步分解或重循环到储药池中,这是因为这些液滴太大而无法被吸入,这导致部分含药液体必须经历数个周期才能被患者吸入,因此其在递送易降解药物方面的应用受到限制[91,92]。此外,液滴大小与液体喷射直径的平方根成正比。喷射雾化器根据其设计主要分为 4 类:带有储液管的喷射雾化器、带有收集袋的喷射雾化器、呼吸增强型雾化器和呼吸驱动式雾化器。

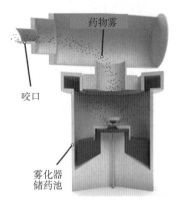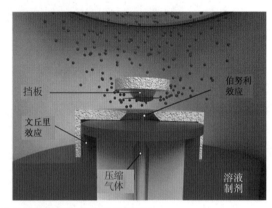

图 7-6　传统喷射雾化器原理示意图

2) 带有储液管的喷射雾化器:该类喷射雾化器在吸气、呼气以及屏气期间持续产生气溶胶,因此大部分的含药气溶胶会被释放到环境中。由于使用此类雾化器时,患者仅可吸入约 15% 的气溶胶,因此认为其药物递送效率过低[93]。虽然这类雾化器需要压缩气源,而且装置设计和操作之间有差异,这给临床操作带来了很大的不便,但它们依然属于容易操作的设备,而且患者依从性较好[94]。Sidestream Nebulizers™ 和 Micro Mist® 是市场上这类雾化器的代表。

3) 带有收集袋的喷射雾化器:在这类雾化器中,由压缩气体产生的气溶胶被暂时存储在收集袋中。当患者吸气时,收集袋和接口之间的单向阀可使患者吸入袋中的气溶胶。当患者呼气时,咬嘴附近的阀门打开可释放气溶胶到环境中,而单向阀关闭使气溶胶留在收集袋中而不是丢失到环境中。与带有储液管的喷射雾化器相比,这种雾化器产生的气溶胶液滴明显更小而且给药量更小[95]。Circulaire® 是市场上这种雾化器的代表。

4) 呼吸增强型喷射雾化器:这类雾化器有两个单向阀——吸气阀和呼气阀。吸气过程中吸气阀被打开,呼气过程中呼气阀被打开,从而防止气溶胶逸出到环境中。这种设计减少了气溶胶的损失并提高了递送效率,其递送效率高于带有储液管的喷射雾化器。

就排气式和非排气式雾化器的药物递送量而言,随着吸气流速的增加,前者的药物递送量更高,从而缩短了雾化时间并减少了呼气阶段的药物丢失[96]。这类雾化器已上市的品种有 PARI LC® Plus、NebuTech® 和 SideStream Plus® 等。

5) 呼吸驱动式喷射雾化器:这类雾化器的设计使装置可感知患者的呼吸模式,并只在吸入过程中才递送气溶胶。如 AeroEclipse Ⅱ® 的呼吸阀可以上下移动以触发药物气溶胶的递送。当患者呼气时,阀门关闭,从而不会产生或递送任何药物气溶胶,这大大减少了药物在环境中的损失。此外,与其他喷射雾化器相比,呼吸增强型雾化器和呼吸驱动式雾化器提高了气溶胶的递送效率,减少了雾化时间。

6) 超声雾化器:超声雾化器的工作机制是通过压电换能器转换能量,即将电信号转换到振荡机械运动。高达 20 kHz 的高频率使压电换能器产生压力扰动并在整个液体中传播。这些压力扰动会进一步造成液-气界面不稳定,继而导致气泡破裂和气溶胶液滴的形成[98](图 7-7)。与喷射雾化器系统相比,超声雾化器可产生的液滴更小、非均相分散气溶胶更少[99]。

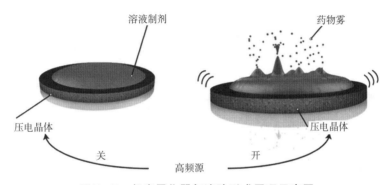

溶液制剂　　药物雾
压电晶体　　压电晶体
关　　高频源　　开

图 7-7　超声雾化器气溶胶形成原理示意图

由于在气溶胶生成过程中会伴随大量能量的输入,局部温度可能会明显升高,因此这类雾化器不适合用于递送对热变化敏感的高分子药物[100]。此外,超声波雾化器不适合雾化混悬型制剂[101, 102]和高黏性溶液[101, 103]的递送,但脂质纳米颗粒可通过超声雾化器递送至肺部而不发生颗粒的破裂或聚集[104, 105]。这类雾化器的代表包括 MicroAir® Ultrasonic Model 和 MABISMist™ Ⅱ。

7) 振动筛网雾化器:振动筛网雾化器应用微泵技术使大块状液体通过网膜而形成气溶胶液滴。根据装置设计和气溶胶产生的原理,这类雾化器可分为被动振动筛网系统和主动振动筛网系统两类。在被动振动筛网系统中,电驱动连接着换能器对压电晶体,从而引起换能器振动,随之引起液体波动,迫使储药池中的溶液流过筛网膜而分散形成气溶胶[106]。相形之下,主动振动筛网系统包含连接至振动压电元件的筛网。微孔膜的振动迫使液体通过筛网,从而形成气溶胶[107](图 7-8)。

总体而言,振动筛网雾化器的温度变化、药物浓度变化以及残留量都很小。如使用 Aeroneb Pro® 仅会使温度升高 5℃,而喷射雾化器和超声雾化器则会引起大约 10℃ 的温度变化[108]。与喷射雾化器和超声雾化器相比,振动筛网雾化器在雾化后的药物残留量

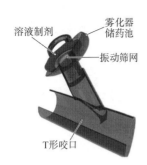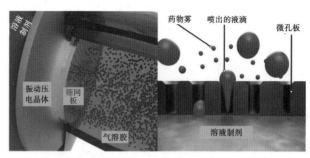

图 7-8　主动振动筛网系统原理示意图

最小[100]。值得注意的是,两种类型的振动筛网雾化器的性能都取决于药物制剂的特性。随着流体黏度的增加,液滴大小会发生变化,这会导致雾化时间延长和输出率降低;离子浓度也会影响气溶胶的性能,低离子浓度的液体可增加气溶胶的形成,并减少液滴大小和输出率的变异性[109]。此类雾化器的代表有被动振动筛网系统的 Omron MicroAir、主动振动筛网系统的 Aeroneb Pro 和 Pari eFlow。

（3）定量液体吸入器（喷雾吸入器）

定量液体吸入制剂（喷雾吸入剂）是一种较新的吸入装置,其使用电能、机械能或动能产生气溶胶液滴[110, 111]。喷雾吸入器是在多重因素的影响下发展起来的,包括：①推进剂对环境的影响；②依赖于患者的药物沉积；③疗效的可重复性；④便携性和易于维护[112]。除前文在雾化和喷雾概述中提到的方法外,还可通过液体射流碰撞、机械挤压、静电荷和汽化等方法使含药液体气溶胶化。由勃林格殷格翰公司开发的 Respimat® SoftMist™ 吸入器通过两股液体射流的碰撞从而产生喷雾。Respimat 软雾吸入器（SMI）是由机械能驱动的,它使用弹簧代替推进剂,使一定剂量的液体通过双通道喷嘴,同时产生两股直径较窄的液体射流,以预设角度碰撞从而产生软雾[110]。SMI 可通过增加细颗粒比例（65%～80%）、控制颗粒大小、增加喷雾持续时间（约 1.5 s）、降低喷雾速度从而减少患者操作对药物肺部沉积的影响[89, 110, 113]。一般情况下,使用此法产生喷雾时,喷嘴孔的直径约为 10 μm[114]。此外,产生液体射流所需的压力可能是数百个大气压,这可能会对药物产生不利影响[114]。目前,Respimat SoftMist™ 吸入器有 5 种不同的药物制剂可用于治疗 COPD 和哮喘[115-118]。

其他一些产生喷雾的方法则处于市场开发的不同阶段,由 Aradigm 开发的 AERx® 平台可产生连续、稳定的毛细管微射流雾化液[119]；在 AERx 吸入器,液体制剂装于一次性丸剂包装中,每个丸剂包装都有一个带激光钻孔的气溶胶喷嘴[89]。在雾化过程中,一个剂量的液体制剂通过激光钻孔喷出至空气通道中,为液滴的形成提供必要的气流流速[120]。所产生的液滴由喷嘴的孔径和气流流速控制,该装置产生的气溶胶中 90% 的液滴直径在 2～3 μm 范围内[89]。AERx 糖尿病胰岛素管理系统（iDMS）已进入Ⅲ期临床试验,但尚未投放市场[121]。AERx 平台也正在进行环丙沙星脂质体的递送实验,应用于支气管扩张症、囊性纤维化和生物防御等方面[122]。由 Battelle Memorial Institute 开发的 Mystic 吸入器则是利用静电荷使液体雾化后产生电动流体动力喷雾。对于这种类型的设备,需要有足够强度的电场使药液离子带电,同时克服表面张力而引起雾化[123,124]。静电荷可用于制备吸入治疗所需的各种大小的单分散和非团聚颗粒[125]。此类装置中使用的液体必须具有特定的电学和物理特性才能通过电动流体动力喷雾雾化[124,125]。吸入喷雾器克服了当前吸入装置面临的一些障碍,但除了 Respimat 系统,其他都尚未投入商业使用(表 7-3)。

表 7-3　目前可用以及研发中的气溶胶喷雾吸入器

制造商	产　品	疾病适应证	活性成分
勃林格殷格翰	STIOLTO® 软雾剂 SPIRIVA® 软雾剂 SPIRIVA® 软雾剂 COMBIVENT® 软雾剂 STRIVERDI® 软雾剂	COPD COPD 哮喘 COPD COPD	噻托溴铵和奥达特罗 噻托溴铵 噻托溴胺 噻托溴铵和沙丁胺醇 奥达特罗
Aradigm	AERxTM iDMS ARD-3150 Pulmaquin® ARD-3100 Lipoquin®	糖尿病(1型和2型) 支气管扩张症 囊性纤维化	胰岛素 Pulmaquin,脂质体环丙沙星 Lipoquin脂质体环丙沙星
Battelle 纪念研究所	Mystic	—	—
Pharmae ApS	ADI	肺部感染	抗生素

7.2.2　颗粒再分散装置

粉雾吸入器(DPI)是一种药物粉末通过患者吸气流速或装置本身提供的能量而气溶胶化对肺部递送装置。递送系统由装置、药物成分和剂量计量系统组成。剂量输送是呼吸驱动的,因此无须像 pMDI 那样需要患者吸入和设备驱动之间的协调。首个 DPI Spinhaler® 在 1971 年上市[126]。1987 年《蒙特利尔议定书》的出现进一步加速了 DPI 的研发以作为推进剂替代[127]。DPI 保留了 pMDI 的便携性和用药时间短等优点。DPI 的其他优点包括:能够递送水性环境中不稳定的药物和药物有效载荷更高,如抗生素干粉递送系统(如 TOBI® Podhaler,妥布霉素,28 mg)[128]。

但 DPI 并非没有缺点,比如药物颗粒的空气动力学直径必须小于 5 μm 才可有效沉积于肺中,这通常需要使用微粉化技术来产生粒径非常小的颗粒。正如"气溶胶装置技术"中所讨论的,这种粒径大小范围内的颗粒表面积与质量比增加以及微粉化过程中带来的颗粒表面能增加导致了颗粒的高度内聚[129]。因此,颗粒再分散问题是 DPI 递送粉末过程中最具有挑战的问题之一。

在 DPI 装置和制剂设计方面取得的多项技术进步集中在以下方面:提高粉末的分散性;药物递送至肺部可以不依赖于通过装置的气流量。递送患者肺部的实际剂量取决于药物制剂特性(如粉末流动性、颗粒大小、形状和表面能)、装置特点、气溶胶生成、患者吸入技术和患者吸气流速[27]。

1) DPI颗粒流化和再分散机理：pMDIs倾向于标准化装置设计而几乎无偏差，但DPIs的设计差异很大，如大小、内部几何形状、气流速度和气溶胶生成机制都存在明显差异[130]。每个装置通常是为特定的药物制剂而设计的，一般是粉末流化后夹带入气流中，然后从装置中释放特定剂量来实现药物递送。当患者吸气时，气流在静态粉末上方流动，粉末颗粒通过在空气动力流化下的气体辅助、毛细管和剪切力或在机械流化下的振动和冲击力而流动[129]。然后，流化的粉末通过强大的空气动力（湍流和剪切应力）和吸入器内的颗粒碰撞而解聚成初级颗粒。对装置的性能来说，成功的解聚是至关重要的，因为它决定了夹带及递送给患者的颗粒大小[11]，这反过来又会影响药物在肺内的沉积部位。粉末夹带的方法包括气体辅助、剪切力驱动、毛细管和机械流化[129]，这些过程的具体机制详见"气溶胶装置技术"一节。

2) 基于装置的改善粉末再分散方法：DPI装置的设计须实现几个目标，包括不依赖于患者肺功能和吸气力的装置性能可预测性、成功的药物颗粒解聚以及较低的制造成本[131]。

为了克服颗粒间的内聚力、打散团块儿使药物粉末气溶胶化，必须通过装置提供足够的能量。根据气溶胶分散的能量来源，DPIs分为被动装置和主动装置两种。DPIs被动装置依靠患者的吸气力提供药物粉末分散所需的能量。当患者吸气时，粉末床上方气流会产生剪切力，从而产生粉末流化和夹带所需的提升力和牵拉力。因此，在被动装置中，患者的吸入气流强度会影响流化和夹带的程度，进而影响递送到肺部的药物量[132]。如果流速太低，药物粉末将不能发生充分的解聚，若离开装置的气流流速过高，则会导致口咽部沉积过多药物，降低装置整体性能。不同的被动装置具有不同的流速要求[131]。对于每种装置，假定存在一个临界点，在该临界点，增加吸气流速不会增加粉末的解聚及提高吸入装置的性能[133]。识别这一临界点可用来最大限度地提高装置性能。

相比之下，DPIs主动装置不依靠患者的吸气力，而是利用外部能量使粉末分散。正在研发的装置包括利用电、气体或机械力使粉末流化。尽管先前销售的胰岛素-Exubera®吸入器利用压缩空气射流来实现粉末分散，但目前市场上仍然没有DPIs主动装置[134]。

DPIs中集成了多种用以提高雾化效率的设计组件。装置入口处的下方通常装有气流收缩装置，以增加气流接触药物粉末床时的速度和能量，从而提高颗粒分离所需的剪切力[133]。引起湍流的设计部件可以促进药物从载体颗粒上解聚或分离。湍流的特点是在时间和空间上的高度不规则和快速波动。湍流的存在使药物团聚物和颗粒受到不同方向加速产生的剪切力。当力足够大时，颗粒与团聚体或载体颗粒分离。引起湍流的方法包括使用多个进气口以及气流中设置曲折通道、挡板和网格。

为确保粉末解聚，机械力也可以加入装置设计中。机械驱动是在叶轮、珠子和弹簧锤的作用下发生的。它们也能提供一种撞击的方法，犹如挡板，气流夹带的粉末会撞击挡板并发生解聚[135]。已获专利的主动装置中涉及到的解聚方法还包括将空气动力引入粉末床或通过特定胶囊、颤振膜和压电晶体来产生机械振动[136]。

在DPI装置的设计中，为了防止胶囊碎片被吸入通常包含有筛网或筛孔。内置筛网也会影响流速。例如,网孔可以通过产生空间均匀气流来减少下游湍流的发生;也可能由于筛网的存在,气流在流经网孔时增加湍流。筛网可通过产生湍流或碰撞力来改善颗粒的解聚,但颗粒可能会被捕获在网格上,从而抵消了上述解聚作用。

装置设计的微小差异也会极大地影响装置性能。例如 Coates 等利用改良 Aerolizer® 装置流体动力学模型发现网格空隙度与气溶胶的性能成反比关系[137, 138],而进气口尺寸会影响装置中湍流的产生和颗粒撞击速度[139]。

3)装置阻力在粉末再分散中的作用:空气必须流经 DPI 装置才能将药物递送到患者肺部。流经装置的空气流速(Q)与装置阻力(R)和装置压降(ΔP)的关系可用下列公式表示:

$$\Delta P = QR \qquad\qquad (式 7 - 7)$$

对于给定压降,低阻力的设备可获得较高的空气流速,而高阻力装置则产生较低的流速。通过缩小进气口来降低空气流速,可增加装置阻力[140]。通过缩小气流横截面,线性速度增加,气流携带更大的动能,从而改善装置在剂量递送和空气动力学粒径分布方面的性能。因此,对于 DPIs 被动装置,装置的气溶胶化效率与装置阻力有关,通常高阻力 DPIs 效率比低阻力 DPIs 高。然而,高阻力装置的潜在问题在于某些患者可能肺功能较差,因此使用高阻力装置时无法产生足够的吸气流速来分散气溶胶[133]。当然,最近的文献也表明新型装置可能不存在这样的情况[141]。此外,必须降低吸气流速,否则大多数颗粒会沉积在口咽部。这可以通过加宽喷嘴的流量通路从而减小释出装置的流动轴向速度来实现,此外,使用挡板或设置弯曲通路也可以降低流速。

4)DPI 的制剂:通过 DPI 制剂的改进,也可使颗粒内聚力降低、分散性增加。粉末流动性通常与颗粒粒径直接相关,较大颗粒(大于 50 μm)常表现出较高的流动性和流化潜能[142]。为克服微粉化药物颗粒的流动性及流化差的问题,已实施了很多种制剂方法,包括球形化以形成松散的药物粉末团块,以及将大载体颗粒(50~200 μm)与药物粉末混合。无论有无载体的制剂都可以使用流动控制剂,例如硬脂酸镁、卵磷脂或亮氨酸来减少颗粒表面能和不均一性,从而改善流动性和粉末分散性[134]。

基于载体的系统利用微粉化药物颗粒与较大的赋形剂颗粒(通常为乳糖)混合。与单独使用的药物相比,药物黏附在乳糖颗粒上后可以改善粉末的流动性。患者吸入后,药物颗粒可与载体颗粒分离。这种方法尤其适用于低剂量药物,因为药物剂量太低,需要稀释剂才能均匀地装载剂量。分散机制和最适合制剂的载体类型密切相关[143]。目前市售的大多数商用吸入器依赖湍流中的牵拉力和提升力,这需要载体颗粒表面相对光滑。但是通过惯性分离力的分散对载体特性的依赖性较小,实际上可能在高粗糙度的载体上表现更好[144]。载体与药物颗粒之间的吸引力不能太大,以免吸入器产生的分散力不能使颗粒分离。如果分离难以发生,药物颗粒将不能沉积在呼吸道中。细粉(赋形剂颗粒<10 μm)可用于封闭载体颗粒上的高能量位点,从而提高气溶胶性能。

基于团聚物的制剂可以是纯药物或药物与赋形剂(一种或多种)的混合物。较大的团聚物可改善粉末流动性。这些团聚物必须足够坚固,但在患者吸入后可以解聚。基于团聚物的一个 DPI 是 Pulmicort Turbuhaler®(AstraZeneca)[145]。

目前很少有赋形剂被 FDA 批准用于肺部给药。APIs 和批准的赋形剂的颗粒工程已被用于控制颗粒的形态、大小和表面能,以实现理想的气溶胶化性能和解聚作用,并克服赋形剂有限的问题。特别是对于新型高剂量药物制剂,颗粒工程技术可以克服颗粒的内聚力并实现分散[146],因为产生疗效所需的高剂量可能会阻碍赋形剂的使用。喷雾干燥、反溶剂沉淀和超临界流体技术是广泛使用的颗粒工程技术方法,可通过调整多个变量来获得所需的产品[127]。改善颗粒流动性和肺部递送方法的一个例子是使用多孔颗粒,尽管几何直径较大,但这些颗粒的低密度特性导致其空气动力学直径较小,使得无须使用载体颗粒即可改善颗粒流动性,并确保肺周边的沉积[127]。多孔颗粒技术的例子包括 PulmoSphere®[147, 148]和 AIR®肺部递送系统[149]。值得注意的是,除了装置设计外,制剂制备方法也可能会影响 DPI 粉末分散性能的流速依赖性。总体上,球形化可导致高流速依赖性,乳糖载体混合物对流速依赖性中等,低密度多孔颗粒的流速依赖性低[150]。

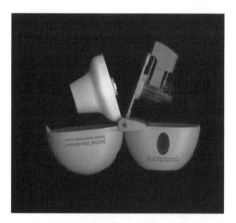

图 7 - 9　基于胶囊的 DPI 的示例(思立华吸乐,Spiriva Handihaler®)

5) DPIs 中的剂量计量系统:根据所使用的剂量计量系统可以对 DPIs 进行分类。基于胶囊的计量系统通常被认为是第一代装置(图 7 - 9)。更为先进的多剂量装置则是通过预先计量的囊泡或条带递送剂量,或设计粉末储存器来分装剂量递送量。工厂分装计量的胶囊、囊泡和条带通常可更好地保护药物免受环境影响,并且剂量分装不易有变化。但根据装置设计的不同,患者可能需要重新加载剂量单位系统,因此可能带来不便,并且会增加技术操作和剂量给药错误的机会。装置计量系统可以在不需要重新加载的情况下多次给药,但可能容易出现剂量和分装过程中的变异性,保护药物粉末免受环境(即潮湿)的影响也是需要解决的问题。

7.2.3　蒸发-冷凝装置

已有吸入装置中存在的局限性(如药物理化性质的不足、递送剂量不一致、粒径不均一、使用难度大以及给药靶向性等)加速了基于不同气溶胶化机制(如蒸发-冷凝技术)的递送装置的开发。

目前,市场上只有一种被 FDA 批准的产品 ADASUVE™(利用 Staccato®技术),由 Ferrer Therapeutic, Inc. 开发上市。Staccato ADASUVE 在 2012 年被 FDA 批准,2013 年 EMA 批准其递送洛沙平用于治疗精神分裂症和双相Ⅰ型障碍患者的躁动。Staccato 递送装置由 Alexza Pharmaceuticals 开发,授权 Ferrer Therapeutics, Inc. 销售 ADASUVE 产品。该装置对原理是通过加热使涂有药物薄膜的表面快速汽化。该装置由呼吸驱动,并有一个阀门来控制气流以获得所需的颗粒粒径[151-153]。Staccato 产生的气溶胶粒径小(递送洛沙平时的 *MMAD* 在 2 μm 范围内),最适合深部肺沉积和全身给药[154]。这款吸入器是手持式的,针对不同的药物产品,具有单剂量或多剂量容量系统[153]。除 ADASUVE 之外,还有另外 3 种使用 Staccato 递送装置的药物产品正在开发:AZ‑003(fentanyl,芬太尼)用于治疗癌痛;AZ‑007(zaleplon,扎来普隆)用于治疗夜间醒转;AZ‑002(alprazolam,阿普唑仑)用于治疗急性重复性癫痫发作。这些制剂由 Engage Therapeutics 开发,最近筹集了 2 300 万美元,用于 Ⅱ 期临床试验[155, 156]。

ARIA™ 肺部递送技术由加热毛细管组成,以蒸发其中流动的液体,吸入时由于温度降低而冷凝[50]。该装置由 Philip Morris, USA 下属的 Chrysalis Therapeutics 开发。最近,Discovery Labs(现称为 Windtree Therapeutics, Inc.)开始与 Chrysalis 合作开发新的药物递送系统并将技术转让给了 Windtree Therapeutics, Inc.[157-159]。Aerosurf® 是 Windtree Therapeutics 正在开发的产品之一,其原理基于毛细管蒸发-冷凝技术[158]。Aerosurf 刚完成了使用 KL4 表面活性剂治疗早产儿呼吸窘迫综合征的无创疗法的 Ⅱb 期临床试验[158]。

另一种药物递送系统以快速蒸发和低蒸气压载体为基础[50],由加热丝、涂有低蒸气压载体的表面和治疗药物组成。与之前的装置相比,药物不被直接加热,有助于避免药物降解;取而代之的是,低蒸气压的载体被加热并蒸发,继而释放治疗药物[50]。

近年来,已经考虑将电子烟(e‑cigarettes)用于药物递送[152],这些装置也是基于蒸发-冷凝技术。简言之,电子烟由自动流量传感器或手动按钮激活,从而激活电子烟的加热元件并蒸发内部溶液。已有多种消费设备,各有不同的设计。通过装置吸入时,从进气口引入的空气朝向烟嘴流经加热元件上方。气流会导致蒸气温度下降,并发生冷凝而形成液滴进入呼吸道内[160]。

7.3 结论

随着对气溶胶形成机制以及装置-制剂相互作用方式的理解不断加深,吸入药物产品的研发技术得到了发展。尽管连续取得了很多突破,但"理想"的吸入器仍然是该领域科学家所追求的目标,研究者将通过不懈努力确保这些重要的递送系统取得不断进步。

(叶晓芬 译)

参考文献

1. Medicinal Nonventilatory Nebulizer (Atomizer). 21 C.F.R. § 868.5640 (2017).
2. Klüsener O. The injection process in compressorless diesel engines. *VDI Z.* 1933;77(7):107–110.
3. Rayleigh L. On the instability of jets. *Proceedings of The London Mathematical Society.* 1878;1(1):4–13.
4. Hickey AJ. *Inhalation Aerosols: Physical and Biological Basis for Therapy.* Boca Raton, FL: CRC Press, 1996.
5. Qi A, Friend JR, Yeo LY, Morton DA, McIntosh MP, Spiccia L. Miniature inhalation therapy platform using surface acoustic wave microfluidic atomization. *Lab on a Chip.* 2009;9(15):2184–2193.
6. Hinds WC. *Aerosol Technology: Properties, Behavior, and Measurement of Airborne Particles.* New York: John Wiley & Sons, 2012.
7. McCallion ON, Taylor KM, Thomas M, Taylor AJ. Nebulization of fluids of different physicochemical properties with air-jet and ultrasonic nebulizers. *Pharmaceutical Research.* 1995;12(11):1682–1688.
8. Finlay WH. *The Mechanics of Inhaled Pharmaceutical Aerosols: An Introduction.* San Diego, CA: Academic

Press, 2001.

9. Lefebvre AH, McDonell VG. *Atomization and Sprays.* Boca Raton, FL: CRC Press, 2017.

10. Zeng XM, Martin GP, Marriott C. *Particulate Interactions in Dry Powder Formulation for Inhalation.* Boca Raton, FL: CRC Press, 2003.

11. Dunber CA, Hickey AJ, Holzner P. Dispersion and characterization of pharmaceutical dry powder aerosols. *KONA Powder and Particle Journal.* 1998;16:7–45.

12. Donovan MJ, Gibbons A, Herpin MJ, Marek S, McGill SL, Smyth HD. Novel dry powder inhaler particle-dispersion systems. *Therapeutic Delivery.* 2011;2(10):1295–1311.
    Materials. 2017;10(6):592.

15. Jashnani RN, Byron PR, Dalby RN. Testing of dry powder aerosol formulations in different environmental conditions. *International Journal of Pharmaceutics.* 1995;113(1):123–130.

16. Johnson K, Kendall K, Roberts A (eds). Surface energy and the contact of elastic solids. *Proceedings of the Royal Society of London A: Mathematical, Physical and Engineering Sciences.* 1971;324:301–313.

17. Derjaguin BV, Muller VM, Toporov YP. Effect of contact deformations on the adhesion of particles. *Journal of Colloid and Interface Science.* 1975;53(2):314–326.

18. Maugis D. Adhesion of spheres: The JKR-DMT transition using a Dugdale model. *Journal of Colloid and Interface Science.* 1992;150(1):243–269.

19. Rabinovich YI, Adler JJ, Ata A, Singh RK, Moudgil BM. Adhesion between nanoscale rough surfaces: I. Role of asperity geometry. *Journal of Colloid and Interface Science.* 2000;232(1):10–16.

20. Rabinovich YI, Adler JJ, Ata A, Singh RK, Moudgil BM. Adhesion between nanoscale rough surfaces: II. Measurement and comparison with theory. *Journal of Colloid and Interface Science.* 2000;232(1):17–24.

21. Peng T, Lin S, Niu B, Wang X, Huang Y, Zhang X, Li G, Pan X, Wu C. Influence of physical properties of carrier on the performance of dry powder inhalers. *Acta Pharmaceutica Sinica B.* 2016;6(4):308–318.

22. Mukherjee R, Gupta V, Naik S, Sarkar S, Sharma V, Peri P, Chaudhuri B. Effects of particle size on the triboelectrification phenomenon in pharmaceutical excipients: Experiments and multi-scale modeling. *Asian Journal of Pharmaceutical Sciences.* 2016;11(5):603–617.

23. Parteli EJ, Schmidt J, Blümel C, Wirth K-E, Peukert W, Pöschel T. Attractive particle interaction forces and packing density of fine glass powders. *Scientific Reports.* 2014;4:6227.

24. Dou X, Mao Y, Zhang Y. Effects of contact force model and size distribution on microsized granular packing. *Journal of Manufacturing Science and Engineering.* 2014;136(2):021003.

25. Safatov A, Yashin V, Kulkin S, Frolov V, Shishkin A, Buryak G. Variations in disperse composition of dry powders according to energy of their dispersion. *Powder Technology.* 1998;97(3):227–232.

26. Hassan MS, Lau RWM. Effect of particle shape on dry particle inhalation: Study of flowability, aerosolization, and deposition properties. *American Association Pharmaceutical Scientists.* 2009;10(4):1252.

27. Visser J. Van der Waals and other cohesive forces affecting powder fluidization. *Powder Technology.* 1989;58(1):1–10. doi:10.1016/0032-5910(89)80001-4.

28. Zeng XM, Martin GP, Marriott C, Pritchard J. The influence of carrier morphology on drug delivery by dry powder inhalers. *International Journal of Pharmaceutics.* 2000;200(1):93–106.

29. Murtomaa M, Mellin V, Harjunen P, Lankinen T, Laine E, Lehto V-P. Effect of particle morphology on the triboelectrification in dry powder inhalers. *International Journal of Pharmaceutics.* 2004;282(1):107–114.

30. Walton OR. Review of adhesion fundamentals for micron-scale particles. *KONA Powder and Particle Journal.* 2008;26:129–141.

31. Flament M-P, Leterme P, Gayot A. The influence of carrier roughness on adhesion, content uniformity and the in vitro deposition of terbutaline sulphate from dry powder inhalers. *International Journal of Pharmaceutics.* 2004;275(1):201–209.

32. Zou Y, Jayasuriya S, Manke CW, Mao G. Influence of nanoscale surface roughness on colloidal force measurements. *Langmuir.* 2015;31(38):10341–10350.

33. Rahimpour Y, Hamishehkar H. Lactose engineering for better performance in dry powder inhalers. *Advanced Pharmaceutical Bulletin.* 2012;2(2):183.

34. Rimai D, DeMejo L. Physical interactions affecting the adhesion of dry particles. *Annual Review of Materials Science.* 1996;26(1):21–41.

35. Cline D, Dalby R. Predicting the quality of powders for inhalation from surface energy and area. *Pharmaceutical Research.* 2002;19(9):1274–1277.

36. R Williams D. Particle engineering in pharmaceutical solids processing: Surface energy considerations. *Current Pharmaceutical Design.* 2015;21(19):2677–2694.

37. Fukuoka E, Kimura S, Yamazaki M, Tanaka T. Cohesion of particulate solids. VI. Improvement of apparatus and application to measurement of cohesiveness at various levels of humidity. *Chemical and Pharmaceutical Bulletin.* 1983;31(1):221–229.

38. Kwok PCL, Chan H-K. Effect of relative humidity on the electrostatic charge properties of dry powder inhaler aerosols. *Pharmaceutical Research.* 2008;25(2):277–288.

39. Rowley G, Mackin LA. The effect of moisture sorption on electrostatic charging of selected pharmaceutical excipient powders. *Powder Technology.* 2003;135:50–58.

40. Eilbeck J, Rowley G, Carter P, Fletcher E. Effect of materials of construction of pharmaceutical processing equipment and drug delivery devices on the triboelectrification of size-fractionated lactose. *Pharmacy and Pharmacology Communications.* 1999;5(7):429–433.

41. Adi S, Adi H, Chan H-K, Finlay WH, Tong Z, Yang R, Yu A. Agglomerate strength and dispersion of pharmaceutical powders. *Journal of Aerosol Science.* 2011;42(4):285–294.

42. Lee K, Suen K, Yianneskis M, Marriott C. Investigation of the aerodynamic characteristics of inhaler aerosols with an inhalation simulation machine. *International Journal of Pharmaceutics.* 1996;130(1):103–113.

43. Nichols S, Wynn E. New approaches to optimizing dispersion in dry powder inhalers-dispersion force mapping and adhesion measurements. *Respiratory Drug Delivery.* 2008;1:175–184.

44. Das SC, Behara SRB, Bulitta JB, Morton DA, Larson I, Stewart PJ. Powder strength distributions for understanding de-agglomeration of lactose powders. *Pharmaceutical Research.* 2012;29(10):2926–2935.

45. Tong Z, Yu A, Chan H-K, Yang R. Discrete Modelling of Powder Dispersion in Dry Powder Inhalers-A Brief Review. *Current Pharmaceutical Design.* 2015;21(27):3966–3973.

46. Hinds WC. Condensation and evaporation. 2012. In *Aerosol Technology Properties, Behavior, and Measurement of Airborne Particles* [Internet]. New York: John Wiley & Sons, 278–303. Available from: http://UTXA.eblib.com/patron/FullRecord. aspx?p=1120423.

47. Leong KH. Theoretical principles and devices used to generate aerosols for research. In: Hickey AJ, ed. *Pharmaceutical Inhalation Aerosol Technology.* Baco Raton, FL: CRC Press, 2003.

48. Kulkarni P, Baron PA, Willeke K. *Aerosol measurement: Principles, techniques, and applications.* 3rd ed. Hoboken, NJ: John Wiley & Sons; 2011, pp. xiv, 883.

49. Peters C, Altmann J. Monodisperse aerosol generation with rapid adjustable particle size for inhalation studies. *Journal of Aerosol Medicine.* 1993;6(4):307–315.

50. Hickey AJ, Smyth HDC. Coated filament for evaporation/condensation aerosol generation of therapeutic agents and methods for using. Google Patents; 2012.

51. Oversteegen L. Inhaled medicines: Product differentiation by device. *Innovation Pharmaceutical Technology.* 2008;28:62–65.

52. UNEP. Report of the technology and economic assessment panel. http://ozone.unep.org/en/assessment-panels/technology-and-economic-assessment-panel: United Nations Enviornment Programme TEAP; 2014.

53. Leach CL, Davidson PJ, Hasselquist BE, Boudreau RJ. Lung deposition of hydrofluoroalkane-134a beclomethasone is greater than that of chlorofluorocarbon fluticasone and chlorofluorocarbon beclomethasone: A cross-over study in healthy volunteers. *Chester.* 2002;122(2):510–516.

54. Dunbar C. Atomization mechanisms of the pressurized metered dose inhaler. *Particulate Science and Technology.* 1997;15(3–4):253–271.

55. Stein SW, Sheth P, Hodson PD, Myrdal PB. Advances in metered dose inhaler technology: Hardware development. *American Association Pharmaceutical Scientists.* 2014;15(2):326–338.

56. Smyth HDC, Hickey AJ. *Controlled Pulmonary Drug Delivery*: Springer, New York; 2011.

57. Smyth HDC, Hickey AJ, Brace G, Barbour T, Gallion J, Grove J. Spray pattern analysis for metered dose inhalers I: Orifice size, particle size, and droplet motion correlations. *Drug Development and Industrial Pharmacy.* 2006;32(9):1033–1041.

58. Stein SW, Myrdal PB. A theoretical and experimental analysis of formulation and device parameters affecting solution MDI size distributions. *Journal of Pharmaceutical Sciences.* 2004;93(8):2158–2175.

59. Brambilla G, Ganderton D, Garzia R, Lewis D, Meakin B, Ventura P. Modulation of aerosol clouds produced by pressurised inhalation aerosols. *International Journal of Pharmaceutics.* 1999;186(1):53–61.

60. Chen Y, Young PM, Murphy S, Fletcher DF, Long E, Lewis D, Church T, Traini D. High-speed laser image analysis of plume angles for pressurised metered dose inhalers: The effect of nozzle geometry. *American Association Pharmaceutical Scientists.* 2017;18(3):782–789.

61. (a) U.S.FDA. Phase-Out of CFC Metered-Dose Inhalers Containing flunisolide, triamcinolone, metaproterenol, pirbuterol, albuterol and ipratropium in combination, cromolyn, and nedocromil-Questions and Answers. https://www.fda.gov/Drugs/DrugSafety/InformationbyDrugClass/ucm208138.htm#3.WhenwilltheseCFCinhalersbegone. U.S. Food & Drug administration Press Announcements 2015. (b) Grainger C, Saunders M, Buttini F, Telford R, Merolla L, Martin G, Jones S, Forbes B. Critical characteristics for corticosteroid solution metered dose inhaler bioequivalence. Molecular Pharmaceutics. 2012;9(3):563–569.

62. Smith IJ. The challenge of reformulation. *Journal of Aerosol Medicine.* 1995;8(s1):S-19–S-27.

63. Hoye JA, Gupta A, Myrdal PB. Solubility of solid solutes in HFA—134a with a correlation to physicochemical properties. *Journal of Pharmaceutical Sciences.* 2008;97(1):198–208.

64. Leach CL. The CFC to HFA transition and its impact on pulmonary drug development. *Respiratory Care.* 2005;50(9):1201–1208.

65. Kempsford R, Handel M, Mehta R, De Silva M, Daley-Yates P. Comparison of the systemic pharmacody-

namic effects and pharmacokinetics of salmeterol delivered by CFC propellant and non-CFC propellant metered dose inhalers in healthy subjects. *Respiratory Medicine.* 2005;99:S11–S9.

66. UNEP. Report of the refrigeration, air conditioning and heat pumps technical options committee 2014. Available from: http://conf.montreal-protocol.org/meeting/mop/mop-27/presession/Background%20Documents%20are%20available%20in%20English%20only/RTOC-Assessment-Report-2014.pdf.

67. (a) UNEP. Report of the refrigeration, air conditioning and Heat pumps. http://conf.montreal-protocol.org/meeting/mop/mop-27/presession/Background%20Documents%20are%20available%20in%20English%20only/RTOC-Assessment-Report-2014.pdf. Secretariat UsO; 2014. (b) Propellants MM. Zephex HFA Medical propellants. Mexichem; 2016. Source: United nations environment Programme Report of the technology and economic assessment panel 2016, Mexichem website.

68. EPA. Amendment to Address HFCs under the Montreal Protocol 2016. Available from: https://www.epa.gov/ozone-layer-protection/recent-international-developments-under-montreal-protocol.

69. OINDPnews. Mexichem discusses potential for using HFA 152a as pMDI propellant 2016 [cited 2017 25 July]. Available from: http://www.oindpnews.com/2016/12/mexichem-discusses-potential-for-using-hfa-152a-as-pmdi-propellant/.

70. Clark AR. *Metered Atomisation for Respiratory Drug Delivery*: Loughborough University; 1991.

71. Dunbar C, Watkins A, Miller J. An experimental investigation of the spray issued from a pMDI using laser diagnostic techniques. *Journal of Aerosol Medicine.* 1997;10(4):351–368.

72. Hoye JA, Myrdal PB. Measurement and correlation of solute solubility in HFA-134a/ethanol systems. *International Journal of Pharmaceutics.* 2008;362(1):184–188.

73. Sanchis J, Corrigan C, Levy ML, Viejo JL. Inhaler devices–from theory to practice. *Respiratory Medicine.* 2013;107(4):495–502.

74. Traini D, Young PM, Rogueda P, Price R. In vitro investigation of drug particulates interactions and aerosol performance of pressurised metered dose inhalers. *Pharmaceutical Research.* 2007;24(1):125–135.

75. Lechuga-Ballesteros D, Noga B, Vehring R, Cummings RH, Dwivedi SK. Novel cosuspension metered-dose inhalers for the combination therapy of chronic obstructive pulmonary disease and asthma. *Future Medicinal Chemistry.* 2011;3(13):1703–1718.

76. Gabrio BJ, Stein SW, Velasquez DJ. A new method to evaluate plume characteristics of hydrofluoroalkane and chlorofluorocarbon metered dose inhalers. *International Journal of Pharmaceutics.* 1999;186(1):3–12.

77. Versteeg H, Hargrave G, Kirby M (eds). Internal flow and near-orifice spray visualisations of a model pharmaceutical pressurised metered dose inhaler. *Journal of Physics: Conference Series.* 2006;45:207–213.

78. Stein SW, Myrdal PB. The relative influence of atomization and evaporation on metered dose inhaler drug delivery efficiency. *Aerosol Science and Technology.* 2006;40(5):335–347.

79. Stein SW, Sheth P, Myrdal PB. A model for predicting size distributions delivered from pMDIs with suspended drug. *International Journal of Pharmaceutics.* 2012;422(1):101–115.

80. Ganderton D, Lewis D, Davies R, Meakin B, Brambilla G, Church T. Modulite®: A means of designing the aerosols generated by pressurized metered dose inhalers. *Respiratory Medicine.* 2002;96:S3–S8.

81. Stein SW. Estimating the number of droplets and drug particles emitted from MDIs. *American Association Pharmaceutical Scientists.* 2008;9(1):112–115.

82. McKenzie L, Oliver M. Evaluation of the particle formation process after actuation of solution MDIs. *Journal of Aerosol Medicine.* 2000;13:59.

83. Sander N, Fusco-Walker SJ, Harder JM, Chipps BE. Dose counting and the use of pressurized metered-dose inhalers: Running on empty. *Annals of Allergy, Asthma & Immunology.* 2006;97(1):34–38.

84. Ingerski LM, Hente EA, Modi AC, Hommel KA. Electronic measurement of medication adherence in pediatric chronic illness: A review of measures. *The Journal of Pediatrics.* 2011;159(4):528.

85. Foster JM, Smith L, Usherwood T, Sawyer SM, Rand CS, Reddel HK. The reliability and patient acceptability of the SmartTrack device: A new electronic monitor and reminder device for metered dose inhalers. *Journal of Asthma.* 2012;49(6):657–662.

86. Wasserman RL, Sheth K, Lincourt WR, Locantore NW, Rosenzweig JC, Crim C, editors. Real-world assessment of a metered-dose inhaler with integrated dose counter. *Allergy and Asthma Proceedings.* OceanSide Publications, Inc., 2006.

87. Patel M, Pilcher J, Chan A, Perrin K, Black P, Beasley R. Six-month in vitro validation of a metered-dose inhaler electronic monitoring device: Implications for asthma clinical trial use. *Journal of Allergy and Clinical Immunology.* 2012;130(6):1420–1422.

88. George M. User perspectives on innovation in inhalers. Available from: http://ipacrs.org/news-events/events/2017-ipac-rs-isam-joint-workshop-new-frontiers-in-inhalation-technology. *International Society of Aerosol in Medicine.* 2017.

89. Watts AB, McConville JT, Williams RO, 3rd. Current therapies and technological advances in aqueous aerosol drug delivery. *Drug Development and Industrial Pharmacy.* 2008;34(9):913–922. doi:10.1080/03639040802144211.

90. Carvalho TC, Peters JI, Williams RO, 3rd. Influence of particle size on regional lung deposition–What evidence is there? *International Journal of*

Pharmaceutics. 2011;406(1–2):1–10. doi:10.1016/j.ijpharm.2010.12.040.

91. Cipolla D, Gonda I, Chan HK. Liposomal formulations for inhalation. *Therapeutic Delivery.* 2013;4(8):1047–1072. doi:10.4155/tde.13.71.

92. Lelong N, Vecellio L, Sommer de Gelicourt Y, Tanguy C, Diot P, Junqua-Moullet A. Comparison of numerical simulations to experiments for atomization in a jet nebulizer. *PLoS One.* 2013;8(11):e78659. doi:10.1371/journal.pone.0078659.

93. Rau JL, Ari A, Restrepo RD. Performance comparison of nebulizer designs: Constant-output, breath-enhanced, and dosimetric. *Respiratory Care.* 2004;49(2):174–179.

94. Waldrep JC, Dhand R. Advanced nebulizer designs employing vibrating mesh/aperture plate technologies for aerosol generation. *Current Drug Delivery.* 2008;5(2):114–119.

95. Piper SD. In vitro comparison of the circulaire and AeroTee to a traditional nebulizer T-piece with corrugated tubing. *Respiratory Care.* 2000;45(3):313–319.

96. Coates AL, MacNeish CF, Lands LC, Meisner D, Kelemen S, Vadas EB. A comparison of the availability of tobramycin for inhalation from vented vs unvented nebulizers. *Chester.* 1998;113(4):951–956.

97. O'Callaghan C, Barry PW. The science of nebulised drug delivery. *Thorax.* 1997;52(Suppl 2):S31–S44.

98. Yeo LY, Friend JR, McIntosh MP, Meeusen EN, Morton DA. Ultrasonic nebulization platforms for pulmonary drug delivery. *Expert Opinion on Drug Delivery.* 2010;7(6):663–679. doi:10.1517/17425247.2010.485608.

99. Rajan R, Pandit AB. Correlations to predict droplet size in ultrasonic atomisation. *Ultrasonics.* 2001;39(4):235–255.

100. Arzhavitina A, Steckel H. Surface active drugs significantly alter the drug output rate from medical nebulizers. *International Journal of Pharmaceutics.* 2010;384(1–2):128–136. doi:10.1016/j.ijpharm.2009.10.012.

101. Nikander K, Turpeinen M, Wollmer P. The conventional ultrasonic nebulizer proved inefficient in nebulizing a suspension. *Journal of Aerosol Medicine.* 1999;12(2):47–53. doi:10.1089/jam.1999.12.47.

102. Najlah M, Parveen I, Alhnan MA, Ahmed W, Faheem A, Phoenix DA, Taylor KM, Elhissi A. The effects of suspension particle size on the performance of air-jet, ultrasonic and vibrating-mesh nebulisers. *International Journal of Pharmaceutics.* 2014;461(1–2):234–241. doi:10.1016/j.ijpharm.2013.11.022.

103. Mc Callion ONM, Patel MJ. Viscosity effects on nebulisation of aqueous solutions. *International Journal of Pharmaceutics.* 1996;130(2):245–249. doi:10.1016/0378-5173(95)04291-1.

104. Pardeike J, Weber S, Haber T, Wagner J, Zarfl HP, Plank H, Zimmer A. Development of an itraconazole-loaded nanostructured lipid carrier (NLC) formulation for pulmonary application. *International Journal of Pharmaceutics.* 2011;419(1–2):329–338.

doi:10.1016/j.ijpharm.2011.07.040.

105. Videira MA, Botelho MF, Santos AC, Gouveia LF, de Lima JJ, Almeida AJ. Lymphatic uptake of pulmonary delivered radiolabelled solid lipid nanoparticles. *Journal of Drug Targeting.* 2002;10(8):607–613. doi:10.1080/1061186021000054933.

106. Elhissi A, Hidayat K, Phoenix DA, Mwesigwa E, Crean S, Ahmed W, Faheem A, Taylor KM. Air-jet and vibrating-mesh nebulization of niosomes generated using a particulate-based proniosome technology. *International Journal of Pharmaceutics.* 2013;444(1–2):193–199. doi:10.1016/j.ijpharm.2012.12.040.

107. Lass JS, Sant A, Knoch M. New advances in aerosolised drug delivery: Vibrating membrane nebuliser technology. *Expert Opinion on Drug Delivery.* 2006;3(5):693–702. doi:10.1517/17425247.3.5.693.

108. Beck-Broichsitter M, Kleimann P, Schmehl T, Betz T, Bakowsky U, Kissel T, Seeger W. Impact of lyoprotectants for the stabilization of biodegradable nanoparticles on the performance of air-jet, ultrasonic, and vibrating-mesh nebulizers. *European Journal of Pharmaceutics and Biopharmaceutics: Official Journal of Arbeitsgemeinschaft fur Pharmazeutische Verfahrenstechnik eV.* 2012;82(2):272–280. doi:10.1016/j.ejpb.2012.07.004.

109. Ghazanfari T, Elhissi AM, Ding Z, Taylor KM. The influence of fluid physicochemical properties on vibrating-mesh nebulization. *International Journal of Pharmaceutics.* 2007;339(1–2):103–111. doi:10.1016/j.ijpharm.2007.02.035.

110. Dalby R, Spallek M, Voshaar T. A review of the development of Respimat Soft Mist Inhaler. *International Journal of Pharmaceutics.* 2004;283(1–2):1–9. doi:10.1016/j.ijpharm.2004.06.018.

111. Nguyen TT, Irving CL, Cox KA, McRae DD, Nichols WA, inventors; Philip Morris USA Inc., assignee. *Aerosol Generating Devices and Methods for Generating Aerosols Suitable for Forming Propellant-Free Aerosols.* United States; 2006.

112. Wachtel H, Kattenbeck S, Dunne S, Disse B. The Respimat® Development Story: Patient-Centered Innovation. *Pulmonary Therapy.* 2017;3(1):19–30. doi:10.1007/s41030-017-0040-8.

113. Hess DR. Aerosol delivery devices in the treatment of asthma. *Respiratory Care.* 2008;53(6):699–725.

114. Finlay WH. Pharmaceutical aerosol sprays for drug delivery to the lungs. In: Ashgriz N, ed. *Handbook of Atomization and Sprays.* New York: Springer; 2011.

115. Prescribing Information STRIVERDI RESPIMAT Ridgefield, CT: Boehringer Ingelheim Pharmaceuticals, Inc.; 2016.

116. Prescribing Infromation STIOLTO RESPIMAT Ridgefield, CT: Boehringer Ingelheim Pharmaceuticals, Inc.; 2016.

117. Prescribing Infromation SPIRIVA RESPIMAT Ridgefield, CT: Boehringer Ingelheim Pharmaceuticals, Inc.; 2017.

118. Prescribing Infromation COMBIVENT RESPIMAT Ridgefield, CT: Boehringer Ingelheim Pharmaceuticals, Inc.; 2016.

119. Ganan-Calvo A, Ripoll AB, inventors; Aradigm Corporation, assignee. *Liquid Atomization Process.* United States; 2000.

120. Lloyd LJ, Lloyd PM, Rubsamen RM, Schuster JA, inventors; Aradigm Corporation, assignee. *Device and Method of Creating Aerosolized Mist of Respiratory Drug.* United States; 1999.

121. Stein SW, Thiel CG. The history of therapeutic aerosols: A chronological review. *Journal of Aerosol Medicine and Pulmonary Drug Delivery.* 2017;30(1):20–41. doi:10.1089/jamp.2016.1297.

122. Cipolla D, Blanchard J, Gonda I. Development of liposomal cirpofloxacin to treat lung infections. *Pharmaceutics.* 2016;8(6):31.

123. Sultan F, Ashgriz N, Guildenbecher DR, Sojka PE. Electrosprays. In: Ashgriz N, ed. *Handbook of Atomization and Sprays.* New York: Springer; 2011.

124. Trees GA, Fong JC, inventors; Ventaira Pharmaceuticals, Inc., assignee. *Dissociated Discharge EHD Sprayer with Electric Field Shield.* United States of America; 2008.

125. Chen D-R, Pui DYH. Electrospray and its medical applications. In: Marihnissen JCM, Gradon L, eds. *Nanoparticles in Medicine and Environment.* Dordrecht, the Netherlands: Springer, 2009.

126. Bell JH, Hartley PS, Cox JSG. Dry powder aerosols I: A new powder inhalation device. *Journal of Pharmaceutical Sciences.* 1971;60(10):1559–1564. doi:10.1002/jps.2600601028.

127. Hoppentocht M, Hagedoorn P, Frijlink HW, de Boer AH. Technological and practical challenges of dry powder inhalers and formulations. *Advanced Drug Delivery Reviews.* 2014;75:18–31. doi:10.1016/j.addr.2014.04.004.

128. VanDevanter DR, Geller DE. Tobramycin administered by the TOBI(®) Podhaler(®) for persons with cystic fibrosis: A review. *Medical Devices (Auckland, NZ).* 2011;4:179–188. doi:10.2147/MDER.S16360.

129. Xu Z, Mansour HM, Hickey AJ. Particle interactions in dry powder inhaler unit processes: A review. *Journal of Adhesion Science and Technology.* 2011;25(4–5):451–482. doi:10.1163/016942410×525669.

130. Atkins PJ. Dry powder inhalers: An overview. *Respiratory Care.* 2012;50(10):1304.

131. Kopsch T, Murnane D, Symons D. Optimizing the entrainment geometry of a dry powder inhaler: Methodology and preliminary results. *Pharmaceutical Research.* 2016;33(11):2668–2679. doi:10.1007/s11095-016-1992-3.

132. Daniher DI, Zhu J. Dry powder platform for pulmonary drug delivery. *Particuology.* 2008;6(4):225–238. doi:10.1016/j.partic.2008.04.004.

133. Coates MS, Chan H-K, Fletcher DF, Raper JA. Influence of air flow on the performance of a dry powder inhaler using computational and experimental analyses. *Pharmaceutical Research.* 2005;22(9):1445–1453. doi:10.1007/s11095-005-6155-x.

134. Weers J, Clark A. The impact of inspiratory flow rate on drug delivery to the lungs with dry powder inhalers. *Pharmaceutical Research.* 2017;34(3):507–528.

135. White S, Bennett DB, Cheu S, Conley PW, Guzek DB, Gray S, Howard J et al. EXUBERA®: Pharmaceutical development of a novel product for pulmonary delivery of insulin. *Diabetes Technology & Therapeutics.* 2005;7(6):896–906. doi:10.1089/dia.2005.7.896.

136. Finlay WH. *The Mechanics of Inhaled Pharmaceutical Aerosols: An Introduction.* San Diego, CA: Academic Press, 2001.

137. Ashurst I, Malton A, Prime D, Sumby B. Latest advances in the development of dry powder inhalers. *Pharmaceutical Science & Technology Today.* 2000;3(7):246–256. doi:10.1016/S1461-5347(00)00275-3.

138. Longest PW, Son Y-J, Holbrook L, Hindle M. Aerodynamic factors responsible for the deaggregation of carrier-free drug powders to form micrometer and submicrometer aerosols. *Pharmaceutical Research.* 2013;30(6):1608–1627. doi:10.1007/s11095-013-1001-z.

139. Donovan MJ, Gibbons A, Herpin MJ, Marek S, McGill SL, Smyth HDC. Novel dry powder inhaler particle-dispersion systems. *Therapeutic Delivery.* 2011;2(10):1295.

140. Coates MS, Fletcher DF, Chan H-K, Raper JA. Effect of design on the performance of a dry powder inhaler using computational fluid dynamics. Part 1: Grid structure and mouthpiece length. *Journal of Pharmaceutical Sciences.* 2004;93(11):2863–2876. doi:10.1002/jps.20201.

141. Coates MS, Chan H-K, Fletcher DF, Raper JA. Effect of design on the performance of a dry powder inhaler using computational fluid dynamics. Part 2: Air inlet size. *Journal of Pharmaceutical Sciences.* 2006;95(6):1382–1392. doi:10.1002/jps.20603.

142. Laube BL, Janssens HM, de Jongh FHC, Devadason SG, Dhand R, Diot P, Everard ML et al. What the pulmonary specialist should know about the new inhalation therapies. *European Respiratory Journal.* 2011;37(6):1308.

143. Geldart D. Types of gas fluidization. *Powder Technology.* 1973;7(5):285–292. doi:10.1016/0032-5910(73)80037-3.

144. Begat P, Morton DAV, Shur J, Kippax P, Staniforth JN, Price R. The role of force control agents in high-dose dry powder inhaler formulations. *Journal of Pharmaceutical Sciences.* 2009;98(8):2770–2783. doi:10.1002/jps.21629.

145. Borgström L, Asking L, Thorsson L. Idealhalers or realhalers? A comparison of Diskus

and Turbuhaler. *International Journal of Clinical Practice*. 2005;59(12):1488–1495. doi:10.1111/j.1368-5031.2005.00747.x.

146. Donovan MJ, Smyth HDC. Influence of size and surface roughness of large lactose carrier particles in dry powder inhaler formulations. *International Journal of Pharmaceutics*. 2010;402(1):1–9. doi:10.1016/j.ijpharm.2010.08.045.

147. Vehring R. Pharmaceutical particle engineering via spray drying. *Pharmaceutical Research*. 2008;25:999–1022. doi:10.1007/s11095-007-9475-1.

148. Chow AHL, Tong HHY, Chattopadhyay P, Shekunov BY. Particle engineering for pulmonary drug delivery. *Pharmaceutical Research*. 2007;24(3):411–437. doi:10.1007/s11095-006-9174-3.

149. Edwards DA, Hanes J, Caponetti G, Hrkach J, Ben-Jebria A, Eskew ML, Mintzes J et al. Large porous particles for pulmonary drug delivery. *Science*. 1997;276(5320):1868.

150. Weers J, Tarara T. The PulmoSphere™ platform for pulmonary drug delivery. *Therapeutic Delivery*. 2014;5(3):277–295. doi:10.4155/tde.14.3.

151. Healy AM, Amaro MI, Paluch KJ, Tajber L. Dry powders for oral inhalation free of lactose carrier particles. *Advanced Drug Delivery Reviews*. 2014;75:32–52. doi:10.1016/j.addr.2014.04.005.

152. Hickey AJ. Back to the future: Inhaled drug products. *Journal of Pharmaceutical Sciences*. 2013;102(4):1165–1172. doi:10.1002/jps.23465.

153. Alexza Pharmaceuticals. Staccato System 2017 [cited August 31, 2017]. Available from: http://www.alexza.com/staccato/staccato-overview.

154. Dinh K, Myers DJ, Glazer M, Shmidt T, Devereaux C, Simis K, Noymer PD et al. In vitro aerosol characterization of Staccato® loxapine. *International Journal of Pharmaceutics*. 2011;403(1):101–108.

155. Alexza Pharmaceuticals. Pipeline Overview 2017 [cited August 31, 2017]. Available from: http://www.alexza.com/alexza-pipeline/pipeline-overview.

156. Idrus AA. Engage Therapeutics bags $23M to trial epilepsy drug-device combo: Fierce Biotechnolog; 2017 [cited September 28, 2017]. Available from: http://www.fiercebiotech.com/medtech/engage-therapeutics-bags-23m-to-trial-epilepsy-drug-device-combo.

157. Nasdaq. Discovery Labs and Chrysalis Technologies Modify Collaboration for Future Development of Aerosolized Drug Device Products 2008. Available from: https://globenewswire.com/news-release/2008/04/02/375686/139358/en/Discovery-Labs-and-Chrysalis-Technologies-Modify-Collaboration-for-Future-Development-of-Aerosolized-Drug-Device-Products.html.

158. Windtree Therapeutics I. Windtree Announces Top-Line Results from AEROSURF® Phase 2b Clinical Trial for the Treatment of Respiratory Distress Syndrome (RDS) in Premature Infants: Windtree Therapeutics, Inc.; 2017 [cited August 31, 2017]. Available from: http://windtreetx.investorroom.com/2017-06-29-Windtree-Announces-Top-Line-Results-from-AEROSURF-R-Phase-2b-Clinical-Trial-for-the-Treatment-of-Respiratory-Distress-Syndrome-RDS-in-Premature-Infants.

159. Newswire CP. Discovery Labs Changes Name to Windtree Therapeutics, Inc. (NASDAQ: WINT) 2016 [cited August 31, 2017]. Available from: http://www.prnewswire.com/news-releases/discovery-labs-changes-name-to-windtree-therapeutics-inc-nasdaq-wint-300252562.html.

160. Ingebrethsen BJ, Cole SK, Alderman SL. Electronic cigarette aerosol particle size distribution measurements. *Inhalation Toxicology*. 2012;24(14):976–984. doi:10.3109/08958378.2012.744781.

第二篇　吸入治疗的临床应用

PART II　APPLICATIONS，INFLUECE
OF LUNG DISEASE PATHOPHYSIOLOGY

新生儿和小儿吸入药物递送

Neonatal and pediatric inhalation drug delivery

Ariel Berlinski

8.1 前言

　　吸入疗法被用于治疗许多新生儿和小儿呼吸系统疾病。与成人一样,吸入的药物可通过局部作用,以较低的剂量达到较高的局部浓度[1]。新生儿-小儿的气溶胶递送受到许多因素的影响,他们在行为、解剖和生理上与成人都有差异。无论有无有创或无创通气支持治疗[如无创机械通气(noninvasive ventilation,NIV)、持续气道正压通气(continuous positive airway pressure,CPAP)、双水平正压通气和加温高流量经鼻导管氧疗(heated high flow nasal cannula,HHFNC)],患者都可进行吸入药物治疗。吸入治疗可以在家里、医生诊室、急诊室、儿科病房以及新生儿和儿科重症监护室等场所进行。

　　目前人们对新生儿-小儿人群中的气溶胶递送的了解基于体内(人类和动物)、体外和计算机模拟数据[2]。由于在观察药物沉积率的研究中要使用放射性标记的药物气溶胶,以及在药动学和药效学研究中抽血量和频次涉及伦理问题,人体研究受到了限制[3]。新生儿大小的动物模型包括兔子、仔猪、猕猴和羔羊;其中,仔猪是最常用的儿科模型[4-8]。体外模型已从非常简单的模型发展到基于CT/MRI的具有精确解剖结构的三维打印模型[9],后者与体内研究具有更好的相关性[10]。这些新模型亦可通过应用计算机流体动力学技术来研究气溶胶的递送[9]。

　　本章将重点介绍新生儿-小儿在不同吸入装置和吸入条件下药物递送的特定关键点。

8.2 吸入治疗的适应证

8.2.1 新生儿

新生儿的吸入药物包括:缓解支气管痉挛的支气管舒张剂(沙丁胺醇和异丙托溴

铵);预防支气管肺发育不良的糖皮质激素;用于替代疗法的表面活性物质,如治疗肺不张的阿尔法链道酶;治疗肺部感染的抗生素及治疗原发性肺动脉高压的肺血管扩张剂[11-17]。除了表面活性物质(接受 CPAP 的新生儿临床试验开展中)外,目前其余药物均为超适应证使用[18]。

8.2.2 小儿

许多儿科疾病都通过吸入药物治疗。沙丁胺醇、异丙托溴铵和吸入性糖皮质激素用于治疗哮喘[19]。高渗盐水用于囊性纤维化以及细支气管炎[20, 21]。抗生素用于囊性纤维化患者、气管切开的气管炎患者和插管的肺炎患者[20, 22]。阿尔法链道酶用于囊性纤维化患者,但在治疗肺不张中也有超适应证使用[20, 23]。血管扩张剂用于治疗肺动脉高压[17]。外消旋肾上腺素和布地奈德用于治疗哮吼[24, 25]。

8.3 儿童和成人之间解剖、生理和行为的差异

婴幼儿、少儿与成人在解剖学上的一些差异可解释不同人群之间肺内沉积的差异[9, 26]。一方面,与成人相比,儿童的气道中舌头相对较大。由于婴儿的喉咙位置较高、会厌更靠近上颚,导致气溶胶到达肺内沉积的途径受阻。另一方面,与成人相比,婴幼儿咽和声门上的组织较软,在吸气时更容易塌陷,气道呈漏斗状,在环状软骨水平上最窄,这些解剖上的差异部分地解释了为什么婴儿更喜欢通过鼻子呼吸[27]。由于鼻腔的过滤性能强,与经口吸入相比,经鼻吸入可使肺内沉积减少约50%[28]。

除了解剖上的差异外,与成人相比,儿科人群中使用的管路通常具有较小的内径(internal diameters, IDs),如气管内插管(endotracheal tubes, ETTs)、气管造口管、鼻插管以及在有创通气、NIV、CPAP 和 HHFNC 中使用的管路。

婴幼儿和成人之间的一些生理差异部分地解释了为什么气溶胶递送在小儿人群中的效率较低。与成人相比,婴儿的呼吸频率更快、吸气时间更短、吸气流速更小、潮气量更小[29, 30]。

在儿科人群的不同年龄段,患者行为以不同的方式阻碍了药物的递送。研究表明,患儿哭泣时,肺内药物沉积减少了 4~10 倍[31, 32]。面罩可用于无法配合吸入动作的儿科患者[33]。许多市售的面罩都是用硬质材料制成的,因此小儿科的患者会感到不适[34]。在青春期,依从性和叛逆心理可能会减少疾病控制的成功率[35]。

8.4 儿童使用不同气溶胶递送装置的注意事项

8.4.1 雾化器

6 个月以下婴儿的吸气流速通常低于雾化器流速;因此,他们会吸入未被稀释的气溶胶[36]。药物的气溶胶粒径大小在其肺部沉积中起重要作用。在一组患有囊性纤维化婴

儿的研究中,与较大 $MMAD$($7.7\,\mu m$)和较低吸入沉积分数(respirable fraction,RF)的气溶胶相比,较小 $MMAD$($3.6\,\mu m$)和较高 RF 气溶胶的肺部沉积率更高,可高达 2 倍以上[37]。另一项研究报道了当使用 $MMAD$ 分别为 2.5 和 $4.2\,\mu m$ 的气溶胶时,布地奈德气溶胶在幼儿肺内沉积的差异可达 4 倍[38]。一些学者提出疑问,婴儿和幼儿是否不需要使用更小 $MMAD$ 的气溶胶以优化药物递送[39]。

选择合适的吸入药物递送接口不容忽视。面罩和咬嘴的使用具有相似的临床效果[40, 41]。但是,鉴于许多儿童认知能力欠缺而无法正确使用咬嘴,则可改用面罩作为接口。面罩导致的死腔似乎不会影响雾化过程中的药物递送[42]。面罩的设计对于药物传递效率以及面部和眼睛的暴露等都有影响[43, 44]。面部和眼睛暴露是吸入药物的一些已知副作用的原因[45, 46]。相比气溶胶雾流达 90°(底部装填式)的面罩,气溶胶雾流与口/鼻孔对齐的面罩(前部装填式)面部和眼部暴露刺激更低、药物递送效率更高[43, 44]。当脸部和面罩之间的距离增加时,这种差异随之增加。通过对婴儿面部进行三维扫描,开发出了新型面罩[47]。该面罩有一个孔可穿入奶嘴,可在吮吸过程中帮助保持面罩密封,同时气溶胶雾流直接进入鼻孔。通过该面罩吸入气溶胶可达到与传统底部装填式面罩相似的肺部药物沉积[48]。经鼻途径的接口在婴儿校正解剖模型中的测试结果显示,其肺部沉积值与先前在人体研究中报道的相似[10]。面罩密合性不佳也会导致肺部沉积显著减少[10, 49]。

据报道,在婴儿中使用头罩与由雾化器和面罩吸入气溶胶具有相似的肺部沉积[50]。该研究也发现,与面罩的疗效相比,头罩的临床和生理疗效具有非劣效性[51, 52]。一项使用计算机流体动力学算法的研究提出,在通过头罩给药时头部的朝向可能会影响面部沉积量[53]。尽管使用头罩似乎是递送方法的一种改进,但其导致的面部、眼睛和高体表暴露限制了其临床应用。

由于呼吸驱动的雾化器装置需要一定的最低吸气流速才能打开吸气阀,因此该装置在儿科人群中的使用可能具有挑战性。有些患儿在正常状态下,或者在支气管痉挛时,可能无法达到阈值流速。因此,医生需要确认儿童能够有效使用该装置。

一些医务人员担心年幼患者药物过量风险,将雾化器的装载剂量减少了一半,这导致药物的输出显著下降,因为大多数射流雾化器残留比例高[54]。减少吸入剂量的两种方法是减少雾化时间,或减少装载剂量但需要添加生理盐水以恢复初始装载容积。

8.4.2 定量压力吸入器

定量压力吸入器(pMDIs)的便携性使其成为小儿吸入治疗的首选给药方法。通过使用带阀门的储药腔(VHC)可以协助 pMDI 的驱动(揿按)与吸入的协调性,达到合适的肺部沉积[55-56]。使用 MDI 和 VHC 吸入药物的患者可以使用吸嘴或面罩,类似于通过雾化器的吸入治疗。尽可能使用吸嘴代替面罩,因为吸嘴会减少面部和眼部暴露,并优化药物递送。死腔容积的大小与药物的递送量成反比[57],许多市售面罩产生的死腔容积甚至大于 6 个月龄婴儿的死腔容积[34]。面罩密封非常重要,因为即使是较小的漏气亦会导致药物递送量减少[58]。当通过 pMDI 和 VHC 向婴儿和幼儿递送吸入药物时,在摇动和驱动或驱动和吸入之间出现延迟是很常见的。摇动和驱动之间的延迟可导致氟替卡松-氢氟烷烃(HFA)混悬型 pMDI 的喷射释放剂量增加[59]。其他 HFA 混悬型 pMDI 也发现有相同问题,但溶液型 pMDI 不存在这一问题[60]。这两项研究都是在气雾剂新药罐开始使用时进行的;在药罐接近用完时,释放的剂量会降低。驱动和吸入之间的 10 s 延迟可导致沙丁胺醇-HFA 从 VHC 释出的剂量减少[61]。

手口协调并可以完成单次最大缓慢吸气动作的儿童也可以使用储雾罐(无阀罐)(spacer)。研究表明,使用储雾罐可在哮喘患儿中产生足够的肺部沉积和支气管舒张作用[62,63]。

当婴儿保持平静时,pMDI 和 VHC 的药物递送效果最佳,而哭泣动作会显著减少肺部沉积[64]。一项研究发现,在孩子入睡时使用 pMDI 和 VHC 吸入药物会导致大多数患儿觉醒和不适[65]。同时,在睡眠时给予 pMDI 时,释放剂量较低,剂量变化较大。一些小患者可能呼吸力量不足以打开吸气阀;因此,是否适用需要由医生确认[66]。

儿童在使用 VHC 吸入沙丁胺醇-HFA 时,潮式呼吸和单次最大缓慢吸气所产生的支气管扩张剂反应相似[67]。但是,使用倍氯米松-HFA 溶液时,单次缓慢吸入后屏气会比潮式呼吸产生更高的肺内沉积[68]。呼吸驱动的倍氯米松-HFA 吸入剂所产生的肺内沉积与配备 VHC 的潮式呼吸下的倍氯米松-HFA 吸入剂产生的肺沉积相似[68-69]。当使用非静电 VHC 时,无论呼吸动作协调与否,吸入氟替卡松-HFA pMDI 的效率相仿[70]。这项研究还表明,5~8 岁的孩子能够在 3 次或更少的呼吸次数内吸完 VHC 中的药物。另一项研究也显示,2~7 岁的儿童能够在 2~3 次呼吸内排空 VHCs[71]。他们的研究也表明与单次缓慢吸入相比,潮式呼吸可产生相似的药物递送效率。一些 VHCs 装有口哨,可在高吸气流速下发出声音。这种反馈机制有两个主要缺点:①有些孩子会试图发出声音而不是避免噪音的产生;②不同 pMDI 之间的发声阈值是不同的[72]。

8.4.3 软雾剂

软雾剂(soft mist inhalers,SMI)是一种不带推进剂的吸入装置,利用弹簧的能量迫使液体通过小喷嘴产生气溶胶[73]。与 pMDIs 相比,软雾装置 Respimat™(Boeringher Ingelheim,勃林格殷格翰)产生的气溶胶羽流更慢且持续时间更长[74]。由于这些特性和沉积率数据,推荐不要使用 VHC[75]。但 5 岁以下的儿童由于很难操作该装置,因此,推荐使用 VHC[76]。在美国,仅有一种制剂获批用于 12 岁及以上的哮喘儿童(噻托溴铵)[77]。医生需要检查孩子的手口协调性,并确认可持续吸入软雾 1.5 s。

在一项人体研究中,使用带 VHC 的 SMI 可在不唤醒婴儿的情况下产生有效的肺沉积[78]。一项体外研究显示,使用带有面罩的金属 VHC 和 SMI 的肺部沉积量高于 pMDI[79]。在低潮气量(50 ml)时,差异更大。肺沉积量随着潮气量的增加而增加,直到潮气量达到 VHC 的容积为止。

8.4.4 粉雾吸入器

当前可用的粉雾吸入器(dry powder inhalers,DPIs)需要一定的吸气流速来解聚药物[1]。对大部分制剂来说,肺内沉积量随吸气流速的增加而增加[80]。但是,对于某些新研发的药物,当超过吸气流速阈值后,药物的递送量未再增加[81]。DPIs 主动装置正在积极研发中,可能会以与 pMDI 和 VHC 类似的方式用于儿科患者[82]。

儿科患者面临的两个主要挑战是:①遵循吸入 DPI 所需的所有步骤;②产生足够的吸气流速[82]。年龄不是患者能否正确使用装置的判断标准[83]。因此,强烈推荐客观测量在装置阻力下的吸气流速[84]。目前在美国和欧洲市场可购买到价格低廉的测量装置。另外,许多制造商提供了产品配套的培训装置,以帮助患者熟练使用。

总之,在处方时和随访期间都需要确认患者使用 DPI 装置的熟练程度和能力。仍需研发便于儿童操作的新装置和制剂。

8.4.5 吸入装置的选择

为新生儿和小儿选择合适的吸入装置时,有必要遵循以下步骤:①确定拟使用药物有哪些制剂可供选择;②确定照护者/患者有能力使用拟选剂型的特定装置;③当有多种剂型可以选择时,应考虑到照护者/患者以及医生的偏好;④考虑花费。然而,在美国和其他国家/地区的现行做法表明,第二步是明确该药品是否在第三方支付目录中,并考虑药品花费。

雾化器和带有 VHC 的 pMDI 适用于所有儿科患者,包括认知能力受损的患者和接受呼吸支持的患者。如可能,应使用咬口以最大程度地减少面部和眼睛的暴露。年龄较大的儿童可以使用 DPIs,但认知能力受损的儿童和接受呼吸支持的儿童不能使用 DPIs。

8.5 接受呼吸支持患儿的吸入治疗

过去的几年,无论是否在重症监护病房治疗,儿科患者使用呼吸支持设备的情况都有所增加。由于医疗技术和医学知识的进步,接受呼吸支持的儿科患者数量有所增加。这些患者大部分还需接受吸入治疗[85, 86]。有的药物用于治疗慢性呼吸系统疾病,有的则用于治疗急性呼吸系统疾病。这些患者在气溶胶递送方面面临的挑战主要来源于以下未解决的问题:①特定的某个患者需要多少药物?②已掌握的气溶胶粒径和肺内递送方面的知识是否同样适用于通过人工气道给药?③如果不进行剂量调整,是否可以实现特定药物的肺内高沉积率?④如何在患者的照护中实施新技术?

8.5.1 经鼻气溶胶递送

在过去几年中,HHFNC 的使用越来越广泛,更新的装置系统能够提供比以前更高的流量[87]。新生儿流速通常较低(<2 L/min),而小儿患者流速明显升高(至少 6～8 L/min)。在回顾应用这一技术来递送气溶胶的研究数据时应牢记上述特点。此外,鼻导管送气口的内径较小也是限制因素。

在儿科患者中通过 HHFNC 进行药物递送的数据有限,且主要基于体外研究和一些动物研究数据[88-92]。一项使用非解剖校正模型并在加湿器后放置振动筛网雾化器的研究发现,婴儿和小儿鼻导管的药物递送率分别为 18.6% 和 25.4%[88]。另一项使用非解剖校正模型并在加湿器之前放置振动筛网雾化器的研究表明对于吸气流速为 3 L/min 和 6 L/min 时的药物递送率分别为 10.7% 和 2%[89]。将递送气体从氧气转化为 80:20 氦氧混合气不能改善低流速时的药物递送效率,但在最高流速时的药物递送效率增加了 2.8 倍。另一项研究比较了使用置于鼻导管前的振动筛网雾化器的气溶胶递送情况[90];新生儿导管的流速为 3~8 L/min,递送率为 0.5%~0.6%,而小儿导管的流速为 3~10 L/min,递送率为 0.1%~1.2%;在最低流速时,小儿导管的递送量是新生儿导管的 2 倍;气溶胶的 MMAD 范围为 0.49~1.38 μm。最近,一项使用解剖校正婴儿模型的研究发现,使用振动筛网放在加湿器之前,分别以 2、4 和 8 L/min 的流速递送药物时,递送率分别为 4.2%、3.3% 和 0.5%[6]。将射流雾化器分别放置在加湿器之前、有鼻导管面罩和没有鼻导管的面罩上,递送率分别是装载剂量的 0.5%、0.9% 和 1.7%。振动筛网和射流雾化器的 MMAD 范围分别为 1.05~1.43 μm 和 1.07%~2.62%。在猕猴模型中进行的类似研究表明,药物沉积量与振动筛网和射流雾化器的体外研究相比,分别低 5~7 倍和 10~15 倍。另一项使用解剖校正的早产儿模型研究表明,使用置于导管前和加湿器前的振动筛网雾化器的药物递送率分别 1.3% 和 0.9%[91]。

一项使用高流量系统但使用面罩代替鼻导管的研究显示,在加湿器前放置振动筛网雾化器,使用 3、6 和 12 L/min 的流速,当使用婴儿呼吸模式时,药物递送率分别是 6.4%、4.2% 和 2.8%[92],而当使用小儿呼吸模式时,肺部沉积量增加 15%~38%。对于 3~12 L/min 的流速,MMAD 的范围为 2.8~3.3 μm。

可见,各项研究都明确提示,使用 HHFNC 系统递送气溶胶的药物递送率较低(0.5%~1%),如果在使用中发现临床疗效较差,则应考虑这一因素的影响。

8.5.2 无创机械通气期间的气溶胶递送

无创通气越来越多地应用于临床[93]。它可用于急性病患者,主要是为了避免有创机械通气或用于拔管后的序贯治疗。无创通气也用于慢病患者的长期治疗,其中大多数患者可以暂停无创通气以接受吸入治疗。病情允许的情况下,首选吸入治疗时暂停无创通气[85]。

在一项关于囊性纤维化儿童的人体研究中,给予放射性标记的气溶胶并予压力支持,肺内沉积增加了 30%,而分布没有改变[94]。但是,在健康成年志愿者和哮喘患者急性发作期的研究中并没有发现自主呼吸和辅助呼吸之间的肺沉积差异[95, 96]。

关于儿科 NIV 联合气溶胶递送的体外研究报道很少[91, 97-99]。单臂和双臂管路的 NIV 时的药物递送示意图见图 8-1、8-2[85]。

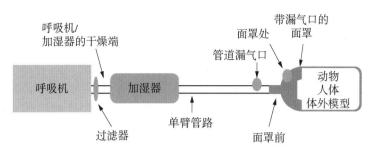

图 8 - 1 单臂管路无创通气的药物递送示意图

改编自：Berlinski, A., Inhaled drug delivery for children on long-term mechanical ventilation, In Sterni, L. M. and Carroll, J. L., Caring for the Ventilator Dependent Child, A Clinical Guide, 1st edition, New York, Humana Press, 2016：217 - 239.

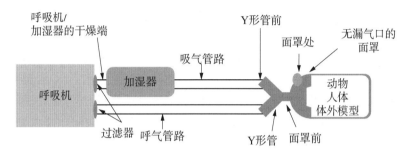

图 8 - 2 双臂管路无创通气的药物递送示意图

改编自：Berlinski, A., Inhaled drug delivery for children on long-term mechanical ventilation, In Sterni, L. M. and Carroll, J. L., Caring for the Ventilator Dependent Child, A Clinical Guide, 1st edition, New York, Humana Press, 2016：217 - 239.

一项使用解剖校正早产儿模型的 CPAP 研究报道，当振动筛网雾化器放置在靠近患者的位置或雾化器的干燥侧时，药物递送率分别为 0.6%～0.7% 和 0.8%～1.2%[91]。一项使用解剖校正儿科模型的单臂管路 NIV 研究表明，将振动筛网雾化器放置在加湿器的干燥侧、管路漏气口后面罩前或整合在面罩处，药物递送率分别为 4%、5% 和 11%[97]。另一项使用解剖校正儿科模型的单臂管路 NIV 研究表明，当振动网状雾化器放置在面罩前、呼吸机端以及整合在面罩处，药物递送率分别为 16.6%、4.7% 和 10%[98]。当射流雾化器放置在呼吸机端或面罩前（管路漏气孔后），其递送率分别为 2.1% 和 5.5%。使用解剖校正儿科模型的双臂管路 NIV 研究发现，振动筛网雾化器放置在面罩前、Y 形管前、呼吸机端以及整合在面罩处，其递送率分别是 18%、17.6%、13.3% 和 10%[99]。将射流雾化器放置在 Y 形管前或加湿器的干燥侧，其沉积率分别为 3.8% 和 3.5%。设置更高的通气量并不能改善药物递送[99]。

总之，在儿科 NIV 中，改善药物递送的措施包括将雾化器放置在面罩前、使用振动筛网雾化器和双臂呼吸机管路，而更高的 NIV 设置并不能改善药物递送。

8.5.3 气管切开造口患者的气溶胶递送

随着时间的推移，由于医疗技术和新生儿/小儿重症照护水平进步等原因，接受气管切开术的新生儿/小儿患者的数量有所增长[100]。气管切开的患者会使用吸入药物治疗,包括支气管舒张剂、糖皮质激素、抗生素等[101]。

气管切开的患者可能会接受呼吸支持,也可能不接受呼吸支持。其中有些患者可以暂时脱离呼吸机进行雾化治疗。无法断开呼吸支持的患者很少,这部分患者需要在接受呼吸支持的同时接受吸入药物治疗。儿科的研究数据还很有限,且主要来自体外研究[101, 111]。

一项人体研究比较了庆大霉素通过不同途径给药的情况[102]。研究表明,滴注给药的痰液药物浓度和血药浓度比雾化给药高 24~28 倍。使用模仿新生儿的动物模型研究显示,使用辅助技术代替 VHC 时,倍氯米松 pMDI 的肺部沉积降低了 50%[103]。几乎没有关于气管切开儿童使用吸入药物的改良装置的研究报道[104, 105]。

体外研究对小儿患者经气管切开造口吸入的药物递送的细节进行了深入探索[106-111]。这些研究评估了装置类型、接口种类、制剂配方、附加装置类型、呼吸模式、气管切开造口的内径以及使用不同给药技术的影响。一项研究比较了用于 pMDI 的几种附加装置、呼吸模式、不同内径的气管切开造口及不同给药技术[106],结果提示:非静电 VHC 是最有效的装置,当潮气量低于 VHC 体积时,药物递送量减少;气管切开造口内径小于 4.5 mm 时,药物递送量也减少;使用辅助技术(通过复苏袋增加潮气量)不利于药物递送。另一项使用不同模型比较了射流雾化器和两种不同的非静电 VHCs 经口鼻和气管切口处递送药物[107]。研究发现,与通过口鼻途径给药相比,通过气管切开造口递送等剂量气溶胶具有更高的肺部沉积量。但是,对于带有 VHC 的 pMDI,结果不稳定。他们还发现减少气管切开造口内径、使用辅助技术会减少肺部递送效率。雾化器的递送效率明显高于 pMDI。后续又使用相同模型研究了 pMDI 和软雾剂通过金属 VHC 吸入的情况[108],结果表明,软雾剂的递送效率高于 pMDI;此外,通过气管切开造口的递送效率高于经口鼻途径。另一项研究在儿科模型中进行,比较了使用不同的雾化器、呼吸模式、气管切开造口内径、接口和辅助技术通过气管切开造口雾化的情况[109],结果显示:①T 形管比气管切开面罩更有效;②呼吸增强型雾化器等效于带有 15 cm 延长管使用辅助技术的连续输出雾化器;③在远端(隆突上)和近端(气管)使用增加药物递送的辅助技术。一项研究使用两种不同的给药技术比较了两种雾化器和带有储雾罐的 pMDI[110],结果表明:①振动筛网雾化器比射流雾化器递送的药物更多;②辅助技术不会改变药物的递送。一项研究比较了妥布霉素通过 DPI 和雾化器的递送效率,结果显示 3 个胶囊剂量相当于 1 个标准雾化剂量的水平[111]。

气溶胶通过气管切开导管时,其特性会发生变化[107, 109]。一项对内径为 4.5 mm 的气管切开造口的研究表明,带有 VHC 的 pMDI 产生的沙丁胺醇气溶胶其特征($MMAD/GSD/$小于 5 μm 的颗粒百分比)从 2.14~2.15 μm/1.44~1.46/99% 变为 1.65~1.74 μm/1.37~1.25/99%[107]。另一项研究报告了由 4 种不同设置的雾化器产生的沙丁胺醇气溶胶特性。结果显示:气管切开造口内径不同,气溶胶特性有所不同,如通过 3.5 mm 内径的气溶胶比 5.5 mm 内径的 $MMAD$ 更小,但两者 GSD(1.68~1.93)和 $<$ 5 μm 颗粒百分比(99%~100%)相似。$MMAD$ 随着雾化器设置(呼吸驱动、呼吸增强和

连续输出)的不同而发生变化,对于内径为 3.5 和 5.5 mm 的气管切开造口,$MMAD$ 的变化范围分别为 $1.20\sim1.43\,\mu m$ 和 $1.38\sim1.77\,\mu m$。

关于气管切开患者气溶胶递送的最新报告提出了以下改善药物递送的建议:①在进行吸入治疗前清洁气管造口管;②在吸入治疗前断开加热的气门环;③鼓励尽可能采取深而慢的呼吸方式;④吸入 pMDI 时应避免应用辅助呼吸技术,但当气管内感染吸入抗生素时可考虑使用[112]。

8.5.4　有创机械通气中的气溶胶递送

在有创机械通气过程中的气溶胶递送包括经气管切开造口和经气管插管[85]。大多数接受长期机械通气的患者在吸入治疗期间可以断开呼吸机,而大多数因急性疾病接受气管插管机械通气的患者需在连接呼吸机的状态下进行吸入治疗。图 8-3 为双臂管路有创机械通气过程中的药物递送示意图[85]。

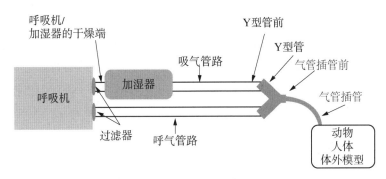

图 8-3　双臂管路有创机械通气的药物递送示意图

改编自:Berlinski, A. Inhaled drug delivery for children on long-term mechanical ventilation, In Sterni, L. M. and Carroll, J. L., Caring for the Ventilator Dependent Child, A Clinical Guide, 1st edition, New York, Humana Press, 2016:217-239.

尽管有创机械通气新生儿患者药物递送的知识目前是基于人体、动物和体外研究数据,但大多数儿科数据是基于体外研究[113-162]。一项针对新生儿重症监护病房插管患者的沙丁胺醇给药的调研显示,在临床实践中存在很大差异[113],如给药剂量不同、递送装置类型不同以及在呼吸机管路中的放置位置不同。

在气管插管的婴儿中进行的一项研究表明,雾化器分别放置在气管插管和吸气管路(在插管前 60 cm)时,药物递送量非常低,且两者没有差异[114]。尽管在体外研究中发现超细颗粒气溶胶递送效率更高,但在使用中并没有优势。另一项研究显示,带有储雾罐的 pMDI 放置在气管插管之前以及雾化器放置在吸气管路这两种方式的药物递送率相似[115]。一项对有支气管肺发育不良的插管新生儿进行的研究表明,使用带储雾罐的 pMDI 和射流雾化器递送药物时,肺内药物沉积的变异度都很大[116]。已有文献报道,通过雾化器和带储雾罐的 pMDI 给予插管的早产儿沙丁胺醇,均有治疗反应[117, 118]。另有研究表明,与射流雾化器和带储雾罐的 pMDI 相比,超声雾化器的治疗效果更好[119]。一项小儿患者的研究发现,射流雾化器放置在吸气管路中与带储雾罐的 pMDI 放置在呼吸机管路后这两种方式的血药浓度和治疗效果相似[120]。

家兔的新生动物模型研究显示:①与自主呼吸相比,麻痹状态可减少药物的递送;②吸气时间延长,药物沉积增加;③使用产生超细颗粒的雾化器可增加肺部沉积;④超声雾化器比带储雾罐的 pMDI 递送的药物更多[121-123]。仔猪的新生动物研究显示:①肺损伤显著降低带储雾罐的 pMDI 吸入的肺部沉积;②放置在吸气管路的低流量雾化器能够在高频通气期间递送药物[124,125]。猕猴的新生动物模型研究显示射流雾化器(0.5%)和振动筛网雾化器之间的肺部沉积差异高达 28 倍[126]。仔猪的小儿动物模型研究表明:①超声雾化器和振动筛网雾化器产生相似的肺部沉积;②使用 pMDI 的适配装置递送药物,效率很低;③放置在呼吸机端的振动筛网雾化器和超声雾化器递送的药物明显高于带 VHC 的 pMDI[127]。

使用内联疗法(inline therapy)可避免断开呼吸机环路与患者之间的连接,从而将呼吸机相关肺炎的风险降到最低[128]。而且,内联治疗避免了在呼吸机环路断开造成接受高强度呼吸支持治疗的患者发生肺泡塌陷的风险。使用射流雾化器等气溶胶发生器会增加外部流量到系统中,需要在治疗期间和治疗后调整递送的潮气量,以避免过度通气和/或通气不足[129]。射流雾化器有时由呼吸机提供动力,而不是通过外力驱动,并且根据所选的呼吸机模式可以表现出不同的性能[130]。使用超声雾化器和振动筛网雾化器不需要更改呼吸机设置。一些呼吸机可做到药物递送与吸气周期(吸气、呼气和连续)同步,但尚不能下定论[131-133]。

新生儿体外模型已被用于研究多种变量对药物递送的影响,如制剂、装置类型和放置位置、呼吸机类型、通气方式和气管插管内径[134-146]。雾化器和带有储雾罐的 pMDI 用于新生儿回路。储雾罐通常放置在管路和气管插管之间,使用后应将其移除。对于 pMDI,糖皮质激素-HFA 的递送效率比其 CFC 制剂更高,但沙丁胺醇并无差异[134,135]。研究发现使用储雾罐的药物递送效率是适配器(adapter)的 18 倍[136]。传统机械通气中,通气模式会影响沙丁胺醇气溶胶的递送效率[137]。据报道,雾化器比带储雾罐的 pMDI 药物递送效率更高[138]。另一项研究表明雾化器流速显著影响药物的输出[139]。有数项研究显示雾化器放置位置离患者较近可增加药物递送[140-144],振动筛网雾化器比射流雾化器递送效率更好[140-141,143]。同样,在高频振荡通气中,装置放在离患者较近的地方时药物递送效率更高,且振动筛网雾化器比射流雾化器更有效[142-144]。据报道,与传统的适配器相比,使用小体积的适配器可以使呼吸机输送出的气溶胶和通气互不干扰,从而提高药物的递送效率[145]。放置在吸气管路和 Y 形管之间的射流雾化器和振动筛网雾化器产生的气溶胶与单独从雾化器释放的气溶胶相似[146]。但是,当雾化器移至加湿器的干燥侧时,$MMAD$ 和递送质量降低,但<5 μm 的颗粒百分比增加[146]。一项流体动力学的研究显示,1 μm 的颗粒递送不受 3~5 L/min 范围的吸气流速和 2.5~3.5 mm 范围气管插管内径的影响[147]。但是,随着颗粒大小的增加渗透率会降低,且吸气流速越大影响越大。用计算机流体动力学工具完成的优化连接器可使药物递送量显著增加[148]。另外,在吸气开始时给药可以进一步改善药物递送。

　　在机械通气时的气溶胶递送实践得益于小儿体外模型研究[149-162]。研究者已对多种变量(如装置类型、呼吸机类型、在呼吸机管路中的位置、气管导管内径的影响、回路类型、偏流的存在等)开展了研究。与气管切开和新生儿机械通气的情况相似,较小口径的气管插管会降低雾化器和pMDI的气溶胶递送效率[149-152]。

　　VHCs比适配器和储雾罐能更有效地递送pMDI产生的沙丁胺醇气溶胶[152,154]。当管路中使用氦氧混合气时,pMDI配合储雾罐递送气溶胶的效率可显著提高[155,156]。而在高频通气时,通过pMDI递送的气溶胶大部分损耗了[157]。pMDI的药物递送受到管路中湿气的阻碍[151,152]。因此,需要增加药物剂量进行补偿,因为干燥气体的递送对新生儿/小儿患者是有害的。

　　在小儿传统机械通气模式下,振动筛网雾化器和超声雾化器比射流雾化器的药物递送效率更高[132,143,158-160]。将振动筛网雾化器放置在湿化器的干燥侧比放置在Y形管之前有更高的药物输出量[143,158-160]。但是,当将雾化器放置在湿化器的干燥侧时,射流雾化器的药物递送没有差异或改善[158-161]。当放置在Y形管之前时,肺内叩击式呼吸机所递送的药物量与射流雾化器的药物量相同,但当放置在呼吸机端时,前者所递送的药物量比后者少[161]。在传统机械通气模式的小儿模型中,增加潮气量并不能改善药物递送[160,161]。偏流的存在会减少小儿传统机械通气时的药物递送[158]。在小儿高频振荡通气期间,将振动筛网雾化器放置在靠近气管插管端可增加药物递送[142,143]。优化连接、使用赋型剂剂型以及在吸气起始段给药可产生很高的药物沉积。

　　总之,气溶胶发生装置的选择及其最佳放置位置取决于许多因素,这些因素在新生儿和小儿患者中可能会有所不同。尽管在体外研究中报告了不同类型装置之间的显著差异,但如何将其转化为临床疗效尚未可知。有时可以通过增加加载剂量来克服装置递送效率低下的问题[159]。而高效能装置则可能需要进行剂量调整。

8.6　未满足的需求

　　新生儿和小儿患者历来都是使用为成人开发的装置和制剂。表面活性物质替代疗法可能是唯一的例外。因此,迫切需要与该人群独特的解剖、生理和行为特征相匹配的制剂和装置。需要递送控制药物和急救药物的装置。加装更好的面罩漏气检测器以及吸入量和吸气流速检测器有望改善该类患者的药物递送。

8.7　结论

　　由于婴幼儿行为、生理和解剖学的特性,吸入给药非常具有挑战性。此外,这些因素还与原本主要设计用于成人的设备、药物制剂以及装置类型有相互影响。人体研究数据有限,主要数据来自近年开发的模型研究,因此在婴幼儿中决定使用哪种装置比成人更加困难。在比较装置或剂型时,尽管药物递送效率很重要,但真正重要的是药物在期望起效的靶部位的有效沉积。药物和装置的成本以及吸入操作所需的时间都很重要。需要设计适用于儿科人群的装置和制剂。

（张　旻　译）

参考文献

1. Laube BL et al. What the pulmonary specialist should know about the new inhalation therapies. *Eur Respir J.* 2011;37(6):1308–1331.
2. Carrigy NB, Ruzycki CA, Golshahi L, Finlay WH. Pediatric in vitro and in silico models of deposition via oral and nasal inhalation. *J Aerosol Med Pulm Drug Deliv.* 2014;27(3):149–169.
3. Everard ML. Studies using radiolabelled aerosols in children. *Thorax.* 1994;49(12):1259–1266.
4. Fok TF, al-Essa M, Monkman S, Dolovich M, Girard L, Coates G, Kirpalani H. Delivery of metered dose inhaler aerosols to paralyzed and nonparalyzed rabbits. *Crit Care Med.* 1997;25(1):140–144.
5. Linner R, Perez-de-Sa V, Cunha-Goncalves D. Lung deposition of nebulized surfactant in newborn piglets. *Neonatology.* 2015;107(4):277–282.
6. Réminiac F, Vecellio L, Loughlin RM, Le Pennec D, Cabrera M, Vourc'h NH, Fink JB, Ehrmann S. Nasal high flow nebulization in infants and toddlers: An in vitro and in vivo scintigraphic study. *Pediatr Pulmonol.* 2017;52(3):337–344.
7. Hütten MC, Kuypers E, Ophelders DR, Nikiforou M, Jellema RK, Niemarkt HJ, Fuchs C, Tservistas M, Razetti R, Bianco F, Kramer BW. Nebulization of Poractant alfa via a vibrating membrane nebulizer in spontaneously breathing preterm lambs with binasal continuous positive pressure ventilation. *Pediatr Res.* 2015;78(6):664–669.
8. Berlinski A, Holt S, Thurman T, and Heulitt M. Albuterol delivery during mechanical ventilation in an ex-vivo porcine model. *J Aerosol Med Pulm Drug Deliv.* 2013;26(2):A-57.
9. Xi J, Si X, Zhou Y, Kim J, Berlinski A. Growth of nasal and laryngeal airways in children: Implications in breathing and inhaled aerosol dynamics. *Respir Care.* 2014;59(2):263–273.
10. El Taoum KK, Xi J, Kim J, Berlinski A. In Vitro Evaluation of Aerosols Delivered via the Nasal Route. *Respir Care.* 2015;60(7):1015–1025.
11. Armangil D, Yurdakök M, Korkmaz A, Yiğit S, Tekinalp G. Inhaled beta-2 agonist salbutamol for the treatment of transient tachypnea of the newborn. *J Pediatr.* 2011;159(3):398–403.e1.
12. Fayon M, Tayara N, Germain C, Choukroun ML, De La Roque ED, Chêne G, Breilh D, Marthan R, Demarquez JL. Efficacy and tolerance of high-dose inhaled ipratropium bromide vs. terbutaline in intubated premature human neonates. *Neonatology.* 2007;91(3):167–173.
13. Shah SS, Ohlsson A, Halliday HL, Shah VS. Inhaled versus systemic corticosteroids for preventing bronchopulmonary dysplasia in ventilated very low birth weight preterm neonates. *Cochrane Database Syst Rev.* 2017 Oct 17;10:CD002058.
14. Pillow JJ, Minocchieri S. Innovation in surfactant therapy II: Surfactant administration by aerosolization. *Neonatology.* 2012;101(4):337–344.
15. Scala M, Hoy D, Bautista M, Palafoutas JJ, Abubakar K. Pilot study of dornase alfa (Pulmozyme) therapy for acquired ventilator-associated infection in preterm infants. *Pediatr Pulmonol.* 2017;52(6):787–791.
16. Nakwan N, Lertpichaluk P, Chokephaibulkit K, Villani P, Regazzi M, Imberti R. Pulmonary and systemic pharmacokinetics of colistin following a single dose of nebulized colistimethate in mechanically ventilated neonates. *Pediatr Infect Dis J.* 2015;34(9):961–963.
17. Casa N, Costa Jr. E. Inhaled pulmonary vasodilators for persistent pulmonary hypertension of the newborn: Safety issues relating to drug administration and delivery devices. *Med Devices* 2016;9:45–51.
18. https://www.anzctr.org.au/Trial/Registration/TrialReview.aspx?id=373412&isReview=true. Accessed December 25, 2017.
19. Global Strategy for Asthma Management and Prevention. Updated 2017, www.ginasthma.org. Accessed December 25, 2017.
20. Agent P, Parrott H. Inhaled therapy in cystic fibrosis: Agents, devices and regimens. *Breathe (Sheff).* 2015;11(2):110–118.
21. Heikkilä P, Renko M, Korppi M. Hypertonic saline inhalations in bronchiolitis-A cumulative meta-analysis. *Pediatr Pulmonol.* 2018;53(2):233–242.
22. Rusakow LS, Guarín M, Wegner CB, Rice B, Mischler EH Suspected respiratory tract infection in the tracheostomized child: The pediatric pulmonologist's approach. *Chest.* 1998;113(6):1549–1554.
23. Prodhan P, Greenberg B, Bhutta AT, Hyde C, Vankatesan A, Imamura M, Jaquiss RD, Dyamenahalli U. Recombinant human deoxyribonuclease improves atelectasis in mechanically ventilated children with cardiac disease. *Congenit Heart Dis.* 2009;4(3):166–173.
24. Bjornson C, Russell K, Vandermeer B, Klassen TP, Johnson DW. Nebulized epinephrine for croup in children. *Cochrane Database Syst Rev.* 2013;(10):CD006619.
25. Griffin S, Ellis S, Fitzgerald-Barron A, Rose J, Egger M. Nebulised steroid in the treatment of croup: A systematic review of randomised controlled trials. *Br J Gen Pract.* 2000;50(451):135–141.
26. Harless J, Ramaiah R, Bhananker SM. Pediatric

airway management. *Int J Crit Illn Inj Sci.* 2014;4(1):65–70.

27. Bergerson PS, JC Shaw. Are infants really obligatory nasal breathers? *Clin Pediatr.* 2001;40:567–569.

28. Chua HL, Collis GG, Newbury AM, Chan K, Bower GD, Sly PD, Le Souef PN. The influence of age on aerosol deposition in children with cystic fibrosis. *Eur Respir J.* 1994;7(12):2185–2191.

29. Fleming S(1), Thompson M, Stevens R, Heneghan C, Plüddemann A, Maconochie I, Tarassenko L, Mant D. Normal ranges of heart rate and respiratory rate in children from birth to 18 years of age: A systematic review of observational studies. *Lancet.* 2011; 377(9770):1011–1018.

30. Azouz W, Chetcuti P, Hosker HS, Saralaya D, Stephenson J, Chrystyn H. The inhalation characteristics of patients when they use different dry powder inhalers. *J Aerosol Med Pulm Drug Deliv.* 2015; 28(1):35–42.

31. Murakami G, Igarashi T, Adachi Y, Matsuno M, Adachi Y, Sawai M, Yoshizumi A, Okada T. Measurement of bronchial hyperreactivity in infants and preschool children using a new method. *Ann Allergy.* 1990;64(4):383–387.

32. Iles R, Lister P, Edmunds AT. Crying significantly reduces absorption of aerosolised drug in infants. *Arch Dis Child.* 1999;81(2):163–165.

33. Amirav I, Newhouse MT. Review of optimal characteristics of face-masks for valved-holding chambers (VHCs). *Pediatr Pulmonol.* 2008;43(3):268–274.

34. Shah SA, Berlinski AB, Rubin BK. Force-dependent static dead space of face masks used with holding chambers. *Respir Care.* 2006;51(2):140–114.

35. Everard ML. Role of inhaler competence and contrivance in "difficult asthma." *Paediatr Respir Rev.* 2003; 4(2):135–142.

36. Collis GG, Cole CH, Le Souëf PN. Dilution of nebulised aerosols by air entrainment in children. *Lancet.* 1990;336(8711):341–343.

37. Mallol J, Rattray S, Walker G, Cook D, Robertson CF. Aerosol deposition in infants with cystic fibrosis. *Pediatr Pulmonol.* 1996;21(5):276–281.

38. Schüepp KG, Devadson S, Roller C, Wildhaber JH. A complementary combination of delivery device and drug formulation for inhalation therapy in preschool children. *Swiss Med Wkly.* 2004; 134(13–14):198–200.

39. Amirav I, Newhouse MT, Minocchieri S, Castro-Rodriguez JA, Schüepp KG. Factors that affect the efficacy of inhaled corticosteroids for infants and young children. *J Allergy Clin Immunol.* 2010; 125(6):1206–1211.

40. A Lowenthal D, Kattan M. Facemasks versus mouthpieces for aerosol treatment of asthmatic children. *Pediatr Pulmonol.* 1992;14(3):192–196.

41. Lipworth BJ, Jackson CM. Comparable efficacy of administration with face mask or mouthpiece of nebulized budesonide suspension for infants and young children with persistant asthma. *Am J Respir Crit Care Med.* 2001;163(5):1277–278.

42. Berlinski A. Effect of mask dead space and occlusion of mask holes on delivery of nebulized albuterol. *Respir Care.* 2014;59(8):1228–1232.

43. Sangwan S, Gurses BK, Smaldone GC. Facemasks and facial deposition of aerosols. *Pediatr Pulmonol.* 2004;37(5):447–452.

44. Harris KW, Smaldone GC. Facial and ocular deposition of nebulized budesonide: Effects of face mask design. *Chest.* 2008;133(2):482–488.

45. Kumar P, Parashette KR and Noronha P. Perioral dermatitis in a child associated with an inhalation steroid. *Dermatol Online J.* 2010;16(4). Retrieved from: http://escholarship.org/uc/item/0tq4z5z9.

46. Nakagawa TA, Guerra L, Storgion SA. Aerosolized atropine as an unusual cause of anisocoria in a child with asthma. *Pediatr Emerg Care.* 1993;9(3):153–154.

47. Amirav I, Luder AS, Halamish A, Raviv D, Kimmel R, Waisman D, Newhouse MT. Design of aerosol face masks for children using computerized 3D face analysis. *J Aerosol Med Pulm Drug Deliv.* 2014; 27(4):272–278.

48. Amirav I, Luder A, Chleechel A, Newhouse MT, Gorenberg M. Lung aerosol deposition in suckling infants. *Arch Dis Child.* 2012;97(6):497–501.

49. Erzinger S, Schueepp KG, Brooks-Wildhaber J, Devadason SG, Wildhaber JH. Facemasks and aerosol delivery in vivo. *J Aerosol Med.* 2007;20 Suppl 1:S78–S83; discussion S83–S84.

50. Amirav I, Balanov I, Gorenberg M, Groshar D, Luder AS. Nebuliser hood compared to mask in wheezy infants: Aerosol therapy without tears! *Arch Dis Child.* 2003;88(8):719–723.

51. Bar-Yishay E, Avital A, Springer C, Amirav I. Lung function response to bronchodilator nebulization via hood in wheezy infants: A pilot study. *Isr Med Assoc J.* 2011;13(1):39–43.

52. Kugelman A, Amirav I, Mor F, Riskin A, Bader D. Hood versus mask nebulization in infants with evolving bronchopulmonary dysplasia in the neonatal intensive care unit. *J Perinatol.* 2006;26(1):31–36.

53. Kim J, Xi J, Si X, Berlinski A, Su WC. Hood nebulization: Effects of head direction and breathing mode on particle inhalability and deposition in a 7-month-old infant model. *J Aerosol Med Pulm Drug Deliv.* 2014;27(3):209–218.

54. Kradjan WA, Lakshminarayan S. Efficiency of air compressor-driven nebulizers. *Chest.* 1985; 87(4):512–516.

55. Nikander K, Nicholls C, Denyer J, Pritchard J. The evolution of spacers and valved holding chambers. *J Aerosol Med Pulm Drug Deliv.* 2014;27 Suppl 1:S4–S23.

56. Geller D and Berlinski A. Aerosol delivery of medication. In: Light MJ, et al. Eds. *Pediatric Pulmonology.* Elk Grove Village, IL: American Academy of Pediatrics;2011.

57. Chavez A, McCracken A, Berlinski A. Effect of face mask dead volume, respiratory rate, and tidal volume on inhaled albuterol delivery. *Pediatr Pulmonol.* 2010;45(3):224–229.

58. Esposito-Festen JE, Ates B, van Vliet FJ, Verbraak AF, de Jongste JC, Tiddens HA. Effect of a facemask leak on aerosol delivery from a pMDI-spacer system. *J Aerosol Med.* 2004;17(1):1–6.

59. Berlinski A, von Hollen D, Pritchard JN, Hatley RH. Delay between actuation and shaking of a hydrofluoroalkane fluticasone pressurized metered-dose inhaler. *Respir Care.* 2018;63(3):289–293.

60. Hatley RH, Parker J, Pritchard JN, von Hollen D. Variability in delivered dose from pressurized metered-dose inhaler formulations due to a delay between shake and fire. *J Aerosol Med Pulm Drug Deliv.* 2017;30(1):71–79.

61. Berlinski A, Pennington D. Effect of interval between actuations of albuterol hydrofluoroalkane pressurized metered-dose inhalers on their aerosol characteristics. *Respir Care.* 2017;62(9):1123–1130.

62. Zar HJ, Brown G, Donson H, Brathwaite N, Mann MD, Weinberg EG. Home-made spacers for bronchodilator therapy in children with acute asthma: A randomized trial. *Lancet.* 1999;354(9183):979–982.

63. Zar HJ, Weinberg EG, Binns HJ, Gallie F, Mann MD. Lung deposition of aerosol—A comparison of different spacers. *Arch Dis Child.* 2000;82(6):495–498.

64. Tal A, Golan H, Grauer N, Aviram M, Albin D, Quastel MR. Deposition pattern of radiolabeled salbutamol inhaled from a metered-dose inhaler by means of a spacer with mask in young children with airway obstruction. *J Pediatr.* 1996;128(4):479–484.

65. Esposito-Festen J, Ijsselstijn H, Hop W, van Vliet F, de Jongste J, Tiddens H. Aerosol therapy by pressured metered-dose inhaler-spacer in sleeping young children: To do or not to do? *Chest.* 2006;130(2):487–492.

66. Fok TF, Lam K, Chan CK, Ng PC, Zhuang H, Wong W, Cheung KL. Aerosol delivery to non-ventilated infants by metered dose inhaler: Should a valved spacer be used? *Pediatr Pulmonol.* 1997;24(3):204–212.

67. Stephen D, Vatsa M, Lodha R, Kabra SK. A randomized controlled trial of 2 inhalation methods when using a pressurized metered dose inhaler with valved holding chamber. *Respir Care.* 2015;60(12):1743–1748.

68. Roller CM, Zhang G, Troedson RG, Leach CL, Le Souëf PN, Devadason SG. Spacer inhalation technique and deposition of extrafine aerosol in asthmatic children. *Eur Respir J.* 2007;29(2):299–306.

69. Devadason SG, Huang T, Walker S, Troedson R, Le Souëf PN. Distribution of technetium-99m-labelled QVAR delivered using an Autohaler device in children. *Eur Respir J.* 2003;21(6):1007–1011.

70. Berlinski A, von Hollen D, Hatley RHM, Hardaker LEA, Nikander K. Drug delivery in asthmatic children following coordinated and uncoordinated inhalation maneuvers: A randomized crossover trial. *J Aerosol Med Pulm Drug Deliv.* 2017;30(3):182–189.

71. Schultz A, Le Souëf TJ, Venter A, Zhang G, Devadason SG, Le Souëf PN. Aerosol inhalation from spacers and valved holding chambers requires few tidal breaths for children. *Pediatrics.* 2010;126(6):e1493–e1498.

72. Sanders MJ, Bruin R. Are we misleading users of respiratory spacer devices? *Prim Care Respir J.* 2013;22(4):466–467.

73. Geller DE. New liquid aerosol generation devices: Systems that force pressurized liquids through nozzles. *Respir Care.* 2002;47(12):1392–404; discussion 1404–1405.

74. Hochrainer D, Hölz H, Kreher C, Scaffidi L, Spallek M, Wachtel H. Comparison of the aerosol velocity and spray duration of Respimat Soft Mist inhaler and pressurized metered dose inhalers. *J Aerosol Med.* 2005;18(3):273–282.

75. Newman SP, Brown J, Steed KP, Reader SJ, Kladders H. Lung deposition of fenoterol and flunisolide delivered using a novel device for inhaled medicines: Comparison of RESPIMAT with conventional metered-dose inhalers with and without spacer devices. *Chest.* 1998;113(4):957–963.

76. Kamin W, Frank M, Kattenbeck S, Moroni-Zentgraf P, Wachtel H, Zielen S. A Handling study to assess use of the Respimat(®) Soft Mist™ inhaler in children under 5 Years old. *J Aerosol Med Pulm Drug Deliv.* 2015;28(5):372–381.

77. Raissy HH, Kelly HW. Tiotropium bromide in children and adolescents with asthma. *Paediatr Drugs.* 2017;19(6):533–538.

78. Amirav I, Newhouse MT, Luder A, Halamish A, Omar H, Gorenberg M. Feasibility of aerosol drug delivery to sleeping infants: A prospective observational study. *BMJ Open.* 2014;4(3):e004124.

79. Berlinski A, Cooper B. Oronasal and tracheostomy delivery of soft mist and pressurized metered-dose inhalers with valved holding chamber. *Respir Care.* 2016;61(7):913–919.

80. Nielsen KG, Skov M, Klug B, Ifversen M, Bisgaard H. Flow-dependent effect of formoterol dry-powder inhaled from the aerolizer. *Eur Respir J.* 1997;10(9):2105–2109.

81. Haynes A, Geller D, Weers J, Ament B, Pavkov R, Malcolmson R, Debonnett L, Mastoridis P, Yadao A, Heuerding S. Inhalation of tobramycin using simulated cystic fibrosis patient profiles. *Pediatr Pulmonol.* 2016;51(11):1159–1167.

82. Berlinski A. Assessing new technologies in aerosol medicine: Strengths and limitations. *Respir Care.* 2015;60(6):833–847; discussion 847–849.

83. De Boeck K, Alifier M, Warnier G. Is the correct use of a dry powder inhaler (Turbohaler) age dependent? *J Allergy Clin Immunol.* 1999;103(5 Pt 1):763–767.

84. Adachi YS, Adachi Y, Itazawa T, Yamamoto J, Murakami G, Miyawaki T. Ability of preschool children to use dry powder inhalers as evaluated by In-Check Meter. *Pediatr Int.* 2006;48(1):62–65.

85. Berlinski A. Inhaled drug delivery for children on long-term mechanical ventilation. In Sterni LM and Carroll JL. *Caring for the Ventilator Dependent Child. A Clinical guide.* 1st edition. New York: Humana Press, 2016, pp. 217–239.

86. Berlinski A. Pediatric aerosol therapy. *Respir Care.* 2017;62(6):662–677.

87. Milési C, Boubal M, Jacquot A, Baleine J, Durand S, Odena MP, Cambonie G. High-flow nasal cannula: Recommendations for daily practice in pediatrics. *Ann Intensive Care.* 2014;4:29.

88. Bhashyam AR, Wolf MT, Marcinkowski AL, Saville A, Thomas K, Carcillo JA, Corcoran TE. Aerosol delivery through nasal cannulas: As in vitro study. *J Aerosol Med Pulm Drug Deliv.* 2008;21(2):181–188.

89. Ari A, Harwood R, Sheard M, Dailey P, Fink JB. In vitro comparison of heliox and oxygen in aerosol delivery using pediatric high flow nasal cannula. *Pediatr Pulmonol.* 2011;46(8):795–801.

90. Perry SA, Kesser KC, Geller DE, Selhorst DM, Rendle JK, Hertzog JH. Influences of cannula size and flow rate on aerosol drug delivery through the Vapotherm humidified high-flow nasal cannula system. *Pediatr Crit Care Med.* 2013;14(5):e250–256.

91. Sunbul FS, Fink JB, Harwood R, Sheard MM, Zimmerman RD, Ari A. Comparison of HFNC, bubble CPAP and SiPAP on aerosol delivery in neonates: An in-vitro study. *Pediatr Pulmonol.* 2015;50(11):1099–106.

92. Lin HL, Harwood RJ, Fink JB, Goodfellow LT, Ari A. In vitro comparison of aerosol delivery using different face masks and flow rates with a high-flow humidity system. *Respir Care.* 2015;60(9):1215–1219.

93. Morley SL. Non-invasive ventilation in paediatric critical care. *Paediatr Respir Rev.* 2016;20:24–31.

94. Fauroux B, Itti E, Pigeot J, Isabey D, Meignan M, Ferry G, Lofaso F, Willemot JM, Clément A, Harf A. Optimization of aerosol deposition by pressure support in children with cystic fibrosis: An experimental and clinical study. *Am J Respir Crit Care Med.* 2000; 162(6):2265–2271.

95. Maccari JG, Teixeira C, Savi A, de Oliveira RP, Machado AS, Tonietto TF, Ludwig E, Teixeira PJ, Knorst MM. Nebulization during spontaneous breathing, CPAP, and bi-level positive-pressure ventilation: A randomized analysis of pulmonary radio-aerosol deposition. *Respir Care.* 2014;59(4):479–484.

96. Galindo-Filho VC, Brandão DC, Ferreira Rde C, Menezes MJ, Almeida-Filho P, Parreira VF, Silva TN, Rodrigues-Machado Mda G, Dean E, Dornelas de Andrade A. Noninvasive ventilation coupled with nebulization during asthma crises: A randomized controlled trial. *Respir Care.* 2013;58(2):241–249.

97. White CC, Crotwell DN, Shen S, Salyer J, Yung D, Zheng J, DiBlasi RM. Bronchodilator delivery during simulated pediatric noninvasive ventilation. *Respir Care.* 2013;58(9):1459–1466.

98. Velasco J, and Berlinski A. Albuterol delivery efficiency during non-invasive ventilation in a model of a spontaneously breathing child (Abstract). *Am J Respir Crit Care Med.* 2017:A2813.

99. Velasco J, Berlinski A. Albuterol delivery efficiency in a pediatric model of noninvasive ventilation with double-limb circuit. *Respir Care.* 2018;63(2):141–146.

100. Trachsel D, Hammer, J. Indications for tracheostomy in children. *Paediatr Respir Rev.* 2006;7:162–168.

101. Willis LD, Berlinski A. Survey of aerosol delivery techniques to spontaneously breathing tracheostomized children. *Respir Care.* 2012;57(8):1234–1241.

102. Baran D, Dachy A, Klastersky J. Concentration of gentamicin in bronchial secretions of children with cystic fibrosis of tracheostomy. (Comparison between the intramuscular route, the endotracheal instillation and aerosolization). *Int J Clin Pharmacol Biopharm.* 1975;12(3):336–341.

103. O'Callaghan C, Hardy J, Stammers J, Stephenson TJ, Hull D. Evaluation of techniques for delivery of steroids to lungs of neonates using a rabbit model. *Arch Dis Child.* 1992;67(1 Spec No):20–24.

104. O'Callaghan C, Dryden S, Cert DN, Gibbin K. Asthma therapy and a tracheostomy. *J Laryngol Otol.* 1989;103(4):427–428.

105. Subhedar NV, Doyle C, Shaw NJ. Administration of inhaled medication via a tracheostomy in infants with chronic lung disease of prematurity. *Pediatr Rehabil.* 1999;3(2):41–42.

106. Berlinski A, Chavez A. Albuterol delivery via metered dose inhaler in a spontaneously breathing pediatric tracheostomy model. *Pediatr Pulmonol.* 2013; 48(10):1026–1034.

107. Cooper B, Berlinski A. Albuterol delivery via facial and tracheostomy route in a model of a spontaneously breathing child. *Respir Care.* 2015; 60(12):1749–1758.

108. Berlinski A and Cooper B. Oronasal and tracheostomy delivery of soft mist and pressurized metered-dose inhalers with valved holding chamber. *Respir Care.* 2016;61(7):913–919.

109. Berlinski A. Nebulized albuterol delivery in a model of spontaneously breathing children with tracheostomy. *Respir Care.* 2013;58(12):2076–2086.

110. Alhamad BR, Fink JB, Harwood RJ, Sheard MM, Ari A. Effect of aerosol devices and administration techniques on drug delivery in a simulated spontaneously breathing pediatric tracheostomy model. *Respir Care.* 2015;60(7):1026–1032.

111. Wee WB, Tavernini S, Martin AR, Amirav I, Majaesic C, Finlay WH. Dry powder inhaler delivery of tobramycin in in vitro models of tracheostomized children. *J Aerosol Med Pulm Drug Deliv.* 2017;30(1):64–70.

112. Berlinski A, Ari A, Davies P, Fink J, Majaesic C, Reychler G, Tatla T, Amirav I. Workshop report: Aerosol delivery to spontaneously breathing trache-

ostomized patients. *J Aerosol Med Pulm Drug Deliv.* 2017;30(4):207–222.

113. Ballard J, Lugo RA, Salyer JW. A survey of albuterol administration practices in intubated patients in the neonatal intensive care unit. *Respir Care.* 2002; 47(1):31–38.

114. Watter Watterberg KL, Clark AR, Kelly HW, Murphy S. Delivery of aerosolized medication to intubated babies. *Pediatr Pulmonol.* 1991;10(2):136–141.

115. Grigg J, Arnon S, Jones T, Clarke A, Silverman M. Delivery of therapeutic aerosols to intubated babies. *Arch Dis Child.* 1992;67(1 Spec No):25–30.

116. Fok TF, Monkman S, Dolovich M, Gray S, Coates G, Paes B, Rashid F, Newhouse M, Kirpalani H. Efficiency of aerosol medication delivery from a metered dose inhaler versus jet nebulizer in infants with bronchopulmonary dysplasia. *Pediatr Pulmonol.* 1996;21(5):301–309.

117. Pfenninger J, Aebi C. Respiratory response to salbutamol (albuterol) in ventilator-dependent infants with chronic lung disease: Pressurized aerosol delivery versus intravenous injection. *Intensive Care Med.* 1993;19(5):251–255.

118. Rotschild A, Solimano A, Puterman M, Smyth J, Sharma A, Albersheim S. Increased compliance in response to salbutamol in premature infants with developing bronchopulmonary dysplasia. *J Pediatr.* 1989;115(6):984–991.

119. Fok TF, Lam K, Ng PC, So HK, Cheung KL, Wong W, So KW. Randomised crossover trial of salbutamol aerosol delivered by metered dose inhaler, jet nebuliser, and ultrasonic nebuliser in chronic lung disease. *Arch Dis Child Fetal Neonatal* Ed. 1998; 79(2):F100–F114.

120. Garner SS, Wiest DB, Bradley JW, Habib DM. Two administration methods for inhaled salbutamol in intubated patients. *Arch Dis Child.* 2002;87(1):49–53.

121. Cameron D, Arnot R, Clay M, Silverman M. Aerosol delivery in neonatal ventilator circuits: A rabbit lung model. *Pediatr Pulmonol.* 1991;10(3):208–213.

122. Flavin M, MacDonald M, Dolovich M, Coates G, O'Brodovich H. Aerosol delivery to the rabbit lung with an infant ventilator. *Pediatr Pulmonol.* 1986;2(1):35–39.

123. Fok TF, Al-Essa M, Monkman S, Dolovich M, Girard L, Coates G, Kirpalani H. Pulmonary deposition of salbutamol aerosol delivered by metered dose inhaler, jet nebulizer, and ultrasonic nebulizer in mechanically ventilated rabbits. *Pediatr Res.* 1997;42(5):721–727.

124. Dubus JC, Montharu J, Vecellio L, De Monte M, De Muret A, Goucher A, Cantagrel S, Le Pape A, Mezzi K, Majoral C, Le Guellec S, Diot P. Lung deposition of HFA beclomethasone dipropionate in an animal model of bronchopulmonary dysplasia. *Pediatr Res.* 2007;61(1):21–25.

125. Sood BG, Shen Y, Latif Z, Galli B, Dawe EJ, Haacke EM. Effective aerosol delivery during high-frequency ventilation in neonatal pigs. *Respirology.* 2010;15(3):551–555.

126. Dubus JC, Vecellio L, De Monte M, Fink JB, Grimbert D, Montharu J, Valat C, Behan N, Diot P. Aerosol deposition in neonatal ventilation. *Pediatr Res.* 2005;58(1):10–14.

127. Ferrari F, Liu ZH, Lu Q, Becquemin MH, Louchahi K, Aymard G, Marquette CH, Rouby JJ. Comparison of lung tissue concentrations of nebulized ceftazidime in ventilated piglets: Ultrasonic versus vibrating plate nebulizers. *Intensive Care Med.* 2008; 34(9):1718–1723.

128. Yokoe DS, Anderson DJ, Berenholtz SM, Calfee DP, Dubberke ER, Ellingson KD, Gerding DN et al. A compendium of strategies to prevent healthcare-associated infections in acute care hospitals: 2014 updates. *Infect Control Hosp Epidemiol.* 2014; 35 Suppl 2:S21–S31.

129. Hanhan U, Kissoon N, Payne M, Taylor C, Murphy S De Nicola LK. Effects of in-line nebulization on preset ventilator variables. *Respir Care.* 1993; 38(5):474–478.

130. McPeck M, O'Riordan, TG, and Smaldone GC. Choice of mechanical ventilator: Influence on nebulizer performance. *Respir Care.* 1993; 38(8):887–895.

131. Di Paolo ER, Pannatier A, Cotting J. In vitro evaluation of bronchodilator drug delivery by jet nebulization during pediatric mechanical ventilation. *Pediatr Crit Care Med.* 2005;6(4):462–469.

132. Sidler-Moix AL, Dolci U, Berger-Gryllaki M, Pannatier A, Cotting J, Di Paolo ER. Albuterol delivery in an in vitro pediatric ventilator lung model: Comparison of jet, ultrasonic, and mesh nebulizers. *Pediatr Crit Care Med.* 2013;14(2):e98–e102.

133. Wan GH, Lin HL, Fink JB, Chen YH, Wang WJ, Chiu YC, Kao YY, Liu CJ. In vitro evaluation of aerosol delivery by different nebulization modes in pediatric and adult mechanical ventilators. *Respir Care.* 2014;59(10):1494–1500.

134. Cole CH, Mitchell JP, Foley MP, Nagel MW. Hydrofluoroalkane-beclomethasone versus chlorofluorocarbon-beclomethasone delivery in neonatal models. *Arch Dis Child Fetal Neonatal Ed.* 2004; 89(5):F417–F418.

135. Lugo RA, Kenney JK, Keenan J, Salyer JW, Ballard J, Ward RM. Albuterol delivery in a neonatal ventilated lung model: Nebulization versus chlorofluorocarbon- and hydrofluoroalkane-pressurized metered dose inhalers. *Pediatr Pulmonol.* 2001;31(3):247–254.

136. Avent ML, Gal P, Ransom JL, Brown YL, Hansen CJ. Comparing the delivery of albuterol metered-dose inhaler via an adapter and spacer device in an in vitro infant ventilator lung model. *Ann Pharmacother.* 1999;33(2):141–143.

137. Garner SS, Southgate WM, Wiest DB, Brandeburg S, Annibale DJ. Albuterol delivery with conventional and synchronous ventilation in a neonatal lung model. *Pediatr Crit Care Med.* 2002;3(1):52–56.

138. Avent ML, Gal P, Ransom JL, Brown YL, Hansen CJ,

Ricketts WA, Soza F. Evaluating the delivery of nebulized and metered-dose inhalers in an in vitro infant ventilator lung model. *Ann Pharmacother.* 1999; 33(2):144–148.

139. Benson JM, Gal P, Kandrotas RJ, Watling SM, Hansen CJ. The impact of changing ventilator parameters on availability of nebulized drugs in an in vitro neonatallung system. *DICP.* 1991;25(3):272–275.

140. Berlinski A, Kumaran S. Particle size characterization of nebulized albuterol delivered by a vibrating mesh nebulizer through pediatric endotracheal tubes (abstract). *Am J Respir Crit Care Med.* 2016:A2191.

141. Berlinski A, and Kumaran S. Particle size characterization of nebulized albuterol delivered by a jet nebulizer through pediatric endotracheal tubes. *Am J Respir Crit Care Med.* 2017:A2812.

142. DiBlasi RM, Crotwell DN, Shen S, Zheng J, Fink JB, Yung D. Iloprost drug delivery during infant conventional and high-frequency oscillatory ventilation. *Pulm Circ.* 2016;6(1):63–69.

143. Fang TP, Lin HL, Chiu SH, Wang SH, DiBlasi RM, Tsai YH, Fink JB. Aerosol delivery using jet nebulizer and vibrating mesh nebulizer during high frequency oscillatory ventilation: An in vitro comparison. *J Aerosol Med Pulm Drug Deliv.* 2016;29(5):447–453.

144. Parker DK, Shen S, Zheng J, Ivy DD, Crotwell DN, Hotz JC, DiBlasi RM. Inhaled treprostinil drug delivery during mechanical ventilation and spontaneous breathing using two different nebulizers. *Pediatr Crit Care Med.* 2017;18(6):e253–e260.

145. Mazela J, Chmura K, Kulza M, Henderson C, Gregory TJ, Moskal A, Sosnowski TR, Florek E, Kramer L, Keszler M. Aerosolized albuterol sulfate delivery under neonatal ventilatory conditions: In vitro evaluation of a novel ventilator circuit patient interface connector. *J Aerosol Med Pulm Drug Deliv.* 2014;27(1):58–65.

146. Berlinski A, and Kumaran S. Particle size variation of nebulized albuterol occurs while traveling through neonatal mechanical ventilation circuits. *Eur Respir J.* 2017; 50(suppl 61); PA2065.

147. Mazela J, Sosnoski TR, Moscal A, Gadzinowski J. Small neonatal endotracheal tube sizes decrease aerosol penetration—Computational fluid dynamic study. *Respiratory Drug Delivery Europe.* 2001: 401–404.

148. Longest PW, Azimi M, Hindle M. Optimal delivery of aerosols to infants during mechanical ventilation. *J Aerosol Med Pulm Drug Deliv.* 2014;27(5):371–385.

149. Ahrens RC, Ries RA, Popendorf W, Wiese JA. The delivery of therapeutic aerosols through endotracheal tubes. *Pediatr Pulmonol.* 1986;2(1):19–26.

150. Takaya T, Takeyama K, Takiguchi M. The efficiency of beta 2-agonist delivery through tracheal tubes with the metered-dose inhaler: An in vitro study.

J Anesth. 2002;16(4):284–288.

151. Garner SS, Wiest DB, Bradley JW. Albuterol delivery by metered-dose inhaler in mechanically ventilated pediatric lung model. *Crit Care Med.* 1996; 24(5)870–874.

152. Garner SS, Wiest DB, Bradley JW. Albuterol delivery by metered-dose inhaler with a pediatric mechanical ventilatory circuit model. *Pharmacotherapy.* 1994; 14(2):210–214.

153. Wildhaber JH, Hayden MJ, Dore ND, Devadason SG, LeSouëf PN. Salbutamol delivery from a hydrofluoroalkane pressurized metered-dose inhaler in pediatric ventilator circuits: An in vitro study. *Chest.* 1998; 113(1):186–191.

154. Mandhane P, Zuberbuhler P, Lange CF, Finlay WH. Albuterol aerosol delivered via metered-dose inhaler to intubated pediatric models of 3 ages, with 4 spacer designs. *Respir Care.* 2003;48(10):948–955.

155. Habib DM, Garner SS, Brandeburg S. Effect of helium-oxygen on delivery of albuterol in a pediatric, volume-cycled, ventilated lung model. *Pharmacotherapy.* 1999;19(2):143–149.

156. Garner SS, Wiest DB, Stevens CE, Habib DM. Effect of heliox on albuterol delivery by metered-dose inhaler in pediatric in vitro models of mechanical ventilation. *Pharmacotherapy.* 2006; 26(10):1396–1402.

157. Garner SS, Wiest DB, Bradley JW. Albuterol delivery by metered-dose inhaler in a pediatric high-frequency oscillatory ventilation model. *Crit Care Med.* 2000;28(6):2086–2089.

158. Ari A, Atalay OT, Harwood R, Sheard MM, Aljamhan EA, Fink JB. Influence of nebulizer type, position, and bias flow on aerosol drug delivery in simulated pediatric and adult lung models during mechanical ventilation. *Respir Care.* 2010; 55(7):845–851.

159. Berlinski A, Willis JR. Albuterol delivery by 4 different nebulizers placed in 4 different positions in a pediatric ventilator in vitro model. *Respir Care.* 2013; 58(7):1124–1133.

160. Berlinski A, Willis JR. Effect of tidal volume and nebulizer type and position on albuterol delivery in a pediatric model of mechanical ventilation. *Respir Care.* 2015; 60(10):1424–1430.

161. Berlinski A and Willis JR. Albuterol delivery by intrapulmonary percussive ventilator and jet nebulizer in a pediatric ventilator model. *Respir Care.* 2010; 55(12):1699–1704.

162. Longest PW, Tian G. Development of a new technique for the efficient delivery of aerosolized medications to infants on mechanical ventilation. *Pharm Res.* 2015; 32(1):321–336.

9

哮喘

Asthma

Omar S. Usmani

9.1　前言

　　吸入治疗一直是包括哮喘在内的大部分呼吸系统疾病治疗和管理的基础和支柱。与全身用药相比,吸入用药可以直接将药物靶向肺部,用药剂量更小,起效更快,同时可降低临床不良反应的发生率。将呼吸道吸入作为多种药物进入全身的途径已成为最新关注热点[1-3]。

9.2　吸入治疗在哮喘中的应用历史

　　古代文明的历史长河中有许多关于吸入气溶胶来治疗哮喘主要症状的记录[4-7]。在公元前 2000 年的印度,草药疗法提倡吸入一种抗胆碱能植物(*Datura stramonium*,曼陀罗)的叶片燃烧的烟雾,以缓解呼吸系统疾病的症状。埃伯(Eber)的手稿上描述了古埃及人吸入另一种抗胆碱能植物(*Hyoscyamus mutis*,天仙子)的热蒸汽来治疗喘息。在古希腊的医学实践中,希波克拉底和盖伦都将吸入热蒸汽作为缓解呼吸道症状的有益疗法。在公元 10 世纪,波斯医生伊本·辛纳·阿维森纳(Ibn Sinna Avicenna)的《医典》中描述了雾化吸入桉树及松树的精华油来减轻患者气道阻塞的症状;这些化合物仍在当今世界作为非处方(OTC)吸入疗法使用[8]。

　　在 19 世纪初期的英国工业革命期间,医生用烟斗吸入曼陀罗叶子作为一种治疗哮喘患者的标准疗法[9],结果开发出了含有曼陀罗-烟草混合物的所谓哮喘香烟,并在该疾病的治疗中常规应用。到 20 世纪初期,人们开始使用多种输送液体的雾化设备,并且随着肾上腺素和可的松等呼吸药物的新发现,这些药物的雾化给药已广泛用于哮喘患者的治疗[10-12]。

　　哮喘的现代吸入疗法起源于乔治·迈森(George Maison)博士十几岁的女儿苏西·

迈森(Susie Maison)的建议,她患有重度哮喘,她希望她的哮喘药物能够雾化得"像喷发定型剂一样"[13]。迈森博士那时是莱克实验室(Riker labs)的总裁,他指示实验室的首席化学家 Irving Porusch 完成女儿提出的要求,结果一年之内,第一个含有异丙肾上腺素和肾上腺素的支气管舒张剂 pMDI 应运而生[14]。之后的 10 年是科技创新时代,哮喘的吸入治疗取得了很大的进步,以氯氟烃(CFC)作为助推剂的 pMDI 中可以同时加入缓解药物(支气管舒张剂)和控制药物(糖皮质激素)。到 20 世纪 70 年代初,呼吸驱动的 pMDI[15] 得以研发,该 pMDI 应用间隔室和阀门控制室以增强吸入药物向肺部的输送。

与此同时,新药(如色甘氨酸钠)通过新的装置为变应性哮喘患者提供粉雾剂型药物,即 DPI。DPI 不用助推剂,代之以患者的吸气流速来解聚药物[16]。1987 年《蒙特利尔议定书》宣布逐步淘汰 CFC - pMDI,并过渡至由 HFA(氢氟烷烃)作为助推剂的 pMDI。

在过去的 10 年中,气溶胶科学在哮喘治疗方面取得了许多进展,包括新型吸入糖皮质激素制剂以提高药物在外周肺的靶向性沉积[17];通过更精密的雾化装置以提高糖皮质激素雾化效力[18];近期,在长期实践应用后,吸入长效抗胆碱能药物获批了哮喘的新适应证[19],同时,新型吸入生物制剂也被用于哮喘治疗[20]。

9.3　哮喘的病理学、生理学和药理学

哮喘是累及大小气道的慢性炎症性疾病,因其异质性,哮喘这一定义涵盖了的数种不同表型[21]。哮喘的炎症生物学特征包括肥大细胞、嗜酸性粒细胞和 $CD4^+$ T - 2 细胞,关键介质包括组胺、前列腺素和白三烯,以及细胞因子白细胞介素 IL - 5、IL - 13 和 IL - 4[22]。病理学上的关键特征是气道平滑肌增生、黏液堵塞和气道炎症,这些导致了支气管收缩、气道高反应性和气流阻塞。哮喘的生理特征是多变的气流阻塞,通常是可逆的,很少进展,有昼夜性和/或季节性变化。总之,典型患者(表现为喘息、胸闷、气促和咳嗽)具有这些病理生理特征。

目前普遍认为即使对哮喘进行了最佳治疗和控制,仍有相当一部分患者的疾病控制较差[23]。导致疾病控制不佳的因素包括环境暴露(如屋尘螨)、合并症(如过敏性鼻炎)、治疗依从性差以及患者无法正确使用吸入药物[24]。近年来越来越关注到哮喘控制不佳可能主要由于当前的吸入药物无法达到肺部外周的炎症部位[25]。控制哮喘的主要目的是通过控制炎症来缓解症状并改善疾病控制。

用于治疗哮喘的各类药物包括短效 β_2 受体激动剂(short-acting beta$_2$ - agonists, SABAs)、长效 β_2 受体激动剂(LABAs)、短效毒蕈碱阻滞剂(short-acting muscarinic antagonists, SAMAs)、长效毒蕈碱阻滞剂(LAMAs)、吸入性糖皮质激素(inhaled corticosteroids, ICSs)以及 ICS/LABA 的联合疗法。有大量的吸入器/药物组合可供选择,在欧洲就有 200 多种,其中许多可用于治疗哮喘患者[26]。当前,一种同时具有 LABA/LAMA/ICS(三联疗法)的吸入药物已被许可用于患有重度 COPD 患者的治疗。吸入装置的主要种类有 pMDI、DPIs、SMIs 和雾化器[27]。

9.4 影响气溶胶沉积和临床疗效的因素

9.4.1 理化机制

吸入后的微粒在人体气道中沉积的 3 种主要理化机制包括惯性碰撞、重力沉积和扩散转运[28, 29]。这些机制是影响吸入治疗药物在肺内沉积的关键因素,又被分为气溶胶因素和患者因素(表 9 - 1)。研究表明,气溶胶微粒的直径是决定哮喘患者肺部吸入药物数量和分布的关键因素[30, 31]。

表 9 - 1　影响吸入药物在呼吸道沉积的因素

沉积因素	内容
气溶胶因素	微粒大小 微粒密度 气溶胶配方 　1) 水溶性 　2) 带电荷情况 　3) 表面活性物质 吸入装置
患者因素	吸入动作 　1) 吸气流速 　2) 呼吸频率 　3) 吸入气溶胶量 　4) 屏气时间 　5) 肺充气程度 气道直径 气道疾病及其严重程度 小儿 *vs.* 成人气道

9.4.2 气道管径和疾病

研究者已发现气道管径可影响吸入药物在肺部的沉积,特别是在疾病状态下,因此这将影响药物的临床疗效。支气管痉挛、平滑肌肥大、管腔黏液堵塞和气道纤维化等病理生理特征会在哮喘和 COPD 中不同程度出现,最终导致气道狭窄。放射性标记药物的影像学研究表明,与健康受试者相比,哮喘患者的肺部总沉积较低,远端气道穿透性较差[32]。研究表明,试验性诱导支气管收缩也会降低肺内药物沉积水平[33, 34]。药代动力学方法表明,气道管径狭窄会导致吸入药物的肺部总沉积量减少。哮喘患者血浆的非诺特罗浓度低于健康受试者[35]。实际上,随着疾病严重程度的增加,可导致更严重的气道狭窄,重度哮喘患者的血浆沙丁胺醇浓度的峰值低于轻度哮喘患者[36, 37]。最新数据表明,超细颗粒制剂的肺内沉积率约 33%,并且在健康受试者[1 秒用力呼气量(FEV_1)占预计值

112%〕、哮喘患者(FEV_1占预计值71%)和COPD患者(FEV_1占预计值44%)中的肺内沉积率基本达到一致,表明该剂型可以克服固有的气道阻塞以达到一致的沉积率[38]。

9.4.3 吸入动作

患者的吸入方法会显著影响从吸入装置输送到肺部的药物剂量是否充足,进而影响药物和吸入装置的治疗效果和不良反应情况。在使用pMDIs吸入药物时,放松、缓慢、深深地吸气4~5 s,然后屏气5 s,可使药物达到最佳的肺部沉积,告知患者这一方法是非常重要的。然而,大多数患者会出现快速吸入药物的现象,这样会导致物理撞击并增加口咽部的药物沉积,同时降低肺部沉积率[39]。相反,大多数DPIs通常需要快速而用力地吸入,因为它们依赖于患者的吸气负压才能使药物粉末从其载体分子上解聚,实现颗粒化,从而被吸入。对于DPIs,为了实现足够的气道沉积,较快的吸气流速是必需的,如果吸气流速过慢无法达到相应用药标准,则无法体现装置的预期性能,就无法有效地将药物输送到肺部[40,41]。

9.4.4 人为因素

患者使用装置的能力是关键的人为因素,也是可以通过专门、有效的培训达到控制的一个因素。然而,这方面常常被医务人员忽视,因此患者不得不通过阅读晦涩的吸入装置使用说明书或者寻求社交媒体来帮助学习如何使用装置。确实,定期检查吸入技术对于使药物达到最佳沉积和获得充足的临床疗效至关重要,正确的吸入方式是成功管理哮喘的基础,这一点已经在哮喘的国际指南中重点强调[42]。来自多中心横断面研究的最新数据表明,成年哮喘患者在吸入装置使用中有许多关键错误,这些错误与哮喘控制不佳和哮喘急性发作增多有关[43]。通过DPIs吸入药物时吸气流速不达标准,或者在吸气前撤压pMDI给药,都与哮喘控制不佳以及疾病急性发作增加相关。研究表明,如果在呼气末开始吸气时能够手口协调地正确完成吸入动作,则可以实现药物更好的全肺沉积以及在气道和肺泡区域的更好沉积[44,45]。吸入操作中要考虑的另一个因素是吸气容积,吸入气溶胶量越大,则到达远端气道的微粒越多[46,47]。吸气末屏气可以延长药物在呼吸道的停留时间,使药物微粒通过沉淀或扩散作用而沉积在气道壁上,从而改善到达远端气道的药物沉积[48]。

9.4.5 吸入装置

(1) pMDI

患者在开始吸气的同时撤压pMDI驱动药物释放,吸气缓慢而深,持续4~5 s,然后在吸气末屏气5 s,即能达到最佳的肺部沉积[45]。但是,很显然,所有的吸入装置都仍然存在一些可能会影响肺部沉积并最终影响临床疗效的基本问题,其中包括使用指导不当[49]、无法理解吸入技术[50],以及使用装置时出现错误[51]。pMDIs特有的问题是撤压驱动与吸入开始之间的手口协调性问题,这一问题已证明会影响临床疗效并导致哮喘控制不佳[43]。在老年人和身体残障的患者中,手口协调性问题更为明显;为了克服肺部药物递送不佳,已经研发了装置固定适配器、加装储物罐附件和呼吸驱动的 pMDIs[52, 53]。呼吸驱动的 pMDIs 是由患者的吸气动作触发,并激活吸入器[54]。然而,研究显示,与具有良好的 pMDIs 吸入技术的患者相比,在药物肺沉积方面,呼吸驱动装置较传统 pMDIs 并没有额外的优势。与较大微粒的 pMDIs 相比,新型 HFA pMDI 的药物制剂的微粒直径更小、羽流速度更慢、超微颗粒占比更高,表现出更多的肺部沉积以及较少的口咽部沉积[25]。

pMDIs 可以与储雾罐一起使用,足够的时间和空间可以使气溶胶减慢速度,从而减少口咽部沉积,具备减少局部和全身性(通过胃肠道吸收)不良反应的可能性[55, 56]。此外,储雾罐为气溶胶中的助推剂的蒸发留出了一定的时间,因而产生更小的药物微粒,而较小的微粒和缓慢的吸入已被证实可改善肺内药物沉积[31]。对于难以做到手口协调的患者,pMDIs 联合阀门储药腔(VHCs)可实现足够的肺部药物沉积,其中 VHC 用作气溶胶药物的储库,患者可以通过潮式呼吸吸入药物[52]。

(2)DPIs

DPIs 完全依赖于患者的用力吸气,以使药物从其载体微粒中解聚出来,并使气溶胶充分分散成为适当大小的药物微粒,从而可以输送到肺部[57]。DPIs 非常依赖于患者的吸气流速,研究表明,达到最佳肺内药物沉积通常需要产生 60 L/min 或更高的吸气流速[58, 59]。就诊患者通常可能无法产生 DPIs 所需的最佳吸气流速,研究表明,在哮喘和 COPD 患者中,使用 DPIs 的患者的吸气流速通常不能达标[60, 61]。可能影响肺部沉积并因此影响临床疗效的另一个重要因素是 DPIs 的存储:在潮湿的环境中,装置内的药物可能发生降解,因此,DPIs 最好放置在干燥的环境中[62]。在过去的 10 年中,已经开发出一些 DPIs,患者用较小的努力如吸气流量在 15～30 L/min 之间即可充分形成合适的药物微粒[63, 64]。

(3)SMIs

SMI Respimat(勃林格殷格翰,德国)是一种多剂量、无助推剂的气溶胶装置,可通过喷嘴强制加压药物溶液(噻托溴铵,以及噻托溴铵与奥达特罗复合制剂)从而产生缓慢运动的气溶胶喷雾[65]。与长效毒蕈碱拮抗剂(噻托溴铵)DPIs 相比,SMI 具有药物羽流持续时间延长以及超细颗粒占比增加的优势,从而实现更高的肺部沉积[66]。装置技术的这种创新通过有效地靶向气道,可以减少临床处方剂量。为了提高效率,雾化器也取得了类似的装置工程学上的进步。

(4)雾化器

传统雾化器(例如临床上广泛使用的射流雾化器和超声雾化器)的效率极低,因为最多仅 5% 的装载剂量会到达肺部[67, 68]。为了补偿这种低效率,就需要用更高剂量的药物;例如,通过雾化器递送的沙丁胺醇 5 mg 约等于通过 pMDI 递送 200 μg。的确,人们普遍认为气溶胶的输出变化很大,所产生的微粒的粒径分布范围也很大[69],尤其是雾化吸入通常在患者处于相对痛苦和呼吸不稳定的急性发作的情况下使用。这些因素均导致了肺部药物递送和沉积的效率显著降低。实际上,研究数据显示,在哮喘急性发作的患者中,通过 pMDI 和储雾罐吸入沙丁胺醇在缓解症状方面与雾化器一样有效[70]。已经开发了新一代雾化器,与传统雾化器相比,新型雾化器在肺部药物递送效率和精确度方面有了显著改善。尽管新型雾化器的价格更高,但药物用量低于传统雾化器,因此新型雾化器可能具有成本效益,尤其是雾化昂贵药物时[71, 72]。最近的数据表明,布地奈德智能雾化器可使激素依赖型哮喘患者的用药剂量显著降低,且不会增加哮喘急性发作风险并能改善肺功能[18]。

(张 旻 译)

参考文献

1. Hickey AJ. Back to the future: Inhaled products. *J Pharm Sci.* 2013;102(4):1165–1172.
2. Laube BL. The expanding role of aerosols in systemic drug delivery, gene therapy and vaccination: An update. *Transl Respir Med.* 2014;2:3.
3. Rubin BK. Air and soul: The science and application of aerosol therapy. *Respir Care.* 2010;55(7):911–921.
4. Gandevia B. Historical review of the use of parasympatholytic agents in the treatment of respiratory disorders. *Postgrad Med J.* 1975;51:13–20.
5. Grossman J. The evolution of inhaler technology. *J Asthma.* 1994;31:55–64.
6. Sakula A. 1988. A history of asthma. The FitzPatrick lecture. *J R Coll Physicians Lond.* 1987;22:36–44.
7. Yernault JC. Inhalation therapy: An historical perspective. *Eur Respir Rev.* 1994;4:65–67.
8. Al Aboud K. The founder of Vicks: Lunsford Richardson (1854–1919). *Skin Med.* 2010;8(2):100–101.
9. Sims J. Datura stramonium or thorn apple as a cure or relief of asthma. *Edinburgh Med Surg J.* 1812;8:364–367.
10. Barger G, Dale HH. Chemical structure and sympathomimetic action of amines. *J Physiol.* 1910;41:19.
11. Camps PWL. A note on the inhalation treatment of asthma. *Guy's Hospital Report.* 1929;79:496–498.
12. Gelfand ML. Administration of cortisone by the aerosol method in the treatment of bronchial asthma. *N Engl J Med.* 1951;245:293–294.
13. Fink JB, Rau JL. New horizons in respiratory care. *Resp Care.* 2000;45:824–825.
14. Thiel CG. From Susie's question to CFC free: An inventor's perspective of 40 years of MDI development and regulation. In: *Respiratory Drug Delivery*, Vol. V. Dalby RN, Byron PR, Farr SJ, eds. Buffalo Grove, IL: Interpharm Press, 1996, pp. 115–123.
15. Crompton GK. Breath-activated aerosol. *Br Med J.* 1971;2:652–653.
16. Howell JB, Altounyan RE. A double-blind trial of disodium cromoglycate in the treatment of allergic bronchial asthma. *Lancet.* 1967;2:539–542.
17. Usmani OS. Small-airway disease in asthma: Pharmacological considerations. *Curr Opin Pulm Med.* 2015;21(1):55–67.
18. Vogelmeier C, Kardos P, Hofmann T, Canisius S, Scheuch G, Muellinger B, Nocker K et al. Nebulised budesonide using a novel device in patients with oral steroid-dependent asthma. *Eur Resp J.* 2015;45(5):1273–1282.
19. Rodrigo GJ. Anticholinergics for asthma: A long history. *Curr Opin Allergy Clin Immunol.* 2018;18(1):38–43.
20. Krug N, Hohlfeld JM, Kirsten AM, Kornmann O, Beeh KM, Kappeler D, Korn S et al. Allergen-induced asthmatic responses modified by a GATA3-specific DNAzyme. *N Engl J Med.* 2015;372(21):1987–1995.
21. Perlikos F, Hillas G, Loukides S. Phenotyping and endotyping asthma based on biomarkers. *Curr Top Med Chem.* 2016;16(14):1582–1586.
22. Barnes PJ. Cellular and molecular mechanisms of asthma and COPD. *Clin Sci (Lond).* 2017;131(13):1541–1558.
23. Demoly P, Gueron B, Annunziata K, Adamek L, Walters RD. Update on asthma control in five European countries: Results of a 2008 survey. *Eur Resp Rev.* 2010;19(116):150–157.
24. Bonini M, Usmani OS. Novel methods for device and adherence monitoring in asthma. *Curr Opin Pulm Med.* 2018;24(1):63–69.
25. Usmani OS, Barnes PJ. Assessing and treating small airways disease in asthma and chronic obstructive pulmonary disease. *Ann Med.* 2012;44(2):146–56.
26. Lavorini F, Corrigan CJ, Barnes PJ, Dekhuijzen PRN et al. Retail sales of inhalation devices in European countries: So much for a global policy. *Resp Med.* 2011;105(7):1099–1103.
27. Lavorini F, Fontana GA, Usmani OS. New inhaler devices—The good, the bad and the ugly. *Respiration.* 2014;88(1):3–15.
28. Agnew JE, Bateman JR, Pavia D, Clarke SW. A model for assessing bronchial mucus transport. *J Nucl Med.* 1984;25:170–176.
29. Yu J, Chien YW. Pulmonary drug delivery: Physiologic and mechanistic aspects. *Crit Rev Ther Drug Carrier Syst.* 1997;14:395–453.
30. Usmani OS, Biddiscombe MF, Nightingale JA, Underwood SR, Barnes PJ. The effects of bronchodilator particle size in asthmatics using monodisperse aerosols. *J Appl Physiol.* 2003;95:2106–2112.

31. Usmani OS, Biddiscombe MF, Barnes PJ. Regional lung deposition and bronchodilator response as a function of β2-agonist particle size. *Am J Respir Crit Care Med*. 2005;172:1497–1504.

32. Melchor R, Biddiscombe MF, Mak VH, Short MD, Spiro SG. Lung deposition patterns of directly labelled salbutamol in normal subjects and in patients with reversible airflow obstruction. *Thorax*. 1993;48:506–511.

33. Svartengren M, Philipson K, Linnman L, Camner P. Regional deposition of particles in human lung after induced bronchoconstriction. *Exp Lung Res*. 1986;10:223–233.

34. Svartengren M, Anderson M, Philipson K, Camner P. Individual differences in regional deposition of 6-micron particles in humans with induced broncho-constriction. *Exp Lung Res*. 1989;15:139–149.

35. Newnham DM, McDevitt DG, Lipworth BJ. Comparison of the extrapulmonary beta2-adrenoceptor responses and pharmacokinetics of salbutamol given by standard metered dose-inhaler and modified actuator device. *Br J Clin Pharmacol*. 1993; 36:445–450.

36. Lipworth BJ, Newnham DM, Clark RA, Dhillon DP, Winter JH, McDevitt DG. Comparison of the relative airways and systemic potencies of inhaled fenoterol and salbutamol in asthmatic patients. *Thorax*. 1995;50:54–61.

37. Lipworth BJ, Clark DJ. Effects of airway calibre on lung delivery of nebulised salbutamol. *Thorax*. 1997;52:1036–1039.

38. De Backer W, Devolder A, Poli G, Acerbi D, Monno R, Herpich C, Sommerer K et al. Lung deposition of BDP/formoterol HFA pMDI in healthy volunteers, asthmatic, and COPD patients. *J Aerosol Med Pulm Drug Deliv*. 2010;23(3):137–148

39. Farr SJ, Rowe AM, Rubsamen R, Taylor G. Aerosol deposition in the human lung following administration from a microprocessor controlled pressurized metered dose inhaler. *Thorax*. 1995;50:639–644.

40. Hindle M, Byron PR. Dose emissions from marketed dry powder inhalers. *Int J Pharm*. 1995;116:169–177.

41. Tarsin W, Assi KH, Chrystyn H. In-vitro intra- and inter-inhaler flow rate-dependent dosage emis-sion from a combination of budesonide and efor-moterol in a dry powder inhaler. *J Aerosol Med*. 2004;17:25–32.

42. Global Initiative for Asthma (GINA). http://gin-asthma.org/.

43. Price DB, Román-Rodríguez M, McQueen RB, Bosnic-Anticevich S, Carter V, Gruffydd-Jones K, Haughney J et al. Inhaler errors in the CRITIKAL study: Type, frequency, and association with asthma outcomes. *J Allergy Clin Immunol Pract*. 2017;5(4):1071–1081.

44. Newman SP, Pavia D, Clarke SW. How should a pres-surized beta-adrenergic bronchodilator be inhaled? *Eur J Resp Dis*. 1981;62:3–21.

45. Newman SP, Pavia D, Garland N, Clarke SW. Effects of various inhalation modes on the deposition of radioactive pressurized aerosols. *Eur J Resp Dis Suppl*. 1982;119:57–65.

46. Farr SJ, Gonda I, Licko V. Physiochemical and physi-ological factors influencing the effectiveness of inhaled insulin. In: *Respiratory Drug Delivery*, Vol. VI. Dalby RN, Byron PR, Farr SJ, eds. Buffalo Grove, IL: Interpharm Press, 1998, pp. 25–33.

47. Pavia D, Thomson M, Shannon HS. Aerosol inhala-tion and depth of deposition in the human lung. The effect of airway obstruction and tidal volume inhaled. *Arch Environ Health*. 1977;32:131–137.

48. Newman SP, Pavia D, Clarke SW. Improving the bronchial deposition of pressurized aerosols. *Chest*. 1981;80:909–911.

49. Guidry GG, Brown WD, Stogner SW, George RB. Incorrect use of metered dose inhalers by medical personnel. *Chest*. 1992;101:31–33.

50. De Blaquiere P, Christensen DB, Carter WB, Martin TR. Use and misuse of metered-dose inhalers by patients with chronic lung disease. A controlled, randomized trial of two instruction methods. *Am Rev Resp Dis*. 1989;140:910–916.

51. Usmani OS, Lavorini F, Marshall J, Dunlop WCN, Heron L, Farrington E, Dekhuijzen R. Critical inhaler errors in asthma and COPD: A systematic review of impact on health outcomes. *Resp Res*. 2018;19(1):10.

52. Allen SC. Competence thresholds for the use of inhalers in people with dementia. *Age Ageing*. 1997;26:83–86.

53. Larsen JS, Hahn M, Ekholm B, Wick KA. Evaluation of conventional press-and-breathe metered-dose inhaler technique in 501 patients. *J Asthma*. 1994;31:193–199.

54. Hampson NB, Mueller MP. Reduction in patient tim-ing errors using a breath-activated metered dose inhaler. *Chest*. 1994;106:462–465.

55. Newman SP. Spacer devices for metered dose inhalers. *Clin Pharmacokinet*. 2004;43:349–360.

56. Terzano C. Metered dose inhalers and spacer devices. *Eur Rev Med Pharmacol Sci*. 1999;3:159–169.

57. Hickey AJ, Mansour HM, Telko MJ, Xu Z, Smyth HD, Mulder T, McLean R et al. Physical characterization of component particles included in dry powder inhalers. II. Dynamic characteristics. *J Pharm Sci*. 2007;96(5):1302–1319.

58. Assi K, Chrystyn H. The device resistance of recently introduced dry-powder inhalers. *J Pharm Pharmacol*. 2000;52:58.

59. Lavorini F, Pistolesi M, Usmani OS. Recent advances in capsule-based dry powder inhaler technology. *Multidiscip Respir Med*. 2017;12:11.

60. Chodosh S, Flanders JS, Kesten S, Serby CW, Hochrainer D, Witek TJ Jr. Effective delivery of particles with the HandiHaler dry powder inha-lation system over a range of chronic obstruc-tive pulmonary disease severity. *J Aerosol Med*. 2001;14:309–315.

61. Hawsksworth GM, James L, Chrystyn H. Characterization of the inspiratory manoeuvre when asthmatics inhale through a Turbohaler pre- and post-counselling in a community pharmacy. *Respir Med.* 2000;94:501–504.

62. Janson C, Lööf T, Telg G, Stratelis G, Nilsson F. Difference in resistance to humidity between commonly used dry powder inhalers: An in vitro study. *NPJ Prim Care Respir Med.* 2016;26:16053.

63. Chan HK, Chew NY. Novel alternative methods for the delivery of drugs for the treatment of asthma. *Adv Drug Deliv Rev.* 2003;55:793–805.

64. Corradi M, Chrystyn H, Cosio BG, Pirozynski M, Loukides S, Louis R, Spinola M, Usmani OS. NEXThaler, an innovative dry powder inhaler delivering an extrafine fixed combination of beclometasone and formoterol to treat large and small airways in asthma. *Expert Opin Drug Deliv.* 2014;11(9):1497–1506.

65. Zierenberg B. Optimizing the in vitro performance of Respimat. *J Aerosol Med.* 1999;12:S19–S24.

66. Brand P, Hederer B, Austen G, Dewberry H, Meyer T. Higher lung deposition with Respimat Soft Mist inhaler than HFA-MDI in COPD patients with poor technique. *Int J Chron Obstruct Pulmon Dis.* 2008;3(4):763–770.

67. Kendrick AH, Smith EC, Wilson RS. Selecting and using nebuliser equipment. *Thorax.* 1997;52:S92–S101.

68. Muers MF. Overview of nebuliser treatment. *Thorax.* 1997;52:S25–S30.

69. Loffert DT, Ikle D, Nelson HS. A comparison of commercial jet nebulizers. *Chest.* 1994;106:1788–1792.

70. Boyd R, Stuart P. Pressurised metered dose inhalers with spacers versus nebulisers for beta-agonist delivery in acute asthma in children in the emergency department. *Emerg Med J.* 2005;22(9):641–642.

71. Geller DE. New liquid aerosol generation devices: Systems that force pressurized liquids through nozzles. *Resp Care.* 2002;47:1392–1404.

72. Smaldone GC. Smart nebulizers. *Resp Care.* 2002;47:1434–1441.

肺曲霉病的药物递送

Drug delivery in pulmonary aspergillosis

Sawittree Sahakijpijarn, Jay I. Peters, Robert O. Williams, III

10.1 前言

肺曲霉病是一种严重的肺部感染,在免疫功能低下患者中的发病率和死亡率很高。侵袭性肺曲霉病(invasive pulmonary aspergillosis, IPA)会出现严重症状,包括胸膜炎性疼痛、咯血、感染周围组织血栓形成或梗死和肺或脑出血[1]。据报道,尽管已有抗真菌药物,如 2002 年上市的伏立康唑(V-Fend®)和 2007 年上市的泊沙康唑(Noxafil®)的使用,IPA 的全球死亡率仍超过 50%[2,3]。高死亡率主要是由于合并症的严重程度、诊断的难度以及目前可用药物的局限性等因素。

医药市场中的大多数抗真菌药物已作为口服剂型上市。这带来了一些挑战,包括药物相互作用、口服生物利用度低、肝脏高代谢以及口服生物利用度低所致的全身药物浓度波动[4]。因此,通过肺部递送抗真菌药物来治疗或预防这些严重的肺部感染是一种有前景的选择,因为可以将这些药物以最小的全身暴露递送到作用部位。本章总结了目前可用于治疗肺曲霉病的肺部药物递送系统。

10.2 肺曲霉病

10.2.1 病原体

曲霉通常发现于室外环境中,包括土壤、灰尘、堆肥、食物和植物残渣[1]。它们同样也存在于室内环境中,包括医院[1,5]。在众多曲霉属中,有 4 种是曲霉病的主要致病原因:烟曲霉(65%~75%)、黄曲霉(5%~10%)、土曲霉(2%~3%)和黑曲霉(1.5%~3%)[6]。粒径为 1.9~6.0 μm 的曲霉孢子可被吸入并沉积在肺部深处[7,8]。尽管所有人每天可吸入数百个空气中的曲霉孢子[6],但其可被黏膜纤毛转运系统和肺泡巨噬细胞和免疫系统清除[6, 8-10]。反之,免疫功能低下的患者或患有支气管疾病的患者无法有效清除曲霉孢子[11];因此,在这部分患者体内曲霉孢子可以萌发形成菌丝导致肺曲霉病[12]。

10.2.2 分类

宿主的免疫抑制程度与曲霉感染的临床症状和预后相关[13]。临床表现取决于病原体与宿主的免疫功能障碍或免疫亢进之间的关系(图 10 - 1)[13]。就肺曲霉病而言,有 4 种主要的临床类型:①曲霉球;②慢性坏死性曲霉病(chronic necrotizing aspergillosis,CNA)或慢性肺曲霉病(chronic pulmonary aspergillosis,CPA);③侵袭性曲霉病(invasive aspergillosis,IA);④变应性支气管肺曲霉病(allergic bronchopulmonary aspergillosis,ABPA)[12]。CPA 通常在有基础肺部疾病的患者中发生,而 IA 主要发生于免疫功能低下的患者,如造血干细胞移植、实体器官移植、正在接受化疗(导致中性粒细胞减少症)或正在使用糖皮质激素的患者[13]。

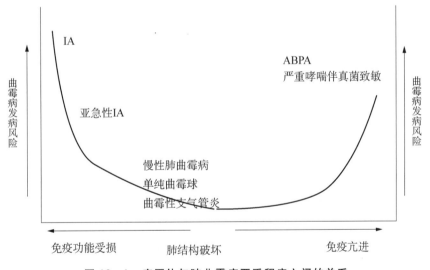

图 10 - 1　病原体与肺曲霉病严重程度之间的关系

引自:Kosmidis, C., Denning, D. W., Thorax, 2015,70:270 - 277.

(1)曲霉球

曲霉球是曲霉病最常见的感染形式,也是曲霉性肺疾病的一种非侵袭性形式[1]。在曲霉球的病例中,曲霉球被描述为曲霉在肺空洞内慢性、大量的定植,偶尔见于囊性支气管扩张症。曲霉球由炎症细胞、纤维蛋白、黏液、组织碎片和真菌菌丝组成[13]。真菌球通常在先前存在的肺部空洞性疾病(如肺结核、结节病、支气管扩张、支气管囊肿和肺大疱、强直性脊柱炎、新生物或肺部感染)的空洞中生长[14, 15]。不充分的引流会导致曲霉在这些空洞壁上生长,进而导致曲霉球在空洞内移动[15]。这种移动不会侵入周边的肺实质或血管[15-17]。但是,在极少数情况下可能会发生局部侵袭,从而导致 IPA 或亚急性、慢性坏死性曲霉病[6, 14]。

在许多患者中,曲霉球可以多年无症状。然而,当出现症状时,咯血最为常见,占

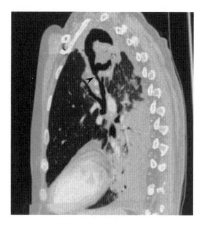

图 10-2　曲霉球患者的矢状位 CT 图像

注:显示左上叶孤立曲菌球、左下叶实变,支气管和空洞相通(黑色箭头)。

引自:Tunnicliffe, G., Respir Med, 2013,107:1113-1123.

70%~90%[18]。咯血通常轻微,但有时会发生严重的咯血,特别是在患有结核的患者中[14, 19]。

影像学检查是诊断曲霉球的重要手段,CT可见肺空洞内卵圆形或圆形影和局部胸膜增厚[20]。实性、圆形或椭圆形团块影与空洞壁之间显示新月形的空气影,称之为空气新月征或 monod 征(图 10-2)[21, 22]。此外,空洞内团块影在不同体位下的影像学变化可以确定其在空洞内是可移动的[22]。肺空洞内的这种实性团块改变了肺生理,导致药物难以渗透到曲霉球空洞中。因此,全身抗真菌药物对疗效欠佳[22, 23]。由于存在严重的肺部基础疾病,根治性的外科手术通常不可行;如发生严重的咯血,则可能需要实施支气管动脉栓塞治疗[24, 25]。目前需要新的方法来治疗该病[25]。

(2) ABPA

ABPA 是曲霉病的一种非侵袭性类型,系曲霉孢子在支气管黏膜上沉积并生长后发生[6]。ABPA 是肺对曲霉抗原的一种超敏反应,以烟曲霉所致最为常见[12]。ABPA 的发病机制与曲霉特异性IgE 介导的 Ⅰ 型超敏反应、特异性 IgG 介导的 Ⅲ 型超敏反应和 T 淋巴细胞异常的细胞免疫反应相关[15]。过敏性炎症反应导致嗜酸性粒细胞浸润,从而引起组织受损和支气管壁损伤[6]。

ABPA 通常在患有慢性哮喘或囊性纤维化伴特应性体质的患者中发现。然而,在这部分患者中 ABPA 的发生率并不高[1, 6]。只有 2% 的哮喘患者和 2%~15% 的囊性纤维化患者会发展为 ABPA[26, 27]。几乎所有的 ABPA 患者都有哮喘的临床症状,包括发作性喘息、咳痰、咯棕色痰栓、胸膜炎性疼痛和发热[15]。ABPA 分为 5 个阶段:①急性期;②缓解期;③急性加重期;④激素依赖性哮喘;⑤纤维化期。第 1 个阶段推荐糖皮质激素治疗,可以实现一段时间的症状缓解。然而,到第 5 阶段,肺纤维化形成并出现相应症状和肺功能下降[14, 28]。

ABPA 具有多种 CT 影像学特征。首先,中心性气道扩张伴管壁增厚通常表现为上肺和肺中央的环形或线状影[29]。支气管嵌塞的其他征象包括一过性支气管中心阴影、肺不张和外周肺小结节[29]。在某些病例中还会出现"高密度支气管黏液栓征象"(图 10-3)[30]。

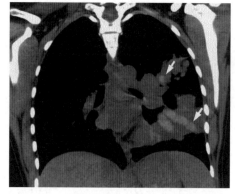

图 10-3　变应性支气管肺曲霉病患者的冠状位 CT 图像

注:显示高密度支气管黏液栓征象和异常扩张的支气管中的高密度黏液嵌塞(白色箭头)。

引自:Tunnicliffe, G., Respir Med, 2013, 107:1113-1123.

（3）CNA

CNA被称为半侵袭性（semi-invasive）或亚急性侵袭性曲霉病（subacute invasive aspergillosis，SIA）[6]。CNA是肺实质中的破坏性感染过程。这个过程起源于曲霉的局部侵袭[6,29]。与IPA不同，CNA起病缓慢，症状呈进展性，无血管侵袭，也未播散至其他器官[6,12]。CNA常见于肺局部防御机能减退的中老年患者[31]。在肺切除或肺部放射治疗的患者中已有报道[29]。在患有慢性肺疾病如COPD、支气管扩张症、尘肺、囊性纤维化、肺梗塞、肺结节病或既往肺结核的患者中也有报道[32]。接受胸外科手术的患者也可发生CNA[6,12,32]。此外，CNA可在免疫功能低下的患者中发生，如患有糖尿病、酒精中毒、慢性肝病、低剂量糖皮质激素治疗、营养不良或结缔组织疾病（例如类风湿性关节炎和强直性脊柱炎）的患者[12]。它是亚急性或慢性肺炎的一种形式，通常在患者对抗生素无效时需要考虑，往往需要进行支气管镜检查以明确诊断。

CNA的症状包括体重减轻、不适、疲劳、出汗、厌食和发热。患者可能还会出现慢性咳嗽、呼吸困难、胸部不适、轻度至重度咯血[12,13]。

胸部X线、CT检查显示浸润影通常位于上叶。此外，随着疾病的进展，可出现实变、邻近的胸膜增厚以及逐步进展的上肺空洞[13]（图10-4）。邻近的胸膜增厚可能发展成支气管胸膜瘘，这是局部侵袭过程的早期征象[33,34]。

图10-5、10-6显示影像学演变是一个缓慢的过程。如果CNA不接受治疗，肺纤维化会随着时间发展，并可能扩展到整个肺部[13]。

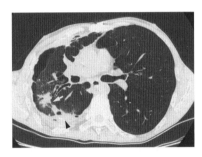

图 10 - 4 慢性坏死性肺曲霉病患者的轴位 CT 图像

注：图示实变、囊样改变和胸膜增厚（黑色箭头）。

引自：Tunnicliffe，G.，Respir Med，2013，107：1113 - 1123.

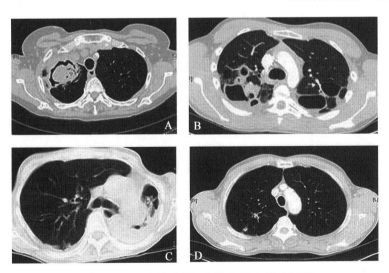

图 10 - 5 不同类型的慢性肺曲霉病的 CT 图像

注：单纯曲霉球（A），慢性空洞性肺曲霉病（B），慢性纤维化性肺曲霉病（C）和曲霉结节（D）。

引自：Kosmidis，C.，Denning，D. W.，Thorax，2015，70：270 - 277.

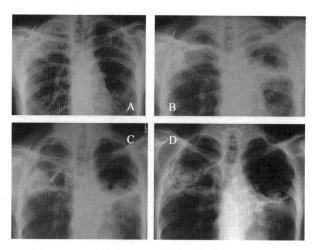

图 10-6　慢性空洞性肺曲霉病患者胸部 X 线片

注:随访显示疾病的进展:2001 年 1 月(A),2002 年 2 月(B),2003 年 4 月(C)和 2003 年 7 月(D)。
引自:Kosmidis, C., Denning, D. W., Thorax, 2015,70:270-277.

（4）IPA

IPA 是肺曲霉病常见和严重的表现。IPA 是一种潜在的致命感染,主要影响免疫功能低下的患者,如移植受者(骨髓和肺),血液系统恶性肿瘤、持续中性粒细胞减少症、艾滋病或慢性肉芽肿疾病以及正在接受长期糖皮质激素治疗或细胞毒性治疗的患者[1,35,36]。除了免疫力低下的疾病外,在重症患者、COPD 患者、正在接受抗肿瘤坏死因子抗体(anti-TNF)治疗的患者以及接受心胸和血管外科手术的患者中也有 IPA发生[6,12,15]。

当曲霉孢子被吸入下呼吸道时,针对曲霉分生孢子的主要防御机制是通过肺内的受体识别病原体的细胞壁,随后产生刺激中性粒细胞募集的细胞因子[37]。IPA 的症状与支气管肺炎相似[38]。主要症状包括咳嗽、咳痰、呼吸困难和对抗生素无反应的发热。部分患者还可能有胸膜炎性胸痛、气胸和咯血[12,14,38]。此外,患有 IPA 的患者可能表现出类似于肺栓塞的症状,并伴有突发胸痛和呼吸困难[22]。

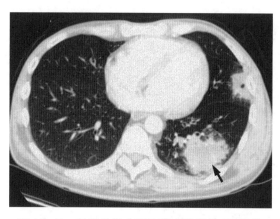

图 10-7　侵袭性肺曲霉病患者的轴位 CT 图像

注:图示左下叶胸膜下的"主病灶"(箭头)以及舌叶的较小结节。
引自:Tunnicliffe, G., Respir Med, 2013,107:1113-1123.

在初始阶段,胸部 X 线平片显示弥漫性肺结节样浸润和其他异常,如胸膜基底部、楔形密度影和空洞[39]。胸部影像学常见的表现是肺部大结节、周围磨玻璃的晕轮和与肺泡侵袭相关的病灶周围出血(图10-7)[22,29]。

10.2.3 治疗

只有多烯类、唑类和棘白菌素类这三类抗真菌药物对曲霉有效[15]。根据美国感染病学会(Infectious Disease Society of America,IDSA)曲霉病诊治指南,伏立康唑是 IPA 和 CNA 的首选治疗药物[15, 40]。替代药物(如伊曲康唑、泊沙康唑、卡泊芬净、米卡芬净)应联合用药以避免耐药[40]。

目前市场上推荐的治疗主要是口服剂型(如伏立康唑、伊曲康唑、泊沙康唑)或肠胃外给药(如伏立康唑、伊曲康唑、两性霉素 B、卡泊芬净、米卡芬净)[4]。然而,治疗失败的高危因素包括口服生物利用度低、肝脏代谢高、肝脏首过效应以及由于曲霉菌丝侵袭血管导致到达病灶区域的血流量低等[41]。

肺曲霉病的真菌感染发生在下呼吸道,因此治疗更具挑战。通常通过增加口服和肠胃外剂型的药物剂量以达到血药浓度,从而在感染的肺部维持治疗浓度水平。但是,较高的血药浓度会导致严重的毒性。为了解决这个难题,抗真菌药物的辅助性肺部药物递送越来越被重视[4](表 10-1)。

表 10-1 治疗肺曲霉病的抗真菌药物

药物种类	药物名称	剂　　型	给药途径
多烯类	两性霉素 B	注射用,脂质体 注射用,脂质复合物	静脉(滴注)
三唑类	伊曲康唑	胶囊、片剂、溶液、混悬液	口服
	伏立康唑	混悬液、片剂 注射用,粉剂	口服 静脉(滴注)
	泊沙康唑	混悬液、缓释片 注射用,溶液	口服 静脉
	艾沙康唑	胶囊 注射用,粉剂	口服 静脉
棘白菌素类	米卡芬净	注射用,粉剂	静脉(滴注)
	卡泊芬净	注射用,粉剂	静脉(滴注)
	阿尼芬净	注射用,粉剂	静脉(滴注)

引自:Hope, W. W., et al,Curr Opin Infect Dis,2008,21:580-586;Drew, R. H., Med Mycol,2009,47:S355-S361.

10.3　吸入抗真菌药物

10.3.1 两性霉素 B

两性霉素 B(amphotericin B,AMB)是一种全身性抗真菌药物,对各种酵母、霉菌和双相真菌具有广谱作用(包括曲霉)[3]。它可通过多种途径给药,包括口服、支气管内、鞘内、关节内、腹膜内和眼科给药途径[43]。20世纪50年代后期,由于其适应证广以及有静脉使用剂型,AMB成为治疗多种真菌疾病的首选药物[44]。AMB被认为是一种浓度依赖性药物,其药物浓度的增加与药效学和杀真菌活性相关[45]。然而,全身应用时的肺部组织药物浓度不佳导致需要使用更高的剂量,从而增加药物不良反应的风险[46-48]。因此,AMB的肺部给药技术已被开发用于改善肺内药物浓度并减少所需剂量。

(1)雾化制剂

1)注射剂型的肺局部应用:AMB的静脉剂型已用于肺部给药。通过与脱氧胆酸盐形成络合物,可最大程度地降低药物分子在水溶液中的低溶解度和聚集。但是,两性霉素B脱氧胆酸盐(amphotericin B deoxycholate, AMBd)仍然高度聚集,会引起严重的肾毒性和其他限制剂量的不良反应[49]。可通过脂质载体系统已研发出AMB的其他剂型来减少毒性,如亚微米胶体系统、脂质体和脂质复合物[49-51]。尽管AMBd的毒性已有报道,但通过肺部给药可以降低所需的雾化剂型剂量。已有研究者将AMB的静脉剂型改造成雾化剂型用于肺曲霉病的治疗。这些雾化剂型目前包括AMBd、脂质体两性霉素B(liposomal amphotericin B, L-AMB)、两性霉素B脂质复合体(amphotericin B lipid complex, ABLC)和两性霉素B胶质分散体(amphotericin B colloidal dispersion, ABCD)。一些研究报告了通过不同类型的雾化器使用静脉剂型进行雾化治疗[52-54]。

2)巨噬细胞靶向系统:开发吸入型AMB的重要策略是提高药物进入巨噬细胞的渗透率。如果药物靶向巨细胞,则游离药物与非靶组织之间的相互作用可以被最小化。随之,可以降低治疗曲霉病所需的脂质体AMB剂量[55,56]。将AMB封装在脂质体中,其表面锚定修饰肺泡巨噬细胞特异性配体(如O-棕榈酰甘露聚糖、O-棕榈酰支链淀粉)。在氯氟烃助推剂中制备的脂质体气溶胶可以抵达肺的外周区域。配体锚定的脂质体气溶胶通过大量肺泡巨噬细胞向肺部快速递送,并可以维持肺中的高药物浓度长达24 h[57]。

3)胶束递送系统:聚合物胶束已被用作AMB药物的载体,因为胶束的两亲性结构提高了药物溶解度并减少AMB的聚集[58-60]。Gilani等介绍了基于壳聚糖的胶束作为AMB肺部给药的载体。解聚的壳聚糖-硬脂酸胶束显著提高了药物溶解度。这些气溶胶显示出最佳的空气动力学性质。聚合物纳米胶束在使用射流雾化器雾化和在使用双冲程装置的过程中都是稳定的。细微颗粒比例在40%~52%之间,雾化效率高达56%[61]。

4)纳米颗粒递送系统:使用合成化学方法由功能性聚合物制成的纳米颗粒已用于肺部给药。基于聚甲基丙烯酸的阴离子水凝胶具有黏膜黏附特性,药物可在呼吸道中停留8 h以上[62]。Shirkhani等报道了对健康小鼠和曲霉感染小鼠肺的肺上皮和单核细胞衍生的巨噬细胞均无毒性的AMB-聚甲基丙烯酸纳米颗粒。他们发现,AMB-聚甲基丙烯酸纳米颗粒可以通过AeroEclipse Ⅱ雾化器有效地递送到肺部,阻止真菌生长和肺部炎症[63]。

(2)粉雾吸入制剂

脂质体粉雾吸入剂(DPI)被研发用于控制药物在局部的释放。可使用有机溶剂和水的逆向蒸发法来制备AMB的多层囊泡;优化水相与有机相的比例以产生具有高包封率的脂质体。在乙醇-乙酸乙酯溶剂系统中,将药物与氢化大豆磷脂酰胆碱、胆固醇和饱和大豆磷脂酰甘油或硬脂胺混合,分别制得带负电荷的脂质体(AMB1)和带正电荷的脂质体(AMB2)。在相变温度以上,将形成的脂质体分散体通过 $2\ \mu m$ 聚碳酸酯膜挤出,以生产平均粒径小于 $5\ \mu m$ 的脂质体。将 AMB 脂质体与蔗糖以 1:5 比例混合,然后冻干。将 AMB 冻干粉末与乳糖混合,这里将乳糖用作载体制备脂质体 DPI 剂型,脂质体与载体的比例为 1:6。AMB1 和 AMB2 的细颗粒分数分别为 22.6%±2.2% 和 16.8%±2.2%。据报道,在冷藏条件下(2~8℃),小型多层 AMB 脂质体可稳定保存 1 年以上。AMB 无水剂型将成为治疗肺曲霉病有吸引力的剂型。该剂型将在临床前和临床研究中进一步评估[64]。

(3) 气溶胶递送装置

多项研究评估了不同雾化器在雾化吸入 AMB 治疗中的性能[52-54]。有一项研究比较了超声雾化器(Fisoneb® 或 DP100®)和射流雾化器(Respirgard Ⅱ®)以研究肺霉菌球患者中的药物沉积和药代动力学。Fisoneb 雾化器在吸气过滤器中吸入药物的浓度最高(分别为 26.5% 和 28.3%),$MMAD$ 中位数为 $4.82\pm0.78\ \mu m$。Fisoneb 雾化器更有效地将 AMB 递送至中央气道、肺周围和霉菌球的肺病灶处。在为期 4 周的试验中,未发现对患者不利的影响。该项研究得出结论,AMB 混悬液可以通过各种雾化器有效雾化,并耐受良好[52]。

Corcoran 等比较了 12 种雾化器递送系统的气溶胶粒径和输出速率,从而为 ABLC (Abelcet)选择了最佳的雾化器递送系统,其结果表明,带有 DeVilbiss® 8650D 压缩机的 AeroEclipse® 雾化器提供了最高的肺部剂量(5.7 mg)和最高的肺部输送速率(0.23 mg/min)。该递送系统用于递送 ABLC(35 mg)并检测肺移植受者中的气溶胶沉积,显示药物在肺中分布良好。然而,由于通气不足,该药物未能理想地递送至单肺移植受者的自体肺。这项研究提示对于特殊人群需要进行气雾剂给药技术的详细临床研究和开发[53]。

近期,Lambros 等比较了 3 种已上市的射流雾化器系统(Pulmo-Aide/Micromist、Envoy/Sidestream 和 Proneb/Pari LC Star)在两种浓度(5 mg/ml 和 10 mg/ml)时生成 ABLC 气溶胶的性能。他们发现,较高的 ABLC 浓度可提高雾化器的输出速率。PulmoAide/Micromist 和 Envoy/Sidestream 的输出速率很高。不同的雾化器表现出不同的粒径分布,从而在气道中沉积部位不同。由 Proneb/Pari LC star 和 Envoy/Sidestream 生成的气溶胶的液滴粒径为 $1.0\sim3.5\ \mu m$,而由 Pulmo-Aide/Micromist 生成的气溶胶的液滴粒径为 $3.5\sim6.0\ \mu m$[54]。

这项研究引起人们对于肺曲霉病雾化治疗中雾化器优化的关注[54]。此外,研究人员也在针对特定人群开发雾化器药物递送系统。有一种适用于儿童的使用呼吸驱动雾化器的气溶胶化脂质体 AMB 输送系统(AeroEclipse by Trudell Medical International,Canada),雾化后脂质体没有任何变化。通过使用呼吸驱动雾化器,可以最大程度地减少药物损失,并且脂质体 AMB 气溶胶可以维持可吸入粒径的大小范围而不会破坏脂质体[65]。

(4) 临床前研究

将 AMB 肺部给药的疗效与静脉途径进行了比较。通过使用肺曲霉病小鼠模型,将

AMBd 和脂质体 AMB 雾化的疗效与常规的静脉剂型进行比较,发现这两种雾化剂型在肺中均达到令人满意的浓度,并且超过了传统静脉剂型[66]。AMB 脂质体在肺组织中的 AMB 浓度为 $46.7\pm10.5\ \mu g/g$,远高于烟曲霉的最低抑菌浓度(*MIC*)($0.4\sim0.8\ mg/L$);而静脉给药后的肺组织 AMB 浓度仅为 $16.4\pm2.4\ \mu g/g$[67]。

在随后的研究中,在 IPA 粒细胞减少大鼠中评估 AMBd、L-AMB、ABLC 和 ABCD 等 4 种已上市 AMB 剂型。这 4 种雾化剂型的所有气溶胶均具有最佳的可吸入粒径。肺内 AMB 浓度高于烟曲霉的 *MIC*。所有 4 种剂型均显著延长了大鼠的存活时间。然而,在接种曲霉前 6 周给药的实验中,只有 L-AMB 表现出延长的抗真菌活性。尽管所有的 4 种商业剂型在大鼠中均可有效雾化,并具有最佳的气溶胶粒径和肺部沉积,但脂质剂型更安全,因为 AMBd 由于脱氧胆酸盐对呼吸道的表面活性物质功能有害[68]。总体上,AMB 雾化吸入是控制肺部药物并提高 IPA 治疗的有效手段[66-68]。

(5)临床研究

在许多类型的患者,特别是在接受肺移植或血液系统恶性肿瘤的患者中,研究了吸入 AMB 预防和治疗肺曲霉病的功效。人们研究了雾化脂质体 AMB 预防肺移植患者曲霉感染的安全性和有效性[69-71]。一项前瞻性、非随机、非对照研究报告显示,移植后接受 120 mg 雾化 AMBd 治疗 120 d 的患者移植后患曲霉病的风险显著降低[69]。

在预防肺曲霉病方面,已经研究了其他剂型,包括雾化的脂质体 AMB 的效果[72,73]。104 名肺移植患者中仅有 8 例(7.7%)在接受雾化脂质体 AMB 预防后出现了曲霉感染[73]。AMB 在肺中达到足够的药物浓度持续 14 d。每 2 周一次雾化脂质体 AMB 是预防曲霉病的一种有前景的方案[72]。Perfect 等报道,与 AMBd 相比,AMB 脂质剂型的雾化在肺移植受者中更安全、耐受性更好[74]。在接受化疗且预期中性粒细胞减少症持续时间超过 10 d 的患者中,研究了雾化脂质体 AMB 预防 IPA 的功效;结果显示:在意向治疗人群中,接受雾化脂质体 AMB 的患者与安慰剂组相比,IPA 的发生率明显更低[比值比 0.26%,95%置信区间(*CI*)0.09~0.72];尽管雾化脂质体 AMB 可以将化疗诱发的中性粒细胞减少症患者的 IPA 发生率从 14% 降低到 4%,但 IPA 相关死亡率的降低并不显著[75]。

此外,研究者已在一些临床研究中评估了 ABLC。在接受心肺移植的 51 例患者中,有 50 例(98%)可以耐受雾化 ABLC[76]。在肺移植患者中评估了雾化 ABLC 预防曲霉病的疗效。肺移植后,患者每 2 d 接受雾化 ABLC,持续 2 周,然后每周 1 次,至少 13 周。在 6 个月随访期间,接受雾化 ABLC 的 60 名肺移植受者中只有 1 名(2%)出现了侵袭性真菌感染。另外,在研究的 6 个月中,吸入 ABLC 对于肺移植患者预防曲霉病是安全且耐受性良好。仅 4 名患者(6.4%)报告有恶心和呕吐,并且未报告有明显的支气管痉挛[77]。在肺移植受体中研究了吸入 AMBd 和 ABLC 预防真菌感染的疗效。在 2 个月内,这 2 种剂型在疾病进展方面无显著差异[70]。此外,还对 7 例患有囊性纤维化伴复发性 ABPA 且全身糖皮质激素减量失败的患者接受雾化 AMBd 和 ABLC 治疗的效果进行了评估。据报道,7 名患者中有 6 名治疗成功。虽然这 6 例患者 ABPA 反复发作数年,但之后能够停止使用糖皮质激素而不复发[78]。

现有研究显示了吸入 AMB 在预防肺曲霉病中的有效性[69-75]。6 项动物研究和包含 768 名高危患者的 2 项临床试验分析了 IPA 的死亡率和发生率。荟萃分析显示,与安慰剂相比,吸入 AMB 的动物死亡率更低(比值比为 0.13,95% CI 为 0.08~0.21)。此外,与安慰剂相比,吸入 AMB 的患者 IPA 的发生率更低。系统综述和荟萃分析证实,吸入 AMB 可有效预防 IPA[79]。然而,仍需开展大量样本的临床试验确认预防效果[79]。由于临床证据不充分,IDSA 尚不推荐常规吸入 AMB[40, 51]。

10.3.2 伊曲康唑

伊曲康唑(ITZ)是一种三唑类抗真菌药,在生物药剂学分类系统中归为 Ⅱ 类药物。伊曲康唑被开发用以扩大对曲霉菌的抗真菌活性[80]。尽管市场上有许多伊曲康唑产品,但是伊曲康唑的口服制剂存在很多缺陷。伊曲康唑溶解度差并且呈 pH 依赖性,吸收特性差且差异大导致生物利用度低[81]。黏膜纤毛转运系统和巨噬细胞吞噬作用可迅速清除未溶解的伊曲康唑颗粒[82]。肺中伊曲康唑的浓度低限制了其药理作用,导致治疗失败。另一个缺陷是药物相互作用。伊曲康唑与血浆蛋白高度结合,主要通过肝细胞色素 P450 3A4 代谢。由于其具有 CYP 450 和 CYP 3A4 抑制剂的性质,伊曲康唑可以与通过这些酶代谢的其他药物(如华法林、利福平、他克莫司)发生强烈相互作用[83]。此外,伊曲康唑口服剂型会引起许多不良反应,如恶心和呕吐(24%)、肝毒性(8.5%)和皮疹(5%~19%)[81]。而伊曲康唑全身治疗可能会由于药物无法充分扩散到肺部组织中而无法成为肺部感染的最佳选择[84]。肺局部给药是一种有前景的方法,可以弥补扩散不良从而在肺中达到有效浓度[84, 85]。为了开发吸入型伊曲康唑,已有多种技术用于改善药物的溶解度,如络合、细化粒径、固体分散以及形成基于纳米结构脂质的载体和聚合物胶束。

(1)雾化剂型

1)固体分散系统:固体分散体已被用于改善 ITZ 在水中的溶解度。通过应用微粒工程学技术制备纳米颗粒而开发伊曲康唑的雾化剂型。将伊曲康唑溶于聚山梨酯 20(AIP-1)或聚山梨酯 80 和泊洛沙姆 407(AIP-2 和 CIP)混合的有机溶剂中。用蒸发沉淀法(EPAS)制备结晶伊曲康唑粉末(crystalline ITZ powder, CIP),而应用喷雾冷冻液体法(spray freezing into liquid, SFL)生成无定形伊曲康唑粉末(AIP-1 和 AIP-2)。泊洛沙姆 407 和聚山梨酯 80 的添加改善了无定形伊曲康唑和结晶态伊曲康唑的溶解。将伊曲康唑纳米颗粒分散在水溶液中,然后使用雾化器递送至肺部。雾化 AIP-2 和 CIP 剂型后在小鼠肺中具有相似的药物浓度(C_{max})。单次雾化后,AIP 和 CIP 均显示出药物浓度高于 0.5 μg/g 并至少持续 24 h。但是,AIP-1 剂型的溶解速率较低、黏膜纤毛转运系统清除更快,因此半衰期较短、消除速率更高。此外,该剂型的液滴具有令人满意的空气动力学特性,其 $MMAD$ 为 2.76~2.82 μm,FPF 为 71%~85%。因此,这项研究提示对于水溶性差的药物,微粒工程学技术是开发吸入剂型的有效方法[85]。

表面活性剂增加了药物的溶解度和生物利用度,但同样也可能干扰细胞脂质双层膜,从而导致长期的安全性问题[86]。Yang 等开发了一种伊曲康唑雾化剂型,但未添加任何合成聚合物或表面活性剂。他们的剂型中使用了甘露醇和卵磷脂,它们是可生物降解的材料,同时是吸入药物可接受的赋形剂[87]。他们使用超喷雾冷冻(ultra-spray freezing, USF)工艺制备伊曲康唑:甘露醇:卵磷脂(1:0.5:2,w/w)的纳米结构聚集体。使用超快速冷冻(ultra-rapid freezing,URF)工艺,将包含药物和聚合物混合物的固体分散体或溶液直接喷雾到液氮中后迅速冷冻[88]。伊曲康唑胶态分散体的气溶胶表现出最佳的空气动力学特性,平均直径为230 nm,表面积大,为71 m^2/g,并且具有可湿性表面。温度分析和 XRD 图谱表明该药物没有结晶性,这表明伊曲康唑与赋形剂完全可混溶,并且分子分散在固溶体中。固溶体增加了药物对溶出介质的暴露面积,从而显著提高了溶出度和生物利用度。结果表明,伊曲康唑纳米粒子在模拟肺液中迅速溶解,并达到过饱和度,其饱和度比冰片碱的溶解度高 27 倍。体内单剂量 24 h 药代动力学研究表明大量肺部沉积和全身吸收,可在 2 h 内达到 1.6 g/ml 的血清浓度[89]。与 Vaughn 研究中的 SFL-ITZ 剂型相比,URF-ITZ 剂型显示出更快的吸收速率,更短的 T_{max},肺组织 C_{max} 高出 1 倍,血中 C_{max} 升高了 9 倍[89, 90]。此外,由于添加了作为通透性增强剂的卵磷脂,生物利用度增加[89]。

无定形伊曲康唑较晶体伊曲康唑纳米颗粒在体外具有溶解度优势,Yang 等进一步评估了这种优势对雾化后体内生物利用度的影响。应用 URF 工艺制备伊曲康唑的无定形纳米结构聚集体,而用湿磨法制备组成相同的纳米晶体伊曲康唑。雾化吸入后,由于固体分散体获得的溶解表面积增加,URF-ITZ 胶体分散体在肺液中的过饱和程度是湿磨伊曲康唑胶体分散体的 4.7 倍。尽管两种胶态水分散体具有相当的空气动力学性能,由于在肺液中过饱和度的增加,前者的血药浓度-时间曲线的曲线下面积(AUC)比后者增加 3.8 倍。此外,高饱和度和无定形纳米粒子的快速溶解使肺液中 URF-ITZ 未溶解颗粒的结晶最小化,这可能会减少肺防御系统对伊曲康唑的清除。这项研究证实,无定形伊曲康唑纳米粒子的肺部给药对于局部和全身治疗均具有潜在的优势[91]。

2) β-环糊精络合作用:通过与 2-羟丙基-环糊精(HPβCD-ITZ)形成包合物而不加其他赋形剂,开发出了伊曲康唑水溶液。使用 Aeroneb® 微型泵雾化器比较了 HPβCD-ITZ 溶液和 URF-ITZ 胶体分散体的气溶胶的空气动力学特性和体外药代动力学。已发现两种制剂的气溶胶均显示出最佳的空气动力学性质和相似的伊曲康唑肺部沉积。与 URF-ITZ 胶态分散体雾化剂型相比,HPβCD-ITZ 溶液雾化后具有相似的 C_{max}、较低的消除率和较高的肺 AUC_{0-24h}。由于 URF-ITZ 纳米粒子胶体分散体需要消除相间转变,因此溶解的 ITZ 穿过肺上皮全身吸收的速度更快。然而,由于 URF-ITZ 胶态分散体的配方中卵磷脂的渗透特性,因此,其血清吸收速度比 HPβCD-ITZ 溶液更快[92]。

3) 纳米粒径缩小:减小粒径是提高药物溶解度的另一种策略。通过使用研磨珠的湿磨工艺制备了伊曲康唑纳米雾化混悬液。通过添加表面活性剂(如聚山梨酯 80),纳米混悬液的粒径可降低至 180~200 nm。伊曲康唑纳米混悬液在 8 ℃下稳定,无颗粒生长长达 3 个月。伊曲康唑纳米混悬液与振动筛网(Pari eFlow®)和射流雾化器(Pari LC Plus® 和 MedelJet Basic®)兼容。单次剂量吸入可维持长时间肺内沉积,而全身吸收很少。肺总浓度为 21.4 $\mu g/g$,组织中的清除半衰期为 25.4 h。24 h 后组织浓度保持在 14.3 $\mu g/g$,比

烟曲霉的 *MIC* 0.5 μg/ml 高 28 倍。该研究证实伊曲康唑纳米混悬剂是一种有前景的吸入剂型[93]。

4）脂质纳米颗粒递送系统：脂质纳米颗粒具有多种优势，例如低毒性、能同时结合亲脂性和亲水性药物，以及可控制药物释放[94-96]。在肺部递送的情况下，脂质纳米颗粒的小粒径会增加肺部沉积。此外，颗粒的生物黏附特性也可以延长在肺中的停留时间[97]。近期 Pardeike 等介绍了一种伊曲康唑纳米结构脂质载体（nanostructured lipid carrier，NLC）雾化剂型。通过将固体脂质 Precrol ATO 5 与液体脂质油酸以 9∶1 的比例混合来制备 NLC 的颗粒基质，而聚山梨酯 20 由于其高润湿性而被选择为系统的稳定剂。研究显示，脂质载体可以结合高达 98.78% 的药物。由于颗粒之间的静电排斥和表面活性剂的空间位阻，装载伊曲康唑的 NLC 表现出良好的长期稳定性而没有颗粒聚集。在使用射流和超声雾化器进行雾化时，装载伊曲康唑的 NLC 表现稳定，粒径没有明显变化[98]。在动物实验中进一步评估了载药 NLC 的药物沉积情况。雾化后，装载伊曲康唑的 NLC 的粒径没有变化。伽玛闪烁显像图显示，装载伊曲康唑的 NLC 的细小气雾滴到达了两个主要感染区域，这表明伊曲康唑可以成功地递送到肺部以治疗曲霉病[99]。NLC 是一种将伊曲康唑递送至肺深部的有前景的载体系统[98, 99]。

5）胶束递送系统：聚合物胶束已被用作递送难溶性药物的替代载体系统。Moazeni 等研究了基于壳聚糖的聚合物胶束的作用，该胶束被用作伊曲康唑肺部递送的纳米载体系统。通过硬脂酸和亲水性解聚的壳聚糖的结合，经修饰的聚合物胶束在纳米级（120～200 nm）范围内。聚合物胶束结合的伊曲康唑高达 43.2±2.27 μg/ml，是伊曲康唑溶解度的 1000 倍。射流雾化器（Hudson®，英国）产生的剪切力不会影响 ITZ 聚合物胶束的稳定性。细颗粒分数为 38%～47%。一项体外雾化研究表明，在最初的 12 h 内，有 49% 的药物从聚合物胶束的外表面释放，其余的药物在 60 h 内逐渐释放。因此，硬脂酸嫁接的基于壳聚糖的聚合物胶束可以用作纳米载体，通过雾化将伊曲康唑递送至肺部[100]。

（2）粉雾吸入剂型

1）固体分散系统：近期，Duret 等开发了伊曲康唑粉雾吸入剂型。通过无定形状态将粒径减小至纳米级，并使用表面活性剂提高了润湿性，伊曲康唑的溶解度得以提高。使用含酒精溶液的喷雾干燥法制备了包含无定形伊曲康唑、甘露醇和 d-α 生育酚聚乙二醇 1000 琥珀酸酯（tocopherol polyethylene glycol 1000 succinate，TPGS）的固体分散体。包含无定形伊曲康唑和甘露醇的固体分散体干粉与散装伊曲康唑相比具有更佳的气溶胶特性和更高的溶出率。在配方中添加表面活性剂（TPGS）可以改善药物的溶出度，但同时也显著降低了细颗粒的比例，从而降低了气溶胶的性能[101]。

在随后的研究中，使用氢化大豆卵磷脂代替 TPGS。该研究发现，随着磷脂浓度的增加，溶解速率也相应增加，这是因为磷脂的两亲结构提高了疏水性伊曲康唑在水性介质中的润湿性。含 10% 磷脂（以 ITZ 的重量计）的最佳配方具有最快的溶出曲线和最佳的气溶胶性能。该剂型的释放剂量为 81.9%，细颗粒的碎裂率为 46.9%～67.0%。此外，磷脂不影响该剂型的空气动力学性能。因此，采用合适吸入赋形剂的 DPI 是治疗 IPA 的可选剂型[102]。

2）纳米颗粒递送系统：由于纳米颗粒的高聚集性，用于吸入的纳米颗粒开发受到限制。已经应用了诸如喷雾干燥的颗粒工程技术来制备稳定的含有伊曲康唑纳米颗粒的微粉化干粉配方。通过改良的离子凝胶法制备含 1∶3 比例壳聚糖和三聚磷酸酯的壳聚糖类纳米粒子。ITZ - HPβCD 的复合物被封装在壳聚糖纳米颗粒中。纳米颗粒的最佳可吸入粒径范围为 190～240 nm。将纳米颗粒与乳糖和甘露醇共喷雾干燥产生可吸入微粒，共喷雾干燥过程中加入甘露醇和亮氨酸可显著改善药物的气溶胶性能[103]。

Aghdam 等介绍了装载伊曲康唑的纳米转移体 DPI 剂型。他们发现，含有卵磷脂和跨距比例为 90∶10 的纳米转运体剂型粒径分布窄，具有最佳的可吸入粒径（171 nm MMAD）。此外，含有甘露醇和转运体的比例为 2∶1 的共喷雾干燥剂型表现出最佳的雾化效率（FPF 为 37%）。可见，纳米转运体是一种新型的生物相容性囊泡系统，可用于制备 DPI 剂型用于药物肺部递送[104]。

（3）临床前研究

雾化吸入纳米结构伊曲康唑在预防 IPA 中的有效性已有报道[105, 106]。在 IPA 小鼠模型中比较了纳米结构伊曲康唑雾化剂型（AIP - 2 和 CIP）与伊曲康唑口服液的有效性。将小鼠分组，分别使用以上剂型 12 d。在用药的前一天接种黄曲霉孢子。结果表明，AIP - 2 和 CIP 剂型比口服液和对照组具有更高的中位生存期。此外，与 CIP 和口服液相比，由于较高的肺暴露和较低的肺清除，SFL 剂型的中位生存期最长（长达 20 d）[107]。

Alvarez 等评估了雾化 SFL 在预防烟曲霉 IPA 方面的有效性。与接受口服液（5 d，0%）或对照组（6.5 d，10%）的小鼠相比，SFL 雾化剂型表现出更长的生存时间（7.5 d）和更高的生存率（35%）。这一结果与 Hoebon 的研究一致，后者表明无定形纳米结构伊曲康唑可以提高黄曲霉感染的存活率。尽管在任何剂型中均未观察到肺真菌负荷有显著性降低，但对照动物肺菌落形成单位（colony forming unit，CFU）更高。组织病理学表明，进行纳米结构伊曲康唑雾化吸入的小鼠中坏死灶和血管病变的数量减少[106]。这两项研究证实，无定形纳米结构伊曲康唑的吸入可以有效地限制肺曲霉病的进展[105, 106]。

此外，评估了新型纳米结构伊曲康唑制剂的全身暴露和毒性[90, 107]。比较了小鼠口服和吸入无定形纳米微粒伊曲康唑、伊曲康唑口服溶液之间肺和血清的浓度。研究发现，与口服伊曲康唑相比，经肺部给药的无定形伊曲康唑纳米颗粒显示出更高的肺组织浓度。两种制剂口服给药之间没有发现显著差异。无定形纳米颗粒伊曲康唑的肺部给药可以在肺组织中维持高浓度，而在 24 h 中血清水平均保持在烟曲霉的最低致死浓度（minimum lethal concentration，MLC）之上[90]。

小鼠每 12 h 雾化一次无定形纳米结构伊曲康唑分散液、连续 12 d 后，对安全性进行了评估。肺组织学、免疫原性潜能和细胞摄取的结果表明，气道保持通畅，在支气管、支气管或血管周围组织中没有上皮溃疡或炎症的迹象。未发现 IL - 12 升高，这表明在肺中未发生细胞因子诱导。因此，吸入无定形伊曲康唑或赋形剂不会引起免疫原性炎症或肺组织学改变[107]。

对于粉雾吸入剂型，使用喷雾干燥技术制备了 3 种 ITZ 甘露醇 DPI 剂型：一种剂型包含结晶伊曲康唑（F1），一种剂型包含无定形伊曲康唑和磷脂（F2），还有一种剂型包含无定形伊曲康唑,没有磷脂(F3)。在小鼠中比较了这三者的药代动力学特征。无定形固体分散体伊曲康唑(F2 和 F3)的溶解度达到了肺液中的过饱和点,与微粉化晶体伊曲康唑相比,提高了全身生物利用度并提高了全身吸收率。F1、F2 和 F3 的血浆 $AUC_{0-24\,h}$ 分别为 182.0、491.5 和 376.8 ng • h/ml。F1、F2 和 F3 的 T_{max} 分别为 60、30 和 5 min[108]。

这项药代动力学研究表明,在气管内给药 24 h 后,无定形固体分散体伊曲康唑剂型可延长肺部停留并使肺中药物浓度高于烟曲霉 MIC(2 g/g 肺)。但是,添加磷脂会增加伊曲康唑在肺中的溶解速率和清除速率。更快的吸收速率和更大的药物吸收程度可能导致药物在肺组织中被快速清除以及与血浆峰浓度相关的不良反应[108]。

10.3.3 伏立康唑

开发伏立康唑(VCZ)旨在提高疗效和更广谱的抗真菌活性[109]。据报道,伏立康唑治疗成功患者达 52.8%,高于 AMBd 的治疗成功率[110]。但是,伏立康唑全身给药的局限性包括药代动力学的个体变异性大、潜在的药物相互作用以及狭窄的治疗窗,以及神经毒性和肝毒性等不良反应[111-113]。为了克服口服或静脉内给药的局限性,已开发出靶向肺部的伏立康唑给药,以增加感染部位的药物浓度并减少治疗所需的剂量。

(1)雾化剂型

已上市的注射用伏立康唑(Vfend®)已被用于肺部递送。在注射剂型中,通过与磺丁基醚-β-环糊精形成包合物可以提高药物溶解度。使用 Aeroneb Pro 微型泵式雾化器雾化注射用伏立康唑显示,雾化的伏立康唑水溶液是等渗的,气溶胶的 $MMAD$ 为 2.98 mm,细颗粒分数为 71.7%。这项研究据此得出结论,注射用伏立康唑可用于肺部给药[114]。

(2)粉雾剂型

由于在肺部药物递送方面的优势,微粒工程技术已被用于开发难溶性药物的吸入剂型[115]。例如,纳米颗粒和大的多孔颗粒可以改善细颗粒的比例和肺部沉积[116]。最近,使用薄膜冷冻技术(thin film freezing,TFF)制备了结晶和无定形伏立康唑的干粉组合物。这个没有稳定剂的 TFF-VCZ 剂型形成了微结构的晶体形态,而 TFF-VCZ-PVP K25(1:3)配方则形成了纳米结构无定形伏立康唑。选择吸乐®DPI 装置以吸入两种 TTF 剂型的低密度聚集颗粒。经 TTF 处理的两种粉末均显示出低密度和高表面积。然而,微结构的晶体 TFF-VCZ 显示出更好的空气动力学特性。微结构晶体和纳米结构非晶态伏立康唑的空气动力学直径分别为 4.2 μm 和 5.2 μm。微结构晶体和纳米结构非晶态伏立康唑的细颗粒分数分别为 37.8% 和 32.4%[117]。

为了延长在肺中的停留时间,Sinha 等开发了伏立康唑的缓释制剂。使用多重乳化和冷冻干燥技术制备了含有伏立康唑的聚乳酸-乙醇酸共聚物(poly lactic-co-glycolic acid,PLGA)纳米颗粒。在多次乳化过程中,将柠檬酸和碳酸氢钠的泡腾混合物加入到乳剂中,产生的泡腾盐释放出二氧化碳,产生了多孔伏立康唑纳米颗粒。与无孔颗粒相比,多孔颗粒的 $MMAD$ 较低、初始药物沉积较高(约 120 μg/g 组织)。由于多孔结构的扩散面积较大,药物以比无孔颗粒更高的浓度从多孔颗粒中释放出来。药物释放研究表明,在

2 h内从纳米颗粒中释放出20%的药物,然后持续释放15 d[118]。

对于无孔纳米颗粒,给药后药物在肺中可维持长达5 d,而对于多孔纳米颗粒,则高达7 d。尽管纳米颗粒的包封率较低(8%~60%),但可生物降解的PLGA纳米颗粒可以在更长的时间内维持肺中的药物水平[118]。Das等通过放射标记和伽马闪烁显像进一步研究了PLGA对肺中药物释放的影响。通过多次乳液溶剂蒸发来制备含有3%(w/w)伏立康唑的载药PLGA纳米颗粒。发现与游离药物相比,放射性标记的颗粒在肺中的积累速率更高。游离药物的排泄速率高于纳米颗粒。这项研究证实,装载伏立康唑的PLGA纳米颗粒是一种更好的肺部给药系统,可在深部肺部维持高浓度的伏立康唑,这有望提供更好的抗真菌作用[119]。

为了提高包封率,Arora等开发了一种控释伏立康唑粉雾剂型,该剂型采用一步加工技术制备。应用喷雾干燥法制备伏立康唑(纯药物)和装载伏立康唑的聚丙交酯微粒(VCZ-loaded polyactide microparticles,VLM)。伏立康唑以高达98.56%±3.75%的效率结合在纳米颗粒中。由于VLM粉末的无定形形式和球形形态,VLM比伏立康唑表现出更小的$MMAD$(3.68±0.05 μm)和更高的FPF(43.56%±0.13%)。但是,两种剂型都可以递送到肺部的中下部。药物释放曲线显示,VLM可持续释放药物2 d。因此,使用喷雾干燥法制备的伏立康唑DPI控释制剂是治疗肺曲霉病的另一种选择[120]。

尽管有一些研究报告了伏立康唑PLGA纳米颗粒吸入治疗肺曲霉病的作用,但在吸入制剂中使用可生物降解聚合物仍有争议。Arora等开发了使用喷雾干燥法制备的亮氨酸修饰的伏立康唑微粒。含有80%(w/w)伏立康唑和20%(w/w)亮氨酸的喷雾干燥粉末表现出合适的粒径和空气动力学性能。喷雾干燥的干粉在室温(25 ℃,60%RH)和加速条件(40 ℃,75%RH)下,可稳定保存3个月。该剂型对于肺上皮组织是安全的,并且亮氨酸不影响伏立康唑的转运动力学。这种伏立康唑剂型可以有效的递送至肺部,而且维持药物浓度在曲霉MIC之上达8 h[121]。

(3)临床前研究

在小鼠中评估伏立康唑注射剂雾化的药代动力学。雾化后30 min,在肺组织和血浆中检测到高浓度的伏立康唑。但是,单次剂量给药6~8 h后,肺部伏立康唑浓度低至无法测出,而在雾化后长达24 h,血浆中仍可检测到伏立康唑。单次剂量给药后,最大浓度为肺11.0±1.6 μg/g和血浆7.9±0.68 μg/ml。多次给药后,肺组织峰浓度为6.73±3.64 μg/g,血浆峰浓度为2.32±1.52 μg/ml。尽管注射用伏立康唑雾化后的肺内沉积较低,但肺组织和血浆中的高浓度可能对治疗IPA有益[122]。

Tolman等在小鼠模型中评价了吸入伏立康唑预防烟曲霉IPA的疗效。在小鼠中,注射用伏立康唑的肺部应用表现出较高的存活率和较轻的侵袭性疾病。接受雾化伏立康唑小鼠的存活率(92%)显著高于对照组(25%,$P<0.05$),也高于接受AMB治疗的小鼠(31%,$P<0.05$)。此外,雾化伏立康唑预防组的小鼠的中位生存时间(>12 d)比对照组(7.5 d)或两性霉素B组的小鼠(7 d)更长。对照组或AMB组的小鼠进展为更严重的侵袭性疾病,在肺部表现出上皮破坏、充血、坏死、血管浸润和小气道血管病变等异常。在雾化吸入伏立康唑的小鼠中未发现这些肺损伤和炎症变化。这项研究还表明,雾化吸入伏立康唑是预防和治疗 IPA 有前景的策略[114]。

至于粉雾吸入，Beinborn 等评估了无定形伏立康唑和结晶性伏立康唑剂型在小鼠中的单剂量给药的 24 h 药代动力学。与纳米结构的无定形 TFF－VRC－PVP K25 相比，微结构的结晶 TFF－VRC 在肺中的滞留时间更长。这是因为纳米结构无定形剂型的溶解更快，会导致药物在血浆中的分散更快，滞留时间更短，在肺组织中的暴露量更低。该研究认为，吸入微结构晶体伏立康唑可能是治疗 IPA 有吸引力的剂型[117]。

10.3.4 卡泊芬净

卡泊芬净是棘白菌素类的抗真菌药物，已被批准作为曲霉病的替代治疗，尤其是对于不能从 AMB 或伊曲康唑中获益的患者[123-125]。在大鼠肺曲霉病模型中研究了吸入卡泊芬净的疗效，显示雾化吸入卡泊芬净可有效延缓大鼠死于 IPA[126]。卡泊芬净因其广谱抗曲霉属作用而被认为是一种有前景的雾化给药药物，并且与其他可用药物相比毒性更低[123, 124]。Beringer 等评估了卡泊芬净通过雾化进行肺部药物递送是否合适。将注射用卡泊芬净用 0.9％NaCl 复溶，制得 10 mg/ml 的溶液和 30 mg/ml 的溶液。尽管卡泊芬净溶液为酸性（pH＜6.3），但添加 0.3 N NaOH 可以将溶液的 pH 调节至中性，即处于生理 pH 范围内。卡泊芬净溶液的渗透压在吸入的容许范围内。此外，溶液的黏度类似于水，并且和药物浓度无关。因此，药物溶液具有针对气道耐受性的合适理化特性[127]。

Beringer 等使用三种射流雾化器系统——Micromist（Hudson RCI，Temecula，CA）、Sidestream MS 2400（Invacare，Elyria，OH）和 Pari LC Star（Pari Respiratory Equipment，Midlothian，VA）评估了药物溶液针对肺部生成气溶胶的能力。他们发现，随着药物浓度的增加，药物输出速率也增加。与其他两个雾化器相比，Proneb Ultra/Pari－LC star 系统雾化高浓度和低浓度的药物对均显示出最高的可吸入药物分数，分别达 93％和 83％。此外，他们比较了 3 种射流雾化器系统在药物浪费和雾化需时方面的差异，结果显示 Pulmo-Aide/Micromist 系统是最有效的一次性装置，在 15 min 内以 10 mg/ml 的浓度雾化仅需要 59 mg 注射用卡泊芬净。相比之下，Proneb Ultra/Pari-LC star 系统是最有效的可重复使用的雾化器系统，以 30 mg/ml 的浓度在 5 min 内仅需 54 mg 注射用卡泊芬净就可以达到目标剂量。这项研究证实，雾化是一种将卡泊芬净递送至肺的有前景的方法[127]。

10.4 结论

吸入型抗真菌药的研发仍然是预防和治疗肺曲霉感染的有前景的策略。吸入 AMB 已被证明对曲霉有效。但是，其长程使用仍需进一步研究。三唑类抗真菌药（如伊曲康唑、伏立康唑）已使用多种工艺开发出雾化剂型和粉雾吸入剂型，但需要更多的临床前和临床研究以确认其在肺部应用中的有效性和安全性。

（苏 欣 译）

参考文献

1. Soubani AO, Chandrasekar PH. The clinical spectrum of pulmonary aspergillosis. *Chest*. 2002;121(6):1988–1999. Epub 2002/06/18. PubMed PMID: 12065367.

2. Lin SJ, Schranz J, Teutsch SM. Aspergillosis case-fatality rate: Systematic review of the literature. *Clin Infect Dis*. 2001;32(3):358–366. Epub 2001/02/15. doi:10.1086/318483. PubMed PMID: 11170942.

3. Desoubeaux G, Bailly E, Chandenier J. Diagnosis of invasive pulmonary aspergillosis: Updates and recommendations. *Med Mal Infect*. 2014;44(3):89–101. doi:10.1016/j.medmal.2013.11.006. PubMed PMID: 24548415.

4. Merlos R, Amighi K, Wauthoz N. Recent developments in inhaled triazoles against invasive pulmonary aspergillosis. *Curr Fungal Infect Rep*. 2014;8(4):331–342. doi:10.1007/s12281-014-0199-5.

5. Lehrnbecher T, Frank C, Engels K, Kriener S, Groll AH, Schwabe D. Trends in the postmortem epidemiology of invasive fungal infections at a university hospital. *J Infect*. 2010;61(3):259–265. doi:10.1016/j.jinf.2010.06.018. PubMed PMID: 20624423.

6. Díaz Sánchez C, López Viña A. Pulmonary aspergillosis. *Archivos de Bronconeumología* (English Edition). 2004;40(3):114–122. doi:10.1016/S1579-2129(06)70076-3.

7. Pasqualotto AC. Differences in pathogenicity and clinical syndromes due to *aspergillus fumigatus* and *aspergillus flavus*. *Med Mycol*. 2009;47(1):261–270. Epub 2008/07/26. doi:10.1080/13693780802247702. PubMed PMID: 18654921.

8. Morris G, Kokki MH, Anderson K, Richardson MD. Sampling of aspergillus spores in air. *J Hosp Infect*. 2000;44(2):81–92. Epub 2000/02/09. doi:10.1053/jhin.1999.0688. PubMed PMID: 10662557.

9. Hasenberg M, Behnsen J, Krappmann S, Brakhage A, Gunzer M. Phagocyte responses towards Aspergillus fumigatus. *Int J Med Microbiol*. 2011;301(5):436–444. Epub 2011/05/17. doi:10.1016/j.ijmm.2011.04.012. PubMed PMID: 21571589.

10. Dagenais TR, Keller NP. Pathogenesis of *Aspergillus fumigatus* in invasive aspergillosis. *Clin Microbiol Rev*. 2009;22(3):447–465. Epub 2009/07/15. doi:10.1128/cmr.00055-08. PubMed PMID: 19597008; PMCID: PMC2708386.

11. Thompson GR, TF P. Pulmonary aspergillosis: Recent advances. *Semin Respir Crit Care Med*. 2011;32(6):673–681. doi:10.1055/s-0031-1295715. PubMed PMID: 22167395.

12. Kousha M, Tadi R, Soubani AO. Pulmonary aspergillosis: A clinical review. *Eur Respir Rev*. 2011;20(121):156–174. doi:10.1183/09059180.00001011. PubMed PMID: 21881144.

13. Kosmidis C, Denning DW. The clinical spectrum of pulmonary aspergillosis. *Thorax*. 2015;70(3):270–277. Epub 2014/10/31. doi:10.1136/thoraxjnl-2014-206291. PubMed PMID: 25354514.

14. Patterson TF. Aspergillosis. In *Essential of Clinical Mycology*. 2nd ed., 2011. pp. 243–263. New York: Springer.

15. Zmeili OS, Soubani AO. Pulmonary aspergillosis: A clinical update. *QJM*. 2007;100(6):317–334. doi:10.1093/qjmed/hcm035. PubMed PMID: 17525130.

16. Tomee J, Mannes GM, van der Bij W et al. Serodiagnosis and monitoring of *aspergillus* infections after lung transplantation. *Ann Intern Med*. 1996;125(3):197–201. doi:10.7326/0003-4819-125-3-199608010-00006.

17. Rafferty P, Biggs BA, Crompton GK, Grant IW. What happens to patients with pulmonary aspergilloma? Analysis of 23 cases. *Thorax* 1983;38(8):579–583. PubMed PMID: PMC459614.

18. Sharma OP, Chwogule R. Many faces of pulmonary aspergillosis. *Eur Respir J*. 1998;12(3):705–715. PubMed PMID: 9762804.

19. Amchentsev A, Kurugundla N, Saleh AG. Aspergillus-related lung disease. *Respir Med CME*. 2008;1(3):205–215. doi:10.1016/j.rmedc.2008.08.008.

20. Sansom HE, Baque-Juston M, Wells AU, Hansell DM. Lateral cavity wall thickening as an early radiographic sign of mycetoma formation. *Eur Radiol*. 2000;10(2):387–390. doi:10.1007/s003300050061. PubMed PMID: 10663774.

21. Sah SK, Li Y, Ganganah O, Shi X, Li Y. An update of clinical characteristics and imaging findings of pulmonary aspergillosis. *IJDI*. 2015;3(1). doi:10.5430/ijdi.v3n1p8.

22. Tunnicliffe G, Schomberg L, Walsh S, Tinwell B, Harrison T, Chua F. Airway and parenchymal manifestations of pulmonary aspergillosis. *Respir Med*. 2013;107(8):1113–1123. doi:10.1016/j.rmed.2013.03.016. PubMed PMID: 23702091.

23. Glimp RA, Bayer AS. Pulmonary aspergilloma: Diagnostic and therapeutic considerations. *Arch Intern Med*. 1983;143(2):303–308. Epub 1983/02/01.

24. Khalil A, Fedida B, Parrot A, Haddad S, Fartoukh M, Carette MF. Severe hemoptysis: From diagnosis to embolization. *Diagn Interv Imaging*. 2015;96(7–8):775–788. doi:10.1016/j.diii.2015.06.007.

25. Regnard JF, Icard P, Nicolosi M, Spagiarri L, Magdeleinat P, Jauffret B, Levasseur P. Aspergilloma: A series of 89 surgical cases. *Ann Thorac Surg*. 2000;69(3):898–903. Epub 2000/04/06. PubMed PMID: 10750780.

26. Stevens DA, Moss RB, Kurup VP, Knutsen AP, Greenberger P, Judson MA, Denning DW et al., Participants in the Cystic Fibrosis Foundation Consensus C. Allergic bronchopulmonary aspergillosis in cystic fibrosis—State of the art: Cystic Fibrosis Foundation Consensus Conference. *Clin Infect Dis*. 2003;37 Suppl 3:S225–S264. doi:10.1086/376525. PubMed PMID: 12975753.

27. Patterson K, Strek ME. Allergic bronchopulmonary

aspergillosis. *Proc Am Thorac Soc.* 2010;7(3):237–244. doi:10.1513/pats.200908-086AL. PubMed PMID: 20463254.

28. Agarwal R. Allergic bronchopulmonary aspergillosis. *Chest.* 2009;135(3):805–826. Epub 2009/03/07. doi:10.1378/chest.08-2586. PubMed PMID: 19265090.

29. Franquet T, Müller NL, Giménez A, Guembe P, Torre Jdl, Bagué S. Spectrum of pulmonary aspergillosis: Histologic, clinical, and radiologic findings. *RadioGraphics.* 2001;21(4):825–837. doi:10.1148/radiographics.21.4.g01jl03825. PubMed PMID: 11452056.

30. Molinari M, Ruiu A, Biondi M, Zompatori M. Hyperdense mucoid impaction in allergic bronchopulmonary aspergillosis: CT appearance. *Monaldi Arch Chest Dis.* 2004;61(1):62–64. PubMed PMID: 15366339.

31. Kaymaz D, Ergun P, Candemir I, Cicek T. Chronic necrotizing pulmonary aspergillosis presenting as transient migratory thoracic mass: A diagnostic dilemma. *Respir Med Case Rep.* 2016;19:140–142. Epub 2016/10/19. doi:10.1016/j.rmcr.2016.09.007. PubMed PMID: 27752463; PMCID: PMC5061306.

32. Grahame-Clarke CN, Roberts CM, Empey DW. Chronic necrotizing pulmonary aspergillosis and pulmonary phycomycosis in cystic fibrosis. *Respir Med.* 1994;88(6):465–468. Epub 1994/07/01. PubMed PMID: 7938799.

33. Cabral FC, Marchiori E, Zanetti G, Takayassu TC, Mano CM. Semi-invasive pulmonary aspergillosis in an immunosuppressed patient: A case report. *Cases J.* 2009;2(1):40. Epub 2009/01/14. doi:10.1186/ 1757-1626-2-40. PubMed PMID: 19138387; PMCID: PMC2633327.

34. Kim SY, Lee KS, Han J, Kim J, Kim TS, Choo SW, Kim SJ. Semi-invasive pulmonary aspergillosis. *AJR Am J Roentgenol.* 2000;174(3):795–798. doi:10.2214/ajr.174.3.1740795.

35. Gerson SL, Talbot GH, Hurwitz S, Strom BL, Lusk EJ, Cassileth PA. Prolonged granulocytopenia: The major risk factor for invasive pulmonary aspergillosis in patients with acute leukemia. *Ann Intern Med.* 1984;100(3):345–351. Epub 1984/03/01. PubMed PMID: 6696356.

36. Segal BH, Walsh TJ. Current approaches to diagnosis and treatment of invasive aspergillosis. *Am J Respir Crit Care Med.* 2006;173(7):707–717. Epub 2006/01/03. doi:10.1164/rccm.200505-727SO. PubMed PMID: 16387806.

37. Schaffner A, Douglas H, Braude A. Selective protection against conidia by mononuclear and against mycelia by polymorphonuclear phagocytes in resistance to Aspergillus. Observations on these two lines of defense in vivo and in vitro with human and mouse phagocytes. *J Clin Invest.* 1982;69(3):617–631. Epub 1982/03/01. PubMed PMID: 7037853; PMCID: PMC371019.

38. Albelda SM, Talbot GH, Gerson SL, Miller WT, Cassileth PA. Pulmonary cavitation and massive hemoptysis in invasive pulmonary aspergillosis. *Am Rev Respir Dis.* 1985;131(1):115–120. doi:10.1164/arrd.1985.131.1.115. PubMed PMID: 3966697.

39. Caillot D, Casasnovas O, Bernard A, Couaillier JF, Durand C, Cuisenier B, Solary E et al., Improved management of invasive pulmonary aspergillosis in neutropenic patients using early thoracic computed tomographic scan and surgery. *J Clin Oncol.* 1997;15(1):139–147. doi:10.1200/JCO.1997.15.1.139. PubMed PMID: 8996135.

40. Patterson TF, Thompson III GR, Denning DW, Fishman JA, Hadley S, Herbrecht R, Kontoyiannis DP et al., Practice guidelines for the diagnosis and management of aspergillosis: 2016 Update by the infectious diseases society of america. *Clin Infect Dis.* 2016;63(4):1–60. doi:10.1093/cid/ciw326. PubMed PMID: 27365388; PMCID: PMC4967602.

41. Hope WW, Billaud EM, Lestner J, Denning DW. Therapeutic drug monitoring for triazoles. *Curr Opin Infect Dis.* 2008;21(6):580–586. Epub 2008/11/04. doi:10.1097/QCO.0b013e3283184611. PubMed PMID: 18978525.

42. Approved Drug Products with Therapeutic Equivalence Evaluations (Orange Book). Silver Spring, MD: Food and Drug Administration [cited 2017]. Available from https://www.fda.gov/drugs/informationondrugs/ucm129662.htm.

43. Drew RH. Aerosol and other novel administrations for prevention and treatment of invasive aspergillosis. *Med Mycol.* 2009;47 Suppl 1:S355–S361. doi:10.1080/13693780802247710. PubMed PMID: 18654913.

44. Arthur RR, Drew RH, Perfect JR. Novel modes of antifungal drug administration. *Expert Opin Investig Drugs.* 2004;13(8):903–932. doi:10.1517/13543784.13.8.903. PubMed PMID: 15268632.

45. Lepak AJ, Andes DR. Antifungal pharmacokinetics and pharmacodynamics. *Cold Spring Harb Perspect Med.* 2014;5(5):a019653. doi:10.1101/cshperspect.a019653. PubMed PMID: 25384765; PMCID: PMC4448584.

46. Lewis RE, Liao G, Hou J, Chamilos G, Prince RA, Kontoyiannis DP. Comparative analysis of amphotericin B lipid complex and liposomal amphotericin B kinetics of lung accumulation and fungal clearance in a murine model of acute invasive pulmonary aspergillosis. *Antimicrob Agents Chemother.* 2007;51(4):1253–1258. doi:10.1128/AAC.01449-06. PubMed PMID: 17261624; PMCID: PMC1855500.

47. Olson JA, Adler-Moore JP, Schwartz J, Jensen GM, Proffitt RT. Comparative efficacies, toxicities, and tissue concentrations of amphotericin B lipid formulations in a murine pulmonary aspergillosis model. *Antimicrob Agents Chemother.* 2006;50(6):2122–2131. doi:10.1128/AAC.00315-06. PubMed PMID: 16723574; PMCID: PMC1479157.

48. Vogelsinger H, Weiler S, Djanani A, Kountchev J, Bellmann-Weiler R, Wiedermann CJ, Bellmann R. Amphotericin B tissue distribu-

tion in autopsy material after treatment with liposomal amphotericin B and amphotericin B colloidal dispersion. *J Antimicrob Chemother*. 2006;57(6):1153–1160. doi:10.1093/jac/dkl141. PubMed PMID: 16627591.

49. Torrado JJ, Espada R, Ballesteros MP, Torrado-Santiago S. Amphotericin B formulations and drug targeting. *J Pharm Sci*. 2008;97(7):2405–2425. doi:10.1002/jps.21179. PubMed PMID: 17893903.

50. Kuiper L, Ruijgrok EJ. A review on the clinical use of inhaled amphotericin B. *J Aerosol Med Pulm Drug Deliv*. 2009;22(3):213–227. doi:10.1089/jamp.2008.0715. PubMed PMID: 19466905.

51. Le J, Schiller DS. Aerosolized delivery of antifungal agents. *Curr Fungal Infect Rep*. 2010;4(2):96–102. doi:10.1007/s12281-010-0011-0. PubMed PMID: 20502511; PMCID: PMC2868999.

52. Diot P, Rivoire B, Le Pape A, Lemarie E, Dire D, Furet Y, Breteau M, Smaldone GC. Deposition of amphotericin B aerosols in pulmonary aspergilloma. *Eur Respir J* 1995;8(8):1263–1268. doi:10.1183/09031936. 95.08081263.

53. Corcoran TE, Venkataramanan R, Mihelc KM, Marcinkowski AL, Ou J, McCook BM, Weber L et al., Aerosol deposition of lipid complex amphotericin-B (Abelcet) in lung transplant recipients. *Am J Transplant*. 2006;6(11):2765–2773. Epub 2006/10/20. doi:10.1111/j.1600-6143.2006.01529.x. PubMed PMID: 17049064.

54. Lambros MP, Beringer PM, Wong-Beringer A. Nebulizer choice affects the airway targeting of amphotericin B lipid complex aerosols. *J Pharm Technol*. 2013;29(5):199–204. doi:10.1177/8755122513500905.

55. De Marie S., Janknegt R., A. B-WI. Clinical use of liposomal and lipid-complexed amphotericin B. *J Antimicrob Chemother*. 1994;33(5):907–916. Epub 1994/05/01. PubMed PMID: 8089064.

56. Janknegt R, de Marie S, Bakker-Woudenberg IA, Crommelin DJ. Liposomal and lipid formulations of amphotericin B. *Clin Pharmacokinet*. 1992;23(4):279–291. doi:10.2165/00003088-199223040-00004.

57. Vyas SP, Quraishi S, Gupta S, Jaganathan KS. Aerosolized liposome-based delivery of amphotericin B to alveolar macrophages. *Int J Pharm*. 2005;296(1–2):12–25. doi:10.1016/j. ijpharm.2005.02.003. PubMed PMID: 15885451.

58. Croy SR, Kwon GS. Polymeric micelles for drug delivery. *Curr Pharm Des*. 2006;12(36):4669–4684. Epub 2006/12/16. PubMed PMID: 17168771.

59. Jones M, Leroux J. Polymeric micelles—A new generation of colloidal drug carriers. *Eur J Pharm Biopharm*. 1999;48(2):101–111. Epub 1999/09/02. PubMed PMID: 10469928.

60. Kwon GS. Polymeric micelles for delivery of poorly water-soluble compounds. *Crit Rev Ther Drug Carrier Syst*. 2003;20(5):357–403. Epub 2004/02/13. PubMed

PMID: 14959789.

61. Gilani K, Moazeni E, Ramezanli T, Amini M, Fazeli MR, Jamalifar H. Development of respirable nano-micelle carriers for delivery of amphotericin B by jet nebulization. *J Pharm Sci*. 2011;100(1):252–259. Epub 2010/07/06. doi:10.1002/jps.22274. PubMed PMID: 20602350.

62. Bertelli M, Gallo S, Buda A, Cecchin S, Fabbri A, Lapucci C, Andrighetto G, Sidoti V, Lorusso L, Pandolfo M. Novel mutations in the arylsulfatase A gene in eight Italian families with metachromatic leukodystrophy. *J Clin Neurosci*. 13(4):443–448. doi:10.1016/j.jocn.2005.03.039.

63. Shirkhani K, Teo I, Armstrong-James D, Shaunak S. Nebulised amphotericin B-polymethacrylic acid nanoparticle prophylaxis prevents invasive aspergillosis. *Nanomedicine*. 2015;11(5):1217–1226. doi:10.1016/j.nano.2015.02.012.

64. Shah SP, Misra A. Development of liposomal amphotericin B dry powder inhaler formulation. *Drug Deliv*. 2004;11(4):247–253. Epub 2004/09/17. doi:10.1080/10717540490467375. PubMed PMID: 15371106.

65. Kamalaporn H, Leung K, Nagel M, Kittanakom S, Calvieri B, Reithmeier RA, Coates AL. Aerosolized liposomal Amphotericin B: A potential prophylaxis of invasive pulmonary aspergillosis in immunocompromised patients. *Pediatr Pulmonol*. 2014;49(6):574–580. doi:10.1002/ppul.22856. PubMed PMID: 23843366.

66. Gavalda J, Martin MT, Lopez P, Gomis X, Ramirez JL, Rodriguez D, Len O, Puigfel Y, Ruiz I, Pahissa A. Efficacy of nebulized liposomal amphotericin B in treatment of experimental pulmonary aspergillosis. *Antimicrob Agents Chemother*. 2005;49(7):3028–3030. doi:10.1128/AAC.49.7.3028-3030.2005. PubMed PMID: 15980392; PMCID: PMC1168712.

67. Ruijgrok EJ, Fens MH, Bakker-Woudenberg IA, van Etten EW, Vulto AG. Nebulized amphotericin B combined with intravenous amphotericin B in rats with severe invasive pulmonary aspergillosis. *Antimicrob Agents Chemother*. 2006;50(5):1852–1854. doi:10.1128/AAC.50.5.1852-1854.2006. PubMed PMID: 16641459; PMCID: PMC1472188.

68. Ruijgrok EJ, Fens MH, Bakker-Woudenberg IA, van Etten EW, Vulto AG. Nebulization of four commercially available amphotericin B formulations in persistently granulocytopenic rats with invasive pulmonary aspergillosis: Evidence for long-term biological activity. *J Pharm Pharmacol*. 2005;57(10):1289–1295. doi:10.1211/jpp.57.10.0007. PubMed PMID: 16259757.

69. Monforte Vc, Roman A, Gavalda J, Bravo C, Tenorio L, Ferrer A, Maestre J, Morell F. Nebulized amphotericin B prophylaxis for *Aspergillus* infection in lung transplantation: Study of risk factors. *J Heart Lung Transplant*. 2001;20(12):1274–1281. doi:10.1016/S1053-2498(01)00364-3.

70. Drew RH, Dodds Ashley E, Benjamin DK, Jr., Duane Davis R, Palmer SM, Perfect JR. Comparative safety

of amphotericin B lipid complex and amphotericin B deoxycholate as aerosolized antifungal prophylaxis in lung-transplant recipients. *Transplantation*. 2004;77(2):232–237. Epub 2004/01/27. doi:10.1097/01.TP.0000101516.08327.A9. PubMed PMID: 14742987.

71. Lowry CM, Marty FM, Vargas SO, Lee JT, Fiumara K, Deykin A, Baden LR. Safety of aerosolized liposomal versus deoxycholate amphotericin B formulations for prevention of invasive fungal infections following lung transplantation: A retrospective study. *Transpl Infect Dis*. 2007;9(2):121–125. Epub 2007/04/28. doi:10.1111/j.1399-3062.2007.00209.x. PubMed PMID: 17461997.

72. Monforte V, Ussetti P, Lopez R, Gavalda J, Bravo C, de Pablo A, Pou L, Pahissa A, Morell F, Roman A. Nebulized liposomal amphotericin B prophylaxis for *Aspergillus* infection in lung transplantation: Pharmacokinetics and safety. *J Heart Lung Transplant*. 2009;28(2):170–175. Epub 2009/02/10. doi:10.1016/j.healun.2008.11.004. PubMed PMID: 19201343.

73. Monforte V, Ussetti P, Gavalda J, Bravo C, Laporta R, Len O, Garcia-Gallo CL, Tenorio L, Sole J, Roman A. Feasibility, tolerability, and outcomes of nebulized liposomal amphotericin B for *Aspergillus* infection prevention in lung transplantation. *J Heart Lung Transplant*. 2010;29(5):523–530. Epub 2010/01/12. doi:10.1016/j.healun.2009.11.603. PubMed PMID: 20061165.

74. Perfect JR, Ashley ED, Drew R. Design of aerosolized amphotericin B formulations for prophylaxis trials among lung transplant recipients. *Clin Infect Dis*. 2004;39(Supplement_4):S207–S210. doi:10.1086/421958.

75. Rijnders BJ, Cornelissen JJ, Slobbe L, Becker MJ, Doorduijn JK, Hop WC, Ruijgrok EJ et al., Aerosolized liposomal amphotericin B for the prevention of invasive pulmonary aspergillosis during prolonged neutropenia: A randomized, placebo-controlled trial. *Clin Infect Dis*. 2008;46(9):1401–1408. doi:10.1086/586739. PubMed PMID: 18419443.

76. Palmer SM, Drew RH, Whitehouse JD, Tapson VF, Duane Davis R, McConnell RR, Kanj SS, Perfect JR. Safety of aerosolized amphotericin B lipid complex in lung transplant recipients 12. *Transplantation*. 2001;72(3):545–548. PubMed PMID: 00007890-200108150-00036.

77. Borro JM, Solé A, de la Torre M, Pastor A, Fernandez R, Saura A, Delgado M, Monte E, Gonzalez D. Efficiency and safety of inhaled amphotericin B lipid complex (Abelcet) in the prophylaxis of invasive fungal infections following lung transplantation. *Transplant Proc*. 40(9):3090–3093. doi:10.1016/j.transproceed.2008.09.020.

78. Proesmans M, Vermeulen F, Vreys M, De Boeck K. Use of nebulized amphotericin B in the treatment of allergic bronchopulmonary aspergillosis in cystic fibrosis. *Int J Pediatr*. 2010;2010:376287. Epub 2011/01/15. doi:10.1155/2010/376287. PubMed PMID: 21234103; PMCID: PMC3014676.

79. Xia D, Sun WK, Tan MM, Zhang M, Ding Y, Liu ZC, Su X, Shi Y. Aerosolized amphotericin B as prophylaxis for invasive pulmonary aspergillosis: A meta-analysis. *Int J Infect Dis*. 2015;30:78–84. doi:10.1016/j.ijid.2014.11.004. PubMed PMID: 25461661.

80. Stewart E, Thompson G. Treatment of primary pulmonary aspergillosis: An assessment of the evidence. *J Fungi*. 2016;2(3):25. doi:10.3390/jof2030025.

81. Smith D, van de Velde V, Woestenborghs R, Gazzard BG. The pharmacokinetics of oral itraconazole in AIDS patients. *J Pharm Pharmacol*. 1992;44(7):618–619. Epub 1992/07/01. PubMed PMID: 1357148.

82. Williams HD, Trevaskis NL, Charman SA, Shanker RM, Charman WN, Pouton CW, Porter CJ. Strategies to address low drug solubility in discovery and development. *Pharmacol Rev*. 2013;65(1):315–499. Epub 2013/02/07. PubMed PMID: 23383426.

83. Domínguez-Gil Hurlé A, Sánchez Navarro A, García Sánchez MJ. Therapeutic drug monitoring of itraconazole and the relevance of pharmacokinetic interactions. *Clin Microbiol Infect*. 2006;12:97–106. doi:10.1111/j.1469-0691.2006.01611.x.

84. Li J, Rayner CR, Nation RL, Owen RJ, Spelman D, Tan KE, Liolios L. Heteroresistance to colistin in multidrug-resistant acinetobacter baumannii. *Antimicrob Agents Chemother*. 2006;50(9):2946–2950. Epub 2006/08/31. doi:10.1128/AAC.00103-06. PubMed PMID: 16940086; PMCID: PMC1563544.

85. McConville JT, Overhoff KA, Sinswat P, Vaughn JM, Frei BL, Burgess DS, Talbert RL, Peters JI, Johnston KP, Williams III RO. Targeted high lung concentrations of itraconazole using nebulized dispersions in a murine model. *Pharm Res*. 2006;23(5):901–911. doi:10.1007/s11095-006-9904-6. PubMed PMID: 16715380.

86. Patton JS, McCabe JG, Hansen SE, Daugherty AL. Absorption of human growth hormone from the rat lung. *Biotechnol Ther*. 1989;1(3):213–228. PubMed PMID: 2562650.

87. Bosquillon C LC, Preat V, Vanbever R. Influence of formulation excipients and physical characteristics of inhalation dry powders on their aerosolization performance. *J Control Release*. 2001;70(3):329–339.

88. Vaughn JM, Gao X, Yacaman MJ, Johnston KP, Williams III RO. Comparison of powder produced by evaporative precipitation into aqueous solution (EPAS) and spray freezing into liquid (SFL) technologies using novel Z-contrast STEM and complimentary techniques. *Eur J Pharm Biopharm*. 2005;60(1):81–89. doi:10.1016/j.ejpb.2005.01.002. PubMed PMID: 15848060.

89. Yang W, Tam J, Miller DA, Zhou J, McConville JT, Johnston KP, Williams III RO. High bioavailability from nebulized itraconazole nanoparticle dispersions with biocompatible stabilizers. *Int J Pharm*. 2008;361(1–2):177–188. doi:10.1016/j.ijpharm.2008.05.003. PubMed PMID: 18556158.

90. Vaughn JM, McConville JT, Burgess D, Peters JI, Johnston KP, Talbert RL, Williams III RO. Single dose and multiple dose studies of itraconazole nanoparticles. *Eur J Pharm Biopharm*. 2006;63(2):95–102. doi:10.1016/j.ejpb.2006.01.006. PubMed PMID: 16516450.

91. Yang W, Johnston KP, Williams III RO. Comparison of bioavailability of amorphous versus crystalline itraconazole nanoparticles via pulmonary administration in rats. *Eur J Pharm Biopharm*. 2010;75(1):33–41. doi:10.1016/j.ejpb.2010.01.011. PubMed PMID: 20102737.

92. Yang W, Chow KT, Lang B, Wiederhold NP, Johnston KP, Williams III RO. In vitro characterization and pharmacokinetics in mice following pulmonary delivery of itraconazole as cyclodextrin solubilized solution. *Eur J Pharm Sci*. 2010;39(5):336–347. doi:10.1016/j.ejps.2010.01.001. PubMed PMID: 20093186.

93. Rundfeldt C, Steckel H, Scherliess H, Wyska E, Wlaz P. Inhalable highly concentrated itraconazole nanosuspension for the treatment of bronchopulmonary aspergillosis. *Eur J Pharm Biopharm*. 2013;83(1):44–53. doi:10.1016/j.ejpb.2012.09.018. PubMed PMID: 23064325.

94. Weyhers H, Ehlers S, Hahn H, Souto EB, Muller RH. Solid lipid nanoparticles (SLN)--effects of lipid composition on in vitro degradation and in vivo toxicity. *Pharmazie*. 2006;61(6):539–544. Epub 2006/07/11. PubMed PMID: 16826974.

95. Müller RH MK, Gohla S. Solid lipid nanoparticles (SLN) for controlled drug delivery–a review of the state of the art. *Eur J Pharm Biopharm* 2000;50(1):161–177.

96. Müller RH RM, Wissing SA. Nanostructured lipid matrices for improved microencapsulation of drugs. *Int J Pharm* 2002;242(1):121–128.

97. Jaques PA, Kim CS. Measurement of total lung deposition of inhaled ultrafine particles in healthy men and women. *Inhal Toxicol*. 2000;12(8):715–731. Epub 2000/07/06. doi:10.1080/08958370050085156. PubMed PMID: 10880153.

98. Pardeike J, Weber S, Haber T, Wagner J, Zarfl HP, Plank H, Zimmer A. Development of an itraconazole-loaded nanostructured lipid carrier (NLC) formulation for pulmonary application. *Int J Pharm*. 2011;419(1–2):329–338. doi:10.1016/j.ijpharm.2011.07.040. PubMed PMID: 21839157.

99. Pardeike J, Weber S, Zarfl HP, Pagitz M, Zimmer A. Itraconazole-loaded nanostructured lipid carriers (NLC) for pulmonary treatment of aspergillosis in falcons. *Eur J Pharm Biopharm*. 2016;108:269–276. doi:10.1016/j.ejpb.2016.07.018. PubMed PMID: 27449629.

100. Moazeni E, Gilani K, Najafabadi AR, Reza Rouini M, Mohajel N, Amini M, Barghi MA. Preparation and evaluation of inhalable itraconazole chitosan based polymeric micelles. *Daru*. 2012;20(1):85. doi:10.1186/2008-2231-20-85. PubMed PMID: 23351398; PMCID: PMC3555998.

101. Duret C, Wauthoz N, Sebti T, Vanderbist F, Amighi K. Solid dispersions of itraconazole for inhalation with enhanced dissolution, solubility and dispersion properties. *Int J Pharm*. 2012;428(1–2):103–113. doi:10.1016/j.ijpharm.2012.03.002. PubMed PMID: 22414388.

102. Duret C, Wauthoz N, Sebti T, Vanderbist F, Amighi K. New respirable and fast dissolving itraconazole dry powder composition for the treatment of invasive pulmonary aspergillosis. *Pharm Res*. 2012;29(10):2845–2859. doi:10.1007/s11095-012-0779-4. PubMed PMID: 22644590.

103. Jafarinejad S, Gilani K, Moazeni E, Ghazi-Khansari M, Najafabadi AR, Mohajel N. Development of chitosan-based nanoparticles for pulmonary delivery of itraconazole as dry powder formulation. *Powder Technology*. 2012;222:65–70. doi:10.1016/j.powtec.2012.01.045.

104. Hassanpour Aghdam M, Ghanbarzadeh S, Javadzadeh Y, Hamishehkar H. Aggregated nanotransfersomal dry powder inhalation of itraconazole for pulmonary drug delivery. *Adv Pharm Bull*. 2016;6(1):57–64. Epub 2016/04/29. doi:10.15171/apb.2016.009. PubMed PMID: 27123418; PMCID: PMC4845537.

105. Hoeben BJ, Burgess DS, McConville JT, Najvar LK, Talbert RL, Peters JI, Wiederhold NP et al., In vivo efficacy of aerosolized nanostructured itraconazole formulations for prevention of invasive pulmonary aspergillosis. *Antimicrob Agents Chemother*. 2006;50(4):1552–1554. doi:10.1128/AAC.50.4.1552-1554.2006. PubMed PMID: 16569882; PMCID: PMC1426984.

106. Alvarez CA, Wiederhold NP, McConville JT, Peters JI, Najvar LK, Graybill JR, Coalson JJ et al., Aerosolized nanostructured itraconazole as prophylaxis against invasive pulmonary aspergillosis. *J Infect*. 2007;55(1):68–74. doi:10.1016/j.jinf.2007.01.014. PubMed PMID: 17360039.

107. Vaughn JM, Wiederhold NP, McConville JT, Coalson JJ, Talbert RL, Burgess DS, Johnston KP, Williams III RO, Peters JI. Murine airway histology and intracellular uptake of inhaled amorphous itraconazole. *Int J Pharm*. 2007;338(1–2):219–224. doi:10.1016/j.ijpharm.2007.02.014. PubMed PMID: 17368772.

108. Duret C, Merlos R, Wauthoz N, Sebti T, Vanderbist F, Amighi K. Pharmacokinetic evaluation in mice of amorphous itraconazole-based dry powder formulations for inhalation with high bioavailability and extended lung retention. *Eur J Pharm Biopharm*. 2014;86(1):46–54. doi:10.1016/j.ejpb.2013.03.005. PubMed PMID: 23523546.

109. Shalini K, Kumar N, Drabu S, Sharma PK. Advances in synthetic approach to and antifungal activity of triazoles. *Beilstein J Org Chem*. 2011;7:668–677. Epub 2011/08/02. doi:10.3762/bjoc.7.79. PubMed PMID: 21804864; PMCID: PMC3135122.

110. Herbrecht R, Denning DW, Patterson TF, Bennett JE, Greene RE, Oestmann J-W, Kern WV et al.,

Voriconazole versus amphotericin B for primary therapy of invasive aspergillosis. *N Engl J Med.* 2002;347(6):408–415. doi:10.1056/NEJMoa020191. PubMed PMID: 12167683.

111. Hyland R, Jones BC, Smith DA. Identification of the cytochrome P450 enzymes involved in the N-oxidation of voriconazole. *Drug Metabolism and Disposition: The Biological Fate of Chemicals.* 2003;31(5):540–547. Epub 2003/04/16. PubMed PMID: 12695341.

112. Pascual A, Calandra T, Bolay S, Buclin T, Bille J, Marchetti O. Voriconazole therapeutic drug monitoring in patients with invasive mycoses improves efficacy and safety outcomes. *Clin Infect Dis.* 2008;46(2):201–211. Epub 2008/01/04. doi:10.1086/524669. PubMed PMID: 18171251.

113. Trifilio S, Pennick G, Pi J, Zook J, Golf M, Kaniecki K, Singhal S et al., Monitoring plasma voriconazole levels may be necessary to avoid subtherapeutic levels in hematopoietic stem cell transplant recipients. *Cancer.* 2007;109(8):1532–1535. Epub 2007/03/14. doi:10.1002/cncr.22568. PubMed PMID: 17351937.

114. Tolman JA, Wiederhold NP, McConville JT, Najvar LK, Bocanegra R, Peters JI, Coalson JJ, Graybill JR, Patterson TF, Williams III RO. Inhaled voriconazole for prevention of invasive pulmonary aspergillosis. *Antimicrob Agents Chemother.* 2009;53(6): 2613–2615. doi:10.1128/AAC.01657-08. PubMed PMID: 19289523; PMCID: PMC2687213.

115. Chow AH, Tong HH, Chattopadhyay P, Shekunov BY. Particle engineering for pulmonary drug delivery. *Pharm Res.* 2007;24(3):411–437. Epub 2007/01/25. doi:10.1007/s11095-006-9174-3. PubMed PMID: 17245651.

116. Edwards DA, Hanes J, Caponetti G, Hrkach J, Ben-Jebria A, Eskew ML, Mintzes J, Deaver D, Lotan N, Langer R. Large porous particles for pulmonary drug delivery. *Science.* 1997;276(5320):1868–1871. Epub 1997/06/20. PubMed PMID: 9188534.

117. Beinborn NA, Du J, Wiederhold NP, Smyth HD, Williams RO, 3rd. Dry powder insufflation of crystalline and amorphous voriconazole formulations produced by thin film freezing to mice. *Eur J Pharm Biopharm.* 2012;81(3):600–608. doi:10.1016/j.ejpb.2012.04.019. PubMed PMID: 22569473.

118. Sinha B, Mukherjee B, Pattnaik G. Poly-lactide-co-glycolide nanoparticles containing voriconazole for pulmonary delivery: In vitro and in vivo study. *Nanomedicine.* 2013;9(1):94–104. doi:10.1016/j.nano.2012.04.005. PubMed PMID: 22633899.

119. Das PJ, Paul P, Mukherjee B, Mazumder B, Mondal L, Baishya R, Debnath MC, Dey KS. Pulmonary delivery of voriconazole loaded nanoparticles providing a prolonged drug level in lungs: A promise for treating fungal infection. *Mol Pharm.* 2015;12(8):2651–2664. Epub 2015/05/06. doi:10.1021/acs.molpharmaceut.5b00064. PubMed PMID: 25941882.

120. Arora S, Haghi M, Loo CY, Traini D, Young PM, Jain S. Development of an inhaled controlled release voriconazole dry powder formulation for the treatment of respiratory fungal infection. *Mol Pharm.* 2015;12(6):2001–2009. doi:10.1021/mp500808t. PubMed PMID: 25923171.

121. Arora S, Haghi M, Young PM, Kappl M, Traini D, Jain S. Highly respirable dry powder inhalable formulation of voriconazole with enhanced pulmonary bioavailability. *Expert Opin Drug Deliv.* 2016;13(2):183–193. doi:10.1517/17425247.2016. 1114603. PubMed PMID: 26609733.

122. Tolman JA, Nelson NA, Son YJ, Bosselmann S, Wiederhold NP, Peters JI, McConville JT, Williams III RO. Characterization and pharmacokinetic analysis of aerosolized aqueous voriconazole solution. *Eur J Pharm Biopharm.* 2009;72(1):199–205. doi:10.1016/ j.ejpb.2008.12.014. PubMed PMID: 19348016.

123. Deresinski SC, Stevens DA. Caspofungin. *Clin Infect Dis.* 2003;36(11):1445–1457. Epub 2003/05/27. doi:10.1086/375080. PubMed PMID: 12766841.

124. Wong-Beringer A, Kriengkauykiat J. Systemic antifungal therapy: New options, new challenges. *Pharmacotherapy.* 2003;23(11):1441–1462. Epub 2003/11/19. PubMed PMID: 14620391.

125. Walsh TJ, Teppler H, Donowitz GR, Maertens JA, Baden LR, Dmoszynska A, Cornely OA et al., Caspofungin versus liposomal amphotericin B for empirical antifungal therapy in patients with persistent fever and neutropenia. *N Engl J Med.* 2004;351(14):1391–1402. Epub 2004/10/02. doi:10.1056/NEJMoa040446. PubMed PMID: 15459300.

126. Kurtz MB, Bernard EM, Edwards FF, Marrinan JA, Dropinski J, Douglas CM, Armstrong D. Aerosol and parenteral pneumocandins are effective in a rat model of pulmonary aspergillosis. *Antimicrob Agents Chemother.* 1995;39(8):1784–1789. doi:10.1128/aac.39.8.1784.

127. Wong-Beringer A, Lambros MP, Beringer PM, Johnson DL. Suitability of caspofungin for aerosol delivery: Physicochemical profiling and nebulizer choice. *Chest.* 2005;128(5):3711–3716. Epub 2005/11/24. doi:10.1378/chest.128.5.3711. PubMed PMID: 16304338.

肺癌的吸入治疗

Lung cancer inhalation therapy

Rajiv Dhand

11.1　前言

在烟草消费不断上升的同时,肺癌已成为 20 世纪以来全球主要的公共卫生问题。2012 年度全球估计有 180 万新发肺癌病例,超过 160 万死亡病例,占所有癌症死亡人数的 19%[1]。到 2035 年,预计全世界肺癌死亡患者将增加 1 倍左右[2]。在美国,无论是男性还是女性,肺癌都是最常见的死亡原因[3]。尽管在预防、筛查和治疗方面取得了重大进展,但 2018 年仍估计有约 234 030 例新发肺癌病例和约 154 050 例肺癌死亡病例[4],约占美国新发病例的 14%,占美国所有癌症死亡病例的 26%[1, 4]。值得注意的是,美国肺癌的发病率正在下降,男性的下降速度约为女性的 2 倍,这可能与吸烟率下降有关[1]。

肺癌的主要类型是非小细胞肺癌(NSCLC)、小细胞肺癌(small cell lung cancer, SCLC)和其他类型肿瘤(包括类癌)。NSCLC 占肺癌的 85%,主要分为 3 种亚型:腺癌、鳞状细胞癌和大细胞癌,其中腺癌是最常见的类型(表 11 - 1)。SCLC 是一种高度恶性的肿瘤,来源于具有神经内分泌特征的细胞,约占肺癌的 15%。类癌在所有肺癌中占比不足 5%。此外,其他常见的肿瘤也可转移到肺部,如乳腺癌、头颈部癌、结肠癌、肾癌、胃癌、前列腺癌以及肉瘤和黑色素瘤。

表 11 - 1　肺癌的组织学分类ª

原发性	转移性
上皮来源肿瘤	局部播散
腺癌	肺癌
鳞状细胞癌	气道播散

（续表）

原发性	转移性
神经内分泌肿瘤	乳腺癌
小细胞癌	肾癌
大细胞神经内分泌癌	结肠癌
	黑色素瘤
类癌	淋巴管播散
浸润前病变	乳腺癌
大细胞癌	胃癌
腺鳞癌	胰腺癌
肉瘤样癌	前列腺癌
其他和未分类癌	血行播散
唾液腺型肿瘤	乳腺癌
乳头状瘤	肾癌
腺瘤	头颈部恶性肿瘤
间叶肿瘤	肝癌
淋巴组织细胞肿瘤	胃癌
	绒毛膜癌
异位起源的肿瘤	黑色素瘤
	肉瘤
	胸膜腔播散
	卵巢癌
	间皮瘤
	淋巴瘤

注：[a] 基于 2015 年 WHO 肺肿瘤分类。
引自：Travis, W. D., Elisabeth, B., Allen, P. B., et al. WHO Classification of Tumors of the Lung, Pleura, Thymus and Heart, Lyon, France, International Agency for Research on Cancer, 2015.

11.2 肺癌

对于疑诊肺癌的患者，需要在完善无创和有创检查后进行详细的临床评估，才能得到组织病理学诊断和疾病分期。肺癌分期取决于肿瘤的解剖范围，而分期决定了肺癌的手术或药物治疗方案。根据美国癌症联合委员会提出的 TNM 分期，NSCLC 的分期取决于主要（原发性）肿瘤（T）的大小及其是否已侵犯邻近组织、癌症是否已转移到附近（区域性)淋巴结(N),以及癌症是否已扩散(转移,M)至全身其他器官。转移是通过多种途径发生的,包括血行转移,或通过淋巴管、气道和胸膜腔播散(表 11 - 1)。肺癌最常见的转移部位是脑、骨骼、肾上腺、肝脏、肾脏和肺部其他位置。在 2018 年的修订版 TNM 分期系统(第 9 版)中,Ⅰ期(早期)肺癌定义为肿瘤完全被肺实质包围、距离隆突超过 2 cm、不侵犯脏层或壁层胸膜,并且没有相关的淋巴结转移及远处转移。这些患者的预后最好,但是只有 15% 的肺癌患者处于疾病早期(Ⅰ期)。Ⅱ期肺癌患者的特征介于Ⅰ期和Ⅲ期 NSCLC 之间,肿瘤局限于肺部和淋巴结,且不侵犯纵隔。直径大于 5 cm 的肿瘤出现胸膜、纵隔或胸壁浸润,或肿瘤较小但有纵隔淋巴结侵犯者均被归类为Ⅲ期。出现远处转移者被归类为Ⅳ期[6]。

许多早期(Ⅰ期和Ⅱ期)患者的治疗以外科手术为主。但是,全身化疗已逐渐得到重视,在早期(淋巴结阳性的Ⅱ期)和局部进展的 NSCLC(Ⅲ期)中都起着重要作用[7]。肿瘤医生通常采用化疗,或采用化疗、免疫治疗、放疗之间的联合来治疗晚期或终末期(Ⅲ和Ⅳ期)肺癌。值得注意的是,用细胞毒性化学疗法进行的全身治疗有可能产生严重的不良反应,并且由于存在合并症以及一般情况较差,很大一部分患者不能耐受此类治疗。

尽管有了新的诊断和基因技术、外科手术的进步以及生物疗法的开发,但美国肺癌的 5 年总体生存率仍然很低,仅为 19.5%[8]。据估计,5 年生存率在欧洲、中国和其他发展中国家仅为 8.9%。肺癌在诊断时通常已是晚期,高达 40% 的 NSCLC 在发病时已处于Ⅳ期(其他部位转移)[9]。诊断时为Ⅰ期肿瘤的患者 5 年生存率约为 50%。与之形成鲜明对比的是,诊断时为晚期或已发生远处转移的患者,5 年生存率仅为 4%,因此需要更好的筛查方法识别早期癌症[1]。

坚持不懈的研究工作为无法手术的肺癌患者找到了新的治疗方案,包括靶向表皮生长因子受体(epidermal growth factor receptor, EGFR)驱动突变的口服特异性酪氨酸激酶抑制剂,以及针对癌细胞上特定标志物的单克隆抗体[10, 11]。EGFR 突变常见于不吸烟的腺癌患者[12]。另一个少见的腺癌驱动基因突变为间变淋巴瘤激酶(anaplastic lymphoma kinase, ALK)基因的重排。针对这种突变的靶向药物也具有延长晚期肺癌患者生存期的疗效[13]。治疗 NSCLC 的最新方法包括采用免疫检查点抑制剂的免疫疗法,该方法靶向免疫调节系统的关键因子,即癌症逃逸机体免疫应答的关键因子。目前,已批准针对程序性死亡(programmed death, PD - 1)或程序性死亡配体 - 1(programmed death ligand - 1, PDL - 1)蛋白的 3 种单克隆抗体用于肺癌患者的免疫治疗[10, 14]。采用这些疗法后,晚期肺癌患者的生存期可延长,且少数患者可以延长缓解期。

肺癌的个体化治疗发展迅速,包括化疗、靶向分子治疗、免疫治疗和放疗的多种组合。但是,现在大部分新发肺癌病例出现在发展中国家或地区,这些地区烟民数量众多,具有发生肺癌的风险[1]。因此,迫切需要开发新的、具有成本效益的和耐受性更好的治疗方法,以延长肺癌患者的生存期。

目前,肿瘤医生采用口服或静脉给药的方式来递送新型抗癌药以治疗肺癌。口服或静脉途径的全身给药剂量中只有一小部分能分布到肺部,在肺部肿瘤中所达到的药物浓度很低[15]。与全身给药途径相比,吸入治疗具有更直接的优势,因为它可以实现局部高药物浓度,且全身效应小[16]。支气管肺部肿瘤可经气管支气管探及,因此药物通过吸入有可能靶向到达病灶。大多数吸入性抗癌治疗的研究都集中在 NSCLC,因为 SCLC 在确诊时通常已经扩散到了肺部以外。近年来,在以下两方面都取得了显著进展:一是生成气溶胶靶向作用于特定肺区域的技术;二是抗癌药物吸入剂型的研发,这些吸入剂型具备低毒和长效的特点[16, 17]。这些进展使得使用吸入疗法治疗 NSCLC 成为可能。

11.3 吸入性抗癌治疗的药物递送

11.3.1 气溶胶沉积

免疫治疗、化疗和基因治疗的局部给药成功地治疗了多种实体瘤。吸入给药是一种非侵入性的局部给药方式,可实现药物的高肺部浓度,具有低全身毒性的优势和目标性治疗的潜力,且避免了药物的肝脏代谢[16, 17]。吸入是一种无痛且无创伤的给药方法,该方法可以自行给药并可多次重复。在肺部肿瘤中达到化疗药物高浓度可能是降低治疗失败以及减少耐药产生的关键因素[18]。全身化疗治疗效果欠佳的肿瘤可能对吸入治疗产生反应[19, 20]。较新的气溶胶递送方法显著提高了药物向肺部输送的效率[21, 22]。开发新型局部给药的抗癌药可能有助于更好地目标性治疗肿瘤,并可能减少由于全身给药治疗引起的不良反应[16]。因此,吸入治疗有可能成为肺癌患者的一种有效且安全的疗法[16]。但是,为了有效治疗肺癌,药物气溶胶必须满足如下几个条件:吸入的药物必须溶解在气道和肺泡衬液中,能够穿透肿瘤,能够发挥细胞毒性作用且不诱导耐药,并且可避免被酶快速清除或降解。理想情况下,此类药物应能有效根除肿瘤,而不会产生旁观者效应,不会对健康组织产生毒性,也不会造成环境污染。因此,要实现疗效就必须研发新的给药方法和剂型。

气溶胶粒径、吸气流速、潮气量和气道立体结构是影响气溶胶在肺内沉积的几个因素[17]。吸入药物沉积的合适部位可因肿瘤部位而异。MMAD 较大的气溶胶($4\sim5~\mu m$)可靶向中央型肺癌,而缓慢吸入直径为 $1\sim3~\mu m$ 的药物气溶胶会增加药物在周围气道和肺泡中的沉积,更适于靶向外周肿瘤(如腺癌和肺转移癌)。肿瘤引起的气道阻塞或相关阻塞性问题的存在可能影响气溶胶的沉积模式。同样,肺部的高湿度环境可能会改变某些药物的粒径及其沉积模式。气溶胶颗粒的其他物理特性,如 pH 值、静电荷和渗透压,在药物沉积中也起着重要作用[23]。

沉积后,药物会溶解并转运通过上皮进入循环系统。在气道中,黏膜纤毛清除机制可将颗粒物质输送到口咽,而在肺泡中,清除的主要机制是通过肺泡巨噬细胞吞噬和吸收进入肺循环。多种技术可以提高治疗药物在肺中的局部浓度[24, 25]。在肺癌患者中,黏膜纤毛清除可能无法迅速清除沉积在肿瘤附近气道中的药物,因为肿瘤细胞缺乏功能性纤毛,从而产生更长的药物停留时间和更大的机会使药物通过直接局部渗透到达肿瘤。此外,药物沉积在气道后通过丰富的支气管毛细血管网完成区域性分布,这些支气管毛细血管网与肺循环相连[26]。由于支气管和肺循环之间的交通,即使是那些在肺实质内、与大气道之间未直接连通的小肿瘤,通过吸入给药也能在肿瘤组织中达到足够的药物浓度。

抗癌药物的化学特性和生物学效应对其功效有很大影响。另外,向实体瘤中的所有癌细胞递送足够浓度的抗癌药在很大程度上取决于血管系统的结构和功能、药物在组织中的转运特性以及肿瘤的大小。不同药物对肿瘤的穿透力不同,例如,5-氟尿嘧啶(5-fluorouracil,5-FU)之类的药物不易与大分子的结合,易于穿透,在整个肿瘤中发挥一致的细胞毒性;相比之下,其他药物的疗效,如紫杉醇,取决于肿瘤细胞的数量、肿瘤间质的密度和药物的致凋亡活性。肿瘤细胞可产生血管内皮生长因子(vascular endothe lial growth factor,VEGF),因而与正常组织中的内皮细胞相比,肿瘤组织内的内皮细胞增殖更快、紧密连接更少[27, 28]。与正常毛细血管相比,肿瘤微血管的内皮屏障对白蛋白的渗透性高出10倍[29],直径100 nm左右的纳米粒子(nanoparticles,NPs)也可以通过[30]。肿瘤微血管的这种转运大分子和NPs的特性被称为渗透性增强和滞留(enhanced permeability and retention,EPR)效应[31]。各种类型肿瘤的EPR效应各有不同[32, 33]。

肿瘤内还有数量各异的细胞外基质(extracellular matrix,ECM)。ECM往往扩大了药物到达肿瘤靶细胞的扩散距离,而与ECM组分的结合可以减少游离药物量[34]。ECM占据了空间[35, 36],并成为NPs扩散的障碍[36]。此外,如果ECM非常致密[37, 38]或肿瘤细胞不受控制地增殖[39],肿瘤微血管可能会塌陷。

在正常组织中,从血液循环净流出的液体通过淋巴循环的再吸收平衡。肿瘤缺乏功能性淋巴管,肿瘤微血管的通透性增加造成体液积聚和组织间液压力(interstitial fluid pressure,IFP)升高;与正常组织中接近零甚至略微负压相比,肿瘤内的IFP可达5~10 mmHg或更高[40, 41]。当IFP升高接近血管内压力时,组织间隙中的压力梯度可能接近零,从而阻碍了大分子和NPs的对流转运,而对流通常是大分子和NPs在组织中最重要的转运方式。扩散是另一种主要的转运方式,但大分子和NPs的扩散速度非常缓慢[41]。此外,药物迅速穿过肺上皮屏障进入全身循环可能会进一步削弱抗癌药对肺局部肿瘤的功效。因此,吸入疗法可以使肿瘤区域达到更高的药物浓度,但这些药物根除癌细胞的能力也取决于肿瘤微环境和清除机制。将药物靶向性地递送到肺肿瘤或许能够更有效地治疗肺癌。

11.3.2 药物的气道靶向沉积

许多肺部肿瘤局限于一个肺叶或肺段,因此,选择性地靶向递送会成倍地增加肿瘤内的局部药物浓度,同时避免未累及区域暴露于潜在的有毒物质。恰当地靶向递送抗癌药物会为后续手术或放疗缓解和根治肿瘤提供机会。被动和主动的靶向递送方法可将吸入药物输送到肺内的特定部位。在被动靶向递送方法中,通过改变气溶胶液滴大小、呼吸模式、屏气的深度和持续时间、气溶胶释雾相对于吸气气流的时间以及吸入气体的密度来取得药物在肺内特定部位的沉积[42]。但是,即使采用特定呼吸模式和气溶胶粒径,肺容积和气道立体结构的个体差异也使精准区域定位难以实现[43]。因此,仅仅一组肺内特定区域靶向递送参数不可能适用于所有患者。新型设备[如Akita系统®或I-neb自适应气溶胶输送(adaptive aerosol delivery,AAD)系统®]在抗癌药物的吸入递送方面有诸多优势。借助这些设备,能够使气溶胶的生成与患者呼吸同步,并且可以调节吸入流量,从而够更精确地控制所输送的剂量,进一步提高了气溶胶的递送效率[44,45]。I-neb AAD 系统的独特功能是目标吸入模式(target inhalation mode,TIM),可引导用户延长吸入时间。TIM 的目的是通过增加每分钟的总吸入时间来减少治疗时间,并通过深慢吸气减少药物在上呼吸道的撞击来增加肺部沉积[46]。AAD 技术还提供视觉、听觉和触觉信号来指导患者吸入药物。

强化凝结生成(enhanced condensation growth)是另一种避免上气道沉积并实现最佳下气道沉积的技术[47]。在这种技术中,一个鼻孔吸入湿度略低于饱和的亚微米级气溶胶;另一个鼻孔吸入被水蒸气饱和的加湿气流,且其温度保持在高于人体体温几度的水平。鼻中隔将两个气流物理隔离,当亚微米气溶胶穿过鼻腔时,鼻腔内的沉积极少。这两种气流在鼻咽部汇集,在气流向下运动进入肺部的过程中,气溶胶颗粒不断凝集结合。在鼻、口和喉的替代模型中,平均药物沉积量从 72.6% 减少到 14.8%,而模型出口处气溶胶的 MMAD 从开始时的 900 nm 增加到大约 2 μm[48]。该技术克服了鼻腔通道对气溶胶颗粒的阻碍,可增加鼻吸入药物在肺部的沉积。

另外,肿瘤中的 EPR 效应增强了基于 NP 的药物递送。肿瘤内微血管通透性升高便于 NPs 外溢,而淋巴引流的缺乏促进了 NPs 在肿瘤内的长期停留[49]。改进药物颗粒尺寸可以增强肿瘤的选择性摄取。然而,与正常器官相比,EPR 效应引起的纳米药物递送增加不足 2 倍,而且达到的药物浓度不足以治愈大多数癌症[50]。通过定制吸入装置和改良制剂来生成粒径和空气动力学特性合适的液滴,能使这些被动靶向技术取得更大的肺癌内药物摄取,特别是位于气管和主支气管的肺癌病灶[51,52]。

在主动靶向递送方法中,药物通过某些特定的分子或表面标记识别肺内病灶或肿瘤,从而使其与目标细胞结合。为此,体内雾化导管(intracorporeal nebulizing catheter,INC)可以将治疗药物递送至肺的特定区域[53]。主动靶向递送可以通过靶向特异性受体配体而实现,如 EGFR[54]、促黄体生成激素释放激素(luteinizing hormone releasing hormone,LHRH)[55]、转铁蛋白[56]或叶酸[57],或特异性抗 EGFR 抗体偶联化疗药物[58]。TNF 相关凋亡诱导配体(TNF-related apoptosis-inducing ligand,TRAIL)是一种可诱导细胞凋亡的配体蛋白。它主要分布在肿瘤细胞中,通过与某些死亡受体结合而引起凋亡。包被 TRAIL 的颗粒可用于特异性靶向过表达死亡受体的癌细胞而非健康细胞[59]。使用 β 受体激动剂受体作为配体可增强基因向肺部的递送[60]。通过外部磁场将惰性超顺磁性氧化铁 NPs(inert superparamagnetic iron oxide NPs,SPIONs)引导至所需肺区域也能实现靶向药物递送[17,61]。这些主动靶向技术新颖而充满前景,正在进行广泛研究以开发相关制剂以治疗肺癌。

11.3.3 制剂

(1)溶液

溶液制剂通常通过雾化器使用。过去,非吸入专用的溶液制剂也用于雾化,并可能产生局部刺激。然而,溶液中的活性部分在雾化后仍能保持效力。在麻醉的机械通气犬中,多次吸入顺铂和吉西他滨的静脉制剂表现出良好的耐受性[53, 62]。在给予递增剂量的顺铂(10、15、20和30 mg/m²,每2周通过INC给药,持续10周,累积剂量为75 mg/m²)后,未观察到明显的局部或全身毒性的迹象[53]。在后续研究中,给予递增剂量的联合化疗[1、2、3或6 mg/kg的吉西他滨(gemcitabine, GEM)和10 mg/m²的顺铂,每2周通过INC给药,持续10周]也未产生明显的临床症状或生化副反应[62]。所有吸入抗癌药的犬通过影像检查都发现了局灶性肺炎,且随着化疗药物剂量增加,肺炎的严重程度会随着时间的推移而增加。尸检时,这些影像学改变对因慢性肺炎伴纤维化。其他研究者采用GEM冻干粉或卡铂溶液,用生理盐水重新配制后进行吸入[63, 64]。由于溶液制剂在维持稳定性方面的问题,因此对于较新的吸入型抗癌药而言,干粉(尤其是纳米颗粒形式的干粉)多为首选的制剂形式。

（2）干粉

干粉比溶液更稳定,可能比水溶液更适合吸入抗癌药的输送。理想的干粉制剂要求大多数药物颗粒的大小在1～5 μm范围内,并且具有理想的流动性、低团聚趋势和良好的批次间均质性。作为赋形剂和分散性增强剂(如硬脂酸镁或亮氨酸)而添加的载体颗粒(如乳糖或甘露醇)可改善活性药物的性能和分布,并降低颗粒之间的内聚性。活性药物的小颗粒黏附在较大载体颗粒的表面上,形成团聚体。在没有赋形剂的情况下,配制成松散团块的干粉会在患者呼吸或其他来源的能量作用下分散成小颗粒。通过研磨技术的微粉化(通常为空气射流研磨),或应用各种控制析出技术进行原位微粉化,通常可生成所需粒径范围内的活性药物颗粒[65, 66]。喷雾干燥是一种被广泛使用的颗粒制造技术,该方法是通过在一定压力下将溶液(很少是悬浮液)通过喷雾喷嘴推入干燥室而产生微粒。通过旋风分离器收集未溶解或液体蒸发后残留的干燥颗粒。喷雾干燥法能将各种化合物掺入单个颗粒中,并产生密度<0.1 g/cm³的多孔颗粒。

多孔颗粒(如pulmospheres、nektar therapeutics)具有较大的颗粒尺寸,但它们的空气动力学直径较小(由于密度较低),在气道中的沉积与单位密度较小的颗粒类似。多孔颗粒的尺寸和表面积较大,因而能携带更多的药物。这种多孔颗粒能避免肺泡巨噬细胞的摄取,在深部肺组织中的停留时间延长,并且有可能在较长的时间内释放药物[67]。由碳酸氢铵(一种会形成气体的致孔剂)制备的可吸入多柔比星(doxorubicin, DOX)高孔隙度聚乳酸-乙醇酸共聚物(polylactic-co-glycolic acid, PLGA)微粒,可在小鼠的肺内停留14 d,并使B16-F10黑色素瘤的数量和大小显著下降[68]。将miRNA(miR-519c)与DOX共同装载到吸入型PLGA多孔微粒中,可下调过表达的ABCG2,后者的功能是泵出抗癌药物而使肿瘤耐药[69]。同样,将TRAIL附着于DOX PLGA多孔微粒表面可增加协同抗癌活性[59]。

下述材料也可用于抗癌药物吸入制剂的载体,如可生物降解的合成聚合物聚乳酸(polymers polylactic acid, PLA)、PLGA、天然聚合物(如白蛋白、明胶、壳聚糖或透明质酸钠)和多聚醚酐。聚合物可修饰颗粒的表面特性,具有较高的药物封装效率,可保护药物免于降解和巨噬细胞吞噬,并可持续释放药物而延长其作用时间。由于此类颗粒载药量有限制,在肺部达到有效药物浓度需要频繁给药。多次给药后,不完全降解的聚合物可能在肺中积聚[70]。可生物降解的聚合物更安全,比合成聚合物更可取,后者可能会激活细胞因子释放。

超临界流体技术(supercritical fluid technology)是制备吸入用干粉的另一种有前景的方法[71]。非润湿模板(particle replication in nonwetting templates,PRINT)技术制备的颗粒具有大小和形状均一的优势。在这种技术中,首先使用光刻法制造硅母模板;通过该模板制造带有空腔的聚合物模具,空腔的粒径和形状可以根据要求精确定制。利用毛细作用力将药物或赋形剂填充到空腔中,而后,使用黏合剂抽提出凝固的颗粒。溶解黏合剂后,可以回收得到颗粒的悬浮液,或在进一步的冻干或蒸发工艺处理后得到干燥的高流动性粉末[72]。

(3)脂质体

将水溶液封装在疏水性磷脂膜中可制备多种药物的脂质体,这些药物的亲脂性各不相同,包括小分子、核苷酸、脱氧核糖核酸(DNA)结构、肽和蛋白质[73]。电中性或带有净正电荷或负电荷的天然或合成磷脂通常可以形成脂质体膜。根据大小和形态,脂质体可分为多层囊泡($0.1\sim20\ \mu m$)、大单层囊泡($0.1\sim1.0\ \mu m$)或小单层囊泡($25\sim100\ nm$)。脂质体能够在水性核心中携带亲水性抗癌药物,并在脂质双层中携带疏水性药物。它们在呼吸道内的沉积位点和药物释放速率取决于其组成、大小、电荷、药物/脂质比率和递送方法。

与水溶液相比,脂质体制剂具有低毒性和延长作用时间的综合优势。大小100 nm左右的脂质体能够利用 EPR 效应,通过肿瘤血管,并积聚在癌组织中,释放出装载的药物[49]。例如,与游离药物相比,用于肺部递送的 CsA 脂质体具有更长的药物释放时间[74]。脂质体吸收到淋巴管中(肺肿瘤播散的常见途径)可以靶向作用于转移至淋巴结的癌细胞。将单克隆抗体或配体附着到脂质体表面可以靶向特定的细胞表面受体(隐性脂质体),或者可以设计以遇到特定环境时释放药物的脂质体,如针对癌症内部较低的pH 值可设计 pH 敏感型脂质体。

通过直接滴注、微喷雾(microspray)或通过射流或超声雾化可将脂质体递送至气道。由于雾化过程中遇到的高剪切应力会导致药物从脂质体中漏出,进而改变药物疗效[75]。与射流雾化器相比,使用定制的大筛孔振动筛网雾化器可以减少药物漏出,尤其是那些小于 1 μm 的脂质体。超声雾化器不适合递送脂质体[76],而 SMIs,如 AERx(Aradigm Corp.,Novo Nordisk,Hayward,CA),则能够以可吸入气溶胶的形式递送脂质体 DNA 复合物[77]。

用聚乙二醇(polyethylene glycol,PEG)对脂质体表面进行聚合物包被,可避免肺泡巨噬细胞选择性摄取,并延长装载药物的作用时间,但它可能降低雾化过程中双层膜状结构的稳定性,并促进药物漏出[78]。相反,在脂质体制剂中掺入胆固醇或高相变磷脂可增加其在雾化过程中的稳定性[79-81]。另一项避免在干粉再水化过程中封装药物或活性成分漏出的技术是由各种原始组分(如脂质、药物、乳糖等粉末分散剂)在气道中原位组装成脂质体;前脂质体是粉末状的磷脂制剂,当它们与水性环境接触时会生成脂质体[82,83];另外,将磷脂和药物的混合物溶于盐水可自发产生脂质体,从而为药物的封装创建储库。这些脂质体通过雾化给药,其雾化特性取决于磷脂混合物和药物[84]。

因此,通过脂质体吸入抗癌药物需要考虑以下几个因素:脂质体大小、制剂稳定性、雾化器类型、如何准确地将药物递送到肿瘤部位等。用脂质体包裹抗肿瘤药物不仅可以做到细胞靶向,还可以调节其释放、延长在肺内的停留时间、增加每次吸入的药物剂量(尤其是难溶性药物)、掩盖药物味道以及减少药物局部刺激。

(4)微粒

微粒(microparticles)是天然形成或人工合成的直径在 0.1~500 μm 的颗粒,在物理以及化学性质上比脂质体更稳定,并且有更高的载药量。壳聚糖、PLA、PLGA、多聚氰基丙烯酸丁酯和多聚乳酸-赖氨酸接枝赖氨酸等天然合成的、有生物相容性和生物降解性的聚合物,通常用于产生这类微粒[85, 86]。用 PEG 包被这些颗粒可以增强它们的持续释放性能。其他技术,包括添加二棕榈酰磷脂酰胆碱、壳聚糖或羟丙基纤维素,也可以延长微粒在肺部的停留时间。与脂质体制剂相比,通过这些技术生产的微粒具有更高的稳定性,有更高的载药量,能更缓慢地释放药物,且具有更持久的药理活性[87]。例如,携带多西他赛的微粒已证实能够持续地释放药物,增加其在肺部的生物利用度,还能减少全身毒性反应[88]。这些微粒的形态、大小和孔隙度的调节可提高其在不同肺部疾病中的应用[87]。

(5)纳米颗粒(NP)

抗肿瘤药物雾化治疗的效果取决于其是否能渗入肿瘤并在肿瘤细胞周围达到足够浓度。NPs 可优化药物的溶解度、药物携带效率和药物释放曲线。从气溶胶中释出后,NPs 会在微米大小范围内形成聚集体。这些聚集体具有足够的质量使之可以通过沉降作用来沉积。NPs 沉积在肺深部的衬液中并逃逸黏液纤毛的清除,它们不被肺泡巨噬细胞吞噬,在肺内可停留更长时间[89]。由于肿瘤细胞对 NPs 的摄取能力强,携带药物的 NPs 可以特异性地靶向肿瘤细胞,并在肿瘤细胞内持续地控释药物[90]。NPs 制剂的优点是它们每天只需给药一次或两次。但是,在多次给药后,肺泡内可能会发生颗粒积聚。10~100 nm 大小的载体颗粒可增加 NPs 吸入后在肺部的沉积。

脂质包裹的 NPs 比微球的局部毒性更小。可生物降解的聚合物纳米载体(如含有顺铂的明胶纳米颗粒)具有抗腺癌作用[91, 92]。在小鼠模型中,载紫杉醇的固态脂质 NPs[93] 和载 DOX 的 NPs 可有效减少肿瘤的数量和大小[94]。研究人员采用药物与聚合物载体直接共价偶联的方法以增强化疗药物的疗效,如人血清白蛋白[95]、透明质酸[96] 或 PEG 化的多聚 L-赖氨酸酐[97]。Abraxane® 是一种白蛋白 NPs 与紫杉醇联结的注射用混悬剂,已在临床上使用,但还没有吸入剂型。

将携带药物或含抗体的 NPs 封装在微粒中(通过喷雾干燥工艺处理 NPs,然后组装入中空的多孔颗粒,即所谓的特洛伊微粒),递送至肺深部以提供持续的药物释放[98, 99]。NPs 可以同时将药物和基因传递到同一细胞中,并能够用多种靶向分子包裹它们,从而提供了更多的治疗选择。固态脂质 NP(solid lipid NPs,SLNs)具有固态疏水核心和单层磷脂外壳。为了降低其毒性,这些制剂使用生理脂质,主要是甘油三酯和磷脂。微粒中的载药 SLNs 具有更高的稳定性和控释性,增强了生物利用度,并具有更好的治疗效果[100]。但是,此类颗粒中的载药量较低,并且在储存过程中可能会发生药物漏出[101, 102]。然而,在小鼠模型中,雾化紫杉醇 SLNs 与静脉用紫杉醇相比,对肺转移肿瘤的抑制作用更强[93]。

纳米结构脂质载体由非结构化固体脂质基质(包含固体和液体脂质)和含有表面活性剂的水相构成。与 SLNs 相比,此类载体载药量更高、药物漏出更少[103]。载有塞来西布的纳米结构脂质载体可以持续控释 72 h,并且对 A549 细胞具有时间和浓度依赖的细胞毒性作用[104]。

(6)溶胀水凝胶

吸入型抗肿瘤药的另一种递送方法是采用干燥状态下的 $1 \sim 5\ \mu m$ 的颗粒,在肺部温暖潮湿环境中膨胀而形成较大的颗粒,即溶胀水凝胶(swellable hydrogels)。这类制剂可避免被肺泡巨噬细胞吞噬,并可用作载药 NPs 的载体[105]。

(7)胶束

两亲性表面活性剂分子在一定浓度和温度下,在水溶液中自组装为核壳纳米结构并形成聚合物胶束。在低浓度下,这些两亲分子以单体形式存在。但是,在临界胶束浓度(critical micelle concentration,CMC)下,它们聚集形成几乎球形的胶束。胶束是一种胶体分散体,粒径为 5 nm 至 50~100 nm。两亲分子的疏水片段形成胶束的核心,从而允许在核心内携带难溶性药物。利用胶束结构的化学变化,可开发更稳定、可控释以及靶向递送的制剂[106]。

(8)无机纳米载体

限制暴露时间并调节大小和浓度可控制可吸入金属 NPs 对肺组织的毒性。磁热疗是一种替代方法,当包括 SPIONs 在内的磁组件暴露于交变的磁场中时会产生热量[107]。在原位肺癌小鼠模型中,与对照组相比,吸入 EGFR 靶向的 SPIONs 以实施靶向热疗可增强其在肿瘤部位的停留,并显著抑制肿瘤的生长[61]。在人肺中使用此类技术需要颗粒对电磁场高度响应并能够远距离迁移[108]。

介孔二氧化硅 NPs 的孔隙体积和表面积较大。将药物封装在孔隙中可防止其降解,或者将药物通过共价或静电相互作用与可用的表面功能基团结合[109]。与静脉给药相比,介孔二氧化硅 NPs 具有更强的肺部沉积能力。使用介孔二氧化硅 NPs 能够制备复杂的颗粒,如集以下作用于一体的吸入制剂:化疗药物、预防或抑制耐药性的 siRNA,以及靶向癌细胞的材料表面工程学修饰(如 PEG - LHRH)(图 11 - 1)。一组研究人员构建了含有 DOX 和顺铂的介孔二氧化硅 NPs,将靶向的 siRNA(MRP1 和 BCL2 mRNA)附着在其表面以抑制泵出和非泵出机制介导的耐药性,进而增强药物的细胞毒性[110]。

11.3.4 气溶胶递送装置

传统上,可使用 pMDIs、DPIs、SMIs 或雾化器来生成气溶胶,但是 pMDIs 和 DPIs 基本上不用于递送抗肿瘤药物,而 SMIs 目前仅用于支气管舒展药物的递送。单独制备或与磷脂一起制备的用于递送抗肿瘤药物的干粉气溶胶正在开发中。更现代的生成气溶

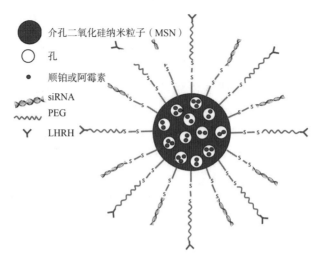

图 11-1 使用介孔二氧化硅纳米粒子(MSN)同时递送 siRNA 和抗癌药物

注:表面工程学方法包括表面结合 siRNA 和 PEG-LHRH。

引自:Youngren-Ortiz, S. R. , et al. Kona. , 2017, 34:44-69.

胶的技术包括振动筛网雾化器(如 Aeroneb® 或 e Flow®)、软雾发生器(如 Respimat® 和 AERx®)和药物粉末蒸发冷凝装置(如 Staccato 吸入器®)[17]。Microsprayer® 可以将气溶胶靶向递送至肺内的特定部位。与其他给药装置相比,雾化器可以提供更大的剂量,但是由射流雾化器生成的气溶胶的特性取决于制剂的黏度、表面张力、pH、离子强度和渗透性。使用传统雾化器不需要太多的患者协调或呼吸技术训练,这是相对于其他装置的显著优势。呼吸驱动的雾化器是递送抗肿瘤药物的首选装置,其可以最大程度地减少浪费和避免对环境的污染。

11.4 抗肿瘤药物吸入治疗

吸入疗法可用于多种针对肺癌的治疗,包括:①局部免疫应答激活剂和细胞因子;②单克隆抗体;③化疗药物;④基因;⑤反义核苷酸;⑥细菌/细胞载体。

11.4.1 免疫/细胞因子

肿瘤能逃避或战胜宿主的免疫系统。在这方面,肺这一器官特别脆弱,因为肺持续暴露于外部环境,因而形成了利于癌症发展的免疫抑制环境。免疫系统的外源性刺激或从免疫抑制细胞中去除抑制信号,或两者联合可能会溶解肿瘤细胞。前面提到的免疫检查点抑制剂的临床成功清楚地表明,除了攻击肿瘤内的恶性细胞外,靶向免疫细胞也是治疗肺癌的可行策略[10]。

先天免疫系统的主要免疫抑制细胞是固有肺巨噬细胞和髓样抑制细胞(myeloid derived suppressor cells,MDSCs)。固有巨噬细胞的生理作用是下调对沉积在呼吸道上皮表面上的抗原的免疫反应。MDSCs 是骨髓来源细胞的异质性细胞群,它们在肿瘤内逐渐聚集并抑制效应细胞(包括 T 细胞和 NK 细胞)的功能[111]。肺巨噬细胞和 MDSCs 之间的交互作用进一步增强了免疫抑制活性。因此,优化肺部免疫功能涉及调节效应细胞抵抗的肿瘤微环境以及效应细胞的效能[112]。

肿瘤相关巨噬细胞在调控肿瘤微环境中起着重要作用,而吸入粒细胞巨噬细胞集落刺激因子(granulocyte macrophage colony stimulating factor, GM－CSF)可以激活这些细胞。吸入 GM－CSF(500 μg/d,分 2 次服用)对肺转移癌患者有些许作用[113]。在转移性黑色素瘤患者中,雾化吸入 GM－CSF 可诱导黑色素瘤特异性免疫,与体内树突状细胞疫苗接种相似[114]。在体外和体内研究中,巨噬细胞活化并破坏肿瘤细胞可以延长生存期。

白介素 2(IL-2)、白介素 12(IL-12)和 GM－CSF 维持细胞毒性细胞[如自然杀伤细胞(natural killer, NK)或 T 细胞]的募集、激活和可用性,最终发挥抗肿瘤活性[115,116]。在实验动物中,与游离 IL-2 相比,脂质体封装增强了吸入 IL-2 的抗癌活性。每天吸入 2 或 3 次 1×10^6 单位的 IL-2 可以有效治疗犬骨肉瘤肺转移[117]。在人类转移性肾癌中,由于呼吸功能衰竭可能导致死亡,高剂量吸入 IL-2 联合低剂量皮下 IL-2 和 IFN-α 给药,可改善中位生存期[118]。但是,单独吸入 IL-2 在治疗肾癌和 NSCLC 患者中并未取得明显疗效。吸入 IL-2 对人转移性肺癌的也仅有些许作用[119]。联合应用低剂量吸入 IL-2(3×300 万 IU,每天 1 次)和每月注射达卡巴嗪,在 20 例恶性黑色素瘤肺转移的患者中取得了疗效[120]。在 5 例肺转移灶切除后的患者中,吸入 IL-2 可预防其中 4 个患者在治疗过程中出现新的肺转移灶,中位缓解时间为 24.5 个月。在静脉注射骨肉瘤细胞诱导的肺转移临床前模型中,吸入 IL-2 联合 NK 细胞输注与空白缓冲液吸入、单独 IL-2 吸入或空白缓冲液吸入联合 NK 细胞输注相比,可显著抑制肿瘤的肺转移[121]。

干扰素(interferons, IFNs)是抗肿瘤免疫的重要介质,低剂量 cIFN 会刺激免疫系统对抗肿瘤细胞。在 IFNs 中,IFN-γ 最有效,联合给予肿瘤坏死因子-α(TNF-α)可增强其作用[122]。吸入 IFN-α 在治疗弥漫性或局部晚期支气管肺泡癌方面缺乏疗效[123]。

Toll 样受体(toll-like receptor, TLR)激动剂在临床前模型和恶性黑色素瘤、肾癌以及复发性或难治性淋巴瘤患者中有效[124]。向小鼠肺内注入脂多糖(TLR4 的配体)能诱导肺内 M1 型巨噬细胞产生 IL-12,而没有全身性作用,并且已证实在 Lewis 癌模型中有抗肿瘤作用[125]。

有研究人员尝试了 TLR3 和 TLR9 激动剂的组合。Poly(I:C)是一种 TLR3 激动剂,可将与肿瘤相关的巨噬细胞从支持肿瘤的功能(M2)转变为抵抗肿瘤的功能(M1)。在 B16 鼠黑素瘤肺转移模型中,雾化 Poly(I:C)联合雾化 CpG－ODN(一种激活 NK 细胞的 TLR 9 激动剂)有效抑制了的肿瘤生长[126]。在随后的研究中,研究人员向吸入 TLR3/TLR9 激动剂中添加了一种针对 Ly6G 和 Ly6C 的吸入抗体来耗尽局部的 MDSC,或添加吸入 IFN-γ 来激活肺中的 NK 细胞和巨噬细胞固有细胞,试图借此进一步增强抗肿瘤活性[127]。将抗体或 IFN-γ 添加到 CpG－ODN/Poly(I:C)中可以显著改善抗肿瘤效果,但抗体、IFN-γ 和 CpG－ODN/Poly(I:C)的联合使用与单独和 CpG－ODN/Poly(I:C)联用相比,并没有产生叠加效果[127]。总之,利用先天免疫功能调节肿瘤微环境提供了一种通过免疫机制破坏肿瘤的新方法。

11.4.2 单克隆抗体

单克隆抗体已在临床前模型中显示出抗癌功效。吸入型西妥昔单抗(一种针对 EGFR 的嵌合型 IgG1 抗体)可在小鼠支气管内植入的 A431 细胞中蓄积,并诱导肿瘤消退[128]。有研究将生物素化西妥昔单抗(bCet)和 AvidinOX 联合雾化治疗 A549 转移性肺癌的小鼠,结果显示,与单独雾化 bCet 的小鼠相比,AvidinOX 预雾化 4 h 后再雾化 bCet 有更大的肿瘤抑制作用,且仅需静脉注射有效剂量的 1/25 000[129]。

吸入单克隆抗体需要解决两个主要问题。首先,尽管已实现了在肺部(包括癌组织)的高浓度富集,但是药物在 1~2 d 之内即从肺中迅速清除,而静脉内给予的全长抗体的血浆半衰期可长达 3 周或更长时间[130]。经过工程学改造的抗体片段具有以下优势:组织穿透力强,可与隐藏的表位结合,多特异性作用以及应用细菌工程生产相对经济[131]。然而,经工程改造的片段[如 F(ab')2 或 Fab 抗体]在吸入后,从肺中清除的速度与全长抗体相同。此类抗体片段可以通过聚乙二醇化修饰技术来增加在肺内停留的时长[132]。其次,在雾化过程中单克隆抗体会发生降解和浓缩。与射流或超声雾化器相比,使用振动筛网雾化器有助于保存单克隆抗体[133, 134],表面活性剂的添加可以进一步降低筛网雾化对单克隆抗体完整性和活性的影响[134]。

11.4.3 化学治疗

全身化疗是晚期肺癌患者的主要治疗手段。但是,对于全身化疗,只有不到 6% 的给药剂量分布到肺部,这可能限制了肺内药物浓度[135]。吸入化疗药物可以大大提高肺内药物浓度[53, 136],而吸入后达到的血药峰浓度远低于静脉注射[53, 135]。

在原发性和转移性肺癌动物模型中进行概念性临床前研究,结果表明吸入化疗药物拥有有效性、安全性和良好的药代动力学,包括 DOX、顺铂、GEM 和脂质体封装的紫杉醇和 9-硝基-20(s)-喜树碱[9-nitro-20(s)-camptothecin, 9-NC][24, 137, 138]。在患有原发性和转移性肺癌(包括肉瘤、癌症和恶性黑色素瘤)的犬中,每 2 周一次吸入紫杉醇或 DOX 取得了部分缓解。吸入喜树碱脂质体和 9-NC 可以减小皮下植入小鼠体内的人乳腺癌、结肠癌和肺癌细胞所致的病灶。同样,在小鼠恶性黑色素瘤模型和人骨肉瘤细胞肺转移的裸鼠模型中,吸入脂质体 9-NC 可有效减少的肿瘤转移[139]。在肾细胞癌肺转移小鼠模型中,吸入紫杉醇脂质体(每周 3 d)可有效减少肺转移并延长生存期[140]。

小鼠接种骨肉瘤细胞后,吸入 GEM(每周 2 次或 3 次)能够抑制肺转移癌的生长,并降低皮下肿瘤的生长,表明雾化吸入 GEM 可能具有全身作用。此外,在 Bagg Albino(BALB/c)裸鼠中置入 NCI-H460 癌细胞产生大细胞未分化原发性肺癌的原位模型中,通过气管内喷雾器给予 GEM 可以抑制约 1/3 动物的肿瘤生长,而且在其余动物中,肿瘤的生长也得到了部分抑制。虽然较高剂量的 GEM 吸入可产生更明显的肿瘤抑制作用,但较低剂量的 GEM 更为安全,并且与任何观察到的临床或组织学毒性表现均不相关[141]。联合全身和吸入疗法可以提高治疗效果,而不会增加总体毒性。

（1）药代动力学

^{14}C 标记的 DOX 的犬实验显示，与静脉注射给药相比，雾化吸入给药在肺中达到的放射性水平更高，持续的时间更长，并且产生的全身放射性水平显著降低[15]。另一项研究应用液相色谱法检测药物浓度，实验结果显示：与静脉注射相比，犬吸入紫杉醇脂质体后，肺组织中的紫杉醇浓度更高，清除速度也更慢[140]。

给健康犬右尾叶给予 INC-顺铂，可在肺实质中检测到浓度高铂[53]。在单次吸入给药后，肺内即时平均铂水平比大多数其他组织高 44 倍，且血药峰浓度比静脉输注相当剂量后观察到的水平低 15.6 倍。随后的吸入性顺铂脂质体的研究结果也得到了相似结果[20]。Kelsen 等的研究表明，静脉输注顺铂 $100 \sim 120$ mg/m^2（治疗骨肉瘤的常用剂量）5 min 后，血清顺铂水平范围为 $1\,600 \sim 9\,500$ ng/ml（中位数 $5\,500$ ng/ml）[142]。静脉给药 24 h 后，血清顺铂水平范围为 $400 \sim 3\,500$ ng/ml（中位数 $1\,400$ ng/ml）[142]。相形之下，在吸入顺铂 30 min 后血清水平为 $43.6 \sim 157.4$ ng/ml（中位数 84.6 ng/ml），给药后 $18 \sim 24$ h，血清水平为 $47.0 \sim 153.5$ ng/ml（中位数 81.9 ng/ml）[20]。与预期一致，吸入顺铂后肺中的顺铂水平远高于静脉输注顺铂后的水平。在吸入顺铂脂质体（ILC）的 3 名患者中，在 24 h 内对其进行支气管肺泡灌洗（bronchoalveolar lavage，BAL），BAL 中的顺铂水平并不一致（9.4 ng/ml、2 951.9 ng/ml 和 11 201.6 ng/ml），但总体来说高于相应血清水平（61.9 ng/ml、50.2 ng/ml 和 80.4 ng/ml）[20]。同样，将与透明质酸结合的顺铂滴注到大鼠肺部 24 h 和 96 h 后，肺中的铂含量分别比接受静脉输注顺铂的大鼠高 5.7 倍和 1.2 倍[96]。与静脉输注相比，滴注后引流淋巴结中的铂含量更高，而血浆中顺铂水平更持久但峰浓度降低。然而，在滴注后动物出现了中度斑片状炎症浸润，这表明相比滴注而言，雾化是这种顺铂制剂更佳的递送方式[96]。

抗癌药物的耐药可能与药物流入减少、药物外排增多、DNA 修复激活、解毒作用以及细胞凋亡失活等机制有关。ATP 结合盒（ATP-binding cassette，ABC）转运蛋白是一类跨膜蛋白家族，是依赖 ATP 的外排系统，可将抗癌药从细胞质中排出细胞，从而降低其细胞内浓度。目前已知的主要耐药机制和导致化疗失败的因素包括 P-糖蛋白（P-glycoprotein，P-gp）、多药耐药相关蛋白（multidrug resistance-associated proteins，MRPs）和乳腺癌耐药蛋白（breast cancer resistant protein，BRCP）等跨膜外排蛋白。癌细胞系和肿瘤中特定 ABC 转运蛋白的过度表达会导致多药耐药性[143]。

（2）临床前疗效

气溶胶化过程不会影响化疗的细胞毒性作用，雾化和非雾化的吉西他滨对 NCI-H460 和 A549 NSCLC 细胞系的生长抑制水平相似[144]。在肺转移的小鼠模型中，以下吸入制剂的疗效已得到评估，包括 9-硝基喜树碱（L-9NC）脂质体[139]、GEM[145] 和紫杉醇脂质体[140]。在 BALB/c 裸鼠支气管内植入大细胞未分化原发性肺癌细胞（NCI-H460）后，每周 1 次吸入 GEM 可以完全或部分抑制肿瘤生长[141]。吸入氮杂胞苷不仅抑制了裸鼠体内移植的肺肿瘤的生长，而且与全身给药相比，氮杂胞苷吸入给药后在肿瘤内的半衰期更长[146]。

在原发性肺癌或转移性肺癌的犬中，吸入紫杉醇和 DOX 可使 25% 的犬的肿瘤缩小，而无经静脉化疗常见的不良反应[19]。骨肉瘤肺转移的犬吸入 GEM 治疗的耐受性良好，但未能产生任何治疗效果，也不能延长所治疗犬的生存时间[147]。

早期的研究证明了将化疗药物直接靶向肺部给药的可行性和相对安全性，但使用专门为吸入而设计的制剂(而不是早期研究中所使用的静脉用顺铂和 GEM 制剂)可以减轻局部毒性的风险。最新研发的制剂适合吸入，并且不会引起局部毒性。例如，Feng 等将装载 DOX 和紫杉醇的 PLGA 冻干多孔微球吹入了植入 B16 - F10 黑色素瘤细胞的 C57BL/6J 小鼠的肺中[148]。联合使用 DOX 和紫杉醇在减少小鼠肺部肿瘤病变数量方面具有协同作用，并且不会引起健康肺泡的损伤。其他可以增强吸入化疗制剂安全性并同时保留其对肺癌杀伤力的新型制剂正处在积极的研究中[149, 150]。

（3）吸入化疗药物

在临床前研究中，5 - FU、GEM、氮杂胞苷、DOX、L - 9NC、脂质体紫杉醇和铂类药物雾化吸入均已显示出抗肺癌和转移性肺癌的能力。随后的 I/II 期临床试验评估了数种化疗药物吸入治疗的安全性和抗癌作用，包括 5 - FU、GEM、L - 9NC、DOX 和铂类药物(表 11 - 2)。

表 11 - 2　化疗药物吸入治疗的临床研究

第一作者	年份	化疗药物/递送装置	疾病	评价方法	结　果
Tatsumura T	1993	5 - FU 雾化器	肺癌	支气管镜、HPLC、组织病理学	5 - FU 雾化吸入在气道和区域淋巴结达到治疗浓度。60% 的患者取得部分缓解，没有明显的肺部或全身性副反应
Verschraegen C F	2004	9 - NC 脂质体/雾化器	原发性肺癌或转移性肺癌	HRCT、血液、BAL、尿液分析	出现化学性咽炎并限制药物剂量。其他不良反应包括恶心、呕吐、咳嗽、支气管刺激、疲劳和 FEV_1 可逆性下降。部分患者取得部分缓解
Wittgen B P	2007	Cis 脂质体/雾化器	肺癌	血液、肺功能、胸部 X 线、胸部 CT、PK、RECIST	在 17 例原发性或转移性肺癌患者中进行剂量递增研究。在最大给药剂量下，无剂量限制性毒性。肺功能下降、恶心和呕吐通常为可逆的，没有发现其他全身毒性。12 名患者中取得了疾病稳定
Otterson G A	2007	DOX/雾化器	转移性肺癌	CT、RECIST、HPLC、V/Q、血液	在 53 例肺转移性癌的患者中进行了 I 期临床研究。每 3 周增加一次多柔比星剂量($0.4 \sim 9.4 \ mg/m^2$)。出现肺毒性并限制药物剂量。某些患者取得了部分缓解

（续表）

第一作者	年份	化疗药物/递送装置	疾病	评价方法	结　果
Otterson G A	2010	DOX/雾化器	晚期 NSCLC	CT、RECIST、V/Q	吸入 DOX 联合静脉多西他赛和顺铂的Ⅰ/Ⅱ期剂量递增性研究。治疗了 43 例 NSCLC 伴转移患者,其中 6 例部分缓解,1 例完全缓解,部分患者出现了迟发性肺功能下降
Lemarie E	2011	GEM/带有垂直隔室的振动筛网雾化器	NSCLC	伽马闪烁显像、血液、胸部 X 线、胸部 CT、头颅 CT、肺功能、PK	对化疗无反应的 NSCLC 患者(n=11)接受了 1～4 mg/kg 体重的 GEM 吸入治疗。每周 3 mg/kg 的最大剂量是安全的。不良反应包括咳嗽、呼吸困难、呕吐和支气管痉挛。某些患者取得了部分缓解
Zarogoulidis P	2011	CARBO/雾化器	NSCLC	HRCT、RECIST、血液	60 例未经治疗的 NSCLC 患者接受了静脉多西他赛联合吸入 CARBO 或联合吸入和静脉 CARBO 或联合静脉 CARBO 治疗。联合吸入和静脉 CARBO 治疗能延长生存期。发热和咳嗽是常见的不良反应
Chou A J	2013	Cis 脂质体/雾化器	复发性骨肉瘤伴肺转移	PFT、血液、尿液、V/Q、CT	19 例高级别转移性骨肉瘤儿童患者。不良反应包括恶心、呕吐、呼吸困难、喘息和咳嗽

注:5-FU,5 氟尿嘧啶;9-NC,9-硝基喜树碱;BAL,支气管肺泡灌洗;CARBO,卡铂;Cis,顺铂;CT,计算机断层扫描;DOX,多柔比星;FEV_1,1 秒内用力呼气量;GEM,吉西他滨;HPLC,高效液相色谱法;HRCT,高分辨率计算机断层扫描;NSCLC,非小细胞肺癌;PK,药代动力学;RECIST,实体瘤的反应评估标准;V/Q,通气/灌注扫描。

1) 核苷类似物:5-FU 是一种氟尿嘧啶,可作为抗代谢物抑制 DNA 和 RNA 的合成。在人体进行的第一项吸入化疗药物的研究中,Tatsumura 等观察到,气道和区域淋巴结中的 5-FU 浓度处于治疗水平,而血清中仅含有微量水平的药物[136]。有意思的是,肿瘤组织中 5-FU 的水平显著高于正常肺组织。既往未接受过治疗的 10 例不可切除的肺癌患者中,在接受吸入 5-FU 后,有 6 例对治疗有反应,并且无明显不良反应[136]。

GEM 与 5-FU 属于同一类药物。11 名肺癌患者每周吸入 1 次 GEM,持续 9 周,其中 1 名患者部分缓解,4 名患者病情保持稳定[63]。

2) 多柔比星:吸入 DOX 对原发性肺癌和肺转移癌均显示出临床前活性。一项Ⅰ期试验评估了 53 例肺转移患者增加 DOX 吸入剂量的安全性[151]。肺毒性是最常报告的不良事件,5 名患者产生了严重的不良反应(≥3 级)。1 名患者有部分缓解,8 名患者病情稳定。在随后的Ⅰ/Ⅱ期研究中,初治晚期 NSCLC 的患者接受了最大耐受剂量(maximal

tolerated dose,MTD)的吸入 DOX($6\,mg/m^2$)联合静脉顺铂和多西他赛治疗[152]。结果显示,缓解率为 29%(24 例可评估患者中有 7 例缓解),病情稳定率为 54%。毒副反应主要是由于全身化学疗引起的,而肺毒性总体上是轻度的($1\sim2$ 级)。在这项研究中,在静脉化疗基础上增加吸入 DOX 不会显著改善治疗效果,因此作者不建议对此种用药组合进行进一步评估[152]。

3)9-硝基喜树碱脂质体:一项 I 期临床试验评估了吸入 L-9NC 在治疗原发性或转移性肺癌患者中的可行性和安全性[153]。患者在每周的第 $1\sim5$ d 接受 13.3 $\mu g/kg/d$ 的 L-9NC 治疗,为期 6 周。最大耐受剂量为 20 $\mu g/(kg\cdot d)$。2 例伴有转移性子宫内膜癌的患者对治疗有部分反应,该疗法能够有效治疗肺外肿瘤[153]。总体而言,吸入性 L-9NC 具有良好的耐受性,并具有可接受的安全性。然而,尚未报道该制剂的进一步临床研发结果。

4)铂类药物:顺铂和卡铂是用于全身性治疗肺癌的多种化疗组合方案中的主要药物。在一项 I 期研究中,患者对包裹在微小磷脂球或吸入靶向缓释脂质(sustained release lipid inhalation targeting,SLIT)™ 中的顺铂吸入表现出良好的耐受性[154]。在大多数患者中,顺铂的血清浓度水平较低,甚至无法检测。在评估时,17 名患者中有 12 名病情稳定[138]。在一项 I/II 期研究中,顺铂脂质复合物被用于 19 例复发性骨肉瘤肺转移的小儿患者[20]。在 8 例非巨块型(病灶大小≤2 cm)患者中,1 例有部分缓解,2 例病情稳定。由于 SLIT™ 的临床试验中未报告剂量限制性毒性[20,154],因此需要进一步研究以确定更高剂量或使用顺铂的替代制剂是否可以改善治疗效果。

卡铂是治疗晚期 NSCLC 的一线药物之一。60 例晚期 NSCLC 患者被随机分为 3 组。第一组静脉输注卡铂和多西他赛(对照组);第二组静脉输注多西他赛联合静脉和雾化吸入卡铂,其中三分之二的卡铂剂量以静脉给药提供,剩余三分之一的卡铂剂量则由吸入给药提供;第三组接受静脉输注多西他赛和雾化卡铂。与对照组相比,同时接受静脉和吸入卡铂治疗的患者(第 2 组)的生存结局更好(275 d vs. 211 d);接受吸入卡铂和静脉注射多西他赛治疗的患者的中位总生存期有改善的趋势[64]。

化疗药物耐药是治疗失败和肿瘤复发的常见原因。减少耐药的相关研究正在进行中,例如在吸入化疗药中添加泵出和非泵出抑制剂[155],或将活性药物与适当的药物载体结合,从而可以特异性作用于呼吸道中高度表达药物转运蛋白的部位。

5)紫杉醇:紫杉醇是一种疏水性药物,雾化吸入后在肺内可达到高浓度。在脂质体制剂中,紫杉醇可能会漏出并在表面形成晶体。同样,冷冻干燥的压力可能会促使紫杉醇从脂质体中漏出。然而,单独吸入紫杉醇并不能完全阻止肿瘤生长[140],而与环孢菌素 A 共同给药时,由于环孢菌素 A 对 P-gp 具有高度亲和力,能阻止其他药物的主动清除,因此联合应用可显著减少肿瘤的大小和数量[156]。与静脉输注相同剂型或气管内注射用紫杉醇相比,吸入装载紫杉醇的聚(环氧乙烷)-嵌段-二硬脂酰磷脂酰乙醇胺[poly(ethylene oxide)-block-distearoylphosphatidylethanolamine,PEG-DSPE]聚合物胶束,可在肺中产生更多的药物积累,而全身分布较低[157]。在体外 A549 模型中,与注射用紫杉醇化合物或游离紫杉醇相比,由聚乙交酯-ε-己内酯、PEG 和生育酚琥珀酸酯制备的紫杉醇两亲性嵌段共聚物制剂具有更大的细胞毒性[158]。紫杉醇的 pH 敏感性脂质体制剂由DPPC 和 1，2 -二油酰基- sn -甘油- 3 -磷酸乙醇胺（1，2 - dioleoyl-sn-glycero - 3 - phosphoethanolamine，DOPE）制备而成，其中 DOPE 是一种不饱和磷脂，其功能类似于内源性表面活性剂中的表面活性剂蛋白 B。DOPE 还是一种融合脂质，能够在 pH 值较低的肿瘤或细胞质内体/溶酶体细胞器内释放药物。与注射用紫杉醇制剂相比，这种纳米制剂雾化给药在抑制小鼠黑色素瘤的肺转移瘤（B16 - F10）的生长方面具有优势。此外，吸入制剂未见明显的肺毒性[159]。

11.4.4　基因治疗

特殊结构的 DNA 在递送至癌细胞后，可以纠正某些突变基因中的特定异常，如导致癌症发展的突变基因、导致化疗耐药性的突变基因。其他目标基因还包括诱导肿瘤免疫反应的基因、诱导肿瘤细胞凋亡的基因。液体悬浮基因颗粒在 DNA 浓度＞5 mg/ml 时，由于其黏性而难以雾化。此外，在雾化过程中，裸露的 DNA 会因剪切应力而断裂；载体可保护 DNA 免受降解，并促进基因直接转移至患者组织。这些载体通常由病毒衣壳或阳离子脂质、聚合物或多肽组成，通过质粒携带基因。从病毒递送系统中去除复制所需基因可增强其安全性。尽管这些复制缺陷型病毒可高效转染，但由于其固有的免疫原性，其临床应用仍具有挑战性。在肺癌患者的 Ⅰ 期和 Ⅱ 期研究中，通过瘤内注射腺病毒载体以置换 p53 肿瘤抑制基因，并没有产生令人满意的效果[160，161]。

非病毒载体比病毒载体更安全，但它们的转染效率较低。在几种阳离子聚合物中，聚乙烯亚胺（polyethyleinimine，PEI）在组织培养和体内均可实现更高的转染效率。在基于 PEI 的复合物治疗骨肉瘤肺转移的研究中，给予 IL - 12 基因后，小鼠肺中发生了选择性基因表达[162]。肺转移瘤的生长受到了雾化 PEI - p53 复合物的抑制，而且动物的存活时间比对照组长[163]。同样，经过改良的 PEI - p53 复合物（p53CD[1 - 366]）或 PEI - IL 12 甚至在反复暴露后仍能干扰骨肉瘤肺转移的生长，且不会产生毒性或产生炎症[162，164]。但是，PEI 的细胞毒性取决于其分子量和构型[165，166]。二油酰基三甲基铵丙烷（dioleoyltrimethylammonium propane，DOTAP）和二油基氧基丙基三甲基铵（dioleyloxypropyltrimethylammonium，DOTMA）等阳离子脂质已被用作基因载体，其中DOTMA 的转染效率高于 DOTAP。将阳离子脂质与中性脂质混合可促进脂质体的形成，并增强其被细胞摄入后的解聚能力。值得注意的是，阳离子脂复合物的一个显著的缺点是高剂量可能会触发肺部的炎症反应。为了避免这种毒性，研究者使用基于生物可降解聚合物的 NPs 作为基因载体，该 NPs 在肺内的停留时间较长。

已有研究将这些非病毒载体用于基因的吸入治疗并取得疗效。在恶性黑色素瘤的小鼠模型中，吸入含有多聚赖氨酸和鱼精蛋白脂质体装载的 p53 抑癌基因可减少肺转移[167]。同样，上调 beclin - 1（一种参与自噬的肿瘤抑制基因）使肿瘤细胞对放射治疗敏感[168]。另一种方法是用编码特定酶的基因转染肿瘤，该酶可将无作用的药物转化为引起细胞死亡的毒性代谢产物（"自杀基因"）。例如，转染单纯疱疹病毒 1 胸苷激酶（herpes simplex virus 1 thymidine kinase，HSVtk）基因可使细胞对更昔洛韦敏感，更昔洛韦为一种核苷类似物,通常不易被哺乳动物细胞代谢;HSVtk 通过干扰 DNA 复制将更昔洛韦转化为一种导致细胞死亡的代谢产物。将腺病毒载体-HSVtk 通过瘤内注射治疗间皮瘤,在临床试验中取得了部分成功[169]。以 PEI 为载体,用糖基化偶联的方法装载 PTEN (phosphatase and tensin homologue deleted on chromosome 10),吸入后可导致肺内功能性表达 PTEN 蛋白,PTEN 靶蛋白的磷酸化减少,以及被转染的肺细胞凋亡[170]。

其他各种通过一过性增加膜通透性来促进 DNA 进入细胞的物理技术包括电脉冲(电穿孔)或超声能量(超音波)。

常规化疗与吸入基因疗法的结合具有相加效应。例如,对 B16-F10 肿瘤肺转移小鼠序贯雾化吸入 PEI-p53 和 9NC-DLPC(9NC 的二月桂酰磷脂酰胆碱脂质体形式)后,对肿瘤生长的抑制得到了增加[171]。使用 5 型腺病毒(dEI/E3)转染 ABCA 10 基因(一种调节药物吸收的膜蛋白),增加了吸入顺铂的浓度和疗效[155]。

尽管取得了进展,但用于肺癌的基因治疗仍需要克服一些障碍才能取得有意义的成功。有效地将治疗基因递送至特定的功能异常的肿瘤细胞是一个重大挑战。利用受体-配体相互作用而靶向特定细胞的载体必须识别气道上皮细胞外表面上的受体,因为在体内可能无法接近基底面上的受体。即使在被细胞摄取后,遗传物质也必须克服几种细胞内障碍才能发生蛋白质转译。最后,有效抑制肿瘤可能需要重复给药,因此用于递送基因的载体必须具备单次和多次给药的安全性。

11.4.5　反义治疗

反义治疗是通过互补寡核苷酸减少特定 mRNA 转录从而抑制基因表达的方法[172]。在动物模型中报道了质粒或病毒载体转染小干扰 RNA(small interfering RNA,siRNA)或短发夹 RNA(short hairpin,shRNA)前体。壳聚糖接枝的 1.8K PEI 共聚物具有降低 PEI 毒性和增强壳聚糖转染效率的优势[57]。在肺转移的 B16-F10 模型中,雾化吸入 PEI-WTI(Wilms 肿瘤基因)RNAi 复合物可通过抑制血管生成而减少肺转移的数量和大小[173]。使用聚酰胺基胺(poly amidoamine,PAMAM)树状大分子(G4NH2)作为复合 siRNA 的载体,可以有效地靶向和沉默 A549 细胞中的基因表达[174]。

递送靶向肺癌细胞的 shRNA 来抑制 Akt 信号通路,可以抑制小鼠肺肿瘤的生长。在乳腺癌肺转移的小鼠中,吸入骨桥蛋白 shRNA 可下调骨桥蛋白的表达,并减少乳腺癌细胞的迁移、血管生成和浸润[175]。此外,在小鼠 k-RAS^{LAI} 肺癌模型中,雾化递送 shAkt1 与生物相容的超支化多精胺(hyperbranched polyspermine,HSPSE)复合物可缩小肿瘤[176]。然而,这些分子很难在肿瘤内达到足够的浓度,而且肿瘤内的非转染细胞所受影响有限[177]。

联合吸入化疗和反义疗法[178]是另一种有吸引力的方法。应用靶向 LHRH 的纳米脂质载体封装针对 MRP1 和 BCL2 的 siRNA(作为泵出和非泵出耐药的抑制剂)以及 DOX 或紫杉醇,细胞毒性得到了显著增强[178]。

11.4.6　细菌/细胞

通过利用细菌固有的入侵细胞的能力可以有效地递送 DNA。细菌传递遗传物质的方法有 2 种:①细菌在肿瘤内的特异性复制;②由沙门氏菌、大肠埃希菌和李斯特菌属等细菌介导的癌细胞内质粒转移(细菌转染)。厌氧和兼性厌氧菌能够通过肿瘤内的相对低氧环境起到特异性靶向作用。细菌还表现出对肿瘤内坏死区域的趋化性,而血管的异常通透性和局部免疫抑制促进了细菌进入和定植在肿瘤内。双歧杆菌、沙门氏菌、大肠埃希菌、霍乱弧菌和单核细胞增生性李斯特菌等能够在静脉给药后实现肿瘤内特异性生长,并在肿瘤内转运和扩增基因[179]。然而,细菌的吸入尚未用于 DNA 递送,如果在临床实践中采用这种递送机制,则需要仔细解决细菌载体的环境传播风险。

尽管通常认为正常细胞摄取药物是阻碍药物转运效率的障碍,但已有研究利用肿瘤相关的巨噬细胞和干细胞进行药物递送[180, 181]。例如,在接种 HT1080 纤维肉瘤的裸鼠中,固有巨噬细胞优先吸收系统性给药的聚合物-铂前药 NP[181]。从这些细胞中缓慢释放药物有助于发挥该 NP 的抗肿瘤作用。在实验终点,NP 治疗动物的肿瘤比对照动物的肿瘤小 2 倍。选择性耗竭巨噬细胞则使药物的摄取减少了 2 倍,并削弱了 NP 对肿瘤生长的抑制作用。

11.5 抗癌药物吸入治疗的临床应用

11.5.1 免疫/细胞因子

选择性激活肺部局部免疫以控制转移是一种具有前景的研究方向。单独给予吸入 IL-2 来治疗肾癌和 NSCLC 并没有产生显著的疗效,但联合全身低剂量 IL-2 和 IFN-α、全身大剂量 IL-2 或化疗时,却取得了更好的效果[182]。在转移性黑色素瘤患者中,吸入 GM-CSF 的临床效果一般,但可诱导黑色素瘤特异性免疫。吸入单克隆抗体(如西妥昔单抗)值得进一步研究,因为它们在雾化后仍具有活性,并且能够渗透到 Balb/c 裸鼠的原位肺肿瘤中。

11.5.2 化学疗法

一些研究者已经报道了吸入化疗在临床上的有效性(表 11-2)。5-FU 吸入后在肿瘤组织中达到的药物水平比正常肺组织高 5～15 倍,该水平高于抗肿瘤所需的水平,单独吸入 5-FU 或联合使用其他化疗药物对 NSCLC 患者部分有效[136]。肿瘤肺转移的患者吸入 9-NC 脂质体可取得部分缓解[153]。在肺癌患者 21 d 治疗周期中,连续 1～4 d 吸入顺铂脂质体制剂[缓释脂质靶向吸入(SLIT)],可使 17 名患者中 12 例病情稳定,并且不会引起全身不良反应[154]。在 11 例既往化疗无反应的 NSCLC 患者中(包括 6 例弥漫性支气管肺泡癌患者),每周吸入 GEM(0.5 或 1 mg/kg),1 例取得轻微疗效,而 4 例患者的病情得到控制[63]。同样,在静脉卡铂联合多西他赛治疗的基础上加用吸入卡铂,也使 NSCLC 患者得到生存获益[64]。在术前 2 h 接受顺铂吸入的早期(Ⅱ期)NSCLC 患者中,隆突下淋巴结中的顺铂浓度高于血液[183]。因此,吸入药物可能会从肺泡扩散到淋巴循环和局部淋巴结。关于吸入药物是否可以达到足够的浓度以杀灭淋巴结内的癌细胞,则需要进一步评估。

对于局限在肺部的转移性骨肉瘤患者,吸入顺铂脂质体可在一些病灶较小的患者中获得持续疗效,而不发生静脉输注顺铂后常发生的毒性作用[20]。

11.5.3 基因治疗

基因的递送载体方面已经取得了很大进展,一些有前景的实验方法尚未在临床实践中有效地应用。替换突变的或缺失的肿瘤抑制基因可抑制肿瘤生长或引起肿瘤细胞死亡。几项早期临床试验评估了恢复野生型 p53 在肺肿瘤细胞中的表达。这些研究采用了直接瘤内注射腺病毒载体的给药方法并取得了部分反应,但未能足够优于单纯化疗或放疗。有前景的基因治疗方法包括刺激针对肿瘤的内源性免疫反应以及反义疗法联合化疗[178]。

11.6 不良反应

吸入化疗的大多数不良反应是由于化疗药物对上、下呼吸道的直接局部作用所致。静脉给药后,化疗药物可能会产生多种肺部毒性作用,包括一些严重且危及生命的毒性作用。在吸入化疗药物后,非肺部不良反应很少见。观察到的不良反应包括金属味、咳嗽、体重减轻、神经毒性和心脏毒性(表 11 - 3)。

表 11 - 3　化疗药物吸入治疗的不良反应

不良反应类型	症　状	严重度	备　注
呼吸道	咳嗽、声音嘶哑、支气管痉挛、呼吸困难、肺功能下降、急性肺损伤	因肺毒性而限制药物剂量的现象存在,但并不常见	推荐治疗前使用支气管舒张剂和糖皮质激素进行预处理
胃肠道	舌炎、咽炎、恶心、呕吐	舌炎和咽炎可能会限制药物剂量	胃肠道不良反应常见
血液	贫血、血细胞减少	并不常见	多次给药可能会出现中性粒细胞减少
生化	无显著变化	罕见	吸入化疗药物几乎不引起生化异常
其他	金属味、发烧、疲劳	通常不影响药物剂量	这些不良反应更为频繁,很少发生其他全身性不良反应(如耳毒性)

在吸入给药的各种药物中,只有 DOX 发生了剂量限制性肺毒性。吸入化疗后,可能引起咳嗽、喘息、呼吸急促、支气管痉挛和胸痛等多种症状。影像学的肺泡间质改变对因

组织学的中度纤维化表现[53,62]。偶发双肺磨玻璃影和低氧血症。已发现吸入DOX[151]、GEM(63)和顺铂脂质体可出现严重肺毒性[20]。预先吸入性支气管舒张剂和糖皮质激素可缓解支气管痉挛和肺功能下降[20,63,151,152]。雾化吸入9-NC脂质体对肺癌患者未产生明显的毒性作用[153]。

在吸入GM-CSF的转移性疾病患者中,吸入非化疗药物引起的不良反应包括用力肺活量减少、双侧肺浸润、胸腔积液和支气管痉挛[113,114]。相比之下,其他研究者仅报告了吸入GM-CSF的轻微毒性。吸入IL-2因其引起肺血管渗漏而受限,肺血管渗漏的严重程度取决于剂量、给药途径以及制剂[182]。腺病毒载体易产生中和抗体,并且可能与明显的局部和全身炎症反应相关,包括中和抗体和细胞毒性淋巴细胞机制。相反,腺相关病毒还没有发现任何明显的毒性。非病毒载体和聚合物因其强大的静电荷而产生细胞毒性。聚合物的分子量越大,呼吸不良反应的发生率越高[165,166]。吸入性NPs的全身吸收及其在人体各器官中的分布引起了人们对毒性的关注。与具有相似成分的较大颗粒相比,直径小于100 nm的颗粒更可能发生细胞毒性、变态反应和炎症反应。由内源性化学物质组成的NPs(如二棕榈酰磷脂酰胆碱)毒性较小。

11.7 抗癌药物吸入治疗的局限性

11.7.1 环境污染

为了尽量减少职业暴露,必须在通风良好并安装HEPA空气过滤净化系统的房间内进行气溶胶给药。Verschraegen等尝试让患者在家中进行吸入式化疗[153]。建立家庭化疗的安全性可能对治疗的便利性和成本产生巨大影响。

11.7.2 未解决的问题

如何建立肺癌患者吸入治疗的最佳药物方案、制剂和药物递送方式正在研究中。当吸入药物作为辅助用药时,尚未确定是否应在其他治疗形式之前(新辅助)、治疗过程中或治疗之后(辅助)给药。与药物在双侧肺部沉积相比,仅针对肿瘤部位的吸收是否更有效且毒性更小,尚需进一步研究。有待重点研究阐明哪种类型的肿瘤(原发性/继发性)对吸入治疗反应性最佳、吸入治疗在疾病的早期或晚期是否更有效,以及吸入治疗是否能有效治疗肺内微转移及其他淋巴或血行播散灶。通过精心设计的临床试验并成功地解决这些问题将有助于阐明抗癌吸入治疗在临床实践中的作用。

11.8 结论

免疫/细胞因子、单克隆抗体、化学疗法、基因疗法、反义疗法或通过细菌转染基因转移等多种药物的单独或联合使用,已被用于治疗原发性或转移性肺癌。

吸入化疗或可目标性地作用于局限性的中央型肿瘤或手术后复发的肿瘤,并用作辅助性治疗手段。

吸入化疗对于治疗支气管肺泡癌(一种多灶性疾病,可沿肺泡壁扩散)和多发性肺转移似乎是一种有吸引力的选择。

使用吸入性抗癌制剂的挑战包括:给药剂量较大导致给药时间较长;将气溶胶递送到肿瘤部位,尤其是在存在气道阻塞时;在肿瘤内或肿瘤区域实现充足的药物释放;大肿瘤的药物穿透。如果药物迅速吸收到体循环中,则可能需要多次给药或可能需要研发新制剂以延长其在肺内的停留时间。

许多肿瘤试验中招募的患者通常是那些标准治疗失败且预后较差的患者。尽管从安全性角度来看这是适当的,但在患有早期疾病(TNM Ⅰ期或Ⅱ期)的患者中可能会有更好的疗效。但是,手术切除是早期肺癌的首选治疗方法;其他治疗方式是例外而非常规。通常仅对不适合手术的患者考虑替代方案。

应开展人体研究以评估吸入药物联合使用的效果,因为联合治疗是肺癌全身性治疗的基石。即使患者最终死于该疾病,肺肿瘤的靶向吸入疗法也可能改善其生存时间和生活质量。

抗癌药物气溶胶化后可保持其功效,并且对呼吸道的毒性极小。

通过未来在抗癌药物吸入制剂方面的创新,有望能实现药物在肿瘤部位的靶向沉积、易于穿透肿瘤细胞,并在肿瘤内发挥持久作用。如此,方能显著改善晚期 NSCLC 患者的预后。

(陈　燕　译)

参考文献

1. Siegel RL, Miller KD, Jemal A. Cancer Statistics 2017. *CA: A Cancer Journal for Clinicians* 2017;6791. Epub 7–30. doi:10.3322/caac.21387.

2. Didkowska J, Wojciechowska U, Manczuk M, Lobaszewski J. Lung cancer epidemiology: Contemporary and future challenges worldwide. *Annals of Translational Medicine*. 2016;4(8):150. Epub 2016/05/20. doi:10.21037/atm.2016.03.11. PubMed PMID: 27195268; PMCID: PMC4860480.

3. Torre LA, Siegel RL, Jemal A. Lung cancer statistics. *Advances in Experimental Medicine and Biology*. 2016;893:1–19. Epub 2015/12/17. doi:10.1007/978-3-319-24223-1_1. PubMed PMID: 26667336.

4. American Cancer Society . Key statistics for lung cancer. Available at https://www.cancer.org/cancer/non-small-cell-lung-cancer/about/key-statistics.html.

5. Rami-Porta R, Asamura H, Travis WD, Rusch VW. Lung cancer—Major changes in the American Joint Committee on Cancer eighth edition cancer staging manual. *CA: A Cancer Journal for Clinicians*. 2017;67(2):138–155. Epub 2017/02/01. doi:10.3322/caac.21390. PubMed PMID: 28140453.

6. Detterbeck FC. The eighth edition TNM stage classification for lung cancer: What does it mean on main street? *The Journal of Thoracic and Cardiovascular Surgery*. 2018;155(1):356–359. Epub 2017/10/25. doi:10.1016/j.jtcvs.2017.08.138. PubMed PMID: 29061464.

7. Leong D, Rai R, Nguyen B, Lee A, Yip D. Advances in adjuvant systemic therapy for non-small-cell lung cancer. *World Journal of Clinical Oncology*. 2014;5(4):633–645. Epub 2014/10/11. doi:10.5306/wjco.v5.i4.633. PubMed PMID: 25302167; PMCID: PMC4129528.

8. SEER Cancer Statistics Review: National Cancer Institute; 1975–2014. Available from https://seer.cancer.gov/csr/1975_2014.

9. Du L, S. Herbst R, Morgensztern D. Immunotherapy in lung cancer *Hematology/Oncology Clinics*. 2017;31:131–141. doi:10.1016/j.hoc.2016.08.004.

10. Vachani A, Sequist LV, Spira A. AJRCCM: 100-Year anniversary. The shifting landscape for lung cancer: Past, present, and future. *American Journal of Respiratory and Critical Care Medicine*. 2017;195(9):1150–1160. Epub 2017/05/02. doi:10.1164/rccm.201702-0433CI. PubMed PMID: 28459327;

PMCID: PMC5439022.

11. Patel JD, Hensing TA, Rademaker A, Hart EM, Blum MG, Milton DT, Bonomi PD. Phase II study of pemetrexed and carboplatin plus bevacizumab with maintenance pemetrexed and bevacizumab as first-line therapy for nonsquamous non-small-cell lung cancer. *Journal of Clinical Oncology: Official Journal of the American Society of Clinical Oncology*. 2009;27(20):3284–3289. Epub 2009/05/13. doi:10.1200/jco.2008.20.8181. PubMed PMID: 19433684.

12. Li C, Fang R, Sun Y, Han X, Li F, Gao B, Iafrate AJ, Liu XY, Pao W, Chen H, Ji H. Spectrum of oncogenic driver mutations in lung adenocarcinomas from East Asian never smokers. *PLoS One*. 2011;6(11):e28204. Epub 2011/12/06. doi:10.1371/journal.pone.0028204. PubMed PMID: 22140546; PMCID: PMC3227646.

13. Solomon BJ, Mok T, Kim DW, Wu YL, Nakagawa K, Mekhail T, Felip E et al. First-line crizotinib versus chemotherapy in ALK-positive lung cancer. *The New England Journal of Medicine*. 2014;371(23):2167–2177. Epub 2014/12/04. doi:10.1056/NEJMoa1408440. PubMed PMID: 25470694.

14. Hirsch FR, Suda K, Wiens J, Bunn PA, Jr. New and emerging targeted treatments in advanced non-small-cell lung cancer. *Lancet*. 2016;388(10048):1012–1024. Epub 2016/09/07. doi:10.1016/s0140-6736(16)31473-8. PubMed PMID: 27598681.

15. Sharma S, White D, Imondi AR, Placke ME, Vail DM, Kris MG. Development of inhalational agents for oncologic use. *Journal of Clinical Oncology: Official Journal of the American Society of Clinical Oncology*. 2001;19(6):1839–1847. Epub 2001/03/17. doi:10.1200/jco.2001.19.6.1839. PubMed PMID: 11251016.

16. Dhand R. Inhaled anticancer agents. In: *Advances in Pulmonary Drug Delivery*, H.-K. Chan, H.K. and Kwok, P. (Eds.). CRC Press, LLC, Taylor & Francis Group, Boca Raton, FL, 2016, Chapter 5, pp. 67–92.

17. Dolovich MB, Dhand R. Aerosol drug delivery: Developments in device design and clinical use. *Lancet*. 2011;377(9770):1032–1045. Epub 2010/11/03. doi:10.1016/s0140-6736(10)60926-9. PubMed PMID: 21036392.

18. Minchinton AI, Tannock IF. Drug penetration in solid tumours. *Nature Reviews Cancer*. 2006;6(8):583–592. Epub 2006/07/25. doi:10.1038/nrc1893. PubMed PMID: 16862189.

19. Hershey AE, Kurzman ID, Forrest LJ, Bohling CA, Stonerook M, Placke ME, Imondi AR, Vail DM. Inhalation chemotherapy for macroscopic primary or metastatic lung tumors: Proof of principle using dogs with spontaneously occurring tumors as a model. *Clinical Cancer Research: An Official Journal of the American Association for Cancer Research*. 1999;5(9):2653–2659. Epub 1999/09/28. PubMed

PMID: 10499645.

20. Chou AJ, Gupta R, Bell MD, Riewe KO, Meyers PA, Gorlick R. Inhaled lipid cisplatin (ILC) in the treatment of patients with relapsed/progressive osteosarcoma metastatic to the lung. *Pediatric Blood & Cancer*. 2013;60(4):580–586. Epub 2012/12/21. doi:10.1002/pbc.24438. PubMed PMID: 23255417.

21. Roche N, Dekhuijzen PN. The evolution of pressurized metered-dose inhalers from early to modern devices. *Journal of Aerosol Medicine and Pulmonary Drug Delivery*. 2016;29(4):311–327. Epub 2016/01/30. doi:10.1089/jamp.2015.1232. PubMed PMID: 26824873.

22. Stein SW, Thiel CG. The history of therapeutic aerosols: A chronological review. *Journal of Aerosol Medicine and Pulmonary Drug Delivery*. 2017;30(1):20–41. Epub 2016/10/18. doi:10.1089/jamp.2016.1297. PubMed PMID: 27748638; PMCID: PMC5278812.

23. Darquenne C. Aerosol deposition in health and disease. *Journal of Aerosol Medicine and Pulmonary Drug Delivery*. 2012;25(3):140–147. Epub 2012/06/13. doi:10.1089/jamp.2011.0916. PubMed PMID: 22686623; PMCID: PMC3417302.

24. Gagnadoux F, Hureaux J, Vecellio L, Urban T, Le Pape A, Valo I, Montharu J, Leblond V, Boisdron-Celle M, Lerondel S, Majoral C, Diot P, Racineux JL, Lemarie E. Aerosolized chemotherapy. *Journal of Aerosol Medicine and Pulmonary Drug Delivery*. 2008;21(1):61–70. Epub 2008/06/04. doi:10.1089/jamp.2007.0656. PubMed PMID: 18518832.

25. Patton JS, Brain JD, Davies LA, Fiegel J, Gumbleton M, Kim KJ, Sakagami M, Vanbever R, Ehrhardt C. The particle has landed–characterizing the fate of inhaled pharmaceuticals. *Journal of Aerosol Medicine and Pulmonary Drug Delivery*. 2010;23 Suppl 2:S71–S87. Epub 2010/12/08. doi:10.1089/jamp.2010.0836. PubMed PMID: 21133802.

26. Deffebach ME, Charan NB, Lakshminarayan S, Butler J. The bronchial circulation. Small, but a vital attribute of the lung. *The American Review of Respiratory Disease*. 1987;135(2):463–481. Epub 1987/02/01. doi:10.1164/arrd.1987.135.2.463. PubMed PMID: 3544986.

27. Ribatti D, Nico B, Crivellato E, Vacca A. The structure of the vascular network of tumors. *Cancer Letters*. 2007;248(1):18–23. Epub 2006/08/02. doi:10.1016/j.canlet.2006.06.007. PubMed PMID: 16879908.

28. Dewhirst MW, Ashcraft KA. Implications of increase in vascular permeability in tumors by VEGF: A commentary on the pioneering work of Harold Dvorak. *Cancer Research*. 2016;76(11):3118–3120. Epub 2016/06/03. doi:10.1158/0008-5472.can-16-1292. PubMed PMID: 27251086.

29. Levick JR. *An Introduction to Cardiovascular Physiology*. London, UK: Hodder Arnold, 2003.

30. Yuan F, Leunig M, Huang SK, Berk DA, Papahadjopoulos D, Jain RK. Microvascular per-

meability and interstitial penetration of sterically stabilized (stealth) liposomes in a human tumor xenograft. *Cancer Research*. 1994;54(13):3352–3356. Epub 1994/07/01. PubMed PMID: 8012948.

31. Maeda H, Wu J, Sawa T, Matsumura Y, Hori K. Tumor vascular permeability and the EPR effect in macromolecular therapeutics: A review. *Journal of Controlled Release: Official Journal of the Controlled Release Society*. 2000;65(1–2):271–284. Epub 2000/03/04. PubMed PMID: 10699287.

32. Miller MA, Gadde S, Pfirschke C, Engblom C, Sprachman MM, Kohler RH, Yang KS, et al. Predicting therapeutic nanomedicine efficacy using a companion magnetic resonance imaging nanoparticle. *Science Translational Medicine*. 2015;7(314):314ra183. Epub 2015/11/20. doi:10.1126/scitranslmed.aac6522. PubMed PMID: 26582898; PMCID: PMC5462466.

33. Bertrand N, Wu J, Xu X, Kamaly N, Farokhzad OC. Cancer nanotechnology: The impact of passive and active targeting in the era of modern cancer biology. *Advanced Drug Delivery Reviews*. 2014;66:2–25. Epub 2013/11/26. doi:10.1016/j.addr.2013.11.009. PubMed PMID: 24270007; PMCID: PMC4219254.

34. Chang Q, Ornatsky OI, Siddiqui I, Straus R, Baranov VI, Hedley DW. Biodistribution of cisplatin revealed by imaging mass cytometry identifies extensive collagen binding in tumor and normal tissues. *Scientific Reports*. 2016;6:36641. Epub 2016/11/05. doi:10.1038/srep36641. PubMed PMID: 27812005; PMCID: PMC5095658 invented, developed and manufactures mass cytometry technologies, including the Helios CyTOF system, the Imaging Mass Cytometer and metal-conjugated reagents.

35. Krol A, Maresca J, Dewhirst MW, Yuan F. Available volume fraction of macromolecules in the extravascular space of a fibrosarcoma: Implications for drug delivery. *Cancer Research*. 1999;59(16):4136–4141. Epub 1999/08/27. PubMed PMID: 10463619.

36. Yuan F, Krol A, Tong S. Available space and extracellular transport of macromolecules: Effects of pore size and connectedness. *Annals of Biomedical Engineering*. 2001;29(12):1150–1158. Epub 2002/02/21. PubMed PMID: 11853267.

37. Provenzano PP, Cuevas C, Chang AE, Goel VK, Von Hoff DD, Hingorani SR. Enzymatic targeting of the stroma ablates physical barriers to treatment of pancreatic ductal adenocarcinoma. *Cancer Cell*. 2012;21(3):418–429. Epub 2012/03/24. doi:10.1016/j.ccr.2012.01.007. PubMed PMID: 22439937; PMCID: PMC3371414.

38. Stylianopoulos T, Martin JD, Chauhan VP, Jain SR, Diop-Frimpong B, Bardeesy N, Smith BL et al. Causes, consequences, and remedies for growth-induced solid stress in murine and human tumors. *Proceedings of the National Academy of Sciences of the United States of America*. 2012;109(38):15101–

15108. Epub 2012/08/31. doi:10.1073/pnas.1213353109. PubMed PMID: 22932871; PMCID: PMC3458380.

39. Chauhan VP, Boucher Y, Ferrone CR, Roberge S, Martin JD, Stylianopoulos T, Bardeesy N. et al. Compression of pancreatic tumor blood vessels by hyaluronan is caused by solid stress and not interstitial fluid pressure. *Cancer Cell*. 2014;26(1):14–15. Epub 2014/07/16. doi:10.1016/j.ccr.2014.06.003. PubMed PMID: 25026209; PMCID: PMC4381566.

40. Jain RK. The Eugene M. Landis Award Lecture 1996: Delivery of molecular and cellular medicine to solid tumors. *Microcirculation* (New York, NY: 1994). 1997;4(1):1–23. Epub 1997/03/01. PubMed PMID: 9110280.

41. Jain RK. Normalization of tumor vasculature: An emerging concept in antiangiogenic therapy. *Science* (New York, NY). 2005;307(5706):58–62. Epub 2005/01/08. doi:10.1126/science.1104819. PubMed PMID: 15637262.

42. Kleinstreuer C, Zhang Z, Donohue JF. Targeted drug-aerosol delivery in the human respiratory system. *Annual Review of Biomedical Engineering*. 2008;10:195–220. Epub 2008/04/17. doi:10.1146/annurev.bioeng.10.061807.160544. PubMed PMID: 18412536.

43. Clark AR HM. Regional lung deposition: Can it be controlled and have an impact on safety and efficacy? *Respiratory Drug Delivery* 2012 1:89–100.

44. Diaz KT, Skaria S, Harris K, Solomita M, Lau S, Bauer K, Smaldone GC, Condos R. Delivery and safety of inhaled interferon-gamma in idiopathic pulmonary fibrosis. *Journal of Aerosol Medicine and Pulmonary Drug Delivery*. 2012;25(2):79–87. Epub 2012/03/01. doi:10.1089/jamp.2011.0919. PubMed PMID: 22360317.

45. Scheuch G, Siekmeier R. Novel approaches to enhance pulmonary delivery of proteins and peptides. *Journal of Physiology and Pharmacology: An Official Journal of the Polish Physiological Society*. 2007;58 Suppl 5(Pt 2):615–625. Epub 2008/03/28. PubMed PMID: 18204175.

46. Denyer J, Dyche T. The Adaptive Aerosol Delivery (AAD) technology: Past, present, and future. *Journal of Aerosol Medicine and Pulmonary Drug Delivery*. 2010;23 Suppl 1:S1–S10. Epub 2010/04/14. doi:10.1089/jamp.2009.0791. PubMed PMID: 20373904; PMCID: PMC3116630.

47. Longest PW, Walenga RL, Son YJ, Hindle M. High-efficiency generation and delivery of aerosols through nasal cannula during noninvasive ventilation. *Journal of Aerosol Medicine and Pulmonary Drug Delivery*. 2013;26(5):266–279. Epub 2013/01/01. doi:10.1089/jamp.2012.1006. PubMed PMID: 23273243; PMCID: PMC3826475.

48. Longest PW, Tian G, Hindle M. Improving the lung delivery of nasally administered aerosols during noninvasive ventilation-an application of

enhanced condensational growth (ECG). *Journal of Aerosol Medicine and Pulmonary Drug Delivery*. 2011;24(2):103–118. Epub 2011/03/18. doi:10.1089/jamp.2010.0849. PubMed PMID: 21410327; PMCID: PMC3123840.

49. Torchilin VP. Passive and active drug targeting: Drug delivery to tumors as an example. *Handbook of Experimental Pharmacology*. 2010(197):3–53. Epub 2010/03/11. doi:10.1007/978-3-642-00477-3_1. PubMed PMID: 20217525.

50. Nakamura Y, Mochida A, Choyke PL, Kobayashi H. Nanodrug delivery: Is the enhanced permeability and retention effect sufficient for curing cancer? *Bioconjugate Chemistry*. 2016;27(10):2225–2238. Epub 2016/10/21. doi:10.1021/acs.bioconjchem.6b00437. PubMed PMID: 27547843.

51. Ghazanfari T, Elhissi AM, Ding Z, Taylor KM. The influence of fluid physicochemical properties on vibrating-mesh nebulization. *International Journal of Pharmaceutics*. 2007;339(1–2):103–111. Epub 2007/04/25. doi:10.1016/j.ijpharm.2007.02.035. PubMed PMID: 17451896.

52. Najlah M, Vali A, Taylor M, Arafat BT, Ahmed W, Phoenix DA, Taylor KM, Elhissi A. A study of the effects of sodium halides on the performance of air-jet and vibrating-mesh nebulizers. *International Journal of Pharmaceutics*. 2013;456(2):520–527. Epub 2013/08/27. doi:10.1016/j.ijpharm.2013.08.023. PubMed PMID: 23973409.

53. Selting K, Waldrep JC, Reinero C, Branson K, Gustafson D, Kim DY, Henry C, Owen N, Madsen R, Dhand R. Feasibility and safety of targeted cisplatin delivery to a select lung lobe in dogs via the AeroProbe intracorporeal nebulization catheter. *Journal of Aerosol Medicine and Pulmonary Drug Delivery*. 2008;21(3):255–268. Epub 2008/09/02. doi:10.1089/jamp.2008.0684. PubMed PMID: 18759657.

54. Tseng CL, Wu SY, Wang WH, Peng CL, Lin FH, Lin CC, Young TH, Shieh MJ. Targeting efficiency and biodistribution of biotinylated-EGF-conjugated gelatin nanoparticles administered via aerosol delivery in nude mice with lung cancer. *Biomaterials*. 2008;29(20):3014–3022. Epub 2008/04/26. doi:10.1016/j.biomaterials.2008.03.033. PubMed PMID: 18436301.

55. Kuzmov A, Minko T. Nanotechnology approaches for inhalation treatment of lung diseases. *Journal of Controlled Release: Official Journal of the Controlled Release Society*. 2015;219:500–518. Epub 2015/08/25. doi:10.1016/j.jconrel.2015.07.024. PubMed PMID: 26297206.

56. Gaspar MM, Radomska A, Gobbo OL, Bakowsky U, Radomski MW, Ehrhardt C. Targeted delivery of transferrin-conjugated liposomes to an orthotopic model of lung cancer in nude rats. *Journal of Aerosol Medicine and Pulmonary Drug Delivery*. 2012;25(6):310–318. Epub 2012/08/04. doi:10.1089/jamp.2011.0928. PubMed PMID: 22857016.

57. Jiang HL, Xu CX, Kim YK, Arote R, Jere D, Lim HT, Cho MH, Cho CS. The suppression of lung tumorigenesis by aerosol-delivered folate-chitosan-graft-polyethylenimine/Akt1 shRNA complexes through the Akt signaling pathway. *Biomaterials*. 2009;30(29):5844–5852. Epub 2009/07/31. doi:10.1016/j.biomaterials.2009.07.017. PubMed PMID: 19640582.

58. Schiller JH. Anti-EGFR monoclonal antibodies in lung cancer treatment. *The Lancet Oncology*. 2015;16(7):738–739. Epub 2015/06/06. doi:10.1016/s1470-2045(15)00020-0. PubMed PMID: 26045341.

59. Kim I, Byeon HJ, Kim TH, Lee ES, Oh KT, Shin BS, Lee KC, Youn YS. Doxorubicin-loaded porous PLGA microparticles with surface attached TRAIL for the inhalation treatment of metastatic lung cancer. *Biomaterials*. 2013;34(27):6444–6453. Epub 2013/06/13. doi:10.1016/j.biomaterials.2013.05.018. PubMed PMID: 23755831.

60. Luo Y, Zhai X, Ma C, Sun P, Fu Z, Liu W, Xu J. An inhalable beta(2)-adrenoceptor ligand-directed guanidinylated chitosan carrier for targeted delivery of siRNA to lung. *Journal of Controlled Release: Official Journal of the Controlled Release Society*. 2012;162(1):28–36. Epub 2012/06/16. doi:10.1016/j.jconrel.2012.06.005. PubMed PMID: 22698944.

61. Sadhukha T, Wiedmann TS, Panyam J. Inhalable magnetic nanoparticles for targeted hyperthermia in lung cancer therapy. *Biomaterials*. 2013;34(21):5163–5171. Epub 2013/04/18. doi:10.1016/j.biomaterials.2013.03.061. PubMed PMID: 23591395; PMCID: PMC4673896.

62. Selting K, Essman S, Reinero C, Branson KR, Henry CJ, Owen N, Guntur VP, Waldrep JC, Kim DY, Dhand R. Targeted combined aerosol chemotherapy in dogs and radiologic toxicity grading. *Journal of Aerosol Medicine and Pulmonary Drug Delivery*. 2011;24(1):43–48. Epub 2010/12/21. doi:10.1089/jamp.2010.0822. PubMed PMID: 21166584.

63. Lemarie E, Vecellio L, Hureaux J, Prunier C, Valat C, Grimbert D, Boidron-Celle M et al. Aerosolized gemcitabine in patients with carcinoma of the lung: Feasibility and safety study. *Journal of Aerosol Medicine and Pulmonary Drug Delivery*. 2011;24(6):261–270. Epub 2011/07/29. doi:10.1089/jamp.2010.0872. PubMed PMID: 21793717.

64. Zarogoulidis P, Eleftheriadou E, Sapardanis I, Zarogoulidou V, Lithoxopoulou H, Kontakiotis T, Karamanos N et al. Feasibility and effectiveness of inhaled carboplatin in NSCLC patients. *Investigational New Drugs*. 2012;30(4):1628–1640. Epub 2011/07/09. doi:10.1007/s10637-011-9714-5. PubMed PMID: 21739158.

65. Weers JG, Tarara TE, Clark AR. Design of fine particles for pulmonary drug delivery. *Expert Opinion on Drug Delivery*. 2007;4(3):297–313. Epub 2007/05/11. doi:10.1517/17425247.4.3.297. PubMed PMID: 17489656.

66. Chan H KP. *Novel Particle Production Technologies*

for Inhalation Products. Inhalation Drug Delivery: Techniques and Products. Chichester, UK: John Wiley & Sons, 2013, pp. 47–62.

67. Edwards DA, Hanes J, Caponetti G, Hrkach J, Ben-Jebria A, Eskew ML, Mintzes J, Deaver D, Lotan N, Langer R. Large porous particles for pulmonary drug delivery. *Science* (New York, NY). 1997;276(5320):1868–1871. Epub 1997/06/20. PubMed PMID: 9188534.

68. Kim I, Byeon HJ, Kim TH, Lee ES, Oh KT, Shin BS, Lee KC, Youn YS. Doxorubicin-loaded highly porous large PLGA microparticles as a sustained-release inhalation system for the treatment of metastatic lung cancer. *Biomaterials*. 2012;33(22):5574–5583. Epub 2012/05/15. doi:10.1016/j.biomaterials.2012.04.018. PubMed PMID: 22579235.

69. Wu D, Wang C, Yang J, Wang H, Han H, Zhang A, Yang Y, Li Q. Improving the intracellular drug concentration in lung cancer treatment through the codelivery of doxorubicin and miR-519c mediated by porous PLGA microparticle. *Molecular Pharmaceutics*. 2016;13(11):3925–3933. Epub 2016/09/30. doi:10.1021/acs.molpharmaceut.6b00702. PubMed PMID: 27684197.

70. Hitzman CJ, Elmquist WF, Wattenberg LW, Wiedmann TS. Development of a respirable, sustained release microcarrier for 5-fluorouracil I: In vitro assessment of liposomes, microspheres, and lipid coated nanoparticles. *Journal of Pharmaceutical Sciences*. 2006;95(5):1114–1126. Epub 2006/03/30. doi:10.1002/jps.20591. PubMed PMID: 16570302.

71. Okuda T, Kito D, Oiwa A, Fukushima M, Hira D, Okamoto H. Gene silencing in a mouse lung metastasis model by an inhalable dry small interfering RNA powder prepared using the supercritical carbon dioxide technique. *Biological & Pharmaceutical Bulletin*. 2013;36(7):1183–1191. Epub 2013/07/03. PubMed PMID: 23811567.

72. Garcia A, Mack P, Williams S, Fromen C, Shen T, Tully J, Pillai J, Kuehl P, Napier M, Desimone JM, Maynor BW. Microfabricated engineered particle systems for respiratory drug delivery and other pharmaceutical applications. *Journal of Drug Delivery*. 2012;2012:941243. Epub 2012/04/21. doi:10.1155/2012/941243. PubMed PMID: 22518316; PMCID: PMC3307013.

73. Cipolla D, Gonda I, Chan HK. Liposomal formulations for inhalation. *Therapeutic Delivery*. 2013;4(8):1047–1072. Epub 2013/08/08. doi:10.4155/tde.13.71. PubMed PMID: 23919478.

74. Arppe J VM, Waldrep J. Pulmonary pharmacokinetics of cyclosporine A liposomes. *International Journal of Pharmaceutics* 1998;161:205–214.

75. Gaspar M, Bakowsky U, Ehrhardt C. Inhaled liposomes-current strategies and future challenges. *Journal of Biomedical Nanotechnology*. 2008;4:245–257. doi:10.1166/jbn.2008.334.

76. Elhissi A, Taylor KMG. Delivery of liposomes generated from proliposomes using air-jet, ultrasonic, and vibrating-mesh nebulisers. *Journal of Drug Delivery Science and Technology*. 2005;15:261–265. doi:10.1016/S1773-2247(05)50047-59.

77. Deshpande D, Blanchard J, Srinivasan S, Fairbanks D, Fujimoto J, Sawa T, Wiener-Kronish J, Schreier H, Gonda I. Aerosolization of lipoplexes using AERx pulmonary delivery system. *American Association of Pharmaceutical Scientists*. 2002;4(3):E13. Epub 2002/11/09. doi:10.1208/ps040313. PubMed PMID: 12423062; PMCID: PMC2751352.

78. Lehofer B, Bloder F, Jain PP, Marsh LM, Leitinger G, Olschewski H, Leber R, Olschewski A, Prassl R. Impact of atomization technique on the stability and transport efficiency of nebulized liposomes harboring different surface characteristics. *European Journal of Pharmaceutics and Biopharmaceutics: Official Journal of Arbeitsgemeinschaft fur Pharmazeutische Verfahrenstechnik eV*. 2014;88(3):1076–1085. Epub 2014/12/03. doi:10.1016/j.ejpb.2014.10.009. PubMed PMID: 25460154.

79. Elhissi AM, Faizi M, Naji WF, Gill HS, Taylor KM. Physical stability and aerosol properties of liposomes delivered using an air-jet nebulizer and a novel micropump device with large mesh apertures. *International Journal of Pharmaceutics*. 2007;334(1–2):62–70. Epub 2006/11/25. doi:10.1016/j.ijpharm.2006.10.022. PubMed PMID: 17123757.

80. Taylor KMG, Taylor G, Kellaway IW, Stevens J. The stability of liposomes to nebulisation. *International Journal of Pharmaceutics*. 1990;58(1):57–61. doi:10.1016/0378-5173(90)90287-E.

81. Niven RW, Schreier H. Nebulization of liposomes. I. Effects of lipid composition. *Pharmaceutical Research*. 1990;7(11):1127–1133. Epub 1990/11/01. PubMed PMID: 2293210.

82. Payne NI, Timmins P, Ambrose CV, Ward MD, Ridgway F. Proliposomes: A novel solution to an old problem. *Journal of Pharmaceutical Sciences*. 1986;75(4):325–329. Epub 1986/04/01. PubMed PMID: 3723351.

83. Rojanarat W, Changsan N, Tawithong E, Pinsuwan S, Chan HK, Srichana T. Isoniazid proliposome powders for inhalation-preparation, characterization and cell culture studies. *International Journal of Molecular Sciences*. 2011;12(7):4414–4434. Epub 2011/08/17. doi:10.3390/ijms12074414. PubMed PMID: 21845086; PMCID: PMC3155359.

84. Desai TR, Hancock RE, Finlay WH. A facile method of delivery of liposomes by nebulization. *Journal of Controlled Release: Official Journal of the Controlled Release Society*. 2002;84(1–2):69–78. Epub 2002/10/26. PubMed PMID: 12399169.

85. Smola M, Vandamme T, Sokolowski A. Nanocarriers as pulmonary drug delivery systems to treat and to diagnose respiratory and non respiratory diseases. *International Journal of Nanomedicine*. 2008;3(1):1–

19. Epub 2008/05/21. PubMed PMID: 18488412; PMCID: PMC2526354.

86. Kaur G, Narang RK, Rath G, Goyal AK. Advances in pulmonary delivery of nanoparticles. *Artificial Cells, Blood Substitutes, and Immobilization Biotechnology*. 2012;40(1–2):75–96. Epub 2011/08/03. doi:10.3109/10731199.2011.592494. PubMed PMID: 21806501.

87. Feng SS CS. Chemotherapeutic engineering. Application and further development of chemical engineering principles for chemotherapy of cancer and other diseases. *Chemical Engineering Science*. 2003;58:4087–4114.

88. Wang H, Xu Y, Zhou X. Docetaxel-loaded chitosan microspheres as a lung targeted drug delivery system: In vitro and in vivo evaluation. *International Journal of Molecular Sciences*. 2014;15(3):3519–3532. Epub 2014/03/01. doi:10.3390/ijms15033519. PubMed PMID: 24577314; PMCID: PMC3975351.

89. Ehrhardt C, Fiegel J, Fuchs S, Abu-Dahab R, Schaefer UF, Hanes J, Lehr CM. Drug absorption by the respiratory mucosa: Cell culture models and particulate drug carriers. *Journal of Aerosol Medicine: The Official Journal of the International Society for Aerosols in Medicine*. 2002;15(2):131–139. Epub 2002/08/20. doi:10.1089/089426802320282257. PubMed PMID: 12184863.

90. Wicki A, Witzigmann D, Balasubramanian V, Huwyler J. Nanomedicine in cancer therapy: Challenges, opportunities, and clinical applications. *Journal of Controlled Release: Official Journal of the Controlled Release Society*. 2015;200:138–157. Epub 2014/12/30. doi:10.1016/j.jconrel.2014.12.030. PubMed PMID: 25545217.

91. Tseng CL, Su WY, Yen KC, Yang KC, Lin FH. The use of biotinylated-EGF-modified gelatin nanoparticle carrier to enhance cisplatin accumulation in cancerous lungs via inhalation. *Biomaterials*. 2009;30(20):3476–3485. Epub 2009/04/07. doi:10.1016/j.biomaterials.2009.03.010. PubMed PMID: 19345990.

92. Elzoghby AO. Gelatin-based nanoparticles as drug and gene delivery systems: Reviewing three decades of research. *Journal of Controlled Release: Official Journal of the Controlled Release Society*. 2013;172(3):1075–1091. Epub 2013/10/08. doi:10.1016/j.jconrel.2013.09.019. PubMed PMID: 24096021.

93. Videira M, Almeida AJ, Fabra A. Preclinical evaluation of a pulmonary delivered paclitaxel-loaded lipid nanocarrier antitumor effect. *Nanomedicine: Nanotechnology, Biology, and Medicine*. 2012;8(7):1208–1215. Epub 2011/12/31. doi:10.1016/j.nano.2011.12.007. PubMed PMID: 22206945.

94. Roa WH, Azarmi S, Al-Hallak MH, Finlay WH, Magliocco AM, Lobenberg R. Inhalable nanoparticles, a non-invasive approach to treat lung cancer in a mouse model. *Journal of Controlled Release: Official Journal of the Controlled Release Society*. 2011;150(1):49–55. Epub 2010/11/10. doi:10.1016/j.jconrel.2010.10.035. PubMed PMID: 21059378.

95. Sabra S, Abdelmoneem M, Abdelwakil M, Mabrouk MT, Anwar D, Mohamed R, Khattab S et al. Self-Assembled nanocarriers based on amphiphilic natural polymers for anti-cancer drug delivery applications. *Current Pharmaceutical Design*. 2017;23(35):5213–5229. Epub 2017/05/30. doi:10.2174/1381612823666170526111029. PubMed PMID: 28552068.

96. Xie Y, Aillon KL, Cai S, Christian JM, Davies NM, Berkland CJ, Forrest ML. Pulmonary delivery of cisplatin-hyaluronan conjugates via endotracheal instillation for the treatment of lung cancer. *International Journal of Pharmaceutics*. 2010;392(1–2):156–163. Epub 2010/04/07. doi:10.1016/j.ijpharm.2010.03.058. PubMed PMID: 20363303; PMCID: PMC2873163.

97. Kaminskas LM, McLeod VM, Ryan GM, Kelly BD, Haynes JM, Williamson M, Thienthong N, Owen DJ, Porter CJ. Pulmonary administration of a doxorubicin-conjugated dendrimer enhances drug exposure to lung metastases and improves cancer therapy. *Journal of Controlled Release: Official Journal of the Controlled Release Society*. 2014;183:18–26. Epub 2014/03/19. doi:10.1016/j.jconrel.2014.03.012. PubMed PMID: 24637466.

98. Tsapis N, Bennett D, Jackson B, Weitz DA, Edwards DA. Trojan particles: Large porous carriers of nanoparticles for drug delivery. *Proceedings of the National Academy of Sciences of the United States of America*. 2002;99(19):12001–12005. Epub 2002/08/30. doi:10.1073/pnas.182233999. PubMed PMID: 12200546; PMCID: PMC129387.

99. Kaye RS, Purewal TS, Alpar HO. Simultaneously manufactured nano-in-micro (SIMANIM) particles for dry-powder modified-release delivery of antibodies. *Journal of Pharmaceutical Sciences*. 2009;98(11):4055–4068. Epub 2009/02/04. doi:10.1002/jps.21673. PubMed PMID: 19189420.

100. Weber S, Zimmer A, Pardeike J. Solid Lipid Nanoparticles (SLN) and nanostructured lipid carriers (NLC) for pulmonary application: A review of the state of the art. *European Journal of Pharmaceutics and Biopharmaceutics: Official Journal of Arbeitsgemeinschaft fur Pharmazeutische Verfahrenstechnik eV*. 2014;86(1):7–22. Epub 2013/09/07. doi:10.1016/j.ejpb.2013.08.013. PubMed PMID: 24007657.

101. Mehnert W, Mader K. Solid lipid nanoparticles: Production, characterization and applications. *Advanced Drug Delivery Reviews*. 2001;47(2–3):165–196. Epub 2001/04/20. PubMed PMID: 11311991.

102. Subedi RK, Kang KW, Choi HK. Preparation and characterization of solid lipid nanoparticles

loaded with doxorubicin. *European Journal of Pharmaceutical Sciences: Official Journal of the European Federation for Pharmaceutical Sciences*. 2009;37(3–4):508–513. Epub 2009/05/02. doi:10.1016/j.ejps.2009.04.008. PubMed PMID: 19406231.

103. Paranjpe M, Muller-Goymann CC. Nanoparticle-mediated pulmonary drug delivery: A review. *International Journal of Molecular Sciences*. 2014;15(4):5852–5873. Epub 2014/04/11. doi:10.3390/ijms15045852. PubMed PMID: 24717409; PMCID: PMC4013600.

104. Patlolla RR, Chougule M, Patel AR, Jackson T, Tata PN, Singh M. Formulation, characterization and pulmonary deposition of nebulized celecoxib encapsulated nanostructured lipid carriers. *Journal of Controlled Release: Official Journal of the Controlled Release Society*. 2010;144(2):233–241. Epub 2010/02/16. doi:10.1016/j.jconrel.2010.02.006. PubMed PMID: 20153385; PMCID: PMC2868936.

105. El-Sherbiny IM, McGill S, Smyth HD. Swellable microparticles as carriers for sustained pulmonary drug delivery. *Journal of Pharmaceutical Sciences*. 2010;99(5):2343–2356. Epub 2009/12/08. doi:10.1002/jps.22003. PubMed PMID: 19967777; PMCID: PMC3654803.

106. Lavasanifar A, Samuel J, Kwon GS. Poly(ethylene oxide)-block-poly(L-amino acid) micelles for drug delivery. *Advanced Drug Delivery Reviews*. 2002;54(2):169–190. Epub 2002/03/19. PubMed PMID: 11897144.

107. Ahmad J, Akhter S, Rizwanullah M, Amin S, Rahman M, Ahmad MZ, Rizvi MA, Kamal MA, Ahmad FJ. Nanotechnology-based inhalation treatments for lung cancer: State of the art. *Nanotechnology Science and Applications*. 2015;8:55–66. Epub 2015/12/08. doi:10.2147/nsa.s49052. PubMed PMID: 26640374; PMCID: PMC4657804.

108. Upadhyay D, Scalia S, Vogel R, Wheate N, Salama RO, Young PM, Traini D, Chrzanowski W. Magnetised thermo responsive lipid vehicles for targeted and controlled lung drug delivery. *Pharmaceutical Research*. 2012;29(9):2456–2467. Epub 2012/05/16. doi:10.1007/s11095-012-0774-9. PubMed PMID: 22584949.

109. Vivero-Escoto JL, Slowing, II, Trewyn BG, Lin VS. Mesoporous silica nanoparticles for intracellular controlled drug delivery. *Small* (Weinheim an der Bergstrasse, Germany). 2010;6(18):1952–1967. Epub 2010/08/07. doi:10.1002/smll.200901789. PubMed PMID: 20690133.

110. Taratula O, Garbuzenko OB, Chen AM, Minko T. Innovative strategy for treatment of lung cancer: Targeted nanotechnology-based inhalation co-delivery of anticancer drugs and siRNA. *Journal of Drug Targeting*. 2011;19(10):900–914. Epub 2011/10/11.

doi:10.3109/1061186x.2011.622404. PubMed PMID: 21981718.

111. Keskinov AA, Shurin MR. Myeloid regulatory cells in tumor spreading and metastasis. *Immunobiology*. 2015;220(2):236–242. Epub 2014/09/03. doi:10.1016/j.imbio.2014.07.017. PubMed PMID: 25178934.

112. Ostrand-Rosenberg S, Sinha P, Beury DW, Clements VK. Cross-talk between myeloid-derived suppressor cells (MDSC), macrophages, and dendritic cells enhances tumor-induced immune suppression. *Seminars in Cancer Biology*. 2012;22(4):275–281. Epub 2012/02/09. doi:10.1016/j.semcancer.2012.01.011. PubMed PMID: 22313874; PMCID: PMC3701942.

113. Anderson PM, Markovic SN, Sloan JA, Clawson ML, Wylam M, Arndt CA, Smithson WA, Burch P, Gornet M, Rahman E. Aerosol granulocyte macrophage-colony stimulating factor: A low toxicity, lung-specific biological therapy in patients with lung metastases. *Clinical Cancer Research: An Official Journal of the American Association for Cancer Research*. 1999;5(9):2316–2323. Epub 1999/09/28. PubMed PMID: 10499599.

114. Markovic SN, Suman VJ, Nevala WK, Geeraerts L, Creagan ET, Erickson LA, Rowland KM, Jr., Morton RF, Horvath WL, Pittelkow MR. A dose-escalation study of aerosolized sargramostim in the treatment of metastatic melanoma: An NCCTG Study. *American Journal of Clinical Oncology*. 2008;31(6):573–579. Epub 2008/12/09. doi:10.1097/COC.0b013e318173a536. PubMed PMID: 19060590; PMCID: PMC2694721.

115. Zhang C, Zhang J, Niu J, Zhou Z, Zhang J, Tian Z. Interleukin-12 improves cytotoxicity of natural killer cells via upregulated expression of NKG2D. *Human Immunology*. 2008;69(8):490–500. Epub 2008/07/16. doi:10.1016/j.humimm.2008.06.004. PubMed PMID: 18619507.

116. Kiany S, Gordon N. Aerosol delivery of interleukin-2 in combination with adoptive transfer of natural killer cells for the treatment of lung metastasis: Methodology and effect. *Methods in Molecular Biology* (Clifton, NJ). 2016;1441:285–295. Epub 2016/05/15. doi:10.1007/978-1-4939-3684-7_24. PubMed PMID: 27177675.

117. Khanna C, Anderson PM, Hasz DE, Katsanis E, Neville M, Klausner JS. Interleukin-2 liposome inhalation therapy is safe and effective for dogs with spontaneous pulmonary metastases. *Cancer*. 1997;79(7):1409–1421. Epub 1997/04/01. PubMed PMID: 9083164.

118. Huland E, Heinzer H, Huland H. Treatment of pulmonary metastatic renal-cell carcinoma in 116 patients using inhaled interleukin-2 (IL-2). *Anticancer Research*. 1999;19(4a):2679–2683. Epub 1999/09/02. PubMed PMID: 10470219.

119. Skubitz KM, Anderson PM. Inhalational interleu-

kin-2 liposomes for pulmonary metastases: A phase I clinical trial. *Anti-cancer Drugs.* 2000;11(7):555–563. Epub 2000/10/19. PubMed PMID: 11036958.

120. Posch C, Weihsengruber F, Bartsch K, Feichtenschlager V, Sanlorenzo M, Vujic I, Monshi B, Ortiz-Urda S, Rappersberger K. Low-dose inhalation of interleukin-2 bio-chemotherapy for the treatment of pulmonary metastases in melanoma patients. *British Journal of Cancer.* 2014;110(6):1427–1432. Epub 2014/02/13. doi:10.1038/bjc.2014.62. PubMed PMID: 24518593; PMCID: PMC3960625.

121. Guma SR, Lee DA, Yu L, Gordon N, Hughes D, Stewart J, Wang WL, Kleinerman ES. Natural killer cell therapy and aerosol interleukin-2 for the treatment of osteosarcoma lung metastasis. *Pediatric Blood & Cancer.* 2014;61(4):618–626. Epub 2013/10/19. doi:10.1002/pbc.24801. PubMed PMID: 24136885; PMCID: PMC4154381.

122. Debs RJ, Fuchs HJ, Philip R, Montgomery AB, Brunette EN, Liggitt D, Patton JS, Shellito JE. Lung-specific delivery of cytokines induces sustained pulmonary and systemic immunomodulation in rats. *Journal of Immunology* (Baltimore, MD: 1950). 1988;140(10):3482–3488. Epub 1988/05/15. PubMed PMID: 3283235.

123. Kinnula V, Cantell K, Mattson K. Effect of inhaled natural interferon-alpha on diffuse bronchioalveolar carcinoma. *European Journal of Cancer* (Oxford, England: 1990). 1990;26(6):740–741. Epub 1990/01/01. PubMed PMID: 2168196.

124. Krieg AM. Toll-like receptor 9 (TLR9) agonists in the treatment of cancer. *Oncogene.* 2008;27(2):161–167. Epub 2008/01/08. doi:10.1038/sj.onc.1210911. PubMed PMID: 18176597.

125. Hirota K, Oishi Y, Taniguchi H, Sawachi K, Inagawa H, Kohchi C, Soma G, Terada H. Antitumor effect of inhalatory lipopolysaccharide and synergetic effect in combination with cyclophosphamide. *Anticancer Research.* 2010;30(8):3129–3134. Epub 2010/09/28. PubMed PMID: 20871031.

126. Le Noci V, Tortoreto M, Gulino A, Storti C, Bianchi F, Zaffaroni N, Tripodo C, Tagliabue E, Balsari A, Sfondrini L. Poly(I:C) and CpG-ODN combined aerosolization to treat lung metastases and counter the immunosuppressive microenvironment. *Oncoimmunology.* 2015;4(10):e1040214. Epub 2015/10/10. doi:10.1080/2162402x.2015.1040214. PubMed PMID: 26451303; PMCID: PMC4589046.

127. Le Noci V, Sommariva M, Tortoreto M, Zaffaroni N, Campiglio M, Tagliabue E, Balsari A, Sfondrini L. Reprogramming the lung microenvironment by inhaled immunotherapy fosters immune destruction of tumor. *Oncoimmunology.* 2016;5(11):e1234571. Epub 2016/12/22. doi:10.1080/2162402x.2016.1234571. PubMed PMID: 27999750; PMCID: PMC5139640.

128. Maillet A, Guilleminault L, Lemarie E, Lerondel S, Azzopardi N, Montharu J, Congy-Jolivet N, et al. The airways, a novel route for delivering monoclonal antibodies to treat lung tumors. *Pharmaceutical Research.* 2011;28(9):2147–2156. Epub 2011/04/15. doi:10.1007/s11095-011-0442-5. PubMed PMID: 21491145.

129. De Santis R, Rosi A, Anastasi AM, Chiapparino C, Albertoni C, Leoni B, Pelliccia A et al. Efficacy of aerosol therapy of lung cancer correlates with EGFR paralysis induced by AvidinOX-anchored biotinylated Cetuximab. *Oncotarget.* 2014;5(19):9239–9255. Epub 2014/09/23. doi:10.18632/oncotarget.2409. PubMed PMID: 25238453; PMCID: PMC4253431.

130. Guilleminault L, Azzopardi N, Arnoult C, Sobilo J, Herve V, Montharu J, Guillon A, et al. Fate of inhaled monoclonal antibodies after the deposition of aerosolized particles in the respiratory system. *Journal of Controlled Release: Official Journal of the Controlled Release Society.* 2014;196:344–354. Epub 2014/12/03. doi:10.1016/j.jconrel.2014.10.003. PubMed PMID: 25451545.

131. Nelson AL, Reichert JM. Development trends for therapeutic antibody fragments. *Nature Biotechnology.* 2009;27(4):331–337. Epub 2009/04/09. doi:10.1038/nbt0409-331. PubMed PMID: 19352366.

132. Koussoroplis SJ, Paulissen G, Tyteca D, Goldansaz H, Todoroff J, Barilly C, Uyttenhove C, Van Snick J, Cataldo D, Vanbever R. PEGylation of antibody fragments greatly increases their local residence time following delivery to the respiratory tract. *Journal of Controlled Release: Official Journal of the Controlled Release Society.* 2014;187:91–100. Epub 2014/05/23. doi:10.1016/j.jconrel.2014.05.021. PubMed PMID: 24845126.

133. Maillet A, Congy-Jolivet N, Le Guellec S, Vecellio L, Hamard S, Courty Y, Courtois A, et al. Aerodynamical, immunological and pharmacological properties of the anticancer antibody cetuximab following nebulization. *Pharmaceutical Research.* 2008;25(6):1318–1326. Epub 2007/11/22. doi:10.1007/s11095-007-9481-3. PubMed PMID: 18030605.

134. Respaud R, Marchand D, Parent C, Pelat T, Thullier P, Tournamille JF, Viaud-Massuard MC et al. Effect of formulation on the stability and aerosol performance of a nebulized antibody. *MABS.* 2014;6(5):1347–1355. Epub 2014/12/18. doi:10.4161/mabs.29938. PubMed PMID: 25517319; PMCID: PMC4623101.

135. Litterst CL, Gram TE, Dedrick RL, Leroy AF, Guarino AM. Distribution and disposition of platinum following intravenous administration of cis-diamminedichloroplatinum(II) (NSC 119875) to dogs. *Cancer Research.* 1976;36(7 pt 1):2340–2344. Epub 1976/07/01. PubMed PMID: 1277140.

136. Tatsumura T, Koyama S, Tsujimoto M, Kitagawa M, Kagamimori S. Further study of nebulisation chemotherapy, a new chemotherapeutic method in the treatment of lung carcinomas: Fundamental and clin-

ical. *British Journal of Cancer*. 1993;68(6):1146–1149. Epub 1993/12/01. PubMed PMID: 8260366; PMCID: PMC1968665.

137. Carvalho TC, Carvalho SR, McConville JT. Formulations for pulmonary administration of anti-cancer agents to treat lung malignancies. *Journal of Aerosol Medicine and Pulmonary Drug Delivery*. 2011;24(2):61–80. Epub 2011/03/18. doi:10.1089/jamp.2009.0794. PubMed PMID: 21410326.

138. Zarogoulidis P, Chatzaki E, Porpodis K, Domvri K, Hohenforst-Schmidt W, Goldberg EP, Karamanos N, Zarogoulidis K. Inhaled chemotherapy in lung cancer: Future concept of nanomedicine. *International Journal of Nanomedicine*. 2012;7:1551–1572. Epub 2012/05/24. doi:10.2147/ijn.s29997. PubMed PMID: 22619512; PMCID: PMC3356182.

139. Koshkina NV, Kleinerman ES, Waidrep C, Jia SF, Worth LL, Gilbert BE, Knight V. 9-Nitrocamptothecin liposome aerosol treatment of melanoma and osteosarcoma lung metastases in mice. *Clinical Cancer Research: An Official Journal of the American Association for Cancer Research*. 2000;6(7):2876–2880. Epub 2000/07/29. PubMed PMID: 10914737.

140. Koshkina NV, Waldrep JC, Roberts LE, Golunski E, Melton S, Knight V. Paclitaxel liposome aerosol treatment induces inhibition of pulmonary metastases in murine renal carcinoma model. *Clinical Cancer Research: An Official Journal of the American Association for Cancer Research*. 2001;7(10):3258–3262. Epub 2001/10/12. PubMed PMID: 11595722.

141. Gagnadoux F, Pape AL, Lemarie E, Lerondel S, Valo I, Leblond V, Racineux JL, Urban T. Aerosol delivery of chemotherapy in an orthotopic model of lung cancer. *The European Respiratory Journal*. 2005;26(4):657–661. Epub 2005/10/06. doi:10.1183/09031936.05.00017305. PubMed PMID: 16204597.

142. Kelsen DP, Alcock N, Young CW. Cisplatin nephrotoxicity. Correlation with plasma platinum concentrations. *American Journal of Clinical Oncology*. 1985;8(1):77–80. Epub 1985/02/01. PubMed PMID: 4039530.

143. Dlugosz A, Janecka A. ABC transporters in the development of multidrug resistance in cancer therapy. *Current Pharmaceutical Design*. 2016;22(30):4705–4716. Epub 2016/10/30. PubMed PMID: 26932159.

144. Gagnadoux F, Leblond V, Vecellio L, Hureaux J, Le Pape A, Boisdron-Celle M, Montharu J, Majoral C, Fournier J, Urban T, Diot P, Racineux JL, Lemarie E. Gemcitabine aerosol: In vitro antitumor activity and deposition imaging for preclinical safety assessment in baboons. *Cancer Chemotherapy and Pharmacology*. 2006;58(2):237–244. Epub 2005/12/06. doi:10.1007/s00280-005-0146-9. PubMed PMID: 16328414.

145. Koshkina NV, Kleinerman ES. Aerosol gemcitabine inhibits the growth of primary osteosarcoma and osteosarcoma lung metastases. *International Journal*

of Cancer*. 2005;116(3):458–463. Epub 2005/04/01. doi:10.1002/ijc.21011. PubMed PMID: 15800950.

146. Reed MD, Tellez CS, Grimes MJ, Picchi MA, Tessema M, Cheng YS, March TH, Kuehl PJ, Belinsky SA. Aerosolised 5-azacytidine suppresses tumour growth and reprogrammes the epigenome in an orthotopic lung cancer model. *British Journal of Cancer*. 2013;109(7):1775–1781. Epub 2013/09/21. doi:10.1038/bjc.2013.575. PubMed PMID: 24045660; PMCID: PMC3790193.

147. Rodriguez CO, Jr., Crabbs TA, Wilson DW, Cannan VA, Skorupski KA, Gordon N, Koshkina N, Kleinerman E, Anderson PM. Aerosol gemcitabine: Preclinical safety and in vivo antitumor activity in osteosarcoma-bearing dogs. *Journal of Aerosol Medicine and Pulmonary Drug Delivery*. 2010;23(4):197–206. Epub 2009/10/07. doi:10.1089/jamp.2009.0773. PubMed PMID: 19803732; PMCID: PMC2888930.

148. Feng T, Tian H, Xu C, Lin L, Xie Z, Lam MH, Liang H, Chen X. Synergistic co-delivery of doxorubicin and paclitaxel by porous PLGA microspheres for pulmonary inhalation treatment. *European Journal of Pharmaceutics and Biopharmaceutics: Official Journal of Arbeitsgemeinschaft fur Pharmazeutische Verfahrenstechnikev*. 2014;88(3):1086–1093. Epub 2014/10/12. doi:10.1016/j.ejpb.2014.09.012. PubMed PMID: 25305583.

149. Meenach SA, Anderson KW, Zach Hilt J, McGarry RC, Mansour HM. Characterization and aerosol dispersion performance of advanced spray-dried chemotherapeutic PEGylated phospholipid particles for dry powder inhalation delivery in lung cancer. *European Journal of Pharmaceutical Sciences: Official Journal of the European Federation for Pharmaceutical Sciences*. 2013;49(4):699–711. Epub 2013/05/28. doi:10.1016/j.ejps.2013.05.012. PubMed PMID: 23707466; PMCID: PMC5818719.

150. Meenach SA, Anderson KW, Hilt JZ, McGarry RC, Mansour HM. High-performing dry powder inhalers of paclitaxel DPPC/DPPG lung surfactant-mimic multifunctional particles in lung cancer: Physicochemical characterization, in vitro aerosol dispersion, and cellular studies. *American Association of Pharmaceutical Scientists*. 2014;15(6):1574–1587. Epub 2014/08/21. doi:10.1208/s12249-014-0182-z. PubMed PMID: 25139763; PMCID: PMC4245438.

151. Otterson GA, Villalona-Calero MA, Sharma S, Kris MG, Imondi A, Gerber M, White DA et al. Phase I study of inhaled Doxorubicin for patients with metastatic tumors to the lungs. *Clinical Cancer Research: An Official Journal of the American Association for Cancer Research*. 2007;13(4):1246–1252. Epub 2007/02/24. doi:10.1158/1078-0432.ccr-06-1096. PubMed PMID: 17317836.

152. Otterson GA, Villalona-Calero MA, Hicks W, Pan X, Ellerton JA, Gettinger SN, Murren JR. Phase I/II study of inhaled doxorubicin combined with

platinum-based therapy for advanced non-small cell lung cancer. *Clinical Cancer Research: An Official Journal of the American Association for Cancer Research*. 2010;16(8):2466–2473. Epub 2010/04/08. doi:10.1158/1078-0432.ccr-09-3015. PubMed PMID: 20371682; PMCID: PMC4262532.

153. Verschraegen CF, Gilbert BE, Loyer E, Huaringa A, Walsh G, Newman RA, Knight V. Clinical evaluation of the delivery and safety of aerosolized liposomal 9-nitro-20(s)-camptothecin in patients with advanced pulmonary malignancies. *Clinical Cancer Research: An Official Journal of the American Association for Cancer Research*. 2004;10(7):2319–2326. Epub 2004/04/10. PubMed PMID: 15073107.

154. Wittgen BP, Kunst PW, van der Born K, van Wijk AW, Perkins W, Pilkiewicz FG, Perez-Soler R, Nicholson S, Peters GJ, Postmus PE. Phase I study of aerosolized SLIT cisplatin in the treatment of patients with carcinoma of the lung. *Clinical Cancer Research: An Official Journal of the American Association for Cancer Research*. 2007;13(8):2414–2421. Epub 2007/04/18. doi:10.1158/1078-0432.ccr-06-1480. PubMed PMID: 17438100.

155. Hohenforst-Schmidt W, Zarogoulidis P, Linsmeier B, Kioumis I, Li Q, Huang H, Sachpatzidou D et al. Enhancement of aerosol cisplatin chemotherapy with gene therapy expressing ABC10 protein in respiratory system. *Journal of Cancer*. 2014;5(5):344–350. Epub 2014/04/12. doi:10.7150/jca.9021. PubMed PMID: 24723977; PMCID: PMC3982181.

156. Koshkina NV, Golunski E, Roberts LE, Gilbert BE, Knight V. Cyclosporin A aerosol improves the anticancer effect of paclitaxel aerosol in mice. *Journal of Aerosol Medicine: The Official Journal of the International Society for Aerosols in Medicine*. 2004;17(1):7–14. Epub 2004/05/04. doi:10.1089/089426804322994415. PubMed PMID: 15120008.

157. Gill KK, Nazzal S, Kaddoumi A. Paclitaxel loaded PEG(5000)-DSPE micelles as pulmonary delivery platform: Formulation characterization, tissue distribution, plasma pharmacokinetics, and toxicological evaluation. *European Journal of Pharmaceutics and Biopharmaceutics: Official Journal of Arbeitsgemeinschaft fur Pharmazeutische Verfahrenstechnik eV*. 2011;79(2):276–284. Epub 2011/05/18. doi:10.1016/j.ejpb.2011.04.017. PubMed PMID: 21575719.

158. Zhao T, Chen H, Dong Y, Zhang J, Huang H, Zhu J, Zhang W. Paclitaxel-loaded poly(glycolide-co-epsilon-caprolactone)-b-D-alpha-tocopheryl polyethylene glycol 2000 succinate nanoparticles for lung cancer therapy. *International Journal of Nanomedicine*. 2013;8:1947–1957. Epub 2013/05/23. doi:10.2147/ijn.s44220. PubMed PMID: 23696703; PMCID: PMC3658437.

159. Joshi N, Shirsath N, Singh A, Joshi K, Banerjee R. Endogenous lung surfactant inspired pH responsive nanovesicle aerosols: Pulmonary compatible and site-specific drug delivery in lung metastases. *Scientific Reports* 2014;4:7085. doi:10.1038/srep07085.

160. Schuler M, Rochlitz C, Horowitz JA, Schlegel J, Perruchoud AP, Kommoss F, Bolliger CT, et al. A phase I study of adenovirus-mediated wild-type p53 gene transfer in patients with advanced non-small cell lung cancer. *Human Gene Therapy*. 1998;9(14):2075–2082. Epub 1998/10/06. doi:10.1089/hum.1998.9.14-2075. PubMed PMID: 9759934.

161. Schuler M, Herrmann R, De Greve JL, Stewart AK, Gatzemeier U, Stewart DJ, Laufman L et al. Adenovirus-mediated wild-type p53 gene transfer in patients receiving chemotherapy for advanced non-small-cell lung cancer: Results of a multicenter phase II study. *Journal of Clinical Oncology: Official Journal of the American Society of Clinical Oncology*. 2001;19(6):1750–1758. Epub 2001/03/17. doi:10.1200/jco.2001.19.6.1750. PubMed PMID: 11251006.

162. Jia SF, Worth LL, Densmore CL, Xu B, Duan X, Kleinerman ES. Aerosol gene therapy with PEI: IL-12 eradicates osteosarcoma lung metastases. *Clinical Cancer Research: An Official Journal of the American Association for Cancer Research*. 2003;9(9):3462–3468. Epub 2003/09/10. PubMed PMID: 12960138.

163. Gautam A, Densmore CL, Waldrep JC. Inhibition of experimental lung metastasis by aerosol delivery of PEI-p53 complexes. *Molecular Therapy: The Journal of the American Society of Gene Therapy*. 2000;2(4):318–323. Epub 2000/10/06. doi:10.1006/mthe.2000.0138. PubMed PMID: 11020346.

164. Densmore CL, Kleinerman ES, Gautam A, Jia SF, Xu B, Worth LL, Waldrep JC, Fung YK, T'Ang A, Knight V. Growth suppression of established human osteosarcoma lung metastases in mice by aerosol gene therapy with PEI-p53 complexes. *Cancer Gene Therapy*. 2001;8(9):619–627. Epub 2001/10/11. doi:10.1038/sj.cgt.7700343. PubMed PMID: 11593330.

165. Nayerossadat N, Maedeh T, Ali PA. Viral and non-viral delivery systems for gene delivery. *Advanced Biomedical Research*. 2012;1:27. Epub 2012/12/05. doi:10.4103/2277-9175.98152. PubMed PMID: 23210086; PMCID: PMC3507026.

166. Hong SH, Park SJ, Lee S, Cho CS, Cho MH. Aerosol gene delivery using viral vectors and cationic carriers for in vivo lung cancer therapy. *Expert Opinion on Drug Delivery*. 2015;12(6):977–991. Epub 2014/11/26. doi:10.1517/17425247.2015.986454. PubMed PMID: 25423167.

167. Zou Y, Tornos C, Qiu X, Lia M, Perez-Soler R. p53 aerosol formulation with low toxicity and high efficiency for early lung cancer treatment. *Clinical Cancer Research: An Official Journal of the American Association for Cancer Research*.

2007;13(16):4900–4908. Epub 2007/08/19. doi:10.1158/1078-0432.ccr-07-0395. PubMed PMID: 17699870.

168. Shin JY, Lim HT, Minai-Tehrani A, Noh MS, Kim JE, Kim JH, Jiang HL et al. Aerosol delivery of beclin1 enhanced the anti-tumor effect of radiation in the lungs of K-rasLA1 mice. *Journal of Radiation Research*. 2012;53(4):506–515. Epub 2012/07/31. doi:10.1093/jrr/rrs005. PubMed PMID: 22843615; PMCID: PMC3393344.

169. Sterman DH, Treat J, Litzky LA, Amin KM, Coonrod L, Molnar-Kimber K, Recio A. et al. Adenovirus-mediated herpes simplex virus thymidine kinase/ganciclovir gene therapy in patients with localized malignancy: Results of a phase I clinical trial in malignant mesothelioma. *Human Gene Therapy*. 1998;9(7):1083–1092. Epub 1998/06/02. doi:10.1089/hum.1998.9.7-1083. PubMed PMID: 9607419.

170. Kim HW, Park IK, Cho CS, Lee KH, Beck GR, Jr., Colburn NH, Cho MH. Aerosol delivery of glucosylated polyethylenimine/phosphatase and tensin homologue deleted on chromosome 10 complex suppresses Akt downstream pathways in the lung of K-ras null mice. *Cancer Research*. 2004;64(21):7971–7976. Epub 2004/11/03. doi:10.1158/0008-5472.can-04-1231. PubMed PMID: 15520204.

171. Gautam A, Waldrep JC, Densmore CL, Koshkina N, Melton S, Roberts L, Gilbert B, Knight V. Growth inhibition of established B16-F10 lung metastases by sequential aerosol delivery of p53 gene and 9-nitrocamptothecin. *Gene Therapy*. 2002;9(5):353–357. Epub 2002/04/09. doi:10.1038/sj.gt.3301662. PubMed PMID: 11938455.

172. Kim YD, Park TE, Singh B, Maharjan S, Choi YJ, Choung PH, Arote RB, Cho CS. Nanoparticle-mediated delivery of siRNA for effective lung cancer therapy. *Nanomedicine* (London, England). 2015;10(7):1165–1188. Epub 2015/05/02. doi:10.2217/nnm.14.214. PubMed PMID: 25929572.

173. Zamora-Avila DE, Zapata-Benavides P, Franco-Molina MA, Saavedra-Alonso S, Trejo-Avila LM, Resendez-Perez D, Mendez-Vazquez JL, Isaias-Badillo J, Rodriguez-Padilla C. WT1 gene silencing by aerosol delivery of PEI-RNAi complexes inhibits B16-F10 lung metastases growth. *Cancer Gene Therapy*. 2009;16(12):892–899. Epub 2009/05/23. doi:10.1038/cgt.2009.35. PubMed PMID: 19461674.

174. Conti DS, Brewer D, Grashik J, Avasarala S, da Rocha SR. Poly(amidoamine) dendrimer nanocarriers and their aerosol formulations for siRNA delivery to the lung epithelium. *Molecular Pharmaceutics*. 2014;11(6):1808–1822. Epub 2014/05/09. doi:10.1021/mp4006358. PubMed PMID: 24811243; PMCID: PMC4051247.

175. Yu KN, Minai-Tehrani A, Chang SH, Hwang SK, Hong SH, Kim JE, Shin JY. et al. Aerosol delivery of small hairpin osteopontin blocks pulmonary metastasis of breast cancer in mice. *PLoS One*. 2010;5(12):e15623. Epub 2011/01/05. doi:10.1371/journal.pone.0015623. PubMed PMID: 21203518; PMCID: PMC3008732.

176. Xie RL, Jang YJ, Xing L, Zhang BF, Wang FZ, Cui PF, Cho MH, Jiang HL. A novel potential biocompatible hyperbranched polyspermine for efficient lung cancer gene therapy. *International Journal of Pharmaceutics*. 2015;478(1):19–30. Epub 2014/12/03. doi:10.1016/j.ijpharm.2014.11.014. PubMed PMID: 25448566.

177. Vachani A, Moon E, Wakeam E, Haas AR, Sterman DH, Albelda SM. Gene therapy for lung neoplasms. *Clinics in Chest Medicine*. 2011;32(4):865–885. Epub 2011/11/08. doi:10.1016/j.ccm.2011.08.006. PubMed PMID: 22054892; PMCID: PMC3210443.

178. Taratula O, Kuzmov A, Shah M, Garbuzenko OB, Minko T. Nanostructured lipid carriers as multifunctional nanomedicine platform for pulmonary co-delivery of anticancer drugs and siRNA. *Journal of Controlled Release: Official Journal of the Controlled Release Society*. 2013;171(3):349–357. Epub 2013/05/08. doi:10.1016/j.jconrel.2013.04.018. PubMed PMID: 23648833; PMCID: PMC3766401.

179. Baban CK, Cronin M, O'Hanlon D, O'Sullivan GC, Tangney M. Bacteria as vectors for gene therapy of cancer. *Bioengineered Bugs*. 2010;1(6):385–394. Epub 2011/04/07. doi:10.4161/bbug.1.6.13146. PubMed PMID: 21468205; PMCID: PMC3056088.

180. Bago JR, Alfonso-Pecchio A, Okolie O, Dumitru R, Rinkenbaugh A, Baldwin AS, Miller CR, Magness ST, Hingtgen SD. Therapeutically engineered induced neural stem cells are tumour-homing and inhibit progression of glioblastoma. *Nature Communications*. 2016;7:10593. Epub 2016/02/03. doi:10.1038/ncomms10593. PubMed PMID: 26830441; PMCID: PMC4740908.

181. Miller MA, Zheng YR, Gadde S, Pfirschke C, Zope H, Engblom C, Kohler RH et al. Tumour-associated macrophages act as a slow-release reservoir of nano-therapeutic Pt(IV) pro-drug. *Nature Communications*. 2015;6:8692. Epub 2015/10/28. doi:10.1038/ncomms9692. PubMed PMID: 26503691; PMCID: PMC4711745.

182. Huland E, Heinzer H, Huland H, Yung R. Overview of interleukin-2 inhalation therapy. *The Cancer Journal From Scientific American*. 2000;6 Suppl 1:S104–S112. Epub 2000/02/24. PubMed PMID: 10685669.

183. Zarogoulidis P, Darwiche K, Krauss L, Huang H, Zachariadis GA, Katsavou A, Hohenforst-Schmidt W et al. Inhaled cisplatin deposition and distribution in lymph nodes in stage II lung cancer patients. *Future Oncology* (London, England). 2013;9(9):1307–1313. Epub 2013/08/29. doi:10.2217/fon.13.111. PubMed PMID: 23980678.

184. Travis WD, Brambilla, E., Burke, A.P., Marx, A., Nicholson, A. G. *WHO Classification of Tumours of the Lung, Pleura, Thymus and Heart*. Fourth edition ed. Lyon, France: International Agency for Research on Cancer, 2015.

185. Youngren-Ortiz SR, Gandhi NS, Espana-Serrano L, Chougule MB. Aerosol delivery of siRNA to the lungs. Part 2: Nanocarrier-based delivery systems. *Kona: Powder Science and Technology in Japan.* 2017;34:44–69. Epub 2017/04/11. doi:10.14356/ kona.2017005. PubMed PMID: 28392618; PMCID: PMC5381822.

慢性阻塞性肺疾病的吸入治疗

Inhaled therapeutics in chronic obstructive pulmonary disease

Tejas Sinha, Paul Dejulio Dejulio, Philip Diaz

12.1　背景

慢性阻塞性肺疾病(COPD)是一种常见的可预防、可治疗的疾病,其特征是持续的呼吸道症状以及气道和/或肺泡异常引起的气流受限,通常由大量有害颗粒或气体暴露所致[1]。该病是美国及世界范围内疾病和死亡的主要原因。

在美国,约 6.3% 的成年人患有 COPD,它是目前第三大死亡原因,每年因它导致的直接和间接花费约为 500 亿美元[2, 3]。COPD 将成为全球第三大死因。迄今为止,导致 COPD 发生发展的主要危险因素为长期吸烟史,其他危险因素还包括使用生物燃料进行室内取暖和烹饪、职业性粉尘接触、人类免疫缺陷病毒(human immunodeficiency virus,HIV)感染以及儿童早期呼吸道感染等。COPD 的发病机制仍然是热门的研究领域,并且导致疾病发展的关键机制研究受限于疾病的长期性。有证据表明,许多机制途径可能导致疾病发展,包括蛋白酶/抗蛋白酶失衡、氧化应激、组织修复失调、免疫功能失调和不受控制的肺部炎症[4]。COPD 的诊断包括:识别危险因素,呼吸系统症状(包括呼吸困难和/或咳嗽),以及通过肺功能测定确定气流阻塞[1]。

12.2　慢性阻塞性肺疾病的病理生理

COPD 的气流阻塞主要发生在小气道(约 2 mm 或更小),导致阻塞性细支气管炎[5]。影响气道管径的重要病理生理特征包括炎症浸润、黏液高分泌和平滑肌收缩[5]。除小气道异常外,COPD 患者通常还会出现肺气肿形式的肺实质破坏。这会导致肺泡附着丧失以及弹性回缩力减弱。这些因素导致呼气气流受限[6]。

气道和肺实质异常导致气体交换异常和通气灌注不匹配,从而引起低氧血症。此外,呼气气流受限会导致空气潴留和过度充气。随着通气增加以及活动或运动中的呼吸频率增加,气体潴留会变得更加严重,从而导致"动态过度充气"[7]。这种呼吸力学的异常是该类患者呼吸困难和运动耐力下降的主要原因[7]。

治疗方案取决于呼吸系统症状程度和急性加重频率[1]。吸入治疗对 COPD 的疾病管理至关重要。吸入支气管舒张剂可通过增加呼气气流和减少肺动态过度通气来改善呼吸道症状、增加运动耐量、提高健康相关生活质量[7,8]。此外,吸入长效支气管舒张剂和吸入糖皮质激素均可有效减少急性加重[9, 10]。

以下将重点介绍用于 COPD 维持治疗的主要药物,包括长效抗毒蕈碱拮抗剂(LAMAs)、长效 β 受体激动剂(LABAs)和吸入性糖皮质激素(ICSs)。

12.3 气道药理学

呼吸道的平滑肌张力在很大程度上取决于副交感神经系统的活性,乙酰胆碱是大气道中毒蕈碱受体的递质。G 蛋白偶联毒蕈碱受体共有 5 种(M1 - M5),但仅有前 3 种存在于气道中且具有药理学意义[11]。毒蕈碱受体在较大的气道中分布最多,越到外周气道越少[12]。M1 受体存在于副交感神经节中,其激活能促进乙酰胆碱的神经传递并引起支气管收缩。M2 受体位于神经节后神经末梢,发挥自受体的作用并抑制乙酰胆碱的进一步释放。激活 M2 受体也可抑制 β_2 受体的信号转导,并抑制呼吸道平滑肌松弛。M3 受体是黏膜下腺和气道血管内皮的主要受体,其激活会导致一系列细胞内反应,最终引起气道平滑肌收缩和黏液分泌增加[12]。基于这些毒蕈碱受体亚型的特性,针对 COPD 的最佳抗胆碱能药物应能拮抗 M1、M3 受体,并对 M2 受体亲和力最小[13]。

除支气管舒张作用外,有证据表明 LAMA 可能在肺部具有重要的抗炎作用,包括减弱中性粒细胞趋化性和降低炎症因子水平[14]。

放射自显影研究表明,人肺的毒蕈碱受体在气道神经节和黏膜下腺中分布密度较高[15]。在黏膜下腺中,M3 受体和 M1 受体的比例约为 2∶1。毒蕈碱受体在肺内支气管和大、小气道平滑肌的神经上则分布较少。值得注意的是,人肺平滑肌的毒蕈碱受体几乎都是 M3 亚型。M1 受体遍布整个肺泡壁,其功能意义尚不清楚[15]。原位杂交研究表明,受体亚型 mRNA 表达和受体亚型分布之间总体上吻合[15]。

β 受体激动剂分为短效和长效两种类型,可通过松弛气道平滑肌来增强气流[16]。LABA 的起效和持续时间取决于药物到达 β_2 受体并达到有效浓度所需的时间以及维持时间。达到有效浓度的时间与气道内的药物浓度以及药物的受体选择性有关[17]。β_2 受体激活后促进细胞内腺苷酸环化酶活化,进而促进环状 3′5′ 腺苷单磷酸(cyclic 3′5′ adenosine monophosphate,cAMP)合成,cAMP 最终介导平滑肌细胞的松弛[18]。每种 LABA 的独特药理学特性决定了其持续和起效时间。例如,福莫特罗相对于沙美特罗具有更高的水溶性和更低的亲脂性,这就是它能更快起效但作用时间略短的原因[19]。较新的长效 β 受体激动剂,如维兰特罗,具有高度亲脂性[20]。有证据表明 LABA 在肺部可能具有抗炎作用[21]。但是,这种作用的临床意义尚不明确[22]。

与毒蕈碱受体相似,β 受体广泛分布于整个肺部,放射自显影研究表明,在气道上皮、肺泡壁和上皮下腺上均分布较多[23]。而在气道和血管平滑肌中未见强烈的标记。与功能研究一致,大、小气道平滑肌 β 受体都是 β_2 亚型[23]。

糖皮质激素(CSs)对靶细胞的抗炎作用是通过与细胞质糖皮质激素受体(GR)结合而介导的[24]。这种 CS-GR 复合物通过两种机制减轻炎症:①直接与激活转录因子的基因结合,这些转录因子下调促炎因子并上调抗炎因子的释放;②直接与信号依赖性促炎转录因子结合,降低这些转录因子激活促炎因子基因的能力[25]。一方面,特定制剂之间存在药理学上的差异,例如,氟替卡松较布地奈德具有更高的亲脂性,因此其分布容积更广、作用时间更长[26]。另一方面,布地奈德的亲水性和亲脂性更加平衡,因而其抗炎作用起效更快[27]。

原位杂交研究表明,在肺组织中 GCs 受体浓度最高的部位在血管平滑肌、血管内皮和肺泡壁[28]。GR 受体也存在于气道上皮和气道平滑肌中,但浓度较低。原位杂交研究显示正常和哮喘肺组织中 GR 受体的浓度相似。评估人类肺泡巨噬细胞 GR 功能的研究表明,COPD 患者与正常人的 GR 功能相似[28]。

12.4 疾病对气溶胶穿透性的影响

放射性气溶胶研究表明,吸烟者尤其是 COPD 吸烟者气溶胶的肺部沉积显著异于正常非吸烟者[29]。正常情况下,气溶胶在中央气道和外周气道分布相当,比例接近 1:1。在吸烟者中,中央气道的沉积大于外周气道,比例约为 1.6:1[29]。在 COPD 患者中,中央气道的沉积远大于外周气道,前者约为后者的 3 倍。检查气道阻塞患者中盐雾气溶胶清除率的数据表明,支气管阻塞的程度显著降低了吸入颗粒的外周沉积[29]。

12.5 药物类别的临床考虑

12.5.1 长效抗毒蕈碱拮抗剂(LAMAs)

抗胆碱能吸入药物是 COPD 维持和挽救治疗的基础。实际上,抗胆碱能药物的使用可以追溯到 2 个多世纪以前。曼陀罗(*Datura Stramonium*)和其他茄属植物含有毒蕈碱拮抗剂的混合物,其烟雾可减轻哮喘症状[30]。抗胆碱能药物在 20 世纪取得了很大的进展,首先是阿托品的分离,随后研发了具有呼吸系统选择性的吸入异丙托溴铵,最后是具有特定亚受体选择性的 LAMA 的问世[31]。市售的第一种 LAMA 制剂是噻托溴铵。相对于短效的异丙托溴铵,它与毒蕈碱受体亚型的优先、持久结合以及每天使用一次的简便性是其取得临床成功的主要原因[32,33]。噻托溴铵的疗效在 UPLIFT 研究得到了证明,其在改善呼吸道症状、提高生活质量、改善肺功能和减少急性加重方面具有良好的作用[34]。噻托溴铵的成功促进了其他 LAMAs 的研发,包括格隆溴铵、阿地溴铵和乌镁溴铵,在取得类似噻托溴铵临床效果的同时,也希望能优化药物的安全性和疗效,并改善易用性。

尽管某些终点指标取得了统计学差异,但在不同 LAMAs 之间的比较研究中,并未看到在肺功能、生活质量或呼吸困难上具有临床意义的差异[35]。值得注意的是,大多数研究已严格规范吸入方法和依从性。有观点认为,在设计未来的比较研究时,应将重点放在有效性(effectiveness)而不是功效(efficacy),并因而允许装置使用不当和其他患者因素;这将有助于进一步根据装置使用偏好区分 LAMAs 药物(和其他基于吸入装置的治疗)。这样的研究可以为优化药物递送设计提供重要参考,而随着越来越多的药物进入市场,这些信息将具有重要价值[36]。

通常,LAMAs 的不良反应有限,且出现不良反应的风险非常低,这是由于大多数药物仅在呼吸道中具有活性。然而,M3 受体也存在于多种肺外组织上,包括心肌、唾液腺、胃肠道、膀胱和眼睛。当全身使用时,LAMA 可引起心动过速/快速性心律失常,因唾液分泌受到抑制而出现口干,并可出现便秘、尿潴留以及眼内压升高和视物模糊。幸运的是,LAMA 制剂是低脂溶性的季铵盐化合物[37]。低脂溶性能阻止药物通过脂质膜吸收,从而降低全身的生物利用度[37]。一项关于 LAMAs 安全性的汇总分析显示 LAMAs 确实增加了经典抗胆碱能相关不良反应(包括口干、便秘和尿潴留)的发生风险,但无论是哪种吸入装置,吸入 LAMAs 都没有增加严重不良事件、重大不良事件或致命事件的风险[38]。在 GLOW1 和 GLOW2 试验中研究了格隆溴铵的安全性。两项研究均未发现显著不良反应或死亡率增加的风险。一项Ⅲb 期临床试验结果显示,与安慰剂相比,乌美溴铵/维兰特罗未出现重大不良事件或致命事件的风险增加[39]。抗胆碱能症状的发生率不到 1%~2%,其中最常见的是头痛和鼻咽炎[39]。类似的多项临床试验表明,与安慰剂相比,阿地溴铵通常具有良好的耐受性,严重不良反应的发生率未见增加,而且抗胆碱能的不良反应也很少(<1%~2%),最常见的不良反应是头痛和鼻咽炎[40]。

12.5.2 长效 β 受体激动剂(LABAs)

自 20 世纪 80 年代以来,LABAs 一直是 COPD 治疗的重要组成部分。吸入是 LABA 治疗成功的关键,它可以靶向递送至肺部并最大程度地提高药物的安全性。LABAs 制剂具有许多临床效果,包括减少急性加重、改善气流受限和缓解呼吸困难[18, 41, 42]。LABAs 已用于单药治疗,但当它们与 LAMA 和 ICSs 联合使用时,具有协同增强作用[43, 44]。福莫特罗和沙美特罗是使用最久和最常用的两种药物。最近,超长效 β 激动剂(very long-acting beta agonists,VLABA)已经上市[45]。这些药物可每天一次使用,包括茚达特罗、维兰特罗和奥达特罗[45-47]。

在 TORCH 研究中,沙美特罗与安慰剂相比可显著降低急性加重频率、改善肺功能并提高生活质量[48]。一项比较沙美特罗和福莫特罗的荟萃分析显示,相对于沙美特罗,福莫特罗有 80%~90% 的机会在 6 个月内使患者症状得到缓解[49]。大量研究表明,VLABAs 在改善肺功能和缓解症状方面很可能优于 LABAs[50, 51]。

因可增加致死性急性发作和呼吸相关死亡的风险,LABA 单药治疗禁用于哮喘患者。但是,LABA 单药治疗是 COPD 的一线治疗方法之一,并且并不存在类似担忧[48]。理论上,LABA 治疗的安全性问题在于吸入的 β 受体激动剂可能会作用于全身,并引起心动过速、心律不齐和其他心血管不良事件。相对于安慰剂,TORCH 研究并未显示接受 LABA 单药治疗的患者心血管不良事件或死亡率增加[48]。

12.5.3 吸入性糖皮质激素(ICSs)

气道炎症增加是 COPD 发病机制的核心[5]。因此,经常会在治疗中使用针对多种炎症途径的 ICSs。虽然 ICSs 被认为是哮喘患者的一线治疗药物,但并不适合用于所有的 COPD 患者[1]。对于大多数 COPD 患者,在开始 ICSs 治疗之前,应优先考虑支气管舒张剂维持治疗[1]。然而,近 40%~50% 的 COPD 患者接受了初始 ICSs 治疗[52]。可从 ICS 联合治疗中获益的 COPD 患者包括 COPD/哮喘重叠以及频繁急性加重者[1]。多项研究表明,ICSs 可预防 COPD 急性加重[10]。值得注意的是,ICSs 应与 LABA 联合使用,因为 ICS/LABA 联合的疗效优于 ICS 单药治疗[1]。

虽然全身性糖皮质激素有全身性不良反应的风险,包括肾上腺皮质抑制、骨质疏松、骨折、皮肤变薄、糖尿病、青光眼、白内障和体重增加[53],但是 ICSs 没有广泛的全身性生物利用度[26]。尽管 ICSs 全身性生物利用度相对较低,但一些随机对照试验(randomized controlled trials,RCTs)显示,接受 ICSs 治疗的患者发生肺炎的风险增加[54]。对 11 个 RCTs 的荟萃分析显示,接受最大剂量 ICSs 治疗的患者发生肺炎的风险最高[54]。尽管存在这些风险,ICSs 治疗的观察性研究并未显示出 COPD 患者的总体死亡率或肺炎相关死亡率的增加[55, 56]。

12.5.4 长效抗毒蕈碱拮抗剂/长效 β 受体激动剂(LAMA/LABAs)

上文讨论的 LAMA 和 LABA 吸入疗法由于其极小的不良反应和良好的临床疗效,是 COPD 治疗的主要手段。每种药物对气道都有各自的作用机制。联合使用这些支气管舒张剂在改善肺功能方面具有协同作用,相对于单药治疗有更好的疗效[57]。此外,最新数据表明,与 ICS/LABA 治疗相比,LAMA/LABA 治疗是安全的,并且在预防 COPD 急性加重方面更为有效[9]。因此,LAMA/LABA 治疗被认为是多症状且急性加重风险增加的 COPD 患者的一线治疗。

12.6 吸入装置及其对临床照护的影响

目前,有多种装置可用于 COPD 患者的吸入治疗,包括雾化器、pMDI、呼吸驱动 pMDI(breath activated pMDIs,BA - MDI)、DPIs 和 SMIs[58]。雾化器的功能是将溶液或混悬液中的液体转化为小液滴[59]。在过去,由于尺寸较大以及使用时需要面罩等辅助设备,因此雾化器笨重而难以携带。近年来,设计上的重大进步使雾化装置逐渐变得轻便。目前有多种用于治疗 COPD 的雾化器,包括振动筛网、射流和超声雾化器[58]。1956 年推出的 pMDI 在压力下结合了助推剂,可通过喷嘴产生定量的气溶胶[60]。pMDI 需要驱动和吸入的协调以正确递送气溶胶药物。pMDIs 可与储雾罐或储药腔一起使用,可使药物颗粒的流速在到达口腔之前降低[61]。这些储药腔有助于吸入动作的协调性并减少药物在口咽部的沉积。另外，BA-MDIs可能更便于手口协调不佳者的使用。目前，pMDIs是COPD治疗中最常用的吸入器。DPIs是由呼吸驱动的，需要患者产生的吸气湍流才能将药物粉末解聚成细颗粒[62]。这些装置对手口协调性没有要求，但是它们需要足够的吸气流量，以确保吸入药物的有效递送。手持式吸入器技术的最新进展是SMI。它是一种可产生气溶胶的无助推剂的液体吸入器。与pMDIs或DPIs相比，SMI的肺部药物沉积更多、口咽部沉积更少[63]。

12.6.1 吸入技术与临床结局

大量临床试验、文献综述和专家指南为吸入药物的选择提供了依据。但是，在许多情况下，在选择一种吸入装置时往往缺乏基于证据的理由[64]。2005年发表的一份研究报告，对使用雾化器、pMDIs(使用或不使用储雾罐/储药腔)和DPIs的功效进行了比较。该报告的目的是向临床医生提供建议，以帮助他们为患者选择一种特定的吸入装置[65]。RCTs的荟萃分析显示各种装置在功效上没有显著差异，因此，所研究的每一种装置在能够恰当使用它们的患者中均能发挥同样好的作用[64]。2016年Cochrane的一篇综述文章将雾化器与pMDIs和DPIs进行了比较，结果显示在COPD急性加重期，没有证据支持一种给药方式优于另一种给药方式[66]。

值得注意的是，上述综述的结论是将多项研究汇总后得出的，在这些研究中，患者接受了正确的吸入装置使用教育，且能正确使用吸入装置。因此，装置技术的等效性可能只存在于理想使用的情况下。显然，患者因素可能导致吸入装置使用的不理想及吸入装置的选择不同，进而导致结果差异。事实上，许多研究证实，患者通常会错误地使用吸入装置[67,68]。COPD是一种老年性疾病，通常伴有多种合并症。此外，随着疾病的进展以及气流受限程度的增加，吸气流量不足和手口协调性问题变得更加严重。据报道有很大比例的COPD患者存在吸入技术错误[67]。这导致疾病控制不佳以及不必要的疾病负担和死亡率。据估计，阻塞性肺部疾病患者吸入装置的错误使用可造成严重的经济后果[69]。

常见错误包括无法正确启动pMDI、向DPI咬嘴吹气以及往储雾罐或储药腔内释放一次以上的剂量。然而，影响COPD患者使用吸入装置的两个最重要的患者因素是使用pMDIs时缺乏手口协调，以及无法产生足够的吸气流量来驱动BA-pMDI或DPI。考虑到这两个主要考虑因素，欧洲呼吸学会和国际气溶胶学会工作组发布了根据患者特征选择合适吸入装置的建议[61]。推荐意见指出，对于吸气流量较低(<30 L/min)的患者使用pMDI或雾化器。如果这些患者的手口协调性也很差，则pMDI应该与储雾罐一起使用。对于吸气流量尚可(>30 L/min)的患者可使用pMDIs、BA-MDIs、DPIs或雾化器。同样，在处方pMDIs时，对手口协调不佳的患者应使用储雾罐[61]。

考虑到患者因素的重要性，对患者进行正确的吸入技术教育对于装置功能和药物递送至关重要。2017年一篇对39项RCTs研究的综述显示，对吸入技术的教育干预可改善COPD患者的临床结局[70]，尤其是使用多种吸入装置的患者。现在有超过250种的装置-药物组合[61]。了解这些装置的正确使用对患者和医生来说都是一项挑战。2016年对呼吸科医生的一项调查显示,只有54%的受访者对治疗装置"极其或非常了解",83%的受访者对COPD治疗装置的培训感兴趣[62]。当然,提高医护人员的水平将更好地改善患者的吸入技术。

12.6.2 技术展望

COPD吸入治疗的发展应考虑和这一人群最相关的方面,包括研发有助于将药物充分输送到周围气道的方法,尤其是在气流严重受限的患者。另外,有待研发促进手口协调性以及治疗依从性的吸入装置。还应考虑优化颗粒大小和MMAD以增加药物的外周分布。慢速气溶胶的进一步发展可能会促进肺部沉积和外周分布的增加[58]。此外,脂质载体和纳米颗粒的发展可能会有效地增强气溶胶药物的分布[71]。

一些振动筛网雾化器使用微芯片智能技术使其具备适应性并能在吸气阶段脉冲递送雾化药物,从而提高依从性。其他智能设备,如使用电子智能卡的设备,可促进精确的气溶胶剂量和递送,也可改善依从性。数字吸入器即将问世。这些电子系统旨在通过电子剂量计数、日历提醒和生理参数测量来帮助患者进行疾病管理[71]。能够记录和存储患者肺功能数据的吸入器将帮助医护人员指导当前和今后的治疗。鉴于COPD的全球负担和吸入治疗在疾病管理中的重要性,此类新技术可能会对全球公共卫生产生重大影响。

（陈　燕　译）

参考文献

1. Vogelmeier CF, Criner GJ, Martinez FJ, Anzueto A, Barnes PJ, Bourbeau J, Celli BR et al. Global strategy for the diagnosis, management, and prevention of chronic obstructive lung disease 2017 report: GOLD executive summary. *Eur Respir J*. 2017;49:1700214. doi:10.1183/13993003.50214-2017.

2. Miniño AM, Murphy S, Xu J, Kochanek KD. Deaths: Final data for 2008. *National Vital Statistics Reports: Centers for Disease Control and Prevention*. 2011;59:1–26.

3. Morbidity & Mortality: 2012 Chart book on cardio-vascular, lung, and blood diseases. Bethesda, MD: National Heart, Lung, and Blood Institute, National Institute of Health; 2012.

4. Drummond MB, Buist AS, Crapo JD, Wise RA, Rennard SI. Chronic obstructive pulmonary disease: NHLBI workshop on the primary prevention of chronic lung diseases. *Ann Am Thorac Soc*. 2014;11(Suppl 3):S154–S160. doi:10.1513/AnnalsATS.201312-432LD.

5. Stewart JI, Criner GJ. The small airways in chronic obstructive pulmonary disease: Pathology and effects on disease progression and survival. *Curr Opin Pulm Med*. 2013;19(2):109–115. doi:10.1097/MCP.0b013e32835ceefc.

6. Timmins SC, Diba C, Farrow CE, Schoeffel RE, Berend N, Salome CM, King GG. The relationship between airflow obstruction, emphysema extent, and small airways function in COPD. *Chest*. 2012;142(2):312–319. doi:10.1378/chest.11-2169.

7. O'Donnell DE, Webb KA. The major limitation to exercise performance in COPD is dynamic hyperinflation. *J Appl Physiol* (1985). 2008;105(2):753–755; discussion 5–7. doi:10.1152/japplphysiol.90336.2008b.

8. O'Donnell DE, Casaburi R, Frith P, Kirsten A, De Sousa D, Hamilton A, Xue W, Maltais F. Effects of combined tiotropium/olodaterol on inspiratory capacity and exercise endurance in COPD. *Eur Resp J*. 2017;49(4). doi:10.1183/13993003.01348-2016.

9. Wedzicha JA, Banerji D, Chapman KR, Vestbo J, Roche N, Ayers RT, Thach C et al. Indacaterol-glycopyrronium versus salmeterol-fluticasone for COPD. *N Engl J Med*. 2016;374(23):2222–2234. doi:10.1056/NEJMoa1516385.

10. Nannini LJ, Lasserson TJ, Poole P. Combined corticosteroid and long-acting beta(2)-agonist in one inhaler versus long-acting beta(2)-agonists for chronic obstructive pulmonary disease. *Cochrane Database Syst Rev*. 2012;9:CD006829. doi:10.1002/14651858.CD006829.pub2.

11. Barnes PJ. Muscarinic receptor subtypes in airways. *Life Sci*. 1993;52(5–6):521–527.

12. Barnes PJ. Distribution of receptor targets in the lung. *Proc Am Thorac Soc.* 2004;1(4):345–351. doi:10.1513/pats.200409-045MS.

13. Restrepo RD. Use of inhaled anticholinergics in obstructive airway disease. *Resp care.* 2007;52:833–851.

14. Bucher H, Duechs MJ, Tilp C, Jung B, Erb KJ. Tiotropium attenuates virus-induced pulmonary inflammation in cigarette smoke-exposed mice. *J Pharmacol Exp Ther.* 2016;357(3):606–618. doi:10.1124/jpet.116.232009.

15. Mak JC, Barnes PJ. Autoradiographic visualization of muscarinic receptor subtypes in human and guinea pig lung. *Am Rev Resp Dis.* 1990;141(6):1559–1568. doi:10.1164/ajrccm/141.6.1559.

16. Johnson M. Molecular mechanisms of beta(2)-adrenergic receptor function, response, and regulation. *J Allergy Clin Immunol.* 2006;117(1):18–24; quiz 5. doi:10.1016/j.jaci.2005.11.012.

17. Roux FJ, Grandordy B, Douglas JS. Functional and binding characteristics of long acting Beta-2 agonists in lung and heart. *Am J Respir Crit Care Med.* 1996;153:1489–1495.

18. Cazzola M, Page CP, Calzetta L, Matera MG. Pharmacology and therapeutics of bronchodilators. *Pharmacol Rev.* 2012;64(3):450–504. doi:10.1124/pr.111.004580.

19. Anderson GP, Linden A, Rabe KF. Why are long-acting beta-adrenoceptor agonists long acting? *Eur Resp J.* 1994;7:435–441.

20. Crisafulli E, Frizzelli A, Fantin A, Manco A, Mangia A, Pisi G, Fainardi V et al. Next generation beta adrenoreceptor agonists for the treatment of asthma. *Expert Opin Pharmacother.* 2017;18(14):1499–1505. doi:10.1080/14656566.2017.1378348.

21. Gill SK, Marriott HM, Suvarna SK, Peachell PT. Evaluation of the anti-inflammatory effects of β-adrenoceptor agonists on human lung macrophages. *Eur J Pharmacol.* 2016;793:49–55. doi:10.1016/j.ejphar.2016.11.005.

22. Theron AJ, Steel HC, Tintinger GR, Feldman C, Anderson R. Can the anti-inflammatory activities of β2-agonists be harnessed in the clinical setting? *Drug Des Devel Ther.* 2013;7:1387–1398. doi:10.2147/DDDT.S50995.

23. Carstairs JR, Nimmo AJ, Barnes PJ. Autoradiographic visualization of beta-adrenoceptor subtypes in human lung. *Am Rev Resp Dis.* 1985;132(3):541–547. doi:10.1164/arrd.1985.132.3.541.

24. Vandewalle J, Luypaert A, De Bosscher K, Libert C. Therapeutic mechanisms of glucocorticoids. *Trends Endocrinol Metab.* 2018;29(1):42–54. doi:10.1016/j.tem.2017.10.010.

25. Raissy HH, Kelly HW, Harkins M, Szefler SJ. Inhaled corticosteroids in lung diseases. *Am J Resp Crit Care Med.* 2013;187(8):798–803.

26. Dalby C, Polanowski T, Larsson T, Borgstrom L, Edsbacker S, Harrison TW. The bioavailability and airway clearance of the steroid component of budesonide/formoterol and salmeterol/fluticasone after inhaled administration in patients with COPD and healthy subjects: A randomized controlled trial. *Resp Res.* 2009;10:104–114.

27. Long F, Wang Y, Qi HH, Zhou X, Jin XQ. Rapid non-genomic effects of glucocorticoids on oxidative stress in a guinea pig model of asthma. *Respirology.* 2008;13:227–232.

28. Adcock IM, Gilbey T, Gelder CM, Chung KF, Barnes PJ. Glucocorticoid receptor localization in normal and asthmatic lung. *Am J Respir Crit Care Med.* 1996;154(3 Pt 1):771–782. doi:10.1164/ajrccm.154.3.8810618.

29. Laube BL, Swift DL, Wagner HN, Norman PS, Adams GK. The effect of bronchial obstruction on central airway deposition of a saline aerosol in patients with asthma. *Am Rev Respir Dis.* 1986;133(5):740–743.

30. Barnes PJ. Pulmonary pharmacology. In: Brunton LL, Chabner BA, Knollmann BC (Eds.), *Goodman & Gilman's The pharmacological Basis of Therapeutics.* 12th ed. New York: McGraw-Hill, 2011.

31. Mastrodicasa MA, Droege CA, Mulhall AM, Ernst NE, Panos RJ, Zafar MA. Long acting muscarinic antagonists for the treatment of chronic obstructive pulmonary disease: A review of current and developing drugs. *Expert Opin Inv Drug.* 2017;26(2):161–174.

32. Koumis T, Samuel S. Tiotropium bromide: A new long-acting bronchodilator for the treatment of chronic obstructive pulmonary disease. *Clin Ther.* 2005;27:377–392.

33. Cheyne L, Irvin-Sellers M, White J. Tiotropium versus ipratropium bromide for chronic obstructive pulmonary disease. *Cochrane Database Syst Rev.* 2013;9:CD009552.

34. Tashkin DP, Celli B, Senn S, Burkhart D, Kesten S, Menjoge S, Decramer M, Investigators US. A 4-year trial of tiotropium in chronic obstructive pulmonary disease. *N Engl J Med.* 2008;359(15):1543–1554. doi:10.1056/NEJMoa0805800.

35. Jones P, Beeh K, Chapman KR, Decramer M, Mahler DA, Wedzicha JA. Minimal clinically important differences in pharmacological trials. *Am J Resp Crit Care Med.* 2014;189:250–255.

36. Ismaila AS, Huisman E, Punekar YS, Karabis A. Comparative efficacy of long-acting muscarinic antagonist monotherapies in COPD: A systematic review and network meta-analysis. *Int J Chron Obstruct Pulmon Dis.* 2015;10:2495–2517.

37. Pappano AJ. Cholinoceptor blocking drugs. In: Katzung BG, Trevor AJ (Eds.), *Basic and Clinical Pharmacology.* 13th ed. New York: McGraw-Hill Education Companies, Inc, 2015, pp. 121–132.

38. Halpin D, Dahl R, Hallmann C, Mueller A, Tashkin D. Tiotropium HandiHaler® and Respimat® in COPD: A pooled safety analysis. *Int J Chronic Obstructive*

Pulmon Dis. 2015;10:239–259.

39. Donohue JF, Niewoehner D, Brooks J, O'Dell D, Church A. Safety and tolerability of once-daily umeclidinium/vilanterol 125/25 mcg and umeclidinium 125 mcg in patients with chronic obstructive pulmonary disease: Results from a 52-week, randomized, double-blind, placebo-controlled study. *Respir Res.* 2014;15:78. doi:10.1186/1465-9921-15-78.

40. Armstrong E, Wright B. The role of aclidinium bromide in the treatment of chronic obstructive pulmonary disease. *Hosp Pract.* 2014;42(4):99–110.

41. Wang J, Nie B, Xiong W, Xu Y. Effect of long-acting beta-agonists on the frequency of COPD exacerbations: A meta-analysis. *J Clin Pharm Ther.* 2012;37(2):204–211. doi:10.1111/j.1365-2710.2011.01285.x.

42. Barnes PJ, Pedersen S, Busse WW. Efficacy and safety of inhaled corticosteroids. New developments. *Am J Respir Crit Care Med.* 1998;157(3 Pt 2):S1–S53. doi:10.1164/ajrccm.157.3.157315.

43. Schmidt M, Michel MC. How can 1 + 1 = 3? β2-adrenergic and glucocorticoid receptor agonist synergism in obstructive airway diseases. *Mol Pharmacol.* 2011;80(6):955–958. doi:10.1124/mol.111.075481.

44. Cohen JS, Miles MC, Donohue JF, Ohar JA. Dual therapy strategies for COPD: The scientific rationale for LAMA + LABA. *Int J Chron Obstruct Pulmon Dis.* 2016;11:785–797. doi:10.2147/COPD.S54513.

45. Ridolo E, Montagni M, Olivieri E, Riario-Sforza GG, Incorvaia C. Role of indacaterol and the newer very long-acting β2-agonists in patients with stable COPD: A review. *Int J Chron Obstruct Pulmon Dis.* 2013;7:425–432.

46. Beier J, Chanez P, Martinot JB, Schreurs AJ, Tkácová R, Bao W, Jack D, Higgins M. Safety, tolerability and efficacy of indacaterol, a novel once-daily beta(2)-agonist, in patients with COPD: A 28-day randomised, placebo controlled clinical trial. *Pulm Pharmacol Ther.* 2007;20(6):740–749. doi:10.1016/j.pupt.2006.09.001.

47. Slack RJ, Barrett VJ, Morrison VS, Sturton RG, Emmons AJ, Ford AJ, Knowles RG. In vitro pharmacological characterization of vilanterol, a novel long-acting β2-adrenoceptor agonist with 24-hour duration of action. *J Pharmacol Exp Ther.* 2013;344(1):218–230. doi:10.1124/jpet.112.198481.

48. Calverley PM, Anderson JA, Celli B, Ferguson GT, Jenkins C, Jones PW, Yates JC, Vestbo J. Salmeterol and fluticasone propionate and survival in chronic obstructive pulmonary disease. *N Engl J Med.* 2007;356(8):775–789. doi:10.1056/NEJMoa063070.

49. Cope S, Donohue JF, Jansen JP, Kraemer M, Capkun-Niggli G, Baldwin M, Buckley F et al. Comparative efficacy of long-acting bronchodilators for COPD: A network meta-analysis. *Respir Res.* 2013;14:100. doi:10.1186/1465-9921-14-100.

50. Bauwens O, Ninane V, Van de Maele B, Firth R, Dong F, Owen R, Higgins M. 24-hour bronchodilator efficacy of single doses of indacaterol in subjects with COPD: Comparison with placebo and formoterol. *Curr Med Res Opin.* 2009;25(2):463–470. doi:10.1185/03007990802675096.

51. Beier J, Beeh KM, Brookman L, Peachey G, Hmissi A, Pascoe S. Bronchodilator effects of indacaterol and formoterol in patients with COPD. *Pulm Pharmacol Ther.* 2009;22(6):492–496. doi:10.1016/j.pupt.2009.05.001.

52. Van Andel AE, Reisner C, Menjoge SS, Witek TJ. Analysis of inhaled corticosteroid and oral theophylline use among patients with stable COPD from 1987 to 1995. *Chest.* 1999;115(3):703–707.

53. Saag K, Furst D, Barnes P. Major Side Effects of Inhaled Glucocorticoids: UpToDate; 2017 [cited November 2, 2018].

54. Drummond MB, Dasenbrook EC, Pitz MW, Murphy DJ, Fan E. Inhaled corticosteroids in patients with stable chronic obstructive pulmonary disease: A systematic review and meta-analysis. *JAMA.* 2008;300(20):2407–2416. doi:10.1001/jama.2008.717.

55. Singanayagam A, Chalmers JD, Akram AR, Hill AT. Impact of inhaled corticosteroid use on outcome in COPD patients admitted with pneumonia. *Eur Resp J.* 2011;38(1):36–41. doi:10.1183/09031936.00077010.

56. Chen D, Restrepo MI, Fine MJ, Pugh MJ, Anzueto A, Metersky ML, Nakashima B et al. Observational study of inhaled corticosteroids on outcomes for COPD patients with pneumonia. *Am J Respir Crit Care Med.* 2011;184(3):312–316. doi:10.1164/rccm.201012-2070OC.

57. Cazzola M, Molimard M. The scientific rationale for combining long-acting beta2-agonists and muscarinic antagonists in COPD. *Pulm Pharmacol Ther.* 2010;23(4):257–267. doi:10.1016/j.pupt.2010.03.003.

58. Rogliani P, Calzetta L, Coppola A, Cavalli F, Ora J, Puxeddu E, Matera MG, Cazzola M. Optimizing drug delivery in COPD: The role of inhaler devices. *Respir Med.* 2017;124:6–14. doi:10.1016/j.rmed.2017.01.006.

59. Dolovich MB, Dhand R. Aerosol drug delivery: Developments in device design and clinical use. *Lancet.* 2011;377(9770):1032–1045. doi:10.1016/S0140-6736(10)60926-9.

60. Smyth HD. The influence of formulation variables on the performance of alternative propellant-driven metered dose inhalers. *Adv Drug Deliv Rev.* 2003;55(7):807–828.

61. Laube BL, Janssens HM, de Jongh FH, Devadason SG, Dhand R, Diot P, Everard ML et al. What the pulmonary specialist should know about the new inhalation therapies. *Eur Respir J.* 2011;37(6):1308–1331. doi:10.1183/09031936.00166410.

62. Braman S, Carlin BW, Hanania DA, Mahler DA, Ohar JA, Pinto-Plata V, Shah T, Eubanks D, Dhand R. Results of a pulmonologist survey regarding knowl-

edge and practices with inhalation devices for COPD *Respir Care*. 2018;63(7):840–848.

63. Anderson P. Use of respimat soft mist inhaler in COPD patients. *Int J Chron Obstruct Pulmon Dis*. 2006;1(3):251–259.

64. Sims MW. Aerosol therapy for obstructive lung diseases: Device selection and practice management issues. *Chest*. 2011;140(3):781–788. doi:10.1378/chest.10-2068.

65. Dolovich MB, Ahrens RC, Hess DR, Anderson P, Dhand R, Rau JL, Smaldone GC, Guyatt G, Physicians ACoC, American College of Asthma AI, Immunology. Device selection and outcomes of aerosol therapy: Evidence-based guidelines: American College of Chest Physicians/American College of Asthma, Allergy, and Immunology. *Chest*. 2005;127(1):335–371. doi:10.1378/chest.127.1.335.

66. van Geffen WH, Douma WR, Slebos DJ, Kerstjens HA. Bronchodilators delivered by nebuliser versus pMDI with spacer or DPI for exacerbations of COPD. *Cochrane Database Syst Rev*. 2016;8:CD011826. doi:10.1002/14651858.CD011826.pub2.

67. Molimard M, Raherison C, Lignot S, Balestra A, Lamarque S, Chartier A, Droz-Perroteau C et al.

Chronic obstructive pulmonary disease exacerbation and inhaler device handling: Real-life assessment of 2935 patients. *Eur Resp J*. 2017;49(2). doi:10.1183/13993003.01794-2016.

68. Molimard M, Raherison C, Lignot S, Depont F, Abouelfath A, Moore N. Assessment of handling of inhaler devices in real life: An observational study in 3811 patients in primary care. *J Aerosol Med*. 2003;16(3):249–254. doi:10.1089/089426803769017613.

69. Usmani OS, Lavorini F, Marshall J, Dunlop WCN, Heron L, Farrington E, Dekhuijzen R. Critical inhaler errors in asthma and COPD: A systematic review of impact on health outcomes. *Resp Res*. 2018;19(1):10. doi:10.1186/s12931-017-0710-y.

70. Klijn SL, Hiligsmann M, Evers SM, Román-Rodríguez M, van der Molen T, van Boven JF. Effectiveness and success factors of educational inhaler technique interventions in asthma & COPD patients: A systematic review. *NPJ Prim Care Resp Med*. 2017;27(1):24. doi:10.1038/s41533-017-0022-1.

71. Bailey MM, Berkland CJ. Nanoparticle formulations in pulmonary drug delivery. *Med Res Rev*. 2009;29(1):196–212. doi:10.1002/med.20140.

囊性纤维化感染和生物被膜的破坏

Cystic fibrosis infection and biofilm busters

Jennifer Fiegel, Sachin Charse

13.1 前言

囊性纤维化(CF)是最致命的遗传性疾病之一,是由囊性纤维化跨膜转运调节因子(CFTR)基因中的突变引起的多器官疾病。该病主要发生在欧洲白种人人群,全世界超过7万人患有此病,每年新增约1 000例CF病例[1]。据估计,将近1 000万人携带有缺陷的CFTR基因,该基因可以传给后代[2]。CF与显性发病和过早死亡相关[3]。

高达95%的CF患者死于慢性细菌感染、气道炎症引起的呼吸衰竭和严重的肺损伤[4, 5]。目前临床治疗主要是通过常规治疗控制疾病,以减轻症状并减少并发症。治疗方案包括气道廓清技术、吸入黏液溶解剂、抗生素治疗和营养治疗。这些治疗方法显著改善了CF患者的生活质量,并将患者的中位生存期从20世纪50年代初期的不到5年(引入气道廓清和抗生素治疗之前)提高到如今的近40年[3]。

当前治疗的主要目标是控制肺部感染,通常是通过积极的抗感染治疗实现。但是,由于给药剂量和给药方式不恰当、抗生素耐药和细菌生物被膜的形成,传统抗菌治疗疗效欠佳。因此,正在研究一些治疗策略来提高细菌对传统抗生素的敏感性或抑制细菌繁殖。本章将概述CF肺部感染及其治疗策略,然后深入探讨细菌生物被膜在治疗失败中的作用及破坏细菌生物被膜的新策略。

13.2 囊性纤维化和肺部感染

尽管CF是一种多器官疾病,但与其临床表现和死亡大多由肺部病变所致。CFTR是位于气道上皮细胞表面的cAMP调节的阴离子通道(图13-1)。它调节气道上皮细胞中氯离子和碳酸氢根的转运以及钠的吸收。由于穿过上皮的离子运输伴随着水分子移动,CFTR调节着气道表面液体(airway surface liquid, ASL)中的含水量,使上皮表面保持湿润。CFTR突变会导致离子转运缺陷,从而导致阴离子分泌减少和气道上皮细胞钠吸收增加。CFTR基因中的1900多个突变已被确定可导致CF,并在分子层面产生各种后果,如CFTR通道的门控或电导缺陷。

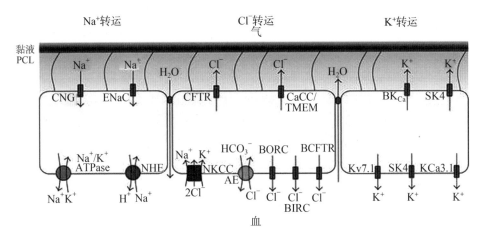

图 13 - 1　气道纤毛上皮细胞与 Na⁺、Cl⁻ 和 K⁺ 通道和转运体的示意图

注:在顶端,气道上皮被气道表面液体覆盖,该液体由纤毛周围层(periciliary liquid, PCL)和覆盖PCL的黏液层组成。PCL的成分由离子转运过程(主要是顶端Na⁺重吸收和Cl⁻分泌)的调节,伴随H₂O顺着渗透梯度的被动移动。人上皮细胞有明显的顶端Cl⁻分泌,其主要是由CFTR介导的。

引自:Monika I. Hollenhorst, Katrin Richter, et al, Ion Transport by Pulmonary Epithelia, Journal of Biomedicine and Biotechnology, vol. 2011, Article ID 174306, 2011:16.

穿过气道上皮的离子转运缺陷会导致水从 ASL 进入上皮增加,从而导致气道表面脱水(图 13 - 2)[5]。继而,纤毛周围液体(PLC)层减少、黏液层黏度增加,从而抑制了纤毛运动并降低了黏液纤毛清除率。随着疾病的进展,黏液栓形成并阻塞气道[3,5]。CFTR还介导碳酸氢盐分泌,这在宿主防御中起着至关重要的作用。碳酸氢根分泌缺陷导致 ASL 的 pH 降低,进而导致宿主抗菌肽的效力降低[5,6]。上述情况导致机体无法清除或

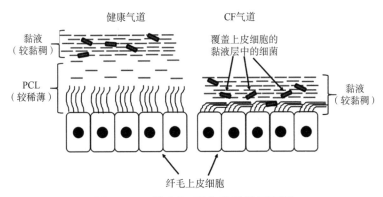

图 13 - 2　健康和 CF 气道黏膜示意图

注:在健康的气道中,气道表面液体(ASL)由两层组成,上层为黏性黏液层,而下层为黏性较低的纤毛周围层(PCL)。ASL捕获病原体和其他吸入的异物,然后通过纤毛在上皮表面的协调摆动来清除异物。在CF气道中,气道表面液体中的水分耗竭导致PCL和纤毛受到压缩,液层更黏稠,从而导致黏膜纤毛清除能力受损。

杀死进入气道的细菌,从而为细菌在气道定植提供了足够的停留时间。随着疾病进展,气道持续受损,这进一步为细菌类病原体侵入上皮开放了门户[7]。

CF 气道的细菌感染伴随着强烈的炎症反应。中性粒细胞被吸引到炎症部位,中性粒细胞反应可以清除最初的感染。因此,在 CF 患者生命的最初几年中,通常会见到病原体的间歇性定植。随着患者年龄的增长,持续存在的细菌会导致感染复发,并且气道炎症由持续存在的中性粒细胞主导。这种炎症反应是急性感染反应的延伸,而不是通常在慢性感染中发生的由巨噬细胞所驱动的反应。随着时间的推移,中性粒细胞分解并释放出高分子量 DNA,这进一步增加了黏液的黏度,并导致黏液纤毛清除率降低。中性粒细胞分泌的炎性产物会引起气道的结构损伤,并最终导致支气管扩张。最终,大多数 CF 患者会形成气道阻塞、细菌感染和过度炎症反应的恶性循环,进而导致气道严重受损,廓清过程减少,最终导致呼吸衰竭[8, 9]。

13.2.1 CF 患者气道病原体的发展和流行病学

CF 患者常发生多种细菌感染,病原体随着年龄的增长而不同(彩图 5)[8]。婴儿期或儿童早期即开始出现气道细菌定植,多为与鼻和皮肤有关的细菌,如金黄色葡萄球菌和流感嗜血杆菌。随着时间的推移,这些病原体主要被铜绿假单胞菌(*pseudomonas aeruginosa*,PA)所取代,而 PA 是通过患者之间或环境传播获得的。PA 是对肺功能产生不利影响的慢性肺部感染的主要病原体[8, 10-12]。PA 的分离率随着年龄的增长而增加,高达 80% 的 CF 患者最终被感染。其他病原体包括嗜麦芽窄食单胞菌(约 30%)、木糖氧化无色杆菌(2%～18%)和洋葱伯克霍尔德菌复合体(*Burkholderia cepacian* complex,Bcc)(约 3%)[4, 8, 13-15]。

有几种病原体与肺功能恶化有关。Bcc 是一组革兰阴性菌,通常对抗生素高度耐药。Bcc 感染可有高烧、严重坏死性肺炎(又称洋葱综合征)、肺功能下降,严重者致死死亡[8, 17-19]。木糖氧化无色杆菌是一种机会性人类致病菌,见于免疫系统受损或有基础病的患者。这种致病菌在 CF 中的作用尚不清楚,只有一项研究发现木糖氧化无色杆菌(*A. xylosoxidans*)与 CF 肺的慢性感染与肺功能下降有关[13, 20]。

多重耐药(MDR)是一种由多种耐药机制所致的细菌特征,大多数研究将 MDR 定义为对至少 3 种不同类别的抗生素耐药。由于目前可用的抗生素数量有限,MDR 感染治疗难度更大,导致治疗效果欠佳和更高的死亡率[21-23]。自 2000—2015 年,MDR 菌的分离率大幅上升,约有 25% 患者甲氧西林耐药的金黄色葡萄球菌(methicillin-resistant *S. aureus*,MRSA)或 MDR - PA 培养阳性(彩图 6)。病例数量曲线趋于平缓可能是由于"提高认识和采取感染预防和控制策略"[24]。脓肿分枝杆菌复合群(*Mycobacterium abcessus* complex,MABSC)、鸟胞内分枝杆菌(*Mycobacterium avium-intracellulare*,MAC)等非结核分枝杆菌(Nontuberculosis mycobacteria,NTM)(发生率为 7%～24%)均来源于环境,多见于老年 CF 患者。NTM 对许多抗生素天然耐药,因此很难根除。特别值得注意的是,MABSC(主要见于欧洲患者)与 CF 患者的肺功能下降有关[25]。

13.3　囊性纤维化感染的治疗

由于 PA 的流行和致病性,CF 抗菌治疗的重点是根除 PA[4]。PA 具有遗传和表型多样性,因而适应并持续存在于 CF 气道中。当前 CF 感染的治疗方法主要是促进黏膜纤毛系统清除病原体和通过抗菌治疗杀死病原体。

13.3.1　黏液溶解剂

吸入黏液溶解剂通过破坏黏液的结构成分来降低 CF 气道黏液的黏度和弹性,提高黏液清除率,促进清除病原体。例如,阿法链道酶(一种重组人 DNase 酶)可降低气道感染的频率和严重度[26,27]。

13.3.2　CF 气道感染的抗生素治疗

根除 CF 气道感染旨在一旦有 PA 定植则予以清除。治疗时机和抗生素的选择取决于患者年龄、细菌敏感性以及感染的严重程度[24]。轻度感染患者可以口服抗生素单药或联合治疗;中重度感染患者可以通过静脉或吸入途径使用抗生素[4,28]。美国 CF 基金会肺部临床实践指南委员会尚未推荐预防性抗生素[29]。已有研究显示,通过口服、吸入或两种途径联合来预防性使用抗生素不会延迟 PA 感染的发生[30]。此外,有研究发现预防性抗金黄色葡萄球菌治疗可能使 PA 定植和感染更早出现,因此并不能阻止感染进展[28,31]。因此,已将治疗聚焦于清除出现在呼吸道的细菌。

当前针对肺部细菌的治疗策略有效地减慢了 CF 患者的感染进程并提高了生活质量[3]。对于慢性气道感染,通过抑制性抗生素治疗以维持肺功能。被批准的用于吸入治疗 CF 呼吸道感染的抗生素包括妥布霉素、氨曲南和甲磺酸多黏菌素 E。妥布霉素吸入溶液(如 TOBI®、TIS®,Kitabis Pak® 和 Bethkis®)和妥布霉素吸入粉雾剂(TOBI Podhaler™)可用于慢性 PA 感染的治疗[28]。赖氨酸氨曲南吸入溶液(Cayston®)用于治疗 CF 慢性 PA 感染安全有效[28]。Cayston 和 TIS 在 CF 患者中的疗效研究表明,Cayston 在改善肺功能、减少急性加重和体重增加方面优于 TIS[32-34]。一项关于赖氨酸氨曲南吸入溶液的开放研究显示,根除 PA 的成功率与其他抗生素方案的成功率相似[35]。Cayston 在美国、加拿大、瑞士和欧盟都有销售[28]。通常情况下,年龄 7 岁及以上患者给予妥布霉素 28 d,氨曲南 28 d 的交替治疗。

在欧洲,甲磺酸多黏菌素 E(*colistimethate sodium*,CMS,是黏菌素的前体药物)被用作 MDR 革兰阴性菌的最后一道防线[28]。与其他抗生素相比,黏菌素的 PA 耐药率极低[36,37]。与非前体药物相比,CMS 静脉或吸入给药毒性小且不良反应小[38]。FDA 没有批准该药在美国吸入使用,因为一名患者因过量使用预混溶液而死亡。CMS 干粉(Colobreathe DPI®)在成人和年轻患者中均具有良好的耐受性[28,39]。

13.3.3 当前治疗策略的局限性

尽管 CF 患者的生活质量和寿命有了显著改善,但当前治疗策略在根除细菌方面的疗效会逐渐减弱。这来源于多种因素引发的细菌耐药,包括患者对复杂治疗方案的依从性差、肺部药物沉积和抗生素剂量不足以及生物被膜形成。

多管齐下的治疗方案所需要的时间,金钱和健康资源(包括气道廓清和营养支持以及治疗性药物)使医学治疗方案负担沉重。患者依从性差与细菌耐药性有关。在长期吸入治疗期间,雾化药物的异味、儿童实施吸入治疗的困难、给药装置清洁和消毒上的困难以及患者忘记用药都影响了治疗依从性[40,41]。

即使患者完成了完整的治疗方案,仍有可能不能递送足够高剂量的药物以彻底根除细菌。CF 的 PA 感染始于较小的气道,并随着感染的进展而累及更大的气道。但由于难以确定疾病的确切进程,因此治疗方法的抗生素目标是针对整个呼吸道[42]。但是,黏液栓会阻塞支气管和细支气管,并阻碍抗生素在气道阻塞远端区域的沉积[42,43]。这导致在肺的某些区域中抗生素剂量低于控制感染所需的最小抑菌浓度(MIC)。在低于 MIC 的浓度下,细菌会产生耐药性。增加药物剂量来克服这一问题是不可行的,因为会导致全身和器官毒性[42,44]。

CF 气道的 PA 分离株与引起其他疾病急性感染的 PA 不同,并且在感染后期 PA 的基因型和表型进一步发生演变[8,45]。相比实验室菌株,CF 的 PA 分离株拥有更大的基因组,提示在其适应过程中获得新基因和改变当前基因的可能性[46]。最近的研究报告了 CF 气道中的 PA 高发抗生素耐药、生物被膜形成表型[47]。生物被膜中的细菌表现出诸如代谢活动减少、生长缓慢、鞭毛丧失、突变率更高以及细胞膜外排转运蛋白表达增加等特征。这些特征有助于降低细菌对抗生素的敏感性。因此,慢性 PA 感染的持续存在很大程度上归因于生物被膜的生长[45]。这会导致感染复发,以及进行性肺损伤和生活质量严重恶化[48-50]。

13.4 囊性纤维化中的细菌生物被膜

细菌生物被膜是附着在呼吸道表面,并被自身产生的聚合物基质掩盖的细菌菌落,它经过一系列阶段形成并进化(图 13-3)。第一阶段是浮游(自由流动)细菌附着于表面(如气道表面)。初始附着是可逆的,由非特异性范德华力、Lewis 酸碱和静电相互作用介导[51-53],而高排斥力或缺乏养分等因素将削弱或阻止细菌在气道表面的附着。在覆盖 CF 气道上皮细胞的黏液层中发现了 PA 生物被膜[54-56]。CF 患者气道上皮表面的黏稠黏液表和黏膜纤毛发育不良为细菌附着和增殖(第 2 阶段)提供了理想的环境。附着的细菌随后形成微菌落,并发生基因表达的变化和有利于固着性的因子的上调。这些变化触发了菌落周围的细胞外聚合物(extracellular polymeric substance, EPS)基质的分泌,进而形成了早期的生物被膜(第 3 阶段)。EPS 基质主要由水和高分子量分子(如多糖、蛋白质、核酸、脂质和腐殖质)组成。黏液型细菌菌株分泌藻酸盐(一种胞外多糖),可使细菌生物被膜免受抗生素和免疫反应的破坏[4, 57]。基质有助于生物被膜的形成和稳定,同时保护嵌入的细菌菌落免受宿主防御系统和抗生素的侵害[58]。这些菌落和周围的基质会随着时间的增长而形成成熟的生物被膜(第4阶段)。随着生物被膜内细菌的消耗,基质内形成从外到内逐渐降低的营养和氧梯度。生物被膜内的细菌具有特征性表型,例如,存在菌毛(用于附着)而不是鞭毛(用于运动)、新陈代谢因营养耗竭而降低以及细胞膜上外排泵受体上调[52, 58]。这些特性进一步降低了细菌对抗生素的敏感性[8, 45]。在生物被膜内,细菌持续感知着基质中的环境变化,如氧水平和营养成分的波动以及毒素的积累。当出现有利的环境变化时,细菌可降解基质从生物被膜中散落出来(阶段5);这样,细菌重新获得了类似浮游生物的特性,能够迁移到另一个表面进行附着,并开始形成新的生物被膜[52, 58]。

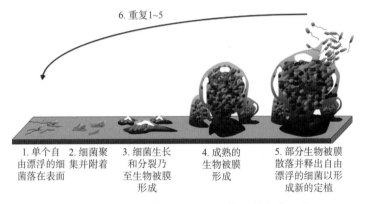

6. 重复1~5

1. 单个自由漂浮的细菌落在表面　2. 细菌聚集并附着　3. 细菌生长和分裂乃至生物被膜形成　4. 成熟的生物被膜形成　5. 部分生物被膜散落并释出自由漂浮的细菌以形成新的定植

图 13-3　生物被膜形成、成熟和繁殖的各个阶段

注:阶段1,初始附着;阶段2,不可逆性附着;阶段3,成熟期Ⅰ;阶段4,成熟度Ⅱ;阶段5,散布;第6阶段,形成新菌落。

引自:Monroe, D. , PLoS Biol. , 2007,5;e307.

13.4.1　生物被膜中的耐药性

抗生素的有效性取决于其在感染部位的浓度。亚抑制性抗生素浓度可导致耐药性发展,并有助于生物被膜形成(图13-4)[60]。细菌生物被膜中的抗生素耐药性成因大致可以分为细菌细胞来源和生物被膜基质来源两种类型。

细菌细胞可以通过多种机制抵抗抗生素。固有耐药是细菌遗传组成的一部分,导致根除感染需要更高的基线抗生素剂量。例如,PA的外膜通透性较低,比其他革兰阴性细菌低10~100倍[49]。适应性耐药是细菌响应环境刺激(如营养成分的变化和亚抑制浓度抗生素)而产生的耐药性。亚抑制浓度抗生素可触发PA的基因变化,使细菌能够承受致死性浓度的抗生素[49]。例如,PA通过表达 MexAB-OprM、MexCD-OprJ 等外排泵而增加对 β-内酰胺和四环素的耐药性[61]。获得性耐药是指细菌之间通过转移和共享耐药基因而获得可遗传耐药性状的机制。例如,PA可以从肠杆菌科细菌获得质粒介导的广谱 β-内酰胺酶,从而导致 β-内酰胺类抗生素失活[48, 49]。

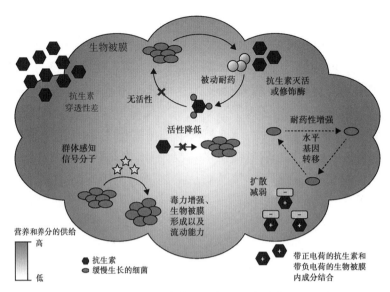

图 13 - 4　影响生物被膜中细菌抗生素敏感性的因素

注：由于各种基质组分阻碍药物穿透并吸附药物，抗生素在生物被膜基质中的渗透性受到抑制。抗生素降解酶（如 β-内酰胺酶）会分解基质中的药物分子。由于缺乏氧气和养分，生物被膜中的细菌表现出新陈代谢活动减少，导致对抗生素摄取减少。

引自：Sherrard, L. J. et al. , Elborn, Antimicrobial resistance in the respiratory microbiota of people with cystic fibrosis, The Lancet, 2014,384:703 - 713.

生物被膜基质在保护其中的细菌免受抗生素作用方面也起着重要作用。生物被膜基质的成分是阻止抗生素扩散穿过的物理屏障。基质中带负电荷的成分可以吸附带正电荷的抗生素，以进一步阻止其扩散。这确保了抗生素不会在细菌附近达到杀菌浓度。在 PA 生物被膜的基质中存在着 β-内酰胺酶等抗生素降解酶[48]。

由于这些机制，抗生素治疗后生物被膜内的部分细菌细胞得以存活。这些细胞称为持留(persister)菌，通常是缓慢生长或不分裂。由于大多数抗生素是针对分裂中的细胞的，所以无法根除持留菌，除非他们转换为浮游菌。在没有抗生素的情况下，持留菌将触发新的感染周期[49, 50]。

13.4.2　破坏生物被膜：根除细菌生物被膜的新策略

目前的研发策略在于：①增强现有抗生素的抗生物被膜作用；②以更好地根除生物被膜药物来替代抗菌治疗。表 13 - 1 总结了其中的主要策略。

表 13 - 1　破坏生物被膜的策略

策　略	研究阶段	作用机制	优　势
抗菌肽	体内	和细菌细胞膜结合，使细胞快速去极化并死亡；抑制 DNA 和 RNA 的合成	自然发生；广谱；毒性极低；低剂量[62-65]
噬菌体	体内	在宿主细菌内复制，噬菌体密度增加导致菌体破裂	毒性极低；细菌特异性，低耐药潜能[66-68]

（续表）

策　略	研究阶段	作用机制	优　势
螯合剂	体外	和铁结合（铁是一种生物被膜形成所必需的化合物）	降低清除感染所需的抗生素剂量[69, 70]
分散剂	体外	通过各种刺激诱使细菌从生物被膜中散落出去，从而增加其对抗生素的敏感性	毒性极低；降低清除感染所需的抗生素剂量[71-75]
群体感知抑制剂	体内	抑制对生物被膜形成很重要的细菌交互过程	降低清除感染所需的抗生素剂量[76-78]
银	体外	与细菌细胞壁蛋白结合，导致细胞分解和死亡；抑制 DNA 复制	广谱；毒性极低[79-81]

（1）抗菌肽

抗菌肽（antimicrobial peptides，AMPs）是先天免疫系统中的天然阳离子成分。一些 AMPs 对革兰阳性和革兰阴性细菌具有直接的抗菌活性。由于它们的功效、不良反应小以及抗菌谱广[63, 64]，AMPs 已被作为抗生素的替代品加以研究。AMPs 与细菌膜的阴离子成分相互作用，导致局部电流紊乱、细菌细胞快速去极化和细胞死亡。AMPs 还可以与细菌 DNA、RNA 和其他细胞蛋白相互作用或抑制其合成[82]。

与传统抗生素相比，AMPs 可以将清除生物被膜所需的药物浓度降低 400～500 倍。体外实验显示，人体的主要防御肽 LL-37 在亚抑菌浓度（16 μg/ml）时，可抑制 80% 的 PA 生物被膜形成。LL-37 显著减少了细菌在表面的初始附着，并下调了生物被膜通信和形成所必需的群体感知系统。这导致在低浓度（4 μg/ml）时细菌显著死亡，生物被膜的厚度减少了 50% 以上[62]。对于 CF 患者的临床分离株，哺乳动物来源的卵磷脂多肽在亚抑制浓度下可抑制 PA 和金黄色葡萄球菌生物被膜的形成[63]。抗生素和 AMPs 对 PA 生物被膜表现出协同作用，抗生素的最低生物被膜根除浓度（minimum biofilm eradication concentration，MBEC）降低了 8 倍[64]。在大鼠中，低剂量（10～15 μg）的 AMPs 与对照相比，可使 CF 大鼠肺部的细菌负荷降低 94%[65]。如果根除生物被膜所需的剂量在人体能够同样减低，那么将给患者带来额外获益，包括减少全身毒性、降低治疗费用、改善患者依从性和患者预后。

（2）噬菌体治疗

细菌噬菌体（或噬菌体）是一种感染细菌的病毒，它们以高密度复制（即扩增）并使细菌细胞破裂。噬菌体疗法是一种潜在的替代疗法，因为耐药细菌和生物被膜不会对噬菌体构成挑战[83]。Pearl 等证明，噬菌体在持留细胞中保持存活，在后者变得活跃时复制[66]。噬菌体易于穿透生物被膜基质[67]，且通过表达降解生物被膜基质的解聚酶和/或诱导细菌表达解聚酶以进一步降解生物被膜[52, 84]。在患有慢性 PA 感染的小鼠中，感染后 24 h 或 48 h 用噬菌体处理可完全清除肺部的 PA。感染 6 d 后，在 70% 的小鼠中观察到细菌完全清除，其余动物的细菌负荷也明显降低[68]。

噬菌体疗法具有某些独特的优势,如固有毒性低、低耐药性潜能、靶标特异性、对正常菌群的损害小以及具有抗生物被膜活性[85]。尽管如此,由于担心噬菌体的安全性和主要制药公司缺乏资金投入,噬菌体疗法作为一种抗菌疗法并未取得进展。一些噬菌体(称为温和噬菌体)可通过改造目标细菌来增加其致病性,这可能导致增强感染而不是根除感染[86]。缺乏资金投入的主要原因是噬菌体鉴定(如全基因组测序和蛋白质谱分析)所需的费用昂贵,而这是批准治疗所必需的。由于将噬菌体疗法推向市场需要根据 FDA指南完成昂贵的大规模临床试验,因此研发仍然集中在传统的抗生素上[85, 87]。

(3)螯合剂

铁是许多细菌生理功能所必需的,如细菌代谢、毒力因子的释放和基因表达的调控[69]。无论铁水平如何,PA 在厌氧和需氧条件下都可以形成生物被膜。但是,形成坚固的生物被膜需要高铁含量[88-91]。由于在 CF 肺的 ASL 中观察到铁水平升高,CF 气道有助于促进生物被膜的大量生长[69]。因此,消除生物被膜的一个潜在方法是通过使用铁螯合剂使细菌缺铁。铁螯合剂已被 FDA 批准为口服或肠胃外给药,用于治疗因输血引起的慢性铁超负荷[92]。

合成铁螯合剂(如 EDTA)和生物铁螯合剂(如乳铁蛋白)能有效地破坏生物被膜基质的稳定性。EDTA 在体外可阻碍 PA 生物被膜的形成和细菌的生长[93]。相比之下,生物螯合剂乳铁蛋白能显著阻碍生物被膜形成,但不影响细菌生长。铁螯合剂还可以抑制坚固生物被膜的形成。在合成螯合剂 2,2′-联吡啶(2,2′-dipyridyl,2DP)存在下生长的PA 生物被膜三维结构较未经处理的成熟生物被膜薄[70]。FDA 批准的螯合剂 deferasirox(DSX)和 deferoxamine(DFO)在临床使用浓度下,分别可使气道上皮细胞上的成熟生物被膜的生物量减少 42% 和 99%。螯合剂也有可能用作现有抗生素的辅助治疗。与单独使用妥布霉素相比,妥布霉素和 DSX 在减少生物被膜质量方面表现出协同作用[69]。尽管该策略显示了在体外对抗生物被膜的前景,但这些药物在肺部的安全性和有效性仍有待通过体内研究明确。

(4)分散剂

作为生物被膜成熟的自然过程的一部分,细菌会从生物被膜中散落释放,以响应外部刺激而定植在新的位置。这些刺激包括养分水平、基质中有毒化合物的积累、pH 变化,以及盐、一氧化氮和螯合剂等外部应激物[52, 71, 94-96]。一旦细菌从生物被膜中散落出去,它们的表型特征会发生变化,其行为更像是浮游细菌[97]。由于释放出去的细菌对抗生素更敏感,因此,如果可以使用分散剂促进细菌散落,就可以增强清除细菌的作用。分散剂是一种很有前景的与抗生素联合治疗的药物,因为它们可以提高生物被膜细菌的抗生素敏感性,而且对患者的毒性很小。

海藻酸盐是黏液状细菌生物被膜基质的重要结构成分,它通过多种方式为细菌提供保护。海藻酸盐可清除炎症细胞释放的氧自由基,起到物理化学屏障作用以对抗吞噬细胞对细菌的清除,并能阻碍氨基糖苷类抗生素(妥布霉素、庆大霉素)和多黏菌素 B 的扩散[73, 98-101]。海藻酸盐裂解酶是细菌分泌的糖苷水解酶,可降解藻酸盐,从而导致生物被膜的结构破坏和细菌从生物被膜中的散落[102]。用该酶处理体外培养的 PA 生物被膜可改善氨基糖苷类抗生素在生物被膜中的扩散,并增强对病原体的杀灭作用[73]。在 PA 临床分离株也已观察到了类似现象。Alipour 等评估了氨基糖苷类对 PA 的黏液型和非黏液型分离株的抗菌活性。当用氨基糖苷类治疗时,藻酸盐裂解酶可将黏液型临床分离株的根除率提高 4～8 倍[74]。海藻酸盐裂解酶对非黏液型临床分离株的根除不起作用,这证明了基质在抗生素耐药性中的重要性。Alkawash 等表明,与藻酸盐裂解酶一起孵育过夜的黏液型 PA 菌落所形成的生物被膜结构较弱。此外,在用庆大霉素和藻酸盐裂解酶共同处理 120 h 的生物被膜中未观察到细菌生长,而仅用庆大霉素处理的 16 个生物被膜中有 13 个观察到细菌生长[75]。因此,生物被膜基质的酶促降解可能具有防止生物被膜形成和增加生物被膜细菌对抗菌治疗敏感性的作用。

其他分散剂策略着重于改变生物被膜内细菌的代谢活性。细菌生物被膜的 EPS 基质呈现养分梯度,养分利用率由外向内逐渐降低。由于养分低,深埋在基质中的细菌代谢活性低,从而降低了其对抗生素的敏感性[52]。在生物被膜中添加营养源可以向细菌发出环境发生有利变化的信号,并诱使细菌散落。细菌可以使用各种碳源(如琥珀酸盐、柠檬酸盐和谷氨酸盐)作为营养物质。Sauer 等研究了在 PA 生物被膜上突然增加碳源的影响。在添加营养物质的情况下,观察到细菌以单细胞的形式散落,并表现出自由流动细菌的特征;生物量减少了 72%～80%[71]。Sommerfield Ross 等表明,在体外,营养分散剂与普通抗生素联合使用可协同根除 PA 生物被膜。虽然所有组合都显示出协同活性,但柠檬酸盐被证明是最有效的分散剂,导致活细菌数量下降到 3%～8%。他们将这些组合疗法进一步开发成同效的粉雾剂,从而能够将大剂量的分散剂和抗生素直接递送到感染部位[72, 103]。对分散剂策略的主要顾虑是散落的细菌有可能在肺的其他地方重新定植。与抗生素联合治疗会在散落细菌附近产生局部较高的药物浓度,或可解决这一问题。

(5)群体感知抑制剂

细菌细胞通过产生、分泌和测知被称为自诱导剂的信号分子来交流和协调它们在刺激下的行为。这种被称为群体感知的交流过程使细菌能够通过积累最小阈值浓度的自诱导剂来改变其基因表达,进而发生行为改变[104]。群体感知抑制剂(quorum sensing inhibitors,QSIs)与生物被膜的形成密切相关,在 EPS 基质产生、毒力因子产生和细菌散落中起着重要作用。QSIs 通过抑制 EPS 释放并阻止细菌毒力因子的产生来阻止生物被膜的形成[105,106]。已有多项研究量化探讨了 QSIs 对 PA 生物被膜的影响。

海藻等海洋植物能利用次生代谢物来保护自己免受定植菌的侵害。这些化合物作为天然的信号拮抗剂,可靶向 QS 和抑制细菌中的毒力因子表达。已经测试了合成的信号拮抗剂在 PA 生物被膜以及肺部小鼠中抑制 QS 的能力[76,107]。与单独使用妥布霉素(100 μg/ml)相比,通过给予呋喃酮(10 μm C-30)抑制 QS 可增加体外 PA 生物被膜对妥布霉素抗菌治疗的敏感性。在小鼠中,观察到细菌负荷显著降低。其他植物化合物如 6-姜油(一种从生姜中提取的非挥发性油)在体外显示出与 C-30 相似的抑制生物被膜形成的能力,并提高了感染 PA 的小鼠的存活率[108]。

Yang 等在自天然化合物和已获批准的药物的数据库中对 QSIs 进行了虚拟筛选[77]。

水杨酸、呋喃唑嗪和氯恶嗪被鉴定为 QSI 化合物,并具有体外抗 PA 生物被膜活性。与未处理的生物被膜相比(生物量约为 $6.5~\mu m^3/\mu m^2$),用这些化合物处理过的生物被膜更薄(生物量约为 $3~\mu m^3/\mu m^2$),并且结构也较差,这表明在 QSIs 存在的情况下,细菌无法产生或维持生物被膜。类黄酮(包括水合黄芩苷和肉桂醛)也有望作为天然来源的 QSIs[78]。在早期阶段 PA 生物被膜中,这两种化合物均能够使妥布霉素的抗菌活性增强约 $40\%\sim60\%$。此外,Biacalin($2~mg/kg$)与妥布霉素($30~mg/kg$)联合使用在治疗伯克霍尔德菌肺部感染的小鼠中具有一定效果。

围绕 QSIs 抗生物被膜的发现和使用,已有大量研究。抑制生物被膜形成的能力及其低毒性使 QSIs 成为最有希望的破坏生物被膜的治疗方法之一。

(6)银

银是用于治疗慢性伤口和烧伤感染的抗生素。它具有广谱抗菌作用,几乎没有细菌对银产生耐药的案例[79]。银离子通过静电吸引与细菌蛋白质结合,从而导致细菌细胞壁发生结构变化、细胞破裂并随后致使细菌死亡。体外和体内大肠埃希菌的研究显示,即便不能直接杀死细菌,银也能通过增加细菌膜通透性从而增强抗生素的抗菌活性[109]。银离子还可以抑制细菌的 DNA 复制、蛋白表达以及细菌电子转移链[52, 110]。磺胺嘧啶银($10~\mu g/ml$)对体外培养的 PA 生物被膜有完全的杀灭作用,而高剂量妥布霉素($380~\mu g/ml$)对成熟(4 日龄)生物被膜无影响[79]。同样,生物合成的银纳米颗粒(100 nm)可将 1 d 龄的生物被膜减少 $95\%\sim98\%$[80]。在一个案例研究中,给一名患有 CF 的 12 岁男孩使用了胶体银,以治疗对其他方法无效的慢性肺部感染。该患者对雾化吸入抗生素治疗反应不佳,在开始胶体银治疗后,肺功能(FEV_1)从 24% 增至 60%,整体生活质量得到了显著改善,并可以停用吸入抗生素[81]。尽管银对人体的毒性较低,但在摄入、吸入或注射后,银在体内会不可逆转地累积[111]。在联合治疗时,胶体银与某些抗生素存在相互作用,并降低了这些抗生素的有效性[112]。胶体银的安全性或有效性均尚未被 FDA 认可,有必要开展进一步的体内和临床研究证明银对患者的有效性和安全性。

13.5 结论

抗生素治疗显著改善了 CF 患者的生活质量,并将患者的生存时间中位数提高到将近 40 年。然而,感染仍然存在并导致慢性肺部感染和进行性肺损伤。细菌的生存策略(如生物被膜的形成)使其能够在积极的抗生素治疗和强烈的宿主免疫反应下存活下来。随着对细菌持续存在的机制的了解,研究人员开发出了新的治疗方法来对抗这些感染。体外和体内研究显示,破坏生物被膜的策略(包括抑制生物被膜形成或干扰其存活机制)对 PA 有效。随着进一步的发展,或可证明这些策略能有效根除 CF 患者肺内的致病菌。

（文 文 译）

参考文献

1. About Cystic Fibrosis: Cystic Fibrosis Foundation; [cited July 27, 2017]. Available from https://www.cff.org/What-is-CF/About-Cystic-Fibrosis/.

2. Pettit RS, Fellner C. CFTR modulators for the treatment of cystic fibrosis. *Pharmacy and Therapeutics*. 2014;39(7):500–511.

3. Flume PA, Van Devanter DR. State of progress in treating cystic fibrosis respiratory disease. *BMC Medicine*. 2012;10(1):88. doi:10.1186/1741-7015-10-88.

4. Lyczak JB, Cannon CL, Pier GB. Lung infections associated with cystic fibrosis. *Clinical Microbiology Reviews*. 2002;15(2):194–222. doi:10.1128/CMR.15.2.194-222.2002.

5. Mall MA, Hartl D. CFTR: Cystic fibrosis and beyond. *European Respiratory Journal*. 2014;44(4):1042–1054. doi:10.1183/09031936.00228013.

6. Stoltz DA, Meyerholz DK, Pezzulo AA, Ramachandran S, Rogan MP, Davis GJ, Hanfland RA et al. Cystic fibrosis pigs develop lung disease and exhibit defective bacterial eradication at birth. *Science Translational Medicine*. 2010;2(29):29ra31–29ra31. doi:10.1126/scitranslmed.3000928.

7. Esen M, Grassmé H, Riethmüller J, Riehle A, Fassbender K, Gulbins E. Invasion of human epithelial cells by *Pseudomonas aeruginosa* involves src-like tyrosine kinases p60Src and p59Fyn. *Infection Immunity*. 2001;69(1):281–287. doi:10.1128/IAI.69.1.281-287.2001.

8. Gibson RL, Burns JL, Ramsey BW. Pathophysiology and management of pulmonary infections in cystic fibrosis. *American Journal of Respiratory and Critical Care Medicine*. 2003;168(8):918–951. doi:10.1164/rccm.200304-505SO.

9. Chmiel JF, Davis PB. State of the art: Why do the lungs of patients with cystic fibrosis become infected and why can't they clear the infection? *Respiratory Research*. 2003;4(1):8.

10. Filkins LM, O'Toole GA. Cystic fibrosis lung infections: Polymicrobial, complex, and hard to treat. *PLoS Pathogens*. 2016;11(12):e1005258. doi:10.1371/journal.ppat.1005258.

11. Nixon GM, Armstrong DS, Carzino R, Carlin JB, Olinsky A, Robertson CF, Grimwood K. Clinical outcome after early *Pseudomonas aeruginosa* infection in cystic fibrosis. *The Journal of Pediatrics*. 2001;138(5):699–704. doi:10.1067/mpd.2001.112897.

12. Emerson J, Rosenfeld M, McNamara S, Ramsey B, Gibson RL. *Pseudomonas aeruginosa* and other predictors of mortality and morbidity in young children with cystic fibrosis. *Pediatric Pulmonology*. 2002;34(2):91–100. doi:10.1002/ppul.10127.

13. Firmida MC, Pereira RHV, Silva E, Marques EA, Lopes AJ. Clinical impact of *Achromobacter xylosoxidans* colonization/infection in patients with cystic fibrosis. *Brazilian Journal of Medical and Biological Research*. 2016;49(4):e5097. doi:10.1590/1414-431×20155097.

14. Waters V, Yau Y, Prasad S, Lu A, Atenafu E, Crandall I, Tom S et al. *Stenotrophomonas maltophilia* in cystic fibrosis. *American Journal of Respiratory and Critical Care Medicine*. 2011;183(5):635–640. doi:10.1164/rccm.201009-1392OC.

15. Horsley A, Jones AM, Lord R. Antibiotic treatment for *Burkholderia cepacia* complex in people with cystic fibrosis experiencing a pulmonary exacerbation. *Cochrane Database of Systematic Reviews*. 2016(1). doi:10.1002/14651858.CD009529.pub3.

16. Foundation CF. *Patient Registry Annual Data Report*. Bethesda, MD, 2015.

17. Isles A, Maclusky I, Corey M, Gold R, Prober C, Fleming P, Levison H. *Pseudomonas cepacia* infection in cystic fibrosis: An emerging problem. *The Journal of Pediatrics*. 1984;104(2):206–210. doi:10.1016/S0022-3476(84)80993-2.

18. Leitão JH, Sousa SA, Ferreira AS, Ramos CG, Silva IN, Moreira LM. Pathogenicity, virulence factors, and strategies to fight against *Burkholderia cepacia* complex pathogens and related species. *Applied Microbiology and Biotechnology*. 2010;87(1):31–40. doi:10.1007/s00253-010-2528-0.

19. Courtney JM, Dunbar KEA, McDowell A, Moore JE, Warke TJ, Stevenson M, Elborn JS. Clinical outcome of *Burkholderia cepacia* complex infection in cystic fibrosis adults. *Journal Cystic Fibrosis*. 2004;3(2):93–98. doi:10.1016/j.jcf.2004.01.005.

20. Lambiase A, Catania MR, del Pezzo M, Rossano F, Terlizzi V, Sepe A, Raia V. *Achromobacter xylosoxidans* respiratory tract infection in cystic fibrosis patients. *European Journal Clinical Microbiology Infectious Diseases*. 2011;30(8):973–980. doi:10.1007/s10096-011-1182-5.

21. Fraser A, Paul M, Almanasreh N, Tacconelli E, Frank U, Cauda R, Borok S et al. Benefit of appropriate empirical antibiotic treatment: Thirty-day mortality and duration of hospital stay. *The American Journal of Medicine*. 2006;119(11):970–976. doi:10.1016/j.amjmed.2006.03.034.

22. Kang C-I, Kim S-H, Park WB, Lee K-D, Kim H-B, Kim E-C, Oh M-d, Choe K-W. Bloodstream infections caused by antibiotic-resistant gram-negative bacilli: Risk factors for mortality and impact of inappropriate initial antimicrobial therapy on outcome. *Antimicrobial Agents and Chemotherapy*. 2005;49(2):760–766. doi:10.1128/AAC.49.2.760-766.2005.

23. Hirsch EB, Tam VH. Impact of multidrug-resistant *Pseudomonas aeruginosa* infection on patient outcomes. *Expert Review of Pharmacoeconomics & Outcomes Research*. 2010;10(4):441–451. doi:10.1586/erp.10.49.

24. Marshall B, Elbert A, Petren K, Rizvi S, Fink A, Ostrenga J, Sewall A, Loeffler D. Cystic Fibrosis Foundation Patient Registry 2015 Annual Data Report. Bethesda, MD: Cystic Fibrosis Foundation, 2016.

25. Hill UG, Floto RA, Haworth CS. Non-tuberculous

mycobacteria in cystic fibrosis. *Journal of the Royal Society Medicine.* 2012;105(Suppl 2):S14–S8. doi:10.1258/jrsm.2012.12s003.

26. Cramer GW, Bosso JA, Maldonado WT, Guévremont C. The role of dornase alfa in the treatment of cystic fibrosis. *Annals of Pharmacotherapy.* 1996;30(6):656–661. doi:10.1177/106002809603000614.

27. Henke MO, Ratjen F. Mucolytics in cystic fibrosis. *Paediatric Respiratory Reviews.* 2007;8(1):24–29. doi:10.1016/j.prrv.2007.02.009.

28. Döring G, Flume P, Heijerman H, Elborn JS. Treatment of lung infection in patients with cystic fibrosis: Current and future strategies. *Journal of Cystic Fibrosis.* 2012;11(6):461–479. doi:10.1016/j.jcf.2012.10.004.

29. Mogayzel PJ, Naureckas ET, Robinson KA, Mueller G, Hadjiliadis D, Hoag JB, Lubsch L et al. Cystic fibrosis pulmonary guidelines. *American Journal of Respiratory and Critical Care Medicine.* 2013;187(7):680–689. doi:10.1164/rccm.201207-1160OE.

30. Tramper-Stranders GA, van der Ent CK, Molin S, Yang L, Hansen SK, Rau MH, Ciofu O et al. Initial *Pseudomonas aeruginosa* infection in patients with cystic fibrosis: Characteristics of eradicated and persistent isolates. *Clinical Microbiology and Infection.* 2012;18(6):567–574. doi:10.1111/j.1469-0691.2011.03627.x.

31. Chmiel JF, Konstan MW, Elborn JS. Antibiotic and anti-inflammatory therapies for cystic fibrosis. *Cold Spring Harbor Perspectives in Medicine.* 2013;3(10):a009779. doi:10.1101/cshperspect.a009779.

32. McCoy KS, Quittner AL, Oermann CM, Gibson RL, Retsch-Bogart GZ, Montgomery AB. Inhaled aztreonam lysine for chronic airway *pseudomonas aeruginosa* in cystic fibrosis. *American Journal of Respiratory and Critical Care Medicine.* 2008;178(9):921–928. doi:10.1164/rccm.200712-1804OC.

33. Retsch-Bogart GZ, Quittner AL, Gibson RL, Oermann CM, McCoy KS, Montgomery AB, Cooper PJ. Efficacy and safety of inhaled aztreonam lysine for airway Pseudomonas in cystic fibrosis. *Chest.* 2009;135(5):1223–1232. doi:10.1378/chest.08-1421.

34. Assael BM, Pressler T, Bilton D, Fayon M, Fischer R, Chiron R, LaRosa M et al. Inhaled aztreonam lysine vs. inhaled tobramycin in cystic fibrosis: A comparative efficacy trial. *Journal of Cystic Fibrosis.* 2013;12(2):130–140. doi:10.1016/j.jcf.2012.07.006.

35. Tiddens HA, De Boeck K, Clancy JP, Fayon M, Arets HGM, Bresnik M, Derchak A et al.. Open label study of inhaled aztreonam for Pseudomonas eradication in children with cystic fibrosis: The ALPINE study. *Journal of Cystic Fibrosis.* 2015;14(1):111–119. doi:10.1016/j.jcf.2014.06.003.

36. Pitt T, Sparrow M, Warner M, Stefanidou M. Survey of resistance of *Pseudomonas aeruginosa* from UK patients with cystic fibrosis to six com-monly prescribed antimicrobial agents. *Thorax.* 2003;58(9):794–796. doi:10.1136/thorax.58.9.794.

37. Valenza G, Radike K, Schoen C, Horn S, Oesterlein A, Frosch M, Abele-Horn M, Hebestreit H. Resistance to tobramycin and colistin in isolates of *Pseudomonas aeruginosa* from chronically colonized patients with cystic fibrosis under antimicrobial treatment. *Scandinavian Journal of Infectious Diseases.* 2010;42(11–12):885–889. doi:10.3109/00365548.2010.509333.

38. Bergen PJ, Li J, Rayner CR, Nation RL. Colistin methanesulfonate is an inactive prodrug of colistin against *Pseudomonas aeruginosa. Antimicrobial Agents and Chemotherapy.* 2006;50(6):1953–1958. doi:10.1128/AAC.00035-06.

39. Koerner-Rettberg C, Ballmann M. Colistimethate sodium for the treatment of chronic pulmonary infection in cystic fibrosis: An evidence-based review of its place in therapy. *Core Evidence.* 2014;9:99–112. doi:10.2147/CE.S64980.

40. Greally P, Whitaker P, Peckham D. Challenges with current inhaled treatments for chronic *Pseudomonas aeruginosa* infection in patients with cystic fibrosis. *Current Medical Research and Opinion.* 2012;28(6):1059–1067. doi:10.1185/03007995.2012.674500.

41. Sawicki GS, Sellers DE, Robinson WM. High treatment burden in adults with cystic fibrosis: Challenges to disease self-management. *Journal of Cystic Fibrosis: Official Journal of the European Cystic Fibrosis Society.* 2009;8(2):91–96. doi:10.1016/j.jcf.2008.09.007.

42. Labiris NR, Dolovich MB. Pulmonary drug delivery. Part I: Physiological factors affecting therapeutic effectiveness of aerosolized medications. *British Journal of Clinical Pharmacology.* 2003;56(6):588–599. doi:10.1046/j.1365-2125.2003.01892.x.

43. Anderson PJ, Blanchard JD, Brain JD, Feldman HA, McNamara JJ, Heyder J. Effect of cystic fibrosis on inhaled aerosol boluses. *American Review of Respiratory Disease.* 1989;140(5):1317–1324. doi:10.1164/ajrccm/140.5.1317.

44. Touw DJ, Brimicombe RW, Hodson ME, Heijerman HG, Bakker W. Inhalation of antibiotics in cystic fibrosis. *European Respiratory Journal.* 1995;8(9):1594.

45. Gómez MI, Prince A. Opportunistic infections in lung disease: Pseudomonas infections in cystic fibrosis. *Current Opinion in Pharmacology.* 2007;7(3):244–251. doi:10.1016/j.coph.2006.12.005.

46. Spencer DH, Kas A, Smith EE, Raymond CK, Sims EH, Hastings M, Burns JL, Kaul R, Olson MV. Whole-genome sequence variation among multiple isolates of *Pseudomonas aeruginosa. Journal of Bacteriology.* 2003;185(4):1316–1325. doi:10.1128/JB.185.4.1316-1325.2003.

47. Drenkard E, Ausubel FM. Pseudomonas biofilm formation and antibiotic resistance are linked to phenotypic variation. *Nature.* 2002;416(6882):740–743.

48. Sherrard LJ, Tunney MM, Elborn JS. Antimicrobial resistance in the respiratory microbiota of people with cystic fibrosis. *The Lancet*. 2014;384(9944):703–713. doi:10.1016/S0140-6736(14)61137-5.

49. Breidenstein EBM, de la Fuente-Núñez C, Hancock REW. *Pseudomonas aeruginosa:* All roads lead to resistance. *Trends in Microbiology*. 2011;19(8):419–426. doi:10.1016/j.tim.2011.04.005.

50. Lewis K. Persister cells and the riddle of biofilm survival. *Biochemistry (Moscow)*. 2005;70(2):267–274. doi:10.1007/s10541-005-0111-6.

51. Dunne WM. Bacterial adhesion: Seen any good biofilms lately? *Clinical Microbiology Reviews*. 2002;15(2):155–166. doi:10.1128/CMR.15.2.155-166.2002.

52. Kostakioti M, Hadjifrangiskou M, Hultgren SJ. Bacterial biofilms: Development, dispersal, and therapeutic strategies in the dawn of the postantibiotic era. *Cold Spring Harbor Perspectives in Medicine*. 2013;3(4):a010306/1-a/23. doi:10.1101/cshperspect.a010306.

53. Garrett TR, Bhakoo M, Zhang Z. Bacterial adhesion and biofilms on surfaces. *Progress in Natural Science*. 2008;18(9):1049–1056. doi:10.1016/j.pnsc.2008.04.001.

54. Moreau-Marquis S, Stanton BA, O'Toole GA. *Pseudomonas aeruginosa* biofilm formation in the cystic fibrosis airway. A short review. *Pulmonary Pharmacology & Therapeutics*. 2008;21(4):595–599. doi:10.1016/j.pupt.2007.12.001.

55. Worlitzsch D, Tarran R, Ulrich M, Schwab U, Cekici A, Meyer KC, Birrer P et al. Effects of reduced mucus oxygen concentration in airway Pseudomonas infections of cystic fibrosis patients. *The Journal of Clinical Investigation*. 2002;109(3):317–325. doi:10.1172/JCI13870.

56. Hassett DJ, Cuppoletti J, Trapnell B, Lymar SV, Rowe JJ, Sun Yoon S, Hilliard GM et al. Anaerobic metabolism and quorum sensing by *Pseudomonas aeruginosa* biofilms in chronically infected cystic fibrosis airways: Rethinking antibiotic treatment strategies and drug targets. *Advanced Drug Delivery Reviews*. 2002;54(11):1425–1443. doi:10.1016/S0169-409X(02)00152-7.

57. Leid JG, Willson CJ, Shirtliff ME, Hassett DJ, Parsek MR, Jeffers AK. The exopolysaccharide alginate protects *Pseudomonas aeruginosa* biofilm bacteria from IFN-γ-mediated macrophage killing. *The Journal of Immunology*. 2005;175(11):7512.

58. Masyuko RN, Lanni EJ, Driscoll CM, Shrout JD, Sweedler JV, Bohn PW. Spatial organization of *Pseudomonas aeruginosa* biofilms probed by combined matrix-assisted laser desorption ionization mass spectrometry and confocal Raman microscopy. *Analyst (Cambridge, UK)*. 2014;139(22):5700–5708. doi:10.1039/C4AN00435C.

59. Monroe D. Looking for chinks in the armor of bacterial biofilms. *PLoS Biology*. 2007;5(11):e307. doi:10.1371/journal.pbio.0050307.

60. Hoffman LR, D'Argenio DA, MacCoss MJ, Zhang Z, Jones RA, Miller SI. Aminoglycoside antibiotics induce bacterial biofilm formation. *Nature*. 2005;436(7054):1171–1175. http://www.nature.com/nature/journal/v436/n7054/suppinfo/nature03912_S1.html.

61. Gillis RJ, White KG, Choi K-H, Wagner VE, Schweizer HP, Iglewski BH. Molecular basis of azithromycin-resistant *Pseudomonas aeruginosa* biofilms. *Antimicrobial Agents and Chemotherapy*. 2005;49(9):3858–3867. doi:10.1128/AAC.49.9.3858-3867.2005.

62. Overhage J, Campisano A, Bains M, Torfs ECW, Rehm BHA, Hancock REW. Human host defense peptide LL-37 prevents bacterial biofilm formation. *Infection and Immunity*. 2008;76(9):4176–4182. doi:10.1128/IAI.00318-08.

63. Pompilio A, Scocchi M, Pomponio S, Guida F, Di Primio A, Fiscarelli E, Gennaro R, Di Bonaventura G. Antibacterial and anti-biofilm effects of cathelicidin peptides against pathogens isolated from cystic fibrosis patients. *Peptides*. 2011;32(9):1807–1814. doi:10.1016/j.peptides.2011.08.002.

64. Dosler S, Karaaslan E. Inhibition and destruction of *Pseudomonas aeruginosa* biofilms by antibiotics and antimicrobial peptides. *Peptides*. 2014;62:32–37. doi:10.1016/j.peptides.2014.09.021.

65. Zhang L, Parente J, Harris SM, Woods DE, Hancock REW, Falla TJ. Antimicrobial peptide therapeutics for cystic fibrosis. *Antimicrobial Agents and Chemotherapy*. 2005;49(7):2921–2927. doi:10.1128/AAC.49.7.2921-2927.2005.

66. Pearl S, Gabay C, Kishony R, Oppenheim A, Balaban NQ. Nongenetic individuality in the host–phage interaction. *PLoS Biology*. 2008;6(5):e120. doi:10.1371/journal.pbio.0060120.

67. Hanlon GW, Denyer SP, Olliff CJ, Ibrahim LJ. Reduction in exopolysaccharide viscosity as an aid to bacteriophage penetration through *Pseudomonas aeruginosa* biofilms. *Applied and Environmental Microbiology*. 2001;67(6):2746–2753. doi:10.1128/AEM.67.6.2746-2753.2001.

68. Waters EM, Neill DR, Kaman B, Sahota JS, Clokie MRJ, Winstanley C, Kadioglu A. Phage therapy is highly effective against chronic lung infections with *Pseudomonas aeruginosa*. *Thorax*. 2017.

69. Moreau-Marquis S, O'Toole GA, Stanton BA. Tobramycin and FDA-approved iron chelators eliminate *Pseudomonas aeruginosa* biofilms on cystic fibrosis cells. *American Journal Respiratory and Cell Molecular Biology*. 2009;41(3):305–313. doi:10.1165/rcmb.2008-0299OC.

70. O'May CY, Sanderson K, Roddam LF, Kirov SM, Reid DW. Iron-binding compounds impair *Pseudomonas aeruginosa* biofilm formation, espe-

cially under anaerobic conditions. *Journal of Medical Microbiology.* 2009;58(6):765–773. doi:10.1099/jmm.0.004416-0.

71. Sauer K, Cullen MC, Rickard AH, Zeef LAH, Davies DG, Gilbert P. Characterization of nutrient-induced dispersion in *Pseudomonas aeruginosa* PAO1 biofilm. *Journal Bacteriology.* 2004;186(21):7312–7326. doi:10.1128/JB.186.21.7312-7326.2004.

72. Sommerfeld Ross S, Fiegel J. Nutrient dispersion enhances conventional antibiotic activity against *Pseudomonas aeruginosa* biofilms. *International Journal Antimicrobial Agents.* 2012;40(2):177–181. doi:10.1016/j.ijantimicag.2012.04.015.

73. Hatch RA, Schiller NL. Alginate Lyase Promotes Diffusion of Aminoglycosides through the Extracellular Polysaccharide of Mucoid *Pseudomonas aeruginosa. Antimicrobial Agents and Chemotherapy.* 1998;42(4):974–977.

74. Alipour M, Suntres ZE, Omri A. Importance of DNase and alginate lyase for enhancing free and liposome encapsulated aminoglycoside activity against *Pseudomonas aeruginosa. Journal of Antimicrobial Chemotherapy.* 2009;64(2):317–325. doi:10.1093/jac/dkp165.

75. Alkawash MA, Soothill JS, Schiller NL. Alginate lyase enhances antibiotic killing of mucoid *Pseudomonas aeruginosa* in biofilms. *APMIS.* 2006;114(2):131–138. doi:10.1111/j.1600-0463.2006.apm_356.x.

76. Hentzer M, Wu H, Andersen JB, Riedel K, Rasmussen TB, Bagge N, Kumar N et al. Attenuation of *Pseudomonas aeruginosa* virulence by quorum sensing inhibitors. *The EMBO Journal.* 2003;22(15):3803–3815. doi:10.1093/emboj/cdg366.

77. Yang L, Rybtke MT, Jakobsen TH, Hentzer M, Bjarnsholt T, Givskov M, Tolker-Nielsen T. Computer-aided identification of recognized drugs as *Pseudomonas aeruginosa* quorum-sensing inhibitors. *Antimicrobial Agents and Chemotherapy.* 2009;53(6):2432–2443.

78. Brackman G, Cos P, Maes L, Nelis HJ, Coenye T. Quorum sensing inhibitors increase the susceptibility of bacterial biofilms to antibiotics in vitro and in vivo. *Antimicrobial Agents and Chemotherapy.* 2011;55(6):2655–2661.

79. Bjarnsholt T, Kirketerp-Moeller K, Kristiansen S, Phipps R, Nielsen AK, Jensen PO, Hoeiby N, Givskov M. Silver against *Pseudomonas aeruginosa* biofilms. *APMIS.* 2007;115(8):921–928. doi:10.1111/j.1600-0463.2007.apm_646.x.

80. Kalishwaralal K, BarathManiKanth S, Pandian SRK, Deepak V, Gurunathan S. Silver nanoparticles impede the biofilm formation by *Pseudomonas aeruginosa* and Staphylococcus epidermidis. *Colloids and Surfaces B: Biointerfaces.* 2010;79(2):340–344. doi:10.1016/j.colsurfb.2010.04.014.

81. Baral VR, Dewar AL, Connett GJ. Colloidal silver for lung disease in cystic fibrosis. *Journal of the Royal Society of Medicine.* 2008;101(Suppl 1):51–52. doi:10.1258/jrsm.2008.s18012.

82. Powers J-PS, Hancock REW. The relationship between peptide structure and antibacterial activity. *Peptides.* 2003;24(11):1681–1691. doi:10.1016/j.peptides.2003.08.023.

83. Alves DR, Perez-Esteban P, Kot W, Bean JE, Arnot T, Hansen LH, Enright MC, Jenkins ATA. A novel bacteriophage cocktail reduces and disperses *Pseudomonas aeruginosa* biofilms under static and flow conditions. *Microbial Biotechnology.* 2016;9(1):61–74. doi:10.1111/1751-7915.12316.

84. Harper DR, Parracho HMRT, Walker J, Sharp R, Hughes G, Werthén M, Lehman S, Morales S. Bacteriophages and biofilms. *Antibiotics.* 2014;3(3):270–284. doi:10.3390/antibiotics3030270.

85. Loc-Carrillo C, Abedon ST. Pros and cons of phage therapy. *Bacteriophage.* 2011;1(2):111–114. doi:10.4161/bact.1.2.14590.

86. Abedon ST, Kuhl SJ, Blasdel BG, Kutter EM. Phage treatment of human infections. *Bacteriophage.* 2011;1(2):66–85. doi:10.4161/bact.1.2.15845.

87. Kutateladze M, Adamia R. Bacteriophages as potential new therapeutics to replace or supplement antibiotics. *Trends in Biotechnology.* 2010;28(12):591–595. doi:10.1016/j.tibtech.2010.08.001.

88. Reid DW, Withers NJ, Francis L, Wilson JW, Kotsimbos TC. Iron deficiency in cystic fibrosis: Relationship to lung disease severity and chronic *Pseudomonas aeruginosa* infection. *Chest.* 2002;121(1):48–54. doi:10.1378/chest.121.1.48.

89. Reid DW, Kirov SM. Iron, *Pseudomonas aeruginosa* and cystic fibrosis. *Microbiology.* 2004;150(3):516. doi:10.1099/mic.0.26804-0.

90. Stites SW, Walters B, O'Brien-Ladner AR, Bailey K, Wesselius LJ. Increased iron and ferritin content of sputum from patients with cystic fibrosis or chronic bronchitis. *Chest.* 1998;114(3):814–819. doi:10.1378/chest.114.3.814.

91. Stites S, Plautz M, Bailey K, O'Brien-Ladner A, Wesselius L. Increased concentrations of iron and isoferritins in the lower respiratory tract of patients with stable cystic fibrosis. *American Journal of Respiratory and Critical Care Medicine.* 1999;160(3):796–801. doi:10.1164/ajrccm.160.3.9811018.

92. Vichinsky E, Onyekwere O, Porter J, Swerdlow P, Eckman J, Lane P, Files B et al. A randomised comparison of deferasirox versus deferoxamine for the treatment of transfusional iron overload in sickle cell disease. *British Journal Haematology.* 2007;136(3):501–508. doi:10.1111/j.1365-2141.2006.06455.x.

93. Banin E, Brady KM, Greenberg EP. Chelator-induced dispersal and killing of *Pseudomonas aeruginosa* cells in a biofilm. *Applied and Environmental Microbiology.* 2006;72(3):2064–2069.

94. Gjermansen M, Ragas P, Sternberg C, Molin S, Tolker-Nielsen T. Characterization of starvation-induced dispersion in *Pseudomonas putida* biofilms.

Environmental Microbiology. 2005;7(6):894–904. doi:10.1111/j.1462-2920.2005.00775.x.

95. Thormann KM, Saville RM, Shukla S, Spormann AM. Induction of rapid detachment in *Shewanella oneidensis* MR-1 biofilms. *Journal Bacteriology.* 2005;187(3):1014–1021.

96. Barraud N, Hassett DJ, Hwang S-H, Rice SA, Kjelleberg S, Webb JS. Involvement of nitric oxide in biofilm dispersal of *Pseudomonas aeruginosa. Journal Bacteriology.* 2006;188(21):7344–7353. doi:10.1128/JB.00779-06.

97. Sauer K, Camper AK, Ehrlich GD, Costerton JW, Davies DG. *Pseudomonas aeruginosa* displays multiple Phenotypes during development as a biofilm. *Journal of Bacteriology.* 2002;184(4):1140–1154. doi:10.1128/jb.184.4.1140-1154.2002.

98. Simpson JA, Smith SE, Dean RT. Scavenging by alginate of free radicals released by macrophages. *Free Radical Biology and Medicine.* 1989;6(4):347–353. doi:10.1016/0891-5849(89)90078-6.

99. Govan JR, Deretic V. Microbial pathogenesis in cystic fibrosis: Mucoid *Pseudomonas aeruginosa* and *Burkholderia cepacia. Microbiological Reviews.* 1996;60(3):539–574.

100. Ramsey DM, Wozniak DJ. Understanding the control of *Pseudomonas aeruginosa* alginate synthesis and the prospects for management of chronic infections in cystic fibrosis. *Molecular Microbiology.* 2005;56(2):309–322. doi:10.1111/j.1365-2958.2005.04552.x.

101. Lamppa JW, Griswold KE. Alginate lyase exhibits catalysis-independent biofilm dispersion and antibiotic synergy. *Antimicrobial Agents and Chemotherapy.* 2013;57(1):137–145. doi:10.1128/AAC.01789-12.

102. Fleming D, Rumbaugh KP. Approaches to dispersing medical biofilms. *Microorganisms.* 2017;5(2):15. doi:10.3390/microorganisms5020015.

103. Sommerfeld Ross S, Gharse S, Sanchez L, Fiegel J. Dry powder aerosols to co-deliver antibiotics and nutrient dispersion compounds for enhanced bacterial biofilm eradication. *International Journal Pharmaceutics.* 2017;531(1):14–23. doi:10.1016/j.ijpharm.2017.08.060.

104. Waters CM, Bassler BL. Quorum sensing: Cell-to-cell communication in bacteria. *Annual Review of Cell and Developmental Biology.* 2005;21(1):319–346. doi:10.1146/annurev.cellbio.21.012704.131001.

105. Nadell CD, Xavier JB, Levin SA, Foster KR. The evolution of quorum sensing in bacterial biofilms. *PLoS Biology.* 2008;6(1):e14. doi:10.1371/journal.pbio.0060014.

106. Rutherford ST, Bassler BL. Bacterial quorum sensing: Its role in virulence and possibilities for its control. *Cold Spring Harbor Perspectives in Medicine.* 2012;2(11):a012427.

107. Wu H, Song Z, Hentzer M, Andersen JB, Molin S, Givskov M, Høiby N. Synthetic furanones inhibit quorum-sensing and enhance bacterial clearance in *Pseudomonas aeruginosa* lung infection in mice. *Journal Antimicrobial Chemotherapy.* 2004;53(6):1054–1061. doi:10.1093/jac/dkh223.

108. Kim H-S, Lee S-H, Byun Y, Park H-D. 6-Gingerol reduces *Pseudomonas aeruginosa* biofilm formation and virulence via quorum sensing inhibition. *Scientific Reports.* 2015;5:8656. doi:10.1038/srep08656. https://www.nature.com/articles/srep08656#supplementary-information.

109. Morones-Ramirez JR, Winkler JA, Spina CS, Collins JJ. Silver enhances antibiotic activity against gram-negative bacteria. *Science Translational Medicine.* 2013;5(190):190ra81–ra81. doi:10.1126/scitranslmed.3006276.

110. Lansdown ABG. Silver I: Its antibacterial properties and mechanism of action. *Journal of Wound Care.* 2002;11(4):125–130. doi:10.12968/jowc.2002.11.4.26389.

111. Lansdown ABG. Silver in health care: Antimicrobial effects and safety in use. *Current Problems in Dermatology (Biofunctional Textiles and the Skin).* 2006;33:17–34.

112. de Souza A, Mehta D, Leavitt RW. Bactericidal activity of combinations of Silver-Water Dispersion with 19 antibiotics against seven microbial strains. *Current Science.* 2006;91(7):926–929.

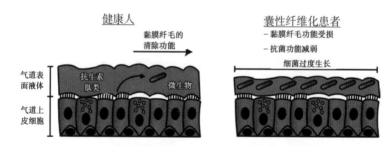

14

CFTR 治疗的现状和未来

Current and future CFTR therapeutic

Marne C. Hagemeijer, Gimano D. Amatngalim, Jeffrey M. Beekman

14.1 囊性纤维化肺病

囊性纤维化(CF)是一种由于囊性纤维化跨膜转运调节因子(CFTR)[2]功能异常所致的影响多个器官的全身性疾病[1]。然而,CF 肺病是 CF 患者发病和死亡的主要原因[3]。肺内异常的宿主防御机制可导致机会性呼吸道病原体的持续定植和反复感染(图 14 - 1)[4]。

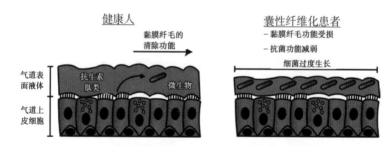

图 14 - 1　囊性纤维化患者气道上皮宿主防御受损

注:在健康人中,气道上皮细胞通过两种机制防止微生物过度生长,即黏膜纤毛的清洁功能以及气道表面液体(ASL)中的抗菌蛋白和多肽的抗菌活性(左图)。囊性纤维化患者由于 CFTR 功能障碍,导致 ASL 脱水或黏液黏稠度增高,进而黏膜纤毛清洁能力受损,同时 ASL 的酸化会损害抗微生物蛋白和多肽的活性,最终导致 ASL 中的微生物过度生长(右图)。

14.1.1　囊性纤维化肺病的病理生理学

CF 婴儿在出生后的第 1 个月内就可以发生金黄色葡萄球菌(简称金葡菌,*Staphylococcus aureus*)定植[5],尽管此时往往还没有临床症状。虽然婴儿期主要的定植菌是金葡菌,但一般认为铜绿假单胞菌(*pseudomonas aeruginosa*,PA)是在之后导致 CF

肺病进展的主要病原体[6]。上皮重塑和慢性炎症改变了肺部微环境,使其易于出现持续的 PA 定植[7]。此外,在疾病发展过程中还出现了伯克霍尔德菌等病原体,其中非黏液型细菌定植者的肺功能下降更快[8]。

支气管肺泡灌洗液(BALF)分离到病原体与 CF 婴儿下呼吸道炎症反应相关[9],提示病原体定植促进了 CF 气道炎症的启动。CF 动物模型和原代 CF 细胞培养显示病原体刺激可以增加炎症反应[10, 11],但也有人提出 CFTR 功能障碍本身可以引起这些反应,而与病原体暴露无关[12]。CF 气道炎症的特征是中性粒细胞过度浸润和相关生物标志物(如 BALF 中嗜中性粒细胞弹性蛋白酶)的水平升高[9]。中性粒细胞的脱颗粒和/或细胞死亡导致细胞毒性介质释放,后者可导致组织损伤[13]。据此推测,是增强的中性粒细胞炎症导致了 CF 肺病的组织损伤和重塑,BALF 弹性蛋白酶活性与 CF 婴儿上皮重塑相关也说明了这一点[14]。

综上所述,肺部 CFTR 功能障碍会导致病原体负荷增加,从而导致慢性气道炎症和反复性肺损伤,最终导致了不可逆的组织损伤和重塑,最终唯有肺移植能解决问题[15]。

14.1.2　气道上皮的宿主防御

普遍认为,气道上皮 CFTR 功能异常并导致宿主防御能力受损是 CF 肺病发展的主要原因[4]。气道上皮位于呼吸道表面,包括传导性气道和肺泡[16]。传导性气道的上皮由成熟的假复层管状纤毛上皮细胞和分泌性上皮细胞组成。传导性气道的重要作用是通过黏膜纤毛的清洁作用去除吸入的颗粒和病原体,从而维持正常的肺泡气体交换[16, 17]。气道表面液体(ASL)含有分泌性杯状细胞和上呼吸道黏膜下腺产生的黏蛋白(黏液)。通过纤毛摆动,ASL 捕获异物并将其运输到喉咙[17]。ASL 还含有多种抗菌因子,包括脂质、活性氧以及多种抗菌蛋白和多肽(AMPs),它们与黏膜下腺和免疫细胞一起杀灭或抑制吸入的病原体[18]。黏膜纤毛清洁和抗菌功能起着抑制病原体生长的重要作用,二者在 CF 患者都受损。

14.1.3　CFTR 功能障碍和 CF 肺病

CFTR 是一种阴离子通道,可调节上皮两侧的离子和液体稳态[2]。在气道中,它主要表达于纤毛细胞和黏膜下腺中的浆液细胞[19]。这些细胞的 CFTR 功能异常导致肺的宿主防御能力受损并最终导致肺病的机制有数种假说。

脱水假说认为,由于 CFTR 介导的氯离子分泌与上皮钠转运通道(epithelial sodium transporter channel,ENaC)介导的过量的钠和液体重吸收之间的不平衡,纤毛细胞 Cl⁻ 分泌受损并导致 ASL 脱水和黏膜纤毛摆动障碍[20],进而导致黏液纤毛清洁受损,伴黏液栓形成并促使病原体定植[7]。

也有学者提出,AMPs 的抗菌活性减弱会导致病原体易感性增加。已有证据表明 CF 患者来源的气道上皮细胞的抗菌性能力降低,这不是由于 AMPs 表达水平受损,而是 ASL 的生理状况改变所致[21]。在 CF 新生猪中也观察到了这一点[22],这种缺陷在出生时就已经存在,因此可能是 CF 肺病发作的根本原因[4]。有数种 AMPs 具有 pH 敏感的抗菌特性[22],CFTR介导的碳酸氢根分泌减少可能损害了 ASL 的抗菌活性,从而使病原体在上皮细胞上生长[4,23]。该过程通常由防止 ASL 酸化的氢钾 ATP 酶转运蛋白 H$^+$、K$^+$ - ATPase ATP12A 来调节[22,23]。由于黏液黏度增加或通过消除 ENaC 对 pH 敏感的短上腭 - 肺及鼻咽上皮克隆 1 蛋白(short palate lung and nasal epithelial clone 1,SPLUNC1)的抑制作用而引起 ASL 脱水,pH 降低也可能导致黏膜纤毛清洁功能受损[24,25]。

CFTR 的功能异常也会影响黏膜下腺的防御特性[26]。黏膜下腺是上呼吸道 AMPs 的主要来源[18],上皮表面的酸性 pH 可能影响腺体分泌的如溶菌酶、乳铁蛋白和 LL - 37 等 AMPs 活性[22]。此外,当 CFTR 功能失调时,由黏膜下腺分泌的过氧化物酶调节的抗菌功能也会减弱[27],在 CF 猪中,黏膜下腺分泌的黏蛋白持续附着在细胞表面[28]。

综上所述,CFTR 阴离子通道在调节气道上皮防御中起着核心作用。当前和未来的 CFTR 调节药物可恢复 CFTR 功能,从而减轻 CF 患者的病原体负担并防止疾病进展。

14.2 CFTR 阴离子通道的功能及其障碍

CF 是西方国家中最普遍的威胁生命的遗传病,全世界约 70 000 患者。CF 患者由于 CFTR 上皮阴离子通道的功能异常而出现胃肠道和肺部并发症,最终死于终末期肺病(请参见上一节)。CF 患者的平均预期寿命约为 35 岁[29]。

14.2.1 CFTR 的结构和功能

CFTR 蛋白(也称为 ABCC7)是一种 cAMP 依赖的阴离子通道,可调节各种上皮细胞两侧的离子转运和液体平衡[30]。它是 ATP 结合盒(ATP - binding cassette,ABC)转运蛋白 ATP 酶超家族的成员,该蛋白质的 1 480 个氨基酸编码不同的功能域,其中包括两个跨膜结构域(membrane-spanning domains,MSD)、两个细胞质核苷酸结合域(nucleotide-binding domains,NBD)和细胞质调节(regulatory,R)域,这在 ABC 转运蛋白是独特的[2]。CFTR 蛋白及其拓扑结构如图 14 - 2 所示。

通道的孔由两个 MSDs 形成,每个 MSD 包含 6 个跨膜(transmembrane,TM)结构域[2]。离子传导途径由狭窄的 TM 通道和宽大的前部胞质组成,胞内侧带正电,可确保阴离子(氯离子和碳酸氢根)在细胞膜上的选择性转运[31,32]。钠离子随着氯离子一起被被动运输,从而导致跨细胞和细胞旁的水运输,这确保了气道腔内黏液层的水化以及对 ASL 中 pH 的正常调节[30]。

离子通道的打开和关闭(即门控)由 ATP 依赖的门控循环控制。cAMP 依赖性蛋白激酶 A(cAMP - dependent protein kinase A,PKA)磷酸化并重置 R 结构域,从而使 ATP 与 NBDs 结合[33,34]。NBD1 和 NBD2 互相作用并引起 MSDs 构象变化,从而导致通道打开和离子转运[32]。NBD2 结合的 ATP 的水解会导致 NBD 异二聚体的丢失和蛋白质的构象重排,从而关闭通道并阻止离子迁移[35]。

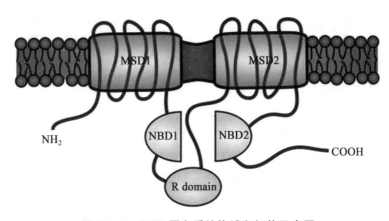

图 14-2 CFTR 蛋白质结构域和拓扑示意图

注:CFTR 是具有 2 个 MSD 的阴离子通道,每个 MSD 均由形成孔道的 6 个跨膜结构域组成。如"CFTR 的结构和功能"部分所述,通道的打开和关闭(门控)需要调节结构域和核苷酸结合域的协同作用。

14.2.2 CFTR 突变和功能缺陷

编码 CFTR 的基因位于 7 号染色体(7q31.2)[36,37]。到目前为止,已经报道了 2 000 多种不同的突变[38],其中约 90% 被认为是引起 CF 的致病突变[39]。最常见的 CFTR 突变是 508 位的苯丙氨酸缺失(p. Phe508del,c. 1521_1523delCTT,F508del),可见于 85% 以上的 CF 患者。另有 20 个突变在 CF 人群中的发生率大于 0.1%;其余大多数突变(所谓的孤儿突变)很少见,发生率低[38]。对各种 CFTR 突变的分子和细胞机制已经有了较为深入的认识。根据特定突变对 CFTR 加工和功能的影响,制定了 CFTR 突变的分类系统[40,41]。

大多数 Ⅰ 类突变是无义突变,即过早出现终止密码子而导致无功能的 CFTR 蛋白合成。共有剪接位点序列中的严重剪接突变和移码突变也属于这一类别。Ⅱ 类突变导致 CFTR 折叠、加工和运输到细胞膜方面的缺陷。F508del-CFTR 是最常见的 Ⅱ 类突变。Ⅲ 类突变是指 CFTR 到达细胞表面但不能正确执行通道的门控功能。Ⅳ 类突变导致通道电导活性降低,即氯离子和碳酸氢根通过被阻塞的孔道转运。由于蛋白质的异常或不当成熟而导致 CFTR 水平降低的缺陷属于 Ⅴ 类突变。由于内吞作用增强和/或蛋白回收利用降低而导致 CFTR 细胞膜定位稳定性降低的突变属于 Ⅵ 类突变。在 CFTR 突变类别层面,Ⅰ～Ⅲ 类和 Ⅳ 类突变会导致严重的 CF(无 CFTR 功能或保留的 CFTR 功能有限),而 Ⅳ 和 Ⅴ 类突变患者往往疾病较轻(保留部分 CFTR 功能)[42]。尽管分类系统可用于对突变进行分类,但深入研究表明,许多突变实际上具有混合表型,例如,F508del-CFTR 同时具有 Ⅱ、Ⅲ 和 Ⅳ 类突变的特征[43]。

CFTR 基因型的分类系统将致病突变分为不同的类别,有助于开发出针对特定突变类别的药物以改善相应的功能蛋白缺陷。当前的药物开发旨在开发新的 CFTR 修复药物以针对该病的内在基本缺陷,尤其是 CFTR-F508del 突变,因为这是 CF 患者中最常见的致病突变。也有针对罕见突变的药物研发,即治疗分型(theratyping)尝试,这方面已有两个 CFTR 调节剂在研发中(见下节)。尽管取得了巨大进步,但这些药物的疗效并非对所有患者都有效,仅对一半 CF 患者有效[44, 45]。许多两个等位基因上都发生了罕见突变或一个等位基因为罕见突变而另一等位基因为 F508del‐CFTR 的患者不能受益于这些药物。因此,需要研发针对广谱 CFTR 突变的新型小分子药物。

14.3 已获批的和研究中的 CFTR 调节化合物

本节将简要介绍 CFTR 调节剂;根据囊性纤维化基金会(Cystic Fibrosis Foundation, CFF)药物开发管线的报告,这些药物已完成了临床前研究,它们作用于基本的 CFTR 缺陷(如非基因编辑或旁路治疗策略)(图 14‐3)。本节仅讨论那些有足够文献资料的药物,包括:①已上市药物;②在临床试验阶段的药物;③已终止临床审批的药物。

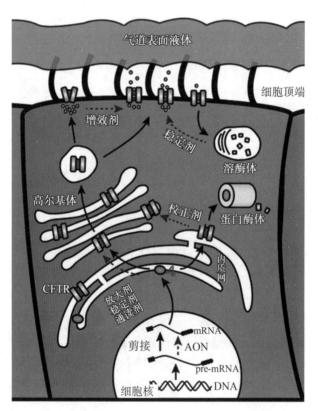

图 14‐3 (异常)CFTR 的加工和功能概述

注:以虚线部分表示已获批的和研究中的 CFTR 调节方法,详见"用通读剂针对无义突变"至"稳定 CFTR 蛋白合成"部分。

14.3.1 针对无义突变的通读剂

CFTR 基因的无义突变(Ⅰ类)使成熟信使 RNA(mRNA)提前出现终止密码子,导致产生截短的无功能 CFTR 蛋白。细胞质量控制机制能识别这些提前出现的终止密码子,并通过翻译依赖性的无义介导 mRNA 衰变（nonsense-mediated mRNA decay，NMD）途径降解异常的 mRNA。该途径按照一系列复杂的步骤进行，其中包括：①检测提前出现的终止密码子；②标记异常的 mRNA 转录物；③外切核酸降解目标 mRNA[46]。

可以通过被称为翻译通读的过程来恢复终止密码子提前出现所致的异常蛋白质合成。氨基糖苷类抗生素具有促进无义抑制的功能[47]。临床前的体外研究表明，遗传霉素（geneticin，G-418）和庆大霉素可诱导 CFTR 终止密码子的通读[48, 49]，但是给药途径困难和不良反应限制了其临床应用潜力[50-52]。

阿塔鲁伦（Ataluren，PTC124，Translarna™）是一种噁二唑药物，其化学结构如图 14-4 所示。该药物为口服混悬液剂型，通过肝脏中的尿苷二磷酸葡萄糖醛糖苷基转移酶代谢为阿塔鲁伦-O-1β-酰基葡萄糖醛酸苷，其组织半衰期为 2～6 h，给药后约 1.5 h 达到血浆峰浓度值，蛋白结合率为 99.6%[53]。阿塔鲁伦最初是为了治疗杜馨氏肌营养不良症（Duchene muscular dystrophy，DMD）而研发[54]，已获得欧盟批准[53]，但在 CFTR 提早终止突变患者的临床研究中也显示有效[55-57]。阿塔鲁伦的作用机制尚未完全阐明。出于氨基酸替代中的特定密码子-反密码子优先效应，阿塔鲁伦在提前出现的终止密码子附近刺激插入同源 tRNA 从而促进翻译通读，该机制似乎需要与核糖体直接结合[58]。提前出现的终止密码子周围的序列似乎也很重要[59]。

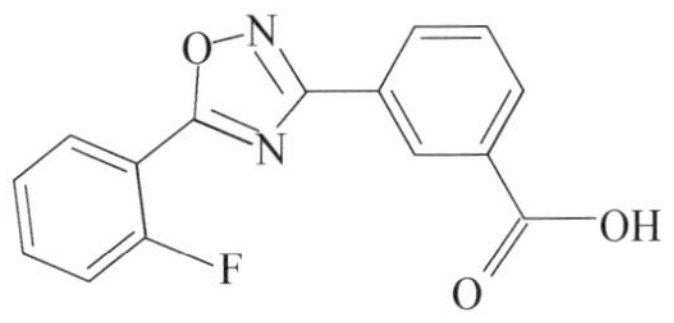

阿塔鲁伦
（通读剂）

图 14-4 通读剂阿塔鲁伦的化学结构（PTC124，Translarna™）

引自：Kim, S., Thiessen, P. A., Bolton, E. E., et al., Nucleic. Acids Res., 2016, 44: D1202-D1213.

成年[57]和儿科[56]CF 患者对阿塔鲁伦的耐受性都很好。在对成年 CF 无义突变患者进行的Ⅱ期临床试验中，采用鼻电位差（nasal potential difference，NPD）来测量 CFTR 功能，结果发现接受了阿塔鲁伦治疗的患者 CFTR 功能改善[55]。尽管在早期的临床试验中获得了阳性结果，但在Ⅲ期试验中未能达到改善主要研究终点[1 秒用力呼气量占预期值的百分比（FEV_1%pred）]的目标[60]。对试验中纳入的患者人群的回顾性分析表明，患者长期吸入妥布霉素（结合核糖体的氨基糖苷类药物）可能会对阿塔鲁伦的疗效产生负面影响。在细胞培养物中也观察到妥布霉素对阿塔鲁伦介导的通读效果的抑制作用[58]。在来自 CF 患者的直肠类器官中无法检测到阿塔鲁伦介导的无义抑制，但能检测到 G418 诱导的通读活性受限[61]，这与已报道的Ⅲ期临床试验[60]和其他研究结果一致[62-64]。显然，期待出现能准确预测 CFTR 调节剂功效的临床前（患者特异性）模型。

PTC 公司已终止了针对携带无义突变的 CF 患者的阿塔鲁伦的临床开发[65]。当前，尚无用于 CF 患者的有效的无义抑制疗法，因此需要开发针对此类特定突变类型的新型有效通读剂,或许可以采用与其他已获批准和/或研究中的 CFTR 调节剂疗法相结合的办法。

14.3.2　Ⅱ类缺陷的 CFTR 放大剂

现有的可用于临床治疗的小分子药物(见"校正 F508del‑CFTR 折叠缺陷"至"增效校正的 CFTR 蛋白"章节)对于携带 F508del 纯合突变的患者,不同程度地具有些许改善肺功能的益处,而在 F508del 杂合突变患者中则没有这种作用[45, 66]。可能的原因是没有足够的底物(即未成熟的无功能性 CFTR 蛋白)供这些药物起作用并因此显示出任何效果[67]。与仅具有单个功能性 F508del 等位基因相比,CFTR 调节剂在纯合 F508del‑CFTR 患者的组织培养中的功能反应约为其 2 倍,据此推测 F508del 表达的 2 倍增加可能对治疗效果有益[68]。因此,增加未成熟的(非功能性)CFTR 蛋白可能是增加 CFTR 调节剂的底物利用率的潜在方法。

Proteostasis 公司为了发现与现有 CFTR 调节剂具有协同作用的小分子物质而启动了高通量筛选工作,并发现了一类被称为放大剂的新型 CFTR 调节剂[67]。放大剂会增加未成熟 CFTR 蛋白的水平,但它们本身无法校正其基本缺陷。因此,需要其他 CFTR 调节剂,如校正剂和增效剂(见"校正 F508del‑CFTR 折叠缺陷"至"增效校正的 CFTR 蛋白"章节)来恢复 CFTR 功能。放大剂因而可能是将来 CFTR 调节剂联合疗法的有希望的候选药物。

Proteostasis 公司尚未公开这些放大剂的特征,但 PTI‑CH 是这类化合物的代表[67],而 PTI‑428 是研究中的主要的口服放大剂。关于 PTI‑428 的确切化学结构及其作用机制尚未发表太多数据,但是Ⅰ期临床试验初步结果表明,PTI‑428 在 CF 和健康个体中具有良好的安全性和耐受性[69, 70]。

研究显示,与成熟蛋白相比,在人支气管上皮细胞中,放大剂能更明显地增加未成熟 F508del‑CFTR 的水平[67]。应用放大剂后,内质网(endoplasmic ergatoplasm,ER)处的 F508del‑CFTR mRNA 水平升高,但要维持高水平的 CFTR,则有赖于有效的 mRNA 翻译[71]。CFTR 的第一重跨膜结构域(the first transmembrane domain,TM1)充当无效信号序列,从而降低了有效的膜靶向性翻译[72]。结合体外试验数据的计算机模拟研究证实,TM1 带电残基‑丙氨酸突变时 PTI‑CH 无效[71]。在现有模型中,PTI‑428 和 PTI‑CH 通过增强 CFTR 信号序列靶结合到信号识别颗粒(signal recognition particle,SRP)而发挥作用;SRP 反过来将核糖体新生链复合物靶向至 ER 膜中的易位子,从而合成未成熟的 CFTR 蛋白[69, 71, 73]。

临床前研究表明,与其他 CFTR 调节剂联合使用时,PTI‑428 和/或 PTI‑CH 在 CFTR 模型系统中可增强 CFTR 功能[67, 74]。这些研究还表明,放大剂可以跨 CFTR 突变类别起效[69]。最近,一项概念验证研究表明,在原代鼻细胞中,PTI‑CH 能够增强 ORKAMBI®(参见"增强校正的 CFTR 蛋白")对 p. Ile1234_Arg1239del 突变的有效性,这一药物最初并未注册此用途[75]。通过将氨基糖苷类 G418 与 PTI‑428 共处理,可提高了原代细胞系中通读 p. Gly542X(c. 1624 G>T,G542X)的效率[73]。鉴于氨基糖苷类的已知毒性,这种治疗组合是否可行尚待研究。

14.3.3 构建 CFTR 突变的(反义)正义链

针对 F508 - CFTR 的小分子药物的开发主要集中在蛋白质的折叠和加工缺陷上(请参阅"校正 F508del - CFTR 折叠缺陷")。目前正在研究使用针对 CFTR RNA 的寡核苷酸来恢复 F508del - CFTR 的新方法,本节将对此进行讨论。

反义寡核苷酸(Antisense oligonucleotides,AONs)是大约 15～30 个核苷酸的互补短 RNA 分子,与它们的目标 RNA 特异性碱基配对[76]。未修饰的 AONs 不稳定且容易被细胞内切核酸酶降解,具有较差的药代动力学特性[77]。可应用各种寡核苷酸化学方法来克服这些局限性,其中一些修饰的 AONs 已进入临床试验[78]。

Zamecnik 等于 2004 年证明,经修饰的寡聚脱氧核糖核苷酸在体外研究中可通过 33 -聚核苷酸寡核苷酸复合物恢复 CFTRF508 - del 功能,该复合物由与未修饰的 11 -聚体 RNA 寡核苷酸双链体与 2′- O -甲基 RNA 杂交而成[79]。核糖 2′位置的这种化学修饰使寡核苷酸对 RNase - H 核酸酶具有抗性[78]。使用这些 AONs,恢复了表达 F508del 的细胞系中 CFTR 介导的氯化物运输,并且检测到大约 30% 的 UGU mRNA 插入而不改变基因型。核苷酸插入的具体机制尚待阐明,但据推测,AONs 复合物杂交并切割了 mRNA,随后通过剪接作用将 AONs 插入目标位置或 AONs 充当了单个核苷酸插入的模板[79]。

目前,ProQR 公司有一款开发中的候选先导分子是旨在修复 F508del - CFTR mRNA 以恢复离子通道功能。QR - 010 是由 33 个核苷酸组成的单链 AON,具有 2′- O -甲基糖基和与野生型 CFTR mRNA 互补的硫代磷酸酯(phosphorothioate,PS)骨架[80]序列,与 Zamecnik 等发表的序列相似[79]。PS 骨架修饰的寡核苷酸使 AON 具有抗核酸酶的能力,并更易被细胞摄取[78]。

临床前的体外数据表明,QR - 010 在 CF 患者的痰液中稳定(约 48 h),Cy5 标记的 QR - 010 能够通过 CF 样黏液扩散(固体含量为 5%～11%)。在存在氟替卡松和沙丁胺醇的情况下,QR - 010 保持稳定[81]。在 F508del 纯合突变的支气管上皮细胞气液界面 (air-liquid interface,ALI)培养中,QR - 010 长时间孵育后 CFTR 活性得到了改善[82]。裸鼠单剂量 QR - 010 经气管给药后可见 QR - 010 定位于肺上皮细胞。处死小鼠的离体分析表明,QR - 010 在包括肺在内的多个器官中吸收和分布,未在肝脏和肾脏中积聚[83]。

QR - 010 的研发剂型是递送药物至肺部的吸入剂,这面临巨大的挑战,因为 CF 患者通常有严重的肺部病变,包括黏液和抗炎介质(见"气道上皮宿主防御"章节)。但是,最近在 F508del - CFTR 纯合突变的成年患者中进行的 Ⅰb 期安全性和耐受性试验表明,吸入 QR - 010 的安全性和耐受性良好,并有肺功能的改善[84]。如果这种特定的 RNA 吸入疗法获得成功,那么该策略将在所有 CFTR 突变类型的治疗中大有可为。

14.3.4 校正 F508del - CFTR 折叠缺陷

大量 CFTR 突变(包括 F508del - CFTR)导致蛋白构象缺陷和不稳定,并且它们不通过内质网质量控制(ER quality control,ERQC)机制,也不是经泛素-蛋白酶体途径内质网降解(ER‐associated degradation,ERAD)的目标[85]。根据突变的严重程度,低水平的蛋白可能仍会到达细胞表面,但会表现出其他结构缺陷。通过使用"Ⅱ类缺陷的 CFTR 放大剂"和"稳定 CFTR 蛋白质合成"中所述的放大剂或稳定剂针对蛋白质稳定网络,可以恢复这些Ⅱ类缺陷。

纠正 CFTR 加工缺陷的另一种策略是使用分子伴侣(被称为校正剂)与错误折叠的 CFTR 蛋白结合。可以根据分子靶标,可以将校正剂进行分类。NBD1‐MSD1 和 NBD1‐MSD2 是Ⅰ类校正剂,而Ⅱ类校正剂则以 NBD2 为靶标。稳定 F508del‐NBD1 缺陷的分子伴侣属于Ⅲ类[86]。

鲁米卡托(Lumacaftor,VX‐809,Vertex 制药公司)是用于恢复 F508del‐CFTR 功能的 CFTR 校正剂(图 14‐5a)。鲁米卡托尚未被批准单药治疗具有 F508del‐CFTR 突变的患者,但可以与增效剂(ORKAMBI,参见"增强校正的 CFTR 蛋白"章节)联合治疗。当摄入含脂肪的食物时,鲁米卡托的吸收会增加两倍,其血浆水平在摄入后 4 h 达到峰值,半衰期约为 26 h。血浆结合率为 99%,几乎不被代谢,主要(51%)从粪便中排出体外[87]。

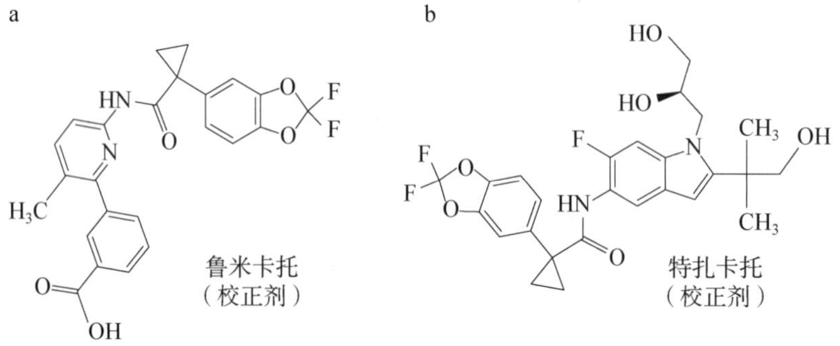

图 14‐5 CFTR 校正剂鲁米卡托(VX‐809)和特扎卡托(VX‐661)的化学结构

引自:Kim,S.,Thiessen,P. A.,Bolton,E. E.,et al.,Nucleic. Acids Res.,2016,44:D1202‐D1213.

已经证实,使用鲁米卡托处理 F508del‐CFTR HBEC 会使部分细胞中错误加工的 CFTR 发生适当的折叠和氯化物转运[88]。鲁米卡托调节 F508del‐CFTR 的 MSD1 结构构象[89]并直接与 NBD1 结合以稳定蛋白质[86,90]。实际上,鲁米卡托的一个潜在结合位点位于 CFTR 蛋白的 MSD1 上[91],后者可能在与鲁米卡托结合后与胞质环(cytosolic loop,CL)1[92]或 CL4[90]耦合。鲁米卡托还通过稳定细胞表面部分保留功能的 F508del‐CFTR 而发挥继发性作用[93]。

鲁米卡托单药治疗对于携带纯合 F508del‐CFTR 突变的 CF 患者似乎具有良好的安全性和耐受性。鲁米卡托治疗组的汗液氯化物浓度(sweat chloride concentration,SSC)有所改善,但其他生物标志物和临床结果参数并未改善[94]。由于鲁米卡托单药治疗疗效有限,可将其与 CFTR 增效剂联合使用,从而在细胞表面恢复 CFTR 功能[88]。但是,与临床上唯一可用的增效剂依伐卡托(ivacaftor)的联合使用会导致鲁米卡托的疗效下降[95,96],

这一问题将在"增强通道开放的可能性"和"增强校正 CFTR 蛋白"中进行详细讨论。

显然,研发更好的校正剂化合物的可能性是存在的。实际上,一些制药公司正在开发新型 CFTR 校正剂。特扎卡托(tezacaftor,VX-661,Vertex 制药公司)是一种新型口服校正剂化合物,它作用于 F508del-CFTR,拟与依伐卡托联合使用。其化学结构见图 14-5b。单药或联合治疗纯合 F508del 或 F508del/G551D 杂合 CF 患者时,特扎卡托不会诱导 CYP3A 的活性(将在下节中讨论)并且吸收良好,大约 2 周后检测到药物的稳态水平[97]。最近的Ⅲ期临床试验结果表明,特扎卡托和依伐卡托联合治疗具有单拷贝或双拷贝的 508del-CFTR 突变 CF 可显著改善患者的肺功能[98]。Galapagos NV 联合 AbbVie 在其临床系列产品中含有各种校正剂和增效剂。GLPG2222(GLPG2222/ABBV-2222)是目前在临床开发中很有前景的 1 类(早期)校正剂。在健康志愿者和具有至少一个 F508del-CFTR 等位基因突变的 CF 患者中,该化合物的口服混悬液耐受性良好,且易于在体内吸收,平均表观消除半衰期为 12 h,并且在体内 2 d 即可达到稳态水平。药代动力学数据支持每天一次给药方案;与鲁米卡托不同但与特扎卡托相似,GLPG2222 不会诱导 CYP3A 活化[99,100]。处于临床开发中的另一种校正剂是 Flatley Discovery Lab 的 FDL169。与鲁米卡托相比,该化合物在原代 F508del-CFTR HBEC 中显示出相似的效果和效力[101,102],但给药后在大鼠肺中的含量更高[102,103]。与鲁米卡托相比,FDL169 与人血清蛋白的结合不多;此外,在 CF-HBE 细胞中由 FDL169 校正的 CFTR 较少受依伐卡托诱导的 CFTR 校正降低影响(见"增强通道开放的可能性")[102]。FDL169 的 Ⅰ期临床试验已经完成。Proteostasis Therapeutics 公司开发了一种研究用的 CFTR 校正剂,称为 PTI-801。该化合物与 FDL169 类似,并且还可以预防由于依伐卡托治疗引起的 F508del-CFTR 不稳定性,并且能够在体外环境中辅助其他 CFTR 调节剂[74]。

14.3.5　增强通道开放的可能性

属于Ⅲ类或Ⅳ类的 CFTR 突变分别导致门控或电导缺陷。被称为增效剂的 CFTR 调节剂是一种小分子,能够增加活化的 CFTR 通道打开的可能性,从而能增加氯离子在细胞膜上的转运。最近,第一个临床上可用的 CFTR 增效剂进入了市场,可用于具有特定门控突变的 CF 患者。依伐卡托(KALYDECO®,VX-770)由 Vertex Pharmaceuticals 开发(图 14-6a)。与鲁米卡托相似,它必须与含脂肪的食物一起服用,因为脂肪可使吸收提高 2.5~4 倍,在给药后 4 h 达到血浆峰浓度,其中 99% 与血浆蛋白结合。依伐卡托的半衰期为 12 h,并且被广泛代谢,其中约 88% 通过粪便从体内清除[104]。

依伐卡托的确切 CFTR 结合位点仍然未知,但是已报道它可以与磷酸化 CFTR 蛋白直接结合[105],跨膜结构域(TMD)作为可能的候选结合位点[106]。依伐卡托可稳定 CFTR 的水解后开放状态,并因此刺激门控和 ATP 水解循环的解偶联,导致 CFTR 通道保持开放状态的时间增加[106]。它能够通过不依赖 ATP 的机制发挥功能,这在提纯的野生型和突变 CFTR 的重组系统中得到了验证[105]。实际上,据报道,CFTR 的自发开放可能在没有 ATP 的情况下发生,并且与 NBD 二聚化有关[107]。但是,体外研究表明,依伐卡托的

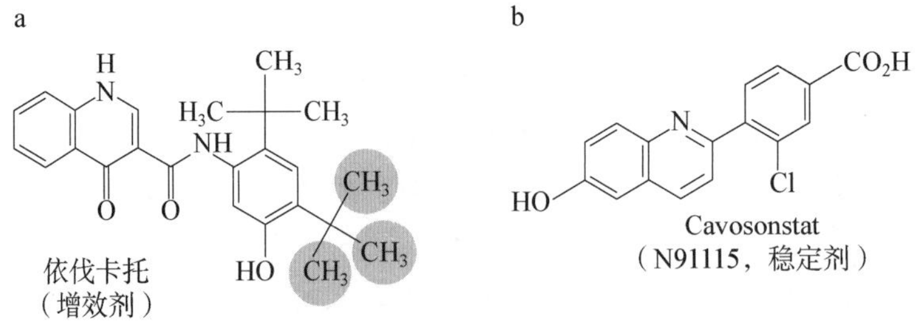

图 14-6 增效剂依伐卡托(KALYDECO®,VX-770)和稳定剂 cavosonstat(N91115)的化学结构

注:圆圈表示,如将甲基(-CH3)替换为-DH3,则得到氘替代型依伐卡托(CTP-656,d9-依伐卡托)。

引自:Kim,S.,Thiessen,P. A.,Bolton,E. E.,et al.,Nucleic. Acids Res.,2016,44:D1202-D1213.

作用是 ATP 依赖的通道打开速率增加和通道关闭速率降低所致[108]。显然,需要更多的研究来更详细地阐明依伐卡托的作用方式,这对未来新型增效剂化合物的开发将有帮助。

尽管对其机制还缺乏认识,依伐卡托可用于 CF 患者的一个亚组。至少具有一个 G551D 等位基因的患者的临床试验表明,患者的汗液氯化物水平、鼻电位差和肺功能均有改善[44,109,110]。依伐卡托治疗 F508del 纯合患者无临床获益[111]。依伐卡托已可用于 10 种具有门控突变的 CF 患者,包括 G551D-CFTR[44,109,112,113]和 R117H-CFTR[114]。其他研究也证明了依伐卡托对其他错义突变[68,115]和无义突变(p. Trp1282X,c. 3846G>A,W1282X)也有效[116]。最近,其应用已扩展到其他 23 种 CFTR 突变[117]。

依伐卡托是细胞色素 P450 家族 3 亚家族 A(CYP3A)的弱抑制剂,也对 CYP3A 敏感,它被代谢成为两种在人血浆中循环的代谢物:羟甲基依伐卡托(M1)和依伐卡托羧酸盐(M6)。M1 代谢物虽然具有较低的药效,但仍具有药理活性,而 M6 代谢物则无药理活性[118]。代谢转化后,排泄物中 65% 的依伐卡托以代谢产物形式从体内清除,而约 23% 以原型从体内清除[104]。

"选择性精准氘置换"法是一种改善现有药物药代动力学性能的新方法。这项技术可以在药物化合物中建立更稳定的化学键,这可能会得到更佳的药物代谢和药代动力学特性,而不会改变化合物的生物活性[119]。Concert Pharmaceuticals Inc. 开发了一种名为 CTP-656(d₉-依伐卡托)的依伐卡托试验性氘置换物(图 14-6a)。CTP-656 具有与依伐卡托相似的药理特性,但在体内和体外代谢上更稳定,血浆中原型药物比其活性较低的代谢物更多[120,121]。CTP-656 的临床试验数据表明,与依伐卡托相比,CTP-656 在体内的半衰期延长了 40%,因此可以每天单次给药[121]。其他公司也正在开发新型的研究阶段的增效剂,包括诺华制药的 QBW251[122]和 Proteostasis Therapeutics 的 PTI-808[74]。

14.3.6 增强校正的 CFTR 蛋白

如"校正 F508del-CFTR 折叠缺陷"一节中所述,在 F508del 纯合突变患者中,鲁米卡托的单药治疗能中等程度改善 CFTR 功能[94]。位于细胞膜上、在药理上得到校正的

F508del-CFTR 蛋白被证明有Ⅲ类或Ⅳ类门控缺陷。校正剂和增效剂的联合治疗可能可以缓解校正后的 F508del-CFTR 中存在的门控和/或电导缺陷。

ORKAMBI(Vertex Pharmaceuticals)是鲁米卡托(校正剂)和依伐卡托(增效剂)联合疗法的片剂,口服给药,其中含有 200 mg 鲁米卡托和 125 mg 依伐卡托[87]。它是携带 F508del-CFTR 纯合突变的 CF 患者的唯一获批且临床上可及的药物[45, 66]。该校正剂-增效剂组合的一个缺点是鲁米卡托能够诱导 CYP3A 酶从而将依伐卡托代谢成功能较弱的 M1 和 M6(也代谢其他 CYP3A 底物)(见前所述)。CYP3A 抑制剂与 ORKAMBI 的共同给药可增加依伐卡托的有效浓度[87]。

将 F508del-CFTR 细胞培养和类器官与依伐卡托和鲁米卡托共同处理,结果可见依伐卡托能够恢复由鲁米卡托校正的位于细胞膜的 CFTR 通道的门控以及传导[68, 88, 108]。几项 F508del-CFTR 纯合患者 ORKAMBI 治疗的临床研究显示,患者的肺功能($FEV_1\%$ 预计值)得到了中度有显著性差异的改善[45, 66],这种改善不同于依伐卡托单药治疗 G551D-CFTR 的改善程度[44, 110]。近来,已有依伐卡托对鲁马卡托的治疗作用的负面影响见发表,这可能解释了 ORKAMBI 疗效有限的现象。在 F508del/F508del CF HBEC 中长期(而不是短期)给予依伐卡托可导致被修复的 F508del-CFTR 的流失率更高,伴蛋白质稳定性下降和氯化物分泌减少[95, 96]。然而,Matthes 等却认为,长期服用依伐卡托不会降低 CFTR 的功能恢复,ORKAMBI 的有效性不佳是由于鲁马卡托的疗效有限[123]。为了开发出不干扰 F508del-CFTR 校正的新型 CFTR 调节剂,需要进行更多的研究以更详细地了解这些药物之间的相互作用。

实验研究表明,在人 R117H/F508del 气道细胞中,ORKAMBI 比使用依伐卡托单药治疗的细胞更能恢复 CFTR 活性[124]。使用具有各种基因型的肠道类器官的研究正在进行中,以了解 ORKAMBI 对相应个体是否有益[68]。当前的校正剂、增效剂组合能中等程度地恢复 F508del-CFTR 等位基因的功能,且疗效在不同个体之间存在差异。因此,需要有各种(新)CFTR 调节剂组成的新型联合疗法,以增强该特定突变的功能恢复(请参阅"CFTR 治疗的未来"一节)。

14.3.7 稳定 CFTR 蛋白质合成

蛋白质稳态网络包括通过调节蛋白质合成、折叠、运输和降解而共同维持蛋白质稳态的细胞途径,因此,它是开发新药的有吸引力的靶点[125]。S-亚硝基化是一种细胞翻译后修饰,通过该修饰,一氧化氮(NO)被转至蛋白质硫醇基团,从而调节 NO 介导的信号通路。S-亚硝基谷胱甘肽还原酶(S-nitrosoglutathione reductase, GSNOR)醇脱氢酶(alcohol dehydrogenase, ADH)负责代谢 S-亚硝基谷胱甘肽(S-nitrosoglutathione, GSNO,是细胞中 NO 的主要来源),并因此调节 NO 水平及蛋白的 S-亚硝基化[126]。

CF 患者的呼吸道中内源性 GSNO 的含量低[127]。低(微摩尔)剂量 GSNO 处理可提高细胞表明野生型和 F508del-CFTR 的成熟度、表达以及功能[128-131],据报道 CF 患者对雾化吸入 GSNO 治疗具有良好的耐受性[132]。GSNO 诱导 CFTR S-亚硝基化的共伴侣热休克蛋白 70/90 组织蛋白(heat shock protein organizing protein, HOP),可减少 HOP

的表达并减少内质网相关的 CFTR 蛋白酶体蛋白降解,保障 CFTR 完全成熟并被运输至细胞表面[133]。CFTR 在细胞表面的稳定性也能得到改善,从而延长了 CFTR 的活性[134]。GSNO 诱导共伴侣半胱氨酸串蛋白(cysteine string protein, Csp)的表达增加,这对于 CFTR 稳定似乎是不可或缺的[135]。

Nivalis Therapeutics(最近被 Alpine Immune Sciences 收购)开发了口服 GSNOR 抑制剂(GSNORi)cavosonstat(N91115),它是针对 F508del - CFTR 突变而开发的稳定剂化合物(其化学结构如图 14 - 6b 所示)。GSNOR 是 GSNO 的主要分解酶,N91115 在其上发挥抑制功能[126],从而通过前文所描述的机制增强了 GSNO 介导的 CFTR 稳定性。

在健康志愿者和 F508del 纯合患者中口服 cavosonstat 是安全的,并具有良好的耐受性[136, 137]。临床试验数据表明,对于具有 F508del 纯合突变的患者,cavosonstat 本身不适合作为单药治疗[136]。但是,与校正剂和/或增效剂组合使用时,在体外 cavosonstat 确实能改善细胞膜稳定性和 CFTR 活性[138, 139],这提示它是针对 Ⅱ 类和Ⅵ类突变的联合疗法的合适候选药物。鉴于 Ⅱ 期临床试验的结果,Nivalis Therapeutics 决定终止 cavosonstat[140] 的临床开发,这为其他制药公司提供了开发 CF 新型稳定剂化合物的机会。

14.4　CFTR治疗的未来

针对 CFTR 蛋白缺陷的小分子研究的最新进展为 CF 患者带来了令人印象深刻的治疗获益,并为仍在等待有效药物的大多数患者带来希望。该领域正在稳步向前发展,以开发针对大多数(即便不是全部)CF 基本缺陷的治疗策略。

14.4.1　恢复 F508del - CFTR 的小分子药物

CFTR 的小分子药物可能仍将主要集中在 F508del - CFTR 突变上,目标是确定能将 F508del - CFTR 的功能恢复到致病阈值以上的联合治疗。在这种情况下,Vertex Pharmaceuticals 的最新 2 期数据显得非常有前途:使用两种校正剂和一种增效剂的三联复合物治疗一个 F508del 等位基因和另一个等位基因上具有最小残留疾病突变的患者,肺功能平均改善达到约 10%[141]。

然而,即使有这些令人鼓舞的结果,也不能完全使汗液氯化物水平正常化,这说明这些新型调节剂的功效仍不足以完全修复所有受累组织中的 CFTR。最佳的 F508del - CFTR 校正可能涉及针对 NBD1 中主要折叠缺陷的新鸡尾酒组合,以及野生型构象所需的各种域-域组装步骤[86]。

令人振奋的是,在 10 年左右的时间内,针对 F508del - CFTR 的临床试验已从单一疗法发展为三联疗法。由于需要考虑功效、配方、药代动力学特性和药物相互作用,化合物组合的选择变得越来越复杂。在众多制药公司目前正在开发 F508del 调节剂的同时,另一种可能是将来自不同方面的药物组合在一起,直到在体外模型中观察到 F508del - CFTR 的最佳恢复。由于其他经济、组织和法规方面的原因,此类组合的临床随访可能具有很高的挑战性。

仍不确定单独使用化学伴侣作为 F508del - CFTR 的校正剂是否最终能达到足够的 CFTR 功能，以防止 CF 进一步发展。针对 F508del 使用不同作用方式（如增效剂或 RNA 靶向方法）的化学伴侣分子与小分子的组合可能最终是必不可少的。目前，令人鼓舞的三联疗法Ⅱ期数据支持在未来的 10 年中，对于具有单个 F508del 等位基因的 CF 患者，将获得有效的 F508del 调节剂治疗。

14.4.2 F508del - CFTR 以外的小分子 CFTR 调控

针对非 F508del 突变的 CFTR 调节剂的治疗分型（或分类）旨在确保针对 F508del - CFTR 开发的药物可能会给其他患者带来益处。最近，基于在表达特定 CFTR 突变 cDNAs 的异源细胞系统中观察到的效果，食品药品监督管理局（FDA）批准了依伐卡托的适应证扩展[117]。这是仅仅基于体外数据就扩展了药物适应证的第一个例子，说明体外方法可以提供快速且成本效益好的替代方法，从而能够以已知的作用方式获得安全的药物。因此，这些异源细胞系统对于选择或不选择 CFTR 突变进行治疗很有价值，但它们并不适用于可能影响药物疗效的（在 CFTR 基因之内或之外的）其他遗传因素。

来自患者的易于获取的组织衍生模型可能会补充上述异源模型。CFTR 调节剂在肠道类器官中的反应已被用于个体化治疗，这种活的体外生物标记物与 SCC、肠电流测量（intestinal current measurements，ICM）等其他反映 CFTR 功能的生物标记物具有相关性[68]。有一项探索性研究旨在证明可以使用肠道类器官来筛选 p. Ala455Glu（c. 1364C＞A，A455E）突变患者以接受 ORKAMBI 治疗。这项研究由来自携带 A455E/F508del 基因型的 3 位患者的类器官对 ORKAMBI 的疗效反应数据而启动，并且将其反应与 ORKAMBI 在 F508del/F508del 类器官中的功效进行了比较。肠类器官，甚至可能还有来自鼻腔的气道培养，因而以患者特异性的方式筛选 CFTR 突变并给予相应治疗。

现有的 CFTR 调节剂对许多提早出现的终止密码子、移码、共有剪接位点和其他难以治疗的错义突变[如 p. Asn1303Lys（c. 3909C＞G，N1303K）]无效。由于突变的频率低以及开发此类方法的相关成本，很难开发突变特异性的治疗。有可能进一步开发针对 mRNA 的 CFTR 突变特异性方法，其中的特定分子靶点需要核苷酸配对，而这极大地限制了潜在候选药物的临床前筛选。在这方面，未针对 F508del - CFTR 开发的化合物系列也可能会针对其他错义突变而被再次开发[142]。目前正在积极尝试开发更有效的 PTC 通读药物等其他方法，尽管这些药物需要比目前已知的氨基糖苷类药物更有效。对于少数 CF 患者，可能需要采用独立于 CFTR 突变的方法（如基因治疗）来恢复其 CFTR 功能。

14.4.3 总结

在过去 10 年中，随着恢复 CFTR 功能的突变特异性药物的发展，CF 的治疗取得了革命性进展。目前，为了恢复或增强大多数患者中存在的最常见的 F508del - CFTR 突变的功能，许多制药公司正在开发具有不同作用机制的小分子药物。当这些药物或其组合可以使 F508del - CFTR 功能恢复超过致病阈值时，未来 10 年可能会为 CF 的治疗带来突破。但是，对于未携带 F508del - CFTR 的患者来说，治疗仍将充满挑战，尤其是那些无法从为 F508del - CFTR 开发的调节剂受益的患者。因此,当我们以治疗所有 CF 患者为目标时,仍然需要开发依赖和不依赖 CFTR 突变的方法。

(田欣伦 译)

参考文献

1. Elborn JS. Cystic fibrosis. *Lancet.* 2016;388(10059):2519–2531. doi:10.1016/S0140-6736(16)00576-6. PubMed PMID: 27140670.

2. Riordan JR. CFTR function and prospects for therapy. *Annu Rev Biochem.* 2008;77:701–726. doi:10.1146/annurev.biochem.75.103004.142532. PubMed PMID: 18304008.

3. Kerem E, Reisman J, Corey M, Canny GJ, Levison H. Prediction of mortality in patients with cystic fibrosis. *N Engl J Med.* 1992;326(18):1187–1191. doi:10.1056/NEJM199204303261804. PubMed PMID: 1285737.

4. Stoltz DA, Meyerholz DK, Welsh MJ. Origins of cystic fibrosis lung disease. *N Engl J Med.* 2015;372(4):351–362. doi:10.1056/NEJMra1300109. PubMed PMID: 25607428; PMCID: PMC4916857.

5. Sly PD, Brennan S, Gangell C, de Klerk N, Murray C, Mott L, Stick SM, Robinson PJ, Robertson CF, Ranganathan SC, Australian respiratory early surveillance team for cystic F. Lung disease at diagnosis in infants with cystic fibrosis detected by newborn screening. *Am J Respir Crit Care Med.* 2009;180(2):146–152. doi:10.1164/rccm.200901-0069OC. PubMed PMID: 19372250.

6. Koch C. Early infection and progression of cystic fibrosis lung disease. *Pediatr Pulmonol.* 2002;34(3):232–236. doi:10.1002/ppul.10135. PubMed PMID: 12203855.

7. Staudinger BJ, Muller JF, Halldorsson S, Boles B, Angermeyer A, Nguyen D, Rosen H et al. Conditions associated with the cystic fibrosis defect promote chronic Pseudomonas aeruginosa infection. *Am J Respir Crit Care Med.* 2014;189(7):812–824. doi:10.1164/rccm.201312-2142OC. PubMed PMID: 24467627; PMCID: PMC4225830.

8. Zlosnik JE, Costa PS, Brant R, Mori PY, Hird TJ, Fraenkel MC, Wilcox PG, Davidson AG, Speert DP. Mucoid and nonmucoid *burkholderia cepacia complex* bacteria in cystic fibrosis infections. *Am J Respir Crit Care Med.* 2011;183(1):67–72. doi:10.1164/rccm.201002-0203OC. PubMed PMID: 20709823.

9. Khan TZ, Wagener JS, Bost T, Martinez J, Accurso FJ, Riches DW. Early pulmonary inflammation in infants with cystic fibrosis. *Am J Respir Crit Care Med.* 1995;151(4):1075–1082. doi:10.1164/ajrccm.151.4.7697234. PubMed PMID: 7697234.

10. Becker MN, Sauer MS, Muhlebach MS, Hirsh AJ, Wu Q, Verghese MW, Randell SH. Cytokine secretion by cystic fibrosis airway epithelial cells. *Am J Respir Crit Care Med.* 2004;169(5):645–653. doi:10.1164/rccm.200207-765OC. PubMed PMID: 14670800.

11. Saadane A, Soltys J, Berger M. Acute Pseudomonas challenge in cystic fibrosis mice causes prolonged nuclear factor-kappa B activation, cytokine secretion, and persistent lung inflammation. *J Allergy Clin Immunol.* 2006;117(5):1163–1169. doi:10.1016/j.jaci.2006.01.052. PubMed PMID: 16675347.

12. Rubin BK. CFTR is a modulator of airway inflammation. *Am J Physiol Lung Cell Mol Physiol.* 2007;292(2):L381–L382. doi:10.1152/ajplung.00375.2006. PubMed PMID: 17012368.

13. Ralhan A, Laval J, Lelis F, Ballbach M, Grund C, Hector A, Hartl D. Current concepts and controversies in innate immunity of cystic fibrosis lung disease. *J Innate Immun.* 2016;8(6):531–540. doi:10.1159/000446840. PubMed PMID: 27362371.

14. Sly PD, Gangell CL, Chen L, Ware RS, Ranganathan S, Mott LS, Murray CP, Stick SM, Investigators AC. Risk factors for bronchiectasis in children with cystic fibrosis. *N Engl J Med.* 2013;368(21):1963–1970. doi:10.1056/NEJMoa1301725. PubMed PMID: 23692169.

15. Elborn JS, Bell SC, Madge SL, Burgel PR, Castellani C, Conway S, De Rijcke K et al. Report of the European Respiratory Society/European Cystic Fibrosis Society task force on the care of adults with cystic fibrosis. *Eur Respir J.* 2016;47(2):420–428. doi:10.1183/13993003.00592-2015. PubMed PMID: 26453627.

16. Crystal RG, Randell SH, Engelhardt JF, Voynow J, Sunday ME. Airway epithelial cells: Current concepts and challenges. *Proc Am Thorac Soc.* 2008;5(7):772–777. doi:10.1513/pats.200805-041HR. PubMed PMID: 18757316.

17. Knowles MR, Boucher RC. Mucus clearance as a primary innate defense mechanism for mammalian airways. *J Clin Invest.* 2002;109(5):571–577. doi:10.1172/JCI15217. PubMed PMID: 11877463; PMCID: PMC150901.

18. Ganz T. Antimicrobial polypeptides in host defense of the respiratory tract. *J Clin Invest.* 2002;109(6):693–697. doi:10.1172/JCI15218. PubMed PMID: 11901174; PMCID: PMC150915.

19. Kreda SM, Mall M, Mengos A, Rochelle L, Yankaskas J, Riordan JR, Boucher RC. Characterization of wild-type and deltaF508 cystic fibrosis transmembrane regulator in human respiratory epithelia. *Mol Biol Cell.* 2005;16(5):2154–21567. doi:10.1091/mbc. E04-11-1010. PubMed PMID: 15716351; PMCID: PMC1087225.

20. Boucher RC. Airway surface dehydration in cystic fibrosis: Pathogenesis and therapy. *Annu*

Rev Med. 2007;58:157–170. doi:10.1146/annurev.
med.58.071905.105316. PubMed PMID: 17217330.

21. Smith JJ, Travis SM, Greenberg EP, Welsh MJ.
Cystic fibrosis airway epithelia fail to kill bacteria
because of abnormal airway surface fluid. Cell.
1996;85(2):229–236. PubMed PMID: 8612275.

22. Pezzulo AA, Tang XX, Hoegger MJ, Abou Alaiwa
MH, Ramachandran S, Moninger TO, Karp PH
et al. Reduced airway surface pH impairs bacterial
killing in the porcine cystic fibrosis lung. Nature.
2012;487(7405):109–113. doi:10.1038/nature11130.
PubMed PMID: 22763554; PMCID: PMC3390761.

23. Shah VS, Meyerholz DK, Tang XX, Reznikov L, Abou
Alaiwa M, Ernst SE, Karp PH et al. Airway acidifica-
tion initiates host defense abnormalities in cystic
fibrosis mice. Science. 2016;351(6272):503–507.
doi:10.1126/science.aad5589. PubMed PMID:
26823428; PMCID: PMC4852973.

24. Tang XX, Ostedgaard LS, Hoegger MJ, Moninger
TO, Karp PH, McMenimen JD, Choudhury B, Varki A,
Stoltz DA, Welsh MJ. Acidic pH increases airway
surface liquid viscosity in cystic fibrosis. J Clin Invest.
2016;126(3):879–891. doi:10.1172/JCI83922. PubMed
PMID: 26808501; PMCID: PMC4767348.

25. Garland AL, Walton WG, Coakley RD, Tan CD, Gilmore
RC, Hobbs CA, Tripathy A et al. Molecular basis for
pH-dependent mucosal dehydration in cystic fibrosis
airways. Proc Natl Acad Sci U S A. 2013;110(40):15973–
15978. doi:10.1073/pnas.1311999110. PubMed PMID:
24043776; PMCID: PMC3791714.

26. Verkman AS, Song Y, Thiagarajah JR. Role of airway
surface liquid and submucosal glands in cystic
fibrosis lung disease. Am J Physiol Cell Physiol.
2003;284(1):C2–15. doi:10.1152/ajpcell.00417.2002.
PubMed PMID: 12475759.

27. Conner GE, Wijkstrom-Frei C, Randell SH, Fernandez
VE, Salathe M. The lactoperoxidase system links
anion transport to host defense in cystic fibrosis.
FEBS Lett. 2007;581(2):271–278. doi:10.1016/j.febs-
let.2006.12.025. PubMed PMID: 17204267; PMCID:
PMC1851694.

28. Hoegger MJ, Fischer AJ, McMenimen JD,
Ostedgaard LS, Tucker AJ, Awadalla MA, Moninger
TO et al. Impaired mucus detachment disrupts
mucociliary transport in a piglet model of cys-
tic fibrosis. Science. 2014;345(6198):818–822.
doi:10.1126/science.1255825. PubMed PMID:
25124441; PMCID: PMC4346163.

29. De Boeck K, Amaral MD. Progress in therapies for
cystic fibrosis. Lancet Respir Med. 2016;4(8):662–674.
doi:10.1016/S2213-2600(16)00023-0. PubMed PMID:
27053340.

30. Saint-Criq V, Gray MA. Role of CFTR in epithelial
physiology. Cell Mol Life Sci. 2017;74(1):93–115.
doi:10.1007/s00018-016-2391-y. PubMed PMID:
27714410; PMCID: PMC5209439.

31. Liu F, Zhang Z, Csanady L, Gadsby DC, Chen J.
Molecular structure of the human CFTR Ion chan-
nel. Cell. 2017;169(1):85–95 e8. doi:10.1016/j.
cell.2017.02.024. PubMed PMID: 28340353.

32. Zhang Z, Liu F, Chen J. Conformational changes of
CFTR upon phosphorylation and ATP binding. Cell.
2017;170(3):483–91 e8. doi:10.1016/j.cell.2017.06.041.
PubMed PMID: 28735752.

33. Gadsby DC, Nairn AC. Control of CFTR channel
gating by phosphorylation and nucleotide hydroly-
sis. Physiol Rev. 1999;79(1 Suppl):S77–S107. PubMed
PMID: 9922377.

34. Sheppard DN, Welsh MJ. Structure and func-
tion of the CFTR chloride channel. Physiol Rev.
1999;79(1 Suppl):S23–S45. PubMed PMID: 9922375.

35. Vergani P, Lockless SW, Nairn AC, Gadsby DC.
CFTR channel opening by ATP-driven tight dimer-
ization of its nucleotide-binding domains. Nature.
2005;433(7028):876–880. doi:10.1038/nature03313.
PubMed PMID: 15729345; PMCID: PMC2756053.

36. Kerem B, Rommens JM, Buchanan JA, Markiewicz D, Cox
TK, Chakravarti A, Buchwald M, Tsui LC. Identification
of the cystic fibrosis gene: Genetic analysis. Science.
1989;245(4922):1073–1080. PubMed PMID: 2570460.

37. Zielenski J, Rozmahel R, Bozon D, Kerem B,
Grzelczak Z, Riordan JR, Rommens J, Tsui LC. Genomic
DNA sequence of the cystic fibrosis transmembrane
conductance regulator (CFTR) gene. Genomics.
1991;10(1):214–228. PubMed PMID: 1710598.

38. Cystic Fibrosis Mutation Database (CFTR1); available
at http://www.genet.sickkids.on.ca/app.

39. The Clinical and Functional TRanslation of CFTR
(CFTR2); available at http://cftr2.org.

40. Haardt M, Benharouga M, Lechardeur D, Kartner N,
Lukacs GL. C-terminal truncations destabilize the
cystic fibrosis transmembrane conductance regula-
tor without impairing its biogenesis. A novel class of
mutation. J Biol Chem. 1999;274(31):21873–21877.
PubMed PMID: 10419506.

41. Welsh MJ, Smith AE. Molecular mechanisms of CFTR
chloride channel dysfunction in cystic fibrosis. Cell.
1993;73(7):1251–1254. PubMed PMID: 7686820.

42. Amaral MD. Novel personalized therapies for cystic
fibrosis: Treating the basic defect in all patients.
J Intern Med. 2015;277(2):155–166. doi:10.1111/
joim.12314. PubMed PMID: 25266997.

43. Veit G, Avramescu RG, Chiang AN, Houck SA, Cai Z,
Peters KW, Hong JS et al. From CFTR biology toward
combinatorial pharmacotherapy: Expanded clas-
sification of cystic fibrosis mutations. Mol Biol Cell.
2016;27(3):424–433. doi:10.1091/mbc. E14-04-0935.
PubMed PMID: 26823392; PMCID: PMC4751594.

44. Ramsey BW, Davies J, McElvaney NG, Tullis E, Bell
SC, Drevinek P, Griese M et al. A CFTR potentiator in
patients with cystic fibrosis and the G551D mutation.
N Engl J Med. 2011;365(18):1663–1672. doi:10.1056/
NEJMoa1105185. PubMed PMID: 22047557; PMCID:
PMC3230303.

45. Wainwright CE, Elborn JS, Ramsey BW. Lumacaftor-
Ivacaftor in patients with cystic fibrosis homo-

zygous for Phe508del CFTR. *N Engl J Med.* 2015;373(18):1783–1784. doi:10.1056/NEJMc1510466. PubMed PMID: 26510034.

46. Popp MW, Maquat LE. Organizing principles of mammalian nonsense-mediated mRNA decay. *Annu Rev Genet.* 2013;47:139–165. doi:10.1146/annurev-genet-111212-133424. PubMed PMID: 24274751; PMCID: PMC4148824.

47. Hermann T. Aminoglycoside antibiotics: Old drugs and new therapeutic approaches. *Cell Mol Life Sci.* 2007;64(14):1841–18452. doi:10.1007/s00018-007-7034-x. PubMed PMID: 17447006.

48. Bedwell DM, Kaenjak A, Benos DJ, Bebok Z, Bubien JK, Hong J, Tousson A, Clancy JP, Sorscher EJ. Suppression of a CFTR premature stop mutation in a bronchial epithelial cell line. *Nat Med.* 1997;3(11):1280–1284. PubMed PMID: 9359706.

49. Howard M, Frizzell RA, Bedwell DM. Aminoglycoside antibiotics restore CFTR function by over-coming premature stop mutations. *Nat Med.* 1996;2(4):467–469. PubMed PMID: 8597960.

50. Clancy JP, Bebok Z, Ruiz F, King C, Jones J, Walker L, Greer H et al. Evidence that systemic gentamicin suppresses premature stop mutations in patients with cystic fibrosis. *Am J Respir Crit Care Med.* 2001;163(7):1683–1692. doi:10.1164/ajrccm.163.7.2004001. PubMed PMID: 11401894.

51. Sermet-Gaudelus I, Renouil M, Fajac A, Bidou L, Parbaille B, Pierrot S, Davy N et al. In vitro prediction of stop-codon suppression by intravenous gentamicin in patients with cystic fibrosis: A pilot study. *BMC Med.* 2007;5:5. doi:10.1186/1741-7015-5-5. PubMed PMID: 17394637; PMCID: PMC1852113.

52. Wilschanski M, Yahav Y, Yaacov Y, Blau H, Bentur L, Rivlin J, Aviram M et al. Gentamicin-induced correction of CFTR function in patients with cystic fibrosis and CFTR stop mutations. *N Engl J Med.* 2003;349(15):1433–1441. doi:10.1056/NEJMoa022170. PubMed PMID: 14534336.

53. Translarna : EPAR – Product Information. European Medicines Agency. First published: 04/09/2014. Last updated: 31/08/2018; available at https://www.ema.europa.eu/en/medicines/human/EPAR/translarna#overview-section.

54. Welch EM, Barton ER, Zhuo J, Tomizawa Y, Friesen WJ, Trifillis P, Paushkin S et al. PTC124 targets genetic disorders caused by nonsense muta-tions. *Nature.* 2007;447(7140):87–91. doi:10.1038/nature05756. PubMed PMID: 17450125.

55. Kerem E, Hirawat S, Armoni S, Yaacov Y, Shoseyov D, Cohen M, Nissim-Rafinia M et al. Effectiveness of PTC124 treatment of cystic fibrosis caused by nonsense mutations: A prospective phase II trial. *Lancet.* 2008;372(9640):719–727. doi:10.1016/S0140-6736(08)61168-X. PubMed PMID: 18722008.

56. Sermet-Gaudelus I, Boeck KD, Casimir GJ, Vermeulen F,

Leal T, Mogenet A, Roussel D et al. Ataluren (PTC124) induces cystic fibrosis transmembrane conductance regulator protein expression and activity in children with nonsense mutation cystic fibrosis. *Am J Respir Crit Care Med.* 2010;182(10):1262–1272. doi:10.1164/rccm.201001-0137OC. PubMed PMID: 20622033.

57. Wilschanski M, Miller LL, Shoseyov D, Blau H, Rivlin J, Aviram M, Cohen M et al. Chronic ataluren (PTC124) treatment of nonsense mutation cystic fibrosis. *Eur Respir J.* 2011;38(1):59–69. doi:10.1183/09031936.00120910. PubMed PMID: 21233271.

58. Roy B, Friesen WJ, Tomizawa Y, Leszyk JD, Zhuo J, Johnson B, Dakka J et al. Ataluren stimulates ribosomal selection of near-cognate tRNAs to promote nonsense suppression. *Proc Natl Acad Sci U S A.* 2016;113(44):12508–125013. doi:10.1073/pnas.1605336113. PubMed PMID: 27702906; PMCID: PMC5098639.

59. Xue X, Mutyam V, Thakerar A, Mobley J, Bridges RJ, Rowe SM, Keeling KM, Bedwell DM. Identification of the amino acids inserted during suppression of CFTR nonsense mutations and determination of their functional consequences. *Hum Mol Genet.* 2017;26(16):3116–3129. doi:10.1093/hmg/ddx196. PubMed PMID: 28575328.

60. Kerem E, Konstan MW, De Boeck K, Accurso FJ, Sermet-Gaudelus I, Wilschanski M, Elborn JS et al. Cystic Fibrosis Ataluren Study G. Ataluren for the treatment of nonsense-mutation cystic fibrosis: A randomised, double-blind, placebo-controlled phase 3 trial. *Lancet Respir Med.* 2014;2(7):539–547. doi:10.1016/S2213-2600(14)70100-6. PubMed PMID: 24836205; PMCID: PMC4154311.

61. Zomer-van Ommen DD, Vijftigschild LA, Kruisselbrink E, Vonk AM, Dekkers JF, Janssens HM, de Winter-de Groot KM, van der Ent CK, Beekman JM. Limited premature termination codon suppression by read-through agents in cystic fibrosis intestinal organoids. *J Cyst Fibros.* 2016;15(2):158–162. doi:10.1016/j.jcf.2015.07.007. PubMed PMID: 26255232.

62. Auld DS, Lovell S, Thorne N, Lea WA, Maloney DJ, Shen M, Rai G et al. Molecular basis for the high-affinity binding and stabilization of fire-fly luciferase by PTC124. *Proc Natl Acad Sci U S A.* 2010;107(11):4878–4883. doi:10.1073/pnas.0909141107. PubMed PMID: 20194791; PMCID: PMC2841876.

63. Auld DS, Thorne N, Maguire WF, Inglese J. Mechanism of PTC124 activity in cell-based lucifer-ase assays of nonsense codon suppression. *Proc Natl Acad Sci U S A.* 2009;106(9):3585–3590. doi:10.1073/pnas.0813345106. PubMed PMID: 19208811; PMCID: PMC2638738.

64. McElroy SP, Nomura T, Torrie LS, Warbrick E, Gartner U, Wood G, McLean WH. A lack of pre-mature termination codon read-through effi-

cacy of PTC124 (Ataluren) in a diverse array of reporter assays. *PLoS Biol.* 2013;11(6):e1001593. doi:10.1371/journal.pbio.1001593. PubMed PMID: 23824517.

65. PTC Therapeutics, Inc. PTC Therapeutics Announces Results from Pivotal Phase 3 Clinical Trial of Ataluren in Patients Living with Nonsense Mutation Cystic Fibrosis [Press release]. Retrieved from http://irptcbiocom/releasedetailcfm?ReleaseID=10154712017

66. Boyle MP, Bell SC, Konstan MW, McColley SA, Rowe SM, Rietschel E, Huang X, Waltz D, Patel NR, Rodman D, group VXs. A CFTR corrector (lumacaftor) and a CFTR potentiator (ivacaftor) for treatment of patients with cystic fibrosis who have a phe508del CFTR mutation: A phase 2 randomised controlled trial. *Lancet Respir Med.* 2014;2(7):527–538. doi:10.1016/S2213-2600(14)70132-8. PubMed PMID: 24973281.

67. Giuliano KA, Wachi S, Drew L, Dukovski D, Green O, Bastos C, Cullen MD et al. Use of a high-throughput phenotypic screening strategy to identify amplifiers, a novel pharmacological class of small molecules that exhibit functional synergy with potentiators and correctors. *SLAS Discov.* 2017:2472555217729790. doi:10.1177/2472555217729790. PubMed PMID: 28898585.

68. Dekkers JF, Berkers G, Kruisselbrink E, Vonk A, de Jonge HR, Janssens HM, Bronsveld I et al. Characterizing responses to CFTR-modulating drugs using rectal organoids derived from subjects with cystic fibrosis. *Sci Transl Med.* 2016;8(344):344ra84. doi:10.1126/scitranslmed.aad8278. PubMed PMID: 27334259.

69. Gilmartin G, Flume PA, Layish D, Mehdi N, Nasr S, Lee P-S, Wilson S, PTI-428–401. WS13.2 Phase 1 initial results evaluating novel CFTR amplifier PTI-428 in CF subjects. *40th European Cystic Fibrosis Conference. Journal of Cystic Fibrosis.* 2017:S23.

70. Mouded M, Layish D, Sawicki GS, Milla C, Flume PA, Tolle J, Vansaghi L et al. 187. Phase 1 initial results evaluating safety, tolerability, pk and biomarker data using PTI-428, a novel CFTR modulator, in patients with cystic fibrosis. *30th Annual North American Cystic Fibrosis Conference. Poster Session Abstracts. Pediatric Pulmonology.* 2016:S194–S485.

71. Dukovski D, Kombo DC, Villella A, Patel N, Cullen MD, Bastos CM, Aghamohammadzadeh S, Munoz B, Miller J. P112 Amplifiers co-translationally increase CFTR levels at the ER membrane by improving membrane targeting of CFTR. *14th ECFS Basic Science Conference; Portugal: Conference Programme & Abstract Book,* 2017; available at https://www.ecfs.eu/news/abstract-book-14th-ecfs-basic-science-conference

72. Lu Y, Xiong X, Helm A, Kimani K, Bragin A, Skach WR. Co- and posttranslational translocation mechanisms direct cystic fibrosis transmembrane conductance regulator N terminus transmembrane assembly. *J Biol Chem.* 1998;273(1):568–576. PubMed PMID: 9417117.

73. Tyler RE, Kim H, Dukovski D, Aghamohammadz S, Qiu D, Miller JP, Lee P-S, Munoz B. WS18.7 Amplifiers enhance the efficacy of small molecules to promote the translational read-through of CFTR nonsense mutations. *40th European Cystic Fibrosis Conference. Journal of Cystic Fibrosis.* 2017:S32.

74. Miller J, Drew L, Bastos C, Green O, Dukovski D, Villella A, Patel N et al. 39. Novel CFTR modulator combination of amplifier, corrector and potentiator provides advantages over two corrector-based combinations. *30th Annual North American Cystic Fibrosis Conference. Poster Session Abstracts. Pediatric Pulmonology.* 2016:S194–S485.

75. Molinski SV, Ahmadi S, Ip W, Ouyang H, Villella A, Miller JP, Lee PS et al. Orkambi(R) and amplifier co-therapy improves function from a rare CFTR mutation in gene-edited cells and patient tissue. *EMBO Mol Med.* 2017;9(9):1224–1243. doi:10.15252/emmm.201607137. PubMed PMID: 28667089; PMCID: PMC5582412.

76. Rigo F, Seth PP, Bennett CF. Antisense oligonucleotide-based therapies for diseases caused by pre-mRNA processing defects. *Adv Exp Med Biol.* 2014;825:303–352. doi:10.1007/978-1-4939-1221-6_9. PubMed PMID: 25201110.

77. Geary RS, Norris D, Yu R, Bennett CF. Pharmacokinetics, biodistribution and cell uptake of antisense oligonucleotides. *Adv Drug Deliv Rev.* 2015;87:46–51. doi:10.1016/j.addr.2015.01.008. PubMed PMID: 25666165.

78. Sharma VK, Sharma RK, Singh SK. Antisense oligonucleotides: Modifications and clinical trials. *Med Chem Commun.* 2014;5(10):1454–14571. doi:10.1039/C4MD00184B.

79. Zamecnik PC, Raychowdhury MK, Tabatadze DR, Cantiello HF. Reversal of cystic fibrosis phenotype in a cultured Delta 508 cystic fibrosis transmembrane conductance regulator cell line by oligonucleotide insertion. *P Natl Acad Sci USA.* 2004;101(21):8150–8155. doi:10.1073/pnas.0401933101. PubMed PMID: WOS:000221652000056.

80. Henig N, Beumer W, Anthonijsz H, Beka M, Panin N, Leal T, Matthee B, Ritsema T. QR-010, an RNA therapy, restores CFTR function in the saliva secretion assay. A37. It won't be long: Advances in adult cystic fibrosis. *American Thoracic Society 2015 International Conference Abstracts: American Journal of Respiratory and Critical Care Medicine.* 2015:A1449.

81. Brinks V, Lipinska K, Koppelaar M, Matthee B, Button B, Livraghi A, Henig N. QR-010 Penetrates the Mucus Barrier in Vitro and in Vivo. *11th Annual Meeting of the Oligonucleotide Therapeutics Society.* October 11–14, 2015. Leiden, the Netherlands: Poster available on website ProQR Therapeutics; 2015.

82. Swildens J, van Putten C, Potman M, Ritsema T. 241. QR-010, an antisense oligonucleotide, restores cftr function in δf508 cell cultures. *28th Annual North American Cystic Fibrosis Conference Poster Session Abstracts. Pediatric Pulmonology.* 2014:S216–S456.

83. Beumer W, Matthee B, Ritsema T. 216. QR-010 is taken up by airway epithelial cells showing systemic exposure after oro-tracheal dosing. *28th Annual North American Cystic Fibrosis Conference Poster Session Abstracts. Pediatric Pulmonology.* 2014:S216–S456.

84. ProQR Therapeutics NV. ProQR Announces Positive Top-Line Results from a Phase 1b Study of QR-010 in Subjects with Cystic Fibrosis [Press release]. Retrieved from http://irproqr-txcom/phoenixzhtml?c=253704&p=irol-newsArticle&ID=23026792017.

85. Farinha CM, Canato S. From the endoplasmic reticulum to the plasma membrane: Mechanisms of CFTR folding and trafficking. *Cell Mol Life Sci.* 2017;74(1):39–55. doi:10.1007/s00018-016-2387-7. PubMed PMID: 27699454.

86. Okiyoneda T, Veit G, Dekkers JF, Bagdany M, Soya N, Xu H, Roldan A, Verkman AS, Kurth M, Simon A, Hegedus T, Beekman JM, Lukacs GL. Mechanism-based corrector combination restores DeltaF508-CFTR folding and function. *Nat Chem Biol.* 2013;9(7):444–454. doi:10.1038/nchembio.1253. PubMed PMID: 23666117; PMCID: PMC3840170.

87. ORKAMBI® (lumacaftro/ivacaftor) [package insert]. Vertex Pharmaceuticals Incorporated; 2018; available at https://pi.vrtx.com/files/uspi_lumacaftor_ivacaftor.pdf.

88. Van Goor F, Hadida S, Grootenhuis PD, Burton B, Stack JH, Straley KS, Decker CJ et al. Correction of the F508del-CFTR protein processing defect in vitro by the investigational drug VX-809. *Proc Natl Acad Sci U S A.* 2011;108(46):18843–18848. doi:10.1073/pnas.1105787108. PubMed PMID: 21976485; PMCID: PMC3219147.

89. Ren HY, Grove DE, De La Rosa O, Houck SA, Sopha P, Van Goor F, Hoffman BJ, Cyr DM. VX-809 corrects folding defects in cystic fibrosis transmembrane conductance regulator protein through action on membrane-spanning domain 1. *Mol Biol Cell.* 2013;24(19):3016–30124. doi:10.1091/mbc. E13-05-0240. PubMed PMID: 23924900; PMCID: PMC3784376.

90. Hudson RP, Dawson JE, Chong PA, Yang Z, Millen L, Thomas PJ, Brouillette CG, Forman-Kay JD. Direct binding of the corrector VX-809 to human CFTR NBD1: Evidence of an allosteric coupling between the binding site and the NBD1:CL4 interface. *Mol Pharmacol.* 2017;92(2):124–135. doi:10.1124/mol.117.108373. PubMed PMID: 28546419.

91. Loo TW, Bartlett MC, Clarke DM. Corrector VX-809 stabilizes the first transmembrane domain of CFTR. *Biochem Pharmacol.* 2013;86(5):612–619. doi:10.1016/j.bcp.2013.06.028. PubMed PMID: 23835419.

92. Loo TW, Clarke DM. Corrector VX-809 promotes interactions between cytoplasmic loop one and the first nucle-otide-binding domain of CFTR. *Biochem Pharmacol.* 2017;136:24–31. doi:10.1016/j.bcp.2017.03.020. PubMed PMID: 28366727.

93. Eckford PD, Ramjeesingh M, Molinski S, Pasyk S, Dekkers JF, Li C, Ahmadi S et al. VX-809 and related corrector compounds exhibit secondary activity stabilizing active F508del-CFTR after its partial rescue to the cell surface. *Chem Biol.* 2014;21(5):666–678. doi:10.1016/j.chembiol.2014.02.021. PubMed PMID: 24726831.

94. Clancy JP, Rowe SM, Accurso FJ, Aitken ML, Amin RS, Ashlock MA, Ballmann M et al. Results of a phase IIa study of VX-809, an investigational CFTR corrector compound, in subjects with cystic fibrosis homozygous for the F508del-CFTR mutation. *Thorax.* 2012;67(1):12–18. doi:10.1136/thoraxjnl-2011-200393. PubMed PMID: 21825083; PMCID: PMC3746507.

95. Cholon DM, Quinney NL, Fulcher ML, Esther CR, Jr., Das J, Dokholyan NV, Randell SH, Boucher RC, Gentzsch M. Potentiator ivacaftor abrogates pharmacological correction of DeltaF508 CFTR in cystic fibrosis. *Sci Transl Med.* 2014;6(246):246ra96. doi:10.1126/scitranslmed.3008680. PubMed PMID: 25101886; PMCID: PMC4272825.

96. Veit G, Avramescu RG, Perdomo D, Phuan PW, Bagdany M, Apaja PM, Borot F, Szollosi D, Wu YS, Finkbeiner WE, Hegedus T, Verkman AS, Lukacs GL. Some gating potentiators, including VX-770, diminish DeltaF508-CFTR functional expression. *Sci Transl Med.* 2014;6(246):246ra97. doi:10.1126/scitranslmed.3008889. PubMed PMID: 25101887; PMCID: PMC4467693.

97. Donaldson SH, Pilewski JM, Griese M, Cooke J, Viswanathan L, Tullis E, Davies JC, Lekstrom-Himes JA, Wang LT, Group VXS. Tezacaftor/Ivacaftor in Subjects with Cystic Fibrosis and F508del/F508del-CFTR or F508del/G551D-CFTR. *Am J Respir Crit Care Med.* 2017. doi:10.1164/rccm.201704-0717OC. PubMed PMID: 28930490.

98. Vertex Pharmaceuticals Inc. Two Phase 3 Studies of the Tezacaftor/Ivacaftor Combination Treatment Met Primary Endpoints with Statistically Significant Improvements in Lung Function (FEV1) in People with Cystic Fibrosis [Press release]. Retrieved from http://investorsvrtxcom/releasedetailcfm?releaseid=10191562017.

99. Van de Steen O, Namour F, Kanters D, Geller DE, de Kock H, Vanhoutte FP. 252. Safety, tolerability and pharmacokinetics of a novel CFTR corrector molecule GLPG2222 in healthy volunteers. *30th Annual North American Cystic Fibrosis Conference: Poster Session Abstracts. Pediatric Pulmonology.* 2016. s194–s485.

100. Van de Steen O, De Boeck K, Vermeulen F, Geller DE, De Kock H, Kanters D, Gesson C, Namour F. 58 Pharmacokinetics and safety of a novel CFTR corrector molecule GLPG2222 in subjects with cystic

fibrosis (CF): Results from a phase Ib study. *40th European Cystic Fibrosis Conference. Journal of Cystic Fibrosis*. 2017:S79.

101. Patron T, Valdez R, Bhatt P, Deshpande A, Krouse M, Barsukov G, Handley K et al. 50. Discovery and development of novel δF508-cftr correctors. *27th Annual North American Cystic Fibrosis Conference: Poster Session Abstracts. Pediatric Pulmonology*. 2013: 207–453.

102. Zawistoski M, Sui J, Ordonez C, Mai V, Liu E, Li T, Kwok I et al. 32 Properties of a novel F508del-CFTR corrector FDL169. *39th European Cystic Fibrosis Conference. Journal of Cystic Fibrosis*. 2016: S59–S60.

103. Ferkany JW, Krouse ME, Kolodziej AF, Fitzpatrick R, Cole BM. 67. Lung partitioning of δF508-cftr correctors. *29th Annual North American Cystic Fibrosis Conference: Poster Session Abstracts. Pediatric Pulmonology*, 2015: S193–S453.

104. KALYDECO® (ivacaftor) [package insert]. Vertex Pharmaceuticals Incorporated; 2018; https://pi.vrtx.com/files/uspi_ivacaftor.pdf.

105. Eckford PD, Li C, Ramjeesingh M, Bear CE. Cystic fibrosis transmembrane conductance regulator (CFTR) potentiator VX-770 (ivacaftor) opens the defective channel gate of mutant CFTR in a phosphorylation-dependent but ATP-independent manner. *J Biol Chem*. 2012;287(44):36639–36649. doi:10.1074/jbc. M112.393637. PubMed PMID: 22942289; PMCID: PMC3481266.

106. Jih KY, Hwang TC. VX-770 potentiates CFTR function by promoting decoupling between the gating cycle and ATP hydrolysis cycle. *Proc Natl Acad Sci U S A*. 2013;110(11):4404–4409. doi:10.1073/pnas.1215982110. PubMed PMID: 23440202; PMCID: PMC3600496.

107. Mihalyi C, Torocsik B, Csanady L. Obligate coupling of CFTR pore opening to tight nucleotide-binding domain dimerization. *Elife*. 2016;5. doi:10.7554/eLife.18164. PubMed PMID: 27328319; PMCID: PMC4956468.

108. Kopeikin Z, Yuksek Z, Yang HY, Bompadre SG. Combined effects of VX-770 and VX-809 on several functional abnormalities of F508del-CFTR channels. *J Cyst Fibros*. 2014;13(5):508–514. doi:10.1016/j.jcf.2014.04.003. PubMed PMID: 24796242.

109. Accurso FJ, Rowe SM, Clancy JP, Boyle MP, Dunitz JM, Durie PR, Sagel SD et al. Effect of VX-770 in persons with cystic fibrosis and the G551D-CFTR mutation. *N Engl J Med*. 2010;363(21):1991–2003. doi:10.1056/NEJMoa0909825. PubMed PMID: 21083385; PMCID: PMC3148255.

110. Davies J, Sheridan H, Bell N, Cunningham S, Davis SD, Elborn JS, Milla CE, Starner TD, Weiner DJ, Lee PS, Ratjen F. Assessment of clinical response to ivacaftor with lung clearance index in cystic fibrosis patients with a G551D-CFTR mutation and preserved spirometry: A randomised controlled

trial. *Lancet Respir Med*. 2013;1(8):630–638. doi:10.1016/S2213-2600(13)70182-6. PubMed PMID: 24461666.

111. Flume PA, Liou TG, Borowitz DS, Li H, Yen K, Ordonez CL, Geller DE, Group VXS. Ivacaftor in subjects with cystic fibrosis who are homozygous for the F508del-CFTR mutation. *Chest*. 2012;142(3):718–724. doi:10.1378/chest.11-2672. PubMed PMID: 22383668; PMCID: PMC3435140.

112. Davies JC, Cunningham S, Harris WT, Lapey A, Regelmann WE, Sawicki GS, Southern KW et al. Safety, pharmacokinetics, and pharmacodynamics of ivacaftor in patients aged 2–5 years with cystic fibrosis and a CFTR gating mutation (KIWI): An open-label, single-arm study. *Lancet Respir Med*. 2016;4(2):107–115. doi:10.1016/S2213-2600(15)00545-7. PubMed PMID: 26803277.

113. De Boeck K, Munck A, Walker S, Faro A, Hiatt P, Gilmartin G, Higgins M. Efficacy and safety of ivacaftor in patients with cystic fibrosis and a non-G551D gating mutation. *J Cyst Fibros*. 2014;13(6):674–680. doi:10.1016/j.jcf.2014.09.005. PubMed PMID: 25266159.

114. Moss RB, Flume PA, Elborn JS, Cooke J, Rowe SM, McColley SA, Rubenstein RC, Higgins M, Group VXS. Efficacy and safety of ivacaftor in patients with cystic fibrosis who have an Arg117His-CFTR mutation: A double-blind, randomised controlled trial. *Lancet Respir Med*. 2015;3(7):524–533. doi:10.1016/S2213-2600(15)00201-5. PubMed PMID: 26070913; PMCID: PMC4641035.

115. Van Goor F, Yu H, Burton B, Hoffman BJ. Effect of ivacaftor on CFTR forms with missense mutations associated with defects in protein processing or function. *J Cyst Fibros*. 2014;13(1):29–36. doi:10.1016/j.jcf.2013.06.008. PubMed PMID: 23891399.

116. Mutyam V, Libby EF, Peng N, Hadjiliadis D, Bonk M, Solomon GM, Rowe SM. Therapeutic benefit observed with the CFTR potentiator, ivacaftor, in a CF patient homozygous for the W1282X CFTR nonsense mutation. *J Cyst Fibros*. 2017;16(1):24–29. doi:10.1016/j.jcf.2016.09.005. PubMed PMID: 27707539; PMCID: PMC5241185.

117. Vertex Pharmaceuticals Inc. FDA Approves KALYDECO® (ivacaftor) for More Than 900 People Ages 2 and Older with Cystic Fibrosis Who Have Certain Residual Function Mutations [Press release]. Retrieved from http://investorsvrtxcom/releasedetailcfm?ReleaseID=10268642017.

118. Wainwright CE. Ivacaftor for patients with cystic fibrosis. *Expert Rev Respir Med*. 2014;8(5):533–538. doi:10.1586/17476348.2014.951333. PubMed PMID: 25148205.

119. Uttamsingh V, Gallegos R, Liu JF, Harbeson SL, Bridson GW, Cheng C, Wells DS, Graham PB, Zelle R, Tung R. Altering metabolic profiles of drugs by precision deuteration: Reducing mechanism-based

inhibition of CYP2D6 by paroxetine. *J Pharmacol Exp Ther.* 2015;354(1):43–54. doi:10.1124/jpet.115.223768. PubMed PMID: 25943764.

120. Harbeson SL, Morgan AJ, Liu JF, Aslanian AM, Nguyen S, Bridson GW, Brummel CL et al. Altering metabolic profiles of drugs by precision deuteration 2: Discovery of a deuterated analog of ivacaftor with differentiated pharmacokinetics for clinical development. *J Pharmacol Exp Ther.* 2017;362(2):359–367. doi:10.1124/jpet.117.241497. PubMed PMID: 28611092.

121. Uttamsineh V, Pilja L, Grotbeck B, Brummei CL, Uddin N, Harbeson SL, Braman V, Cassella J. WS13.6 CTP-656 tablet confirmed superiority of pharmacokinetic profile relative to Kalydeco® in Phase I clinical studies. 39th *European Cystic Fibrosis Conference. Journal of Cystic Fibrosis.* 2016;15:S22.

122. Kazani S, Alcantara J, Debonnett L, Doucet J, Jones I, Kulmatycki K, Machineni S et al. QBW251 is a safe and efficacious CFTR potentiator for patients with cystic Fibrosis. A51. Bronchiectasis: Clinical and epidemiologic studies. *American Thoracic Society 2016 International Conference Abstracts: American Journal of Respiratory and Critical Care Medicine* 2016:A7789–A.

123. Matthes E, Goepp J, Carlile GW, Luo Y, Dejgaard K, Billet A, Robert R, Thomas DY, Hanrahan JW. Low free drug concentration prevents inhibition of F508del CFTR functional expression by the potentiator VX-770 (ivacaftor). *Br J Pharmacol.* 2016;173(3):459–470. doi:10.1111/bph.13365. PubMed PMID: 26492939; PMCID: PMC4728415.

124. Gentzsch M, Ren HY, Houck SA, Quinney NL, Cholon DM, Sopha P, Chaudhry IG et al. Restoration of R117H CFTR folding and function in human airway cells through combination treatment with VX-809 and VX-770. *Am J Physiol Lung Cell Mol Physiol.* 2016;311(3):L550–L559. doi:10.1152/ajplung.00186.2016. PubMed PMID: 27402691; PMCID: PMC5142211.

125. Balch WE, Morimoto RI, Dillin A, Kelly JW. Adapting proteostasis for disease intervention. *Science.* 2008;319(5865):916–919. doi:10.1126/science.1141448. PubMed PMID: 18276881.

126. Barnett SD, Buxton ILO. The role of S-nitrosoglutathione reductase (GSNOR) in human disease and therapy. *Crit Rev Biochem Mol Biol.* 2017;52(3):340–354. doi:10.1080/10409238.2017.1304353. PubMed PMID: 28393572; PMCID: PMC5597050.

127. Grasemann H, Gaston B, Fang K, Paul K, Ratjen F. Decreased levels of nitrosothiols in the lower airways of patients with cystic fibrosis and normal pulmonary function. *J Pediatr.* 1999;135(6):770–772. PubMed PMID: 10586185.

128. Andersson C, Gaston B, Roomans GM. S-Nitrosoglutathione induces functional DeltaF508-CFTR in airway epithelial cells. *Biochem Biophys Res Commun.* 2002;297(3):552–557. PubMed PMID: 12270130.

129. Chen L, Patel RP, Teng X, Bosworth CA, Lancaster JR, Jr., Matalon S. Mechanisms of cystic fibrosis transmembrane conductance regulator activation by S-nitrosoglutathione. *J Biol Chem.* 2006;281(14):9190–9199. doi:10.1074/jbc.M513231200. PubMed PMID: 16421103.

130. Howard M, Fischer H, Roux J, Santos BC, Gullans SR, Yancey PH, Welch WJ. Mammalian osmolytes and S-nitrosoglutathione promote Delta F508 cystic fibrosis transmembrane conductance regulator (CFTR) protein maturation and function. *J Biol Chem.* 2003;278(37):35159–351567. doi:10.1074/jbc.M301924200. PubMed PMID: 12837761.

131. Zaman K, McPherson M, Vaughan J, Hunt J, Mendes F, Gaston B, Palmer LA. S-nitrosoglutathione increases cystic fibrosis transmembrane regulator maturation. *Biochem Biophys Res Commun.* 2001;284(1):65–70. doi:10.1006/bbrc.2001.4935. PubMed PMID: 11374871.

132. Snyder AH, McPherson ME, Hunt JF, Johnson M, Stamler JS, Gaston B. Acute effects of aerosolized S-nitrosoglutathione in cystic fibrosis. *Am J Respir Crit Care Med.* 2002;165(7):922–926. doi:10.1164/ajrccm.165.7.2105032. PubMed PMID: 11934715.

133. Marozkina NV, Yemen S, Borowitz M, Liu L, Plapp M, Sun F, Islam R et al. Hsp 70/Hsp 90 organizing protein as a nitrosylation target in cystic fibrosis therapy. *Proc Natl Acad Sci U S A.* 2010;107(25):11393–11398. doi:10.1073/pnas.0909128107. PubMed PMID: 20534503; PMCID: PMC2895117.

134. Zaman K, Bennett D, Fraser-Butler M, Greenberg Z, Getsy P, Sattar A, Smith L et al. S-Nitrosothiols increases cystic fibrosis transmembrane regulator expression and maturation in the cell surface. *Biochem Biophys Res Commun.* 2014;443(4):1257–1262. doi:10.1016/j.bbrc.2013.12.130. PubMed PMID: 24393850; PMCID: PMC3974270.

135. Zaman K, Carraro S, Doherty J, Henderson EM, Lendermon E, Liu L, Verghese G et al. S-nitrosylating agents: A novel class of compounds that increase cystic fibrosis transmembrane conductance regulator expression and maturation in epithelial cells. *Mol Pharmacol.* 2006;70(4):1435–1442. doi:10.1124/mol.106.023242. PubMed PMID: 16857740.

136. Donaldson SH, Solomon GM, Zeitlin PL, Flume PA, Casey A, McCoy K, Zemanick ET et al. Pharmacokinetics and safety of cavosonstat (N91115) in healthy and cystic fibrosis adults homozygous for F508DEL-CFTR. *J Cyst Fibros.* 2017;16(3):371–379. doi:10.1016/j.jcf.2017.01.009. PubMed PMID: 28209466.

137. Donaldson SH. 270. Safety and pharmacokinetics of n91115 in patients with cystic fibrosis homozygous for the f508del-cftr mutation. *29th Annual North American Cystic Fibrosis Conference: Poster Session Abstracts. Pediatric Pulmonology.* 2015:S193–S453.

138. Angers RC, Mutka S, Bove PF, Gabriel SE. 74. Pharmacological correction and acute inhibition of gsnor results in improved in vitro CFTR function. *28th Annual North American Cystic Fibrosis Conference: Poster Session Abstracts. Pediatric Pulmonology.* 2014:S216–S456.

139. Bove PF, Look KM, Mehra NK, Veit G, Lukacs GL, Gabriel S. 283. Enhanced CFTR modulation with s-nitrosoglutathione reductase inhibitor in addition to CFTR corrector and potentiator. *30th Annual North American Cystic Fibrosis Conference: Poster Session Abstracts. Pediatric Pulmonol.* 2016:S194–S485.

140. Nivalis Therapeutics Inc. and Alpine Immune Sciences Inc. Nivalis Therapeutics and Alpine Immune Sciences Agree to Combine [Press release]. Retrieved from https://wwwalpineimmunesciencescom/alpine-nivalis-combination/2017.

141. Vertex Pharmaceuticals Inc. Vertex Announces Positive Phase 1 & Phase 2 Data from Three Different Triple Combination Regimens in People with Cystic Fibrosis Who Have One F508del Mutation and One Minimal Function Mutation (F508del/Min) [Press release]. Retrieved from http://investorsvrtxcom/releasedetailcfm?ReleaseID=10335592017.

142. Dekkers JF, Gogorza Gondra RA, Kruisselbrink E, Vonk AM, Janssens HM, de Winter-de Groot KM, van der Ent CK, Beekman JM. Optimal correction of distinct CFTR folding mutants in rectal cystic fibrosis organoids. *Eur Respir J.* 2016;48(2):451–458. doi:10.1183/13993003.01192-2015. PubMed PMID: 27103391.

143. Kim S, Thiessen PA, Bolton EE, Chen J, Fu G, Gindulyte A, Han L et al. PubChem substance and compound databases. *Nucleic Acids Res.* 2016;44(D1):D1202–D1213. doi:10.1093/nar/gkv951. PubMed PMID: 26400175; PMCID: PMC4702940.

气道黏液的固有和适应性屏障特性

Innate and adaptive barrier properties of airway mucus

Alison Schaefer, Samuel K. Lai

15.1　前言

　　每天有 8 000 L 以上的空气进入肺部,通过不断分支的气道到达有近 100 m² 表面积的肺泡。极薄的 I 型上皮细胞与肺泡毛细血管共同排列在肺泡表面,所构成的弥散距离小于 1 mm[1, 2]。肺部最基础的功能在这一界面上进行,即氧气被输送进入血液,二氧化碳则从血液中排出。肺泡巨大而极薄的表面积使肺部不仅在气体交换方面有极高的效率,同时也成为了药物递送的理想靶点,吸烟者吸入尼古丁后可迅速起效就证明了这一点[3]。除氧气外,吸入的空气还携带着异物,如灰尘、煤烟及细菌、病毒等,一天内吸入颗粒可达 1 000 亿个。因此,肺部自然而然地形成了一系列复杂的防御机制,旨在在空气达肺泡细胞之前捕获其中的颗粒物并中和病原体。黏液屏障就是防御机制之一,它不仅可以在物理层面阻止病原体接触下层的细胞,同时也是固有免疫和适应性免疫系统的第一道防线。经气道递送的药物载体必须能够快速渗透黏液,才可提供有效且持续的药物递送。

15.2　黏液屏障

15.2.1　组成和特点

　　呼吸道由不同部分组成,包括上呼吸道的鼻、鼻腔、喉和咽,以及下呼吸道的气管、支气管、细支气管和肺泡。气道黏液(AM)分布在从细支气管到鼻部的气道上皮表面,是覆盖在纤毛周围液体层(PCL)上厚 5~50 μm 的高黏弹性凝胶层(图 15 - 1)[4-6]。它的主要功能是捕获沉积在呼吸道中的异物颗粒,随后经黏膜纤毛清除机制迅速将其从肺中清除,最终通过胃部的酸性和降解环境进行灭菌[7]。AM 几乎完全由水组成,固体成分含量不足黏液重量的 3%[8]。固体成分由脂质、无机盐、细胞碎片和各种蛋白质组成。黏蛋白是 AM 中含量最丰富的蛋白质,是黏液中致密基质的关键结构成分。黏蛋白在维持 AM 的水合作用和流变特性以及协助宿主防御蛋白滞留和发挥作用方面至关重要。

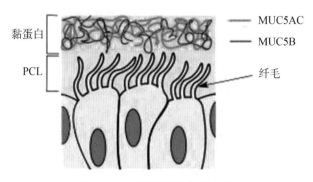

图 15 - 1　黏液覆盖气道上皮

注:黏弹性凝胶层位于 PCL 的顶部,其中的纤毛能协调地摆动从而以促进黏液的持续清除。

15.2.2　黏蛋白的性质和结构

黏蛋白是一类高分子量、复杂的 O 型链状糖蛋白,通常分为两类。一类为单体型、细胞栓连类黏蛋白,几乎只分布在细胞表面;而另一类为低聚型分泌类黏蛋白,可以进行广泛的末端连接和缠结以形成黏液凝胶。从气道分离的黏蛋白通常由不同数量的单体以二硫键连接在一起形成线性聚合物(图 15 - 2)[9, 10]。构成 AM 的黏蛋白分子量范围为 $2 \sim 50$ MDa,长度范围为 $0.5 \sim 10 \ \mu m$,具体大小取决于聚合程度[11-13]。

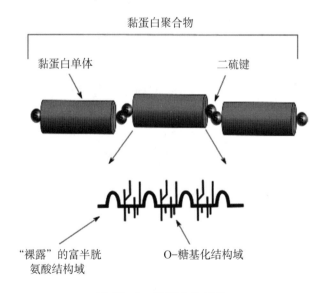

图 15 - 2　黏蛋白的结构

注:黏蛋白单体通过二硫键连接在一起。单体由 O - 糖基化结构域和“裸露” 的未糖基化且富含半胱氨酸的结构域组成。

黏蛋白是聚阴离子性分子,这是由于其骨架的广泛糖基化(按重量计,碳水化合物含量超过70%)。聚糖集中在富含脯氨酸、苏氨酸和丝氨酸的区域。黏蛋白具有多种O-连接聚糖,且通常为唾液酸化或硫酸化O-连接聚糖,而N-连接聚糖较为少见[14, 15]。广泛的糖基化作用导致黏蛋白形成僵硬的"瓶刷"构象,并有助于其离子结合、保水和病原体结合作用[14]。

黏蛋白的糖基化区域被缺乏糖基化位点的"裸露"蛋白隔开[16-19]。这些结构域的长度通常为110个氨基酸,且富含半胱氨酸[19],并通过二硫键形成球形的折叠结构(图15-2)[19, 20]。这些疏水结构域能够吸收大量的脂质和其他疏水蛋白。脂质与重叠的黏蛋白之间形成的低亲和力键以及黏蛋白之间的缠结有助于维持黏液凝胶的整体黏弹性[21]。

分泌黏蛋白的细胞具有极高的代谢功能:细胞必须组装并将至少1MDa的大型多肽从内质网转运至高尔基体,同时保证高尔基体酶能够接近糖受体位点,以确保O-糖基化的顺利进行[22]。细胞还必须将黏蛋白聚合并紧密包装形成分泌颗粒。胞吐作用后,它们仅在50 ms内即可膨胀500倍以上[10]。在对AM中常见的黏蛋白MUC5AC的研究中发现,其合成和分泌过程需要2 h才能完成[23]。分泌后的膨胀扩展受Donnan电位控制,该电位的形成基于屏蔽黏蛋白的Ca^{2+}与细胞外基质中Na^+的交换,膨胀扩展的程度会影响黏液的流变学性能[24, 25]。

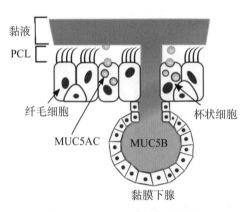

图15-3 上皮表面杯状细胞

注:上皮表面杯状细胞主要产生MUC5AC,仅产生少量的MUC5B,而黏膜下腺产生大部分的MUC5B

尽管有许多已知的黏蛋白种类,但AM中主要是上皮表面杯状细胞产生的MUC5AC和黏膜下腺细胞产生的MUC5B(图15-3)[7, 15, 26, 27]。MUC2检出量较低,约占总黏蛋白重量的0.2%~2.5%[28-33]。MUC5B同时存在高电荷糖型和低电荷糖型,分别由不同的细胞群产生,其中低电荷糖型含量更丰富[31, 34]。与MUC5B相比,MUC5AC的单位长度质量往往更低,表明其O-聚糖侧链更小。此外,MUC5AC的构象更为刚性且更开放,而MUC5B的构象更为致密[35]。黏膜下腺与交感神经和副交感神经都相关,而杯状细胞与两者都不相关。不同的调节机制意味着AM的黏蛋白成分会随着环境条件的变化而变化[36, 37]。

MUC5AC和MUC5B在黏膜防御中发挥着不同的作用。MUC5AC已被证明可以防止某些细菌的生长[38, 39]。然而,比较MUC5AC和MUC5B基因敲除小鼠的研究显示:与MUC5AC-/-小鼠相比,MUC5B-/-小鼠的肺中细菌含量更高,且经鼻部和肺部的荧光微球清除率评估后,发现其黏膜纤毛清除能力也有受损,MUC5B-/-小鼠的存活率显著更低。这表明MUC5B,而非MUC5AC,对于微生物控制和清除至关重要[40]。此外,MUC5AC在特定条件下还可能会起有害作用。例如,与野生型小鼠相比,MUC5AC-/-小鼠在呼吸机作用后遭受的组织损伤明显更轻[41],且MUC5AC增多与哮喘气道重塑有关[42]。变态反应性炎症常常诱导 MUC5AC 的产生,而 MUC5AC -/-小鼠即使在持续炎症的情况下,其黏液堵塞率也仍有下降[43]。MUC5B 的保护作用意味着在旨在减少黏蛋白的治疗选择时需要更加仔细,以保留宿主的关键防御能力。

15.2.3 黏蛋白形成黏液

如上所述,分泌型黏蛋白与其他黏蛋白分子形成末端键,从而形成超过微米级的大分子。相应地,这些黏蛋白低聚物会相互缠结,形成具有黏弹性的凝胶网络,从而使黏液具有不同的功能[15]。相邻聚合物之间存在的可逆性、非共价、钙离子依赖性交联,尤其是 MUC5B 分子结构之间的调节,也有助于凝胶网络的形成[44]。黏蛋白上的裸蛋白结构域也可以与其他黏蛋白分子上的相同结构域相互作用,从而连结形成大型的电缆状结构[45]。致密黏蛋白基质的水合作用取决于聚糖侧链,该侧链能够结合数百倍于自身质量的水分子。细胞外环境中水和其他离子的可用性会极大地影响凝胶的黏弹性和清除率[4, 46, 47]。

15.2.4 非黏蛋白成分

尽管黏蛋白是黏液的主要组成成分,黏液中仍然有其他各种分子。痰液中含有 250 多种其他蛋白质以及脂质和细胞碎片等其他成分[44, 48]。特别需要注意的是,AM 是宿主防御分子(如抗体、乳铁蛋白、溶菌酶、巨噬细胞和细胞因子等)的储存库。黏液为这些分子行使功能提供了细胞外环境,从而使其产生抗菌、抗蛋白酶和抗氧化效应[49]。

15.3 气道黏液的固有屏障特性

15.3.1 黏蛋白网形成的空间阻塞

在最基本的层面上,黏液通过致密的黏蛋白网络形成空间阻塞,限制了颗粒的自由布朗扩散。大于黏蛋白网孔直径的颗粒扩散会被减慢或完全停止。只有大小显著小于网孔直径且不与黏蛋白发生黏性相互作用的颗粒(参见"与黏蛋白的黏性相互作用"一节),才能在筛孔之间的间隙液所形成的低黏度水性环境中快速扩散并渗透黏液屏障到达下层气道上皮。正常 AM 的孔隙大小约为 100~200 nm[50, 51],可以通过黏液惰性聚乙二醇(PEG)化磁珠法测定,该方法是研究纳米颗粒的尺寸依赖性扩散的最佳手段(图 15 - 4)[50, 52]。在许多肺部疾病患者中,AM 内孔隙直径大小可能更为有限,且个体差异较大。因此,吸入疗法中,若药物颗粒粒径大于 100 nm,可能无法迅速穿透 AM[53]。

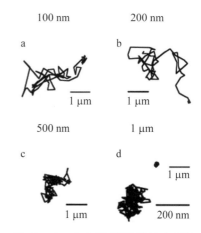

图 15 - 4 人宫颈-阴道黏液中 PEG 化磁珠的轨迹

注:a. 100 nm;b. 200 nm;c. 500 nm;d. 1 μm。在此时间尺度内,较小的粒子比较大的粒子能够扩散的更远。

引自:Lai, S. K., PLoS One, 4, e4294, 2009.

15.3.2 与黏蛋白的黏性相互作用

除物理阻塞外,黏蛋白还可以通过与黏蛋白的黏性相互作用直接捕获颗粒。例如,从蛋白骨架延伸出来的密集聚糖侧链提供了丰富的羧酸和羟基,进而可与阳离子实体形成静电相互作用并进行氢键键合[54]。例如,非病毒基因载体往往带有阳离子聚合物和脂质以便将 DNA 压缩成纳米颗粒,这一过程通常会在表面产生净正电荷。这些带有阳离子的 DNA 颗粒在黏液中的运动会受到强烈阻碍,从而有效阻止其被递送至下层上皮[55-58]。

与此类似,周期性的疏水域使得黏蛋白能够捕获疏水颗粒。例如,具有近中性表面电荷的疏水性胺修饰聚苯乙烯纳米颗粒可被固定在囊性纤维化患者的痰中[51]。此外,基于脂质的纳米粒子由于与黏蛋白的疏水相互作用,其黏液穿透性很差,除非对其疏水-亲水表面特性进行调整[59]。具有表面羧酸基团的纳米粒子可产生表面负电荷,其在不同的黏液分泌物中的扩散也受到强烈阻碍,这可能是由纳米粒子与黏蛋白纤维疏水域的黏附相互作用和/或与黏蛋白聚糖的氢键作用所致[50,60-62]。高度 PEG 化可以保护带电或疏水核免受这些相互作用的影响,并且已被用于改善气道中颗粒的分布、穿透和滞留,从而增强药物递送效率(图 15-5)[51,56,58,63]。

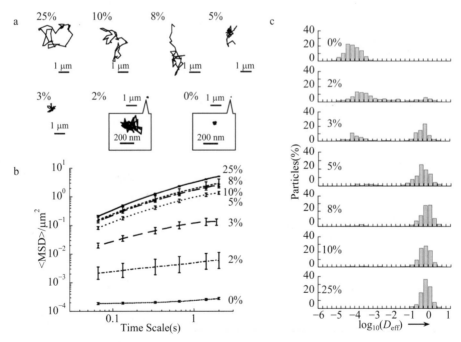

图 15-5 增加 PEG 化对黏液中颗粒运输的影响

注:a. 3 s 以上的代表性轨迹。PEG 化高于 5% 的颗粒能够在很大程度上不受阻碍地移动。b. 不同 PEG 化粒子的集合平均几何均方位移(MSD)-时间尺度函数。c. 在 1 秒时间尺度上单个粒子有效扩散率的对数分布。

引自:Xu, Q., Ensign, L. M., Boylan, N. J., et al., ACS Nano, 2015, 9:9217-9227. Copyright 2015 American Chemical Society.

黏液还可以与进入的颗粒形成特定的黏附相互作用。例如,许多病毒通过与细胞表面的特定糖类结合而进入细胞。黏蛋白上可能存在同一种糖类,从而使得病毒在到达细胞之前已与其相结合[64]。例如腺相关病毒(adeno-associated virus,AAV)通常被用作吸入基因疗法的载体。多种 AAV 血清型可特异性结合细胞相关聚糖,如硫酸乙酰肝素或 α-(2,3)/(2,6)唾液酸。AAV 血清 1 型、2 型和 5 型均可与黏蛋白密切结合[65]。就 AAV2 而言,消除其与硫酸乙酰肝素结合能力的突变可使其在黏液中的流动性增加 2 倍[53]。可以部分分解黏液凝胶的黏液溶解剂也已用于增强 AAV 和其他病毒载体在黏液中的扩散能力[53,66,67]。

15.4 气道黏液的适应性屏障性能

AM 中的免疫球蛋白在防御外来病原体方面起着主要作用,其可通过多种机制进入肺部。在肺泡的气体交换表面,血液屏障很薄,血液中的一小部分免疫球蛋白可通过被动扩散进入 AM[68]。沿传导气道分布并与局部淋巴组织相关的浆细胞可分泌免疫球蛋白[69]。

15.4.1 气道黏液中的 IgA

IgA 通常与黏膜保护相关,而 AM 中存在大量 IgA。二聚体 IgA(dimeric IgA,dIgA)由固有层中的浆细胞产生,包含两个通过 J 链蛋白连接的 IgA 分子(图 15-6)。随后,dIgA 与分泌成分(secretory component,SC)结合,SC 是在黏膜上皮细胞亚群的基底外侧表面细胞膜中发现的一种蛋白质。之后,细胞膜上的 dIgA-SC 复合物被胞吐跨膜转运并在管腔内释放为分泌型 IgA(secretory IgA,sIgA)[70,71]。虽然血液中几乎 90% 的 IgA 均以单体(mIgA)形式存在,但总 IgA 中,约有一半以二聚体形式存在,如 sIgA[72,73]。肺中的 IgA 可分为两个亚类,即 IgA1 和 IgA2。IgA2 在血清 IgA 中占比不超过 20%,但占肺 IgA 的 30%[74]。这些差异反映了肺局部有大量 IgA 的产生。

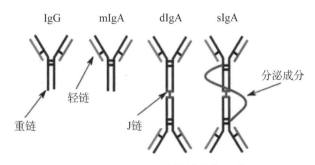

图 15-6 IgG 和 IgA 抗体的结构示意图

注:IgG 和单体 IgA(mIgA)是由 2 个重链和 2 个轻链组成的 Y 形蛋白。二聚 IgA(dIgA)由 2 个 IgA 单体通过 J 链蛋白连接形成。分泌型 IgA(sIgA)是黏液中含量最高的免疫球蛋白,由与分泌成分相连的 dIgA 组成。

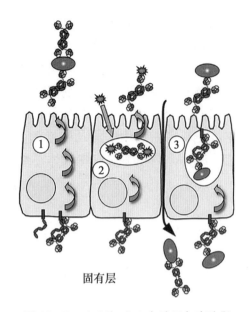

图 15 - 7　sIgA 和 dIgA 有助于免疫防御

注:①管腔内;②上皮层;③固有层。

引自:Corthésy, B., Front. Immunol., 2013, 4;85.

sIgA 的 4 个结合位点使其具有强大的交联能力。分泌成分和 IgA2 均有助于抗体对抗细菌的降解作用[75-77]。sIgA 在黏膜组织的管腔内、上皮层和固有层这三个部位均有抗原中和作用。在管腔内,sIgA 可以将细菌凝集成大体积的聚集体,阻止其穿过黏液孔隙,从而抑制细菌黏附于上皮表面,这一过程通常被称为免疫排斥。sIgA 还可以直接中和黏液层和上皮内的病毒。dIgA 可结合固有层中的抗原,之后通过与 pIgR 结合以及随后的内吞作用将免疫复合物清除至管腔内(图 15 - 7)[78-81]。FcαRI 是髓样免疫细胞中存在的 IgA Fc 受体,可与经 IgA 处理后的病原体相结合,引起促炎性免疫反应。

15.4.2　气道黏液中的 IgG

AM 中还存在大量的 IgG。IgG 的所有 4 种亚型在肺部均有发现,与 IgG1 和 IgG2 相比,肺部产生的 IgG3 和 IgG4 相对较多[82]。产生 IgG 的浆细胞分布于支气管黏膜[83,84]。与 IgA 相似,IgG 可以与病毒表面的关键表位结合并直接中和病毒。此外,IgG 可以促进其他效应,如补体激活、调理作用和抗体依赖性细胞毒性作用(antibody-dependent cellular cytotoxicity,ADCC)。IgG 可以与肺特异性表面活性蛋白 A(surfactant protein A,SP - A)相互作用,后者可对 IgG 的功能起到一定的调节作用。SP - A 结合的 IgG 调理病原体具有更强的吞噬作用[85]。SP - A 还可以抑制补体激活。即使可检测到的补体蛋白水平相似,支气管肺泡灌洗液中的补体活性较血清中的要低[86,87]。肺泡巨噬细胞介导肺中的 ADCC[88];约 25% 的肺泡巨噬细胞可结合 IgG3,约 10% 可结合 IgG4,但极少与 IgG1 或 IgG2 结合[89]。

15.4.3　抗体介导的捕获

除上述经典的免疫防御机制外,抗体还可以充当将病原体与黏蛋白网交联的第三方交联剂,以此增强黏液的扩散屏障。长期以来,人们因为认为单个抗体分子对黏蛋白的亲和力太弱,无法促进有效的交联,所以一直忽视了黏膜抗体功能的这种独特机制。的确,IgG 和 IgA 抗体在人体黏液中的扩散系数仅比水中慢了约 10%,这表明抗体和黏蛋白之间的任何结合都非常短暂(几秒钟或更短),而且容易被热激发破坏[90]。然而,多种抗体可以结合同一病毒或细菌,并且在任何单个病原体/抗体复合物上结合的抗体阵列都可以与黏蛋白网形成多价相互作用,从而足以以接近永久的亲和力捕获单个病原体。这个概念我们首先用单纯疱疹病毒(herpes simplex virus,HSV)来说明。外源性和内源性 HSV 特异性抗体都可以介导人宫颈-阴道黏液(cervicovaginal mucus,CVM)中 HSV 的有效捕获,并能防止小鼠阴道中 HSV 的传播(图 15 - 8)[91],最有可能的机制是阻止其接触下层上皮。最近,这一概念扩展到了 AM,可以用流感病毒加以说明。流感病毒的流动性与 AM 中的内源性流感结合抗体直接相关,即使是缺乏将唾液酸结合到黏蛋白上能力的流感病毒样颗粒(virus-like particles,VLPs)也是如此[92]。

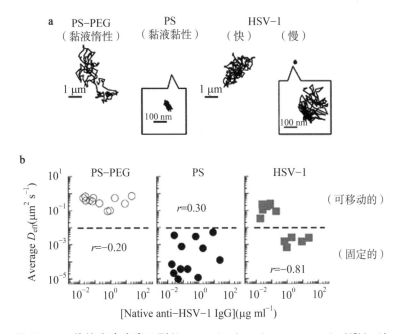

图 15 - 8 单纯疱疹病毒 1 型(herpes simplex virus serotype 1,HSV - 1)

注:在含有高水平内源性抗 HSV - 1 IgG 的人宫颈阴道黏液(CVM)样品中不能移动,但可以在具有低水平内源性抗 HSV - 1 IgG 的样品中移动。a. HSV - 1 和对照颗粒的 20 s 轨迹,以及它们在 1 s 时间尺度 τ 上的有效扩散系数(Deff)。对照颗粒包含在 CVM 中可自由扩散的黏液惰性颗粒[(聚乙二醇(polyethylene glycol,PEG)涂层的聚苯乙烯(polystyrene,PS),PS - PEG]和在 CVM 中被不能移动的黏液黏性颗粒(无涂层;PS)。b. 在来自独特供体的 CVM 样品中,PS - PEG、PS、HSV - 1 的 Deff (τ=1 s)几何均数。虚线表示 Deff 临界值,临界值以下的颗粒不能移动。

引自:Wang, Y. Y., Kannan, A., Kunn, K. L., et al., Mucosal Immunol., 2014,7:1036 - 1044.

抗体和黏蛋白之间的相互作用似乎是由抗体 Fc 结构域上的特定 N 聚糖介导的,去除 Fc 或 N-聚糖结构可显著消除抗体的捕获能力[91]。单个抗体分子和黏蛋白之间的亲和力可能是由于存在一个 Goldilocks 区[93]:如果亲和力太弱,必须有多个抗体分子与单个病原体结合才能产生足够的亲和力;而如果亲和力太强,抗体将失去其在黏液中快速扩散和在病原体表面快速积聚的能力。尽管抗体是一种相对静态且守恒的生化分子,但它能与黏蛋白相互作用,将黏液有效地转化成为针对多种病原体的强效黏附屏障[93]。

抗体,尤其是多聚体 IgM 和 sIgA,可以将多种病原体交联在一起,形成一个聚集体,该聚集体由于过大而无法穿过黏液孔隙,这一过程称为凝集。凝集不同于通过抗体-黏蛋白交联捕获单个病原体。由于各个病原体在凝集之前必须先相互碰撞,因此凝集作用对于在相对较低滴度下传播的病原体可能不太有效[94]。实际上,在最近一项比较 IgG 和 IgM 黏液捕获能力的研究中,均未观察到两种抗体与中等剂量纳米粒子的凝集反应[95]。

黏液中抗体介导的捕获可能对药物和基因的载体带来挑战。相当数量的人群带有许多基因疗法中使用的 AAV 载体的抗体。例如,无论有无肺部疾病的人体气道中都发现了针对 AAV1、2、5、6 和 7 的抗体[96-98]。同样,抗 PEG 抗体也可能阻碍 PEG 涂层的纳米颗粒的扩散,否则它们很容易渗透到黏液中。在普通人群血清样本中,约 72% 可检测到抗 PEG 抗体,少数具有超过 1 μg/ml 的高滴度[99]。许多研究表明,全身使用 PEG 化治疗可诱导高滴度的循环抗 PEG 抗体[100-104]。全身性抗体可通过被动渗透或 FcRn 介导的转胞吞作用进入黏液[105]。例如,全身输送抗体后,在小鼠和猕猴的生殖器分泌物中发现了抗原特异性单克隆抗体[106-108]。我们最近发现,黏液中 PEG 结合抗体的存在导致 PEG 化纳米颗粒的大量捕获,而可移动颗粒的比例从对照黏液样本中的 95% 分别降低到了使用抗 PEG IgG 和 IgM 的样本中的 34% 和 7%[95]。这反过来又限制了到达上皮的颗粒流量。AM 中抗 PEG 抗体的存在可能会阻碍递送至气道的 PEG 化药物载体的扩散并改变其生物分布,但这仍有待研究。

15.5　黏液清除

15.5.1　纤毛介导的清除

AM 的特点之一是其不断从气道中被清除。清除黏液的主要途径是通过纤毛摆动,将黏液推入呼吸道并从气管中排出,吞咽后在胃内的酸性环境杀菌消毒[4, 64]。顶端黏液层(10~50 μm)位于厚度为 7~10 μm 的纤毛周围液体层(perciliary liquid layer,PCL)上,与伸展的纤毛长度接近。纤毛以 8~15 Hz 的频率摆动[109]。每一次有节律的纤毛摆动都有助于黏液层的运输。在清除过程中,摆动的纤毛带动黏液层底部,从而定向推动黏液层。黏液和 PCL 之间的摩擦力使 PCL 被推动,并与黏液层以非常接近的速度同步运动[4]。

呼吸道近端和远端的黏液运输速度有所不同,在外周远端区域速度减慢。沉积颗粒的实际清除时间受沉积的总体模式、颗粒大小和肺部疾病状态的影响。沉积在肺部的颗粒可以在短短 15 min 内被清除,除最小微粒外,几乎所有微粒都可以在 24 h 内被清除[110, 111]。这意味着,如果递送到呼吸道的治疗药物要在自然黏液清除之前到达下层上皮细胞,则其必须迅速穿透黏液。

尽管黏膜纤毛清除是帮助限制微生物增殖的关键机制,但单凭黏膜纤毛清除可能是不够的。例如,某些细菌可以在短短 20 min 内倍增,这意味着在特定情况下细菌的负荷会超出黏液清除的速度。乳铁蛋白、溶菌酶、分泌性白细胞蛋白酶抑制剂(secretory leukoproteinase inhibitor,SLPI)等抗菌因子总体上有助于充分限制细菌生长以利清除[112]。然而,仅凭固有的抗菌防御能力仍是不够的:黏液清除速度的下降会导致细菌负荷剧增,并严重影响整体健康[113]。

15.5.2　咳嗽驱动的清除

肺还有另一种清除黏液的重要手段——咳嗽。咳嗽不依赖于纤毛作用,即使在纤毛功能障碍的疾病中,咳嗽也可以有效地转运黏液。但是,其有效性依旧取决于 AM 的几个特性。黏液黏度增加会导致咳嗽清除能力降低[114]。PCL 的存在也至关重要,其润滑功能可促进黏液沿上皮运动,PCL 的缺乏或减少会导致黏液顶部可移动的黏蛋白与其下方的与细胞栓连的黏蛋白之间发生相互作用[115]。这些相互作用在阻碍黏膜纤毛清除同时,还可阻止咳嗽清除[116]。

15.6　疾病状态下的黏液

几乎在所有气道炎症性疾病(如囊性纤维化和哮喘)都存在黏液功能障碍(图 15-9)。疾病状态下的黏液通常比健康人具有更高的黏弹性[117],导致形成的屏障更难被穿透,也难以被正常的黏膜纤毛机制清除。

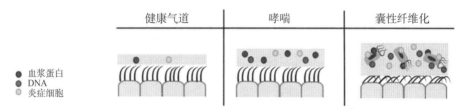

图 15-9　疾病情况下的黏液特性

注:哮喘表现为杯状细胞增生导致黏液分泌增加,以及血浆蛋白水平升高阻碍黏液分解,导致堵塞。囊性纤维化的特征是 DNA、肌动蛋白和炎症细胞水平升高,PCL 功能失常会损害其清除能力,导致黏液积聚和细菌定植。

15.6.1　囊性纤维化

囊性纤维化(CF)是 CFTR 突变的结果[118, 119]。CFTR 突变的主要结果是黏液脱水[116, 120, 121]。PCL 的厚度下降,这损害了纤毛的摆动功能。此外,PCL 减少使其在保护细胞表面不受其上面黏液损害方面的效果减弱;此时,黏液层可以与其下面的细胞栓连黏蛋白的聚糖侧链相互作用,从而导致黏液被固定在细胞表面而不能被咳嗽清除[4]。黏液清除不足会导致细菌定植,加之黏液不断地分泌,从而形成较厚的黏液层和黏液栓。CF 上皮增厚及耗氧量增加导致氧梯度急剧下降,从而为铜绿假单胞菌(*P. aeruginosa*)定植提供了理想的厌氧环境[122]。

除脱水外,黏液还有其他变化。与健康的黏液相比,CF 患者的 MUC5A 和低电荷糖型 MUC5B 分泌过多[123]。炎症反应导致细胞碎片积聚,使 CF 患者的黏液充满了中性粒细胞、DNA 和肌动蛋白[124-126]。大量生物大分子加上脱水作用会导致黏液层更加黏稠,网孔更加紧密,孔径甚至小于 100 nm[53]。DNA 浓度上升还会引起负电荷增加,可能导致黏液的黏附性增强[64]。

15.6.2　哮喘

尽管哮喘的治疗通常侧重于缓解升高的炎症反应和支气管收缩,但黏液功能障碍已被认为是重症哮喘中气道阻塞的核心原因[127,128]。杯状细胞数量的增加使黏液过度分泌,导致黏液屏障更厚、更难清除。因此,气道中黏液层增厚加剧了平滑肌收缩的阻塞作用[129]。此外,与正常气道相比,哮喘患者肺内黏蛋白的比例存在差异,MUC5A水平持续升高(图15-10)[42,130]。黏液中的血浆蛋白浓度增加,这降低了蛋白酶对黏蛋白的降解作用[131],从而参与了黏液栓的形成。

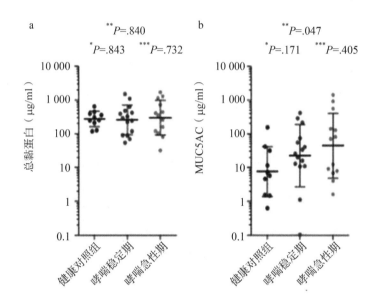

图15-10 通过蛋白质印迹法对稳定期哮喘患儿、急性期哮喘患儿和健康对照受试者的痰液样本进行黏蛋白定量

注:(a)总黏蛋白含量;(b)MUC5AC含量。
引自:Welsh, K.G., Rousseau, K., Fisher, G., et al., Chest, 2017,152:771-779.

15.7 肺部免疫细胞和适应性免疫反应

15.7.1 免疫反应的解剖学

上、下呼吸道往往暴露于不同类型的环境刺激和病原体中。除黏液层外,免疫系统还以略有不同的方式起着保护作用。在上呼吸道,免疫反应由颈部的浅表和深部淋巴结以及其他淋巴组织(如扁桃体和腺样体)引导。在下呼吸道,除支气管相关淋巴样组织(BALT)外,其免疫反应还受到纵隔和肺门淋巴结的引导[132]。

上、下呼吸道的主要免疫球蛋白也有所不同。上呼吸道淋巴组织中的B细胞反应倾向于IgA而不是IgG,下呼吸道则相反[133,134]。这可能是局部环境导致的。IgA可以在上呼吸道厚厚的假复层上皮中主动转运,而IgG更容易从肺深部的肺泡毛细血管进入[133,135]。外源性给予抗体显示,IgA不能有效预防肺深部感染,但在降低鼻病毒负荷方面非常出色,而 IgG 则相反。

　　肺深部还可以通过肺泡巨噬细胞清除外来颗粒。每个肺泡有 5～7 个巨噬细胞[136],丰富的巨噬细胞很容易吞噬几乎所有沉积到肺深部的颗粒物[137]。吞噬后,巨噬细胞可通过淋巴系统或黏膜纤毛机制被清除[138]。巨噬细胞吞噬的效率取决于颗粒的大小和形状。它们似乎优先吞噬 3～6 μm 大小的颗粒[139],以及长宽比低的粒子(即球体优先于细长圆盘体)(图 15 - 11)[140, 141]。

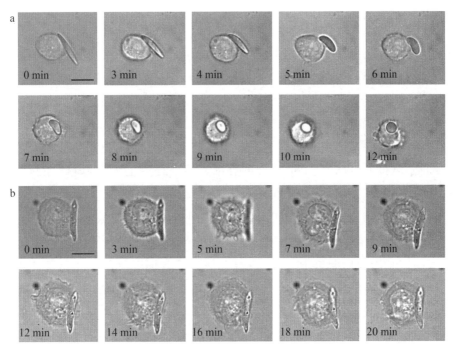

图 15 - 11　巨噬细胞的形状依赖性摄取

注:a. 巨噬细胞摄取从棒状转变为球形后的 PLGA 颗粒。b. 缺少形状转换则无法完成摄取。

引自:Yoo,J. W. , Mitragotri, S. , PNAS, 2010, 107:11205 - 11210.

　　在气道中,当传染性病原体突破黏液屏障并到达下层上皮时,上皮细胞会通过触发共同受体如模式识别受体(pattern recognition receptors,PRRs)和 Toll 样受体(toll-like receptors,TLRs)而启动级联的经典免疫反应[142-144]。干扰素的上调将随之触发炎症反应和适应性免疫细胞的募集和分化[145]。

　　在肺深部,肺泡巨噬细胞和树突状细胞都有助于细胞因子和趋化因子分泌,这些因子可以维持或促进免疫反应[146]。PRR 配体和细胞因子信号转导均有助于树突状细胞的成熟,进而通过抗原呈递诱导适应性免疫反应[147, 148]。然后,成熟的树突状细胞迁移至引流淋巴结,在此激活初始 T 细胞[149]。这会导致 T 细胞可能出现 3 种不同的结局:辅助性 T1(T - helper 1,Th1)反应、辅助性 T2(T - helper 2,Th2)反应或调节性 T(regulatory T,Treg)反应。Th1 在对病毒或细菌的反应中较典型,Th2 反应通常发生在与细胞外寄生虫或过敏原接触后[150]。Treg 反应则是体内稳态调控中最常见的反应。

T细胞存在于上皮内和固有层中。大多数上皮 T 细胞是 CD8 细胞,而 CD4$^+$T 细胞通常在固有层[150]。多项研究发现,纳米颗粒可以影响 T 细胞的增殖,这使其成为潜在的治疗靶点[147, 151-154]。抗原识别后,CD4$^+$T 细胞有助于 B 细胞分化为分泌抗体的浆细胞和记忆 B 细胞。继而,分泌的高亲和力抗体可以促进黏液中病原体的捕获,促进病毒的直接中和,或激活补体激活、调理作用等其他效应功能。清除抗原后,一些浆细胞会分化成长寿命浆细胞,有助于在未来暴露时诱导免疫反应[150]。

15.7.2 肺部免疫调节

肺部的免疫系统必须对异物产生最有效的反应,同时最大限度地减少引起功能丧失的可能性。实际上,肺部经常接触异物,如果肺部不能严格调节局部免疫反应,会导致连续不断的破坏性炎症这一免疫病理状态。其中一种免疫调节机制是,在暴露于 TLR 配体后,上调肺内细胞的吲哚胺 2,3 -双加氧酶(indoleamine 2,3 - dioxygenase,IDO)表达。IDO 在肺中持续存在数天,并调节 T 细胞活化。它可以通过防止 T 细胞向肺部募集并杀死进入的细胞,来抑制 Th1 和 Th2 介导的肺部炎症。在其他无菌器官(如脾脏)中,没有这种 IDO 介导的响应 TLR 激活的抑制作用[155]。

T 细胞本身在平衡组织损伤与病原体清除之间起着不可或缺的作用。效应性 CD8$^+$T 细胞可增加炎症部位 IL - 10 的产生,这可通过负反馈机制降低适应性免疫反应[156]。T 细胞也可在抗原清除后促进 PD - 1 等抑制受体,后者通过细胞凋亡迅速减少 B 细胞和 T 细胞,进而抑制效应细胞的功能[157]。特异性 Treg 细胞也能够减少免疫病理损伤。感染后,活化的 Treg 细胞积聚在肺部,并抑制抗原特异性 CD8$^+$T 细胞[158]。将 Treg 细胞募集到肺部可以减少某些疫苗(例如 FI - RSV)接种后的疫苗增强性疾病,而其他 T 细胞的募集可能导致疾病加重[159]。

肺部有一系列其他措施可以帮助控制免疫反应。MUC1 是气道上皮细胞上的一种细胞栓连黏蛋白,在气道细菌感染期间被上调[160]。在 RSV 感染的体外模型中,MUC1 增强炎症的作用减轻,表明 MUC1 在调节肺部炎症中起一定作用[161]。其他机制包括肺泡巨噬细胞增强 CD200(OX - 2)膜糖蛋白的表达,降低模式识别受体(如 TLRs)的表达[155, 162, 163]。此外,肺部在感染后可快速恢复上皮的完整性。例如,产生促炎细胞因子的先天淋巴样细胞可在感染后重塑气道并修复肺组织[163]。

各种研究已经探索了载药颗粒的特性及如何与肺部免疫系统相互作用。吸入颗粒大小决定其可能沉积在肺内的位置以及可被哪些细胞摄取。例如,树突状细胞优先内化直径约 20~50 nm 的颗粒,在淋巴引流中几乎找不到该范围之外的颗粒[137]。带正电的颗粒似乎易于被几乎所有的肺部抗原呈递细胞摄取,但它们也可能会增加抗原特异性 T 细胞的负担[164, 165]。这些发现表明,吸入颗粒的精确理化特性可调节呼吸系统的下游免疫反应。了解颗粒设计如何影响肺部免疫反应或预防炎症反应,对开发有效的可吸入治疗制剂至关重要。

15.8　结论

　　药物向肺部的递送对于治疗多种肺部疾病至关重要，但是有效的递送必须克服许多障碍。在气道中，黏液分泌物与快速的黏膜纤毛清除作用相结合，可以有效地捕获和清除吸入的异物，从而阻止药物进入或阻止药物持续递送至下层细胞。在肺深部，大量的巨噬细胞和免疫细胞也可以消除异物。此外，肺部疾病通常具有黏膜屏障增强和主动免疫反应的特点，从而形成阻止药物递送的屏障。因此，必须精心设计向肺部的药物递送系统，以克服这些生理障碍，实现有效的治疗。

（张　静　译）

参考文献

1. Janssen WJ, Stefanski AL, Bochner BS, Evans CM. Control of lung defense by mucins and macrophages: Ancient defense mechanisms with modern functions. *European Respiratory Journal* 2016;48(4):1201–1214. doi:10.1183/13993003.00120-2015.

2. Ruge CA, Kirch J, Lehr C-M. Pulmonary drug delivery: From generating aerosols to over-coming biological barriers—therapeutic possibilities and technological challenges. *The Lancet Respiratory Medicine* 2013;1(5):402–413. doi:10.1016/S2213-2600(13)70072-9.

3. Benowitz NL, Hukkanen J, Jacob P. Nicotine chemistry, metabolism, kinetics and biomarkers. *Handbook of Experimental Pharmacology* 2009(192):29–60. doi:10.1007/978-3-540-69248-5_2.

4. Knowles MR, Boucher RC. Mucus clearance as a primary innate defense mechanism for mammalian airways. *J Clin Invest.* 2002;109(5):571–577. doi:10.1172/JCI15217.

5. Tarran R, Button B, Boucher RC. Regulation of normal and cystic fibrosis airway surface liquid volume by phasic shear stress. *Annual Review of Physiology* 2006;68(1):543–561. doi:10.1146/annurev.physiol.68.072304.112754.

6. Widdicombe JG. Airway liquid: A barrier to drug diffusion? *European Respiratory Journal* 1997;10(10):2194–2197.

7. Fahy JV, Dickey BF. Airway mucus function and dysfunction. *The New England Journal of Medicine* 2010; 363(23):2233–2247. doi:10.1056/NEJMra0910061.

8. Hill DB, Vasquez PA, Mellnik J, McKinley SA, Vose A, Mu F, Henderson AG et al. A biophysical basis for mucus solids concentration as a candidate biomarker for airways disease. *PLOS ONE* 2014;9(2):e87681. doi:10.1371/journal.pone.0087681.

9. Carlstedt I, Lindgren H, Sheehan JK. The macromolecular structure of human cervical-mucus glycoproteins. Studies on fragments obtained after reduction of disulphide bridges and after subsequent trypsin digestion. *Biochemical Journal* 1983;213(2):427–435.

10. Cone RA. Barrier properties of mucus. *Advanced Drug Delivery Reviews* 2009;61(2):75–85. doi:10.1016/j.addr.2008.09.008.

11. Thornton DJ, Davies JR, Kraayenbrink M, Richardson PS, Sheehan JK, Carlstedt I. Mucus glycoproteins from "normal" human tracheobronchial secretion. *Biochemical Journal* 1990;265(1):179–186.

12. Thornton DJ, Sheehan JK, Lindgren H, Carlstedt I. Mucus glycoproteins from cystic fibrotic sputum. Macromolecular properties and structural "architecture." *Biochemical Journal* 1991;276(Pt 3):667–675.

13. Davies JR, Hovenberg HW, Lindén CJ, Howard R, Richardson PS, Sheehan JK, Carlstedt I. Mucins in airway secretions from healthy and chronic bronchitic subjects. *Biochemical Journal* 1996;313(Pt 2):431–439.

14. Lamblin G, Degroote S, Perini J-M, Delmotte P, Scharfman A, Davril M, Lo-Guidice J-M. et al. Human airway mucin glycosylation: A combinatory of carbohydrate determinants which vary in cystic fibrosis. *Glycoconjugate Journal* 2001;18(9):661–684. doi:10.1023/A:1020867221861.

15. Thornton DJ, Rousseau K, McGuckin MA. Structure and function of the polymeric mucins in airways mucus. *Annual Review of Physiology* 2008;70(1):459–486. doi:10.1146/annurev.physiol.70.113006.100702.

16. Desseyn J-L, Guyonnet-Dupérat V, Porchet N, Aubert J-P, Laine A. Human mucin gene MUC5B, the 10.7-kb large central exon encodes various alternate subdomains resulting in a super-repeat structural evidence for a 11p15.5 gene family. *Journal of Biological Chemistry* 1997;272(6):3168–3178. doi:10.1074/jbc.272.6.3168.

17. Escande F, Aubert JP, Porchet N, Buisine MP. Human mucin gene MUC5AC: Organization of its 5'-region and central repetitive region. *Biochemical Journal* 2001;358(Pt 3):763–772.

18. Toribara NW, Gum JR, Culhane PJ, Lagace RE, Hicks JW, Petersen GM, Kim YS. MUC-2 human small

intestinal mucin gene structure. Repeated arrays and polymorphism. *Journal of Clinical Investigation* 1991; 88(3):1005–1013.

19. Johansson MEV, Ambort D, Pelaseyed T, Schütte A, Gustafsson JK, Ermund A, Subramani DB. et al. Composition and functional role of the mucus layers in the intestine. *Cellular and Molecular Life Sciences* 2011;68(22):3635. doi:10.1007/s00018-011-0822-3.

20. Escande F, Porchet N, Aubert J-P, Buisine M-P. The mouse Muc5b mucin gene: CDNA and genomic structures, chromosomal localization and expression. *Biochemical Journal* 2002;363(Pt 3):589–598.

21. Murty VLN, Sarosiek J, Slomiany A, Slomiany BL. Effect of lipids and proteins on the viscosity of gastric mucus glycoprotein. *Biochemical and Biophysical Research Communications* 1984;121(2):521–529. doi:10.1016/0006-291X(84)90213-4.

22. Hang HC, Bertozzi CR. The chemistry and biology of mucin-type O-linked glycosylation. *Bioorganic & Medicinal Chemistry* 2005;13(17):5021–5034. doi:10.1016/j.bmc.2005.04.085.

23. Sheehan JK, Kirkham S, Howard M, Woodman P, Kutay S, Brazeau C, Buckley J, Thornton DJ. Identification of molecular intermediates in the assembly pathway of the MUC5AC mucin. *Journal of Biological Chemistry* 2004;279(15):15698–15705. doi:10.1074/jbc. M313241200.

24. Tam PY, Verdugo P. Control of mucus hydration as a Donnan equilibrium process. *Nature* 1981;292(5821):340–342. doi:10.1038/292340a0.

25. Verdugo P. Mucin exocytosis. *The American Review of Respiratory Disease* 1991;144(3_pt_2):S33–S37. doi:10.1164/ajrccm/144.3_pt_2.S33.

26. Chen Y, Zhao YH, Di Y-P, Wu R. Characterization of human mucin 5B gene expression in airway epithelium and the genomic clone of the amino-terminal and 5′-flanking region. *American Journal of Respiratory Cell and Molecular Biology* 2001;25(5):542–553. doi:10.1165/ajrcmb.25.5.4298.

27. Rose MC, Voynow JA. Respiratory tract mucin genes and mucin glycoproteins in health and disease. *Physiological Reviews* 2006;86(1):245–278. doi:10.1152/physrev.00010.2005.

28. Kirkham S, Sheehan JK, Knight D, Richardson PS, Thornton DJ. Heterogeneity of airways mucus: Variations in the amounts and glycoforms of the major oligomeric mucins MUC5AC and MUC5B. *Biochemical Journal* 2002;361(Pt 3):537–546.

29. Sheehan JK, Howard M, Richardson PS, Longwill T, Thornton DJ. Physical characterization of a low-charge glycoform of the MUC5B mucin comprising the gel-phase of an asthmatic respiratory mucous plug. *Biochemical Journal* 1999;338(Pt 2):507–513.

30. Thornton DJ, Carlstedt I, Howard M, Devine PL, Price MR, Sheehan JK. Respiratory mucins: Identification of core proteins and glycoforms. *Biochemical Journal* 1996;316(Pt 3):967–975.

31. Thornton DJ, Howard M, Khan N, Sheehan JK. Identification of two glycoforms of the MUC5B mucin in human respiratory mucus evidence for a cysteine-rich sequence repeated within the molecule. *Journal of Biological Chemistry* 1997;272(14):9561–9566. doi:10.1074/jbc.272.14.9561.

32. Davies JR, Svitacheva N, Lannefors L, Kornfält R, Carlstedt I. Identification of MUC5B, MUC5AC and small amounts of MUC2 mucins in cystic fibrosis airway secretions. *Biochemical Journal* 1999;344(Pt 2):321–330.

33. Hovenberg HW, Davies JR, Herrmann A, Lindén C-J, Carlstedt I. MUC5AC, but not MUC2, is a prominent mucin in respiratory secretions. *Glycoconjugate Journal* 1996;13(5):839–847. doi:10.1007/BF00702348.

34. Buisine M-P, Devisme L, Copin M-C, Durand-Réville M, Gosselin B, Aubert J-P, Porchet N. Developmental mucin gene expression in the human respiratory tract. *American Journal of Respiratory Cell and Molecular Biology* 1999;20(2):209–218. doi:10.1165/ajrcmb.20.2.3259.

35. Thornton DJ, Sheehan JK. From mucins to mucus. *Proceedings of the American Thoracic Society* 2004;1(1):54–61. doi:10.1513/pats.2306016.

36. Davis CW. *Goblet Cells: Physiology and Pharmacology. Airway Mucus: Basic Mechanisms and Clinical Perspectives.* Boston, MA; Basel, Switzerland: Birkhauser, 1997, pp. 149–177.

37. Fung DC, Rogers DF. *Airway Submucosal Glands: Physiology and Pharmacology. Airway Mucus: Basic Mechanisms and Clinical Perspectives.* Boston, MA; Basel, Switzerland: Birkhasuer, 1997, pp. 170–210.

38. Kawakubo M, Ito Y, Okimura Y, Kobayashi M, Sakura K, Kasama S, Fukuda MN, Fukuda M, Katsuyama T, Nakayama J. Natural antibiotic function of a human gastric mucin against helicobacter pylori infection. *Science* 2004;305(5686):1003–1006. doi:10.1126/science.1099250.

39. Lindén S, Nordman H, Hedenbro J, Hurtig M, Borén T, Carlstedt I. Strain- and blood group-dependent binding of Helicobacter pylori to human gastric MUC5AC glycoforms. *Gastroenterology* 2002;123(6):1923–1930. doi:10.1053/gast.2002.37076.

40. Roy MG, Livraghi-Butrico A, Fletcher AA, McElwee MM, Evans SE, Boerner RM, Alexander SN, et al. Muc5b is required for airway defense. *Nature* 2014;505(7483):412–416. doi:10.1038/nature12807.

41. Koeppen M, McNamee EN, Brodsky KS, Aherne CM, Faigle M, Downey GP, Colgan SP, Evans CM, Schwartz DA, Eltzschig HK. Detrimental role of the airway mucin Muc5ac during ventilator-induced lung injury. *Mucosal Immunology* 2013;6(4):762–775. doi:10.1038/mi.2012.114.

42. Ordoñez CL, Khashayar R, Wong HH, Ferrando R, Wu R, Hyde DM, Hotchkiss JA, et al. Mild and moderate asthma is associated with airway goblet cell hyperplasia and abnormalities in mucin gene expression. *American Journal of Respiratory and Critical Care Medicine* 2001;163(2):517–523. doi:10.1164/ajrccm.163.2.2004039.

43. Evans CM, Raclawska DS, Ttofali F, Liptzin DR, Fletcher AA, Harper DN, McGing MA, et al. The polymeric mucin Muc5ac is required for allergic airway hyperreactivity. *Nature Communications* 2015;6:6281. doi:10.1038/ncomms7281.

44. Raynal BDE, Hardingham TE, Sheehan JK, Thornton DJ. Calcium-dependent protein interactions in MUC5B provide reversible cross-links in salivary mucus. *Journal of Biological Chemistry* 2003;278(31):28703–28710. doi:10.1074/jbc. M304632200.

45. Lai SK, Wang Y-Y, Hida K, Cone R, Hanes J. Nanoparticles reveal that human cervicovaginal mucus is riddled with pores larger than viruses. *Proceedings of the National Academy of Sciences of the United States of America* 2010;107(2):598–603. doi:10.1073/pnas.0911748107.

46. Boucher RC. New concepts of the pathogenesis of cystic fibrosis lung disease. *European Respiratory Journal* 2004;23(1):146–158. doi:10.1183/09031936.03.00057003.

47. Wills PJ, Hall RL, Chan W, Cole PJ. Sodium chloride increases the ciliary transportability of cystic fibrosis and bronchiectasis sputum on the mucus-depleted bovine trachea. *Journal of Clinical Investigation* 1997;99(1):9–13.

48. Nicholas B, Skipp P, Mould R, Rennard S, Davies DE, O'Connor CD, Djukanović R. Shotgun proteomic analysis of human-induced sputum. *Proteomics* 2006;6(15):4390–4401. doi:10.1002/pmic.200600011.

49. Ali M, Lillehoj EP, Park Y, Kyo Y, Kim KC. Analysis of the proteome of human airway epithelial secretions. *Proteome Science* 2011;9:4. doi:10.1186/1477-5956-9-4.

50. Schuster BS, Suk JS, Woodworth GF, Hanes J. Nanoparticle diffusion in respiratory mucus from humans without lung disease. *Biomaterials* 2013;34(13):3439–3446. doi:10.1016/j.biomaterials.2013.01.064.

51. Suk JS, Lai SK, Wang Y-Y, Ensign LM, Zeitlin PL, Boyle MP, Hanes J. The penetration of fresh undiluted sputum expectorated by cystic fibrosis patients by non-adhesive polymer nanoparticles. *Biomaterials* 2009;30(13):2591–2597. doi:10.1016/j.biomaterials.2008.12.076.

52. Lai SK, Wang Y-Y, Cone R, Wirtz D, Hanes J. Altering mucus rheology to "Solidify" human mucus at the nanoscale. *PLoS One* 2009;4(1):e4294.doi:10.1371/journal.pone.0004294.

53. Schuster BS, Kim AJ, Kays JC, Kanzawa MM, Guggino WB, Boyle MP, Rowe SM, Muzyczka N, Suk JS, Hanes J. Overcoming the cystic fibrosis sputum barrier to leading adeno-associated virus gene therapy vectors. *Molecular Therapy* 2014;22(8):1484–1493. doi:10.1038/mt.2014.89.

54. Lieleg O, Vladescu I, Ribbeck K. Characterization of particle translocation through mucin hydrogels. *Biophysical Journal* 2010;98(9):1782–1789. doi:10.1016/j.bpj.2010.01.012.

55. Sanders NN, De Smedt SC, Demeester J. Mobility and stability of gene complexes in biogels. *Journal of Controlled Release* 2003;87(1):117–129. doi:10.1016/S0168-3659(02)00355-3.

56. Suk JS, Kim AJ, Trehan K, Schneider CS, Cebotaru L, Woodward OM, Boylan NJ, Boyle MP, Lai SK, Guggino WB, Hanes J. Lung gene therapy with highly compacted DNA nanoparticles that overcome the mucus barrier. *Journal of Controlled Release* 2014;178:8–17. doi:10.1016/j.jconrel.2014.01.007.

57. Kim AJ, Boylan NJ, Suk JS, Hwangbo M, Yu T, Schuster BS, Cebotaru L. et al. Use of single-site-functionalized PEG dendrons To prepare gene vectors that penetrate human mucus barriers. *Angewandte Chemie International Edition* 2013;52(14):3985–3988. doi:10.1002/anie.201208556.

58. Mastorakos P, da Silva AL, Chisholm J, Song E, Choi WK, Boyle MP, Morales MM, Hanes J, Suk JS. Highly compacted biodegradable DNA nanoparticles capable of overcoming the mucus barrier for inhaled lung gene therapy. *Proceedings of the National Academy of Sciences of the United States of America* 2015;112(28):8720–8725. doi:10.1073/pnas.1502281112.

59. Wu L, Liu M, Shan W, Cui Y, Zhang Z, Huang Y. Lipid nanovehicles with adjustable surface properties for overcoming multiple barriers simultaneously in oral administration. *International Journal of Pharmaceutics* 2017;520(1):216–227. doi:10.1016/j.ijpharm.2017.02.015.

60. Sanders NN, De Smedt SC, Van Rompaey E, Simoens P, De Baets F. Demeester journal cystic fibrosis sputum. *American Journal of Respiratory and Critical Care Medicine* 2000;162(5):1905–1911. doi:10.1164/ajrccm.162.5.9909009.

61. Lai SK, O'Hanlon DE, Harrold S, Man ST, Wang Y-Y, Cone R, Hanes J. Rapid transport of large polymeric nanoparticles in fresh undiluted human mucus. *Proceedings of the National Academy of Sciences of the United States of America* 2007;104(5):1482–1487. doi:10.1073/pnas.0608611104.

62. Braeckmans K, Peeters L, Sanders NN, De Smedt SC, Demeester J. Three-Dimensional fluorescence recovery after photobleaching with the confocal scanning laser microscope. *Biophysical Journal* 2003;85(4):2240–2252.

63. Xu Q, Ensign LM, Boylan NJ, Schön A, Gong X, Yang J-C, Lamb NW. et al. Impact of surface polyethylene glycol (PEG) density on biodegradable nanoparticle transport in mucus ex vivo and distribution in

vivo. *ACS Nano 2015*;9(9):9217–9227. doi:10.1021/acsnano.5b03876.

64. Duncan GA, Jung J, Hanes J, Suk JS. The mucus barrier to inhaled gene therapy. *Molecular Therapy 2016*;24(12):2043–2053. doi:10.1038/mt.2016.182.

65. Hida K, Lai SK, Suk JS, Won SY, Boyle MP, Hanes J. Common gene therapy viral vectors do not efficiently penetrate sputum from cystic fibrosis patients. *PLoS One 2011*;6(5):e19919. doi:10.1371/journal.pone.0019919.

66. Araújo F, Martins C, Azevedo C, Sarmento B. Chemical modification of drug molecules as strategy to reduce interactions with mucus. *Advanced Drug Delivery Reviews 2017*. doi:10.1016/j.addr.2017.09.020.

67. Suk JS, Boylan NJ, Trehan K, Tang BC, Schneider CS, Lin J-MG, Boyle MP et al. N-acetylcysteine enhances cystic fibrosis sputum penetration and airway gene transfer by highly compacted DNA nanoparticles. *Molecular Therapy 2011*;19(11):1981–1989. doi:10.1038/mt.2011.160.

68. Reynolds HY. Immunoglobulin G and its function in the human respiratory tract*. *Mayo Clinic Proceedings 1988*;63(2):161–174. doi:10.1016/S0025-6196(12)64949-0.

69. Burnett D. Immunoglobulins in the lung. *Thorax 1986*;41(5):337–344.

70. Goodman MR, Link DW, Brown WR, Nakane PK. Ultrastructural evidence of transport of secretory IgA across bronchial epithelium. *The American Review of Respiratory Disease 1981*;123(1):115–119. doi:10.1164/arrd.1981.123.1.115.

71. Mostov KE, Blobel G. A transmembrane precursor of secretory component. The receptor for transcellular transport of polymeric immunoglobulins. *Journal of Biological Chemistry 1982*;257 (19):11816–11821.

72. Newkirk MM, Klein MH, Katz A, Fisher MM, Underdown BJ. Estimation of polymeric IgA in human serum: An assay based on binding of radiolabeled human secretory component with applications in the study of IgA nephropathy, IgA monoclonal gammopathy, and liver disease. *The Journal of Immunology 1983*;130(3):1176–1181.

73. Stockley RA, Afford SC, Burnett D. Assessment of 7S and 11S immunoglobulin a in sputum. *The American Review of Respiratory Disease 1980*;122(6):959–964. doi:10.1164/arrd.1980.122.6.959.

74. Delacroix DL, Dive C, Rambaud JC, Vaerman JP. IgA subclasses in various secretions and in serum. *Immunology 1982*;47(2):383–385.

75. Kornfeld SJ, Plaut AG. Secretory immunity and the bacterial IgA proteases. *Reviews of Infectious Diseases 1981*;3(3):521–534.

76. Longet S, Miled S, Lötscher M, Miescher SM, Zuercher AW, Corthésy B. Human plasma-derived polymeric IgA and IgM antibodies associate with secretory component to yield biologically active secretory-like antibodies. *Journal of Biological Chemistry 2013*;288(6):4085–4094. doi:10.1074/jbc.M112.410811.

77. Marcotte H, Lavoie MC. Oral microbial ecology and the role of salivary immunoglobulin A. *Microbiology and Molecular Biology Reviews 1998*;62(1):71–109.

78. Mazanec MB, Nedrud JG, Kaetzel CS, Lamm ME. A three-tiered view of the role of IgA in mucosal defense. *Immunology Today 1993*;14(9):430–435. doi:10.1016/0167-5699(93)90245-G.

79. Kim S-H, Jang Y-S. The development of mucosal vaccines for both mucosal and systemic immune induction and the roles played by adjuvants. *Clinical and Experimental Vaccine Research 2017*;6(1):15–21. doi:10.7774/cevr.2017.6.1.15.

80. Corthésy B. Multi-faceted functions of secretory IgA at mucosal surfaces. *Frontiers in Immunology 2013*;4:85. doi:10.3389/fimmu.2013.00185.

81. Bakema JE, Egmond Mv. The human immunoglobulin A Fc receptor FcαRI: A multifaceted regulator of mucosal immunity. *Mucosal Immunology 2011*;4(6):mi201136. doi:10.1038/mi.2011.36.

82. Merrill WW, Naegel GP, Olchowski JJ, Reynolds HY. Immunoglobulin G subclass proteins in serum and lavage fluid of normal subjects. *The American Review of Respiratory Disease 1985*;131(4):584–587. doi:10.1164/arrd.1985.131.4.584.

83. Soutar CA. Distribution of plasma cells and other cells containing immunoglobulin in the respiratory tract in chronic bronchitis. *Thorax 1977*;32(4):387–396.

84. Nijhuis-Heddes JM, Lindeman J, Otto AJ, Snieders MW, Kievit-Tyson PA, Dijkman JH. Distribution of immunoglobulin-containing cells in the bronchial mucosa of patients with chronic respiratory disease. *European Journal of Respiratory Diseases 1982*;63(3):249–256.

85. Lin PM, Wright JR. Surfactant protein A binds to IgG and enhances phagocytosis of IgG-opsonized erythrocytes. *AJP: Lung Cellular and Molecular Physiology 2006*;291(6):L1199–L206. doi:10.1152/ajplung.00188.2006.

86. Watford WT, Ghio AJ, Wright JR. Complement-mediated host defense in the lung. *American Journal of Physiology—Lung Cellular and Molecular Physiology 2000*;279(5):L790–L798.

87. Watford WT, Wright JR, Hester CG, Jiang H, Frank MM. Surfactant protein a regulates complement activation. *The Journal of Immunology 200 1*;167(11):6593–600. doi:10.4049/jimmunol.167.11.6593.

88. Garagiola DM, Huard TK, LoBuglio AF. Comparison of monocyte and alveolar macrophage antibody-dependent cellular cytotoxicity and Fc-receptor activity.

Cellular Immunology 1981;64(2):359–370. doi:10.1016/0008-8749(81)90487-1.

89. Naegel GP, Young KR, Reynolds HY. Receptors for human IgG subclasses on human alveolar macrophages. *The American Review of Respiratory Disease* 1984;129(3):413–418. doi:10.1164/arrd.1984.129.3.413.

90. Olmsted SS, Padgett JL, Yudin AI, Whaley KJ, Moench TR, Cone RA. Diffusion of macromolecules and virus-like particles in human cervical mucus. *Biophysical Journal* 2001;81(4):1930–1937.

91. Wang Y-Y, Kannan A, Nunn KL, Murphy MA, Subramani DB, Moench T, Cone R, Lai SK. IgG in cervicovaginal mucus traps HSV and prevents vaginal herpes infections. *Mucosal Immunology* 2014;7(5):1036–1044. doi:10.1038/mi.2013.120.

92. Wang Y-Y, Harit D, Subramani DB, Arora H, Kumar PA, Lai SK. Influenza-binding antibodies immobilise influenza viruses in fresh human airway mucus. *European Respiratory Journal* 2017;49(1):1601709. doi:10.1183/13993003.01709-2016.

93. Newby J, Schiller JL, Wessler T, Edelstein J, Forest MG, Lai SK. A blueprint for robust crosslinking of mobile species in biogels with weakly adhesive molecular anchors. *Nature Communications* 2017;8. doi:10.1038/s41467-017-00739-6.

94. Chen A, McKinley SA, Shi F, Wang S, Mucha PJ, Harit D, Forest MG, Lai SK. Modeling of virion collisions in cervicovaginal mucus reveals limits on agglutination as the protective mechanism of secretory immunoglobulin A. *PLoS One* 2015;10(7). doi:10.1371/journal.pone.0131351.

95. Henry CE, Wang Y-Y, Yang Q, Hoang T, Chattopadhyay S, Hoen T, Ensign LM, et al. Anti-PEG antibodies alter the mobility and biodistribution of densely PEGylated nanoparticles in mucus. *Acta Biomater* 2016;43:61–70. doi:10.1016/j.actbio.2016.07.019.

96. Chirmule N, Propert KJ, Magosin SA, Qian Y, Qian R, Wilson JM. Immune responses to adenovirus and adeno-associated virus in humans. *Gene Therapy* 1999;6(9):3300994. doi:10.1038/sj.gt.3300994.

97. Calcedo R, Vandenberghe LH, Gao G, Lin J, Wilson JM. Worldwide epidemiology of neutralizing antibodies to adeno-associated viruses. *The Journal of Infectious Diseases* 2009;199(3):381–390. doi:10.1086/595830.

98. Halbert CL, Miller AD, McNamara S, Emerson J, Gibson RL, Ramsey B, Aitken ML. Prevalence of neutralizing antibodies against adeno-associated virus (AAV) types 2, 5, and 6 in cystic fibrosis and normal populations: Implications for gene therapy using AAV vectors. *Human Gene Therapy* 2006;17(4):440–447. doi:10.1089/hum.2006.17.440.

99. Yang Q, Lai SK. Anti-PEG immunity: Emergence, characteristics, and unaddressed questions. *Wiley Interdisciplinary Reviews: Nanomedicine and Nano

biotechnology* 2015;7(5):655–677. doi:10.1002/wnan.1339.

100. Cheng T-L, Wu P-Y, Wu M-F, Chern J-W, Roffler SR. Accelerated clearance of polyethylene glycol-modified proteins by anti-polyethylene glycol IgM. *Bioconjugate Chemistry* 1999;10(3):520–528. doi:10.1021/bc980143z.

101. Zhang C, Fan K, Ma X, Wei D. Impact of large aggregated uricases and PEG Diol on accelerated blood clearance of PEGylated canine uricase. *PLoS One* 2012;7(6):e39659. doi:10.1371/journal.pone.0039659.

102. Shimizu T, Ichihara M, Yoshioka Y, Ishida T, Nakagawa S, Kiwada H. Intravenous administration of polyethylene glycol-coated (PEGylated) proteins and PEGylated adenovirus elicits an anti-PEG immunoglobulin M response. *Biological and Pharmaceutical Bulletin* 2012;35(8):1336–1342.

103. Zhao Y, Wang L, Yan M, Ma Y, Zang G, She Z, Deng Y. Repeated injection of PEGylated solid lipid nanoparticles induces accelerated blood clearance in mice and beagles. *International Journal of Nanomedicine* 2012;7:2891–2900. doi:10.2147/IJN.S30943.

104. Ichihara M, Shimizu T, Imoto A, Hashiguchi Y, Uehara Y, Ishida T, Kiwada H. Anti-PEG IgM response against PEGylated liposomes in mice and rats. *Pharmaceutics* 2010;3(1):1–11. doi:10.3390/pharmaceutics3010001.

105. Li Z, Palaniyandi S, Zeng R, Tuo W, Roopenian DC, Zhu X. Transfer of IgG in the female genital tract by MHC class I-related neonatal Fc receptor (FcRn) confers protective immunity to vaginal infection. *Proceedings of the National Academy of Sciences of the United States of America* 2011;108(11):4388–4393. doi:10.1073/pnas.1012861108.

106. Mascola JR, Stiegler G, VanCott TC, Katinger H, Carpenter CB, Hanson CE, Beary H. et al. Protection of macaques against vaginal transmission of a pathogenic HIV-1/SIV chimeric virus by passive infusion of neutralizing antibodies. *Nature Medicine* 2000;6(2):nm0200_207. doi:10.1038/72318.

107. Deruaz M, Moldt B, Le KM, Power KA, Vrbanac VD, Tanno S, Ghebremichael MS. et al. Protection of humanized mice from repeated intravaginal HIV challenge by passive immunization: A model for studying the efficacy of neutralizing antibodies in vivo. *The Journal of Infectious Diseases* 2016;214(4):612–616. doi:10.1093/infdis/jiw203.

108. Hessell AJ, Rakasz EG, Poignard P, Hangartner L, Landucci G, Forthal DN, Koff WC, Watkins DI, Burton DR. Broadly neutralizing human anti-HIV antibody 2G12 Is effective in protection against mucosal SHIV challenge even at low serum neutralizing titers. *PLoS Pathogens* 2009;5(5):e1000433. doi:10.1371/journal.ppat.1000433.

109. Tarran R. Regulation of airway surface liquid vol-

ume and mucus transport by active ion transport. *Proceedings of the American Thoracic Society* 2004;1(1):42–46. doi:10.1513/pats.2306014.

110. Donaldson SH, Corcoran TE, Laube BL, Bennett WD. Mucociliary clearance as an outcome measure for cystic fibrosis clinical research. *Proceedings of the American Thoracic Society* 2007;4(4):399–405. doi:10.1513/pats.200703-042BR.

111. Todoroff J, Vanbever R. Fate of nanomedicines in the lungs. *Current Opinion in Colloid & Interface Science* 2011;16(3):246–254. doi:10.1016/j.cocis.2011.03.001.

112. Ganz T. Antimicrobial polypeptides in host defense of the respiratory tract. *Journal of Clinical Investigation* 2002;109(6):693–697. doi:10.1172/JCI15218.

113. Cole AM, Dewan P, Ganz T. Innate antimicrobial activity of nasal secretions. *Infection and Immunity* 1999;67(7):3267–3275.

114. Zahm JM, King M, Duvivier C, Pierrot D, Girod S, Puchelle E. Role of simulated repetitive coughing in mucus clearance. *European Respiratory Journal* 1991;4(3):311–315.

115. Matsui H, Grubb BR, Tarran R, Randell SH, Gatzy JT, Davis CW, Boucher RC. Evidence for periciliary liquid layer depletion, not abnormal ion composition, in the pathogenesis of cystic fibrosis airways disease. *Cell* 1998;95(7):1005–1015.

116. Boucher RC. Cystic fibrosis: A disease of vulnerability to airway surface dehydration. *Trends in Molecular Medicine* 2007;13(6):231–40. doi:10.1016/j.molmed.2007.05.001.

117. Tang XX, Ostedgaard LS, Hoegger MJ, Moninger TO, Karp PH, McMenimen JD, Choudhury B, Varki A, Stoltz DA, Welsh MJ. Acidic pH increases airway surface liquid viscosity in cystic fibrosis. *Journal of Clinical Investigation* 126(3):879–891. doi:10.1172/JCI83922.

118. Collawn JF, Matalon S. CFTR and lung homeostasis. *American Journal of Physiology—Lung Cellular and Molecular Physiology* 2014;307(12):L917–L923. doi:10.1152/ajplung.00326.2014.

119. Gadsby DC, Vergani P, Csanády L. The ABC protein turned chloride channel whose failure causes cystic fibrosis. *Nature* 2006;440(7083):477–483. doi:10.1038/nature04712.

120. Rowe SM, Miller S, Sorscher EJ. Mechanisms of disease: Cystic fibrosis. *The New England Journal of Medicine* 2005;352(19):1992–2001.

121. Davis PB. Cystic fibrosis since 1938. *American Journal of Respiratory and Critical Care Medicine* 2006;173(5):475–482.

122. Worlitzsch D, Tarran R, Ulrich M, Schwab U, Cekici A, Meyer KC, Birrer P et al. Effects of reduced mucus oxygen concentration in airway Pseudomonas infections of cystic fibrosis patients. *Journal of Clinical Investigation* 2002;109(3):317–325. doi:10.1172/JCI13870.

123. Henke MO, John G, Germann M, Lindemann H, Rubin BK. MUC5AC and MUC5B mucins increase in cystic fibrosis airway secretions during pulmonary exacerbation. *American Journal of Respiratory and Critical Care Medicine* 2007;175(8):816–821. doi:10.1164/rccm.200607-1011OC.

124. Hubeau C, Lorenzato M, Couetil JP, Hubert D, Dusser D, Puchelle E, Gaillard D. Quantitative analysis of inflammatory cells infiltrating the cystic fibrosis airway mucosa. *Clinical and Experimental Immunology* 2001;124(1):69–76. doi:10.1046/j.1365-2249.2001.01456.x.

125. Potter JL, Spector S, Matthews LW, Lemm J. Studies on pulmonary secretions. *The American Review of Respiratory Disease* 1969;99(6):909–916. doi:10.1164/arrd.1969.99.6.909.

126. Perks B, Shute JK. DNA and Actin Bind and Inhibit Interleukin-8 Function in cystic fibrosis sputa. *American Journal of Respiratory and Critical Care Medicine* 2000;162(5):1767–1772. doi:10.1164/ajrccm.162.5.9908107.

127. Evans CM, Kim K, Tuvim MJ, Dickey BF. Mucus hypersecretion in asthma: Causes and effects. *Current Opinion in Pulmonary Medicine* 2009;15(1):4–11. doi:10.1097/MCP.0b013e32831da8d3.

128. Morcillo EJ, Cortijo J. Mucus and MUC in asthma. *Current Opinion in Pulmonary Medicine* 2006;12(1):1–6.

129. Bergeron C, Al-Ramli W, Hamid Q. Remodeling in asthma. *Proceedings of the American Thoracic Society* 2009;6(3):301–305. doi:10.1513/pats.200808-089RM.

130. Welsh KG, Rousseau K, Fisher G, Bonser LR, Bradding P, Brightling CE, Thornton DJ, Gaillard EA. MUC5AC and a glycosylated variant of MUC5B alter mucin composition in children with acute asthma. *Chest* 2017;152(4):771–779. doi:10.1016/j.chest.2017.07.001.

131. Innes AL, Carrington SD, Thornton DJ, Kirkham S, Rousseau K, Dougherty RH, Raymond WW, Caughey GH, Muller SJ, Fahy JV. Ex vivo sputum analysis reveals impairment of protease-dependent mucus degradation by plasma proteins in acute asthma. *American Journal of Respiratory and Critical Care Medicine* 2009;180(3):203–210. doi:10.1164/rccm.200807-1056OC.

132. Allie SR, Randall TD. Pulmonary immunity to viruses. *Clinical Science* 2017;131(14):1737–1762. doi:10.1042/CS20160259.

133. Renegar KB, Small PA, Boykins LG, Wright PF. Role of IgA versus IgG in the control of influenza viral infection in the murine respiratory tract. *The Journal of Immunology* 2004;173(3):1978–1986. doi:10.4049/jimmunol.173.3.1978.

134. Tamura S, Tanimoto T, Kurata T. Mechanisms of broad cross-protection provided by influenza virus infection and their application to vaccines. *Japanese Journal of Infectious Diseases* 2005;58(4):195.

135. Johansen F-E, Kaetzel C. Regulation of the polymeric immunoglobulin receptor and IgA trans-

port: New advances in environmental factors that stimulate pIgR expression and its role in mucosal immunity. *Mucosal Immunology 2011*;4(6):598–602. doi:10.1038/mi.2011.37.

136. Labiris NR, Dolovich MB. Pulmonary drug delivery. Part I: Physiological factors affecting therapeutic effectiveness of aerosolized medications. *British Journal of Clinical Pharmacology 2003*;56(6):588–599. doi:10.1046/j.1365-2125.2003.01892.x.

137. Blank F, Stumbles PA, Seydoux E, Holt PG, Fink A, Rothen-Rutishauser B, Strickland DH, von Garnier C. Size-dependent uptake of particles by pulmonary antigen-presenting cell populations and trafficking to regional lymph nodes. *American Journal of Respiratory Cell and Molecular Biology 2013*;49(1):67–77. doi:10.1165/rcmb.2012-0387OC.

138. Folkesson HG, Matthay MA, Westrom BR, Kim KJ, Karlsson BW, Hastings RH. Alveolar epithelial clearance of protein. *Journal of Applied Physiology 1996*; 80(5):1431–1445.

139. Hirota K, Hasegawa T, Hinata H, Ito F, Inagawa H, Kochi C, Soma G-I, Makino K, Terada H. Optimum conditions for efficient phagocytosis of rifampicin-loaded PLGA microspheres by alveolar macrophages. *Journal of Controlled Release 2007*;119(1):69–76. doi:10.1016/j.jconrel.2007.01.013.

140. Patel B, Gupta N, Ahsan F. Particle engineering to enhance or lessen particle uptake by alveolar macrophages and to influence the therapeutic outcome. *European Journal of Pharmaceutics and Biopharmaceutics 2015*;89:163–174. doi:10.1016/j.ejpb.2014.12.001.

141. Yoo J-W, Mitragotri S. Polymer particles that switch shape in response to a stimulus. *PNAS 2010*;107(25):11205–11210. doi:10.1073/pnas.1000346107.

142. Cleaver JO, You D, Michaud DR, Pruneda FAG, Juarez MML, Zhang J, Weill PM. et al. Lung epithelial cells are essential effectors of inducible resistance to pneumonia. *Mucosal Immunology 2014*;7(1):78–88. doi:10.1038/mi.2013.26.

143. Barlow PG, Findlay EG, Currie SM, Davidson DJ. Antiviral potential of cathelicidins. *Future Microbiology 2014*;9(1):55–73. doi:10.2217/fmb.13.135.

144. Vareille M, Kieninger E, Edwards MR, Regamey N. The airway epithelium: Soldier in the fight against respiratory viruses. *Clinical Microbiology Reviews 2011*;24(1):210–229. doi:10.1128/CMR.00014-10.

145. Yoo J-K, Kim TS, Hufford MM, Braciale TJ. Viral infection of the lung: Host response and sequelae. *Clinical and Experimental Immunology 2013*;132(6). doi:10.1016/j.jaci.2013.06.006.

146. Guilliams M, Lambrecht BN, Hammad H. Division of labor between lung dendritic cells and macrophages in the defense against pulmonary infections. *Mucosal Immunology 2013*;6(3):464–473. doi:10.1038/mi.2013.14.

147. Legge KL, Braciale TJ. Lymph node dendritic cells control CD8+ T cell responses through regulated fasL expression. *Immunity 2005*;23(6):649–659. doi:10.1016/j.immuni.2005.11.006.

148. Legge KL, Braciale TJ. Accelerated migration of respiratory dendritic cells to the regional lymph nodes is limited to the early phase of pulmonary infection. *Immunity 2003*;18(2):265–277. doi:10.1016/S1074-7613(03)00023-2.

149. Vermaelen K, Pauwels R. Pulmonary Dendritic Cells. *American Journal of Respiratory and Critical Care Medicine 2005*;172(5):530–551. doi:10.1164/rccm.200410-1384SO.

150. Blank F, Fytianos K, Seydoux E, Rodriguez-Lorenzo L, Petri-Fink A, von Garnier C, Rothen-Rutishauser B. Interaction of biomedical nanoparticles with the pulmonary immune system. *Journal of Nanobiotechnology 2017*;15. doi:10.1186/s12951-016-0242-5.

151. Nembrini C, Stano A, Dane KY, Ballester M, Vlies AJvd, Marsland BJ, Swartz MA, Hubbell JA. Nanoparticle conjugation of antigen enhances cytotoxic T-cell responses in pulmonary vaccination. *PNAS 2011*;108(44):E989–E997. doi:10.1073/pnas.1104264108.

152. Frick SU, Bacher N, Baier G, Mailänder V, Landfester K, Steinbrink K. Functionalized polystyrene nanoparticles trigger human dendritic cell maturation resulting in enhanced CD4+ T cell activation. *Macromolecular Bioscience 2012*;12(12):1637–1647. doi:10.1002/mabi.201200223.

153. Blank F, Gerber P, Rothen-Rutishauser B, Sakulkhu U, Salaklang J, Peyer KD, Gehr P. et al. Biomedical nanoparticles modulate specific CD4+ T cell stimulation by inhibition of antigen processing in dendritic cells. *Nanotoxicology 2011*;5(4):606–621. doi:10.3109/17435390.2010.541293.

154. Hardy CL, LeMasurier JS, Belz GT, Scalzo-Inguanti K, Yao J, Xiang SD, Kanellakis P, Bobik A, Strickland DH, Rolland JM, O'Hehir RE, Plebanski M. Inert 50 nm polystyrene nanoparticles that modify pulmonary dendritic cell function and inhibit allergic airway inflammation. *The Journal of Immunology 2012*;188(3):1431–1441. doi:10.4049/jimmunol.1100156.

155. Raz E. Organ-specific regulation of innate immunity. *Nature Immunology 2007*;8(1):3–4. doi:10.1038/ni0107-3.

156. Sun J, Madan R, Karp CL, Braciale TJ. Effector T cells control lung inflammation during acute influenza virus infection by producing IL-10. *Nature Medicine 2009*;15(3):277–284. doi:10.1038/nm.1929.

157. Chiu C, Openshaw PJ. Antiviral B cell and T cell immunity in the lungs. *Nature Immunology 2015*;16(1):18–26. doi:10.1038/ni.3056.

158. Loebbermann J, Thornton H, Durant L, Sparwasser T, Webster KE, Sprent J, Culley FJ, Johansson C, Openshaw PJ. Regulatory T cells expressing granzyme B play a critical role in controlling lung inflammation during acute viral infection. *Mucosal Immunology* 2012;5(2):161–172. doi:10.1038/mi.2011.62.

159. Loebbermann J, Durant L, Thornton H, Johansson C, Openshaw PJ. Defective immunoregulation in RSV vaccine-augmented viral lung disease restored by selective chemoattraction of regulatory T cells. *Proceedings of the National Academy of Sciences of the United States of America* 2013;110(8):2987–2992. doi:10.1073/pnas.1217580110.

160. Umehara T, Kato K, Park YS, Lillehoj EP, Kawauchi H, Kim KC. Prevention of lung injury by Muc1 mucin in a mouse model of repetitive pseudomonas aeruginosa infection. *Inflammation Research* 2012;61(9):1013–1020. doi:10.1007/s00011-012-0494-y.

161. Li Y, Dinwiddie DL, Harrod KS, Jiang Y, Kim KC. Anti-inflammatory effect of MUC1 during respiratory syncytial virus infection of lung epithelial cells in vitro. *American Journal of Physiology—Lung Cellular and Molecular Physiology* 2010;298(4):L558–L563. doi:10.1152/ajplung.00225.2009.

162. Snelgrove RJ, Goulding J, Didierlaurent AM, Lyonga D, Vekaria S, Edwards L, Gwyer E, Sedgwick JD, Barclay AN, Hussell T. A critical function for CD200 in lung immune homeostasis and the severity of influenza infection. *Nature Immunology* 2008;9(9):1074–1083. doi:10.1038/ni.1637.

163. Monticelli LA, Sonnenberg GF, Abt MC, Alenghat T, Ziegler CGK, Doering TA, Angelosanto JM. et al. Innate lymphoid cells promote lung-tissue homeostasis after infection with influenza virus. *Nature Immunology* 2011;12(11):1045–1054. doi:10.1038/ni.2131.

164. Fromen CA, Rahhal TB, Robbins GR, Kai MP, Shen TW, Luft JC, DeSimone JM. Nanoparticle surface charge impacts distribution, uptake and lymph node trafficking by pulmonary antigen-presenting cells. *Nanomedicine* 2016;12(3):677–687. doi:10.1016/j.nano.2015.11.002.

165. Rodriguez-Lorenzo L, Fytianos K, Blank F, von Garnier C, Rothen-Rutishauser B, Petri-Fink A. Fluorescence-encoded gold nanoparticles: Library design and modulation of cellular uptake into dendritic cells. *Small* 2014;10(7):1341–1350. doi:10.1002/smll.201302889.

非结核分枝杆菌

Nontuberculous mycobacteria

M. Ghadiri, P.M. Young, D. Traini

16.1 前言

已知的分枝杆菌(*Mycobacterium*，M.)有190多种[1]，其中有些是致病原(如结核分枝杆菌和麻风分枝杆菌)，而另一些在正常情况下是环境分枝杆菌，对人类的致病性较低，然而，它们可能会导致机会性感染。非结核分枝杆菌(nontuberculous mycobacteria，NTM)通常是指除结核分枝杆菌和麻风分枝杆菌以外的分枝杆菌。NTM在环境中普遍存在，饮用水、天然水和土壤等样本常可分离到NTM[2]。NTMs包括多种NTM，其毒力和致病潜力各异。遗传易感性、免疫缺陷和结构性肺部疾病等宿主因素，以及湿度、海拔和淋浴系统等环境因素也能影响NTM肺病的发生[3, 4]。在各种NTMs中，鸟分枝杆菌复合体(*M. avium* complex，MAC)、脓肿分枝杆菌(*M. abscessus*，MAB)和堪萨斯分枝杆菌是最常见和最重要的致病微生物[5]。NTM是需氧的不动菌，抗酸染色呈阳性。NTM的细胞壁富含脂质，具有疏水性，远厚于大多数其他细菌的细胞壁；这使亲水性养分难以渗透进入细菌，并使其能够耐受重金属、消毒剂和抗生素[6]，进而形成对消毒剂和抗生素具有抗性的生物被膜[7]。

与NTM感染相关的人类疾病分为4种不同的临床综合征：慢性肺部疾病[8]、淋巴结炎[9]、皮肤病[10]和播散性疾病[11]，其中肺部感染最常见[12]。吸入含分枝杆菌的气溶胶即可影响肺部，这使肺成为目前人类分枝杆菌病最常累及的部位。本章将讨论NTM肺部感染；重点关注流行病学、发病机制、诊断和治疗策略。

16.2 非结核分枝杆菌肺病

16.2.1 流行病学

在全球范围内，NTM肺病的发病率和流行情况不断攀升，免疫功能正常和免疫功能低下的个体均可得病[13]。由于缺少向公共卫生机构报告肺部 NTM 感染病例的途径,获得准确的数据从而估计 NTM 肺病的发病率和流行情况具有挑战性,尽管越来越多的国家/地区已开始报告 NTM 肺病的发病率和流行情况,包括美国[14]、加拿大[15]、澳大利亚[16]和英国[17]等西方国家以及伊朗[18]、朝鲜[19]、日本[20]和中国台湾[21]等亚洲国家/地区。

16.2.2　肺部疾病中 NTM 的分类

根据 NTM 在固态培养基上的生长速度(快速和慢速生长)及其颜色,可将其分为 2 组,其中,生长速度比菌落颜色具有更重要的临床意义。慢速生长型最常导致肺部和淋巴结疾病[22],而快速生长型通常会影响皮肤、骨骼和关节[23]。但是,在某些情况下,快速生长型也会引起肺部感染[24]。

（1）慢速生长型

慢速生长型 NTM 需要 7 d 或更长时间才能生长,并根据颜色进行分类:光产色菌仅在暴露于光线下产生色素;暗产色菌,色素可在没有光照的情况下产生;不产色菌,无论光照与否均不产生色素。慢速生长型主要导致肺部感染[25, 26],也可导致其他疾病。慢速生长型 NTM 中,与肺部感染临床最相关的是 MAC、堪萨斯分枝杆菌、玛尔摩分枝杆菌和蟾蜍分枝杆菌。

（2）快速生长型

快速生长型 NTM 能在不到 7 d 的时间内生长,但仍比大多数其他细菌的生长慢[27]。快速生长型 NTM 主要导致皮肤和软组织感染,但也会引起肺部感染。快速生长型 NTM 中,临床最常见的包括脓肿分枝杆菌和龟分枝杆菌[24]。脓肿分枝杆菌致病力较强,最可能导致肺部疾病,约 80% 的肺部快速生长型 NTM 感染由脓肿分枝杆菌引起[28]。

16.2.3　NTM 肺病的发病机制

在所有 NTM 中,从临床肺部标本中分离出的有 91 个不同种[29]。这些分离株有可能引起社区获得的和医疗保健相关的感染。感染无疑来源于环境;人与人之间的传播很少发生,但已有囊性纤维化患者脓肿分枝杆菌人传人的报道[30]。吸入是 NTM 引起肺部疾病的主要传播途径[31],通常发生在热水浴缸、淋浴间等造水环境,还可能涉及花园土壤和室内灰尘[32]。NTM 存在于自然水环境中,气溶胶会增加空气中 NTM 的浓度[33]。分枝杆菌比其他细菌更容易气溶胶化,因为它们具有高度疏水的细胞壁[34]。NTM 肺病的发生很可能需要同时具备环境暴露和宿主易感性这两方面因素。

当分枝杆菌通过吸入进入肺部、到达肺泡腔,然后进入驻留的肺泡巨噬细胞时,感染就开始了。如果肺泡巨噬细胞未能消除分枝杆菌,分枝杆菌将直接感染肺泡上皮细胞,或者随着被感染的肺泡巨噬细胞向肺实质迁移而侵入肺间质[35]。被感染的巨噬细胞产生细胞因子信号(如白介素 12),该信号募集并刺激淋巴细胞产生免疫应答,从而帮助杀死入侵的分枝杆菌。在肺部,这导致肉芽肿的形成[35]。然后,菌株在生长中的肉芽肿内复制,导致肉芽肿的扩张和破裂以及分枝杆菌的释放。当肉芽肿扩张触及气道时,两者融合形成一个空腔。释放到空洞的气道腔一侧的肉芽肿内容物同时包含细胞内和细胞外分枝杆菌,这些分枝杆菌随后可经痰液排出[36]。

16.2.4　易感因素

(1)慢性肺部疾病

在很多情况下,既往有肺部感染以及慢性阻塞性肺疾病(COPD)[37]和遗传性疾病[如囊性肺纤维化[30]、α-1抗胰蛋白酶缺乏症[38]、高IgE综合征[39]和原发性纤毛运动障碍综合征(primary ciliary dyskinesia, PCD)[40]]是肺部NTM感染的主要易感因素。但是,为何在具有易感因素的人群中,有一部分人被感染而另外一部分不被感染,目前尚不明确。患有严重COPD的患者易患NTM肺部感染,这可归因于呼吸频率增加、摄食减少和炎症细胞因子分解代谢所致的体重减轻。因此,较低的体重指数(low body mass index, BMI)也可能是上述人群NTM肺病的易感因素[22]。

(2)年龄

老年人更容易感染NTM[41],提示老年人的全身免疫力低下会导致NTM感染。事实上,Umrao等的研究结果表明,65岁及以上成年人的肺NTM患病率每年增加高达8.2%[42]。

(3)性别

女性发生肺NTM感染的可能性是男性的1.4倍[43]。尤其是白人女性更容易受到NTM感染[44]。NTM肺部感染在没有明显的免疫缺陷的瘦弱老年妇女中更常见,这表明脂肪因子、性激素和TGF-β的异常表达可能在其易感性中起重要作用[44]。瘦素缺乏也被认为是女性对NTM易感性更高的原因之一[45]。

(4)种族

与白种人相比,亚洲/太平洋岛民患NTM感染的可能性增加1倍,而黑种人患NTM感染的可能性则是白种人的一半[46,47]。

(5)免疫缺陷患者

因细胞免疫系统相关遗传性疾病而严重免疫抑制的患者或接受免疫抑制药物治疗的患者更常罹患NTM疾病[48]。具有免疫功能失调的疾病,如干燥综合征[49]、类风湿关节炎[50]等自身免疫性疾病以及HIV感染[51],也可能会增加NTM感染机会。

16.3　非结核分枝杆菌肺病的诊断

诊断NTM肺病需要结合临床、影像学和微生物学证据。确诊NTM肺病需要有临床症状,且影像学检查相符并符合微生物学标准。根据美国胸科学会/美国感染病学会(American Thoracic Society/Infectious Diseases Society of America,ATS/IDSA)的意见,确定诊断需要满足两项临床标准和一项微生物标准[52]。

16.3.1　临床和影像学标准

临床和影像学标准包括:①肺部症状(慢性咳嗽,常伴有脓性痰,有时伴有咯血)和全身症状(不适、乏力和体重减轻);②胸部影像学检查见结节或空洞;③如没有空洞,则需要进行高分辨率 CT 检查(HRCT)以显示具有多灶性支气管扩张伴多发小结节。NTM 诊断需要满足上述所有临床标准。

16.3.2　微生物实验室诊断

由于 NTM 天然存在于环境中,因此分离到 NTM 的临床意义仍然是个难题,从非无菌的呼吸道标本中分离到 NTM 并不意味着是它们导致了肺部疾病。根据 ATS/IDSA[52] 的意见,为了做出准确的 NTM 微生物学诊断,3 个主要标准中至少 1 个应为阳性。这 3 个标准是:①至少有独立的 2 次痰培养阳性;②至少 1 次支气管冲洗或灌洗液中培养阳性;③经支气管或其他肺活检组织证实分枝杆菌的组织病理学特征,且 NTM 培养阳性;或活检显示分枝杆菌组织病理特征,同时痰或支气管冲洗液 NTM 培养阳性。

如果怀疑患者患有 NTM 肺病但不符合诊断标准,则需要对这些患者进行随访,直到明确诊断为止。诊断为 NTM 肺病并不需要立即开始治疗。治疗应基于每位患者的潜在风险和治疗获益,并考虑年龄、合并症和疾病类型。

16.4　非结核分枝杆菌肺病的治疗

NTM 感染的治疗仍然具有挑战性,因为需要长疗程、多种抗生素治疗,这会引起多种不良反应和药物相互作用[53]以及抗生素耐药性问题。一旦开始治疗,NTM 肺病的治疗目标是持续 12 个月以上的培养阴性。在某些情况下,需要手术切除肺部感染区域,但该种手术很少见。

16.4.1　抗生素治疗

NTM 肺病的治疗是包括多种抗生素的联合方案,例如,根据疾病的严重程度和 NTM 的类型,联合使用克拉霉素、阿奇霉素、利福平和乙胺丁醇。但是,针对不同菌种,有不同的治疗方案,下文将详细讨论并总结(表 16 - 1)。

表 16 - 1　常见 NTM 肺病的治疗方案

菌种	治疗方案	疗　程	其他治疗
MAC	克拉霉素或阿奇霉素＋利福平或利福布汀＋乙胺丁醇	培养阴性后 1 年	雾化阿米卡星、贝达喹啉、手术
堪萨斯分枝杆菌	异烟肼＋利福平＋乙胺丁醇	培养阴性后 1 年	克拉霉素、莫西沙星、手术
蟾蜍分枝杆菌	利福平＋异烟肼＋克拉霉素＋乙胺丁醇、链霉素(最初 3～6 个月)	培养阴性后 1 年	
玛尔摩分枝杆菌	利福平＋异烟肼＋乙胺丁醇、喹诺酮和大环内酯	培养阴性后 1 年	

（续表）

菌种	治疗方案	疗　程	其他治疗
脓肿分枝杆菌	强化阶段：阿米卡星＋头孢西丁（或亚胺培南）2～4 个月＋阿奇霉素或克拉霉素 维持阶段：阿奇霉素或克拉霉素＋吸入阿米卡星、氯法齐明	培养阴性后 1 年	替加环素、利奈唑胺、贝达喹啉

通常，对于大多数慢生长型 NTM，推荐的治疗方案包含利福平（或利福布丁）、乙胺丁醇和大环内酯类抗生素，疗程为 18～24 个月。病情严重时，可以在最初的 3～6 个月内增加使用阿米卡星或链霉素。对于快生长型菌种，治疗方案主要基于体外药物实验结果。

MAC 肺病的治疗：MAC 是 NTM 感染的最常见类型，可能会导致肺部疾病或播散性疾病[54]。MAC 肺病的治疗通常包含 2～3 种抗生素，疗程至少 12 个月[55]。一线药物包括大环内酯类药物（克拉霉素或阿奇霉素）、乙胺丁醇和利福霉素（利福平、利福布丁）。辅助治疗药物包括：氨基糖苷类，如链霉素和阿米卡星，甚至阿米卡星雾化[56]；氟喹诺酮类（左氧氟沙星、莫西沙星）以及氯法齐明，但与含大环内酯类药物的治疗方案相比，这些药物的疗效较差。利奈唑胺和酮内酯类对 MAC 和其他分枝杆菌也显示出良好的体外活性[57]。

堪萨斯分枝杆菌肺病和其他慢生长型 NTM 感染的治疗：已知堪萨斯分枝杆菌具有高致病性，在不致病的情况下很少从人体标本中分离到[58]。但是，相比于其他种类的 NTM，堪萨斯分枝杆菌对治疗药物更为敏感。含有利福平的多药联合治疗是成功治疗堪萨斯分枝杆菌肺病的关键[58]。目前，ATS 对堪萨斯分枝杆菌肺部感染推荐的治疗是异烟肼、利福平和乙胺丁醇每天给药方案，疗程为 18 个月[52]。堪萨斯分枝杆菌肺部感染的患者在治疗期间，应通过常规临床检查、定期的痰涂片检查以及分枝杆菌培养进行密切监测。异烟肼、利福平和乙胺丁醇的大剂量方案可用于治疗慢速生长型分枝杆菌。当利福平耐药时，可使用乙胺丁醇、异烟肼、磺胺甲恶唑联合阿米卡星或链霉素的替代疗法[59]。疗程应该持续到培养阴性 1 年。

脓肿分枝杆菌肺病和其他快速生长型 NTM 感染的治疗：脓肿分枝杆菌是美国 NTM 肺病的第三大常见的病原体[60]，从人体标本中分离出脓肿分枝杆菌的频率是其他快速生长型 NTM 之和的 4 倍。脓肿分枝杆菌已成为快速生长型 NTM 中最具传染性和耐药性的菌种[61]。目前尚无明确推荐的用于治疗脓肿分枝杆菌肺病的药物方案（已证实或可预测疗效）[62]。对于快速生长型 NTM，治疗方案需要基于体外药物敏感性试验结果，目标是改善临床结局而不是彻底根除感染。研究表明，包括克拉霉素在内的多药联合治疗可能会导致症状改善和疾病恶化[63]。在包含克拉霉素的联合治疗上局部手术切除可能疗效更好。

（1）吸入性抗生素

由于吸入性抗生素具有感染部位药物浓度高、全身毒性低[65]、全身吸收少[66]等优势,全球范围内吸入性抗生素的使用在不断增加[64]。在美国,多达 10％ 的 NTM 感染患者使用吸入性抗生素治疗[67]。目前市售的吸入性抗生素包括氨曲南吸入溶液(Cayston)、妥布霉素吸入溶液(例如 TOBI®、Bethkis®、Kitabis Pak®)、妥布霉素吸入粉末(TOBI® PodhalerTM)和甲磺酸盐多黏菌素 E 雾化型粉末(Colistin®)、环丙沙星干粉和使用射流雾化器雾化吸入的脂质体环丙沙星(PulmaquinTM)、左氧氟沙星溶液(Aeroquin®)、甲磺酸盐多黏菌素 E 干粉(Colomycin®、Colobreathe®)、万古霉素干粉(AeroVancTM)和两性霉素 B 干粉(ABIP)。此外,目前在非 CF 支气管扩张症、耐药性肺 NTM 感染的治疗中,一些注射用抗生素制剂亦被用于超适应证雾化治疗,如庆大霉素、妥布霉素、阿米卡星、头孢他啶和两性霉素[68]。

吸入性阿米卡星(Arikace, Insmed)已被 FDA 批准用于感染病治疗[69]。它被推荐用于治疗 CF 患者 NTM 肺部感染。在难治性肺 NTM 感染患者中,增加吸入性阿米卡星治疗可改善微生物学和/或临床症状[70]。尽管已证实阿米卡星具有高度抗 NTM 感染的活性,但其药物浓度安全窗狭窄且只能肠胃外给药的特点限制了其临床应用。临床试验提示吸入阿米卡星也具有全身毒性,如耳毒性和肾毒性[71],为此研发了吸入性阿米卡星脂质体制剂,后者可进一步降低全身毒性并提高其疗效[72]。研究表明,在标准口服抗生素治疗 NTM 感染的基础上,增加雾化阿米卡星脂质体可以提高疗效并降低全身毒性[66]。将阿米卡星包封在脂质体中还可以使药物在肺部持续高浓度释放,从而减少给药频率并降低全身毒性[65]。因此,吸入性阿米卡星可以减少总的给药量并减少给药次数。

体内研究提示吸入阿米卡星脂质体在降低肺部鸟分枝杆菌负荷方面,与高出 25％ 剂量的肠胃外用药相比具有相似的效果[60]。它能在感染部位达到杀菌水平,而不会引起全身毒性。

(2)用于吸入性抗生素的设备

用于治疗肺部感染的吸入性抗生素比其他吸入制剂更具挑战性,这常常和其给药时间延长和给药剂量较高有关。雾化器和粉雾吸入器(DPI)是用于递送抗生素的常用装置,在 NTM 感染中最常用雾化器[71]。用于此目的的雾化器类型对于药物在肺部的吸入和沉积效率至关重要[72]。尽管临床仍在使用传统的射流雾化器,但已经出现更高效率的新一代雾化器。这些新型雾化器速度更快,效率更高;治疗时间得到了改进,这将增加患者对治疗的依从性。

用于 NTM 感染递送抗生素的新型雾化器包括以下几种:

1)震动筛孔雾化器(VMT)[73]:压电驱动器驱动,产生的液滴大小与筛孔一致(通常约为 2.5 μm),这与传统雾化器相比减少了颗粒的异质性。VMT 是便携式设备,可以手持并由电池供电,如 eFlow 雾化器(英国 Pari Medical)。Tobi、Arikace®、Cayston 和 Aeroquin 制剂使用配备 VMT 技术的 eFlow 和 eFlow 快速雾化器进行雾化[73]。

2)适应性气溶胶递送系统(AAD)[74]:这项新技术仅在呼吸周期中的吸气相递送药物。AAD 设备可提供特定的预定药物剂量并能减少药物容积,因为它们不是在整个呼吸周期内连续输送药物(即减少了呼气过程中的药物浪费)。Ineb 设备结合了 VMT 和 AAD 的两项技术,用于向患有肺部 NTM 感染的 CF 患者递送甲磺酸盐多黏菌素 E[75]。

尽管雾化抗生素已有了 30 多年的应用历史,但针对 DPI 吸入抗生素的颗粒工程学也已成为深入研究的焦点。近 10 年来,颗粒工程技术的进步带来了 DPI 吸入抗生素制剂的发展[64]。市场上现有的 DPI 制剂有妥布霉素(TOBI Podhaler,诺华)[64, 76]、黏菌素(Colobreathe)[77]、环丙沙星(Podhaler,拜耳)[78]和两性霉素 B(Podhaler,诺华)[79]。妥布霉素 DPI 使用便携式胶囊吸入器,不需要外部电源。此外,该装置是由呼吸驱动的,但是装置内部阻力低,其递送与患者的最大吸气流速无关,因此减少了药物递送的变异性[80]。环丙沙星 DPI 是否可抑制支气管扩张症加重或降低肺疾病发作频率的问题还正在评估中[78]。

吸入性抗生素需要高剂量的药物,量级为毫克(如 TOBI 为 112 mg),这意味着患者须吸入多个含药胶囊以便完成每天抗生素剂量。设备装载和多次吸入操作的用药方案导致患者依从性低,这可能进一步导致抗生素治疗不完全和患者再次感染的风险增加。最近,Pharmaxis 有限公司开发了一种多呼吸 DPI 装置 Orbital DPI®,旨在用一次性、单剂量装置将高剂量的粉雾抗生素直接递送到呼吸道[81, 82]。这种革命性的装置可能会改变高剂量药物递送的治疗方式。

16.4.2 手术

某些肺 NTM 感染的患者可能需要手术切除局灶性肺结节[83]。对于抗生素治疗无效的广泛肺部感染患者,建议行肺叶切除术[83]。尽管手术被认为是一种治疗选择,但临床医生并不经常使用。

16.4.3 NTM 肺病的治疗局限性

因为耐多药、药物毒性和药物-药物相互作用等原因,目前 NTM 感染的全身性治疗临床疗效不理想。

(1)NTM 的耐药性

由 NTM 引起的感染治疗难度高,因为这些分枝杆菌不仅可能对经典的抗分枝杆菌药物具有天然耐药性,而且对目前可用的大多数抗生素也具有耐药性[84]。固有的抗生素耐药机制包括生长缓慢、存在穿透性不佳的厚细胞壁(作为物理屏障和化学疏水屏障)、药物外排系统(外排泵)和靶基因(抗生素修饰/失活酶)的遗传多态性[53, 85]。

NTM 的某些菌种已证实能形成生物被膜,这有利于病原体的生存,可增强其对消毒剂和抗生素的耐药性[86]。由于 NTM 病原体具有耐药性,在开始治疗之前需要对分离出的菌种进行药敏试验[87]。

(2)药物不良反应

治疗 NTM 感染的多种抗生素都有不良反应[56]。患者可以在短期内可耐受轻微的不良反应,但是在较长的治疗期内(12~24 个月),很难耐受每天出现恶心和呕吐。例如,阿米卡星对大多数 NTM 菌株有效,但每天或间断使用全身性阿米卡星可能会产生耳毒性、肾毒性等不良反应[76]。胃肠道不良反应在口服抗生素中十分普遍。由于严重的胃肠道反应,使用大环内酯类可能需要调整药物剂量。尤其是应用氨基糖苷类抗生素时,还需要监测肾功能。利福平、大环内酯类、亚胺培南或替加环素可引起药物性肝毒性,因此,需要定期监测肝功能[88]。

（3）药物-药物相互作用

NTM 感染需要多药联合治疗,这不可避免地会产生药物相互作用[41]。因此,临床医生应考虑联合治疗的药物相互作用,尤其是在老年患者中。药物相互作用可能导致药物毒性增加,也常导致血药峰浓度降低,这可部分解释当前推荐的联合治疗方案毒性更高且预后不良。例如,利福平可以降低大环内酯类药物和莫西沙星的血药峰浓度[89]。克拉霉素既是细胞色素 P3A 酶的底物又是其抑制剂,但阿奇霉素不是[90]。因此,为了避免药物相互作用,包括与利福平的相互作用,通常首选阿奇霉素。总之,在开始抗菌治疗之前,应检查 NTM 肺病患者的药物清单,并应监测潜在的药物相互作用。

16.4.4 NTM 的新药研发

为了应对 NTM 治疗成功的挑战,需要研发新药,也需要保留现有药物。此外,有必要提高我们对病原体天然和获得性耐药机制的了解。鉴于 NTM 病原体耐药机制的多样性,只有通过对各种 NTM 疾病进行直接的基因组、分子和临床研究才能获得深入的了解。

以下新型化合物已被提议作为抗 NTM 感染的有效药物(图 16-1)。

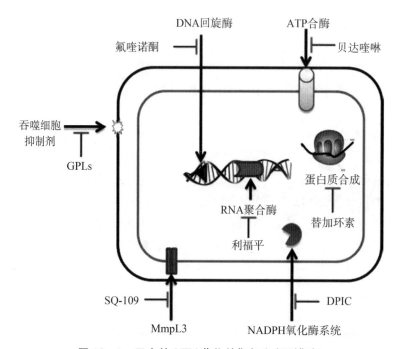

图 16-1 已有抗 NTM 药物的靶标和新型靶标

氯化二亚苯基碘鎓(Diphenyleneiodonium chloride,DPIC)是 NADPH/NADH 氧化酶抑制剂。Singh 等证明 DPIC 在小鼠中性粒细胞减少症感染模型中具有针对福特分枝杆菌的浓度依赖性杀菌活性[91]。DPIC 可显著降低肾脏和脾脏的细菌负荷,效果与比其高100倍浓度的阿米卡星相当。目前,尚无 DPIC 在 NTM 肺部感染中的研究。

表面的分枝杆菌糖肽脂质(glycopeptidolipids,GLP)或通过机械方法从非致病性耻垢分枝杆菌的细胞最外层中提取的 GLP,能够特异性和剂量依赖性地抑制耻垢分枝杆菌和堪萨斯分枝杆菌的吞噬作用。GLP 是巨噬细胞和分枝杆菌之间相互作用的有效竞争者,因此,GLP 已被作为抗 NTM 感染的新型药物而加以评估[92]。GLP 是分枝杆菌的最外层分子。分枝杆菌表面出现大量 GLP 可导致其侵袭能力降低并被巨噬细胞内化而减少。

硫肽类抗生素是核糖体来源的、高度修饰且富含硫的肽。该类抗生素通过影响宿主和微生物,对细胞内病原体(如 NTM)表现出双重作用模式[93]。它们不仅具有天然的抗菌活性,还具有广泛的生物学特性,如抗癌[94]、抗疟原虫[95]和免疫抑制[96]。替加环素是该类抗生素的成员,并已针对 NTM 感染进行了测试。一项大型临床试验使用包含替加环素在内的联合治疗方案,使 60% 以上脓肿分枝杆菌和龟分枝杆菌感染患者得到改善,其中包括既往抗生素治疗失败、CF 等患者[97]。在克拉霉素治疗鸟分枝杆菌感染的联合治疗方案中加入替加环素,可提高克拉霉素的活性并预防耐药[98]。替加环素是甘氨酰环素类蛋白质合成抑制剂中的第一个产品,2005 年已被 FDA 批准上市,并具有抗 NTM 的抗菌活性[85]。

贝达喹啉(Bedaquiline,BDQ)是 40 年来首个被批准用于治疗耐多药结核病(MDR-TB)的抗生素[99]。它是由强生公司研发的[100],已被超适应证用于治疗由 MAC 引起的肺病[101,102],靶向作用于分枝杆菌的 ATP 合酶。BDQ 对快速生长型 NTM 的体外抗菌活性已被证实[100]。在 Aguilar 等的研究中,通过测定 BDQ 对 18 种快速生长型 NTM 的最小抑菌浓度(MIC)和最小杀菌浓度(MBC),评估了 BDQ 对 NTM 的体外活性。该研究的初步结果表明 BDQ 对大多数 NTM 具有强烈的抑制作用。但是,对于某些 NTM 菌株,MBC 显著高于 MIC。

镓(Gallium,Ga)化合物对 ATCC 菌株和临床分离的耐药脓肿分枝杆菌具有潜在的抑制作用[103]。镓是一种具有吸引力的"特洛伊木马"代谢抑制剂,它既可以竞争对铁(离子)的摄取,也可以通过替代活性部位的铁而抑制铁依赖性酶的活性。众所周知,铁对于大多数微生物(包括脓肿分枝杆菌)的生长必不可少[104]。

DNA 回旋酶抑制剂(氟喹诺酮类)抑制 DNA 回旋酶的超螺旋作用[105]。日本第一三共公司研制的新一代 DNA 回旋酶抑制剂(DC-159a)已被证实具有抗结核分枝杆菌和堪萨斯分枝杆菌的活性[106]。

二硝基苯甲酰胺[107]和吲哚甲酰胺[108]是主要用于治疗热带疾病的细胞壁生物合成抑制剂,已被证明对慢速生长型和快速生长型的分枝杆菌均具有抗菌活性。这些化合物的分子靶点是海藻糖单霉菌酸酯转运蛋白 MmpL3,它对分枝杆菌细胞壁的生物合成至关重要。SQ-190 以 MmpL3 为靶点,是一种海藻糖单霉菌酸酯的膜转运蛋白,参与分枝菌酸向分枝杆菌细胞壁核心的转运[109]。

16.5 非结核分枝杆菌治疗的临床研究

检索 NIH 临床试验数据库显示,到目前为止只有 15 项治疗 NTM 肺病的随机试验(已完成或目前正在招募中),如表 16-2 所示。由于临床试验数量有限,需要发展和资助更多的研究,以评估抗生素治疗 NTM 肺病的有效性和安全性。此外,多中心研究虽然成本较高,但可以为开展严格且具备充分统计学效力的临床试验提供所需的患者人数。

表 16-2　近期 NTM 肺病临床试验概览

研究标题	状　态	干预措施	治疗对象	研究目标	研究编号
克拉霉素治疗 NTM 肺病	已完成(2017)	口服克拉霉素	NTM; MAC	克拉霉治疗 NTM 感染的开放研究	NCT00600769
白介素 12 治疗严重 NTM 感染	已完成(2003)	白介素 12	NTM 感染	白介素 12 治疗严重 NTM 感染的安全性和有效性	NCT00001911
Arikayce 治疗 NTM 肺病	已完成(2015)	LAI	NTM 感染	LAI(Arikayce®)治疗难治性 NTM 肺病的有效性	NCT01315236
利奈唑胺治疗 NTM 肺病	尚未招募受试者	利奈唑胺口服片剂	NTM 病	利奈唑胺治疗 NTM 疾病的有效性和耐受性	NCT03220074
评估 LAI 联合多药方案对比多药方案疗效差异的研究	启动但未招募受试者	LAI	NTM 感染	LAI 治疗成人难治性 MAC 肺病的有效性	NCT02344004
利福布汀治疗 MAC 的有效性	已完成(2017)	利福布汀	NTM 感染	利福布汀治疗 MAC 的临床疗效	NCT03164291
γ 干扰素治疗 NTM 感染	已完成(2008)	γ 干扰素	NTM 感染	γ 干扰素治疗 NTM 感染	NCT00001318
LAI 治疗脓肿分枝杆菌肺病	招募中	LAI + 多药联合	NTM	每天一次吸入 LAI 在脓肿分枝杆菌肺病治疗中的有效性、安全性和耐受性	NCT03038178

（续表）

研究标题	状　态	干预措施	治疗对象	研究目标	研究编号
西地那非治疗 NTM 感染	已完成（2015）	西地那非	NTM 感染	研究西地那非对 NTM 肺病患者脑血流量和一氧化氮水平的影响	NCT01853540
蟾蜍分枝杆菌肺病的治疗	招募中	克拉霉素；莫西沙星	NTM 肺病	含克拉霉素或莫西沙星方案治疗蟾蜍分枝杆菌肺病的 6 个月痰转阴率	NCT01298336
氯法齐明治疗 MAC 肺病	招募中	氯法齐明	MAC	氯法齐明治疗 MAC 肺病的 II 期研究	NCT02968212
克拉霉素对照阿奇霉治疗 MAC 肺病	尚未招募受试者	克拉霉素、阿奇霉素、利福平、乙胺丁醇	MAC	克拉霉素 vs 阿奇霉素治疗 MAC 肺病	NCT03236987

注：NTM，非结核分枝杆菌；MAC，鸟分枝杆菌复合体（*Mycobacterium avium* Complex）；LAI，吸入型脂质体阿米卡星（Liposomal amikacin for inhalation）。

16.6 结论

　　NTM 感染面临许多挑战，这是全世界人类健康的主要威胁之一。这些挑战可归类为诊断困难、治疗药物选择困难以及微生物耐药和新药开发困难而导致的疾病管理困难。疾病诊断的延迟因先前存在的基础肺部疾病而异。NTM 多达 190 多种，并且不同菌种感染的治疗方法也有所不同，因此在诊断上更需要关注与临床相关的菌种，如鸟分枝杆菌和脓肿分枝杆菌。同时，还应采用先进的分子诊断技术分离和研究更多环境来源的 NTM 菌种，以便制定更好的治疗策略。

　　治疗选择和方案的缺乏使得 NTM 肺病的治疗更加困难。目前的治疗药物有限、疗程长、费用昂贵且常出现严重的不良反应以及治疗失败。此外，由于菌株的耐药性以及治疗反应随菌种而不同，迫切需要新的治疗选择。许多针对结核分枝杆菌的新药对 NTM 没有任何抗菌活性，因此更加需要前瞻性的临床研究来确定适用于不同 NTM 菌种的药物方案。目前缺乏模拟 NTM 人类疾病和病理学的标准动物模型，这增加了治疗性研究的困难。显然，在诊断、治疗和药物开发领域有必要做进一步的工作。继续关注高危人群和严格遵守最新的国际治疗指南仍然是控制 NTM 肺病的关键。

（周　华　译）

参考文献

1. King HC, Khera-Butler T, James P, Oakley BB, Erenso G, Aseffa A, Knight R, Wellington EM, Courtenay O. Environmental reservoirs of pathogenic mycobacteria across the Ethiopian biogeographical landscape. *Plos One 2017*;12(3). doi:10.1371/journal.pone.0173811. PubMed PMID: WOS:000399102200025.

2. Cook JL. Nontuberculous mycobacteria: Opportunistic environmental pathogens for predisposed hosts. *Brit Med Bull 2010*;96(1):45–59. doi:10.1093/bmb/ldq035. PubMed PMID: WOS:000284637600004.

3. Floto RA, Haworth CS. The growing threat of nontuberculous mycobacteria in CF. *J Cyst Fibros*. 2015;14(1):1–2. doi:10.1016/j.jcf.2014.12.002. PubMed PMID: 25487786.

4. Jordao Junior CM, Lopes FC, David S, Farache Filho A, Leite CQ. Detection of nontuberculous mycobacteria from water buffalo raw milk in Brazil. *Food Microbiol*. 2009;26(6):658–661. doi:10.1016/j.fm.2009.04.005. PubMed PMID: 19527843.

5. Johnson MM, Odell JA. Nontuberculous mycobacterial pulmonary infections. *J Thorac Dis*. 2014;6(3):210–220. Epub 2014/03/14. doi:10.3978/j.issn.2072-1439.2013.12.24. PubMed PMID: 24624285; PMCID: PMC3949190.

6. Shahraki AH, Heidarieh P, Bostanabad SZ, Khosravi AD, Hashemzadeh M, Khandan S, Biranvand M, Schraufnagel DE, Mirsaeidi M. "Multidrug-resistant tuberculosis" may be nontuberculous mycobacteria. *Eur J Intern Med*. 2015;26(4):279–284. doi:10.1016/j.ejim.2015.03.001. PubMed PMID: WOS:000353549900019.

7. Aung TT, Yam JKH, Lin SM, Salleh SM, Givskov M, Liu SP, Lwin NC, Yang L, Beuerman RW. Biofilms of pathogenic nontuberculous mycobacteria targeted by new therapeutic approaches. *Antimicrob Agents Ch*. 2016;60(1):24–35. doi:10.1128/Aac.01509-15. PubMed PMID: WOS:000369154600004.

8. Kurahara Y, Tachibana K, Tsuyuguchi K, Suzuki K. Mixed pulmonary infection with three types of nontuberculous mycobacteria. *Internal Med*. 2013;52(4):507–510. doi:10.2169/internalmedicine.52.8907. PubMed PMID: WOS:000318244500017.

9. Losurdo G, Castagnola E, Cristina E, Tasso L, Toma P, Buffa P, Giacchino R. Cervical lymphadenitis caused by nontuberculous mycobacteria in immunocompetent children: Clinical and therapeutic experience. *Head Neck-J Sci Spec*. 1998;20(3):245–249. doi:10.1002/(Sici)1097-0347(199805)20:3 < 245::Aid-Hed10 > 3.0.Co;2-J. PubMed PMID: WOS:000073097500010.

10. Bartralot R, Pujol RM, Garcia-Patos V, Sitjas D, Martin-Casabona N, Coll P, Alomar A, Castells A. Cutaneous infections due to nontuberculous mycobacteria: Histopathological review of 28 cases. Comparative study between lesions observed in immunosuppressed patients and normal hosts. *J Cutan Pathol*. 2000;27(3):124–129. doi:10.1034/j.1600-0560.2000.027003124.x. PubMed PMID: WOS:000085540200006.

11. Gimenez-Sanchez F, Cobos-Carrascosa E, Sanchez-Forte M, Martinez-Lirola M, Lopez-Ruzafa E, Galera-Martinez R, Del Rosal-Babes T, Martinez-Gallo M. Different penetrance of disseminated infections caused by nontuberculous Mycobacteria in mendelian susceptibility to mycobacteria disease associated with a novel mutation. *Pediatr Infect Dis J*. 2014;33(3):328–330. doi:10.1097/Inf.0000000000000099. PubMed PMID: WOS:000331699000031.

12. van Ingen J, Boeree MJ, Dekhuijzen PN, van Soolingen D. Environmental sources of rapid growing nontuberculous mycobacteria causing disease in humans. *Clin Microbiol Infect*. 2009;15(10):888–893. doi:10.1111/j.1469-0691.2009.03013.x. PubMed PMID: 19845700.

13. Wei MC, Banaei N, Yakrus MA, Stoll T, Gutierrez KM, Agarwal R. Nontuberculous mycobacteria infections in immunocompromised patients single institution experience. *J Pediat Hematol Onc*. 2009;31(8):556–560. PubMed PMID: WOS:000268815000006.

14. Plongla R, Preece CL, Perry JD, Gilligan PH. Evaluation of RGM medium for isolation of nontuberculous mycobacteria from respiratory samples from patients with cystic fibrosis in the United States. *J Clin Microbiol*. 2017;55(5):1469–1477. doi:10.1128/JCM.02423-16. PubMed PMID: 28228494.

15. Pham-Huy A, Robinson JL, Tapiero B, Bernard C, Daniel S, Dobson S, Dery P, Le Saux N, Embree J, Valiquette L, Quach C. Current trends in nontuberculous mycobacteria infections in Canadian children: A pediatric investigators collaborative network on infections in Canada (PICNIC) study. *Paed Child Healt-Can*. 2010;15(5):276–282. PubMed PMID: WOS:000278701200010.

16. Thomson R, Donnan E, Konstantinos A. Notification of nontuberculous mycobacteria: An Australian perspective. *Ann Am Thorac Soc*. 2017;14(3):318–323. doi:10.1513/AnnalsATS.201612-994OI. PubMed PMID: WOS:000397430100006.

17. Rolin SA, Sharma S, Myers JD. Prevalence and clinical significance of nontuberculous mycobacteria isolated in Cornwall, United Kingdom. *Am J Resp Crit Care*. 2011;183. PubMed PMID: WOS:000208770302690.

18. Heidarieh P, Mirsaeidi M, Hashemzadeh M, Feizabadi MM, Bostanabad SZ, Nobar MG, Shahraki AH. In vitro antimicrobial susceptibility of nontuber-

culous mycobacteria in Iran. *Microb Drug Resist.* 2016;22(2):172–178. doi:10.1089/mdr.2015.0134. PubMed PMID: WOS:000371872100012.

19. Koh WJ, Kwon OJ, Jeon K, Kim TS, Lee KS, Park YK, Bai GH. Clinical significance of nontuberculous mycobacteria isolated from respiratory specimens in Korea. *Chest 2006*;129(2):341–348. doi:DOI 10.1378/chest.129.2.341. PubMed PMID: WOS:000235646100021.

20. Yamanashi K, Marumo S, Fukui M, Huang CL. Nontuberculous mycobacteria infection and prognosis after surgery of lung cancer: A retrospective study. *Thorac Cardiovasc Surg.* 2016. doi:10.1055/s-0036-1584883. PubMed PMID: 27380380.

21. Lai CC, Tan CK, Chou CH, Hsu HL, Liao CH, Huang YT, Yang PC, Luh KT, Hsueh PR. Increasing incidence of nontuberculous mycobacteria, Taiwan, 2000–2008. *Emerg Infect Dis.* 2010;16(2):294–296. doi:10.3201/eid1602.090675. PubMed PMID: WOS:000274400300018.

22. Somoskovi A, Salfinger M. Nontuberculous mycobacteria in respiratory infections advances in diagnosis and identification. *Clin Lab Med.* 2014;34(2):271-+. doi:10.1016/j.cll.2014.03.001. PubMed PMID: WOS:000337643300006.

23. van Ingen J, Boeree MJ, Dekhuijzen PNR, van Soolingen D. Environmental sources of rapid growing nontuberculous mycobacteria causing disease in humans. *Clin Microbiol Infec.* 2009;15(10):888–893. doi:10.1111/j.1469-0691.2009.03013.x. PubMed PMID: WOS:000270958300002.

24. Han XY, De I, Jacobson KL. Rapidly growing mycobacteria: Clinical and microbiologic studies of 115 cases. *Am J Clin Pathol.* 2007;128(4):612–621. Epub 2007/09/19. doi:10.1309/1kb2gkyt1bueylb5. PubMed PMID: 17875513.

25. Koh WJ. Nontuberculous mycobacteria: Overview. *Microbiol Spectr.* 2017;5(1). doi:10.1128/microbiolspec. TNMI7-0024-2016. PubMed PMID: WOS:000397274600023.

26. Suomalainen S, Koukila-Kahkola P, Brander E, Katila ML, Piilonen A, Paulin L, Mattson K. Pulmonary infection caused by an unusual, slowly growing nontuberculous mycobacterium. *J Clin Microbiol.* 2001;39(7):2668–2671. doi:10.1128/Jcm.39.7.2668-2671.2001. PubMed PMID: WOS:000169586400050.

27. Kim EK, Shim TS, Kim DS. Clinical manifestations of pulmonary infection due to rapidly growing nontuberculous mycobacteria. *Chest 2003*;124(4):115s-116s. PubMed PMID: WOS:000186070400144.

28. Lee MR, Sheng WH, Hung CC, Yu CJ, Lee LN, Hsueh PR. *Mycobacterium abscessus* complex infections in humans. *Emerg Infect Dis.* 2015;21(9):1638–1646. doi:10.3201/eid2109.141634. PubMed PMID: WOS:000359894000024.

29. Hoefsloot W, van Ingen J, Andrejak C, Angeby K, Bauriaud R, Bemer P, Beylis N et al. Nontuberculous mycobacteria network European trials G. The geographic diversity of nontuberculous Mycobacteria isolated from pulmonary samples: An NTM-NET collaborative study. *Eur Respir J.* 2013;42(6):1604–1613. doi:10.1183/09031936.00149212. PubMed PMID: 23598956.

30. Bryant JM, Grogono DM, Greaves D, Foweraker J, Roddick I, Inns T, Reacher M et al. Whole-genome sequencing to identify transmission of *Mycobacterium abscessus* between patients with cystic fibrosis: A retrospective cohort study. *Lancet* (London, England). 2013;381(9877):1551–1560. Epub 2013/04/02. doi:10.1016/s0140-6736(13)60632-7. PubMed PMID: 23541540; PMCID: PMC3664974.

31. D'Antonio S, Rogliani P, Paone G, Altieri A, Alma MG, Cazzola M, Puxeddu E. An unusual outbreak of nontuberculous mycobacteria in hospital respiratory wards: Association with nontuberculous mycobacterial colonization of hospital water supply network. *Int J Mycobact.* 2016;5(2):244–247. doi:10.1016/j.ijmyco.2016.04.001. PubMed PMID: WOS:000376688000022.

32. Falkinham JO. Surrounded by mycobacteria: nontuberculous mycobacteria in the human environment. *J Appl Microbiol.* 2009;107(2):356–367. doi:10.1111/j.1365-2672.2009.04161.x. PubMed PMID: WOS:000267882800002.

33. Falkinham JO. Nontuberculous mycobacteria from household plumbing of patients with nontuberculous mycobacteria disease. *Emerg Infect Dis.* 2011;17(3):419–424. doi:10.3201/eid1703.101510. PubMed PMID: WOS:000288147000012.

34. Niederweis M, Danilchanka O, Huff J, Hoffmann C, Engelhardt H. Mycobacterial outer membranes: in search of proteins. *Trends Microbiol.* 2010;18(3):109–116. doi:10.1016/j.tim.2009.12.005. PubMed PMID: WOS:000276135500002.

35. Helguera-Repetto AC, Chacon-Salinas R, Cerna-Cortes JF, Rivera-Gutierrez S, Ortiz-Navarrete V, Estrada-Garcia I, Gonzalez-y-Merchand JA. Differential macrophage response to slow- and fast-growing pathogenic mycobacteria. *Biomed Res Int.* 2014. doi:10.1155/2014/916521. PubMed PMID: WOS:000336586200001.

36. Holland SM. Host defense against nontuberculous mycobacterial infections. *Semin Respir Infect.* 1996;11(4):217–230. Epub 1996/12/01. PubMed PMID: 8976576.

37. Hoefsloot W, van Ingen J, Magis-Escurra C, Reijers MH, van Soolingen D, Dekhuijzen RP, Boeree MJ. Prevalence of nontuberculous mycobacteria in COPD patients with exacerbations. *J Infect.* 2013;66(6):542–545. doi:10.1016/j.jinf.2012.12.011. PubMed PMID: 23298891.

38. Chan ED, Kaminska AM, Gill W, Chmura K, Feldman NE, Bai X, Floyd CM, Fulton KE, Huitt GA, Strand MJ, Iseman MD, Shapiro L. Alpha-1-antitrypsin (AAT) anomalies are associated with lung disease due to rapidly growing mycobacteria and

AAT inhibits *Mycobacterium abscessus* infection of macrophages. *Scand J Infect Dis*. 2007;39(8):690–696. Epub 2007/07/27. doi:10.1080/00365540701225744. PubMed PMID: 17654345.

39. Melia E, Freeman AF, Shea YR, Hsu AP, Holland SM, Olivier KN. Pulmonary nontuberculous mycobacterial infections in hyper-IgE syndrome. *J Allergy Clin Immunol*. 2009;124(3):617–618. doi:10.1016/j.jaci.2009.07.007. PubMed PMID: PMC2740750.

40. Noone PG, Leigh MW, Sannuti A, Minnix SL, Carson JL, Hazucha M, Zariwala MA, Knowles MR. Primary ciliary dyskinesia: Diagnostic and phenotypic features. *Am J Respir Crit Care Med*. 2004;169(4):459–467. Epub 2003/12/06. doi:10.1164/rccm.200303-365OC. PubMed PMID: 14656747.

41. Mirsaeidi M, Farshidpour M, Ebrahimi G, Aliberti S, Falkinham JO. Management of nontuberculous mycobacterial infection in the elderly. *Eur J Intern Med*. 2014;25(4):356–363. doi:10.1016/j.ejim.2014.03.008. PubMed PMID: PMC4067452.

42. Umrao J, Singh D, Zia A, Saxena S, Sarsaiya S, Singh S, Khatoon J, Dhole TN. Prevalence and species spectrum of both pulmonary and extrapulmonary nontuberculous mycobacteria isolates at a tertiary care center. *Int J Mycobact*. 2016;5(3):288–293. doi:10.1016/j.ijmyco.2016.06.008. PubMed PMID: WOS:000390941700008.

43. Mirsaeidi M, Sadikot RT. Gender susceptibility to mycobacterial infections in patients with non-CF bronchiectasis. *Int J Mycobact*. 2015;4(2):92–96. doi:10.1016/j.ijmyco.2015.05.002. PubMed PMID: WOS:000372919300002.

44. Chan ED, Iseman MD. Slender, older women appear to be more susceptible to nontuberculous mycobacterial lung disease. *Gender Med*. 2010;7(1):5–18. doi:10.1016/j.genm.2010.01.005. PubMed PMID: WOS:000275475600003.

45. Kartalija M, Ovrutsky AR, Bryan CL, Pott GB, Fantuzzi G, Thomas J, Strand MJ, et al., Patients with nontuberculous mycobacterial lung disease exhibit unique body and immune phenotypes. *Am J Resp Crit Care*. 2013;187(2):197–205. doi:10.1164/rccm.201206-1035OC. PubMed PMID: PMC5446199.

46. Honda JR, Williams D, Hasan NA, Epperson E, Reynolds PR, Davidson RM, Bankowski MJ, et al., Prevalence of environmental nontuberculous mycobacteria in the Hawaiian Islands: Absence of mycobacterium avium and predominance of mycobacterium chimaera from household biofilms and respiratory samples. *Am J Resp Crit Care*. 2015;191. PubMed PMID: WOS:000377582807080.

47. Thomas BS, Okamoto K. Role of race/ethnicity in pulmonary nontuberculous Mycobacterial disease. *Emerg Infect Dis*. 2015;21(3):544–545. doi:10.3201/eid2103.141369. PubMed PMID: PMC4344281.

48. Henkle E, Winthrop KL. Nontuberculous mycobacteria infections in immunosuppressed hosts. *Clin Chest Med*. 2015;36(1):91–99. doi:10.1016/j.ccm.2014.11.002. PubMed PMID: WOS:000350612700010.

49. Uji M, Matsushita H, Watanabe T, Suzumura T, Yamada M. [A case of primary Sjogren's syndrome presenting with middle lobe syndrome complicated by nontuberculous mycobacteriosis]. Nihon Kokyuki Gakkai zasshi. *The Journal of the Japanese Respiratory Society*. 2008;46(1):55–59. Epub 2008/02/12. PubMed PMID: 18260312.

50. Faulk TI, Hill EM, Griffith ME, Battafarano DF, Morris MJ. Rheumatoid arthritis and tracheal chondritis complicated by pulmonary nontuberculous mycobacteria infection. *Jcr-J Clin Rheumatol*. 2013;19(6):353–355. doi:10.1097/RHU.0b013e31829cf5ce. PubMed PMID: WOS:000330461800012.

51. Marinho A, Fernandes G, Carvalho T, Pinheiro D, Gomes I. Nontuberculous mycobacteria in non-AIDS patients. *Rev Port Pneumol*. 2008;14(3):323–337. PubMed PMID: WOS:000256984100001.

52. Griffith DE, Aksamit T, Brown-Elliott BA, Catanzaro A, Daley C, Gordin F, Holland SM, et al., An official ATS/IDSA statement: Diagnosis, treatment, and prevention of nontuberculous mycobacterial diseases. *Am J Respir Crit Care Med*. 2007;175(4):367–416. Epub 2007/02/06. doi:10.1164/rccm.200604-571ST. PubMed PMID: 17277290.

53. Brown-Elliott BA, Nash KA, Wallace RJ. Antimicrobial susceptibility testing, drug resistance mechanisms, and therapy of infections with nontuberculous mycobacteria. *Clin Microbiol Rev*. 2012;25(4):721. doi:10.1128/Cmr.000055-12. PubMed PMID: WOS:000309528200009.

54. Kirschner RA, Parker BC, Falkinham JO. Epidemiology of infection by nontuberculous mycobacteria: Mycobacterium-Avium, Mycobacterium-Intracellulare, and Mycobacterium-Scrofulaceum in acid, brown-water swamps of the southeastern United States and their association with environmental variables. *Am Rev Respir Dis*. 1992;145(2):271–275. PubMed PMID: WOS:A1992HC99800007.

55. van Ingen J, Kuijper EJ. Drug susceptibility testing of nontuberculous mycobacteria. *Future Microbiol*. 2014;9(9):1095–1110. doi:10.2217/Fmb.14.60. PubMed PMID: WOS:000344177500008.

56. Davis KK, Kao PN, Jacobs SS, Ruoss SJ. Aerosolized amikacin for treatment of pulmonary Mycobacterium aviuminfections: An observational case series. *BMC Pulm Med*. 2007;7(1):2. doi:10.1186/1471-2466-7-2.

57. Berlin GW, Yatabe JAH, Lau WK, Patnaik M, Shaffer BS, Cruz PM. Antimycobacterial activity of Linezolid against selected nontuberculous species of Mycobacterium. *Clin Infect Dis*. 2001;33(7):1186. PubMed PMID: WOS:000171226900598.

58. Griffith DE. Management of disease due to *Mycobacterium kansasii*. *Clin Chest Med*.

2002;23(3):613–621, vi. Epub 2002/10/10. PubMed PMID: 12370997.

59. Tsukatani T, Suenaga H, Shiga M, Ikegami T, Ishiyama M, Ezoe T, Matsumoto K. Rapid susceptibility testing for slowly growing nontuberculous mycobacteria using a colorimetric microbial viability assay based on the reduction of water-soluble tetrazolium WST-1. *Eur J Clin Microbiol.* 2015;34(10):1965–1973. doi:10.1007/s10096-015-2438-2. PubMed PMID: WOS:000361071400006.

60. Adjemian J, Frankland TB, Daida YG, Honda JR, Olivier KN, Zelazny A, Honda S, Prevots DR. Epidemiology of nontuberculous mycobacterial lung disease and tuberculosis, Hawaii, USA. *Emerg Infect Dis.* 2017;23(3):439–447. doi:10.3201/eid2303.161827. PubMed PMID: WOS:000394830900008.

61. Petrini B. *Mycobacterium abscessus*: An emerging rapid-growing potential pathogen. *Apmis.* 2006;114(5):319–328. doi:10.1111/j.1600-0463.2006.apm_390.x.

62. Jeon K, Kwon OJ, Lee NY, Kim BJ, Kook YH, Lee SH. Antibiotic treatment of *Mycobacterium abscessus* lung disease: A retrospective analysis of 65 patients. *Am J Respir Crit Care Med.* 2009;180. doi:10.1164/rccm.200905-0704OC.

63. Nessar R, Cambau E, Reyrat JM, Murray A, Gicquel B. *Mycobacterium abscessus*: A new antibiotic nightmare. *J Antimicrob Chemoth.* 2012;67(4):810–818. doi:10.1093/jac/dkr578.

64. Hoppentocht M, Hagedoorn P, Frijlink HW, de Boer AH. Formulation of dry powder tobramycin for the twincer (Tm) high dose, disposable inhaler. *J Aerosol Med Pulm D.* 2013;26(4):A237–A238. PubMed PMID: WOS:000322439800004.

65. Biller JA, Eagle G, McGinnis JP, Micioni L, Daley CL, Winthrop KL, Ruoss SJ, et al., Efficacy of liposomal amikacin for inhalation (LAI) in achieving nontuberculous mycobacteria (NTM) culture negativity in patients whose lung infection is refractory to guideline-based therapy. *Am J Resp Crit Care.* 2015;191. PubMed PMID: WOS:000377582808530.

66. Rose SJ, Neville ME, Gupta R, Bermudez LE. Delivery of aerosolized Liposomal amikacin as a novel approach for the treatment of nontuberculous mycobacteria in an experimental model of pulmonary infection. *Plos One.* 2014;9(9):e108703. doi:10.1371/journal.pone.0108703. PubMed PMID: WOS:000345745400107.

67. Aksamit TR, O'Donnell AE, Barker A, Olivier KN, Winthrop KL, Daniels MLA, Johnson M, et al., Adult patients with bronchiectasis. *Chest.* 2017;151(5):982–992. doi:10.1016/j.chest.2016.10.055.

68. Martin AR, Finlay WH. Nebulizers for drug delivery to the lungs. *Expert Opin Drug Deliv.* 2015;12(6):889–900. doi:10.1517/17425247.2015.995087.

69. Winthrop KL, Eagle G, McGinnis JP, Micioni L, Daley CL, Ruoss SJ, Addrizzo-Harris DJ, et al., Subgroup analyses of baseline demographics and efficacy in patients

with refractory nontuberculous mycobacteria (NTM) lung infection treated with liposomal amikacin for inhalation (LAI). *Am J Resp Crit Care.* 2015;191. PubMed PMID: WOS:000377582808529.

70. Daglian D, Lau S, Eagle G, McGinnis J, Micioni L, Addrizzo-Harris D. Case report of a patient with treatment-refractory nontuberculous mycobacteria (NTM) lung infection treated with once daily (QD) liposomal amikacin for inhalation (LAI). *Chest.* 2015;148(4). doi:10.1378/chest.2265301. PubMed PMID: WOS:000366134400158.

71. Quon BS, Goss CH, Ramsey BW. Inhaled antibiotics for lower airway infections. *Ann Am Thorac Soc.* 2014;11(3):425–434. doi:10.1513/AnnalsATS.201311-395FR. PubMed PMID: PMC4028738.

72. Bassetti M, Luyt CE, Nicolau DP, Pugin J. Characteristics of an ideal nebulized antibiotic for the treatment of pneumonia in the intubated patient. *Ann Intensive Care.* 2016;6. doi:10.1186/s13613-016-0140-x. PubMed PMID: WOS:000374329800002.

73. Coates AL, Denk O, Leung K, Ribeiro N, Chan J, Green M, Martin S, Charron M, Edwardes M, Keller M. Higher tobramycin concentration and vibrating mesh technology can shorten antibiotic treatment time in cystic fibrosis. *Pediatr Pulm.* 2011;46(4):401–408. doi:10.1002/ppul.21376. PubMed PMID: WOS:000288463400010.

74. Denyer J, Dyche T. The adaptive aerosol delivery (AAD) technology: Past, present, and future. *J Aerosol Med Pulm D.* 2010;23:S1–S10. doi:10.1089/jamp.2009.0791. PubMed PMID: WOS:000276413100002.

75. Mullinger, B. Inhalation therapy can be improved in CF patients by controlling the breathing pattern during inspiration. *J Cyst Fibros* 2004;3:S65

76. Wee WB, Tavernini S, Martin AR, Amirav I, Majaesic C, Finlay WH. Dry powder inhaler delivery of tobramycin in in vitro models of tracheostomized children. *J Aerosol Med Pulm D.* 2017;30(1):64–+. doi:10.1089/jamp.2016.1309. PubMed PMID: WOS:000392880300006.

77. Westerman EM, De Boer AH, Le Brun PP, Touw DJ, Roldaan AC, Frijlink HW, Heijerman HG. Dry powder inhalation of colistin in cystic fibrosis patients: A single dose pilot study. *J Cyst Fibros.* 2007;6(4):284–292. Epub 2006/12/23. doi:10.1016/j.jcf.2006.10.010. PubMed PMID: 17185047.

78. Dorkin HL, Staab D, Operschall E, Alder J, Criollo M. Ciprofloxacin DPI: A randomised, placebo-controlled, phase IIb efficacy and safety study on cystic fibrosis. *BMJ Open Respiratory Research.* 2015;2(1):e000100.

79. Shah SP, Misra A. Development of liposomal amphotericin B dry powder inhaler formulation. *Drug Deliv.* 2004;11(4):247–253. doi:10.1080/10717540490467375. PubMed PMID: WOS:000223065900004.

80. Zhu B, Padronia M, Colombo G, Phillips G, Crapper J, Young PM, Traini D. The development of a single-use, capsule-free multi-breath tobramy-

cin dry powder inhaler for the treatment of cystic fibrosis. *Int J Pharmaceut.* 2016;514(2):392–398. doi:10.1016/j.ijpharm.2016.04.009. PubMed PMID: WOS:000387778600008.

81. Zhu B, Young PM, Ong HX, Crapper J, Flodin C, Qiao EL, Phillips G, Traini D. Tuning aerosol performance using the multibreath orbital (R) dry powder inhaler device: Controlling delivery parameters and aerosol performance via modification of puck orifice geometry. *J Pharm Sci-Us.* 2015;104(7):2169–2176. doi:10.1002/jps.24458. PubMed PMID: WOS:000356705500007.

82. Young PM, Crapper J, Philips G, Sharma K, Chan HK, Traini D. Overcoming dose limitations using the orbital((R)) multi-breath dry powder inhaler. *J Aerosol Med Pulm D.* 2014;27(2):138–147. doi:10.1089/jamp.2013.1080. PubMed PMID: WOS:000333405700009.

83. Koh WJ, Kim YH, Kwon OJ, Choi YS, Kim K, Shim YM, Kim J. Surgical treatment of pulmonary diseases due to nontuberculous mycobacteria. *J Korean Med Sci.* 2008;23(3):397–401. doi:10.3346/jkms.2008.23.3.397. PubMed PMID: WOS:000257442300007.

84. van Ingen J, Boeree MJ, van Soolingen D, Mouton JW. Resistance mechanisms and drug susceptibility testing of nontuberculousm Mycobacteria. *Drug resist update.* 2012;15(3):149–161. doi:10.1016/j.drup.2012.04.001. PubMed PMID: WOS:000307417100002.

85. Zhang ZY, Sun ZQ, Wang ZL, Wen ZL, Sun QW, Zhu ZQ, Song YZ, et al., Complete genome sequence of a novel clinical isolate, the nontuberculous mycobacterium strain JDM601. *J Bacteriol.* 2011;193(16):4300–4301. doi:10.1128/Jb.05291-11. PubMed PMID: WOS:000293222600048.

86. Aung TT, Yam JK, Lin S, Salleh SM, Givskov M, Liu S, Lwin NC, Yang L, Beuerman RW. Biofilms of pathogenic nontuberculous mycobacteria targeted by new therapeutic approaches. *Antimicrob Agents Chemother.* 2015;60(1):24–35. doi:10.1128/AAC.01509-15. PubMed PMID: 26459903; PMCID: PMC4704195.

87. Li G, Pang H, Guo Q, Huang M, Tan Y, Li C, Wei J, Xia Y, Jiang Y, Zhao X, Liu H, Zhao LL, Liu Z, Xu D, Wan K. Antimicrobial susceptibility and MIC distribution of 41 drugs against clinical isolates from China and reference strains of nontuberculous mycobacteria. *Int J Antimicrob Agents.* 2017;49(3):364–374. doi:10.1016/j.ijantimicag.2016.10.024. PubMed PMID: 28131606.

88. Egelund EF, Fennelly KP, Peloquin CA. Medications and monitoring in nontuberculous mycobacteria infections. *Clin Chest Med.* 2015;36(1):55–66. doi:10.1016/j.ccm.2014.11.001. PubMed PMID: WOS:000350612700007.

89. Huang L, Liu J, Yu X, Shi L, Liu J, Xiao H, Huang Y. Drug–drug interactions between moxifloxacin and rifampicin based on pharmacokinetics in vivo in rats. *Biomedical Chromatography: BMC.* 2016;30(10):1591–1598. Epub 2016/03/31. doi:10.1002/bmc.3726. PubMed PMID: 27028459.

90. Westphal JF. Macrolide-induced clinically relevant drug interactions with cytochrome P-450A (CYP) 3A4: An update focused on clarithromycin, azithromycin and dirithromycin. *Br J Clin Pharmacol.* 2000;50(4):285–295. doi:10.1046/j.1365-2125.2000.00261.x. PubMed PMID: PMC2015000.

91. Singh AK, Thakare R, Karaulia P, Das S, Soni I, Pandey M, Pandey AK, Chopra S, Dasgupta A. Biological evaluation of diphenyleneiodonium chloride (DPIC) as a potential drug candidate for treatment of nontuberculous Mycobacterial infections. *J Antimicrob Chemoth.* 2017;72(11):3117–3121.

92. Villeneuve C, Etienne G, Abadie V, Montrozier H, Bordier C, Laval F, Daffe M, Maridonneau-Parini I, Astarie-Dequeker C. Surface-exposed glycopeptidolipids of Mycobacterium smegmatis specifically inhibit the phagocytosis of mycobacteria by human macrophages: identification of a novel family of glycopeptidolipids. *J Biol Chem.* 2003;278(51):51291–51300. doi:10.1074/jbc. M306554200. PubMed PMID: WOS:000187206300056.

93. Zheng QF, Wang QL, Wang SF, Wu JQ, Gao Q, Liu W. Thiopeptide Antibiotics exhibit a dual mode of action against intracellular pathogens by affecting both host and microbe. *Chem Biol.* 2015;22(8):1002–1007. doi:10.1016/j.chembiol.2015.06.019. PubMed PMID: WOS:000361879200006.

94. Nicolaou KC, Zak M, Rahimipour S, Estrada AA, Lee SH, O'Brate A, Giannakakou P, Ghadiri MR. Discovery of a biologically active thiostrepton fragment. *J Am Chem Soc.* 2005;127(43):15042–15044. Epub 2005/10/27. doi:10.1021/ja0552803. PubMed PMID: 16248640.

95. Schoof S, Pradel G, Aminake MN, Ellinger B, Baumann S, Potowski M, Najajreh Y, Kirschner M, Arndt HD. Antiplasmodial thiostrepton derivatives: Proteasome inhibitors with a dual mode of action. *Angewandte Chemie* (International ed in English). 2010;49(19):3317–3321. Epub 2010/04/02. doi:10.1002/anie.200906988. PubMed PMID: 20358566.

96. Ueno M, Furukawa S, Abe F, Ushioda M, Fujine K, Johki S, Hatori H, Ueda H. Suppressive effect of antibiotic siomycin on antibody production. *J. Antibiot.* 2004;57(9):590–596. Epub 2004/12/08. PubMed PMID: 15580960.

97. Wallace RJ, Dukart G, Brown-Elliott BA, Griffith DE, Scerpella EG, Marshall B. Clinical experience in 52 patients with tigecycline-containing regimens for salvage treatment of *Mycobacterium abscessus* and Mycobacterium chelonae infections. *J Antimicrob Chemoth.* 2014;69(7):1945–1953. doi:10.1093/jac/dku062. PubMed PMID: PMC4054987.

98. Bax HI, Bakker-Woudenberg IAJM, ten Kate MT, Verbon A, de Steenwinkel JEM. Tigecycline potentiates clarithromycin activity against Mycobacterium avium in vitro. *Antimicrob Agents Ch*. 2016;60(4):2577–2579. doi:10.1128/Aac.02864-15. PubMed PMID: WOS:000376496100084.

99. Mahajan R. Bedaquiline: First FDA-approved tuberculosis drug in 40 years. *Int J Appl Basic Med Res*. 2013;3(1):1–2. doi:10.4103/2229-516X.112228. PubMed PMID: PMC3678673.

100. Aguilar-Ayala DA, Cnockaert M, Andre E, Andries K, Gonzalez YMJA, Vandamme P, Palomino JC, Martin A. In vitro activity of bedaquiline against rapidly growing nontuberculous mycobacteria. *J Med Microbiol*. 2017;66(8):1140–1143. Epub 2017/07/28. doi:10.1099/jmm.0.000537. PubMed PMID: 28749330.

101. Yadav S, Rawal G, Baxi M. Bedaquiline: a novel antitubercular agent for the treatment of multidrug-resistant tuberculosis. *J Clin Diagn Res*. 2016;10(8):Fm1–Fm2. doi:10.7860/Jcdr/2016/19052.8286. PubMed PMID: WOS:000397978800043.

102. Philley JV, Wallace RJ, Jr., Benwill JL, Taskar V, Brown-Elliott BA, Thakkar F, Aksamit TR, Griffith DE. Preliminary results of bedaquiline as salvage therapy for patients with nontuberculous Mycobacterial lung disease. *Chest*. 2015;148(2):499–506. Epub 2015/02/13. doi:10.1378/chest.14-2764. PubMed PMID: 25675393; PMCID: PMC4694173.

103. Abdalla MY, Switzer BL, Goss CH, Aitken ML, Singh PK, Britigan BE. Gallium compounds exhibit potential as new therapeutic agents against *Mycobacterium abscessus*. *Antimicrob Agents Ch*. 2015;59(8):4826–4834. doi:10.1128/AAC.00331-15. PubMed PMID: PMC4505262.

104. De Voss JJ, Rutter K, Schroeder BG, Barry CE. Iron acquisition and metabolism by mycobacteria. *J Bacteriol*. 1999;181(15):4443–4451. PubMed PMID: WOS:000081706100001.

105. Hooper DC, Jacoby GA. Topoisomerase inhibitors: Fluoroquinolone mechanisms of action and resistance. *Csh Perspect Med*. 2016;6(9):a025320. doi:10.1101/cshperspect.a025320. PubMed PMID: WOS:000388317500006.

106. Sekiguchi J, Disratthakit A, Maeda S, Doi N. Characteristic resistance mechanism of mycobacterium tuberculosis to DC-159a, a new respiratory quinolone. *Antimicrob Agents Ch*. 2011;55(8):3958–3960. doi:10.1128/Aac.00417-10. PubMed PMID: WOS:000292733800044.

107. Batt SM, Jabeen T, Bhowruth V, Quill L, Lund PA, Eggeling L, Alderwick LJ, Futterer K, Besra GS. Structural basis of inhibition of mycobacterium tuberculosis DprE1 by benzothiazinone inhibitors. *P Natl Acad Sci USA*. 2012;109(28):11354–11359. doi:10.1073/pnas.1205735109. PubMed PMID: WOS:000306642100066.

108. Kozikowski AP, Onajole OK, Stec J, et al., Targeting mycolic acid transport by indole-2-carboxamides for the treatment of *Mycobacterium abscessus* infections. *J Med Chem*. 2017;60(13):5876–5888. doi:10.1021/acs.jmedchem.7b00582. PubMed PMID: WOS:000405764900041.

109. Tahlan K, Wilson R, Kastrinsky DB, et al., SQ109 targets MmpL3, a membrane transporter of trehalose monomycolate involved in mycolic acid donation to the cell wall core of mycobacterium tuberculosis. *Antimicrob Agents Chemother*. 2012;56(4):1797–1809. Epub 2012/01/19. doi:10.1128/aac.05708-11. PubMed PMID: 22252828; PMCID: PMC3318387.

非囊性纤维化支气管扩张症的吸入治疗

Inhalational therapies for non-cystic fibrosis bronchiectasis

Ashvini Damodaran, Dustin R. Fraidengurg, Isreal Rubinstein

17.1　前言

支气管扩张症（bronchiectasis，简称支扩症）是不可逆转的支气管壁受损和扩张导致的慢性支气管化脓性炎症。支扩症的病因繁多，包括囊性纤维化（CF）、先天性缺陷、吸入性损伤、重症肺炎、免疫缺陷、哮喘、变应性支气管肺曲霉病、原发性细支气管疾病等（表17-1）。CF是最常见的遗传性支扩症，许多研究已经明确了它独特的病理生理学以及相对应的全身和吸入治疗。CF和其吸入治疗在第13章中单独讨论，本章将重点介绍非CF支扩症的病因及其共有的临床特点和病原学特征。

表 17-1　支气管扩张症的病因

原因类型	具体原因
囊性纤维化（CF）	—
纤毛功能障碍	原发性纤毛运动障碍综合征 先天性支气管扩张
吸入因素	异物吸入 胃反流吸入
吸入烟雾或其他有毒气体	—
感染	既往严重的下呼吸道感染 分枝杆菌感染
免疫缺陷	原发性抗体缺乏综合征 　1）普通变异性免疫球蛋白缺乏症 　2）X连锁球蛋白血症 　3）免疫球蛋白 A（IgA）缺乏症 继发性免疫缺陷综合征

(续表)

原因类型	具体原因
哮喘	—
变应性支气管肺曲霉病	—
自身免疫性疾病	类风湿关节炎 系统性硬化症 系统性红斑狼疮 强直性脊柱炎
结缔组织疾病	Marfans 综合征 Ehlers-Danlos 综合征 Mounier-Kuhn 综合征（特发性气管支气管巨大症） 复发性多软骨炎 Williams-Campbell 综合征（先天性软骨缺陷性支气管扩张综合征）
炎症性肠病	克罗恩病 溃疡性结肠炎 腹腔疾病
α_1-抗胰蛋白酶缺乏症	—
黄甲综合征	—
Young's 综合征	—

　　Cole's 的恶性循环模型描述了支扩症的发病机制，即肺部感染引起的炎症反应导致气道结构的部分破坏，从而导致黏液潴留，而黏液潴留进一步加重慢性感染和炎症反应。支扩症治疗的主要目的是打破这种炎症→黏液潴留→慢性感染的循环[1]。在成年支扩症人中，流感嗜血杆菌是最常见的定植菌，其次是铜绿假单胞菌（PA）；细菌定植与急性加重频率增加、住院率升高、肺功能减退以及生活质量下降有关[2-4]。目前，对 CF 的治疗方法已有广泛的研究，然而对其他原因所致支扩症治疗的研究是有限的。因此，英国胸科学会（British Thoracic Society，BTS）和欧洲呼吸学会（European Respiratory Society，ERS）提出的针对非 CF 支扩症人群的许多临床实践的依据主要来自专家意见或 CF 的研究结果。本章将重点介绍吸入药物在非 CF 支扩症中的作用，具体讨论非 CF 支扩症的病理生理学改变对气溶胶沉积的影响，以及用于治疗急性加重和缓解慢性症状的抗生素和辅助吸入药物。

17.2　支气管扩张症的病理生理学对气溶胶沉积的影响

　　支扩症的发病涉及一系列事件，这些事件构成了所谓的"恶性循环"（图 17-1）。在该假说中，炎症引起宿主反应，导致气道组织破坏，进而导致防御能力和黏液清除能力受损，从而导致细菌定植和支气管炎症进一步加重[5]。支扩症的这些病理特征对气溶胶在肺部的递送和沉积具有重要意义。

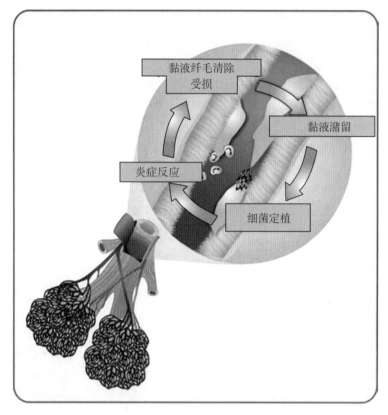

图 17-1 支扩症的发病机制

注:Cole 等提出了支扩症的致病模型[5],即炎症反应导致气道结构破坏和黏膜纤毛清除功能受损,从而有利于黏液潴留,使细菌易于定植,引发持续的慢性炎症,最终导致疾病状态的恶性循环。

气溶胶颗粒的大小和吸气流速是影响吸入药物递送和分布的重要因素[6]。直径小于等于 1 μm 的颗粒在呼气过程中可能被清除,导致药物在肺部沉积减少;直径大于 5 μm 的颗粒主要沉积在口咽部,无法到达气道[7]。由于黏液分泌增加、慢性炎症和气道高反应,支扩症常存在气流受限。气流阻塞对气溶胶颗粒在肺内的沉积有重大影响[8,9]。在气流阻塞严重的患者中,气道沉积的最佳粒径可能比正常人大一些[8]。尽管如此,呼出气中的浓度降低,这显示 CF 和气流阻塞患者气溶胶沉积增加,这被认为与呼气流量和呼气量降低有关[9]。在这些支扩症患者中,气溶胶的分布似乎不太均匀,并且偏向于较大的中央气道[9,10]。因此,在患者的肺中,病变最严重的区域可能气溶胶沉积的量是最少的[11]。通过控制雾化期间患者的呼吸模式,以 12.5 L/min 的通气量为目标,可以改善 CF 患者肺部气溶胶沉积的高变异度[12]。气溶胶的递送和沉积表现随着颗粒大小和流速的不同而高度可变,这突显了控制性呼吸模式和制剂设计的重要性。

气溶胶药物的吸收和清除也是与药物疗效相关的两个重要因素。黏膜纤毛清除能力是先天性免疫的重要组成部分,可抵御支气管中的细菌和其他异物。这种机制不加区别地从肺部清除颗粒,并已被证明可以使含有药物的黏液以 20 cm/h 的速度向上移动,在

24 h 内清除 80% 的未溶解颗粒[13]。由于黏液产生增加和纤毛功能异常,该机制在支扩症患者中受损[5, 14]。黏膜纤毛清除能力受损导致气溶胶药物从中央气道的清除率下降,并且吸入的颗粒主要通过咳嗽清除[15]。支气管和细支气管中的黏液栓可能阻止吸入药物在小气道沉积,小气道通常是慢性感染的部位,因此可能会限制吸入抗生素的作用[9]。PA 是支扩症中最常见的一种定植菌,它也具有宿主防御功能,包括形成生物被膜,可以防止吸入药物的穿透。气溶胶药物的吸收也可能受到支气管扩张病理特征的影响。黏液产生增加被认为是气溶胶全身吸收的屏障,而气道炎症和上皮损伤会削弱屏障功能并增加其通透性[16]。支气管扩张的病理生理特征可对气溶胶的递送和沉积产生显著影响。吸入疗法的开发必须考虑到慢性气流阻塞、通气分配不均、黏膜纤毛清除力受损以及给药时吸收异常的影响。

17.3　治疗非囊性纤维化支气管扩张症的吸入药物

吸入治疗能够直接作用于气道,产生更高和更持久的局部组织浓度,从而提高疗效,缩短药物起效时间并将毒性降至最低。如上所述,气溶胶颗粒工程学、药物递送和支扩症的病理特征等多种因素会影响吸入治疗的总体疗效。尽管如此,这些吸入疗法可以单独使用,也可以作为常规全身治疗的辅助手段,以最大程度地使患者获益(表 17 - 2)。

表 17 - 2　稳定期支扩症的吸入治疗

治疗目标	治疗适应证	可选择的吸入治疗
清除 PA	● 在新分离 PA 的患者中考虑进行清除治疗(至少间隔 3 个月的 2 次培养阳性) ● 在口服或静脉使用抗生素的初始治疗失败或有高失败风险的患者中,吸入抗生素治疗应与全身治疗相结合	氨基糖苷类(妥布霉素、庆大霉素和阿米卡星) 黏菌素 氟喹诺酮类
减少细菌负荷	● 对于每年 ≥3 次急性加重的患者,考虑进行长期抗生素治疗 ● 对于标准治疗失败的患者或因多重耐药菌感染而导致治疗失败的高风险患者,考虑吸入抗生素	氨基糖苷类(妥布霉素、庆大霉素和阿米卡星) 黏菌素 氟喹诺酮类
缓解气道阻塞	● 仅在有症状的患者中推荐早期使用支气管舒张剂	β2 受体激动剂 抗胆碱能药 吸入糖皮质激素(适用于中重度气道阻塞的患者)
促进气道黏液清除	● 在标准气道廓清策略失败后考虑 * 非 CF 支扩症患者禁忌使用重组人 DNA 酶	祛痰剂:高渗盐水、甘露醇 黏液动力药:特布他林 β2 受体激动剂 黏液调节剂/黏液溶解剂:溴己新、厄多司坦

17.3.1　急性加重期

支扩症的急性加重期通常以近日原有支扩症相关呼吸道症状的恶化为特征。然而，目前尚无支扩症急性加重的严格诊断标准，因此现有临床研究之间难以进行比较。急性加重的典型症状和体征包括咳嗽严重程度和频率增加；痰量和脓性增加；喘息、呼吸困难加重；严重的情况下还会出现低氧血症(包括咳嗽加重、喘息加重、痰量增多、脓痰增加、呼吸困难加重、咯血、胸痛等症)。其他症状和体征可能包括咯血、肺功能恶化和肺部影像学改变[17, 18]。2017 年，BTS 正式将支扩症急性加重定义为"支扩症患者，至少有以下 3 个或以上主要症状恶化且持续时间至少 48 h：咳嗽；痰量和/或黏稠度；痰液性状、呼吸困难和/或运动耐力下降；疲劳和/或全身不适；咯血和临床医生确定需要改变原有支扩症治疗"[19]。将这些症状与患者原有慢性期稳定的日常症状和体征加以区分十分重要。当前的 BTS 指南建议，首选经验性使用口服抗生素治疗，然后根据痰培养结果目标治疗。首选 β-内酰胺类药物，因为最常见的微生物是流感嗜血杆菌，但如果考虑存在 PA 感染风险，则应给予环丙沙星或其他喹诺酮类药物[20]。ERS 指南建议无论选择哪种抗生素治疗方案，疗程至少为 14 d[21]。对于吸入抗生素治疗支扩急性加重期的研究较少，且这些研究的结果好坏参半。一项关于吸入羧苄西林联合口服丙磺舒 7～17 d 的研究发现，在 15 例继发于 PA 感染的严重急性加重支扩患者中，其中有 12 例(已接受了多达 4 个疗程的抗生素治疗后失败)显示出轻微至明显的临床症状改善，以及在 2 个月内痰中的 PA 被清除[22]。一项涉及 53 名受试者的更大的双盲随机对照试验，分析了口服环丙沙星联合吸入妥布霉素治疗支扩急性加重期患者(均考虑继发于 PA 感染)。该项研究发现，经过 21 d 的治疗，两组之间在临床改善方面没有统计学上的显著差异。但研究结束时干预组的痰液培养阴性率高于安慰剂组。然而，在这一小样本研究中二者之间的差异没有统计学意义[23]。基于目前有限的证据，只有在初始方案失败后或存在多重耐药病原体感染的情况下，或者存在全身性抗菌治疗失败的风险，才考虑吸入性抗菌治疗与全身性抗生素联合使用。

17.3.2　清除治疗

由于黏膜纤毛清除功能受损，气道分泌物潴留，固有的抗微生物屏障机制受损，支扩症患者易出现细菌定植[包括肺炎链球菌、流感嗜血杆菌、卡他莫拉菌、甲氧西林敏感的金黄色葡萄球菌、耐甲氧西林金黄色葡萄球菌、肠道细菌(克雷伯菌、肠杆菌)、铜绿假单胞菌(PA)]。在这些患者中的最常见的定植菌是常见的上呼吸道细菌，如流感嗜血杆菌、肺炎链球菌和卡他莫拉菌，但在有些患者中则是条件致病菌如 PA[24, 25]。PA 具有形成保护性生物被膜的能力，从而保护其免受先天免疫防御和系统抗细菌药物的干扰，这给治疗带来了困难[26]。此外，PA 的慢性感染与较高的死亡率和住院率、反复的急性加重和肺功能的恶化有关[27]。目前建议对新分离的细菌定植患者(如至少间隔 3 个月 2 次微生物培养 PA 阳性)尝试进行 PA 清除治疗。该建议尚未扩展到已经定植多年的患者[21]。它主要基于两项最近的研究(一项回顾性研究和一项前瞻性研究)，研究全身性抗生素加吸入抗生素对 PA 慢性感染患者的疗效。两项研究均发现清除治疗与减少急性加重和降低住院率相关[28,29]。目前对其他细菌的慢性定植不建议清除治疗。

17.3.3 长期吸入抗生素治疗

该患者人群的长期治疗目标是：①控制慢性症状；②防止急性加重；③保护肺功能[20]。一些研究表明,长期抗生素治疗可以帮助降低下呼吸道疾病的发生频率和持续时间,改善患者的功能状况和生活质量,减轻细菌负荷,并抑制持续的炎症反应[24,30,31]。目前指南推荐,对于每年发生 3 次或 3 次以上需要使用抗生素治疗的急性加重的患者,或者基线就出现严重症状的患者,应考虑长期抗生素治疗。抗生素的选择应基于痰培养药敏。应该首先尝试口服抗生素,如果口服治疗失败,可以考虑吸入抗生素治疗[20,21]。对于非 CF 支扩症患者,长期吸入抗生素治疗的一线推荐是吸入氨糖苷类药物,采用循环给药的方式,即以治疗 28 d、停药 28 d 为一个循环周期。支持这种做法的证据来自 CF 的研究[32]。在成人非 CF 支扩症中,有较多的吸入抗生素治疗的相关研究,但目前尚无高质量的随机安慰剂对照试验来研究吸入抗生素在非 CF 支扩症患者长期治疗中的疗效。

（1）氨基糖苷类

氨基糖苷类是一类起初从链霉菌和微单孢菌属中分离出来的具有杀菌作用的抗生素。主要作用机制是通过不可逆地抑制 30S 核糖体亚基来破坏蛋白质合成,主要针对革兰阴性杆菌。尽管在 β-内酰胺药物广泛使用后,它们的使用量减少,但是氨基糖苷类仍然是抗严重革兰阴性杆菌感染的重要药物,尤其是 PA。氨基糖苷类药物具有严重的肾毒性、耳毒性和神经毒性,尤其是神经毒性。氨基糖苷类药物有多种可能的给药途径,其中妥布霉素是该类药物中最常见的吸入治疗药物[33]。

迄今为止,非 CF 支扩症患者长程治疗中,研究较为充分的药物之一是雾化吸入妥布霉素治疗慢性 PA 感染。吸入妥布霉素可降低细菌负荷和改善症状,但可能出现支气管痉挛,并尚未显示可改善肺功能[34-36]。吸入庆大霉素也被证明可有效减少细菌负荷和改善患者症状,而对肺功能无改善[37]。这些药物仍然是非 CF 支扩症中最常用的吸入抗生素。

（2）黏菌素

20 世纪 40 年代开发的黏菌素是一种多黏菌素类抗生素,它是目前仍在使用的最古老的抗生素之一。在发现其他类别抗生素后,因黏菌素的不良反应较大,其使用量显著下降,但是由于耐药菌的增加和新型抗生素的匮乏,近年来黏菌素再次被人们关注。黏菌素是一种杀菌剂,它通过结合脂多糖破坏细胞膜而起作用,同时它也能中和内毒素。它主要以浓度依赖性方式作用于需氧革兰阴性菌,但它主要用于多重耐药细菌的感染,尤其是 PA、鲍曼不动杆菌、肺炎克雷伯菌和嗜麦芽窄食单胞菌。已上市的黏菌素有硫酸黏菌素及其前体甲磺酸钠盐。肾毒性是黏菌素最明显、最常见的不良反应。此外,它还会引起神经毒性反应、支气管痉挛和过敏性肺炎[38]。研究显示雾化吸入黏菌素能减少患者的急性加重,改善患者的肺功能和生活质量,减少痰液量和细菌负荷,并且通常具有良好的耐受性[39-41]。

（3）氟喹诺酮类

氟喹诺酮类是一类合成的广谱杀菌剂，可通过抑制 DNA 回旋酶和拓扑异构酶 IV 发挥作用[42]。氟喹诺酮类最初用于治疗尿路感染，目前除了用于胃肠道系统、皮肤、骨骼、关节和呼吸道感染外，还具有多种临床适应证，包括细菌性前列腺炎和性传播感染[43]。在呼吸道，氟喹诺酮类药物对许多生微生物具有活性，特别是 PA、流感嗜血杆菌、嗜肺军团菌和分枝杆菌[44]。目前多项关于吸入环丙沙星在非 CF 支扩症人群中作用的研究已完成或正在进行。ORBIT-2 是一项 II 期、多中心、随机、双盲、安慰剂对照临床试验。该研究探讨了吸入环丙沙星脂质体在 42 例对环丙沙星敏感的 PA 感染的非 CF 支扩症患者中的安全性和有效性。与安慰剂相比，环丙沙星吸入治疗组首次急性加重的时间延长，痰中细菌负荷量减少，全身性不良事件发生率与对照组相似[31]。现在已进行了两项 III 期临床试验的后续研究，RESIPRE-1 研究显示，对于来自欧洲、北美、南美、澳大利亚和日本的非 CF 支扩症患者，在接受了 14 d 疗程的环丙沙星吸入治疗后到首次急性加重的时间明显延长，并且急性加重的频率也显著降低[45]。但 RESPIRE-2 研究表明，吸入环丙沙星（疗程为 14 d）未能显示出明显的益处[46]。两项试验还显示接受环丙沙星 28 d 疗程治疗的患者具有获益的趋势，但与对照组间的差异无统计学意义。因此，FDA 委员会不建议批准环丙沙星 DPI 用于非 CF 支扩症的治疗。

17.3.4 支气管舒张剂和吸入糖皮质激素治疗

支扩症不被认为是支气管舒张剂和/或吸入性糖皮质激素（inhaled corticosteroid, ICS）的适应证。通常，ICS 仅用于治疗存在气流受限的患者，而症状严重的患者可考虑使用 β_2 受体激动剂[20, 21]。

（1）吸入支气管舒张剂

吸入 β_2-受体激动剂和抗胆碱能药可通过扩张气道来改善呼吸困难。β_2 受体激动剂具有促进纤毛摆动和黏液清除的作用，而抗胆碱能药可通过抑制腺体分泌来减少黏液产生[47-49]。这些药物在支气管哮喘和慢阻肺人群中的使用已得到广泛认可，但在非 CF 支扩症中的研究却不多。一项小型研究表明，使用支气管舒张剂能改善支扩症患者的肺功能。但迄今为止，尚无随机对照试验研究支气管舒张剂在该人群中的应用[50, 51]。尽管如此，ERS 建议在患者存在严重呼吸困难时考虑使用长效支气管舒张剂。吸入抗生素和黏液溶解剂之前以及物理排痰前也应考虑使用支气管舒张剂，以增加药物沉积率和耐受性[21]。

（2）ICS

与吸入支气管舒张剂一样，ICS 类药物在支气管哮喘和 COPD 的治疗中发挥重要作用。它们在控制非 CF 支扩症中的潜在作用已引起人们的关注，特别是考虑到气道炎症在该疾病的病理生理中占主导地位。但是，有意义的临床获益证据很少。ICS 的使用与痰液中白细胞降低及其他炎症标记物降低有关，而对细菌负荷没有影响[52]。其他研究显示 ICS 可以减少痰液量并提高生活质量，但不能显著改善患者肺功能或减少急性加重的频率[53-55]。因此，目前不推荐在非 CF 支扩症患者中常规使用 ICS 药物[21]。

17.3.5 黏液活性药物

促进气道清除黏液是支扩症管理的主要目标之一。黏液活性药物与胸部物理治疗相结合对于那些慢性咳嗽、咳痰或胸部 HRCT 上显示黏液栓的患者尤其重要,因为它们通过增加黏液纤毛清除能力而减少了咳嗽频率[20]。在非 CF 支扩症中使用的黏液活性药物可分为祛痰剂、黏液动力药和黏液调节剂(图 17-2)[56]。

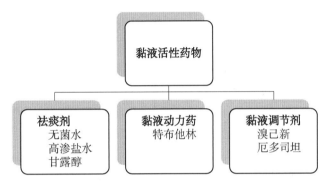

图 17-2 黏液活性药物治疗支扩症

注:用于治疗支扩症的 3 类黏液活性剂包括祛痰剂、黏液动力药和黏液调节剂。祛痰药可降低痰液渗透压,提高清除率。黏液动力剂特布他林可改善纤毛功能,增加黏液清除能力。黏液调节剂影响痰液产生和黏度。这些药物通常组合使用以增加黏液清除率,并改善支扩症患者的症状和生活质量。

(1) 祛痰药

祛痰药(expectorant agents)包括无菌水、生理盐水、高渗盐水和甘露醇。长期雾化无菌水已被证明是降低急性加重频率、延缓急性加重的发生、增加 1 秒用力呼气容积(FEV_1)和用力肺活量(FVC)以及提高生活质量评分的一种经济有效的方法[57,58]。雾化盐水制剂可通过降低牛气管中的渗透压来提高纤毛清除功能,并有助于胸部理疗期间痰液的排出[59,60]。值得注意的是,高渗盐水与免疫调节作用有关。一项研究表明,使用高渗盐水与 CF 患者痰液中 IL-8 浓度降低相关[61]。临床上使用生理盐水和高渗盐水已显示可改善患者生活质量,降低医疗保健使用率,提高肺功能以及改变细菌定植,尽管研究结果可能优劣参半[62,63]。甘露醇是另一种渗透剂,它通过剂量依赖的方式改善黏液清除[64,65]。在一项为期 52 周,涉及全球 84 个中心的 485 名受试者的双盲、随机对照试验中,将每天 2 次吸入 400 mg 甘露醇与每天 2 次吸入 50 mg 甘露醇(既往显示没有明显的临床获益,作为对照组)进行比较。结果显示,两组之间的急性加重频率、肺功能和痰液重量没有显著差异,但是与对照组相比,治疗组确实明显延长了到急性加重的时间,生活质量指标也得到了更大的改善[66]。

(2) 黏液动力药

如上所述,β_2 受体激动剂被认为主要影响严重支扩症中的支气管收缩和严重的气流受限。而这些药物对黏液清除也有重要作用。特布他林在进行肺部理疗之前使用可以帮助痰液排出[60],其 β_2-肾上腺素特性通过增加细胞内 cAMP 的水平来舒张气道和刺激纤毛摆动频率来提高痰液的清除率[67, 68]。在临床前模型中,沙丁胺醇、沙美特罗等药物均被证明具有改善纤毛摆动频率的作用[48, 69],但尚不清楚它们在非 CF 支扩症患者黏液动力学方面的临床效果。

(3)黏液调节剂

影响黏液糖蛋白结构或分泌的物质包括黏液溶解剂、黏液分泌剂和蛋白水解酶。在非 CF 支扩症中,已经探索并不同程度地使用了许多口服药物,包括糖皮质激素和大环内酯类抗生素,但本章不作讨论。在现有的吸入性黏液溶解剂中,只有溴己新和厄多司坦被证明具有临床益处[70]。一项研究显示,与安慰剂相比,溴己新使痰液易于排出、降低痰量的产生以及减轻咳嗽的严重程度,但未显著改善肺功能[71]。同样,在一项比较厄多司坦联合肺部物理疗法与单独物理疗法的研究中,与单独物理疗法相比,联合组的痰液脓性改善明显,肺功能改善幅度虽然较小,但仍有统计学上的差异[72]。

有大量证据显示重组人 DNase(recombinant human DNase, rhDNase)治疗 CF 有效。这些研究表明,rhDNase 是一种耐受良好且经济有效的改善肺功能的方法,并可能提高患者生活质量和减少急性加重的频率[73-75]。rhDNase 通过降解中性粒细胞释放的 DNA 来降低痰液的黏度,从而提高痰液清除率[76, 77]。然而,rhDNase 在非 CF 支扩症中的类似研究未能在该人群中显示出相似的益处,甚至可能有害。因此,rhDNase 在非 CF 支扩患者中禁忌使用[20, 70]。一项纳入 349 名稳定期的特发性支扩症成年患者的双盲、随机、安慰剂对照的多中心研究探索了在 24 周内每天 2 次雾化 rhDNase 2.5 mg 的临床疗效。与安慰剂相比,rhDNase 组除了增加住院率和使用抗生素外,FEV_1 和 FVC 也显著下降。rhDNase 受试者的急性加重率也较高,尽管该差异无统计学意义[78]。rhDNase 对非 CF 支扩症疗效异于CF 支扩症,这可能是由于前者痰中 DNA 的水平较低,以及两者的病变累及范围不同[79]。

17.4 结论

非 CF 支扩症包括许多常见的临床和病理表现,其特征是支气管炎症同时伴有结构性的损伤、黏膜纤毛清除能力受损、细菌定植和反复感染。吸入治疗是治疗该疾病的主要手段,因为它可以在损伤部位直接发挥作用,可产生较高的局部药物浓度和药理活性,同时将全身作用和不良反应降至最低。在严重感染或对口服抗菌治疗无反应的患者中,吸入抗生素通常可单独使用或与全身药物联合使用。这些吸入的抗生素在感染部位的浓度高,并且在许多研究中显示出较好的抗菌活性和临床疗效。吸入支气管舒张剂和ICS 可能对部分患者的生活质量产生影响,但不推荐常规使用,关于这些药物的获益,证据有限,且研究结果不一。常规考虑用于吸入治疗的药物是黏液活性药物,包括祛痰剂、黏液动力药和黏液调节剂。这些药物通过增加咳嗽和纤毛功能促进黏液清除,且可以被单独或联合使用。多种不同的吸入疗法可与全身用药联合以治疗支扩症。支扩症的本质是多样化的,因此需要实施个体化治疗,并基于临床证据严格把握不同疗法的适应证,从而为患者提供延长寿命和改善生活质量的最佳机会。

(陆海雯 译)

参考文献

1. McShane PJ, Naureckas ET, Tino G, Strek ME. Non-cystic fibrosis bronchiectasis. *American Journal of Respiratory and Critical Care Medicine.* 2013;188(6):647–656. doi:10.1164/rccm.201303-0411CI. PubMed PMID: 23898922.

2. Davies G, Wells AU, Doffman S, Watanabe S, Wilson R. The effect of *Pseudomonas aeruginosa* on pulmonary function in patients with bronchiectasis. *The European Respiratory Journal.* 2006;28(5):974–979. doi:10.1183/09031936.06.00074605. PubMed PMID: 16899482.

3. King PT, Holdsworth SR, Freezer NJ, Villanueva E, Holmes PW. Microbiologic follow-up study in adult bronchiectasis. *Respiratory Medicine.* 2007;101(8):1633–1638. doi:10.1016/j.rmed.2007.03.009. PubMed PMID: 17467966.

4. Wilson CB, Jones PW, O'Leary CJ, Hansell DM, Cole PJ, Wilson R. Effect of sputum bacteriology on the quality of life of patients with bronchiectasis. *The European Respiratory Journal.* 1997;10(8):1754–1760. PubMed PMID: 9272915.

5. Cole PJ. Inflammation: A two-edged sword--the model of bronchiectasis. *European Journal of Respiratory Diseases Supplement.* 1986;147:6–15. PubMed PMID: 3533593.

6. Laube BL, Jashnani R, Dalby RN, Zeitlin PL. Targeting aerosol deposition in patients with cystic fibrosis: Effects of alterations in particle size and inspiratory flow rate. *Chest.* 2000;118(4):1069–1076. PubMed PMID: 11035679.

7. Kuhn RJ. Pharmaceutical considerations in aerosol drug delivery. *Pharmacotherapy.* 2002;22(3 Pt 2):80S-5S. PubMed PMID: 11898885.

8. Zanen P, Go LT, Lammers JW. Optimal particle size for beta 2 agonist and anticholinergic aerosols in patients with severe airflow obstruction. *Thorax.* 1996;51(10):977–980. PubMed PMID: 8977595; PubMed Central PMCID: PMC472643.

9. Anderson PJ, Blanchard JD, Brain JD, Feldman HA, McNamara JJ, Heyder J. Effect of cystic fibrosis on inhaled aerosol boluses. *The American Review of Respiratory Disease.* 1989;140(5):1317–1324. doi:10.1164/ajrccm/140.5.1317. PubMed PMID: 2817594.

10. Smaldone GC, Messina MS. Flow limitation, cough, and patterns of aerosol deposition in humans. *Journal of Applied Physiology.* 1985;59(2):515–520. doi:10.1152/jappl.1985.59.2.515. PubMed PMID: 4030604.

11. Lourenco RV, Loddenkemper R, Carton RW. Patterns of distribution and clearance of aerosols in patients with bronchiectasis. *The American Review of Respiratory Disease.* 1972;106(6):857–866. doi:10.1164/arrd.1972.106.6.857. PubMed PMID: 4641221.

12. Ilowite JS, Gorvoy JD, Smaldone GC. Quantitative deposition of aerosolized gentamicin in cystic fibrosis. *The American Review of Respiratory Disease.* 1987;136(6):1445–1449. doi:10.1164/ajrccm/136.6.1445. PubMed PMID: 3688646.

13. Backman P, Adelmann H, Petersson G, Jones CB. Advances in inhaled technologies: Understanding the therapeutic challenge, predicting clinical performance, and designing the optimal inhaled product. *Clinical Pharmacology and Therapeutics.* 2014;95(5):509–520. doi:10.1038/clpt.2014.27. PubMed PMID: 24503626.

14. Rossman CM, Lee RM, Forrest JB, Newhouse MT. Nasal ciliary ultrastructure and function in patients with primary ciliary dyskinesia compared with that in normal subjects and in subjects with various respiratory diseases. *The American Review of Respiratory Disease.* 1984;129(1):161–167. doi:10.1164/arrd.1984.129.1.161. PubMed PMID: 6703474.

15. Isawa T, Teshima T, Hirano T, Anazawa Y, Miki M, Konno K et al. Mucociliary clearance and transport in bronchiectasis: Global and regional assessment. *Journal of Nuclear Medicine: Official Publication, Society of Nuclear Medicine.* 1990;31(5):543–548. PubMed PMID: 2341890.

16. Olson N, Greul AK, Hristova M, Bove PF, Kasahara DI, van der Vliet A. Nitric oxide and airway epithelial barrier function: Regulation of tight junction proteins and epithelial permeability. *Archives of Biochemistry and Biophysics.* 2009;484(2):205–213. doi:10.1016/j.abb.2008.11.027. PubMed PMID: 19100237; PubMed Central PMCID: PMC2753865.

17. Brill SE, Patel AR, Singh R, Mackay AJ, Brown JS, Hurst JR. Lung function, symptoms and inflammation during exacerbations of non-cystic fibrosis bronchiectasis: A prospective observational cohort study. *Respiratory Research.* 2015;16:16. doi:10.1186/s12931-015-0167-9. PubMed PMID: 25849856; PubMed Central PMCID: PMC4324878.

18. Chang AB, Bilton D. Exacerbations in cystic fibrosis: 4—non-cystic fibrosis bronchiectasis. *Thorax.* 2008;63(3):269–276. doi:10.1136/thx.2006.060913. PubMed PMID: 18308962.

19. Hill AT, Haworth CS, Aliberti S, Barker A, Blasi F, Boersma W et al. Pulmonary exacerbation in adults with bronchiectasis: A consensus definition for clinical research. *The European Respiratory Journal.* 2017;49(6). doi:10.1183/13993003.00051-2017. PubMed PMID: 28596426.

20. Pasteur MC, Bilton D, Hill AT. British thoracic society bronchiectasis non CFGG. British thoracic society guideline for non-CF bronchiectasis. *Thorax.* 2010;65 Suppl 1:i1–58. doi:10.1136/thx.2010.136119. PubMed PMID: 20627931.

21. Polverino E, Goeminne PC, McDonnell MJ, Aliberti S, Marshall SE, Loebinger MR et al. European respiratory society guidelines for the management of adult bronchiectasis. *The European Respiratory*

Journal. 2017;50(3). doi:10.1183/13993003.00629-2017. PubMed PMID: 28889110.

22. Pines A, Raafat H, Siddiqui GM, Greenfield JS. Treatment of severe pseudomonas infections of the bronchi. British Medical Journal. 1970;1(5697):663–665. PubMed PMID: 4986284; PubMed Central PMCID: PMC1700575.

23. Bilton D, Henig N, Morrissey B, Gotfried M. Addition of inhaled tobramycin to ciprofloxacin for acute exacerbations of Pseudomonas aeruginosa infection in adult bronchiectasis. Chest. 2006;130(5):1503–1510. doi:10.1378/chest.130.5.1503. PubMed PMID: 17099030.

24. Chalmers JD, Smith MP, McHugh BJ, Doherty C, Govan JR, Hill AT. Short- and long-term antibiotic treatment reduces airway and systemic inflammation in non-cystic fibrosis bronchiectasis. American Journal of Respiratory and Critical Care Medicine. 2012;186(7):657–665. doi:10.1164/rccm.201203-0487OC. PubMed PMID: 22744718.

25. Whitters D, Stockley R. Immunity and bacterial colonisation in bronchiectasis. Thorax. 2012;67(11):1006–1013. doi:10.1136/thoraxjnl-2011-200206. PubMed PMID: 21933944.

26. Chalmers JD, Hill AT. Mechanisms of immune dysfunction and bacterial persistence in non-cystic fibrosis bronchiectasis. Molecular Immunology. 2013;55(1):27–34. doi:10.1016/j.molimm.2012.09.011. PubMed PMID: 23088941.

27. Finch S, McDonnell MJ, Abo-Leyah H, Aliberti S, Chalmers JD. A comprehensive analysis of the impact of Pseudomonas aeruginosa colonization on prognosis in adult bronchiectasis. Annals of the American Thoracic Society. 2015;12(11):1602–1611. doi:10.1513/AnnalsATS.201506-333OC. PubMed PMID: 26356317.

28. Orriols R, Hernando R, Ferrer A, Terradas S, Montoro B. Eradication therapy against Pseudomonas aeruginosa in non-cystic fibrosis bronchiectasis. Respiration: International Review of Thoracic Diseases. 2015;90(4):299–305. doi:10.1159/000438490. PubMed PMID: 26340658.

29. White L, Mirrani G, Grover M, Rollason J, Malin A, Suntharalingam J. Outcomes of Pseudomonas eradication therapy in patients with non-cystic fibrosis bronchiectasis. Respiratory Medicine. 2012;106(3):356–360. doi:10.1016/j.rmed.2011.11.018. PubMed PMID: 22204744.

30. Altenburg J, de Graaff CS, Stienstra Y, Sloos JH, van Haren EH, Koppers RJ et al. Effect of azithromycin maintenance treatment on infectious exacerbations among patients with non-cystic fibrosis bronchiectasis: The BAT randomized controlled trial. JAMA. 2013;309(12):1251–1259. doi:10.1001/jama.2013.1937. PubMed PMID: 23532241.

31. Serisier DJ, Bilton D, De Soyza A, Thompson PJ, Kolbe J, Greville HW et al. Inhaled, dual release liposomal ciprofloxacin in non-cystic fibrosis bronchiectasis (ORBIT-2): A randomised, double-blind, placebo-controlled trial. Thorax. 2013;68(9):812–817. doi:10.1136/thoraxjnl-2013-203207. PubMed PMID: 23681906; PubMed Central PMCID: PMC4770250.

32. Ramsey BW, Pepe MS, Quan JM, Otto KL, Montgomery AB, Williams-Warren J et al. Intermittent administration of inhaled tobramycin in patients with cystic fibrosis. Cystic Fibrosis Inhaled Tobramycin Study Group. The New England Journal of Medicine. 1999;340(1):23–30. doi:10.1056/NEJM199901073400104. PubMed PMID: 9878641.

33. Avent ML, Rogers BA, Cheng AC, Paterson DL. Current use of aminoglycosides: Indications, pharmacokinetics and monitoring for toxicity. Internal Medicine Journal. 2011;41(6):441–449. doi:10.1111/j.1445-5994.2011.02452.x. PubMed PMID: 21309997.

34. Barker AF, Couch L, Fiel SB, Gotfried MH, Ilowite J, Meyer KC et al. Tobramycin solution for inhalation reduces sputum Pseudomonas aeruginosa density in bronchiectasis. American Journal of Respiratory and Critical Care Medicine. 2000;162(2 Pt 1):481–485. doi:10.1164/ajrccm.162.2.9910086. PubMed PMID: 10934074.

35. Couch LA. Treatment with tobramycin solution for inhalation in bronchiectasis patients with Pseudomonas aeruginosa. Chest. 2001;120(3 Suppl):114S-7S. PubMed PMID: 11555565.

36. Scheinberg P, Shore E. A pilot study of the safety and efficacy of tobramycin solution for inhalation in patients with severe bronchiectasis. Chest. 2005;127(4):1420–1426. doi:10.1378/chest.127.4.1420. PubMed PMID: 15821224.

37. Murray MP, Govan JR, Doherty CJ, Simpson AJ, Wilkinson TS, Chalmers JD et al. A randomized controlled trial of nebulized gentamicin in non-cystic fibrosis bronchiectasis. American Journal of Respiratory and Critical Care Medicine. 2011;183(4):491–499. doi:10.1164/rccm.201005-0756OC. PubMed PMID: 20870753.

38. Yahav D, Farbman L, Leibovici L, Paul M. Colistin: New lessons on an old antibiotic. Clinical Microbiology and Infection: The Official Publication of the European Society of Clinical Microbiology and Infectious Diseases. 2012;18(1):18–29. doi:10.1111/j.1469-0691.2011.03734.x. PubMed PMID: 22168320.

39. Dhar R, Anwar GA, Bourke SC, Doherty L, Middleton P, Ward C et al. Efficacy of nebulised colomycin in patients with non-cystic fibrosis bronchiectasis colonised with Pseudomonas aeruginosa. Thorax. 2010;65(6):553. doi:10.1136/thx.2008.112284. PubMed PMID: 20522858.

40. Haworth CS, Foweraker JE, Wilkinson P, Kenyon RF, Bilton D. Inhaled colistin in patients with bronchiectasis and chronic Pseudomonas aeruginosa infection. American Journal of Respiratory and Critical Care Medicine. 2014;189(8):975–982. doi:10.1164/rccm.201312-2208OC. PubMed PMID: 24625200;

PubMed Central PMCID: PMC4098097.

41. Steinfort DP, Steinfort C. Effect of long-term nebulized colistin on lung function and quality of life in patients with chronic bronchial sepsis. *Internal Medicine Journal*. 2007;37(7):495–498. doi:10.1111/j.1445-5994.2007.01404.x. PubMed PMID: 17547727.

42. Cheng G, Hao H, Dai M, Liu Z, Yuan Z. Antibacterial action of quinolones: From target to network. *European Journal of Medicinal Chemistry*. 2013;66:555–562. doi:10.1016/j.ejmech.2013.01.057. PubMed PMID: 23528390.

43. Hooper DC, Wolfson JS. Fluoroquinolone antimicrobial agents. *The New England Journal of Medicine*. 1991;324(6):384–394. doi:10.1056/NEJM199102073240606. PubMed PMID: 1987461.

44. Appelbaum PC, Hunter PA. The fluoroquinolone antibacterials: Past, present and future perspectives. *International Journal of Antimicrobial Agents*. 2000;16(1):5–15. PubMed PMID: 11185413.

45. De Soyza A, Asamit T, Bandel TJ, Criollo M, Elborn JS, Operschall E et al. RESPIRE 1: A phase III placebo-controlled randomised trial of ciprofloxacin dry powder for inhalation in non-cystic fibrosis bronchiectasis. *European Respiratory Journal*. 2018;51(1):1702052. doi:10.1183/13993003.02052-2017. PubMed PMID: 29371383.

46. Aksamit T, De Soyza A, Bandel TJ, Criollo M, Elborn JS, Operschall E et al. RESPIRE 2: A phase III placebo-controlled randomised trial of ciprofloxacin dry powder for inhalation in non-cystic fibrosis bronchiectasis. *European Respiratory Journal*. 2018;51(1):1702053. doi:10.1183/13993003.02053-2017. PubMed PMID: 29371384.

47. Cazzola M, Page CP, Rogliani P, Matera MG. Beta2-agonist therapy in lung disease. *American Journal of Respiratory and Critical Care Medicine*. 2013;187(7):690–696. doi:10.1164/rccm.201209-1739PP. PubMed PMID: 23348973.

48. Devalia JL, Sapsford RJ, Rusznak C, Toumbis MJ, Davies RJ. The effects of salmeterol and salbutamol on ciliary beat frequency of cultured human bronchial epithelial cells, in vitro. *Pulmonary Pharmacology*. 1992;5(4):257–263. PubMed PMID: 1362105.

49. Moulton BC, Fryer AD. Muscarinic receptor antagonists, from folklore to pharmacology: Finding drugs that actually work in asthma and COPD. *British Journal of Pharmacology*. 2011;163(1):44–52. doi:10.1111/j.1476-5381.2010.01190.x. PubMed PMID: 21198547; PubMed Central PMCID: PMC3085867.

50. Hassan JA, Saadiah S, Roslan H, Zainudin BM. Bronchodilator response to inhaled beta-2 agonist and anticholinergic drugs in patients with bronchiectasis. *Respirology*. 1999;4(4):423–426. PubMed PMID: 10612580.

51. Lasserson T, Holt K, Evans D, Greenstone M. Anticholinergic therapy for bronchiectasis. *The Cochrane Database of Systematic Reviews*. 2001(4):CD002163. doi:10.1002/14651858.CD002163. PubMed PMID: 11687147.

52. Tsang KW, Ho PL, Lam WK, Ip MS, Chan KN, Ho CS et al. Inhaled fluticasone reduces sputum inflammatory indices in severe bronchiectasis. *American Journal of Respiratory and Critical Care Medicine*. 1998;158(3):723–727. doi:10.1164/ajrccm.158.3.9710090. PubMed PMID: 9730996.

53. Elborn JS, Johnston B, Allen F, Clarke J, McGarry J, Varghese G. Inhaled steroids in patients with bronchiectasis. *Respiratory Medicine*. 1992;86(2):121–124. PubMed PMID: 1615177.

54. Martinez-Garcia MA, Perpina-Tordera M, Roman-Sanchez P, Soler-Cataluna JJ. Quality-of-life determinants in patients with clinically stable bronchiectasis. *Chest*. 2005;128(2):739–745. doi:10.1378/chest.128.2.739. PubMed PMID: 16100162.

55. Tsang KW, Tan KC, Ho PL, Ooi GC, Ho JC, Mak J et al. Inhaled fluticasone in bronchiectasis: A 12 month study. *Thorax*. 2005;60(3):239–243. doi:10.1136/thx.2002.003236. PubMed PMID: 15741443; PubMed Central PMCID: PMC1747352.

56. Balsamo R, Lanata L, Egan CG. Mucoactive drugs. *European Respiratory Review: An Official Journal of the European Respiratory Society*. 2010;19(116):127–133. doi:10.1183/09059180.00003510. PubMed PMID: 20956181.

57. Milne RJ, Hockey H, Rea H. Long-term air humidification therapy is cost-effective for patients with moderate or severe chronic obstructive pulmonary disease or bronchiectasis. *Value in Health: The Journal of the International Society for Pharmacoeconomics and Outcomes Research*. 2014;17(4):320–327. doi:10.1016/j.jval.2014.01.007. PubMed PMID: 24968990.

58. Rea H, McAuley S, Jayaram L, Garrett J, Hockey H, Storey L et al. The clinical utility of long-term humidification therapy in chronic airway disease. *Respiratory Medicine*. 2010;104(4):525–533. doi:10.1016/j.rmed.2009.12.016. PubMed PMID: 20144858.

59. Shibuya Y, Wills PJ, Cole PJ. Effect of osmolality on mucociliary transportability and rheology of cystic fibrosis and bronchiectasis sputum. *Respirology*. 2003;8(2):181–185. PubMed PMID: 12753533.

60. Sutton PP, Gemmell HG, Innes N, Davidson J, Smith FW, Legge JS et al. Use of nebulised saline and nebulised terbutaline as an adjunct to chest physiotherapy. *Thorax*. 1988;43(1):57–60. PubMed PMID: 3353875; PubMed Central PMCID: PMC461097.

61. Reeves EP, Williamson M, O'Neill SJ, Greally P, McElvaney NG. Nebulized hypertonic saline decreases IL-8 in sputum of patients with cystic fibrosis. *American Journal of Respiratory and Critical Care Medicine*. 2011;183(11):1517–1523. doi:10.1164/rccm.201101-0072OC. PubMed PMID: 21330456.

62. Kellett F, Robert NM. Nebulised 7% hyper-

tonic saline improves lung function and quality of life in bronchiectasis. *Respiratory Medicine*. 2011;105(12):1831–1835. doi:10.1016/j.rmed.2011.07.019. PubMed PMID: 22018993.

63. Nicolson CH, Stirling RG, Borg BM, Button BM, Wilson JW, Holland AE. The long term effect of inhaled hypertonic saline 6% in non-cystic fibrosis bronchiectasis. *Respiratory Medicine*. 2012;106(5):661–667. doi:10.1016/j.rmed.2011.12.021. PubMed PMID: 22349069.

64. Daviskas E, Anderson SD, Eberl S, Chan HK, Bautovich G. Inhalation of dry powder mannitol improves clearance of mucus in patients with bronchiectasis. *American Journal of Respiratory and Critical Care Medicine*. 1999;159(6):1843–1848. doi:10.1164/ajrccm.159.6.9809074. PubMed PMID: 10351929.

65. Daviskas E, Anderson SD, Eberl S, Young IH. Effect of increasing doses of mannitol on mucus clearance in patients with bronchiectasis. *The European Respiratory Journal*. 2008;31(4):765–772. doi:10.1183/09031936.00119707. PubMed PMID: 18057051.

66. Bilton D, Tino G, Barker AF, Chambers DC, De Soyza A, Dupont LJ et al. Inhaled mannitol for non-cystic fibrosis bronchiectasis: A randomised, controlled trial. *Thorax*. 2014;69(12):1073–1079. doi:10.1136/thoraxjnl-2014-205587. PubMed PMID: 25246664.

67. Salathe M. Effects of beta-agonists on airway epithelial cells. *The Journal of Allergy and Clinical Immunology*. 2002;110(6 Suppl):S275–S281. PubMed PMID: 12464936.

68. Shiima-Kinoshita C, Min KY, Hanafusa T, Mori H, Nakahari T. Beta 2-adrenergic regulation of ciliary beat frequency in rat bronchiolar epithelium: Potentiation by isosmotic cell shrinkage. *The Journal of Physiology*. 2004;554(Pt 2):403–416. doi:10.1113/jphysiol.2003.056481. PubMed PMID: 14594991; PubMed Central PMCID: PMC1664781.

69. Frohock JI, Wijkstrom-Frei C, Salathe M. Effects of albuterol enantiomers on ciliary beat frequency in ovine tracheal epithelial cells. *Journal of Applied Physiology*. 2002;92(6):2396–2402. doi:10.1152/japplphysiol.00755.2001. PubMed PMID: 12015353.

70. Wilkinson M, Sugumar K, Milan SJ, Hart A, Crockett A, Crossingham I. Mucolytics for bronchiectasis. *The Cochrane Database of Systematic Reviews*. 2014(5):CD001289. doi:10.1002/14651858.CD001289.pub2. PubMed PMID: 24789119.

71. Olivieri D, Ciaccia A, Marangio E, Marsico S, Todisco T, Del Vita M. Role of bromhexine in exacerbations of bronchiectasis. Double-blind randomized multicenter study versus placebo. *Respiration: International Review of Thoracic Diseases*. 1991;58(3–4):117–121. PubMed PMID: 1745841.

72. Crisafulli E, Coletti O, Costi S, Zanasi E, Lorenzi C, Lucic S et al. Effectiveness of erdosteine in elderly patients with bronchiectasis and hypersecretion: A 15-day, prospective, parallel, open-label, pilot study. *Clinical Therapeutics*. 2007;29(9):2001–2009. doi:10.1016/j.clinthera.2007.09.003. PubMed PMID: 18035199.

73. Fuchs HJ, Borowitz DS, Christiansen DH, Morris EM, Nash ML, Ramsey BW et al. Effect of aerosolized recombinant human DNase on exacerbations of respiratory symptoms and on pulmonary function in patients with cystic fibrosis. The Pulmozyme Study Group. *The New England Journal of Medicine*. 1994;331(10):637–642. doi:10.1056/NEJM199409083311003. PubMed PMID: 7503821.

74. Harms HK, Matouk E, Tournier G, von der Hardt H, Weller PH, Romano L et al. Multicenter, open-label study of recombinant human DNase in cystic fibrosis patients with moderate lung disease. DNase International Study Group. *Pediatric Pulmonology*. 1998;26(3):155–161. PubMed PMID: 9773909.

75. Yang C, Chilvers M, Montgomery M, Nolan SJ. Dornase alfa for cystic fibrosis. *The Cochrane Database of Systematic Reviews*. 2016;4:CD001127. doi:10.1002/14651858.CD001127.pub3. PubMed PMID: 27043279.

76. Laube BL, Auci RM, Shields DE, Christiansen DH, Lucas MK, Fuchs HJ et al. Effect of rhDNase on airflow obstruction and mucociliary clearance in cystic fibrosis. *American Journal of Respiratory and Critical Care Medicine*. 1996;153(2):752–760. doi:10.1164/ajrccm.153.2.8564129. PubMed PMID: 8564129.

77. Shak S, Capon DJ, Hellmiss R, Marsters SA, Baker CL. Recombinant human DNase I reduces the viscosity of cystic fibrosis sputum. *Proceedings of the National Academy of Sciences of the United States of America*. 1990;87(23):9188–9192. PubMed PMID: 2251263; PubMed Central PMCID: PMC55129.

78. O'Donnell AE, Barker AF, Ilowite JS, Fick RB. Treatment of idiopathic bronchiectasis with aerosolized recombinant human DNase I. rhDNase Study Group. *Chest*. 1998;113(5):1329–1334. PubMed PMID: 9596315.

79. Wills PJ, Wodehouse T, Corkery K, Mallon K, Wilson R, Cole PJ. Short-term recombinant human DNase in bronchiectasis. Effect on clinical state and in vitro sputum transportability. *American Journal of Respiratory and Critical Care Medicine*. 1996;154(2 Pt 1):413–417. doi:10.1164/ajrccm.154.2.8756815. PubMed PMID: 8756815.

18

肺纤维化

Pulmonary fibrosis

Priya Muralidharan, Don Hayes, Jr., Heidi M. Mansour

18.1　前言

　　慢性呼吸系统疾病极大地影响了患者的生活质量,特别是限制了患者进行日常简单活动的能力,甚至限制了行走能力。呼吸系统疾病可分为阻塞性或限制性疾病。由于气道狭窄、受损或患病,阻塞性疾病通常与气流受限有关,通常影响正常呼气的能力,而吸气一般不受影响;但是,呼吸频率会受到影响,这是因为呼气速度无法跟上吸气速度。这常常使患者感到呼吸不完全,或者换句话说,感觉"上气不接下气"。阻塞性疾病的典型例子是慢性阻塞性肺疾病(COPD),其他还包括哮喘、支气管扩张症和囊性纤维化(CF)。相形之下,在限制性呼吸系统疾病中,患者可以相同的速度吸气和呼气,但肺部不能完全扩张,这可能是由于疤痕或肌肉无力、胸壁僵硬或神经受损。限制性疾病的例子包括间质性肺疾病[特发性肺纤维化(idiopathic pulmonary fibrosis,IPF)]和结节病。

　　通常,纤维化是结缔组织的过度沉积,这可导致瘢痕形成和增厚。纤维化原本是人体对损伤或破坏的反应,但一旦过度,它会导致病理状态,最终会破坏潜在器官的结构和功能。纤维化可发生于身体的许多部位,如肺(肺纤维化)、肝(肝硬化)、心脏(心肌纤维化)、肾脏(肾纤维化)等。

　　肺纤维化是肺的瘢痕形成,归类于慢性纤维化性间质性肺病(interstitial lung disease,ILD)。其特征是瘢痕组织在肺泡壁内过度积聚,从而使气体交换变得困难,并因此减少向循环中输送氧气。图18-1是肺纤维化中的肺泡区域的示意图,可以从图中看出间质的改变。气体交换障碍临床表现为气促或呼吸困难,特别是在行走和/或锻炼时(机体对氧气需求增加的情况下)。

　　肺纤维化的可能原因包括:①二氧化硅、铍等职业性暴露;②氨甲蝶呤、胺碘酮、呋喃妥因等的药物毒性;③硬皮病等结缔组织病;④病因不明(特发性)。

18.2　特发性肺纤维化

IPF 是肺纤维化的最常见和致命类型。在美国,广义上的 IPF 的患病率估计为 42.7 人/10 万人[1]。IPF 被定义为"原因不明的慢性、进行性纤维化性间质性肺炎,主要发生于老年人,仅限于肺部,并且组织病理学和/或影像学表现符合普通间质性肺炎(usual interstitial pneumonia, UIP)"[2]。在分类上,IPF 属于病因未明的 ILD。

IPF 的发生率随着年龄的增长而上升,确诊可能在 60～70 岁。IPF 的全球患病率和发病率尚不清楚;但是,据报道,IPF 在全球范围内的患病率正不断升高[3, 4]。这主要是因为 IPF 诊断困难:其症状与其他慢性肺部疾病(如肺气肿)重叠。因此,在 2011 年,ATS 联合欧洲呼吸病学会(ERS)、日本呼吸学会(Japanese Respiratory Society, JRS)、拉丁美洲胸科协会(Latin American Thoracic Association, ALAT)共同制定了基于证据的 IPF 诊断和治疗指南。

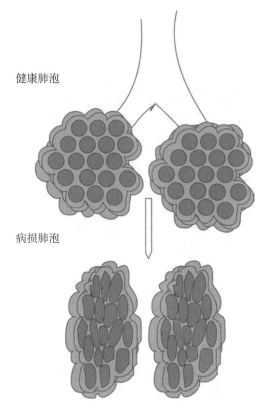

健康肺泡

病损肺泡

图 18‐1　肺纤维化过程中肺泡区域的变化表现

其中指出,诊断 IPF 需要满足 3 个特征:①排除其他已知原因的间质性肺病(如危险因素暴露、结缔组织病、药物毒性);②高分辨率断层扫描(HRCT)呈 UIP 模式;③外科肺活检病理学检查符合 IPF 类型[2]。

18.3　囊性纤维化和肺纤维化

了解发生肺部的两种主要纤维化疾病之间的区别相当重要,这两种疾病是肺纤维化(pulmonary fibrosis, PF)和囊性纤维化(CF)。如前所述,PF 是一种局限于一个器官(肺)伴随渐进性瘢痕形成的疾病,而 CF 是一种进行性遗传性疾病,影响人体的许多外分泌腺,包括胰腺、肺、肝、肠和生殖系统。CF 是由 CFTR 基因的突变引起的。CTFR 基因缺陷导致黏液黏稠。当气道中的黏液受到影响时,会导致黏膜纤毛清除率降低,患者容易受到反复的肺部感染。PF 则是瘢痕组织进展导致气体交换障碍,肺功能降低,身体运动能力受限,生活质量下降并最终导致死亡。据报道,IPF 的生存率比某些癌症更差[5]。CF 是一种遗传性疾病,根据症状的严重程度可在任何年龄获得诊断。症状通常到青春期或青年期才出现。相反,PF 多见于 50 岁以上患者。尚未发现 PF 的种族特异性,而北欧白种人遗传 CF 的风险更高。CF 的治疗和护理方面的医学进步提高了 CF 患者的生活质量。具体而言,肺移植可以延长患者的寿命,并鼓励他们做自己喜欢的事情,如运动[6,7]。移植可改善生活质量,并有可能延长某些 CF 患者的生命;但是,体内其他器官仍受 CF 影响,因此患者在其一生中都需要长期照护。权衡肺移植的获益与风险非常重要,因为这是一个对身体、情感和财务的挑战性过程[8-10]。

18.4 药物干预

尽管 IPF 的病因仍不清楚,但研究发现炎症、氧化应激和凝血障碍参与 IPF 发生[11]。不幸的是,IPF 没有特效药物,但临床治疗包括药物干预、症状缓解和合并症管理[12]。图 18-2 列举了 ATS 认可的 IPF 管理中的各种治疗方式。如果这些治疗无法稳定肺功能,则考虑对患者进行单侧或双侧肺移植。如果患者被认为是合适的肺移植候选者,则匹配供体的等待时间可能会很长,可见需求很大。吡非尼酮(Esbriet®)和尼达尼布(Ofev®)这两种药物是 FDA 批准的用于 IPF 治疗的首批药物。在 ASCEND 和 INPULSIS 临床试验获得成功的结果之后,这两种药物均于 2014 年获得了美国 FDA 的批准。对于轻度至中度 IPF,吡非尼酮和尼达尼布均可减慢疾病的进展。吡非尼酮分别于 2008 年在日本、2011 年在欧洲和 2014 年在美国获批。同年还有尼达尼布在美国获批用于 IPF 的治疗[13]。这被视为迈向 IPF(一种灾难性的慢性呼吸道疾病)治疗获得进展的第一步。两种药物都只会减慢疾病的进展,因此缺乏治愈性药物[14]是该病药物开发背后的动力。

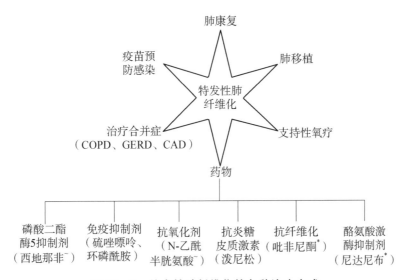

图 18-2　特发性肺纤维化的各种治疗方式

注:* 有条件推荐使用;~有条件推荐不使用(参考 2011 和 2015 年的 ATS 文件)。有条件推荐不适用于大多数 IPF 患者,但可以用于少数患者人群。

其他常用于治疗 IPF 患者的药物干预措施包括糖皮质激素(泼尼松)、免疫抑制剂(硫唑嘌呤、环磷酰胺)、抗胃食管反流(gastroesophageal reflux, GER)治疗和磷酸二酯酶 5 抑制剂(西地那非)(如果合并肺动脉高压,可以稳定患者的临床症状或改善生活质量)。这些药物大多数是小分子化合物。图 18 - 3 显示了用于 IPF 治疗的药物化合物的结构和性质。2015 年,ATS/ERS/JPS/ALAT 委员会更新了 IPF 基于证据的临床实践指南,包含新的推荐治疗药物。

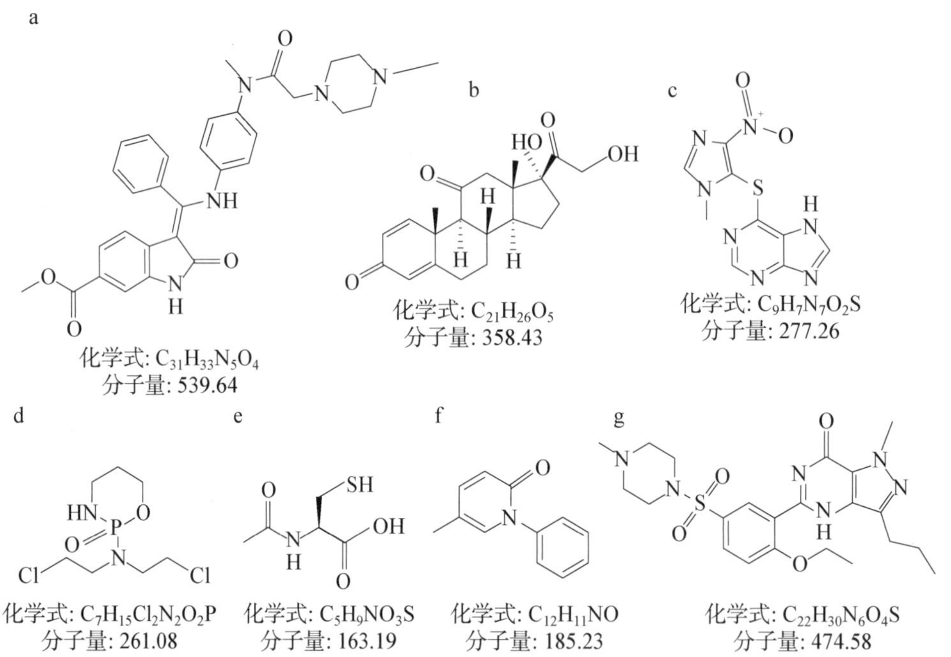

a
化学式:$C_{31}H_{33}N_5O_4$
分子量:539.64

b
化学式:$C_{21}H_{26}O_5$
分子量:358.43

c
化学式:$C_9H_7N_7O_2S$
分子量:277.26

d
化学式:$C_7H_{15}Cl_2N_2O_2P$
分子量:261.08

e
化学式:$C_5H_9NO_3S$
分子量:163.19

f
化学式:$C_{12}H_{11}NO$
分子量:185.23

g
化学式:$C_{22}H_{30}N_6O_4S$
分子量:474.58

图 18 - 3 用于治疗特发性肺纤维化的药物的化学结构以及化学式和分子量(ChemDraw 14.0,CambridgeSoft,Cambridge,MA)

注:a. 尼达尼布;b. 泼尼松;c. 硫唑嘌呤;d. 环磷酰胺;e. N-乙酰半胱氨酸;f. 吡非尼酮;g. 西地那非。

在目前可用的药物中,吡非尼酮是一种具有抗炎特性的抗纤维化药物,可抑制负责纤维发生的生长因子的合成。口服的治疗剂量很高,为 801 mg,每天 3 次。除光敏性和皮疹外,还有胃肠道不良反应,包括恶心、腹痛、消化不良和腹泻[14]。尼达尼布是一种作用于生长因子的酪氨酸激酶受体抑制剂,可减缓纤维化的发展[15]。胶囊口服,剂量为 150 mg,每天 2 次。已知尼达尼布也会引起胃肠道不良反应,如腹泻、恶心、腹痛、呕吐和肝酶升高。尽管尼达尼布在临床上获得了有条件的推荐,但不推荐将其他酪氨酸激酶受体抑制剂伊马替尼用于 IPF 治疗。该委员会强烈建议不使用伊马替尼,因为这会导致高昂的费用,并且 119 名患者的临床试验显示缺乏有效获收益[16]。由于临床获益降低,糖皮质激素的使用也受到限制,仅建议用于急性加重[15]。由于 IPF 患者常见 GER,因此通常需要抗 GER 治疗,如质子泵抑制剂或 H_2 受体阻滞剂。

18.5 肺纤维化模型

我们需要建立能更好地模拟人类纤维化的体外模型和动物模型,以作为新药的临床前测试的筛选工具。能更好地代表人类疾病状况至关重要。本部分简要介绍了 PF 研究中常用的各种体外细胞培养和体内动物模型。如 Sundarakrishnan 等所述,有二维(2D)、2.5 维(2.5D)和三维(3D)体外细胞培养模型[17]。2D 模型用于测试药物对单个细胞系的作用,而 2.5D 和 3D 模型也将相邻细胞考虑在内。二维培养模型具有可生长单一类型细胞系的坚硬基质,如组织培养板和玻璃底物。2.5D 模型介于其他 2 种类型之间,细胞能在 X - Y 平面上黏附,这类似于 2D 模型;同时允许上皮细胞成熟,这仅在 3D 模型中才可能做到。体外三维模型通过允许细胞-细胞和细胞-基质相互作用来描绘肺部的微环境[17]。PF 的 2.5D 和 3D(细胞)培养模型可模拟肺的气液相互作用。因此,有望成为合适的 PF 体外细胞-组织培养模型。此外,很难在动物模型中复制 PF 的所有特征。但是,一些常用的体内动物模型可用于复制 PF:①滴注博莱霉素、异硫氰酸荧光素(fluorescein thiocyanate,FITC)、二氧化硅、钒和石棉等化合物;②过表达 TGF - β、TGF - α、IL - 13、TNF - α 和 IL - 1β 等细胞因子;③使用老年小鼠,因为纤维化是一种年龄相关性疾病[18, 19]。无论如何,为找到成功的新治疗方法,发展和完善工具以便研究这些药物在疾病中的作用都是非常重要的。实际上,ATS 推荐将 3D 体外模型与动物模型互补使用[17]。

18.6　特发性肺纤维化的吸入治疗

尽管没有推荐用于 IPF 的吸入药物,但这种给药途径引起了越来越多的兴趣。已知吡非尼酮每天口服 3 片、每天 3 次会引起不良反应。因此,吡非尼酮的肺部直接递送可以减少相关的不良事件。在开发吡非尼酮的吸入制剂方面,已经进行了一些研究。本章的这一部分讨论了针对 PF 的吸入制剂的临床前研究细节。PF 吸入给药途径的研究仍处于起步阶段。多种此类吸入制剂正在进入临床试验。这些研究结果对于将来采用吸入给药途径具有重要指导意义。

在日本进行的一项多中心随机临床试验评估了吸入 N - 乙酰半胱氨酸(N - acetylcysteine,NAC)的有效性[20];使用欧姆龙振动筛网技术 Ne - U22,雾化溶解在 4 ml 盐水中的 352.4 mg NAC,每天 2 次。该装置产生的气溶胶的粒径在 $1 \sim 8\,\mu m$,$MMAD$ 为 $5\,\mu m$。吸入 NAC 在某些患者中显示出阳性结果[20]。但是,由于缺乏对死亡率的显著益处,ATS/ERS/JRS/ALAT 在最近的临床指南中不建议使用 NAC 单药治疗。此外,由于死亡率增加且 FVC 和肺弥散功能(DL_{co})无显著差异,因此不建议使用包含 NAC、硫唑嘌呤和泼尼松的三药组合[21, 22]。

另一项研究开发了脂质纳米颗粒,其中含有前列腺素 E 和 siRNA,其大小为 400 nm[23]。博来霉素模型小鼠雾化吸入这种颗粒 3 周后,肺内的纤维化组织减少了 3.8 倍,存活率也有提高。研究发现,这种包含基因疗法的鸡尾酒治疗可以下调在纤维化中起关键作用的 5 种不同的转化生长因子(transforming growth factors,TGFs)和结缔组织生长因子(connective tissue growth factors,CTGFs)[23]。

一项使用 I - neb 振动网状雾化器吸入 γ-干扰素(IFN - γ)(Actimmune,InterMune,Brisbane,California)的临床研究显示,IFN - γ 在肺局部的可达到高浓度[24]。治疗持续 80

周,没有全身性不良反应。采用 I-neb 给药后肺沉积为原始剂量的 65%,口咽部沉积为 12.5%[24]。这项研究表明,可以有效地将 IFN-γ 雾化递送至肺部,且其蛋白活性保留。同时也确定了使用 I-neb 产生的雾化颗粒的 $MMAD$ 为 1.7 μm。这是针对下呼吸道的理想粒径。荟萃分析显示,吸入 IFN-γ 可显著改善肺部的弥散功能,并将先前的 IFN-γ 治疗失败归因于胃肠外给药途径[25]。

一项在啮齿动物的体内试验研究了吡非尼酮吸入与口服给药相比的有效性[26]。该研究采用超声雾化器吸入吡非尼酮治疗 14 d。大鼠的口服给药剂量为 200 mg/kg·d,而吸入给药剂量是 20 mg/kg·d 的。两者之间在组织病理学、氧化应激、促炎和纤维化基因表达方面均没有太大差异。可以肯定的是,通过吸入给药,少 10 倍的剂量就能达到口服类似的效果。但是,尚不确定该药物是否进入体循环而引起不良反应。尽管如此,该研究表明吸入途径可以显著降低吡非尼酮的给药剂量[26]。颗粒工程学吡非尼酮干粉是通过 L-亮氨酸喷雾干燥工艺制备的,其平均直径为 1.75 μm[27]。该颗粒具有波纹表面以减少颗粒之间的相互作用,这非常适于 DPI 吸入。体外气溶胶惯性冲击器分散研究表明,约 60% 的药物沉积处于 ≤3.45 μm 的撞击阶段。在给定的粒径范围内有大量的药物沉积,这意味着药物可到达周边气道(IPF 病变的主要区域)。这项研究还表明,吡非尼酮气溶胶制剂由肺向全身吸收较少,从而减少了不良反应[27]。通过喷射研磨法制得了另一种吡非尼酮干粉制剂。将数微米化(研磨)的药物与乳糖混合制成可吸入干粉[28]。该药物的粒径分布达到了数个微米级,平均直径为 7 μm。但是,应用 Andersen 级联撞击试验研究气溶胶的散布表明,23% 的颗粒是微细颗粒(≤5.8 μm),而大约 56% 的混合颗粒不可吸入,这导致装置内滞留和损失。这项研究中另一个有趣的发现是吡非尼酮的吸入给药途径降低了口服时的光毒性[28]。从以上两项研究中可以推断,通过吸入给药的有效剂量远低于口服剂量。因此,与吡非尼酮的口服给药方案相比,该制剂提高了患者依从性。

当口服时,吡非尼酮是一种低效药物,其肺内药物吸收水平很低。高剂量服用(801 mg,每天 3 次)是因为口服时要在肺组织中达到足够的药物浓度需要非常高的剂量。相比之下,吸入给药意味着肺组织中局部药物浓度更高,这反过来又会增加药物疗效的持续时间。因此,与口服递送相比,共溶剂和盐的水缓冲吡非尼酮制剂在雾化后能有效增加肺组织和血浆 C_{max}。美国专利 US20120192861A1 中报告了吡非尼酮的几种液体制剂,分别适用于使用不同的雾化器设备雾化给药[29]。吡非尼酮具有高度水溶性。该专利报告中的吡非尼酮液体制剂由 1%~40% 的共溶剂(乙醇、丙二醇、甘油)、表面活性剂(聚山梨酯 80 或十六烷基溴化吡啶)、掩味剂/甜味剂(糖精)、缓冲剂(磷酸盐、柠檬酸盐)和盐(氯化钠或氯化镁)来调节适合吸入的液体张力。这些液体制剂中吡非尼酮的浓度在 0.1~60 mg/ml 之间,并且共溶剂、表面活性剂和其他组分的组合不同。例如,在用于大鼠吸入吡非尼酮药代动力学分析的制剂中,吡非尼酮的含量是 12.5 mg/ml,其中的乙醇和丙二醇浓度为 1∶2,通过 5 mmol/L 磷酸盐缓冲液保持 pH 值为 6.5,加水使总体积为 30 ml。使用 3 种不同的雾化器(即 Philips I-neb® AAD、PARI eFlow® 和 Aerogen Aeroneb®)研究类似液体制剂的雾化效率,结果显示:产生的液体气溶胶适合肺内递送,其几何标准差(发出的液滴尺寸分布)为 $1.0\sim2.5\ \mu m$,体积平均直径为 $1\sim5\ \mu m$,气体动力学 MMAD 为 $1\sim5\ \mu m$,微细颗粒部分($FPF\%\leqslant5\ \mu m$)达到 30% 以上。啮齿动物药代动力学研究表明,以气溶胶形式给药时,肺局部的吡非尼酮的含量要比口服给药高出 $80\%\sim120\%$。根据此结果推算,可以在 20 min 内将 MMAD 为 $1\sim5\ \mu m$ 的 $0.1\sim360\ mg$ 吡非尼酮递送至人肺部[29]。

初步研究显示,开发了替洛隆(tilorone)DPI 制剂,配套装置是 Easyhaler® 和 Twister™。这项研究发现,替洛隆的释出剂量为 $2.95\sim4.77\ mg$,微细颗粒分数($\leqslant$ $5\ \mu m$)可达到 $22\%\sim30\%$。该结果与吡非尼酮和尼达尼布的类似吸入制剂相当[30]。二氧化硅诱导的纤维化小鼠模型研究了替洛隆在恢复肺中受损的骨形态发生蛋白(bone morphogenetic protein,BMP)信号传导中的潜在作用[31]。有待在体外和体内进行进一步研究,以阐明该化合物在 PF 中的作用机制。

α_1-抗胰蛋白酶缺乏症(Alpha-1 antitrypsin deficiency,AATD)是一个常被忽视的肺部疾病[32]。源自人血浆的吸入 α_1-抗胰蛋白酶(AAT)已完成治疗 CF 的 II 期临床试验。AAT 溶液($250\ mg/10\ ml$ 0.9%盐水)经 CR-60 高流量压缩机和 Ventstream 雾化器雾化吸入,已开展研究探讨其在具有慢性支气管感染的支扩症患者中的作用。Kamada 开发了这种可吸入的 AAT 制剂,其潜在用途包括 AATD、CF 和支扩症。多项临床试验的结果表明了该制剂用于 CF 患者的安全性。

18.7 特发性肺纤维化研究的未来

IPF 缺乏治愈或预防方法,仅少数几种治疗措施可以延缓疾病进展,与目前可用的有限治疗选择相比,对预防或逆转 PF 或阻止其进展的研究需求巨大[33]。考虑到 PF 在美国、欧洲国家和亚洲的患病率和发病率,ATS 已经确定有必要形成一个全球肺纤维化倡议[33]。这项工作将有助于收集有关相关危险因素的信息,并建立一个共同的注册登记研究,以收集流行病学资料、交叉参考患者症状,并统一 PF 的诊断标准。不同国家之间的合作研究可以开发潜在的新药。

NADPH 氧化酶同工型 4(NADPH oxidase isoform 4,Nox4)是 IPF 中活性氧(reactive oxygen species,ROS)的关键来源,其细胞和分子机制是一个新的研究方向。以该信号途径为靶点的化合物可能用于治疗纤维化疾病[34-38]。使用干细胞疗法的再生医学在开发的早期阶段研究已显示出令人鼓舞的结果,包括一项评估干细胞输注安全性的临床试验[39-41]。表 18-1 列出了目前在临床试验阶段的开发药物。Aerodone™ 溶液是吸入的吡非尼酮,它通过 Pari eFlow 雾化器递送系统给药,由 Avalyn Pharma 开发,并已在澳大利亚的健康志愿者中进行了临床试验。值得注意的是,一些上市的药物正在以吸入制剂进入临床试验用以治疗 IPF。IPF 治疗的未来包括针对性地向肺部局部给药,这可以减少不良反应。随着 IPF 的治疗范围的扩大,治疗方案可能包括针对疾病不同机制的多种药物组合,如抗纤维化、抗炎和抗氧化剂[12,14]。

表 18-1　肺纤维化治疗药物的近期临床试验

研究药物/化合物	阶段	NCT 编号	药物类别	给药途径
1) 气溶胶干扰素 α	Ⅰ期	NCT00563212	免疫疗法	吸入
2) 吸入吡非尼酮 b	Ⅰ期	ACTRN12617001501336b	抗纤维化	吸入
3) 达沙替尼,槲皮素	Ⅰ期	NCT02874989	酪氨酸激酶抑制剂,抗氧化剂	N/A
4) 利妥昔单抗,甲泼尼松	Ⅰ/Ⅱ期	NCT01266317	单克隆抗体,糖皮质激素	静脉
5) FG-3019	Ⅱ期	NCT01890265	N/A	静脉输注
6) Lebrikizumab,吡非尼酮	Ⅱ期	NCT01872689	单克隆抗体,抗纤维化	皮下
7) Tipelukast	Ⅱ期	NCT02503657	抗炎	口服
8) KD025	Ⅱ期	NCT02688647	N/A	口服
9) GBT440	Ⅱ期	NCT02846324	N/A	口服
10) 利妥昔单抗	Ⅱ期	NCT01969409	N/A	静脉
11) CC-90001	Ⅱ期	NCT03142191	N/A	口服
12) 西地那非,尼达尼布	Ⅲ期	NCT02802345	酪氨酸激酶抑制剂,磷酸二酯酶 5 抑制剂	口服
13) Tralokinumab	Ⅱ期	NCT01629667	抗 IL-13 单克隆抗体	静脉
14) [a]吡非尼酮,维莫德吉	Ⅰ期	NCT02648048	抗纤维化,hedgehog 途径抑制剂	口服
15) [a]GS-6624	Ⅰ期	NCT01362231	N/A	静脉
16) [a]GC10088	Ⅰ期	NCT00125385	N/A	静脉
17) [a]齐留通	Ⅱ期	NCT00262405	白三烯合成抑制剂	N/A
18) [a]Gefapixant（AF-219，MK-7264)	Ⅱ期	NCT02477709, NCT02502097	镇痛药	口服
19) [a]SAR156597	Ⅱ期	NCT02345070, NCT01529853	N/A	皮下
20) [a]OAX576	Ⅱ期	NCT00532233	N/A	N/A
21) [a]BMS-986020	Ⅱ期	NCT01766817	N/A	口服
22) [a]BG00011	Ⅱ期	NCT01371305	N/A	皮下
23) [a]倍氯米松/福莫特罗 c	Ⅱ期	NCT02048644	抗炎/支气管舒张剂	吸入
24) [a]CNTO 888	Ⅱ期	NCT00786201	N/A	静脉输注
25) [a]西地那非,氯沙坦	Ⅱ/Ⅲ期	NCT00981747	磷酸二酯酶 5 抑制剂/血管紧张素 Ⅱ 受体拮抗剂	口服

（续表）

研究药物/化合物	阶段	NCT 编号	药物类别	给药途径
26) ᵃ波生坦	Ⅲ期	NCT00391443	内皮素受体拮抗剂	N/A
27) ᵃ枸橼酸西地那非	Ⅲ期	NCT00517933	磷酸二酯酶 5 抑制剂	口服

注:a,研究完成;b,在澳大利亚/新西兰进行的全球研究;c,在英国进行的全球研究;N/A,不适用。
资料来源:澳大利亚 NZCTR。澳大利亚新西兰临床试验注册(2018 年 3 月 7 日);http://www. anzctr. org. au/;
爱思唯尔;www. embase. com,欧洲药品管理局;https://www. clinicáltrialsregister. eu/;施普林格;http://
adisinsight. springer. com/;美国 NLoM,美国国家医学图书馆;www. clinicaltrials. gov/。

近来研究发现,甲状腺激素(thyroid hormone,TH)可抑制模型小鼠的肺纤维化。这项研究在博来霉素模型小鼠中雾化 T_3(3,5,3'-triiodothyronine)分子并评价其抗纤维化作用。吸入 T_3 减轻纤维化的作用与口服吡非尼酮、尼达尼布相当,对 T_3 的全身水平没有影响,这提示前者能更有针对性地局部给药到气道。TH 的这种作用是由于其可减轻肺上皮细胞中的线粒体功能障碍。TH 能够通过诱导线粒体生物合成和线粒体自噬,在体内外逆转博莱霉素诱发的线粒体功能紊乱。将来,应考虑探索治疗 IPF 的生物制剂,并开展人体研究[42]。

（曹孟淑　译）

参考文献

1. Raghu G, Chen SY, Hou Q, Yeh WS, Collard HR. Incidence and prevalence of idiopathic pulmonary fibrosis in US adults 18–64 years old. *Eur Respir J.* 2016;48(1):179–186. doi:10.1183/13993003.01653-2015.
2. Raghu G, Collard HR, Egan JJ, Martinez FJ, Behr J, Brown KK, Colby TV, et al. An official ATS/ERS/JRS/ALAT statement: Idiopathic pulmonary fibrosis: Evidence-based guidelines for diagnosis and management. *Am J Respir Crit Care Med.* 2011;183(6):788–824. doi:10.1164/rccm.2009-040GL.
3. Hutchinson J, Fogarty A, Hubbard R, McKeever T. Global incidence and mortality of idiopathic pulmonary fibrosis: A systematic review. *Eur Respir J.* 2015;46(3):795–806. doi:10.1183/09031936.00185114.
4. Ley B, Collard HR. Epidemiology of idiopathic pulmonary fibrosis. *Clin Epidemiol.* 2013;5:483–492. doi:10.2147/CLEP.S54815.
5. Flaherty KR, Travis WD, Colby TV, Toews GB, Kazerooni EA, Gross BH, Jain A, Strawderman RL, Flint A, Lynch JP, Martinez FJ. Histopathologic variability in usual and nonspecific interstitial pneumonias. *Am J Resp Crit Care.* 2001;164(9):1722–1727. doi:10.1164/ajrccm.164.9.2103074.
6. Hayes D, Jr., Tumin D, Daniels CJ, McCoy KS, Mansour HM, Tobias JD, Kirkby SE. Pulmonary artery pressure and benefit of lung transplantation in adult cystic fibrosis patients. *Ann Thorac Surg.* 2016;101(3):1104–1109. doi:10.1016/j.athoracsur.2015.09.086.
7. Hayes D, Jr., Kopp BT, Kirkby SE, Reynolds SD, Mansour HM, Tobias JD, Tumin D. Impact of donor arterial partial pressure of oxygen on outcomes after lung transplantation in adult cystic fibrosis recipients. *Lung.* 2016;194(4):547–553. doi:10.1007/s00408-016-9902-3.
8. Hayes D, Jr., Auletta JJ, Whitson BA, Black SM, Kirkby S, Tobias JD, Mansour HM. Human leukocyte antigen mismatching and survival after lung transplantation in adult and pediatric patients with cystic fibrosis. *J Thorac Cardiov Sur.* 2016;151(2):549–557. doi:10.1016/j.jtcvs.2015.08.022.
9. Hayes D, Jr., Kirkby S, Whitson BA, Black SM, Sheikh SI, Tobias JD, Mansour HM, Kopp BT. Mortality risk and pulmonary function in adults with cystic fibrosis at time of wait listing for lung transplantation. *Ann Thorac Surg.* 2015;100(2):474–479. doi:10.1016/j.athoracsur.2015.04.022.
10. Hayes D, Jr, Kopp BT, Tobias JD, Woodley FW, Mansour HM, Tumin D, Kirkby SE. Survival in patients with advanced non-cystic fibrosis bronchiectasis versus cystic fibrosis on the waitlist for lung transplantation. *Lung.* 2015;193(6):933–938. doi:10.1007/s00408-015-9811-x.

11. Todd NW, Luzina IG, Atamas SP. Molecular and cellular mechanisms of pulmonary fibrosis. *Fibrosis Tissue Rep*. 2012;5(1):11. doi:10.1186/1755-1536-5-11.

12. Raghu G, Richeldi L. Current approaches to the management of idiopathic pulmonary fibrosis. *Resp Med*. 2017;129:24–30. doi:10.1016/j.rmed.2017.05.017.

13. Robalo-Cordeiro C, Campos P, Carvalho L, Borba A, Clemente S, Freitas S, Furtado S, et al. Idiopathic pulmonary fibrosis in the era of antifibrotic therapy: Searching for new opportunities grounded in evidence. *Rev Port Pneumol*. 2017. doi:10.1016/j.rppnen.2017.05.005.

14. Sathiyamoorthy G, Sehgal S, Ashton RW. Pirfenidone and Nintedanib for Treatment of Idiopathic Pulmonary Fibrosis. *South Med J*. 2017;110(6):393–398. doi:10.14423/SMJ.0000000000000655.

15. Xaubet A, Molina-Molina M, Acosta O, Bollo E, Castillo D, Fernandez-Fabrellas E, Rodriguez-Portal JA, et al. Guidelines for the medical treatment of idiopathic pulmonary fibrosis. *Arch Bronconeumol*. 2017;53(5):263–269. doi:10.1016/j.arbres.2016.12.011.

16. Daniels CE, Lasky JA, Limper AH, Mieras K, Gabor E, Schroeder DR, Imatinib IPFSI. Imatinib treatment for idiopathic pulmonary fibrosis: Randomized placebo-controlled trial results. *Am J Respir Crit Care Med*. 2010;181(6):604–610. doi:10.1164/rccm.200906-0964OC.

17. Sundarakrishnan A, Chen Y, Black LD, Aldridge BB, Kaplan DL. Engineered cell and tissue models of pulmonary fibrosis. *Adv Drug Deliv Rev*. 2017. doi:10.1016/j.addr.2017.12.013.

18. B BM, Lawson WE, Oury TD, Sisson TH, Raghavendran K, Hogaboam CM. Animal models of fibrotic lung disease. *Am J Respir Cell Mol Biol*. 2013;49(2):167–179. doi:10.1165/rcmb.2013-0094TR.

19. Tashiro J, Rubio GA, Limper AH, Williams K, Elliot SJ, Ninou I, Aidinis V, et al. Exploring animal models that resemble idiopathic pulmonary fibrosis. *Front Med (Lausanne)*. 2017;4:118. doi:10.3389/fmed.2017.00118.

20. Homma S, Azuma A, Taniguchi H, Ogura T, Mochiduki Y, Sugiyama Y, Nakata K, et al. Efficacy of inhaled N-acetylcysteine monotherapy in patients with early stage idiopathic pulmonary fibrosis. *Respirology*. 2012;17(3):467–477. doi:10.1111/j.1440-1843.2012.02132.x.

21. Raghu G, Anstrom KJ, King TE, Jr, Lasky JA, Martinez FJ. Idiopathic pulmonary fibrosis clinical research, network. Prednisone, azathioprine, and N-acetylcysteine for pulmonary fibrosis. *N Engl J Med*. 2012;366(21):1968–1977. doi:10.1056/NEJMoa1113354.

22. Raghu G, Rochwerg B, Zhang Y, Garcia CA, Azuma A, Behr J, Brozek JL, et al. An official ATS/ERS/JRS/ALAT clinical practice guideline: Treatment of idiopathic pulmonary fibrosis. An update of the 2011 clinical practice guideline. *Am J Resp Crit Care*. 2015;192(2):e3–e19. doi:10.1164/rccm.201506-1063ST.

23. Garbuzenko OB, Ivanova V, Kholodovych V, Reimer DC, Reuhl KR, Yurkow E, Adler D, Minko T. Combinatorial treatment of idiopathic pulmonary fibrosis using nanoparticles with prostaglandin E and siRNA(s). *Nanomedicine*. 2017;13(6):1983–1992. doi:10.1016/j.nano.2017.04.005.

24. Diaz KT, Skaria S, Harris K, Solomita M, Lau S, Bauer K, Smaldone GC, Condos R. Delivery and safety of inhaled interferon-gamma in idiopathic pulmonary fibrosis. *J Aerosol Med Pulm Drug Deliv*. 2012;25(2):79–87. doi:10.1089/jamp.2011.0919.

25. Skaria SD, Yang J, Condos R, Smaldone GC. Inhaled interferon and diffusion capacity in idiopathic pulmonary fibrosis (IPF). *Sarcoidosis Vasc Diffuse Lung Dis*. 2015;32(1):37–42.

26. Rasooli R, Rajaian H, Pardakhty A, Mandegary A. Preference of aerosolized pirfenidone to oral intake: An experimental model of pulmonary fibrosis by paraquat. *J Aerosol Med Pulm Drug Deliv*. 2017. doi:10.1089/jamp.2016.1342.

27. Seto Y, Suzuki G, Leung SS, Chan HK, Onoue S. Development of an Improved Inhalable Powder Formulation of Pirfenidone by Spray-Drying: In Vitro Characterization and Pharmacokinetic Profiling. *Pharm Res*. 2016;33(6):1447–1455. doi:10.1007/s11095-016-1887-3.

28. Onoue S, Seto Y, Kato M, Aoki Y, Kojo Y, Yamada S. Inhalable powder formulation of pirfenidone with reduced phototoxic risk for treatment of pulmonary fibrosis. *Pharm Res*. 2013;30(6):1586–1596. doi:10.1007/s11095-013-0997-4.

29. SURBER MW, inventor; Genoa Pharmaceuticals, Inc., assignee. Aerosol pirfenidone and pyridone analog compounds and uses thereof US patent US20120192861 A1. 2012.

30. Vartiainen V, Raula J, Koli K, Kauppinen E, Myllraniemi M. Inhalable Drug Formulations for Idiopathic Pulmonary Fibrosis. *American Thoracic Society 2017 International Conference*; May 23; Washington DC: American Thoracic Society, 2017.

31. Lepparanta O, Tikkanen JM, Bespalov MM, Koli K, Myllarniemi M. Bone morphogenetic protein-inducer tilorone identified by high-throughput screening is antifibrotic in vivo. *Am J Respir Cell Mol Biol*. 2013;48(4):448–455. doi:10.1165/rcmb.2012-0201OC.

32. Brode SK, Ling SC, Chapman KR. Alpha-1 antitrypsin deficiency: A commonly overlooked cause of lung disease. *CMAJ*. 2012;184(12):1365–1371. doi:10.1503/cmaj.111749.

33. White ES, Borok Z, Brown KK, Eickelberg O, Guenther A, Jenkins RG, Kolb M, Martinez FJ, Roman J, Sime P, American Thoracic Society Respiratory C, Molecular Biology Assembly Working Group

on Pulmonary F. An American Thoracic Society Official Research Statement: Future Directions in Lung Fibrosis Research. *Am J Respir Crit Care Med*. 2016;193(7):792–800. doi:10.1164/rccm.201602-0254ST.

34. Amara N, Goven D, Prost F, Muloway R, Crestani B, Boczkowski J. NOX4/NADPH oxidase expression is increased in pulmonary fibroblasts from patients with idiopathic pulmonary fibrosis and mediates TGF beta 1-induced fibroblast differentiation into myofibroblasts. *Thorax*. 2010;65(8):733–738. doi:10.1136/thx.2009.113456.

35. du Bois RM. Strategies for treating idiopathic pulmonary fibrosis. *Nat Rev Drug Discov*. 2010;9(2):129–140. doi:10.1038/nrd2958.

36. Hecker L, Logsdon NJ, Kurundkar D, Kurundkar A, Bernard K, Hock T, Meldrum E, et al. Reversal of persistent fibrosis in aging by targeting Nox4-Nrf2 redox imbalance. *Sci Transl Med*. 2014;6(231):231ra47. doi:10.1126/scitranslmed.3008182.

37. Hecker L, Vittal R, Jones T, Jagirdar R, Luckhardt TR, Horowitz JC, Pennathur S, Martinez FJ, Thannickal VJ. NADPH oxidase-4 mediates myofibroblast activation and fibrogenic responses to lung injury. *Nat Med*. 2009;15(9):1077–1081. doi:10.1038/nm.2005.

38. Liu YM, Nepali K, Liou JP. Idiopathic pulmonary fibrosis: Current status, recent progress, and emerging targets. *J Med Chem*. 2017;60(2):527–553. doi:10.1021/acs.jmedchem.6b00935.

39. Banerjee ER, Laflamme MA, Papayannopoulou T, Kahn M, Murry CE, Henderson WR, Jr. Human embryonic stem cells differentiated to lung lineage-specific cells ameliorate pulmonary fibrosis in a xenograft transplant mouse model. *PLoS One*. 2012;7(3):e33165. doi:10.1371/journal.pone.0033165.

40. Lan YW, Choo KB, Chen CM, Hung TH, Chen YB, Hsieh CH, Kuo HP, Chong KY. Hypoxia-preconditioned mesenchymal stem cells attenuate bleomycin-induced pulmonary fibrosis. *Stem Cell Res Ther*. 2015;6:97. doi:10.1186/s13287-015-0081-6.

41. Tzouvelekis A, Paspaliaris V, Koliakos G, Ntolios P, Bouros E, Oikonomou A, Zissimopoulos A, et al. A prospective, non-randomized, no placebo-controlled, phase Ib clinical trial to study the safety of the adipose derived stromal cells-stromal vascular fraction in idiopathic pulmonary fibrosis. *J Transl Med*. 2013;11:171. doi:10.1186/1479-5876-11-171.

42. Yu G, Tzouvelekis A, Wang R, Herazo-Maya JD, Ibarra GH, Srivastava A, de Castro JPW, et al. Thyroid hormone inhibits lung fibrosis in mice by improving epithelial mitochondrial function. *Nat Med*. 2018;24(1):39–49. doi:10.1038/nm.4447.

43. Australia NZCTR. Australia New Zealand Clinical Trials Registry [March 7, 2018]. Available from http://www.anzctr.org.au/.

44. Elsevier. Elsevier; [March 7, 2018]. Available from www.embase.com.

45. European MA. European Medicines Agency; [March 7, 2018]. Available from https://www.clinical-trialsregister.eu/.

46. Springer I. Springer International; [March 7, 2018]. Available from http://adisinsight.springer.com/.

47. US NLoM. U.S National Library of Medicine; [March 7, 2018]. Available from www.clinicaltrials.gov.

肺高压的治疗方法

Therapeutics in pulmonary hypertension

Maria F. Acosta, Don Hayes, Jr., Jeffery R. Fineman, Jason X.-J. Yuan, Stephen M. Black, Heidi M. Mansour

19.1 前言

　　肺高压(pulmonary hypertension，PH)是一种与多种临床疾病相关的病理生理状态，大多数患者合并心血管疾病和呼吸系统疾病[1]。PH 的特征是肺动脉压力升高。健康成年人的平均体循环血压为 120/80 mmHg。健康人静息时的肺动脉平均血压为 8～20 mmHg。如果患者的平均肺动脉压(pulmonary arterial pressure，PAP)在静息时超过 25 mmHg，在运动时超过 30 mmHg，则可以诊断为 PH。如果 PH 持续存在或更高，可能会引起许多并发症。由于右心室(right ventricle，RV)泵血入肺动脉，右心室成为肺动脉高压损害的靶器官。当肺动脉压力升高时，心脏无法有效地泵血进入肺循环，患者会出现呼吸急促、疲乏和水肿(右心衰竭的主要标志)等症状。WHO 根据病因将 PH 分为 5 大类。需要注意的是，第 1 组称为动脉性肺高压(pulmonary arterial hypertension，PAH)，第 2～5 组称为 PH[1,2]。

19.2 流行病学

　　各类 PH 的确切患病率尚不明确[3]。然而，流行病学研究估计，每百万人口中有 97 人患 PH，其中女性/男性的比率为 1.8，死亡率为 4.5～12.3/10 万人口[4]。因此，PH 对女性的影响通常大于男性。由其他疾病引起或同时合并的 PH 更为常见。PH 通常在 20～60 岁起病，但可以在任何年龄发生。平均诊断年龄为 36 岁，诊断后的 3 年生存率约为 50%[3]。PH 的体征和症状可能包括日常活动中呼吸困难、疲倦、胸痛、心率增快、右上腹疼痛以及食欲下降。随着 PH 恶化，还会出现其他体征和症状，如头晕目眩、晕厥、下肢肿胀、嘴唇和皮肤发绀[5]。

19.3　病理生理学

　　肺血管系统的主要特征之一是对缺氧(组织氧水平低)非常敏感[6]。肺的主要功能是将氧气供给周围器官。低氧时肺动脉收缩而全身其他动脉扩张。同所有哺乳动物一样,人体低氧引起肺血管收缩反应仅见于肺血管床。这种反应可维持肺泡内通气量与通过毛细血管到达肺泡的血液之间的通气-血流灌注平衡[6]。氧气通过肺泡通气运输到肺泡,并通过扩散到肺毛细血管被肺血流带入体循环。同样,混合静脉血中的二氧化碳通过血流灌注经肺毛细血管扩散入肺泡,进一步通过肺泡通气去除二氧化碳[7]。缺氧引起肺血管收缩具有重要的病理生理意义,因为它减少了肺通气不良部区域的灌注,从而减少无效分流[8]、减少了未经换气的混合静脉血进入体循环[6]。

　　由于肺血管内皮细胞产生的血管舒张物质[如一氧化氮(nitric oxide,NO)和前列环素]和血管收缩物质[如内皮素-1(endothelin-1,ET-1)和5-羟色胺]之间的失衡[9],PH患者肺血管过度收缩。其他因素包括炎症、原位血栓形成(内皮功能障碍和血小板聚集)[9]以及内皮和血管平滑肌细胞过度增殖和凋亡减少引起的脉管系统重塑[10]也可导致PH患者的肺血管过度收缩。正常肺血管与PH肺血管之间的区别如彩图7(书末)所示。内膜和中膜增生以及由此引起的肺血管阻塞被认为是PH发病机制中的关键因素。血管收缩、血管重塑和血栓形成也是增加PH患者肺血管阻力的重要因素[12]。这些疾病过程涉及多种细胞和分子通路[12]。此外,有报道发现氧化应激、线粒体功能障碍和活性氧(reactive oxygen species,ROS)产生增加[13-15]均参与PH的病理生理过程。

　　总体来说,PH的始动因素是肺血管受损。损伤引起肺血管床正常细胞生理过程失调及细胞增殖、分化、炎症以及细胞死亡程序的异常改变[16],从而导致肺血管过度收缩和异常重塑、PAP逐渐增加及血管壁僵硬[16]。如果上述状况持续存在,则导致右心室肥大(right ventricular hypertrophy,RVH)、进行性加重的右心衰竭、低心输出量并最终导致死亡[17, 18]。肺血管重塑的过程伴随着内皮功能障碍、成纤维细胞和平滑肌细胞活化、血管壁各类细胞之间的相互作用以及循环祖细胞募集[19]。此外,ROS的过量产生会损害肺血管内皮,引起肺动脉血管收缩和肺血管重塑。ROS可以上调导致血管重塑的几种因子的表达,如内皮生长因子、血小板活化因子和促分裂原活化的蛋白激酶。同时ROS还介导了ET-1和P物质对肺平滑肌细胞的促有丝分裂作用[20]。PH的特征还包括一氧化氮合酶(nitric oxide synthase,NOS)功能异常而导致NO信号传导减少。实际上在PH中,内皮型NOS(eNOS)变得"解耦联",从而从产生NO变为产生ROS。此外,对于解耦联的eNOS来说,在PH发展过程中的ROS异常产生机制十分复杂,涉及多个系统包括烟酰胺腺嘌呤二核苷酸磷酸(NADPH)氧化酶、功能异常的线粒体和黄嘌呤氧化酶。也有证据表明,在PH中肺与心血管系统之间存在相互作用。但由于研究难度大、临床诊断不足,目前证据尚不足以明确这种相互作用[21]。

19.4　肺高压中的细胞因素

在各种类型的 PH 中,肺小动脉平滑肌细胞(smooth muscle cells,SMCs)的增殖均非常明显。在某些 PH 动物模型中,血管壁外膜的成纤维细胞迁移至中膜和内膜,并可见基质蛋白的过度产生。外膜新血管形成与血管壁增厚平行发生。缺氧、炎症、切应力、药物、病毒感染和遗传易感性等外部因素会导致内皮细胞(endothelial cells,ECs)过度增殖[12]。其他肺外细胞(纤维细胞和 c-kit 细胞)也参与了肺动脉血管重塑。这些细胞可能从骨髓迁移而来并分化为血管细胞,也可能产生参与 PH 发病机制的促血管生成因子而致丛状病变的形成(内皮细胞、基质蛋白和成纤维细胞导致正常血管管腔破坏)[12]。PH患者的炎症细胞因子水平升高,如白细胞介素 1(IL-1)和白细胞介素 6(IL-6)以及分链蛋白和单核细胞趋化蛋白 1(MCP-1)等趋化因子[22]。B 和 T 细胞、巨噬细胞、肥大细胞和树突状细胞等炎症细胞也参与了严重 PH 的丛状病变[12]。

19.5　分子因素

PH 的病理生理学涉及多种分子因素。肺血管收缩是 PH 形成过程中的早期步骤。血管收缩与内皮功能异常有关。内皮功能障碍是由于 NO 和前列环素等血管舒张物质的产生减少以及 ET-1 和 5-羟色胺(5-Hydroxytryptamine,5-HT)等血管收缩物质的产生增加。

NO 通过激活鸟苷酸环化酶(guanylate cyclase,GC)、单磷酸环腺苷(cyclic adenosine monophosphate,cAMP)和单磷酸环鸟苷(cyclic guanosine monophosphate,cGMP)来抑制平滑肌细胞增殖并减少血小板聚集[12]。前列环素仅是通过 cAMP 的活化来抑制平滑细胞增殖并降低血小板聚集。PH 患者的前列环素合成减少。在 PH 中 eNOS 的表达减少,活性受抑制。此外,GC 活性在 PH 患者中降低,并且 cGMP(NO 的第二信使)的合成也降低。负责 cGMP 降解的主要的酶为 5 型磷酸二酯酶(PDE-5)。PH 患者中 NO 通路失活是由 PDE-5 过度上调所致[23]。

ET-1 是一种内皮衍生肽,具有内皮素 A(ETA)和内皮素 B(ETB)两种受体亚型。ETA 仅在肺动脉的平滑肌细胞中表达,而 ETB 可以在平滑肌细胞和内皮细胞中表达。当 ET-1 与内皮素 A 受体(ETRA)结合时,细胞内钙水平升高,蛋白激酶 C 通路被激活。这导致肺血管收缩增加,并伴随动脉平滑肌细胞有丝分裂增加,引起肺血管重构。PH 患者的血浆血清素水平升高[24],这被认为与肺血管的重塑和血管过度收缩有关[12]。

Rho-A 等 GTP 酶也与 PH 的发生发展有关。下游 Rho 激酶的激活打破了许多基本的细胞功能调控,包括收缩、迁移、增殖和凋亡[12]。PH 中 RhoA 和 Rho 激酶的活性均增加,并且抑制 Rho 激酶的作用可减轻 PH 相关的血管收缩[6]。低氧诱导因子-1(hypoxia inducible factor-1,HIF-1)是一种转录因子,主要调节细胞对低氧的适应性,但也调节血管生成、红细胞生成、细胞代谢和存活相关基因[25]。重度 PH 患者的丛状病变免疫组织学分析已证实 HIF-1α 在增殖的内皮细胞中过度表达[26]。

PH 患者来源的内皮细胞和平滑肌细胞中线粒体的主要功能之一——葡萄糖氧化出现抑制。这种抑制作用导致多种后果,如对细胞凋亡抵抗、细胞过度增殖以及由于某些转录因子的激活而引起的炎症。这些转录因子与线粒体-ROS 的增加和线粒体功能障碍有关[27]。肺动脉平滑肌细胞(PASMC)线粒体与全身动脉的线粒体略有不同。PASMCs 线粒体是肺部反应的基础。在缺氧条件下,线粒体通过改变活性氧(mROS)产生从而调节不同的氧化还原靶分子。这些靶分子参与 PASMC 的收缩,并通过激活 HIF-1α 引发对缺氧的反应。PASMC 线粒体还可调节细胞凋亡、增殖和炎症反应,并对许多其他应激信号作出反应。肺动脉线粒体可能成为促凋亡和抗增殖治疗的新靶点[27]。

19.6 肺高压的遗传因素

编码肿瘤坏死因子 β(TNF-β)信号通路有关蛋白质的基因突变参与 PH 的发生发展。这些突变包括 2 型骨形成蛋白受体(BMPR2)、1 型激活素 A 受体(ACVRL1)、Endolin(ENG)、Smad8、Smad1、Smad5 和 Caveolin-1。TNF-β 信号通路控制着包括肺 ECs 和 SMCs 在内的各种类型细胞的生长、分化和凋亡[12]。因此,TGF-β 信号通路中的基因突变可能是导致肺血管 SMCs 异常增殖的原因,并可能促进 ECs 的凋亡[12]。

能够反映疾病进程和治疗反应的生物标记物是优化 PH 管理的理想工具。然而,尽管在该领域已经探索了各种各样的生物标记物,但仍没有用于 PH 或肺血管重塑的特异性标记物[28]。生物标记物可以分为不同的类别:①血管功能障碍标记物不对称二甲基精氨酸(asymmetric dimethylarginine, ADMA)、ET-1、血管生成素和 von Willebrand 因子[1, 29, 30];②炎症标记物 C 反应蛋白、IL-6、趋化因子、IL-1、肿瘤坏死因子[1, 31-33];③心肌应激指标心钠肽(atrial natriuretic peptide, ANP)、脑钠肽(brain natriuretic peptide, BNP)/NT-proBNP、肌钙蛋白[1, 34-36];④低氧指标 pCO_2、尿酸、生长分化因子 15(growth differential factor 15, GDF15)、骨桥蛋白[37, 38];⑤继发性器官损伤标记物肌酐、胆红素[36, 39]。

19.7 肺高压的治疗方法

尽管目前批准的疗法尚不能逆转或治愈 PH,但 PH 患者的照护和生活质量已有所改善。PH 的发病过程中涉及不同的分子信号机制[40]。下面将讨论针对相关通路开发的治疗方法。

PDE-5 抑制剂:如上所述,缺乏血管舒张物质 NO 是主要的 PH 的机制之一。肺中过度表达的 PDE-5 是导致 PH 患者 NO 含量不足的主要原因。因此,抑制 PDE-5 是目前 PH 患者治疗手段之一。PDE-5 抑制剂包括西地那非和他达拉非(已批准),以及伐地那非(正在研究中)[23]。不良反应通常是轻微的和一过性的,包括头痛、潮红、鼻充血、胃肠道反应和肌痛[23]。

前列环素和前列环素类似物：前列环素是一种类前列腺素，通过环加氧酶（cyclooxygenase，COX）途径由内源性花生四烯酸代谢而来[41]。它是一种有效的血管舒张药物，被认为是治疗 PH 最有效的药物之一。前列腺素类物质是有效的血管舒张剂，具有抗血栓形成、抗增殖和抗炎的特性[42]。在肺循环中，前列环素由肺动脉中的内皮细胞释放。前列环素与其受体结合激活 G 蛋白并增加细胞内 cAMP，从而激活蛋白激酶 A，进而抑制血小板聚集，使平滑肌松弛以及肺动脉血管舒张[41]。正在进行的临床研究使用依前列醇、伊洛前列素、贝拉前列素和曲前列环素治疗 PH[42]。目前，曲前列环素可通过吸入（Tyvaso®）、静脉、（Remodulin®）和口服（Orenitram®）给药。Liquidia 公司正在进行的 LIQ861 曲前列素 DPI Ⅲ 期试验也是一项令人期待的临床研究。LIQ861 是一种干粉制剂，是基于非湿化模板（PRINT）颗粒工程学技术研制而成。另外，至少还有一种由 Liquidia 开发并授权 GSK 的吸入用干粉制剂正在研发中，预计在 2019 年投放市场[43]。MannKind 公司将开展 Ⅰ 期注册试验验证曲前列环素吸入制剂治疗 PH 的效果。该公司的产品曲前列环素 Technosphere 将活性成分混合在一种干粉制剂中，该制剂通过新型递送系统（technospheres）吸入。由于干粉制剂颗粒大小适当，通过 MannKind 的呼吸动力吸入装置，患者只需平静呼吸即可输送到深肺中并能保证吸入合适的药粉剂量[44]。

内皮素受体拮抗剂（ERAs）：通过抑制内皮素受体，可以实现血管舒张和抗增殖。因此，在 PH 患者中使用这类药物可以重塑肺动脉。如上所述，肺内主要有 2 种内皮素受体：A 型（ET‐A）和 B 型（ET‐B）。ET‐A 在 SMCs 上表达，它们通过增加细胞内钙引起血管收缩。相反，ET‐B 主要存在于内皮细胞上，可促使 NO 和前列环素释放。但部分 ET‐B 也存在于 SMC 中引起血管收缩。因此，选择性或非选择性抑制受体均可治疗 PH[45]。目前使用的一些 ET‐1 受体拮抗剂包括西他生坦、安利生坦、马西腾坦和波生坦[46]。化学结构见图 19‐1。当前上市的产品见表 19‐1[40]。

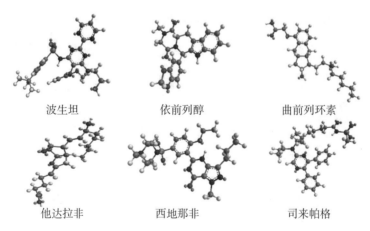

波生坦　　　　依前列醇　　　　曲前列环素

他达拉非　　　　西地那非　　　　司来帕格

图 19‐1　批准用于治疗肺高压的常用药物的化学结构

引自：Chem3D Ver. 16. 0. ；CambridgeSoft, Cambridge, MA.

表 19-1 已上市的肺高压治疗药物

药物类别	功　能	举　例	给药途径
内皮素受体拮抗剂	预防血管狭窄	安利生坦(Letairis®) 波生坦(Tracleer®) 马西腾坦(Opsumit®)	口服
磷酸二酯酶5抑制剂	促进血管舒张物质—氧化氮血的产生	西地那非(Revatio™) 他达拉非(Adcirca®)	口服
前列环素类似物	松弛血管 抗血栓、抗增殖和抗炎	曲前列环素(Orenitram®)	口服
选择性IP受体激动剂	靶向作用并激活前列环素受体而促进血管舒张	司来帕格(Uptravi®)	口服
可溶性鸟苷酸环化酶激动剂	使可溶性鸟苷酸环化酶与一氧化氮相互作用而促进血管舒张	利奥西呱(Adempas®)	口服
一氧化氮	舒张血管	一氧化氮气体	吸入
前列环素类似物	松弛血管 抗血栓、抗增殖和抗炎	伊洛前列素(Vetavis®) 曲前列环素(Tyvaso®)	吸入
前列环素类似物	松弛血管 抗血栓、抗增殖和抗炎	曲前列环素(Remodulin®) 依前列醇(Flolan®) 室温下稳定的依前列醇(Veletri®)	静脉
前列环素类似物	松弛血管 抗血栓、抗增殖和抗炎	曲前列环素(Remodulin®)	皮下

资料来源:https://phassociation.org/patients/treatments/。

19.7.1　研究开发中的 PH 药物

Rho 激酶抑制剂:小的 GTP 酶(如 RhoA 及其靶标 Rho 激酶)在预防血管收缩和血管重构方面具有重要作用[47]。如上所述,PH 的特征在于血管收缩-血管舒张失衡。这种失衡是由血管收缩物质过多和血管舒张物质不足引起的。某些参与 PH 形成的血管收缩物质也介导 Rho/Rho 激酶途径,从而下调 eNOS,加剧肺血管重塑。Rho 激酶抑制剂还有抗氧化、抗炎、抗血栓形成和免疫调节作用[47]。目前正在试验中的 Rho 激酶抑制剂包括他汀类药物(辛伐他汀、普伐他汀、阿托伐他汀、瑞舒伐他汀)和法舒地尔。

选择性 5 -羟色胺再摄取抑制剂(Selective serotonin reuptake inhibitors, SSRIs):5 -羟色胺可促进 PASMCs 和成纤维细胞的增殖,并增加血管收缩和局部血栓形成。血清素通过结合血清素转运蛋白(serotonin transporter,SERT)和受体(主要是与血清素转运蛋白的相互作用)在 PH 的发生发展中起着重要作用,其中 SERT 尤为重要[48]。SERT 过表达与 PH 密切相关。SSRI 通过阻断 SERT 发挥作用,导致 5 -羟色胺在细胞外蓄积并增强

5-羟色胺受体的激活[49]。氟西汀、舍曲林、帕罗西汀和依他普仑等 SSRI 可能用于治疗 PH。

NRF2 激活剂:NF-κB 途径可被氧化剂激活,随后产生的炎性细胞因子促进内皮-间质转化(EndMT)[50]。NF-E2 相关因子 2(Nrf2)通过调节一系列抗氧化剂酶[包括血红素加氧酶-1(HO-1)]的表达而发挥作用,是主要的抗氧化反应的调节因子。当出现氧化应激或亲电子试剂时,Nrf2 与 Kelch 样 ECH 相关蛋白 1(Keap1,Nrf2/HO-1 途径的关键 Nrf2 抑制因子)分离后,Nrf2 转移到细胞核中并诱导抗氧化蛋白的表达[50]。Nrf2 激活剂可结合 Keap1 的半胱氨酸残基并促进 Nrf2 启动子的去甲基化,从而在心血管系统中发挥一定的药理作用,包括微循环保护、内皮保护、心肌保护和抗氧化等辅助治疗[50]。

代谢调节剂:由于 PH 患者葡萄糖氧化作用受抑制,内皮和平滑肌细胞中的葡萄糖水平增加,目前有研究表明,降低葡萄糖水平的药物如二甲双胍(常用于治疗 2 型糖尿病)在 PAH 患者预防疾病恶化中具有积极作用[51]。

19.7.2 已批准的吸入药物

PH 是直接影响肺部的疾病,因此已批准通过吸入方式进行 PH 的器官靶向治疗。目前,有 3 种 FDA 批准的用于治疗 PH 的吸入药物。

VENTAVIS®(伊洛前列素)吸入溶液是吸入的前列环素类似物,用于治疗 PH(第 1 类)。它模拟了人体中天然前列环素的某些作用,如扩张肺动脉(血管舒张)、抑制血小板聚集、增加血液流动性,从而减轻了心脏的负荷。它是通过呼吸驱动的振动筛孔雾化器进行给药,该装置仅在吸气相给药,通过连续监测及调整而提供精确的个性化剂量。雾化的液滴直径小于 3 μm。该雾化器设备体积小、手持、便携式且由电池供电。设备使用后,应使用蒸馏水和液体洗涤剂清洁(禁止使用洗碗机或微波炉)[52]。

有多种剂量方案可供选择[53]:每剂为 1 ml 的无菌水溶液,含有 0.01 mg 伊洛前列素、0.81 mg 乙醇、0.121 mg 氨丁三醇、9.0 mg 氯化钠和约 0.51 mg 盐酸(调节 pH=8.1)。所有成分均是可吸入的[52]。

给药频率高:在清醒时间内每天要吸入 6~9 次(不超过 2 h 需要用药 1 次)。这是由于血浆半衰期较短,大致在 30 min~1 h 内。标准治疗时间为每次 4~10 min[52]。

TYVASO®(曲前列环素)吸入溶液是另一种可用于治疗 PH(第 1 组)的吸入前列环素类似物。TYVASO® 可以提高联合使用波生坦或西地那非的患者的运动耐量[54]。剂型为经口吸入的无菌溶液,每支含有 1.74 mg 曲前列环素(0.6 mg/ml)[54]。给药频率为每天 4 次(每次 2~3 min)。曲前列环素还可以使用 Optineb 超声波设备雾化吸入。吸入的赋形剂为氯化钠、柠檬酸钠、氢氧化钠、盐酸和注射用水(pH 6.0~7.2)。特别应注意的是曲前列环素是一种光敏药物,应避光保存[55]。

用于吸入的 NO 气体(INOmax®):通过降低肺血管阻力和降低肺动脉压力来改善通气/灌注匹配。吸入 NO 仅靶向作用于肺血管床,选择性地扩张肺血管,对全身血管的影响微乎其微[56]。

19.7.3　支持治疗

口服抗凝剂：PH 患者的尸检显示 PH 患者中经常出现肺血管血栓性病变以及凝血和纤溶途径异常。PH 患者中也经常出现静脉血栓栓塞、心力衰竭和长期制动。鉴于这些情况，口服抗凝药也用于治疗 PH[1]。最常用的抗凝药是华法林。现已批准更多抗凝药物，包括利伐沙班、阿哌沙班、依多沙班和达比加群，它们合称为新型口服抗凝剂（novel oral anticoagulants，NOACs）或直接口服抗凝剂（direct oral anticoagulants，DOACs）[57]。

利尿剂：右心衰竭导致体液潴留、中心静脉压升高、肝衰竭、腹水和周围性水肿。当患者出现这些症状时，使用利尿剂具有明显的获益。用于治疗 PH 的常用利尿剂是呋塞米、布美他尼、美托拉酮、螺内酯、阿米洛利[58]。

醛固酮拮抗剂：由于右心衰竭的机制与 PH 密切相关，因此使用醛固酮拮抗剂可能有益于改善 PH 症状。

钙通道阻滞剂（Calcium channel blockers，CCB）：CCB 可松弛血管平滑肌，从而降低血压。它们通常用于治疗高血压。急性血管扩张试验阳性的 PH 患者也可以使用该药物。但是，对于所需的剂量高于治疗系统性高血压的患者，通常会导致全身性低血压和体内水钠潴留。最常用于 PH 的 CCB 是硝苯地平、地尔硫卓、尼卡地平、氨氯地平[59]。

氧疗：吸入高浓度氧气以纠正低氧血症。吸氧会增加血液中氧含量（从较低水平到正常水平）。对于缓解肺动脉痉挛也有作用。氧疗可以缓解部分 PH 患者的疲劳和呼吸困难，改善某些 PH 患者的生活方式。吸氧的方式多种多样，如气瓶中的压缩氧气、液态氧气、制氧机（从空气中提取氧气）等。氧气通过塑料管从浓缩器通过导管或面罩的方式吸入[60]。

19.7.4　其他治疗 PH 的方法

干细胞治疗：干细胞治疗可修复和再生肺血管，已显示出令人鼓舞的治疗结果。可通过对干细胞样细胞（内皮祖细胞）进行基因操作，促进产生更多血管修复和再生的重要分子[61]。

肺移植：当前面提到的各种治疗方法无法改善 PH 时，必须考虑移植。对于常规治疗无反应且病情恶化患者的最佳选择就是肺或心肺移植。它可以延长生存，改善生活质量，为 PH 患者提供可能治愈的方法。但是，与所有移植手术一样，可能出现多种风险和严重并发症。因此，在进行移植之前必须多因素综合考虑[1]。

联合治疗：由于 PH 的发病机制涉及许多分子和细胞，因此大多数患者使用单一药物疗效不够理想。为此，越来越多的医生会选择联合治疗 PH，希望能更好地延长患者生存期。

19.8　结论

PH 是一种非常复杂的多因素疾病，其发病机制涉及多种分子和细胞。近年来，许多新药已获批准上市。患者治疗的依从性受多种因素的影响：①药物生物半衰期短；②缺乏选择性,导致严重的不良反应;③联合治疗的需求。另外,目前所有的治疗都针对疾病症状的逆转,而不是针对潜在的致病机制。因此,目前尚无治愈方法。

　　该疾病直接影响肺血管,因此开发吸入的器官靶向药物应该是最佳治疗方法。将药物直接靶向肺部可降低药物剂量,发挥最好的治疗作用,减少全身不良反应。同时,联合治疗可能带来更好的治疗效果。当前,仅有雾化装置被批准用于 PH 的靶向治疗。越来越多的研究人员和制药公司正在投资开发新的制剂和吸入设备(如 DPI)治疗 PH,以预防和阻止疾病的恶化和进展。

(刘　崇　译)

参考文献

1. Galiè N, Humbert M, Vachiery J-L, Gibbs S, Lang I, Torbicki A, Simonneau G et al. 2015 ESC/ERS guidelines for the diagnosis and treatment of pulmonary hypertension the joint task force for the Diagnosis and Treatment of Pulmonary Hypertension of the European Society of Cardiology (ESC) and the European Respiratory Society (ERS): Endorsed by: Association for European Paediatric and Congenital Cardiology (AEPC), International Society for Heart and Lung Transplantation (ISHLT). *European Heart Journal*. 2016;37(1):67–119. doi:10.1093/eurheartj/ehv317.

2. Gary H. Gibbons MD. National Heart, Blood, and Lung Institute, https://www.nhlbi.nih.gov/health/health-topics/topics/pah, 2016.

3. Hyduk A, Croft JB, Ayala C, Zheng K, Zheng ZJ, Mensah GA. Pulmonary hypertension surveillance: United States, 1980–2002. *MMWR Surveill Summ*. 2005;54(5):1–28.

4. Zhang M-Z, Qian D-H, Xu J-C, Yao W, Fan Y, Wang C-Z. Statins may be beneficial for patients with pulmonary hypertension secondary to lung diseases. *Journal of Thoracic Disease*. 2017;9(8):2437–2446. doi:10.21037/jtd.2017.07.06.

5. Aerosols ns, metered-dose inhalers, and dry powder inhalers monograph. In. USP 29-NF 24 The United States Pharmacopoeia and The National Formulary: The Official Compendia of Standards. Rockville, MD: The United States Pharmacopeial Convention, Inc., 2006, pp. 2617–2636.

6. Weir EK, Lopez-Barneo J, Buckler KJ, Archer SL. Acute oxygen-sensing mechanisms. *The New England Journal of Medicine*. 2005;353(19):2042–2055. doi:10.1056/NEJMra050002.

7. Levitzky MG. *Pulmonary Physiology*. New York: McGraw-Hill, 2013.

8. Fraser R. *Diagnosis of Diseases of the Chest*. Philadelphia, PA: Saunders, 1988, p. 139.

9. Katsiki N, Wierzbicki AS, Mikhailidis DP. Pulmonary arterial hypertension and statins: An update. *Current Opinion in Cardiology*. 2011;26(4):322–326. doi:10.1097/HCO.0b013e32834659bf.

10. Loirand G, Pacaud P. The role of Rho protein signaling in hypertension. *Nature Reviews Cardiology*. 2010;7(11):637–647. doi:10.1038/nrcardio.2010.136.

11. Rafikova O, Rafikov R, Kumar S, Sharma S, Aggarwal S, Schneider F, Jonigk D, Black SM, Tofovic SP. Bosentan inhibits oxidative and nitrosative stress and rescues occlusive pulmonaryhypertension. *Free Radical Biology and Medicine*. 2013;56:28–43. doi:10.1016/j.freeradbiomed.2012.09.013.

12. Montani D, Günther S, Dorfmüller P, Perros F, Girerd B, Garcia G, Jaïs X et al. Pulmonary arterial hypertension. *Orphanet Journal of Rare Diseases*. 2013;8:97. doi:10.1186/1750-1172-8-97.

13. Iqbal M, Cawthon D, Wideman RF, Jr., Bottje WG. Lung mitochondrial dysfunction in pulmonary hypertension syndrome. I. Site-specific defects in the electron transport chain. *Poultry Science*. 2001;80(4):485–495.

14. Iqbal M, Cawthon D, Wideman RF, Jr, Bottje WG. Lung mitochondrial dysfunction in pulmonary hypertension syndrome. II. Oxidative stress and inability to improve function with repeated additions of adenosine diphosphate. *Poultry Science*. 2001;80(5):656–665.

15. Tan X, Hu SH, Wang XL. The effect of dietary l-carnitine supplementation on pulmonary hypertension syndrome mortality in broilers exposed to low temperatures. *Journal of Animal Physiology Animal Nutrition* (Berlin). 2008;92(2):203–210. doi:10.1111/j.1439-0396.2007.00727.x.

16. Pullamsetti SS, Perros F, Chelladurai P, Yuan J, Stenmark K. Transcription factors, transcriptional coregulators, and epigenetic modulation in the control of pulmonary vascular cell phenotype: Therapeutic implications for pulmonary hypertension (2015 Grover Conference series). *Pulmonary Circulation*. 2016;6(4):448–464. doi:10.1086/688908.

17. Runo JR, Loyd JE. Primary pulmonary hypertension. *Lancet*. 2003;361(9368):1533–1544. doi:10.1016/s0140-6736(03)13167-4.

18. Crosswhite P, Sun Z. Nitric oxide, oxidative stress and inflammation in pulmonary arterial hypertension. *Journal of Hypertension*. 2010;28(2):201–212.

doi:10.1097/HJH.0b013e328332bcdb.

19. Morrell NW, Adnot S, Archer SL, Dupuis J, Jones PL, MacLean MR, McMurtry IF et al. Cellular and molecular basis of pulmonary arterial hypertension. *Journal of the American College of Cardiology.* 2009;54(1 Suppl):S20–S31. doi:10.1016/j.jacc.2009.04.018.

20. Tan X, Hu SH, Wang XL. The effect of dietary l-carnitine supplementation on pulmonary hypertension syndrome mortality in broilers exposed to low temperatures. *Journal of Animal Physiology and Animal Nutrition.* 2008;92(2):203–210. doi:10.1111/j.1439-0396.2007.00727.x.

21. Hayes DJ, Tobias JD, Mansour HM, Kirkby S, McCoy KS, Daniels CJ, Whitson BA. Pulmonary hypertension in cystic fibrosis with advanced lung disease. *American Journal of Respiratory and Critical Care Medicine.* 2014;190(8):898–905.

22. Ogata T, Iijima T. Structure and pathogenesis of plexiform lesion in pulmonary hypertension. *Chinese Medical Journal.* 1993;106(1):45–48.

23. Montani D, Chaumais MC, Savale L, Natali D, Price LC, Jais X, Humbert M, Simonneau G, Sitbon O. Phosphodiesterase type 5 inhibitors in pulmonary arterial hypertension. *Advances in Therapy.* 2009;26(9):813–825. doi:10.1007/s12325-009-0064-z.

24. Herve P, Launay JM, Scrobohaci ML, Brenot F, Simonneau G, Petitpretz P, Poubeau P et al. Increased plasma serotonin in primary pulmonary hypertension. *The American Journal of Medicine.* 1995;99(3):249–254.

25. Ziello JE, Jovin IS, Huang Y. Hypoxia-Inducible Factor (HIF)-1 regulatory pathway and its potential for therapeutic intervention in malignancy and ischemia. *The Yale Journal of Biology and Medicine.* 2007;80(2):51–60.

26. Semenza GL. HIF-1 and mechanisms of hypoxia sensing. *Current Opinion in Cell Biology.* 2001;13(2):167–171.

27. Sutendra G, Michelakis ED. Pulmonary arterial hypertension: Challenges in translational research and a vision for change. *Science Translational Medicine.* 2013;5(208):208sr5. doi:10.1126/scitranslmed.3005428.

28. Foris V, Kovacs G, Tscherner M, Olschewski A, Olschewski H. Biomarkers in pulmonary hypertension: What do we know? *Chest.* 2013;144(1):274–283. doi:10.1378/chest.12-1246.

29. Barst RJ, Chung L, Zamanian RT, Turner M, McGoon MD. Functional class improvement and 3-year survival outcomes in patients with pulmonary arterial hypertension in the REVEAL registry. *Chest.* 2013;144(1):160–168. doi:10.1378/chest.12-2417.

30. Pullamsetti S, Kiss L, Ghofrani HA, Voswinckel R, Haredza P, Klepetko W, Aigner C et al. Increased levels and reduced catabolism of asymmetric and symmetric dimethylarginines in pulmonary hypertension. *FASEB Journal: Official Publication of the Federation of American Societies for Experimental Biology.*

2005;19(9):1175–1177. doi:10.1096/fj.04-3223fje.

31. Balabanian K, Foussat A, Dorfmuller P, Durand-Gasselin I, Capel F, Bouchet-Delbos L, Portier A et al. CX(3)C chemokine fractalkine in pulmonary arterial hypertension. *American Journal of Respiratory and Critical Care Medicine.* 2002;165(10):1419–1425. doi:10.1164/rccm.2106007.

32. Quarck R, Nawrot T, Meyns B, Delcroix M. C-reactive protein: A new predictor of adverse outcome in pulmonary arterial hypertension. *Journal of the American College of Cardiology.* 2009;53(14):1211–1218. doi:10.1016/j.jacc.2008.12.038.

33. Humbert M, Monti G, Brenot F, Sitbon O, Portier A, Grangeot-Keros L et al. Increased interleukin-1 and interleukin-6 serum concentrations in severe primary pulmonary hypertension. *American Journal of Respiratory and Critical Care Medicine.* 1995;151(5):1628–1631. doi:10.1164/ajrccm.151.5.7735624.

34. Nagaya N, Nishikimi T, Uematsu M, Satoh T, Kyotani S, Sakamaki F, Kakishita M et al. Plasma brain natriuretic peptide as a prognostic indicator in patients with primary pulmonary hypertension. *Circulation.* 2000;102(8):865–870.

35. Torbicki A, Kurzyna M, Kuca P, Fijałkowska A, Sikora J, Florczyk M, Pruszczyk P, Burakowski J, Wawrzyńska L. Detectable serum cardiac troponin T as a marker of poor prognosis among patients with chronic precapillary pulmonary hypertension. *Circulation.* 2003;108(7):844–848. doi:10.1161/01.cir.0000084544.54513.e2.

36. Nickel N, Golpon H, Greer M, Knudsen L, Olsson K, Westerkamp V, Welte T, Hoeper MM. The prognostic impact of follow-up assessments in patients with idiopathic pulmonary arterial hypertension. *The European Respiratory Journal.* 2012;39(3):589–596. doi:10.1183/09031936.00092311.

37. Nagaya N, Uematsu M, Satoh T, Kyotani S, Sakamaki F, Nakanishi N, Yamagishi M, Kunieda T, Miyatake K. Serum uric acid levels correlate with the severity and the mortality of primary pulmonary hypertension. *American Journal of Respiratory and Critical Care Medicine.* 1999;160(2):487–492. doi:10.1164/ajrccm.160.2.9812078.

38. Nickel N, Kempf T, Tapken H, Tongers J, Laenger F, Lehmann U, Golpon H et al. Growth differentiation factor-15 in idiopathic pulmonary arterial hypertension. *American Journal of Respiratory and Critical Care Medicine.* 2008;178(5):534–541. doi:10.1164/rccm.200802-235OC.

39. Leuchte HH, El Nounou M, Tuerpe JC, Hartmann B, Baumgartner RA, Vogeser M, Muehling O, Behr J. N-terminal pro-brain natriuretic peptide and renal insufficiency as predictors of mortality in pulmonary hypertension. *Chest.* 2007;131(2):402–409. doi:10.1378/chest.06-1758.

40. Pulmonary Hypertension Association (PHA). 2015.

Available at: https://phassociation.org/patients/treatments/. (Accessed August 2018).

41. Ruan C-H, Dixon RAF, Willerson JT, Ruan K-H. Prostacyclin therapy for pulmonary arterial hypertension. *Texas Heart Institute Journal*. 2010;37(4):391–399.

42. Gomberg-Maitland M, Olschewski H. Prostacyclin therapies for the treatment of pulmonary arterial hypertension. *The European Respiratory Journal*. 2008;31(4):891–901. doi:10.1183/09031936.00097107.

43. Orally inhaled and nasal drug products (OINDP news). Available at: http://www.oindpnews.com/2018/01/liquidiaannounces-initiation-of-phase-3-trial-of-trepostinildpi-for-pah/].Onc (Accessed August 2018).

44. Pulmonary hypertension news. Available at: https://pulmonaryhypertensionnews.com/2018/03/09/mannkind-starts-enrollment-phase-1-trial-treprostinilpah. (Accessed August 2018).

45. Liu C, Chen J, Gao Y, Deng B, Liu K. Endothelin receptor antagonists for pulmonary arterial hypertension. *The Cochrane Database of Systematic Reviews*. 2013;2:Cd004434. doi:10.1002/14651858.CD004434.pub5.

46. Connolly MJ, Aaronson PI. Key role of the RhoA/Rho kinase system in pulmonary hypertension. *Pulmonary Pharmacology & Therapeutics*. 2011;24(1):1–14. doi:10.1016/j.pupt.2010.09.001.

47. Duong-Quy S, Bei Y, Liu Z, Dinh-Xuan AT. Role of Rho-kinase and its inhibitors in pulmonary hypertension. *Pharmacology & Therapeutics*. 2013;137(3):352–364. doi:10.1016/j.pharmthera.2012.12.003.

48. MacLean MR. The serotonin hypothesis in pulmonary hypertension revisited: Targets for novel therapies (2017 Grover Conference Series). *Pulmonary Circulation*. 2018;8(2):2045894018759125. doi:10.1177/2045894018759125.

49. Sadoughi A, Roberts KE, Preston IR, Lai GP, McCollister DH, Farber HW, Hill NS. Use of selective serotonin reuptake inhibitors and outcomes in pulmonary arterial hypertension. *Chest*. 2013;144(2):531–541. doi:10.1378/chest.12-2081.

50. Chen Y, Yuan T, Zhang H, Yan Y, Wang D, Fang L, Lu Y, Du G. Activation of Nrf2 attenuates pulmonary vascular remodeling via inhibiting endothelial-to-mesenchymal transition: An insight from a plant polyphenol. *International Journal of Biological Sciences*. 2017;13(8):1067–1081. doi:10.7150/ijbs.20316.

51. Dean A, Nilsen M, Loughlin L, Salt IP, MacLean MR. Metformin reverses development of pulmonary hypertension via aromatase inhibition. *Hypertension (Dallas, Tex: 1979)*. 2016;68(2):446–454. doi:10.1161/hypertensionaha.116.07353.

52. Ventavis® iloprost INHALATION SOLUTION [August 21, 2018]. Available from https://www.actelionpathways.com/hcp/ventavis-patient-assistance/ventavis-distribution?gclid=EAIaIQobChMI4aGsv9__3AIVD8NkCh2n3AYeEAAYASAAEgIAlfD_BwE.

53. Inhaled Ventavis® (iloprost) INHALATION SOLUTION. Available at: https://www.4ventavis.com/. (Accessed August 2018).

54. TYVASO® (treprostinil) INHALATION SOLUTION. Available at: https://www.tyvaso.com/hcp/?gclid=EAIaIQobChMItfOQ0uL_3AIVkWV-Ch0JIQYTEAAYASAAEgLDePD_BwE. (Accessed August 2018).

55. TYVASO® (TREPROSTINIL) INHALATION SOLUTION [August 21, 2018]. Available from https://www.tyvaso.com/hcp/?gclid=EAIaIQobChMItfOQ0uL_3AIVkWV-Ch0JIQYTEAAYASAAEgLDePD_BwE.

56. INOmax (nitric oxide) gas for inhalation. Available at: http://inomax.com/about-inomax/treating-hypoxiarespiratory-failure/dosing. (Accessed August 2018).

57. Johnson SR, Mehta S, Granton JT. Anticoagulation in pulmonary arterial hypertension: A qualitative systematic review. *European Respiratory Journal*. 2006;28(5):999–1004. doi:10.1183/09031936.06.00015206.

58. Stamm JA, Risbano MG, Mathier MA. Overview of current therapeutic approaches for pulmonary hypertension. *Pulmonary Circulation*. 2011;1(2):138–159. doi:10.4103/2045-8932.83444.

59. Fan Z, Chen Y, Liu H. Calcium channel blockers for pulmonary arterial hypertension. *The Cochrane Database of Systematic Reviews*. 2015;9:Cd010066. doi:10.1002/14651858.CD010066.pub2.

60. Palmisano JM, Martin JM, Krauzowicz BA, Truman KH, Meliones JN. Effects of supplemental oxygen administration in an infant with pulmonary artery hypertension. *Heart & Lung: The Journal of Critical Care*. 1990;19(6):627–630.

61. Patel NM, Burger CD. Two cases of stem cell therapy for pulmonary hypertension: A clinical report. *Respiratory Medicine CME*. 2011;4(2):70–74. doi:10.1016/j.rmedc.2010.09.002.

肺表面活性物质和呼吸窘迫综合征概述

Overview of lung surfactant and respiratory distress syndrome

Heidi M. Mansour, Debra Droopad, Julie G. Ledford

20.1　肺表面活性物质

　　肺表面活性物质(pulmonary surfactant，PS)是一种磷脂-蛋白质复合物，以纳米级厚度的单分子层形式覆盖于气道。PS是呼吸系统的一个重要组成部分，表面张力是呼吸功的主要来源，而PS通过降低表面张力减少呼吸功。PS在防止肺泡塌陷(也称为肺不张)方面也至关重要。此外，PS在肺的液体稳态、气道清除机制和气道免疫调节中也至关重要。

　　PS是由90％的磷脂和10％的表面活性蛋白组成的精密又复杂的混合物。目前已知有4种肺表面活性蛋白，即表面活性特异性蛋白SP-A、SP-B、SP-C和SP-D。在磷脂成分中，除阴离子磷脂棕榈酰油酰磷脂酰甘油(POPG)和棕榈酰油酰磷脂酰胆碱(POPC)外，55％～60％是二棕榈酰磷脂酰胆碱(DPPC)，它们在PS的延展(spreading)机制[1, 2]和稳定性中都起重要作用。SP-A和SP-D是钙依赖性亲水性大蛋白。SP-A和SP-D蛋白对于肺部免疫力、肺泡巨噬细胞刺激和肺部免疫应答调节至关重要。与SP-A和SP-D蛋白相反，SP-B和SP-C蛋白是疏水蛋白，体积相对较小。SP-B和SP-C蛋白在PS的延展机制、稳定性和正常功能中是必需的。

　　PS有助于气体交换，降低肺泡表面张力，防止气道塌陷。肺泡的稳定性[3, 4]取决于PS的表面张力可变性[5-7]及其达到低表面张力的能力[8]。PS由Ⅱ型肺泡上皮细胞合成并包装成多层小体[9, 10]，随后分泌到薄的水层并在水化作用下形成管状髓鞘质，然后延展。延展发生在气-液界面处以形成单层PS，这是一个纳米层。

　　SP-A是4种表面活性蛋白中最丰富的，是肺部固有免疫和适应性免疫的重要介质。在人体中，SP-A由SFTPA1(SP-A1)和SFTPA2(SP-A2)的基因产物组成，它们聚合为6个三聚体亚基，形成一个八聚体[11]。作为胶原凝集素家族的成员，SP-A包含胶原样结构域和高度保守的碳水化合物识别域(carbohydrate recognition domain，CRD)。CRD

使 SP-A 能够结合细菌细胞壁的成分,从而增强肺内巨噬细胞对细菌的摄取。

尽管 SP-A 多被认为是机体防御的介质,但其多种功能与子宫有关。当胎肺接近发育成熟时,肺泡Ⅱ型细胞分泌 SP-A 蛋白,激活巨噬细胞,发出分娩信号[12]。但是,在许多妊娠期不满 35 周的早产儿中,未成熟的肺无法分泌足够的 PS 来防止肺泡塌陷,从而导致呼吸窘迫综合征(respiratory distress syndrome, RDS)。RDS 是导致早产儿死亡的主要原因,它是第一个直接归因于 PS 缺乏或异常的肺部疾病[13]。

尽管半个世纪前已发现 PS 缺乏是早产儿 RDS 的驱动因素,但在治疗不当的情况下早产以及相关的 RDS 仍然是全世界新生儿死亡的主要原因。因此,世界卫生组织(WHO)将 PS 替代治疗药物列入"基本药物标准清单"(基本卫生系统所需的最相关药物)也就不足为奇了。几十年来,PS 替代疗法曾使用过动物来源的表面活性物质以及合成的表面活性物质。然而,这些药物虽然含有必需的磷脂,却缺乏 SP-A 成分。随着新发现揭示 SP-A 在介导慢性肺部疾病如特发性肺纤维化[14, 15]、肺癌[16]和哮喘[17, 18]中的重要作用,除了标准的磷脂 PS 替代疗法外,人们开始关注 SP-A 替代疗法。由于分子量大,将全长 SP-A 低聚物递送到肺泡腔可能较困难;因此,围绕着 SP-A 的潜在替代治疗的相关研究成为热点,主要涉及将衍生于 SP-A 活性域的特异性肽通过传统吸入器装置进行递送给药。

20.2 肺表面活性物质替代疗法和药物载体

PS 替代疗法包括合成的磷脂胶体分散体、动物 PS 提取物和重组人表面活性物质肽,通常通过气管内灌注给药用于气道插管的早产儿。表 20-1 列出了 PS 的替代药品,及其剂量和配方组成的详细信息。

表 20-1　肺表面活性物质替代药品的成分、单次剂量、最大剂量和给药方案

药物商品名	单次剂量 (ml/kg)	最大剂量 (ml/kg)	给药方案	成　分	公司
Alveofact®	1.2	4	出生后 1 h 内使用 1 剂,随后最多给予 3 剂	牛肺表面活性物质提取物/磷脂、氯化钠、碳酸氢钠和水	勃林格殷格翰
Curosurf®	2.5	5	在诊断 RDS 后的 15 个小时内将初始剂量分成 2 次给药,随后再给予最多 2 次 1.25 ml/kg 的剂量	猪肺表面活性物质提取物/磷脂、氯化钠、碳酸氢钠和水	Dey
ExExosurf® (2008 年停产)	5	10	初始剂量在出生后的前 30 min 内分为 2 次给药,随后再给最多 2 次 2.5 ml/kg 的剂量	合成磷脂、乙酰醇、棕榈酸可夫色尔和泰洛沙泊	葛兰素史克

（续表）

药物商品名	单次剂量（ml/kg）	最大剂量（ml/kg）	给药方案	成　分	公司
Infasurf®	3	6	初始剂量在出生后的前 30 min 内分为 2 次给药，随后再给最多 2 次 1.5 ml/kg 的剂量	牛肺表面活性物质提取物/磷脂、氯化钠和水	Ony Inc.
SfSurfaxin®（2015 年停产）	5.8	23.2	出生后 1 h 内给予单次剂量，随后再给最多 4 次 5.8 ml/kg 的剂量	合成（人 21 - 氨基酸重组肽）SP - B 肽/磷脂、棕榈酸、溶于氨丁三醇的肺表面活性物质、氯化钠和醋酸	Drug Discovery Lalabs
Survanta®	4	4	出生后 1 h 内将单剂分为 4 次给药	牛肺表面活性剂提取物/磷脂、氯化钠、棕榈酸、二棕榈酰磷脂酰胆碱、三棕榈精、氢氧化钠、盐酸和水	雅培 Labs

　　动物提取物在成分上具有相对较高的变异性，由于含有 SP - B 和 SP - C 残留蛋白，其延展特性有所改善。但是，由于是异种动物来源，动物提取物可能会引起免疫原性应答。此特殊患者人群的给药剂量以 ml/kg 为单位。一次治疗的剂量通常分成数次给药。可以给予多次治疗剂量。由于其固有的表面活性，这些制剂会自发地在肺中延展到肺泡区域。

　　只要制剂和特定的吸入器装置之间的适配性得到优化，PS 替代疗法也可以由振动网状雾化器和 DPI 经吸入途径给药。考虑到这些新型制剂所具备的独特的延展和气溶胶特性，已有将 PS 替代制剂用作吸入药物载体的探索[19-24]。由于许多药物具有表面活性和/或疏水性，因此 PS 载体可以有效地将药物封装在其中。此外，使用重组技术可以生成 PS 蛋白的肽模拟物[25]，这为 RDS 以及其他存在蛋白功能障碍和/或 PS 异常的肺部疾病的治疗提供了一个激动人心的创新药物平台。

（谢俊刚　译）

参考文献

1. Mansour H, Wang D-S, Chen C-S, Zografi G. Comparison of bilayer and monolayer properties of phoshpholipid systems containing dipalmitoylphosphatidylglycerol and dipalmitoylphosphatidylinositol. *Langmuir*. 2001;17(21):6622–6632.

2. Mansour HM, Zografi G. Relationships between equilibrium spreading pressure and phase equilibria of phospholipid bilayers and monolayers at the air-water interface. *Langmuir*. 2007;23(7):3809–3819.

3. Clements JA, Hustead RF, Johnson RP, Gribetz I. Pulmonary surface tension and alveolar stability. *J. Appl. Physiol*. 1961;16:444–450.

4. Schurch S, Qanbar R, Bachofen H, Possmayer F. The surface-associated surfactant reservoir in the alveolar lining. *Biol. Neonate*. 1995;67(suppl 1):61–76.

5. Schurch S, Goerke J, Clements JA. Determination of surface tension in the lung. *Proc. Natl. Acad. Sci. USA*. 1976;73:4698–4702.

6. Clements JA. Surface tension of lung extracts. *Proc. Soc. Exp. Biol. Med*. 1957;95:170–172.

7. Clements J. Lung surfactant: A personal perspective. *Annu. Rev. Physiol*. 1997;59:1–21.

8. Pattle RE. Properties, function and origin of the alveolar lining layer. *Nature*. 1955;175:1125–1126.

9. Wright JR, Clements JA. Metabolism and turn-over of lung surfactant. *Am. Rev. Respir. Dis.* 1987;135:426–444.

10. Wright JR, Dobbs LG. Regulation of pulmonary sur-factant secretion and clearance. *Ann. Rev. Physiol.* 1991;53:395–414.

11. Nathan N, Taytard J, Duquesnoy P, Thouvenin G, Corvol H, Amselem S, Clement A. Surfactant protein A: A key player in lung homeostasis. *Int. J. Biochem. Cell Biol.* 2016;81(Pt A):151–155.

12. Mendelson CR, Montalbano AP, Gao L. Fetal-to-maternal signaling in the timing of birth. *J. Steroid Biochem. Mol. Biol.* 2017;170:19–27.

13. Avery ME, Mead J. Surface properties in rela-tion to atelectasis and hyaline membrane disease. *Am. J. Dis. Child.* 1959;97:517–523.

14. Goto H, Ledford JG, Mukherjee S, Noble PW, Williams KL, Wright JR. The role of surfactant protein A in bleomycin-induced acute lung injury. *Am. J. Respir. Crit. Care. Med.* 2010;181(12):1336–1344.

15. Nathan N, Giraud V, Picard C, et al. Germline SFTPA1 mutation in familial idiopathic interstitial pneumonia and lung cancer. *Hum. Mol. Genet.* 2016;25(8):1457–1467.

16. Mitsuhashi A, Goto H, Kuramoto T, et al. Surfactant protein A suppresses lung cancer progression by regulating the polarization of tumor-associated mac-rophages. *Am. J. Pathol.* 2013;182(5):1843–1853.

17. Lugogo N, Francisco D, Addison KJ, et al. Obese asthmatic patients have decreased surfactant protein A levels: Mechanisms and implications. *J. Allergy Clin. Immunol.* 2018;141(3):918–926 e913.

18. Wang Y, Voelker DR, Lugogo NL, et al. Surfactant protein A is defective in abrogating inflammation in asthma. *Am. J. Physiol. Lung. Cell Mol. Physiol.* 2011;301(4):L598–L606.

19. Wu X, Zhang W, Hayes DJ, Mansour HM. Physicochemical characterization and aerosol dis-persion performance of organic solution advanced spray-dried cyclosporine A multifunctional particles for dry powder inhalation aerosol delivery. *Int. J. Nanomed.* 2013;8:1269–1283.

20. Wu X, Hayes DJ, Zwischenberger JB, Kuhn RJ, Mansour HM. Design and physicochemical characterization of advanced spray-dried tacrolimus multifunctional par-ticles for inhalation. *Drug Des. Dev. Ther.* 2013;7:59–72.

21. Meenach SA, Vogt FG, Anderson KW, Hilt JZ, McGarry RC, Mansour HM. Design, physicochemical characterization, and optimization of organic solution advanced spray-dried inhalable dipalmitoylphos-phatidylcholine (DPPC) and dipalmitoylphosphati-dylethanolamine poly(ethylene glycol) (DPPE-PEG) microparticles and nanoparticles for targeted respira-tory nanomedicine delivery as dry powder inhalation aerosols. *Inter. J. Nanomed.* 2013;8:275–293.

22. Meenach SA, Anderson KW, Hilt JZ, McGarry RC, Mansour HM. High-performing dry powder inhalers of paclitaxel DPPC/DPPG lung surfactant-mimic multifunctional particles in lung cancer: Physicochemical characterization, in vitro aerosol dispersion, and cellular studies. *AAPS Pharm. Sci. Tech.* 2014;15(6):1574–1587.

23. Meenach SA, Anderson KW, Zach Hilt J, McGarry RC, Mansour HM. Characterization and aerosol dispersion performance of advanced spray-dried chemotherapeutic PEGylated phospholipid particles for dry powder inhalation delivery in lung cancer. *Eur. J. Pharm. Sci.* 2013;49(4):699–711.

24. Duan J, Vogt FG, Li X, Hayes D, Jr, Mansour HM. Design, characterization, and aerosolization of organic solution advanced spray-dried moxifloxacin and ofloxacin dipalmitoylphosphatidylcholine (DPPC) microparticulate/nanoparticulate powders for pul-monary inhalation aerosol delivery. *Int. J. Nanomed.* 2013;8:3489–3505.

25. Mansour HM, Damodaran S, Zografi G. Characterization of the *in situ* structural and interfacial properties of the cationic hydrophobic heteropolypeptide, KL_4, in lung surfactant bilayer and monolayer models at the air-water interface: Implications for pulmonary surfactant delivery. *Mol. Phar.* 2008;5(5):681–695.

新生儿呼吸窘迫综合征和急性呼吸窘迫综合征的表面活性物吸入治疗

Surfactant aerosol therapy for nRDS and ARDS

Donovan B. Yeates

21.1 新生儿呼吸窘迫综合征和急性呼吸窘迫综合征简介

新生儿呼吸窘迫综合征(neonatal respiratory distress syndrome，nRDS)和急性呼吸窘迫综合征(acute respiratory distress syndrome，ARDS)是与外周肺组织中表面活性物质不足有关的急性疾病。当表面活性物质不足或缺乏时，就需要更大的吸气压力来打开及扩张气道并获得足够的气体交换面积，从而维持呼吸稳态。在新生儿呼吸窘迫的情况下，表面活性物缺乏多由早产儿表面活性物生成不足所致，因此，nRDS 的发病率与胎龄成反比。在晚期早产儿中，胎粪吸入和肺炎是新生儿 ARDS 的最常见诱因。在 ARDS 患者中，炎症引起的表面活性物质降解和由此引起的水肿导致表面活性物缺乏，进一步使肺泡塌陷、双侧小气道浸润以及氧合迅速恶化。ARDS 仍是一个高死亡率的疾病。

除表面活性物质缺乏外，nRDS 和 ARDS 还有其他致病机制。这些机制需要进一步阐明以及研究其临床相关性，但远端气道和肺泡中的功能性表面活性物对于解决这种呼吸功能障碍至关重要。给予表面活性物可降低肺泡表面张力，从而降低打开萎陷气道和塌陷肺泡所需的压力，增加通气量和改善气体交换。同时，表面活性物还具有抗炎和抗感染的作用。

仅在儿科适应证中才允许经气管插管滴灌表面活性物质。尽管表面活性物质已被证实具有一定生理获益，但无论通过滴灌还是吸入给药方式均不能改善成人 ARDS 患者的临床预后或降低死亡率。

为了减少或消除有创的气管插管对新生儿的不利影响，儿科医生倾向于尽可能地使用持续气道正压通气(continuous positive airway pressure，CPAP)等无创呼吸支持技术。通过侵入性气管插管方式滴灌表面活性物则无法在无创通气下完成。尽管表面活性物质低创给药(less invasive surfactant administration，LISA)等新技术可改善肺部预后并有应用前景，但气溶胶吸入作为表面活性物质的无创给药方式，其临床需求并未降低。

本章重点介绍 nRDS 和 ARDS 表面活性物吸入治疗给药中的技术和生理学问题。治疗有效需要向远端肺部递送足够剂量的表面活性物质,在这方面仍存在较多缺陷,明确这些问题以及表面活性物质在 nRDS 和 ARDS 治疗中的生理功能将有助于改进相关的气溶胶递送技术,以便提高患者的生存率,改善短期及长期的呼吸功能障碍。

21.2 新生儿呼吸窘迫综合征的流行病学和病理表现

世界卫生组织(WHO)估计,在全球每年出生的 1 500 万早产儿中,有 100 万在出生后的第一个月内死亡,而幸存的 1 400 万新生儿也将面临威胁生命的严重并发症。发展中国家 nRDS 的发病率和死亡率高于发达国家[1]。在美国,每年有 14 万名胎龄低于 34 周的早产儿。对于早产儿来说,nRDS 是致病致残的最重要因素。随着胎龄的降低,nRDS、继发性支气管肺发育不良(bronchopulmonary dysplasia,BPD)、长期呼吸功能障碍的发生率和医疗照护费用均会增加。

受益于表面活性物替代治疗的新生儿人群的特征见图 21-1。如图所示,在孕 38~42 周,随着胎龄的增加,新生儿数量也逐渐增加。但是在出院时,胎龄低的新生儿生存率呈下降趋势,如胎龄 33 周新生儿的出院生存率为 98%,胎龄 27 周为 88%,胎龄 24 周为 46%[2]。一项来自丹麦的研究入组了 2000~2013 年间 6 628 名婴儿,分析了使用表面活性物治疗的 RDS 患儿所占百分比。研究结果显示在胎龄 23~33 周之间的早产儿中,接受表面活性物滴灌治疗的患儿数随着胎龄的增加而下降,尤其 22~30 周龄组接受表面活性物滴灌治疗的比例最高[2]。需要辅助通气的 nRDS 患儿早期使用表面活性物与延迟治疗直至 nRDS 恶化相比,可降低急性肺损伤的风险(发生气胸和间质性肺气肿的风险)、降低新生儿死亡率和慢性肺病的风险。同时表面活性物替代治疗也有可能降低 BPD 的发生风险。此外,出生低体重儿与近足月儿相比,前者接受表面活性物滴灌后治疗成功率更高;后者多有其他混杂因素,如合并肺炎、感染或胎粪吸入。

机械通气和高浓度吸氧影响肺部的病理、炎症、组织结构发育和肺泡形成[3]。滴灌表面活性物可降低上述病理损伤,但是呼吸系统的长期不良影响仍然存在,包括 BPD、慢性阻塞性肺疾病(COPD)和哮喘的发病率增加[3]。

目前已证明表面活性物滴灌和 CPAP 均可改善患有 nRDS 的早产患儿的临床结局。但是由插管引起的并发症、致病和死亡率仍然很高[4]。避免或减少由机械通气、高浓度吸氧以及气管插管引起的直接和间接损害所造成的不良影响,可有助于改善临床诊疗过程并降低医疗成本。通过避免插管、有创机械通气和高吸氧浓度可减少急救、nRDS 发展为 PBD、COPD 等慢性后果的可能,为此开发出了用于表面活性物质滴灌的创伤性较低的技术,甚至是通过吸入方式给药以实现完全无创化以避免需由新生儿科经验丰富的医生实施的有创给药操作[5,6]。

在出生时,肺部的跨上皮水转运必须快速由分泌向吸收转换。有效的气体交换有赖于气道内液体的机械清除和吸收。气道内液体潴留参与了 nRDS 的病理生理机制[7]。新生儿的肺跨上皮水转运受顶侧上皮细胞钠通道(epithelial sodium channels,ENaCs)、基底

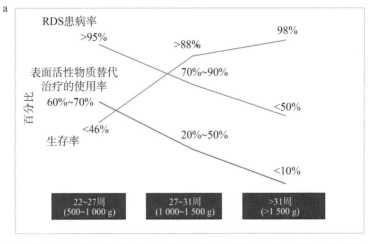

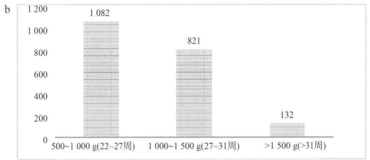

图 21 - 1　2000—2013 年丹麦所有出生的早产儿(6 628 名)的多中心研究结果

注:a 图显示了 nRDS 的患病率、胎龄、接受表面活性物治疗的比例以及患儿的总存活率;b 图显示了不同胎龄患儿接受表面活性物治疗的数量。

引自:Wiingreen，R.，Greisen，G.，Ebbesen，F.，et al.，Neonatology.，2017，111：331 - 336.

外侧 Na - K - ATPase 通道以及水通道蛋白(AQP - 5)上调的影响[8]。ENaC 和 Na - K - ATPase 通道可主动调控跨呼吸道上皮的水转运[9]。但上述机制在早产儿中并不完全完善。呼吸性酸中毒还会进一步破坏这些转运机制。尽管灌注含有表面活性物质的液体会增加液体负荷给患儿造成额外负担,但是益处大于害处。吸入表面活性物质可作为滴灌的替代方式,或者用作激活水吸收药物的联合治疗。

呼吸驱动不足的新生儿须给予插管和正压通气。鉴于此类患儿不可避免地需要有创操作,滴灌表面活性物能够很好地得以实施。目前最迫切的需求是为 CPAP 等无创通气支持下的早产儿提供微创或无创的表面活性物递送方式。胎龄小于 29 周的早产儿缺乏肺表面活性物,建议补充外源性表面活性物质,但需要评估操作过程中的不良影响。研发一种完全无创的表面活性物吸入治疗方式,并能够在短时间内提供足够的剂量,将有助于向产后立即给予表面活性物的治疗模式转换。体重仅为 500 g 的婴儿对表面活性物有较高的需求,但需要应用小口径管道及具备最高的安全性,因此针对该类早产儿的雾化以及给药系统可能是研发难度最高的。这样的给药系统有助于协助新生儿科医生挽救生命和解决尚未满足的医疗需求。以往雾化吸入表面活性物质的疗效不佳是由于雾化装置效率低所致的肺内递送药物不足[10]。

21.3 急性呼吸窘迫综合征的流行病学和病理生理学

在全球范围内,ARDS 是一个诊断不足的疾病,重症监护病房(ICU)的患者有 10.4% 符合 ARDS 标准[11]。早期研究显示每年约有 200 000 美国人罹患 ARDS[12]。ARDS 的主要危险因素包括肺炎、误吸、重大创伤、脓毒症和吸入性损伤。根据柏林标准[13],ARDS 的诊断标准包括在诱因暴露 1 周内新出现或原有呼吸系统症状加重、胸部影像学上出现双侧透亮度减低、不能由心力衰竭或体液超负荷完全解释的肺水肿,以及 I 型呼吸衰竭。根据 5 cmH_2O CPAP 或 PEEP 通气支持下的氧合指数[动脉血氧饱和度(PaO_2)/吸氧分数(FiO_2)],ARDS 的严重程度可分为 3 类:轻度(200 mmHg < PaO_2/FiO_2 ≤ 300 mmHg)、中度(100 mmHg < PaO_2/FiO_2 ≤ 200 mmHg)和重度(PaO_2/FiO_2 ≤ 100 mmHg),死亡率分别为 34.9%、40.3%和 46.1%[11]。

缺氧是由于肺泡壁增厚伴炎症使重力依赖性肺区域出现肺水肿和肺不张[14, 15],从而造成具有气体交换功能的充气肺泡减少。尽管接受了高强度的治疗,仍有许多轻度低氧血症(PaO_2/FiO_2 在 200~300 mmHg 之间)患者病情进展为更严重的 ARDS[16]。尽管 ARDS 的病因很多[17],但常见病因通常为表面活性物质的功能受损以及持续炎症所致的表面活性物质降解和活性降低[18-21]。目前的治疗包括支持治疗、肺保护策略和小潮气量通气。

图 21-2 为 ARDS 患者病理发展过程的特征。首先是炎症诱发的水肿期,之后炎症反应增加并出现后续的纤维化[22]。早期应用表面活性物吸入治疗可能有助于减缓以上病理过程的进展,该作用已在动物实验中得到证实。

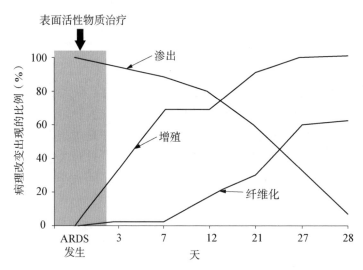

图 21-2 西班牙马德里赫塔菲大学医院在 1991 年 1 月 1 日—2010 年 12 月 31 日期间死亡的 159 例患者的病理改变过程

注:箭头表示建议早期给予表面活性物吸入治疗。

引自:Thille, A. W., Esteban A., Fernánde-Segoviano, et al., Lancet Respir. Med., 2013, 1: 395-401.

如前所述,在 ARDS 病理进程的早期,液体浸润并积聚于肺内。尽管理论上是可行的,但是通过调节 ENaC 和 Na - K - ATPase 通道未能减少 ARDS 相关的肺水肿[23]。但是,向表面活性物质缺乏的肺组织中添加表面活性物质可降低肺泡表面张力并增加气腔直径,从而降低导致肺泡积液的静水压力。

对表面活性物质功能障碍的肺组织应用表面活性物是有较强生理学证据的[18]。表面活性物质除了增加肺泡通气外,还可以扩张传导性气道[24]。以气溶胶形式给药可能是成功的关键,其主要优势包括避免滴灌给药相关的不良反应以及可应用较低剂量。成功研发表面活性物质吸入疗法的前提条件包括充分的临床前期工作,评估雾化器的性能和制剂特性[25,26],以及表面活性物质在肺中的沉积率和效能[27],然后进行严谨的Ⅱ期临床研究和高质量的Ⅲ期研究以建立起剂量-效应关系。设计这些临床研究须考虑到多方面内容,尤其是如何避免开展大型重症监护研究。研发表面活性物质的吸入疗法是一种值得期待的可挽救 ARDS 患者生命的药物干预方式。

21.4 表面活性物制剂

表面活性物制剂由脂质、动物源性的或合成的表面活性物质组成,每种表面活性物制剂均具有不同的物理化学特质。Exosurf 是一种不含载脂蛋白 SP - B 和 SP - C 的磷脂混合物,其疗效不如包含一种或两种 SP - B 和 SP - C 的制剂,因此已退出临床。表面活性物质中蛋白质的特性对于其表面活性以及其抗炎、抗感染和肺保护功能都非常重要[28]。与某些制剂(SP 蛋白缺失或明显减少)相比,含 SP - A、SP - B、SP - C 和 SP - D 蛋白质的药物表现出优越的性能[29-33]。这些蛋白质还有助于抵抗表面活性物质的失活,从而使其在 ARDS 的治疗中更具优势[34];其中 CLSE(Infasurf)对抗降解的作用最强[35]。SP - B 和 SP - C 是重要的蛋白,其有助于降低动态表面张力和增加活性物质的延展(spreading)。在合成的表面活性物质中,SP - B 和/或 SP - C 已被其类似物(例如 KL4[36]或肽类似物(如 Minisurf 中的 Minipeptide,Molecular Express)所替代[29]。Synsurf 结合了2 种聚合物来模拟磷脂混合物中 SP - B 的亲水性和疏水性[37],已证明该混合物可改善机械通气导致家兔肺损伤模型的肺功能。除此以外,加入右旋糖酐和透明质酸聚合物可加强牛表面活性物质 Infasurf 的效果[38],它以表面活性物质、浓度和温度依赖性的方式改变表面活性物质悬浮液的黏度和形态[39]。有研究显示表面活性物质与透明质酸的相互作用会导致不可逆的结构变化,使前者具有更好的表面活性并减少失活[40]。在经活性物质抑制剂处理的早产羊羔模型中,以 200 mg/kg 的剂量多次滴灌含有 SP - B 和 SP - C 的合成表面活性物 CHF 5633 可增加肺顺应性,改善肺形态和存活率[31]。

21.5 表面活性物质吸入治疗的有效剂量

由于表面活性物质的生物学特征和较大的肺表面积,与受体靶向药物相比,外源性表面活性物质必须以更大剂量递送。在通过反复肺灌洗或酸滴灌构建的表面活性物缺乏的动物模型中,100~200 mg/kg 剂量的表面活性物磷脂可使氧合迅速恢复。例如,在兔子模型中,通过反复肺灌洗或酸滴灌消耗肺表面活性物质,以 35 mg/ml 的速度将 100 或 200 mg/kg 的表面活性物质滴灌到气管支气管树中,PaO_2 可得到早期暂时性改善[41, 42]。同时,在早产羊羔模型中观察到 53 mg/kg 的表面活性物质有较明确的效果[43]。当表面活性物质以气溶胶形式给药时,上述效应将延缓出现或幅度减弱;在这种情况下,表面活性物质雾化吸入可能不足以引起有意义的生理效能[44, 45]。Lewis 等[46]研究显示雾化 2 mg/kg(滴灌剂量的 1/20)的表面活性物质气溶胶可对新生羔羊产生一定的生理益处。同样,Gordon 等[47]也发现 2.5~7.5 mg/kg 的剂量雾化对新生羔羊有效。但在早产羔羊模型[27]中,类似剂量的疗效微弱,尸检发现肺组织中表面活性物质稀少。大多数研究并没有报告表面活性物质在被雾化装置释出后被动物吸入的量,也缺乏肺部沉积量方面的数据。从理论上讲,使用足够的剂量可取得临床疗效[48]。在早产羔羊模型中,200 mg/kg 的雾化剂量被证实有效,提示起效剂量可能很高[49, 50]。新生羊羔的健康肺中表面活性物质的量为 5~10 mg/kg 和 20 mg/kg[43],在出生 6 h 且能正常呼吸羔羊中剂量则为 20 mg/kg。因此,沉积在新生儿肺组织中的表面活性物质气溶胶的目标剂量应为 7~20 mg/kg。在 ARDS 中,表面活性物质可被蛋白质和磷脂酶灭活[51],表明可能需要递送更高剂量。因此,我们可以从肺的生理量和现有少许的研究结果中推断出,雾化给药模式所需的表面活性物质剂量低于滴灌混悬液。表面活性物质应根据临床需求重复给药。然而,如何在较短的雾化时间内将大量表面活性物质递气溶胶递送至肺外周仍然是一个挑战。

21.6 气溶胶浓度和颗粒尺寸

从以上讨论可以推断,如何向周围气道和肺泡中递送足够量的表面活性物质气溶胶来治疗表面活性物缺乏和/或持续消耗一直是个难题。只有外周肺沉积足够剂量的表面活性物质才能发挥所需的生理效能。为了在可行的雾化治疗时间(数分钟而不是数小时)内达到临床治疗剂量,要求装置释出高颗粒浓度的气溶胶。气溶胶颗粒中表面活性物质的质量越大,给定剂量下的颗粒数量就越少,气溶胶团聚发生的可能性也就越小,导致肺外周的沉积量减少。固相气溶胶含有的表面活性物质的质量是相同直径的、从小于 40 mg/ml 的表面活性物质悬浮液得到的液相气溶胶的 25 倍以上。这个倍数足以大大减少雾化时间和/或增加沉积量。由于成人和新生儿之间存在明显解剖学差异,成人的外周沉积最佳粒径为 MMAD 2.5~4 μm,而早产儿为 1.5~2.5 μm。在产生和递送极高浓度的气溶胶时,颗粒间由于相互作用而产生的团聚作用随着颗粒浓度的增加和颗粒尺寸的减小而增加。因此当要递送高剂量药物时,需要协调颗粒尺寸和极细颗粒之间的平衡,颗粒尺寸大可以携带更多药物,而极细颗粒则具有潜在的团聚效应。尽管有数据支持这种可能性,但如何有效生成适合吸入的高质量、高纯度表面活性物质吸入气溶胶,尤其是直径在 1.5~2.5 μm 的范围,仍是一个挑战[52]。

21.7　气道内的沉积分布并延展到外周肺

如前所述,肺表面活性物质实现维持气道通畅、防止呼气时肺泡塌陷、减少呼吸功和改善气体交换的生物效能的前提条件是远端气道和肺泡表面有足量表面活性物质。气-液相界面上表面活性物的延展已被证明与界面上沉积的质量呈线性关系[53]。延展过程分两个阶段:快速阶段(持续约 10 s 的 Marangoni 效应)和慢速阶段(持续几分钟的较慢的表面活性物质液体流动)。慢速阶段受表面活性物质从高浓度延展的相互作用合力影响[53]。以此方式,表面活性物质可延展到收缩的气道中。然而,在许多情况下,远端气道中低浓度的表面活性物质可能不足以表现出上述效应[54]。以非雾化和雾化两种方式递送表面活性物,后者的表面延展时间长达 50 s,比前者长 20 s[55],这可能与后者有 20～30 s 的气溶胶递送时间有关。如 Jorch 等[56] 和 Ruppert 等[56, 57] 的研究所示,表面活性物质的低表面张力特性及其延展现象提示,应在递送临床起效剂量的气溶胶后立即观察其生理效应。

Groberg 等[58] 及 Filoche 等[48] 提出,在早期关于 ARDS 患者表面活性物质替代疗法的研究中未观察到临床疗效可能与用量不足以覆盖气道和肺泡表面有关。但在新生儿并非如此。Grotberg 等发现在模拟气管内滴灌的表面活性物质的延展及其沿气道向外周肺远端输送的模型中,1～4 ml/kg 的剂量可为新生儿提供足够的表面活性物质,足以覆盖 40 cm² 的传导性气道,从而到达远端肺腺泡并起到预期的保护作用。但是,在早期的临床试验中,给予成人更高浓度或黏度的表面活性物质[32, 59]滴灌并减少 1 ml/kg(左、右侧卧位时,大约 35 ml 进入肺叶)容量时,并未观察到预期的临床益处[60-62],这可能是由于更黏稠的表面活性物质的容积相对较小,无法覆盖成人较长和更大表面积的气道表面。成人的气道分级越小则气道越长,传导性气道表面积大(4 500 cm²),而新生儿肺中仅为 40 cm²[58],这可称之为"涂层成本"。当表面活性物质被注入气管时,其随重力流动,这也限制了表面活性物质在整个肺泡中的广泛分布。含有表面活性物的液相气溶胶递送失败部分是由于没有将足够的表面活性物质递送到肺泡区域[63]。吸入高纯度表面活性物质气溶胶并将其靶向沉积到肺泡区域可以极大地缓解这种情况。

21.8　选择湿性还是干性表面活性物质气溶胶

表面活性物质气溶胶的物理和电学性质可能影响其在呼吸道内的区域沉积和由此产生的生理效应。

Ellyett 等的研究[64]显示相同剂量的表面活性物质,当加湿加温的高纯度表面活性物以亚微米气溶胶形式递送时,可提高兔子存活率,而当以液相气溶胶形式递送时则效果不明显。在猪肺中,无论液相表面活性物质气溶胶还是温热的"干式"表面活性物质气溶胶(在冷却过程中水在其表面凝结),均可有效地打开气道,具有"吸湿性(hygroscopic)"气溶胶的优点[65]。相反,Hutten 等[66] 报道,在早产羊羔中,通过 eFlow 喷雾器持续 3 h 以上递送表面活性物质,液相表面活性物质气溶胶可产生保护效果。如果气溶胶是由干燥气体产生的(雾化时仍予以湿化),则无法产生效果。以上实验中 PaO_2 的差异仅在 3 h 这个时间点具有显著性,且与盐水对照组的 PaO_2 显著降低一致[66]。在酸诱导的新生猪肺部炎症模型中,与滴灌约 315 mg(175 mg/kg)KL4 表面活性物质相比,持续 60 min 通过呼吸机回路雾化递送 1.35 g 的 KL4 表面活性物质可减少病理反应以及改善短期生存[67]。在新生羊羔中,以雾化、加湿方式输送表面活性物质粉末(≥3 g),其沉积率<1%[27]。早产羊羔中,CPAP 辅助的自主呼吸通气过程中,雾化 1.1~7.7 mg/kg 浓度的表面活性物磷脂可以减少呼吸强度并降低死后肺部重量[27]。在机械通气和博来霉素诱导的兔呼吸窘迫模型中,给予<1 min 表面活性物气溶胶,结果显示高浓度的干性表面活性物质气溶胶($MMAD = 1.6 \mu m$)可快速改善 PaO_2/FiO_2 和顺应性[57]。但上述实验中的气体流速和效率均未知。以上研究表明无论是液相还是固相表面活性物质气溶胶均可以改善呼吸功能和气体交换,但就气溶胶的最佳递送形式而言,结果并不一致,各自均存在一些技术问题尚待解决。

气溶胶表面活性物质递送研究的一个共同结论是,当快速地将足量的表面活性物质(<30 min)递送到肺外周时,无论是以液相还是固相方式递送均可获益。

制备表面活性物质干粉需要经过喷雾干燥工艺,以产生非常细的表面活性物粉末,并在干燥且最好是无菌的环境中收集。表面活性物质可吸收占其重量 16% 的水,使其变得更加难以雾化。干燥粉末的预处理、储存和再气溶胶化花费高,且有技术要求。鉴于表面活性物质目前尚处在初始市场规模,这些因素就显得较为重要。

Pohlmann 等的研究结果提示,气溶胶沉积对其物理形式会产生影响[25]。在该研究中,使用脉冲压缩空气从料斗中分散表面活性物干粉从而生成气溶胶。通过插入气管内导管的细导管,将此悬浮在干燥气体中的、高浓度的、直径为 3 μm 的干燥表面活性物质气溶胶直接递送到气管,发现表面活性物质在气道下部形成了局部沉积团块。在气溶胶生成后加湿可以防止表面活性物质粉末在气道内局部结块,但其效率降低了约 50%。这种现象和表面活性物质的吸湿性有关。下述的静电机制也可能是其原因。

21.9 电荷对湿性和干性气溶胶的影响

在干粉的气溶胶化过程中,具有不同物理化学特性的颗粒之间以及颗粒与容器之间的剪切力由于摩擦生电,从而在颗粒上产生静电电荷。在上述 Pohlmann 等的研究中,由于干粉在干燥的压缩气体中被分散而产生了较大的剪切力,使其产生的电荷明显高于由呼吸驱动 DPI 所产生的电荷。干粉表面活性物质可能具有很高的电阻率。这种电荷从颗粒表面的衰减速率将很慢,需要几分钟甚至几小时才能完全放电。每个颗粒可带有数千个电子的电荷[68],尤其是在射流气溶胶发生装置(如 MDIs)[69]。气溶胶上的电荷会增加其在气道中的沉积,尤其是当每个颗粒超过 30 个电子的电荷时。带电颗粒的沉积同时受镜像电荷和空间电荷的影响。镜像电荷力取决于颗粒对血管或气道壁上极性相反的电荷的吸引力。空间电荷力是与气溶胶颗粒间距离的平方成正比的排斥力。空间电荷对气溶胶在上呼吸道中的沉积非常重要[70]，而镜像电荷对其在小气道中沉积较为重要。即便忽略空间电荷效应，低浓度的 $3\sim6\ \mu m$ 直径带电颗粒可有更多的近端沉积，气溶胶沉积也增加了数倍[71]。$1\sim10\ \mu m$ 范围内的高电荷颗粒在鼻部沉积增加了许多倍[72]。空间电荷效应在高颗粒密度（$>10^5$ 个/ml）的气溶胶中占主导地位，例如，Pohlmann 等[25]和 Ruppert[57]的研究中所产生的表面活性物质干性气溶胶，其颗粒密度比 10^5 颗粒/ml 大几个数量级。在气管内细导管远端的湍流导致气溶胶在该部位的沉积。尽管表面活性物质气溶胶上的电荷是未知的，但增加其湿度可减少气溶胶在气道近端的积聚[25]，这与电荷对气溶胶沉积的影响以及增加湿度会消除气溶胶颗粒电荷的观察结果是一致的。

在液体的气溶胶过程也可在液滴表面产生电荷。这是液滴表面破裂或液体沿固体表面流动时电荷分离所致。如预期的那样，电荷量随压缩气体流量的增加而增加[73]。但是使用计算模型得出的结论为液滴所带电荷量太低而对其肺部沉积几乎无影响。通过向雾化的溶液中添加离子增加电导率可降低颗粒上的电荷[74]，例如，Infasurf 表面活性物质中含有 0.9% 的氯化钠。因此，含有离子的悬浮溶所产生的气溶胶，不易受到由电荷造成的沉积增加的影响。

21.10　设备-患者接口处的气溶胶损失

如上所述，无论是溶液气溶胶还是干粉气溶胶都可以产生静电电荷，从而影响其在呼吸道内的沉积。塑料输送管是临床中最常用的吸入给药管路，但在塑料输送管中，电荷会造成大量且可变的颗粒损失。应该注意的是，标准的输送管和配置旨在将气体而不是气溶胶输送给患者，这在新生儿经鼻 CPAP 的情况下尤其明显。由于其高湿度和电解质成分，液性气溶胶的电荷将大量消散。由于管路上存在静电荷，干粉气溶胶的电荷可能会在输送管中耗尽。管路的效果很难预测。对液相混悬液的递送和功效产生负向影响的因素包括：①输送管和患者接口处凝水；②鼻咽部高沉积；③仅有少量表面活性物质被递送至肺部疾病处；④肺表面活性物质剂量不足；⑤不稳定的沉积剂量。上述因素均可导致疗效不确定和多变。气溶胶发生器与患者界面的气动力学设计可进一步改善药物的递送[75-77]。

21.11　表面活性物质气溶胶的生成：综合考虑

含有表面活性物质的气溶胶包括通过射流雾化器[78]、筛孔雾化器[79]或超声雾化器[57]生成的液性悬浮物，或使用毛细管气溶胶发生器（capillary aerosol generator, CAG）将水蒸气凝结在表面活性物质核上[67]。干粉表面活性物质气溶胶是通过基础设备生成喷雾干燥的药物粉末[57]，并通过脉冲、气体驱动将药物粉末再气溶胶化[25, 27]。文丘里射流式喷雾器产生的气溶胶中 $\leqslant3\ \mu m$ 颗粒的输出量低（$\leqslant0.3\ ml/min$）[78]。在这些设备中，较大的颗粒被收集并重新循环。再气溶胶化增加了表面活性物质的浓度以及黏度，导致连续输出量降低。此外,泡沫的产生会进一步降低输出量。如下所述,新技术可使表面活性物质的悬浮液以浓缩、高纯度、固相和细颗粒的气溶胶形式递送[52]。

筛孔雾化器(例如 eFlow 和 MicroAir)的筛孔直径为 $2\sim3\ \mu m$。筛孔雾化器的容量非常有限($1\sim9$ ml)。使用 Pari eFlow 以 0.25 ml/min 的速度可将猪肺表面活性物质悬浮液气溶胶化至 40 mg/ml[55]。使用 Aeroneb Pro 可将 30 mg/ml 的合成表面活性物制剂气溶胶化至 0.1 ml/min[41]。这些雾化器对于黏度<2 厘泊(cP)的溶液作用良好[80]。随着黏度增加到约 4 厘斯(cSt),筛孔雾化器的输出降低,此时应停止雾化(表 21-1)[81]。应用 eFlow 新生儿雾化器雾化 Curosurf,3 h 后输出量从 0.33 ml/min 降低至 0.18 ml/min[66]。由于此种雾化器处理黏性悬浮液的能力有限,且易堵塞,因此筛孔雾化器更适合在短时间内提供低剂量药剂[10, 41, 79]。

表 21-1　振动筛孔雾化器的输出受黏度限制(山梨糖醇分子量 = 183 Da)

浓度 (mg/ml)	黏度 (CSt)	相对可吸入的输出量(mg fluid/min)	
		Aeroneb Go	eFlow Rapid
75	1.3	170	520
150	1.6	180	650
300	2.7	150	500
400	3.8	65	

引自:Chan, J. G. , et al. , J. Aerosol. Med. Respir. Drug Deliv. , 2012, 25:297-305.

据报道,定量吸入式 DPI 可产生微米化颗粒的气溶胶,其在 10 s 中的单次颗粒输出量为 25 mg,效率为 25%[82]。

21.12　新生儿中表面活性物质的递送

假定沉积的表面活性物质的延展时间在几秒到几分钟之间[53, 54],给予生理有效剂量的气溶胶几分钟后,即可观察到药物的生理效应。与单独的磷脂相比,SP-B 或 SP-C 促进了表面活性物质的延展。

21.12.1　气管内表面活性物质滴灌

新生儿气管插管后,将浓度介于 30 mg/ml 和 80 mg/ml 之间的表面活性物质悬浮液滴灌到气管远端,先使新生儿侧卧位,然后翻转至另一侧。药物总剂量为 $100\sim200$ mg/kg 的磷脂。此过程可能需要几分钟到 1 个小时。每隔约 12 h 可能需要重新治疗一次,平均给予 1.8 次治疗。这种疗法可降低早产儿的发病率和死亡率,但是以至拔管时间来评估成功率,此疗法的成功率仅有约 40%。该操作的并发症包括迷走神经性心动过缓、一过性氧饱和度降低、气胸、心室出血、脑血流量减少、脑电图紊乱以及支气管肺发育不良[83, 84]。滴灌表面活性物质的延迟效应可能源自操作过程的不良反应和需吸收所滴灌的多余液体。因此，针对早产儿，需要积极地评估表面活性物质的微创、低创和无创给药方式。

21.12.2 微创表面活性物质滴灌

为了减少插管对新生儿的不良影响，表面活性物通过短期气管插管（intubation-surfactant-extubation，INSURE）[42, 85]、微创表面活性物质治疗（minimally invasive surfactant therapy，MIST）或 LISA 的方式滴注。LISA 法是将细管的尖端放置于声带的远端，通过此细管滴灌表面活性物质[5, 6, 86-88]。目前已证明 MIST 法可增加肺部容积和改善氧合。MIST 用于 23.0～26.8 周胎龄的早产儿，可减少插管率和机械通气天数，降低气胸和脑室出血风险，并改善生存率且无重大并发症的发生。但是需要注意，在不合并 BPD 的情况下，MIST 并不能提高生存率[5]。

21.12.3 通过导管递送气溶胶

为了减少气溶胶在口腔或鼻咽部的沉积造成的损失，已经研发了几种导管，在导管的尖端生成气溶胶。导管的尖端可置于喉部的近端或远端或肺叶支气管内[89-93]。当使用此类导管时，表面活性物质悬浮液通过中央通道输送，而压缩空气则沿外周输送或通过紧密并列的通道输送到中央通道的外围。由气体作用于导管外液体的剪切力而生成液相气溶胶。此装置生成的气溶胶的粒径和分布在很大程度上取决于表面活性物质悬浮液的黏度。悬浮液的黏度越大，则颗粒越大和粒径分布越广。在早产羊羔中，应用高压力的压缩气体驱动（约 100psi），通过雾化导管（Aeroprobe，Trudell Medical）可将气溶胶化的表面活性物质递送至肺叶[49]。在这项研究中，200 mg/kg 的雾化与滴灌相同剂量的表面活性物质的疗效相当（缺乏对照数据）。AeroProbe 雾化导管的输出速度为 0.4 ml/min，其中 80% 的颗粒直径小于 5 μm。但是当雾化 Curosurf（浓度为 80 mg/ml）时，Aeroprobe 导管产生的气溶胶的 MMAD 为 8.3～10.6 μm[91]。在 Dellaca 等研发的设备中[92]，液体流速为 150～300 μl/min，气体流速小于 1 L/min，气压约为 0.75 bar；中位粒径为 91 μm，治疗时间≥45 min。一项早产绵羊的研究显示，以 400 μl/min 的流速雾化 9.6 ml Curosurf（约 0.77 g 表面活性物，0.7 L/min），完成吸入需要 53 min。大液滴通过撞击和沉降，局部沉积在近端气道。当这样的装置放置在喉部近端时会导致较高的喉部沉积，当放置在喉部远端时则在气管支气管树近侧高沉积。在吸气相同步雾化可以减少表面活性物质的所需容量及其在声带和上呼吸道上的沉积。在早产羊羔模型中，200 mg/kg 的雾化吸入与滴灌相同剂量的表面活性物质的疗效相当[50]。延迟效应[92]可能由于沉积在近端的表面活性物质在肺组织中的重新分布和沉积需要时间。另一种雾化导管由两个同心管组成，包括有 30 号针头的中心管。应用压缩空气（40～120 psi）雾化 50～250 μl/min 的表面活性物质悬浮液，可产生速度为 5～30 m/s 的 3.2～4.1 μm 中位粒径的气溶胶[94]，并可因碰撞而沉积。表面活性物质的流速随压力增加（30～100 μl/min）而增加。nRDS 或 ARDS 患者的气道较为脆弱，40～100 psi 的雾化喷头所产生的高流速气雾增加了发生并发症的可能性。另外,鉴于不能避免药物在大气道的沉积,那么就需要考虑有多少药物仅仅是停留在气道中、有多少药物能穿透至呼吸性细支气管和肺泡区。

21.12.4　表面活性物质的气溶胶递送和无创通气

无创的经鼻吸入表面活性无资气溶胶在治疗 nRDS 具有一定的潜力。此时表面活性物质气溶胶颗粒尺寸须足够小以使其在鼻甲中的沉积最小,又要足够大以便能够沉积在新生儿外周肺组织中。在这种方法中,部分气溶胶可能被呼出,外周沉积率更高,可重复性和可靠度更高。经鼻吸入已得到多名研究者推荐[76, 95-97]。然而,气溶胶在吸入装置和管道输送中会有丢失,其输出损失率介于 $40\% \sim 98\%$[45, 98-101],低流速(即 $1 \sim 3$ L/min)可加重输出损失[95]。表面活性物质的低雾化效率可致递送到肺部的剂量存在不确定性,因为微小的沉积率变化就会导致较大的递送剂量的变化。

应用 Aeroneb Pro 雾化浓度为 20 mg/ml 的 Aerosurf 悬浮液,让新生儿通过鼻塞导管以 0.4 mg/min 磷脂的速度吸入 3 h[79]。每 30 min 清洗一次雾化器。气溶胶直径为 1.9 ± 0.3 μm,共雾化约 35 ml 的表面活性物质,经鼻递送的剂量约为 72 mg。沉积在外周肺中的颗粒可能比递送剂量少得多。药量和操作流程的耐受性良好。

在临床研究中,用毛细管凝结雾化器,经鼻吸入表面活性物质的效率似乎非常低。以 1.2 ml/min 速度雾化 30 mg/ml 的 KL4 表面活性物(Lucinactant)60 ml,50 min 后,原始的 1.8 g 的磷脂雾化了 80 mg。新生儿通过鼻塞导管以 3 L/min 的速度(100 mg/h 的磷脂)吸入磷脂。按照 300 ml/min 的分钟通气量,$MMAD$ 为 2.8 μm 液性气溶胶中仅 0.16 mg/min 的磷脂被吸入。在猴子模型中,此气溶胶通过经鼻正压通气(5 cm H_2O)以 3 L/min 的速度递送,在 $5 \sim 9$ min 期间约 80% 沉积在鼻子和口腔,11% 沉积在肺部。[102, 103]。同样,在 50 min 的治疗期间,预计有 2.8 ml 表面活性物质进入鼻腔,鼻腔内积聚的液体可能会引起刺激和/或阻塞。在临床试验中,给药 2 h 并未比 1 h 有额外获益,这可能是由于较长治疗时间所致的不良反应,而非摄入磷脂剂量过大。考虑到这点,给予接受口咽 CPAP 治疗的 1.8 kg 仔猪雾化吸入表面活性物质制剂(KL4)1 h,在呼吸机连接器上以 22.5 mg/min、6 L/min(1.356 g)的速度雾化和释出药物气溶胶[67];显示气溶胶的磷脂浓度为 3.7 mg/L,雾化 KL4 的效果优于滴灌方式。Windtree 对新生儿研究数据进行了一项事后分析发现,在吸入治疗未受到雾化技术难点影响的那部分受试患者中,延缓了插管时间,插管需求相应减少。

21.13　表面活性物质在急性呼吸窘迫综合征治疗中的应用

最初的表面活性物质替代疗法的研究对象为脓毒症导致的 ARD,包括肺源性和非肺源性脓毒症。除此以外,还包括因吸入造成的直接肺损伤和因创伤、手术、输血、胰腺炎、烧伤和毒素造成的间接肺损伤的患者[104]。如上所述,在这些试验中表面活性物质疗法的疗效并不显著。在一项随机研究中,脓毒症相关 ARDS 的插管患者雾化吸入合成的表面活性物质 Exosurf 湿式气溶胶[含 13% 二棕榈酰磷脂酰胆碱(DPPC)的 0.45% 盐水]并无临床获益[105]。失败原因可能与以下任何因素相关：①使用简化的表面活性物质，气溶胶中唯一的磷脂为 DPPC；②无法递送足以引起生理效应的表面活性物质剂量（未见任何生理反应）；③纳入研究的受试者入选标准和 ARDS 的严重程度；④以上因素的某种组合。

上述研究的事后分析[62]显示，表面活性物质给药仅对有肺泡-毛细血管膜受损的肺损伤患者有效。肺炎、吸入或溺水可引起此类肺损伤。在接受机械辅助通气的由肺炎或误吸所致的直接肺损伤患者中，气管内滴灌表面活性物质 rSP-C 可显著改善氧合且降低 13％的死亡率。以上效应在中重度肺损伤患者中更为明显，主要是氧合指数接近 100 mmHg 的患者受益，而非氧合指数高的患者[106]。在这些研究中，年龄被认为是影响死亡率的混杂因素，免疫功能低下也被认为是危险因素[62]。

在 ARDS 相关的临床试验中，表面活性物质滴灌不能预防发病或降低死亡率的因素（但不限于）如下：①除直接原因外，还包括间接原因引起的 ARDS 患者；②研究时 ARDS 的严重程度；③治疗操作相关并发症；④缺乏肺保护、小潮气量通气的使用；⑤使用的是缺乏含重要相关蛋白的表面活性物质；⑥表面活性物质降解；⑦向外周肺递送的表面活性物质不足；⑧需要多次表面活性物质治疗。

基于在 ARDS 中使用外源性表面活性物质的理论可行性以及机械通气和脂多糖诱导的呼吸窘迫方面的前期临床试验，几种表面活性物制剂已进入临床研究。尽管已开展了几项 Ⅱ 期研究[35, 59, 107, 108]和数据深入分析[106]，但 Ⅲ 期研究尚未能够证明表面活性物质治疗 ARDS 的有效性[32, 105, 107, 109]。考虑其原因很可能为表面活性物制剂结构不正确，呈沸腾液体状悬浮的表面活性物质使其弊大于利，抑或有其他更为复杂的原因。但是这些研究多数是由于"ICU 研究关键缺陷"而失败，包括患者选择不充分；与治疗干预无关却影响危重患者预后的混杂因素；仅对 36 位患者进行 Ⅱ 期研究后便进入了 Ⅲ 期试验[110]；不成熟的递送技术[105]和/或未能充分理解表面活性物质悬浮液制备的复杂性[32]。这些研究结果都没有证实，表面活性物质不应作为一种治疗方法而被进一步研究。

21.14　表面活性物质气溶胶递送的技术进展

有学者提出应用振动筛孔装置[111]、DPI[25]和"雾化导管"[50]实现表面活性物质的"气溶胶同步输送递送"。使用雾化导管[91]进行呼吸协同递送技术将表面活性物质气溶胶输送到喉部的近端[89]或远端[50]，该技术已在早产羊身上进行了测试。在新生儿中，雾化导管的使用会导致治疗时间的延长并因而具有挑战性。

SUPRAER®是一种新型的雾化和递送系统[26, 52, 112, 113]，目前还在实验室阶段，其可提供高浓度的超细颗粒气溶胶。在该系统中，气溶胶是从液相表面活性物质悬浮液生成的，并以浓缩的固相气溶胶形式递送。表面活性物质溶液型悬浮液通过注射泵抛射给雾化喷管。该喷管可将悬浮液全部雾化成液相气溶胶，且液滴尺寸基本均一（σg＜2）。气溶胶喷口被无颗粒物的气体包绕，当气溶胶通过此喷口喷出时，喷管既不会被堵塞也不会滴水。气溶胶羽流可被同轴的逆流气体所捕获。使用以下技术蒸发颗粒中的水分：①热压缩气体联合稀释气体；②符合水吸收波段的红外线辐射。经上述步骤生成的气溶胶通过虚拟撞击器(浓缩器)加以浓缩富集。以这种方式，输出的气溶胶在较小体积的气体中含有高浓度的颗粒。通过选择气溶胶喷管的出口孔直径、压缩气体压力、悬浮液浓度和气溶胶化速率来调控初始液滴的直径。使用此设备可以轻松雾化高达 34 cp 的表面活性物质。通过该设备将浓度为 103 mg/ml 的表面活性物质悬浮液生成直径为 6 μm 的液相气溶胶，可以得到 MMAD 为 3 μm 的高纯度表面活性物质气溶胶。该气溶胶中包含的表面活性物质的量是由 2%～3%(w/v)表面活性物质悬浮液生成的 3 μm MMAD 液相气溶胶的 20 倍以上，因此比液体体系浓度更低的气溶胶即可提供相同剂量的表面活性物质。由于该设备可以以高达 3 ml/min 的速度雾化递送表面活性物质，因此其处理量比射流雾化器和筛孔雾化器约高 10 倍，也比 Windtree Therapeutics 的设备高得多。在 SUPRAER 中使用的喷管中，气溶胶化的过程发生在雾化容器内，并通过气溶胶喷口在一束基本不含颗粒物的气体包裹中释出。溶液从气溶胶中得以蒸发，并且使用虚拟撞击器去除大部分气体。在此过程中，粒子上的电荷很可能会消散。以这种方式，可以实现在高递送速率下获得高浓度的颗粒。

21.15　HELIOX 在生成以及递送气溶胶中的应用

HELIOX 是氦气和氧气的混合物，最常见的是 80% 的氦气和 20% 的氧气混合，氧气百分比也可以更高。由于氦气比空气密度更低、形成湍流更小，因此流阻降低。肺功能受损的患者吸入 Heliox 可降低呼吸功，并改善气体交换。由于氦氧混合气与空气的黏度相似，因此氦氧混合气的惯性力与黏性力之比明显低于空气。与空气相比，使用氦氧混合气具有以下生理益处：①低雷诺数可减少导气管内湍流[98]；②降低呼吸功[114]；③减少气道炎症[115, 116]；④改善氧合和排出 CO_2[118]；⑤增加气溶胶的外周肺穿透性[118, 119]。

此外，发现使用氦氧混合气进行无创通气可降低 nRDS 早产儿的插管率[120]。

与空气相比，SUPRAER 中的氦氧混合气具有较低的密度，以及较高的运动黏度、比热和导热性，因此其可产生直径较小的颗粒，改善热和质量传导，减少壁面损耗，提高气溶胶浓缩器的效率，并且可输出更高的有效载量。这样就可以以高达 3.4 mg/s 的速度递送 1.1～2.2 μm MMAD 的气溶胶，从而实现以高于 70% 的效率在 10 min 内递送总输出剂量高达 2.2 g 的药物[52, 113]。

21.16　结论

对发病机制的探索为 nRDS 和 ARDS 提供了新的治疗思路。基于对表面活性物质气溶胶生成和递送技术问题的理解，以及为解决相关问题而诞生的新技术，有望研发出更具有实用性的临床治疗方法。高浓度的细颗粒和高纯度表面活性物质气溶胶的有效生成技术将使 nRDS 和 ARDS 的新型、快速、有效治疗成为可能。对于表面活性物质未能延长 ARDS 患者平均寿命的原因，特别是对与表面活性物质的雾化递送相关影响因素的探讨，可进一步完善优化气溶胶的生成和输送技术、患者选择、临床研究终点的设计。成功证实表面活性物质气溶胶吸入治疗的临床有效性将有助于其与针对 nRDS、ARDS 的其他病理机制药物或制剂协同治疗该类疾病。

（尹　燕　译）

参考文献

1. Sankar, MJ, Gupta, N, Jain, K, Agarwal, R, Paul, VK. Efficacy and safety of surfactant replacement therapy for preterm neonates with respiratory distress syndrome in low- and middle-income countries: A systematic review. *J Perinatol.* 2016;36(Suppl 1):S36–S48.
2. Wiingreen, R, Greisen, G, Ebbesen, F, et al. Surfactant need by gestation for very preterm babies initiated on early nasal CPAP: A Danish observational multicentre study of 6628 infants born 2000–2013. *Neonatology.* 2017;111(4):331–336.
3. O'Reilly, M, Sozo, F, Harding, R. Impact of preterm birth and bronchopulmonary dysplasia on the developing lung: Long-term consequences for respiratory health. *Clin Exp Pharmacol Physiol.* 2013;40(11):765–773.
4. Verder, H, Bohlin, K, Kamper, J, Lindwall, R, Jonsson, B. Nasal CPAP and surfactant for treatment of respiratory distress syndrome and prevention of bronchopulmonary dysplasia. *Acta Paediatr.* 2009;98(9):1400–1408.
5. Kribs, A. Minimally invasive surfactant therapy and noninvasive respiratory support. *Clin Perinatol.* 2016;43(4):755–771.
6. Lau, CSM, Chamberlain, RS, Sun, S. Less invasive surfactant administration reduces the need for mechanical ventilation in preterm infants: A meta-analysis. *Glob Pediatr Health.* 2017;4:2333794×17696683.
7. Helve, O, Pitkanen, O, Janer, C, Andersson, S. Pulmonary fluid balance in the human newborn infant. *Neonatology.* 2009;95(4):347–352.
8. Li, Y, Marcoux, MO, Gineste, M, et al. Expression of water and ion transporters in tracheal aspirates from neonates with respiratory distress. *Acta Paediatr.* 2009;98(11):1729–1737.
9. Phillips, JE, Wong, LB, Yeates, DB. Bidirectional transepithelial water transport: Measurement and governing mechanisms. *Biophys J.* 1999;76(2):869–877.
10. Pillow, JJ, Minocchieri, S. Innovation in surfactant therapy II: Surfactant administration by aerosolization. *Neonatology.* 2012;101(4):337–344.
11. Bellani, G, Laffey, JG, Pham, T, et al. Epidemiology, patterns of care, and mortality for patients with acute respiratory distress syndrome in intensive care units in 50 countries. *JAMA.* 2016;315(8):788–800.
12. Rubenfeld, GD, Caldwell, E, Peabody, E, et al. Incidence and outcomes of acute lung injury. *N Engl J Med.* 2005;353(16):1685–1693.
13. Force, ADT, Ranieri, VM, Rubenfeld, GD. Acute respiratory distress syndrome: The Berlin definition. *JAMA.* 2012;307(23):2526–2533.
14. Beitler, JR, Goligher, EC, Schmidt, M, et al. Personalized medicine for ARDS: The 2035 research agenda. *Intensive Care Med.* 2016;42(5):756–767.
15. Pelosi, P, D'Andrea, L, Vitale, G, Pesenti, A, Gattinoni, L. Vertical gradient of regional lung inflation in adult respiratory distress syndrome. *Am J Respir Crit Care Med.* 1994;149(1):8–13.
16. Bakowitz, M, Bruns, B, McCunn, M. Acute lung injury and the acute respiratory distress syndrome in the injured patient. *Scand J Trauma Resusc Emerg Med.* 2012;20:54.
17. Calfee, CS. ARDS in 2015: New clinical directions, new biological insights. *Lancet Respir Med.* 2015;3(12):912–913.
18. Gunther, A, Ruppert, C, Schmidt, R, et al. Surfactant alteration and replacement in acute respiratory distress syndrome. *Respir Res.* 2001;2(6):353-364.
19. Gregory, TJ, Longmore, WJ, Moxley, MA et al. Surfactant chemical composition and biophysical activity in acute respiratory distress syndrome. *J Clin Invest.* 1991;88(6):1976–1981.
20. Pison, U, Seeger, W, Buchhorn, R, et al. Surfactant abnormalities in patients with respiratory failure after multiple trauma. *Am Rev Respir Dis.* 1989;140(4):1033–1039.
21. Hallman, M, Spragg, R, Harrell, JH, Moser, KM, Gluck, L. Evidence of lung surfactant abnormality in respiratory failure. Study of bronchoalveolar lavage phospholipids, surface activity, phospholipase activity, and plasma myoinositol. *J Clin Invest.* 1982;70(3):673–683.
22. Thille, AW, Esteban, A, Fernandez-Segoviano, P, et al. Chronology of histological lesions in acute respiratory distress syndrome with diffuse alveolar damage: A prospective cohort study of clinical autopsies. *Lancet Respir Med.* 2013;1(5):395–401.
23. Huppert, LA, Matthay, MA. Alveolar fluid clearance in pathologically relevant conditions: In vitro and in vivo models of acute respiratory distress syndrome. *Front Immunol.* 2017;8:371.
24. Yamaguchi, E, Giannetti, MJ, Van Houten, MJ, et al. The unusual symmetric reopening effect induced by pulmonary surfactant. *J Appl Physiol (1985).*

2014;116(6):635–644.

25. Pohlmann, G, Iwatschenko, P, Koch, W, et al. A novel continuous powder aerosolizer (CPA) for inhalative administration of highly concentrated recombinant surfactant protein-C (rSP-C) surfactant to preterm neonates. *J Aerosol Med Pulm Drug Deliv.* 2013;26(6):370–379.

26. Yeates, D, Heng X. Generation of respirable particles from surfactant suspensions and viscous solutions at high dose rates. *Drug Deliv Lungs.* 2016;27:205–208.

27. Rahmel, DK, Pohlmann, G, Iwatschenko, P, et al. The non-intubated, spontaneously breathing, continuous positive airway pressure (CPAP) ventilated preterm lamb: A unique animal model. *Reprod Toxicol.* 2012;34(2):204–215.

28. Han, S, Mallampalli, RK. The role of surfactant in lung disease and host defense against pulmonary infections. *Ann Am Thorac Soc.* 2015;12(5):765–774.

29. Walther, FJ, Hernandez-Juviel, JM, Gordon, LM, Waring, AJ. Synthetic surfactant containing SP-B and SP-C mimics is superior to single-peptide formulations in rabbits with chemical acute lung injury. *PeerJ.* 2014;2:e393.

30. Schurch, D, Ospina, OL, Cruz, A, Perez-Gil, J. Combined and independent action of proteins SP-B and SP-C in the surface behavior and mechanical stability of pulmonary surfactant films. *Biophys J.* 2010;99(10):3290–3299.

31. Seehase, M, Collins, JJ, Kuypers, E, et al. New surfactant with SP-B and C analogs gives survival benefit after inactivation in preterm lambs. *PLoS One.* 2012;7(10):e47631.

32. Spragg, RG, Taut, FJ, Lewis, JF, et al. Recombinant surfactant protein C-based surfactant for patients with severe direct lung injury. *Am J Respir Crit Care Med.* 2011;183(8):1055–1061.

33. Sato, A, Ikegami, M. SP-B, and SP-C containing new synthetic surfactant for treatment of extremely immature lamb lung. *PLoS One.* 2012;7(7):e39392.

34. Taeusch, HW, Keough, KM. Inactivation of pulmonary surfactant and the treatment of acute lung injuries. *Pediatr Pathol Mol Med.* 2001;20(6):519–536.

35. Seeger, W, Grube, C, Gunther, A, Schmidt, R. Surfactant inhibition by plasma proteins: Differential sensitivity of various surfactant preparations. *Eur Respir J.* 1993;6(7):971–977.

36. Cochrane, CG, Revak, SD, Merritt, TA, et al. The efficacy and safety of KL4-surfactant in preterm infants with respiratory distress syndrome. *Am J Respir Crit Care Med.* 1996;153(1):404–410.

37. van Zyl, JM, Smith, J, Hawtrey, A. The effect of a peptide-containing synthetic lung surfactant on gas exchange and lung mechanics in a rabbit model of surfactant depletion. *Drug Des Devel Ther.* 2013;7:139–148.

38. Lu, KW, Taeusch, HW, Clements, JA. Hyaluronan with dextran added to therapeutic lung surfactants improves effectiveness in vitro and in vivo. *Exp Lung Res.* 2013;39(4–5):191–200.

39. Lu, KW, Taeusch, HW. Combined effects of polymers and KL(4) peptide on surface activity of pulmonary surfactant lipids. *Biochim Biophys Acta.* 2010;1798(6):1129–1134.

40. Lopez-Rodriguez, E, Cruz, A, Richter, RP, Taeusch, HW, Perez-Gil, J. Transient exposure of pulmonary surfactant to hyaluronan promotes structural and compositional transformations into a highly active state. *J Biol Chem.* 2013;288(41):29872–29881.

41. Walther, FJ, Hernandez-Juviel, JM, Waring, AJ. Aerosol delivery of synthetic lung surfactant. *Peer J.* 2014;2:e403.

42. Ricci, F, Catozzi, C, Murgia, X, et al. Physiological, biochemical, and biophysical characterization of the lung-lavaged spontaneously-breathing rabbit as a model for respiratory distress syndrome. *PLoS One.* 2017;12(1):e0169190.

43. Ikegami, M, Adams, FH, Towers, B, Osher, AB. The quantity of natural surfactant necessary to prevent the respiratory distress syndrome in premature lambs. *Pediatr Res.* 1980;14(9):1082–1085.

44. Ikegami, M, Hesterberg, T, Nozaki, M, Adams, FH. Restoration of lung pressure-volume characteristics with surfactant: Comparison of nebulization versus instillation and natural versus synthetic surfactant. *Pediatr Res.* 1977;11(3 Pt 1):178–182.

45. Fok, TF, al-Essa, M, Dolovich, M, Rasid, F, Kirpalani, H. Nebulisation of surfactants in an animal model of neonatal respiratory distress. *Arch Dis Child Fetal Neonatal Ed.* 1998;78(1):F3–F9.

46. Lewis, JF, Ikegami, M, Jobe, AH, Tabor, B. Aerosolized surfactant treatment of preterm lambs. *J Appl Physiol (1985).* 1991;70(2):869–876.

47. Gordon, MS, Tarara, T, Weers, J. Inhalation surfactant therapy. 2003; Patent application 60333729.

48. Filoche, M, Tai, CF, Grotberg, JB. Three-dimensional model of surfactant replacement therapy. *Proc Natl Acad Sci U S A.* 2015;112(30):9287–9292.

49. Rey-Santano, C, Mielgo, VE, Andres, L, et al. Acute and sustained effects of aerosolized vs. bolus surfactant therapy in premature lambs with respiratory distress syndrome. *Pediatr Res.* 2013;73(5):639–646.

50. Milesi, I, Tingay, DG, Zannin, E, et al. Intratracheal atomized surfactant provides similar outcomes as bolus surfactant in preterm lambs with respiratory distress syndrome. *Pediatr Res.* 2016;80(1):92–100.

51. Simonato, M, Baritussio, A, Ori, C, et al. Disaturated-phosphatidylcholine and surfactant protein-B turnover in human acute lung injury and in control patients. *Respir Res.* 2011;12:36.

52. Yeates, D, Heng, X. Augmentation of the generation, processing and delivery of surfactant and macromolecule aerosols with heliox. *J Aerosol Med Pul Drug Deliv.* 2017;30:3.

53. Khanal, A, Sharma, R, Corcoran, TE, et al. Surfactant

driven post-deposition spreading of aerosols on complex aqueous subphases. 1: High deposition flux representative of aerosol delivery to large airways. *J Aerosol Med Pulm Drug Deliv.* 2015;28(5):382–393.

54. Sharma, R, Khanal, A, Corcoran, TE, et al. Surfactant driven post-deposition spreading of aerosols on complex aqueous subphases. 2: Low deposition flux representative of aerosol delivery to small airways. *J Aerosol Med Pulm Drug Deliv.* 2015;28(5):394–405.

55. Minocchieri, S, Knoch, S, Schoel, WM, Ochs, M, Nelle, M. Nebulizing poractant alfa versus conventional instillation: Ultrastructural appearance and preservation of surface activity. *Pediatr Pulmonol.* 2014;49(4):348–356.

56. Jorch, G, Hartl, H, Roth, B, et al. Surfactant aerosol treatment of respiratory distress syndrome in spontaneously breathing premature infants. *Pediatr Pulmonol.* 1997;24(3):222–224.

57. Ruppert, C, Kuchenbuch, T, Boensch, M, et al. Dry powder aerosolization of a recombinant surfactant protein-C-based surfactant for inhalative treatment of the acutely inflamed lung. *Crit Care Med.* 2010;38(7):1584–1591.

58. Grotberg JB, Filoche, M, Willson DF, Raghavendran K, Notter RH. Did reduced alveolar delivery of surfactant contribute to negative results in adults with acute respiratory distress syndrome? *Am J Respir Crit Care Med.* 2017;195(4):538–540.

59. Spragg, RG, Lewis, JF, Walmrath, HD, et al. Effect of recombinant surfactant protein C-based surfactant on the acute respiratory distress syndrome. *N Engl J Med.* 2004;351(9):884–892.

60. Willson, DF, Zaritsky, A, Bauman, LA, et al. Instillation of calf lung surfactant extract (calfactant) is beneficial in pediatric acute hypoxemic respiratory failure. Members of the Mid-Atlantic Pediatric Critical Care Network. *Crit Care Med.* 1999;27(1):188–195.

61. Gregory, TJ, Steinberg, KP, Spragg, R, et al. Bovine surfactant therapy for patients with acute respiratory distress syndrome. *Am J Respir Crit Care Med.* 1997;155(4):1309–1315.

62. Willson, DF, Thomas, NJ, Markovitz, BP, et al. Effect of exogenous surfactant (calfactant) in pediatric acute lung injury: A randomized controlled trial. *JAMA.* 2005;293(4):470–476.

63. Anzueto, A, Jubran, A, Ohar, JA, et al. Effects of aerosolized surfactant in patients with stable chronic bronchitis: A prospective randomized controlled trial. *JAMA.* 1997;278(17):1426–1431.

64. Ellyett, KM, Broadbent, RS, Fawcett, ER, Campbell, AJ. Surfactant aerosol treatment of respiratory distress syndrome in the spontaneously breathing premature rabbit. *Pediatr Res.* 1996;39(6):953–957.

65. Ellyett, KM, Cragg, PA, Broadbent, RS. Effect of surfactant deficiency and surfactant replacement on airway patency in the piglet lung. *Respir Physiol Neurobiol.* 2006;150(2–3):173–181.

66. Hutten, MC, Kuypers, E, Ophelders, DR, et al. Nebulization of Poractant alfa via a vibrating membrane nebulizer in spontaneously breathing preterm lambs with binasal continuous positive pressure ventilation. *Pediatr Res.* 2015;78(6):664–669.

67. Lampland, AL, Wolfson, MR, Mazela, J, et al. Aerosolized KL4 surfactant improves short-term survival and gas exchange in spontaneously breathing newborn pigs with hydrochloric acid-induced acute lung injury. *Pediatr Pulmonol.* 2014;49(5):482–489.

68. Telko, MJ, Hickey, AJ. Aerodynamic and electrostatic properties of model dry powder aerosols: A comprehensive study of formulation factors. *AAPS PharmSciTech.* 2014;15(6):1378–1397.

69. Kwok, PC, Glover, W, Chan, HK. Electrostatic charge characteristics of aerosols produced from metered dose inhalers. *J Pharm Sci.* 2005;94(12):2789–2799.

70. Balachandran, W, Machowski, W, Gaura E, Hudson, C. Control of drug aerosol in human airways using electrostatic forces. *J Electrostatics.* 1997;40–41:579–584.

71. Majid, H, Winker-Heil, R, Madl, P, Hofmann, W, Alam, K. Effect of oral pathway on charged particles deposition in human bronchial airways. *J Aerosol Med Pulm Drug Deliv.* 2015.

72. Xi, J, Si, X, Longest, W. Electrostatic charge effects on pharmaceutical aerosol deposition in human nasal-laryngeal airways. *Pharmaceutics.* 2014;6(1):26–35.

73. Hashish, AH, Bailey, A. Administration of drugs using nebulizers: Effect of electrostatic charge on aerosols. *Inst Phys Conf Ser.* 1987;85:81–86.

74. Rosell, J, Gondal, I, Schuster, J, Liu, K. Use of electrolytes (ions in solution) to suppress charging of inhalation aerosols. U.S. Patent Application 09/733,610; 2002.

75. Longest, PW, Walenga, RL, Son, YJ, Hindle, M. High-efficiency generation and delivery of aerosols through nasal cannula during noninvasive ventilation. *J Aerosol Med Pulm Drug Deliv.* 2013;26(5):266–279.

76. Longest, PW, Golshahi, L, Behara, SR, et al. Efficient nose-to-lung (N2L) aerosol delivery with a dry powder inhaler. *J Aerosol Med Pulm Drug Deliv.* 2015;28(3):189–201.

77. Longest, PW, Azimi, M, Golshahi, L, Hindle, M. Improving aerosol drug delivery during invasive mechanical ventilation with redesigned components. *Respir Care.* 2014;59(5):686–698.

78. Sun, Y, Yang, R, Zhong, JG, et al. Aerosolised surfactant generated by a novel noninvasive apparatus reduced acute lung injury in rats. *Crit Care.* 2009;13(2):R31.

79. Finer, NN, Merritt, TA, Bernstein, G, et al. An open label, pilot study of Aerosurf(R) combined with nCPAP to prevent RDS in preterm neonates.

J Aerosol Med Pulm Drug Deliv. 2010;23(5):303–309.

80. Ghazanfari, T, Elhissi, AM, Ding, Z, Taylor, KM. The influence of fluid physicochemical properties on vibrating-mesh nebulization. *Int J Pharm.* 2007;339(1–2):103–111.

81. Chan, JG, Traini, D, Chan, HK, Young, PM, Kwok, PC. Delivery of high solubility polyols by vibrating mesh nebulizer to enhance mucociliary clearance. *J Aerosol Med Pulm Drug Deliv.* 2012;25(5):297–305.

82. Young, PM, Thompson, J, Woodcock, D, Aydin, M, Price, R. The development of a novel high-dose pressurized aerosol dry-powder device (PADD) for the delivery of pumactant for inhalation therapy. *J Aerosol Med.* 2004;17(2):123–128.

83. Hentschel, R, Jorch, G. Acute side effects of surfactant treatment. *J Perinat Med.* 2002;30(2):143–148.

84. Shangle, CE, Haas, RH, Vaida, F, Rich, WD, Finer, NN. Effects of endotracheal intubation and surfactant on a 3-channel neonatal electroencephalogram. *J Pediatr.* 2012;161(2):252–257.

85. Oncel, MY, Arayici, S, Uras, N, et al. Nasal continuous positive airway pressure versus nasal intermittent positive-pressure ventilation within the minimally invasive surfactant therapy approach in preterm infants: A randomised controlled trial. *Arch Dis Child Fetal Neonatal Ed.* 2016;101(4):F323–F328.

86. Dargaville, PA, Ali, SKM, Jackson, HD, Williams, C, De Paoli, AG. Impact of minimally invasive surfactant therapy in preterm infants at 29–32 weeks gestation. *Neonatology.* 2018;113(1):7–14.

87. Aguar, M, Cernada, M, Brugada, M, et al. Minimally invasive surfactant therapy with a gastric tube is as effective as the intubation, surfactant, and extubation technique in preterm babies. *Acta Paediatr.* 2014;103(6):e229–e233.

88. Aguar, M, Nunez, A, Cubells, E, et al. Administration of surfactant using less invasive techniques as a part of a non-aggressive paradigm towards preterm infants. *Early Hum Dev.* 2014;90(Suppl 2):S57–S59.

89. Milesi, I, Tingay, DG, Lavizzari, A, et al. Supraglottic atomization of surfactant in spontaneously breathing lambs receiving continuous positive airway pressure. *Pediatr Crit Care Med.* 2017;18(9):e428–e434.

90. Murgia, X, Gastiasoro, E, Mielgo, V, et al. Surfactant and perfluorocarbon aerosolization during different mechanical ventilation strategies by means of inhalation catheters: An in vitro study. *J Aerosol Med Pulm Drug Deliv.* 2012;25(1):23–31.

91. Murgia, X, Gastiasoro, E, Mielgo, V, et al. Surfactant and perfluorocarbon aerosolization by means of inhalation catheters for the treatment of respiratory distress syndrome: An in vitro study. *J Aerosol Med Pulm Drug Deliv.* 2011;24(2):81–87.

92. Dellaca, R, Milesi, I, DiCecio, M, Sewell, R, Taylor, D. Improved method and system for the administration of a pulmonary surfactant by atomization. Patent Application US 2016/02633332016.

93. ONY. Comparison of aerosol delivery of Infasurf to usual care in spontaneously breathing RDS patients. Clinical trials.gov Identifier NCT03058666.

94. Syedain, ZH, Naqwi, AA, Dolovich, M, Somani, A. In vitro evaluation of a device for intra-pulmonary aerosol generation and delivery. *Aerosol Sci Technol.* 2015;49(9):747–752.

95. Amirav, I, Newhouse, MT. Deposition of small particles in the developing lung. *Paediatr Respir Rev.* 2012;13(2):73–78.

96. Mazela, J, Polin, RA. Aerosol delivery to ventilated newborn infants: Historical challenges and new directions. *Eur J Pediatr.* 2011;170(4):433–444.

97. Zeman, KL, Balcazar, JR, Fuller, F, et al. A transnasal aerosol delivery device for efficient pulmonary deposition. *J Aerosol Med Pulm Drug Deliv.* 2017;30(4):223–229.

98. Corcoran, TE, Gamard, S. Development of aerosol drug delivery with helium oxygen gas mixtures. *J Aerosol Med.* 2004;17(4):299–309.

99. Ari, A, Fink, JB, Dhand, R. Inhalation therapy in patients receiving mechanical ventilation: An update. *J Aerosol Med Pulm Drug Deliv.* 2012;25(6):319–332.

100. Farney, KD, Kuehne, BT, Gibson, LA, Nelin, LD, Shepherd, EG. In vitro evaluation of radio-labeled aerosol delivery via a variable-flow infant CPAP system. *Respir Care.* 2014;59(3):340–344.

101. Michotte, JB, Jossen, E, Roeseler, J, Liistro, G, Reychler, G. In vitro comparison of five nebulizers during noninvasive ventilation: Analysis of inhaled and lost doses. *J Aerosol Med Pulm Drug Deliv.* 2014;27(6):430–440.

102. Gregory, T, Irshad, H, Chand, R, Kuehl, P. Regional distribution of aerosolized lucinactant in non-human primates. *International Society for Aerosols in Medicine, 21st Congress.* 2017; Santa Fe, NM, June 3–7, 2017.

103. Gregory, T, Irshad, H, Chand, R, Kuehl, P. Non-invasive delivery of aerosolized lucinactant in non-human promotes (NHPS). *International Society for Aerosols in Medicine, 21st Congress.* 2017;Santa Fe, NM, June 3–7, 2017.

104. Davidson, WJ, Dorscheid, D, Spragg, R, et al. Exogenous pulmonary surfactant for the treatment of adult patients with acute respiratory distress syndrome: Results of a meta-analysis. *Crit Care.* 2006;10(2):R41.

105. Anzueto, A, Baughman, RP, Guntupalli, KK, et al. Aerosolized surfactant in adults with sepsis-induced acute respiratory distress syndrome. Exosurf Acute Respiratory Distress Syndrome Sepsis Study Group. *N Engl J Med.* 1996;334(22):1417–1421.

106. Taut, FJ, Rippin, G, Schenk, P, et al. A search for subgroups of patients with ARDS who may benefit from surfactant replacement therapy: A pooled analysis of five studies with recombinant surfactant protein-C surfactant (Venticute). *Chest.* 2008;134(4):724–732.

107. Willson, DF, Truwit, JD, Conaway, MR, Traul, CS, Egan, EE. The adult calfactant in acute respiratory distress syndrome trial. *Chest*. 2015;148(2):356–364.

108. Spragg, RG. The future of surfactant therapy for patients with acute lung injury—new require-ments and new surfactants. *Biol Neonate*. 2002;81(Suppl 1):20–24.

109. Kesecioglu, J, Beale, R, Stewart, TE, et al. Exogenous natural surfactant for treatment of acute lung injury and the acute respiratory distress syndrome. *Am J Respir Crit Care Med*. 2009;180(10):989–994.

110. Kesecioglu, J, Schultz, MJ, Haitsma, JJ, den Heeten, GJ, Lachmann, B. Lodixanol inhibits exogenous surfactant therapy in rats with acute respiratory distress syndrome. *Eur Respir J*. 2002;19(5):820–826.

111. Fink, J, Ivri, Y. Method and composition for the treat-ment of lung surfactant deficiency or dysfunction. US Grant US7201167B2. 2004.

112. Yeates, DB. High dose rate generation of fine particle aerosols of antibodies with SUPRAER(R) compared to two mesh nebulizers. *Respiratory Drug Deliv*. 2013:313–316.

113. Yeates, DB, Heng, X. Targeting the optimal particle size and output for aerosol drug delivery using SUPRAER(R). *Respiratory Drug Deliv*. 2016:395–400.

114. Beurskens, CJ, Wosten-van Asperen, RM, Preckel, B, Juffermans, NP. The potential of heliox as a therapy for acute respiratory distress syndrome in adults and children: A descriptive review. *Respiration*. 2015;89(2):166–174.

115. Yilmaz, S, Daglioglu, K, Yildizdas, D, et al. The effectiveness of heliox in acute respiratory dis-tress syndrome. *Ann Thorac Med*. 2013;8(1):46–52.

116. Nawab, US, Touch, SM, Irwin-Sherman, T, et al. Heliox attenuates lung inflammation and structural alterations in acute lung injury. *Pediatr Pulmonol*. 2005;40(6):524–532.

117. Jaber, S, Fodil, R, Carlucci, A, et al. Noninvasive ven-tilation with helium-oxygen in acute exacerbations of chronic obstructive pulmonary disease. *Am J Respir Crit Care Med*. 2000;161(4 Pt 1):1191–1200.

118. Peterson, JB, Prisk, GK, Darquenne, C. Aerosol deposition in the human lung periphery is increased by reduced-density gas breathing. *J Aerosol Med Pulm Drug Deliv*. 2008;21(2):159–168.

119. Svartengren, M, Anderson, M, Philipson, K, Camner, P. Human lung deposition of particles sus-pended in air or in helium/oxygen mixture. *Exp Lung Res*. 1989;15(4):575–585.

120. Long, C, Li, W, Wanwei, L, Jie, L, Yuan, S. Noninvasive ventilation with Heliox for respiratory distress syn-drome in preterm infant: A systematic review and meta-analysis. *Can Respir J*. 2016;2016:9092871.

经鼻药物递送的基本原理

Fundamentals in nasal drug delivery

Zachary Warnken, Yu Jin Kim, Heidi M. Mansour, Robert O. Williams, III, Hugh D.C. Smyth

22.1　前言

　　经鼻给药途径有利于治疗过敏性鼻炎和鼻塞等疾病的局部症状。同时,一些研究已证明经鼻给药可用于局部、全身和中枢神经系统(central nervous system,CNS)疾病的治疗,且有潜在的优势。小分子、肽以及蛋白质可以通过经鼻给药这种非侵入性措施来实现全身用药。此外,鼻腔的神经分布提供了促进药物输送到大脑的途径,在特定情况下有可能绕过血脑屏障(blood-brain barrier,BBB)。与其他给药途径一样,经鼻给药途径既有它的优点,也面临一些挑战。本章概述了经鼻药物递送的基本原理,并且讨论了该途径给药的障碍以及为克服这些障碍而开发的制剂和装置技术。

22.2　鼻部解剖和药物递送的物理屏障

　　鼻腔的解剖特点对于药物吸收既有促进也有抑制。鼻腔由鼻中隔分隔成两个腔隙,在空气进入下呼吸道前,鼻黏膜表面吸附其中的颗粒从而达到过滤的目的。鼻腔的这种功能促进药物选择性地沉积在鼻腔上皮,从而减少了肺部暴露。但药物一旦沉积在鼻黏膜上,黏膜纤毛清除、穿透性限制和黏膜上的酶活性等其他屏障都会影响药物吸收。在以下章节中将讨论鼻黏膜的结构及其生理功能对药物递送的影响和重要性。Illum[1]和Gizurason[2]已经对鼻腔的解剖做了详细的描述,在此我们只讨论和药物递送有关的方面。

22.3　个体、性别、种族及年龄上的差异

　　我们对鼻腔内颗粒沉积的了解大部分来源于毒理学研究,其中大多数是探讨尺寸较

小的颗粒（通常为 10 μm 及以下）的沉积区域和沉积效率，这种颗粒受个体吸气气流影响较大。这些研究结果直接提示了特定剂型（具有或产生相似尺寸范围的颗粒，并且所受到的力也相同）的药物沉积。由于鼻腔沉积与药物递送有关，这方面研究的重点之一是鼻腔气道几何形状对鼻腔内颗粒局部沉积的影响。鼻腔可分为 3 个主要部分：①嗅觉区域，负责我们的嗅觉，由嗅觉神经上皮组成；②呼吸区域，构成鼻腔最大表面积；③前庭/鼻瓣膜区域[3]。鼻瓣膜区是鼻腔内气流阻力最大的位置，是分隔鼻腔前、后部的狭窄开口。后部主要由呼吸区域组成，通常是药物治疗（包括局部治疗和全身吸收治疗）的靶点区域。呼吸区域包括至少 3 个鼻甲，即下鼻甲、中鼻甲和上鼻甲，其作用是改变和调节气流，并增加过滤吸入颗粒的表面积[2]。药物在鼻黏膜上沉积的区域可能会影响其生物利用度、功效及其脑组织分布[4, 5]。

药物在鼻腔中的沉积效率会受到喷雾或气溶胶中颗粒大小的影响。通常，大于 10 μm 的颗粒会在吸气过程中全部滞留在鼻腔中，不会进入肺部[6]。Garcia 等研究表明，在某些条件下，吸入的纳米颗粒中 1～2 nm 范围的颗粒在嗅觉区域的沉积量最大；然而，这一沉积量也仅占 1% 左右。基于剂量方面的考虑，单凭优化颗粒尺寸和简单吸入可能并不足以将药物有效地靶向递送到该区域[7]。同样，有关吸入微米级颗粒沉积物的研究发现，最多 3% 沉积到嗅觉区域，约 20% 沉积到鼻腔的呼吸区域[8]。Garcia 和 Schroeter 的研究结果来自 1 个个体。最近，Calmet 等分别测试了 3 个个体吸入微米级颗粒的沉积情况，其中只有 1 人在嗅觉区域显示有所沉积，并且总沉积率在个体之间的差异很大[9]。

总沉积效率和区域沉积的可变性是经鼻给药途径的一个重大挑战。多项研究表明鼻腔中颗粒沉积率在相似年龄阶段[10-12]、不同年龄阶段[13, 14]以及不同种族间[15]都存在差异。个体间的沉积差异反映了个体间鼻腔解剖结构的差异。鼻腔几何构造的复杂性（具有多种解剖学参数）是一小部分个体超细颗粒总沉积效率变异性的原因[16, 17]。我们在探索鼻腔的解剖学参数与颗粒沉积之间的关系时明显发现，从青春期到成年期的生长发育会影响鼻腔中的颗粒沉积。随着年龄的增长，一般情况下，鼻腔的尺寸和气流因性别不同而有差异，在青春期女性的鼻腔和气流大于男性，成年后则相反[18-20]。年龄差异对鼻内药物递送的影响不仅仅在于鼻腔几何学尺寸所决定的沉积模式。Doughty 等测量了儿童及成年人使用计量鼻喷雾泵的驱动参数，发现儿童和成人之间的驱动参数存在显著差异；同时，不同驱动参数所产生的喷雾特性之间也有显著差异[21, 22]。除了由于年龄不同而导致鼻内药物递送的差异外，不同种族间的鼻内药物递送也存在变异性和沉积模式的差异[23]。不同种族个体之间的气流差异会影响个体的颗粒沉积[19, 20, 24]，而鼻内药物递送也可能受到 pH 等其他鼻腔生理因素差异的影响。Ireson 等报道，高加索人的鼻腔 pH 值明显高于非洲裔人，这可能会影响药物在鼻腔中的释放或吸收，具体取决于其药物的理化特性[25]。

22.4　鼻清除

鼻黏膜表面捕获的颗粒会从鼻腔清除并最终被吞咽。嗅觉区域的纤毛是嗅觉神经元的延伸,是不活动的。故该区域的清除能力主要取决于黏液层的流动。药物在嗅觉区域的平均滞留时间主要取决于药物剂型,通常在 $8\sim14\,min$ 之间[26, 27]。然而,呼吸区域有活跃的纤毛细胞,每个细胞含有大约 $100\sim250$ 根纤毛,摆动频率近 $1\,000$ 次/分[28]。纤毛有规律的运动使黏液运输/清除速率达 $1\sim20\,mm/min$ 不等。这一速率与年龄有关,随着年龄的增长而逐渐下降[29, 30]。黏液纤毛清除是鼻内药物递送的屏障,原因有以下两点:首先,根据用药目的的不同,鼻腔较快的清除速率减少了药物在鼻黏膜上溶解和吸收的时间或药物活性成分在局部起作用的时间。其次,黏膜纤毛清除作用在维持呼吸道功能中起着至关重要的作用。先天性纤毛功能障碍患者患支气管感染和慢性鼻炎的风险将增加。若制剂中的某些药物和赋形剂会抑制纤毛功能,这可能导致使用者出现类似于纤毛功能障碍的表现[31, 32]。鼻内给药的一种比较适宜的制剂策略是寻求在不永久损害纤毛的情况下改变药物的鼻清除率(详见后文)。不同物质可以通过改变黏液的流变学或纤毛运动频率来抑制或促进鼻清除。

图 22-1 描述了一些物质及其对黏膜纤毛清除率的影响[33,34]。制剂的平均滞留时间主要取决于制剂本身及其沉积的部位。喷雾剂型在整个鼻道的滞留半衰期约为 $1.5\,h$。沉积在鼻腔前部无纤毛区域的颗粒若不从鼻前部流出,其滞留时间比沉积在后部的颗粒更长[35, 36]。

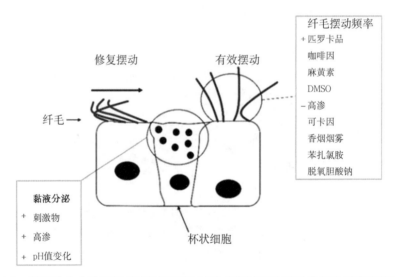

图 22-1　呼吸道上皮黏膜纤毛清除率以及刺激或抑制清除率的化学物质和赋形剂示例

引自:From Gizurarson, S., Biol. Pharm. Bull., 2015, 38: 497-506.

22.5　疾病对鼻内药物递送的影响

鼻腔的解剖结构和生理机能会受到各种疾病的影响。为了能使鼻腔给药有效,我们需要对疾病以及健康个体的鼻腔环境有全面的了解。鼻腔的解剖结构异常可影响鼻过敏等局部疾病的药物治疗。例如,鼻中隔偏曲可能会阻碍鼻喷剂递送药物沉积到治疗部位的性能[37, 38]。鼻腔的生理机能也会受到疾病的影响,导致黏膜纤毛清除率的改变,从而影响鼻内给药的功效及吸收。疾病所致的症状可影响鼻内药物的递送。除药物沉积差异外,鼻塞患者的鼻腔药物清除率可相应降低。而对于那些由于黏液分泌量增加而流涕的患者,其清除率较基线相比可迅速增加[39, 40]。但是,现在关于鼻炎对黏膜纤毛清除时间的影响的研究结果并不一致。另一项研究表明,受到黏液流变特性和纤毛活性的影响,黏膜纤毛清除时间延长[41]。愈创甘油醚是一种通过稀释黏液并促进其从呼吸道清除来改变黏液流变特性的药物,但对黏膜纤毛清除时间没有影响[42]。非局部疾病也可能影响鼻内药物的清除。例如,Delehaye 等曾报道鼻黏膜纤毛清除时间与胃食管反流病之间的相关性。与 HIV 阴性者相比,HIV 阳性患者的黏膜纤毛清除时间明显延长。黏膜纤毛清除还可能受到全身性的慢性疾病、糖尿病和高血压的影响[43]。尽管这些疾病影响黏膜纤毛清除时间,但血压和血糖水平与清除时间的延长无关。这些相对常见的疾病对鼻内清除时间的影响可能是鼻内药物递送变异性的原因之一。

22.6　鼻内药物递送的酶代谢

鼻黏膜局部组织具有相对较高的酶活性,是对抗外源性物质的代谢防御屏障。有研究表明,在组织蛋白含量校准后,鼻黏膜的细胞色素 P450 酶活性甚至超过了肝脏[29]。对于旨在全身或中枢神经系统递送的药物,鼻黏膜的高代谢能力产生了假首关效应。除细胞色素 P450 酶外,鼻黏膜中还存在几种 1 相和 2 相代谢酶,包括碳酸酐酶、羧酸酯酶、环氧化物水解酶、含黄素单加氧酶、葡糖醛酸和硫酸盐转移酶、谷胱甘肽转移酶和蛋白酶[44]。鼻黏膜中的酶活性可影响小分子和大分子的递送。Dhamanar 等研究了牛的呼吸和嗅觉区域上皮细胞色素 P450 酶的表达和褪黑激素在其中的代谢[45, 46]。褪黑激素是 CYP1A2 的底物,依据其主要代谢物 6-羟基褪黑激素的生成速率,Dhamanar 等的研究显示嗅觉和呼吸区域上皮对褪黑激素均具有代谢活性,且呼吸区域上皮活性更高。鲑鱼降钙素经鼻给药时,多肽的酶降解作用可导致其生物利用度相对较低[47]。在一些其他情况下,药物在鼻腔中的停留时间短暂,相形之下,酶降解速度不同造成的药物损失差异可忽略不计(例如鼻黏膜氨基肽酶对胰岛素的降解);随着新技术增加药物在鼻腔中的停留时间,酶降解的影响将变得更重要[48]。

除了酶之外,嗅觉上皮还含有结合蛋白,后者结合并介导内化疏水性气味剂至上皮支持细胞内的溶酶体[29, 49]。这也导致疏水性气味剂的快速清除,并可能在疏水性药物的清除中也发挥作用。嗅觉上皮中的酶主要位于支持细胞中,嗅觉受体神经元几乎没有代谢外源性化合物的能力。物种间的酶差异可能在动物模型的药物递送研究中发挥重要作用。例如,细胞色素 P450 2G(cytochrome P450 family 2 subfamily G,CYP2G)在人类中有两个拷贝;但这两者在大多数个体中都不起作用。然而,食蟹猴有一个对香豆素的功能性拷贝表达,而香豆素是一种常用于测试鼻内给药系统活性的荧光分子。尽管不同物种之间酶在特定细胞类型中的位置相似,但酶的分布和浓度可有很大差异[29, 44]。

22.7 用于评价鼻内药物递送的体外模型

与其他给药途径相同,鼻内给药的制剂和装置设计工艺依赖于准确和可预测的体外模型。已有多种体外模型被用来研究和确定鼻内药物的沉积模式、吸收机制和代谢[50]。随着技术的进步,新型的、更快速、更准确的体外测试方法已经用于研究鼻内给药。评估鼻内药物沉积的最直接方法可能是 FDA 关于鼻用产品生物等效性的指南。在该测试中,将一个带有鼻腔喷雾剂开口的 2L 圆底烧瓶放在级联冲击器上,以测量能够到达患者肺部的产品总量[51]。赋形剂和药物在鼻内的安全性特征可能与在肺内不同,因此,对于产品制剂或装置设计来说,用后可以使其成分保留在鼻腔是很重要的。药物沉积模式将影响药物的吸收、停留时间和组织分布,因此在制剂或装置的开发过程中获得详尽的相关信息通常是有帮助的。多年来,鼻模型的发展已越来越接近于人体鼻腔。这样可以对鼻腔中的沉积物进行测试和评估,同时每次开发迭代时都需要在人体中进行测试。Hallworth 等发表了一个早期的例子:用一个玻璃鼻模型研究了鼻内局部沉积,该鼻模型是基于尸检的解剖学测量结果而制作的[52]。与以前从尸体上制作的一些早期塑料模型相比,这种方法简化了制作过程,并使鼻腔沉积的可视化更加容易。虽然简化的玻璃鼻模型在确定鼻喷雾剂的沉积区域中很有帮助,但它缺乏鼻甲以及鼻腔结构的复杂性,无法评估其他剂型的沉积。从尸体上制成的模型具有准确的鼻腔气道形状和结构,但是它们不能模拟正常生理状态下的气道,并且受到组织固定液的限制[53]。这导致了从医学成像如磁共振成像(MRI)和计算机断层扫描(CT)发展而来的逼真解剖鼻模型的发展。来自医学图像的模型仍然是逼真解剖鼻模型的普遍选择。然而,模型的制造实施随着时间的推移已经改变,以减少制造过程中产生的工件。早期的实施包括为每个横截面图像切割塑料片,并将它们对齐以创建鼻模型[14, 54, 55]。最近,使用 3D 打印技术以更高的精度制造了铸模的物理模型[13, 56-58]。这种相对快速的生产工艺的使用已经将鼻用产品的测试范围从研究中的单个个体扩展到多个健康或鼻部疾病个体的鼻部解剖结构[12]。已建立了基于平均 30 个个体以上的鼻几何模型,这对开发鼻内给药设备非常有价值[59, 60]。最近对微米级颗粒沉积的受试者可变性效应的研究表明了解个体之间变异性的重要性[9]。例如,一些患者可能在嗅觉区域出现药物沉积,而另一些患者则没有;这可能导致沉积到嗅觉区域的平均药量看似达标,但是在个体间,脑内的药物沉积和递送可能有显著不同。除了由医学成像制作的物理模型之外,建模软件还使用这些数据来研究不同条件下(如鼻中隔偏曲和手术影响)鼻腔中的气流和颗粒沉积[7, 37, 61-64]。

制剂的吸收机制和筛选研究是通过在成熟或切除的鼻组织中使用体外和离体技术评估药物的跨膜穿透性而开展的[65, 66]。在使用扩散细胞法进行体内测试之前,已使用哺乳动物(如山羊、绵羊、牛和猪)的离体组织来研究药物的穿透性[66-71]。使用离体组织的研究提高了对嗅觉区域和呼吸区域组织中的转运机制和转运蛋白的了解。Kandimalla 和 Donovan 在切除的牛嗅黏膜组织研究了被动扩散在特定小分子转运中的作用,该小分子转运不受嗅觉上皮 P-糖蛋白外排泵的影响[66]。使用阿特拉津、氯苯那敏和氯环利嗪也开展了类似研究,这些药物受嗅觉和呼吸上皮外排泵的影响,利用这些模型可探索外排转运体在药物递送中的意义[72,73]。猪切除组织已被用于探索纳米颗粒转运穿过嗅觉上皮的机制,以确定药物从纳米颗粒释放或纳米颗粒直接转运是否可行。Mistry 等研究发现,具有特定颗粒的纳米颗粒在嗅觉黏膜上的吸收增加,但在其扩散细胞系统的接收液中检测不到纳米颗粒[69]。由于研究将继续聚焦于了解其他纳米颗粒类型的转运以及用于全身和脑给药的新化学物(new chemical entities,NCEs)的药物转运,新鲜离体组织的研究将继续发挥作用。离体组织和培养的嗅觉区域或呼吸区域组织的另一个用途是评估制剂或药物对鼻黏膜的潜在刺激性和毒性[74-76]。

22.8　目前的经鼻给药疗法

鼻内给药在治疗局部、全身和中枢神经系统相关疾病方面具有独特优势。在过去的30 年里,FDA 已批准许多鼻内产品用于治疗过敏性鼻炎等局部疾病,或经吸收后用于治疗全身疾病或身体其他部位疾病。尽管已获批的鼻用产品中用于治疗局部疾病的较多,约占 1977 年以来的约 60%,但同时期也有作用于全身的鼻用产品获批(图 22-2)。目前已采用鼻内给药治疗的疾病见表 22-1。鼻内给药用于治疗局部疾病是显而易见的,然而这种剂型也同时适用于那些不容易穿过血脑屏障或具有全身不良反应的中枢神经系统疾病药物、需要快速起效的药物、高首过代谢的药物、通过其他给药途径不稳定的药物以及蛋白质和多肽类药物。

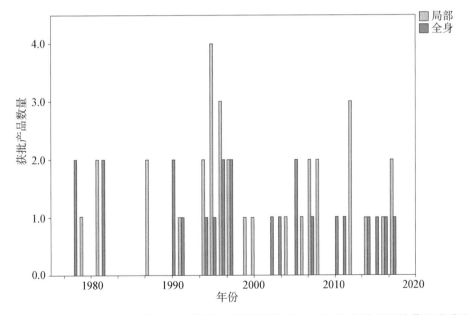

图 22-2　自 1977 年以来批准的鼻用产品数量(包括局部治疗或全身/中枢神经系统药物递送适应证)

资料来源:Drugs@FDA[Internet],U. S. Food and Drug Administration,2018.

表 22-1 FDA 批准的当前和既往鼻内给药产品的适应证

治疗部位	适应证	产品批准数量
局部的	过敏性鼻炎	26
	鼻漏	3
	鼻息肉	6
	鼻充血	2
	鼻内 MRSA 定植	1
	麻醉	2
全身的	性腺机能减退	1
	中枢性尿崩症	1
	维生素 B_{12} 缺乏	3
	中枢性性早熟	1
	子宫内膜异位症	1
	A 型血友病	1
	血管性血友病(Ⅰ型)	1
	夜尿	1
	佩吉特骨病	1
	高钙血症	1
	绝经后骨质疏松	1
中枢神经系统	阿片类药物过量	1
	疼痛治疗	3
	戒烟	1
	偏头痛	4

资料来源:Drugs@FDA [Internet], U. S. Food and Drug Administration,2018.

22.9 多肽和蛋白质的鼻内递送

口服是许多药物最方便、最标准的给药途径。然而,它不是蛋白质和肽的有效递送途径,因为它们分子尺寸大、吸收和渗透性差,并且在胃肠道(gastrointestinal,GI)中代谢快[77,78]。目前,胃肠外途径如皮下注射、肌内注射和静脉注射被认为是市场上大多数蛋白质和多肽类药物的主要给药途径。然而,其他非侵入性(无针)给药途径,如经肺、鼻、眼、皮肤、口腔和阴道给药途径也被广泛研究作为替代方案。经鼻给药作为蛋白质和多肽类药物的给药途径是很有前景的。

鼻腔为药物吸收和快速起效提供了较大的表面积。通过这种途径可以防止肝脏首过代谢和胃肠道中的药物降解[78,79]。目前,FDA 批准了几种多肽药物的鼻腔给药(表 22-2)。Fortical® 是一种定量鼻喷雾泵,用于递送鲑鱼降钙素溶液治疗绝经后骨质疏松症。Synarel® 是醋酸那法瑞林的鼻喷雾溶液剂,可用于治疗子宫内膜异位症。有 4 种市售产品用于醋酸去氨加压素的鼻腔给药,分别是 Minirin®、DDAVP®、Noctiva™ 和 Stimate®。Minirin®、DDAVP 和 Noctiva 被批准用于多尿和多饮症的治疗,其中 Minirin 和 DDAVP 为鼻喷雾溶液剂,Noctiva 为鼻喷雾乳剂。Stimate 是一种鼻喷雾泵,装载醋酸去氨加压素液体溶液,适用于治疗 A 型血友病或血管性血友病患者的出血。随着这些产品的成功,目前正在开发各种蛋白质和多肽类药物。表 22-3 列出了目前正在进行临床试验的一些治疗药物。

表 22-2　美国 FDA 批准并上市的经鼻给药的多肽和蛋白质产品

产品	药品	剂型	适应证	公司
鲑鱼降钙素	鲑鱼降钙素	鼻喷雾溶液	绝经后骨质疏松	Apotex Inc., Par Pharmaceutical Inc.
Fortical	鲑鱼降钙素	鼻喷雾溶液	绝经后骨质疏松	Upsher Smith Laboratories
Synarel	醋酸那法瑞林	鼻喷雾溶液	子宫内膜异位症	Pfizer Inc.
Minirin	醋酸去氨加压素	鼻喷雾溶液	原发性夜间遗尿症、中枢尿崩症、多尿和多饮	Ferring Pharmaceuticals Inc.
DDAVP	醋酸去氨加压素	鼻喷雾溶液	中枢性尿崩症、头部外伤或垂体术后暂时性多尿和多饮	Ferring Pharmaceuticals Inc.
Noctiva™	醋酸去氨加压素	鼻喷水包油乳剂	夜间多尿症	Avadel Pharmaceuticals, Serenity Pharmaceuticals
Stimate	醋酸去氨加压素	鼻喷雾泵溶液	A 型血友病或血管性血友病患者出血	Ferring Pharmaceuticals Inc., BDI Pharma Inc.

表 22-3　美国目前正在临床试验中的经鼻给药的蛋白质和多肽(www.clinicaltrial.gov)

蛋白质/多肽	分子量(摩尔质量,g/mol)	治疗	当前状态
催产素	1 007.19	阻塞性睡眠呼吸暂停	Ⅱ期,招募
神经肽 Y	4 254.70	精神分裂症	Ⅱ期,进行中
胰岛素	5 733.55	阿尔茨海默病、轻度认知障碍	Ⅰ期,招募
人胰岛素	5 807.63	遗忘型轻度认知障碍、阿尔茨海默病	Ⅱ和Ⅲ期,进行中
地特胰岛素	5 916.89	阿尔茨海默病、轻度认知障碍	Ⅱ期,进行中

（续表）

蛋白质/多肽	分子量(摩尔质量，g/mol)	治　疗	当前状态
达夫奈肽	824.93	Tau蛋白病、进行性核上性麻痹、17号染色体相关性额颞叶痴呆合并帕金森综合征、皮质基底节变性综合征、进行性非流利性失语	Ⅱ期，进行中
神经肽Y	4 254.70	情绪障碍、焦虑症	Ⅱ期，完成

22.10　经鼻给药至中枢神经系统

鼻腔途径有利于向中枢神经系统输送小分子、蛋白质和多肽，可用于治疗急性疼痛、偏头痛、烟草依赖(尼古丁成瘾)和阿尔茨海默病、帕金森病等各种神经退行性疾病。一旦药物进入鼻腔并到达筛状板，这些物质就可以通过嗅球或三叉神经(直接途径)或淋巴系统(间接途径)被递送到大脑[80]。直接途径绕过了血脑屏障，而通过淋巴系统转运并进入循环系统的药物如果可通过血脑屏障，则可进入大脑[80]。药物透过血脑屏障的转运受到多种因素的影响。通常，分子量小于500 Da且和受体之间结合氢键数量少的亲脂性化合物有利于被动扩散[81]。通常使用吸收促进剂以改善亲水性大分子(如蛋白质和多肽)向大脑的靶区递送[79,82]。其他方法还有应用聚乙二醇化的纳米颗粒和胶体纳米载体系统(如脂质体、胶束和乳剂)制备多肽药物的经鼻制剂[79,81,83]。这些改善蛋白质和多肽类药物鼻内给药的策略将在下节详述。

经鼻递送胰岛素至中枢神经系统是治疗阿尔茨海默病的有前途的研究领域之一。临床前和临床评估表明，经鼻给予胰岛素可改善记忆力和认知过程[84-86]。经鼻给予胰岛素的研究正在进行中，已阐明其向大脑的递送机制，如通过嗅觉途径的递送[87]。多项临床试验已经完成或正在进行，以证明鼻内胰岛素对阿尔茨海默病记忆或认知功能的作用或机制。对经鼻递送的其他蛋白质和多肽也进行了广泛研究，如催产素[88]、神经生长因子[89]、瘦蛋白[90]、血管紧张素Ⅱ[91]和干扰素β-1b(IFNβ-1b)[92]。

人们一直在努力通过鼻腔途径将小分子运送到大脑和/或脉管系统(表22-4)。Imitrex®(葛兰素史克)是FDA于1997年批准的舒马曲坦鼻喷雾溶液剂，用于治疗偏头痛。有报道表明，在偏头痛发作期间，口服舒马曲坦可能会引起胃肠道不适、恶心和/或呕吐[93-95]。此外，舒马曲坦受首过代谢的影响，动物模型研究显示其生物利用度低[93]。因此，鼻内给药对于口服舒马曲坦后出现不良反应的患者可能是有利的。Zomig®(阿斯利康)和Migranal®(瓦伦特制药公司)的鼻内给药制剂也有助于克服治疗偏头痛的口服药物引起的不良反应。Zomig是用于佐米曲普坦溶液鼻腔输送的单剂量一次性定量喷雾装置，已于2013年获得FDA批准。在临床阶段已证明了其在长期使用过程中具有良好的耐受性和效果[96]。Migrana于1997年获批，是一种单剂量一次性定量喷雾泵装置，装载甲磺酸二氢麦角胺溶液。由于口服甲磺酸二氢麦角胺在胃肠道黏膜中的吸收不完全和存在首过代谢,故其口服生物利用度低,而鼻内给药有助于克服这一问题[97]。Narcan®(Adapt Pharma, Inc.)是 FDA 批准(2015 年)的鼻喷雾溶液剂,装载纳洛酮,可用于阿片类药物过量的治疗。带预充式纳洛酮溶液笔芯的 MAD Nasal™ 黏膜喷雾器(Teleflex Inc.)是用于鼻内递送纳洛酮的替代装置,尚未获 FDA 批准。Nicotro®(辉瑞)是一种含有尼古丁的定量鼻喷雾溶液剂,已于 1996 年被 FDA 批准。它可用于戒烟。与其他形式(如透皮、口香糖、舌下和经口吸入器)相比,鼻内给予尼古丁的主要优势在于其起效迅速[98]。Goprelto®(Genus Lifesciences Inc.)是盐酸可卡因的鼻用溶液,用于黏膜局部麻醉,于 2017 年底获 FDA 批准。

表 22-4　FDA 批准的经鼻给药递送至大脑的鼻用小分子药物(非蛋白质/非肽)

产　品	药品	剂型/装置	适应证	公　司
Imitrex	舒马曲坦	非加压定量鼻喷雾溶液,一次性使用	偏头痛	GlaxoSmithKline
Sumatriptan	舒马曲坦	鼻喷雾溶液,一次性使用	偏头痛	Lannett Company, Inc.
ONZETRA Xsail	琥珀酸舒马曲坦	鼻干粉递送装置,一次性使用	偏头痛	Avanir Pharmaceuticals, Inc.
Zomig	佐米曲普坦	非加压定量鼻喷雾溶液,一次性使用	偏头痛	AstraZeneca
Migranal	甲磺酸二氢麦角胺	定量鼻喷雾泵溶液,一次性使用	偏头痛	Valeant Pharmaceuticals
Narcan	盐酸纳洛酮	鼻喷雾溶液,由 Narcan 喷雾器(Adapt Pharma, Inc., 已获 FDA 批准)或预充纳洛酮的黏膜鼻喷雾器(未获 FDA 批准)递送,一次性使用	阿片类药物过量	Adapt Pharma, Inc.
Butorphanol tartrate	酒石酸布托啡诺	鼻喷雾溶液,多次使用	疼痛治疗	Apotex Corp., Mylan Pharmaceutical Inc.
尼古曲尔	尼古丁	定量鼻喷雾溶液,多次使用	戒烟	Pfizer Inc.
可卡因	盐酸可卡因	滴鼻液	诱导黏膜局部麻醉	Genus Lifesciences Inc.

22.11　增加经鼻给药药物吸收的策略

鼻上皮细胞之间的紧密连接构成了限制药物跨膜吸收的屏障。亲脂小分子更易通过被动扩散穿过鼻上皮细胞膜而被吸收到血液和淋巴系统中;而蛋白质、多肽等亲水性大分子跨鼻上皮的穿透性差,故吸收受限。使用吸收增强剂是改善极性小分子和大分子在鼻内吸收的常用方法[99],研究者已对以下化合物的应用潜力进行了评估:月桂醇聚醚-9等表面活性剂,甘氨胆酸钠、牛磺-24,25-双氢褐霉素钠等胆汁盐及其衍生物,二癸酰基-L-α-磷脂酰胆碱等磷脂类,环糊精和壳聚糖等阳离子聚合物[82]。吸收增强剂已被一些公司商业化开发用于鼻内给药[100, 101]。例如,CriticalSorb™(Critical Pharmaceuticals Ltd.)是聚乙二醇的羟基脂肪酸酯,可促进鼻黏膜上皮吸收亲水性小分子、蛋白质和肽[101]。临床前研究证明了CriticalSorb促进胰岛素和人生长激素在鼻内吸收的有效性[101]。它已用于口服和静脉注射制剂,也可用于液体和粉状药物制剂。ChiSys®(Archimedes Pharma Ltd.)是一种以壳聚糖为基础的吸收增强剂,用于多种药物的鼻内递送。壳聚糖具有生物黏附性,因其带正电荷而延长了药物在鼻腔中停留的时间[101]。有研究表明,由于生物黏附特性,壳聚糖可瞬时打开黏膜的紧密连接,从而增强了药物的鼻吸收[100-102]。Intravail®(Aegis Therapeutics Inc.)属于烷基糖类,是一种无毒无刺激性的物质,可用于极性小分子、蛋白质和多肽类的鼻腔递送系统[100, 101]。十四烷基麦芽糖苷(Tetradecyl maltoside, TDM)是一类烷基糖,其有效性已在临床前研究模型中进行了评估。以往研究表明,TDM改善了胰岛素和瘦素的鼻内吸收,提高了它们的生物利用度[101, 103]。但是,需要注意的是,吸收增强剂可能会刺激鼻腔,并可能对鼻腔组织造成不可逆转的损伤[101]。因此,TDM的应用需要谨慎,尤其是可能不适合多次给药和/或长期治疗。改善蛋白质和多肽经鼻递送效率的另一重要策略是制剂的开发。目前已开发出微颗粒、纳米颗粒和脂质体等制剂,并对其在鼻内给药系统中的应用进行了临床前阶段评价[104-113]。

上文中讨论过鼻内给药的障碍之一是黏膜纤毛清除,药物从鼻腔的快速清除减少了其在鼻腔溶解和吸收的时间。已经采用了几种制剂策略来延长药物在鼻腔的滞留时间,从而改善鼻吸收。其中一种策略是在配方中加入聚合物,以增加制剂的黏度并可以用作黏膜黏着剂。黏度和黏膜黏附力之间必须保持平衡,因为高黏度的溶液难以用于鼻内给药,而且会限制药物扩散,从而减少药物吸收[114]。黏度相似的聚合物其鼻黏膜黏附性不一定一致,这是由于聚合物上的功能基团和聚合物结构在制剂与鼻黏液、鼻黏膜的相互作用中起着重要作用[115]。在保持给药简便性的同时增加制剂滞留时间的另一种策略是使用原位胶凝制剂。在制剂中加入泊洛沙姆已被用于制造热可逆性原位凝胶,该凝胶在室温下保持液态,在鼻腔温度下凝胶化[116, 117]。另外,还可以通过利用鼻腔环境的其他变化来形成原位凝胶。加入去乙酰化结冷胶和低甲氧基果胶的制剂在存在二价阳离子的鼻黏液中具有胶凝特性[118-120]。

许多旨在提高鼻腔生物利用度的制剂技术可提高药物跨嗅觉区域和呼吸区域上皮细胞的吸收。已有一些特定制剂策略专门用以改善药物在嗅觉区域跨膜递送至脑[121]。已证明鼻内药物与血管收缩药联用可减少进入血液的药物量,增加鼻内给药的脑靶向性。该方法对于全身毒性强的药物可能具有特别重要的意义[122]。乙酰唑胺可降低脑脊液产生速度,从而降低脑脊液清除率。预先服用乙酰唑胺可增加一些小分子药物鼻内给药后在脑脊液中的水平[123, 124]。使用基质金属蛋白酶9(matrix metalloprotease-9, MMP-9)作为吸收增强剂,也可以改善鼻-脑的药物递送。MMP-9可分解细胞外基质,以改善大分子在嗅觉上皮细胞中的递送[125,126]。

22.12 经鼻给药的药物递送技术

鼻腔给药主要有两个目标区域:呼吸区域和嗅觉区域。呼吸区域具有高表面积、血管化,是局部治疗药物的作用部位,因此,将其作为药物的靶点。嗅觉区域作为药物递送靶位是利用神经上皮与脑脊液、脑实质之间的直接通路来增强脑组织靶向性。这两个目标部位都受限于鼻瓣区域狭小的几何尺寸,鼻瓣区域将鼻腔分隔为前后两部分[127]。目前,鼻腔给药最常用的给药装置是定量鼻喷雾泵装置。该装置的容量在 $25\sim200\,\mu l$ 之间,可为患者提供明确、准确和可重复的剂量。喷雾特性受到装置设计、制剂剂型和患者驱动参数的影响[22,128]。较高黏度的鼻用制剂产生的喷雾雾滴更大、羽流几何角度更窄,当以特定的给药角度向喷鼻时,鼻腔后部的沉积较大[55,58]。已有多项研究表明,鼻喷雾装置产生的飞沫液滴大多沉积在鼻腔前部;不过,这取决于装置、制剂和给药角度,如果各项参数恰当,则可实现呼吸区域的沉积量超过 70%[54,55,129,130]。虽然鼻喷剂可通过将有效剂量的药物递送到预设部位而发挥局部和全身功效,但它们无法将药物有效地沉积在嗅觉区域。虽然滴鼻剂能够到达嗅觉区域并有效地覆盖大部分呼吸区域上皮,但其缺陷是难以做到递送剂量的准确性,被鼻腔清除率更高,以及需要患者掌握复杂的操作以正确给药[131]。

多种类型的鼻腔药物递送装置的研发使蛋白质和多肽类鼻内给药成为可能。药物通常制备成溶液、悬浮液、乳液或干粉形式。含防腐剂的水溶液最常用于以多肽为基础的、通过鼻内递送至全身的治疗。干粉型鼻用制剂及其装置与液体制剂相比,具有以下优势:①干粉的化学稳定性较高,药物以粉末形式递送而非以液相溶解;②可减少鼻腔刺激,防腐剂对于干粉制剂可能不是必需的[132]。液体递送系统包括滴鼻剂(nasal drops)、气溶胶(aerosols)、凝胶(gels)、挤压瓶(squeezed bottle)、滴剂(instillation)和 rhinyle 导管(rhinyle catheter)、蒸气吸入器(vapor inhaler)、定量喷雾泵(metered-dose spray pumps)、针头喷雾(syringe spray)、定量压力吸入器(pressurized metered-dose inhaler)和雾化器(nebulizers)。粉雾递送系统包括粉雾吸入器(dry powder inhalers)、吹入器(insufflators)、定量压力吸入器(pressurized metered-dose inhalers)和干粉喷雾器(dry powder sprays)[132,133]。Optinose,Inc. 提供两种经 FDA 批准的呼气驱动给药系统:ONZETRA® Xsail®(授权给 Otsuka Pharmaceutical Co., Ltd. 下属的 Avanir Pharmaceuticals,Inc.)和 XHANCE™ 定量鼻喷雾剂(www.optinose.com)。ONZETRA Xsail 是 2016 年 FDA 批准的首个用于治疗偏头痛的琥珀酸舒马曲坦鼻用干粉剂,药物以干粉形式装载在一个羟丙甲纤维素胶囊中,使用一次性(单次使用)喷嘴和一个可重复使用的给药装置给药。XHANCE 是 2017 年底 FDA 批准的用于治疗鼻息肉的丙酸氟替卡松鼻用溶液剂。OPN-300 应用呼气驱动给药系统递送催产素,目前正在进行 I 期临床试验(www.optinose.com)。通过 ViaNase™ 电子喷雾器(Kurve Technology,Inc.)经鼻给予胰岛素也在临床试验阶段(www.kurvetech.com/devices.asp)。

嗅觉区域的靶向药物递送利用了许多相同的用于蛋白质和多肽药物递送的新装置。Optinose, Inc. 开发了一种针对嗅觉区域的干粉和液体鼻内给药装置。该装置由呼气驱动，而呼气时软腭闭合，因而在给药过程中实现了鼻腔与肺部的分隔。这样就可以采用颗粒较小的制剂以促进鼻腔内的药物沉积和溶解，同时无须担心药物对肺组织的额外毒性[134]。Impel Neuropharma 生产的嗅觉区域靶向递送(precision olfactory delivery, POD)装置利用加压气体(类似于定量压力吸入器)产生的驱动力，推动药物通过鼻瓣并到达嗅觉区域。该装置也可使用液体剂型或粉末剂型，并已用于人体和动物研究[135-137]。

22.13 结论

鼻内给药不管对小分子还是大分子药物的治疗都具有优势。较高的血管分布以及药物与吸收部位的立即接触促进速效药物治疗偏头痛等疾病，也可以用作急救治疗的给药途径。由于可绕过胃肠道吸收和肝脏代谢，鼻内给药可能是高首过代谢药物和蛋白质及多肽类药物的一种可行的给药途径。此外，嗅觉神经上皮细胞提供了鼻-脑药物直接传递的途径，克服了因血脑屏障障碍。尽管鼻内给药有许多优势，同时也存在很多挑战。鼻腔解剖结构的变异性、相对快速的清除率、容积限制以及鼻黏膜的酶活性都可能造成鼻内给药的失败，这也为制剂和装置技术的发展提供了机会。几种用于克服鼻内给药相关障碍的制剂策略已获得成功，可以实现小分子、蛋白质和多肽类药物的局部、全身和中枢神经系统给药。目前仍在继续研究这些优化策略，以进一步提高疗效并确保安全性。随着对鼻腔内颗粒沉积、解剖结构和吸收机制方面认识的不断扩展，科研人员正在不断研发出新装置以更好地将药物制剂递送到预期部位，并最大限度地实现药物的预期治疗目标。

(何志义 译)

参考文献

1. Illum L. Nasal drug delivery—possibilities, problems and solutions. *Journal of Controlled Release*. 2003;87:187–198. doi:10.1016/S0168–3659(02)00363–2.

2. Gizurarson S. Anatomical and histological factors affecting intranasal drug and vaccine delivery. *Current Drug Delivery*. 2012;9(6):566–582. doi:10.2174/156720112803529828.

3. Clerico D, To W, Lanza D. Anatomy of the human nasal passages. In Doty RL, ed., *Handbook of Olfaction and Gustation*. New York: CRC Press, 2003, pp. 1–16.

4. Dhuria SV, Hanson LR, Frey WH. Intranasal delivery to the central nervous system: Mechanisms and experimental considerations. *Journal of Pharmaceutical Sciences*. 2010;99:1654–1673. doi:10.1002/jps.21924.

5. Ruigrok MJR, de Lange ECM. Emerging insights for translational pharmacokinetic and pharmacokinetic-pharmacodynamic studies: Towards prediction of nose-to-brain transport in humans. *The AAPS Journal*. 2015. doi:10.1208/s12248–015-9724-x.

6. Brown JS. Chapter 27: Deposition of particles A2. In Parent RA, ed., *Comparative Biology of the Normal Lung*, 2nd ed. San Diego, CA: Academic Press, 2015, pp. 513–536.

7. Garcia GJM, Schroeter JD, Kimbell JS. Olfactory deposition of inhaled nanoparticles in humans. *Inhalation Toxicology*. 2015;27(8):394–403. doi:10.3109/08958378.2015.1066904.

8. Schroeter JD, Kimbell JS, Asgharian B. Analysis of particle deposition in the turbinate and olfactory regions using a human nasal computational fluid dynamics model. *Journal of Aerosol Medicine*. 2006;19(3):301–313. doi:10.1089/jam.2006.19.301.

9. Calmet H, Kleinstreuer C, Houzeaux G, Kolanjiyil AV, Lehmkuhl O, Olivares E, Vázquez M. Subject-variability effects on micron particle deposition in human nasal cavities. *Journal of Aerosol Science*. 2018;115:12–28. doi:10.1016/j.jaerosci.2017.10.008.

10. Kesavanathan J, Bascom R, Swift DL. The

effect of nasal passage characteristics on particle deposition. *Journal of Aerosol Medicine*. 1998;11(1):27–39.

11. Kesavanathan J, Swift DL. Human nasal passage particle deposition: The effect of particle size, flow rate, and anatomical factors. *Aerosol Science and Technology*. 1998;28(5):457–463. doi:10.1080/02786829808965537.

12. Garcia GJ, Tewksbury EW, Wong BA, Kimbell JS. Interindividual variability in nasal filtration as a function of nasal cavity geometry. *Journal of Aerosol Medicine and Pulmonary Drug Delivery*. 2009;22(2):139–156.

13. Zhou Y, Guo M, Xi J, Irshad H, Cheng Y-S. Nasal deposition in infants and children. *Journal of Aerosol Medicine and Pulmonary Drug Delivery*. 2014;27(2):110–116.

14. Swift D. Inspiratory inertial deposition of aerosols in human nasal airway replicate casts: Implication for the proposed NCRP lung model. *Radiation Protection Dosimetry*. 1991;38(1–3):29–34.

15. Hsu D-J, Chuang M-H. In-vivo measurements of micrometer-sized particle deposition in the nasal cavities of Taiwanese adults. *Aerosol Science and Technology*. 2012;46(6):631–638. doi:10.1080/02786826.2011.652749.

16. Cheng K-H, Cheng Y-S, Yeh H-C, Guilmette RA, Simpson SQ, Yang Y-H, Swift DL. In vivo measurements of nasal airway dimensions and ultrafine aerosol deposition in the human nasal and oral airways. *Journal of Aerosol Science*. 1996;27(5):785–801.

17. Cheng Y, Yeh H, Guilmette R, Simpson S, Cheng K, Swift D. Nasal deposition of ultrafine particles in human volunteers and its relationship to airway geometry. *Aerosol Science and Technology*. 1996;25(3):274–291.

18. Samoliński BK, Grzanka A, Gotlib T. Changes in nasal cavity dimensions in children and adults by gender and age. *The Laryngoscope*. 2007;117(8):1429–1433. doi:10.1097/MLG.0b013e318064e837.

19. Bennett WD, Zeman KL, Jarabek AM. Nasal contribution to breathing and fine particle deposition in children versus adults. *Journal of Toxicology and Environmental Health Part A*. 2008;71(3):227–237. doi:10.1080/15287390701598200.

20. Bennett WD, Zeman KL, Jarabek AM. Nasal contribution to breathing with exercise: Effect of race and gender. *Journal of Applied Physiology (Bethesda, Md: 1985)*. 2003;95(2):497–503. doi:10.1152/japplphysiol.00718.2002.

21. Doughty DV, Vibbert C, Kewalramani A, Bollinger ME, Dalby RN. Automated actuation of nasal spray products: Determination and comparison of adult and pediatric settings. *Drug Development and Industrial Pharmacy*. 2011;37(3):359–366. doi:10.3109/03639045.2010.520321.

22. Doughty DV, Hsu W, Dalby RN. Automated actuation of nasal spray products: Effect of hand-related

variability on the in vitro performance of Flonase nasal spray. *Drug Development and Industrial Pharmacy*. 2014;40(6):711–718. doi:10.3109/03639045.2013.777735.

23. Keeler JA, Patki A, Woodard CR, Frank-Ito DO. A computational study of nasal spray deposition pattern in four ethnic groups. *Journal of Aerosol Medicine and Pulmonary Drug Delivery*. 2015;29(2):153–166. doi:10.1089/jamp.2014.1205.

24. Bennett WD, Zeman KL. Effect of race on fine particle deposition for oral and nasal breathing. *Inhalation Toxicology*. 2005;17(12):641–648. doi:10.1080/08958370500188984.

25. Ireson NJ, Tait JS, MacGregor GA, Baker EH. Comparison of nasal pH values in black and white individuals with normal and high blood pressure. *Clinical Science (London, England: 1979)*. 2001;100(3):327–333.

26. Djupesland PG, Skretting A. Nasal deposition and clearance in man: Comparison of a bidirectional powder device and a traditional liquid spray pump. *Journal of Aerosol Medicine and Pulmonary Drug Delivery*. 2012;25(5):280–289. doi:10.1089/jamp.2011.0924.

27. Charlton S, Jones NS, Davis SS, Illum L. Distribution and clearance of bioadhesive formulations from the olfactory region in man: Effect of polymer type and nasal delivery device. *European Journal of Pharmaceutical Sciences*. 2007;30:295–302. doi:10.1016/j.ejps.2006.11.018.

28. Gizurarson S. The effect of cilia and the mucociliary clearance on successful drug delivery. *Biological & Pharmaceutical Bulletin*. 2015;38:497–506.

29. Ding X, Xie F. Olfactory mucosa: Composition, enzymatic localization, and metabolism. In: Doty RL, editor. *Handbook of Olfaction and Gustation*. Hoboken, NJ: John Wiley & Sons, Inc., 2015, pp. 63–92.

30. Paul P, Johnson P, Ramaswamy P, Ramadoss S, Geetha B, Subhashini AS. The effect of ageing on nasal mucociliary clearance in women: A pilot study. *ISRN Pulmonology*. 2013;2013:5. doi:10.1155/2013/598589.

31. Donovan MD, Zhou M. Drug effects on in vivo nasal clearance in rats. *International Journal of Pharmaceutics*. 1995;116(1):77–86. doi:10.1016/0378–5173(94)00274–9.

32. Marttin E, Schipper NGM, Verhoef JC, Merkus FWHM. Nasal mucociliary clearance as a factor in nasal drug delivery. *Advanced Drug Delivery Reviews*. 1998;29(1–2):13–38. doi:10.1016/S0169–409X(97)00059–8.

33. Workman AD, Cohen NA. The effect of drugs and other compounds on the ciliary beat frequency of human respiratory epithelium. *American Journal of Rhinology & Allergy*. 2014;28(6):454–464. doi:10.2500/ajra.2014.28.4092.

34. Homer JJ, Dowley AC, Condon L, El-Jassar P, Sood S. The effect of hypertonicity on nasal mucociliary clearance. *Clinical Otolaryngology*

& Allied Sciences. 2000;25(6):558–560. doi:10.1046/j.1365–2273.2000.00420.x.

35. Fry FA, Black A. Regional deposition and clearance of particles in the human nose. Journal of Aerosol Science. 1973;4(2):113–124. doi:10.1016/0021–8502(73)90063–3.

36. Schipper NGM, Verhoef JC, Merkus FWHM. The nasal mucociliary clearance: Relevance to nasal drug delivery. Pharmaceutical research. 1991;8(7):807–814. doi:10.1023/a:1015830907632.

37. Frank DO, Kimbell JS, Cannon D, Pawar SS, Rhee JS. Deviated nasal septum hinders intranasal sprays: A computer simulation study. Rhinology. 2012;50(3):311–318. doi:10.4193/Rhin.

38. Merkus P, Ebbens FA, Muller B, Fokkens WJ. Influence of anatomy and head position on intranasal drug deposition. European Archives of Oto-Rhino-Laryngology and Head & Neck. 2006;263(9):827–832.

39. Bond SW, Hardy JG, Wilson CG. Deposition and clearance of nasal sprays. Presented at the 2nd International Congress of Biopharmaceutics and Pharmacokinetics, Salamanca, Spain, 1984.

40. Illum L. Nasal clearance in health and disease. Journal of Aerosol Medicine. 2006;19(1):92–99. doi:10.1089/jam.2006.19.92.

41. Rusznak C, Devalia JL, Lozewicz S, Davies RJ. The assessment of nasal mucociliary clearance and the effect of drugs. Respiratory Medicine. 1994;88(2):89–101. doi:10.1016/0954–6111(94)90020–5.

42. Sisson JH, Yonkers AJ, Waldman RH. Effects of guaifenesin on nasal mucociliary clearance and ciliary beat frequency in healthy volunteers. Chest. 1995;107(3):747–751.

43. de Oliveira-Maul JP, de Carvalho HB, Goto DM, Maia RM, Fló C, Barnabé V, Franco DR, Benabou S, Perracini MR, Jacob-Filho W. Aging, diabetes, and hypertension are associated with decreased nasal mucociliary clearance. CHEST Journal. 2013;143(4):1091–1097.

44. Sarkar MA. Drug metabolism in the nasal mucosa. Pharmaceutical Research. 1992;9(1):1–9. doi:10.1023/a:1018911206646.

45. Dhamankar V, Assem M, Donovan MD. Gene expression and immunochemical localization of major cytochrome P450 drug-metabolizing enzymes in bovine nasal olfactory and respiratory mucosa. Inhalation Toxicology. 2015;27(14):767–777.

46. Dhamankar V, Donovan MD. Modulating nasal mucosal permeation using metabolic saturation and enzyme inhibition techniques. Journal of Pharmacy and Pharmacology. 2017;69(9):1075–1083. doi:10.1111/jphp.12749.

47. Na DH, Youn YS, Park EJ, Lee JM, Cho OR, Lee KR, Lee SD, Yoo SD, DeLuca PP, Lee KC. Stability of PEGylated salmon calcitonin in nasal mucosa. Journal of Pharmaceutical Sciences. 2004;93(2):256–261. doi:10.1002/jps.10537.

48. Gizurarson S, Bechgaard E. Study of nasal enzyme activity towards insulin. In vitro. Chemical & Pharmaceutical Bulletin. 1991;39(8):2155–2157. doi:10.1248/cpb.39.2155.

49. Débat H, Eloit C, Blon F, Sarazin B, Henry C, Huet J-C, Trotier D, Pernollet J-C. Identification of human olfactory cleft mucus proteins using proteomic analysis. Journal of Proteome Research. 2007;6(5):1985–1996. doi:10.1021/pr0606575.

50. Schmidt MC, Peter H, Lang SR, Ditzinger G, Merkle HP. In vitro cell models to study nasal mucosal permeability and metabolism. Advanced Drug Delivery Reviews. 1998;29:51–79. doi:10.1016/S0169–409X(97)00061–6.

51. FDA U. Draft Guidance for Industry: Bioavailability and Bioequivalence Studies for Nasal Aerosols and Nasal Sprays for Local Action. Food and Drug Administration, Center for Drug Evaluation and Research (CDER), 2003.

52. Hallworth GW, Padfield JM. A comparison of the regional deposition in a model nose of a drug discharged from metered serosel and metered-pump nasal delivery systems. Journal of Allergy and Clinical Immunology. 1986;77(2):348–353. doi:10.1016/S0091–6749(86)80116–6.

53. Guilmette RA, Wicks JD, Wolff RK. Morphometry of human nasal airways in vivo using magnetic resonance imaging. Journal of Aerosol Medicine. 1989;2(4):365–377. doi:10.1089/jam.1989.2.365.

54. Cheng Y, Holmes T, Gao J, Guilmette R, Li S, Surakitbanharn Y, Rowlings C. Characterization of nasal spray pumps and deposition pattern in a replica of the human nasal airway. Journal of Aerosol Medicine. 2001;14(2):267–280.

55. Foo MY, Cheng YS, Su WC, Donovan MD. The influence of spray properties on intranasal deposition. Journal of Aerosol Medicine: The Official Journal of the International Society for Aerosols in Medicine. 2007;20(4):495–508. doi:10.1089/jam.2007.0638.

56. Kelly JT, Asgharian B, Kimbell JS, Wong BA. Particle deposition in human nasal airway replicas manufactured by different methods. Part I: Inertial regime particles. Aerosol Science and Technology. 2004;38:1063–1071. doi:10.1080/027868290883360.

57. Xi J, Yuan JE, Zhang Y, Nevorski D, Wang Z, Zhou Y. Visualization and quantification of nasal and olfactory deposition in a sectional adult nasal airway cast. Pharmaceutical Research. 2016;33(6):1527–1541. doi:10.1007/s11095–016–1896–2.

58. Pu Y, Goodey AP, Fang X, Jacob K. A comparison of the deposition patterns of different nasal spray formulations using a nasal cast. Aerosol Science and Technology. 2014;48(9):930–938. doi:10.1080/02786826.2014.931566.

59. Liu Y, Johnson MR, Matida EA, Kherani S, Marsan J. Creation of a standardized geometry of the human nasal cavity. Journal of Applied Physiology. 2009;106(3):784–795.

60. Liu Y, Matida EA, Johnson MR. Experimental measurements and computational modeling of aerosol deposition in the Carleton-Civic standardized human nasal cavity. *Journal of Aerosol Science*. 2010;41:569–586. doi:10.1016/j.jaerosci.2010.02.014.

61. Schroeter JD, Garcia GJ, Kimbell JS. Effects of surface smoothness on inertial particle deposition in human nasal models. *Journal of Aerosol Science*. 2011;42(1):52–63.

62. Kimbell JS, Segal RA, Asgharian B, Wong BA, Schroeter JD, Southall JP, Dickens CJ, Brace G, Miller FJ. Characterization of deposition from nasal spray devices using a computational fluid dynamics model of the human nasal passages. *Journal of Aerosol Medicine*. 2007;20(1):59–74. doi:10.1089/jam.2006.0531.

63. Patel RG, Garcia GJ, Frank-Ito DO, Kimbell JS, Rhee JS. Simulating the nasal cycle with computational fluid dynamics. *Otolaryngology–Head and Neck Surgery: Official Journal of American Academy of Otolaryngology-Head and Neck Surgery*. 2015;152(2):353–360. doi:10.1177/0194599814559385.

64. Rhee JS, Pawar SS, Garcia GJM, Kimbell JS. Towards personalized nasal surgery using computational fluid dynamics. *Archives of Facial Plastic Surgery*. 2011;13(5):305–310. doi:10.1001/archfacial.2011.18.

65. Zhang L, Du S-Y, Lu Y, Liu C, Tian Z-H, Yang C, Wu H-C, Wang Z. Puerarin transport across a Calu-3 cell monolayer – an in vitro model of nasal mucosa permeability and the influence of paeoniflorin and menthol. *Drug Design, Development and Therapy*. 2016;10:2227–2237. doi:10.2147/DDDT.S110247.

66. Kandimalla KK, Donovan MD. Transport of hydroxyzine and triprolidine across bovine olfactory mucosa: Role of passive diffusion in the direct nose-to-brain uptake of small molecules. *International Journal of Pharmaceutics*. 2005;302:133–144. doi:10.1016/j.ijpharm.2005.06.012.

67. Abdelbary GA, Tadros MI. Brain targeting of olanzapine via intranasal delivery of core–shell difunctional block copolymer mixed nanomicellar carriers: In vitro characterization, ex vivo estimation of nasal toxicity and in vivo biodistribution studies. *International Journal of Pharmaceutics*. 2013;452:300–310. doi:10.1016/j.ijpharm.2013.04.084.

68. Abdelrahman FE, Elsayed I, Gad MK, Elshafeey AH, Mohamed MI. Response surface optimization, Ex vivo and In vivo investigation of nasal spanlastics for bioavailability enhancement and brain targeting of risperidone. *International Journal of Pharmaceutics*. 2017;530(1–2):1–11. doi:10.1016/j.ijpharm.2017.07.050.

69. Mistry A, Stolnik S, Illum L. Nose-to-brain delivery: Investigation of the transport of nanoparticles with different surface characteristics and sizes in excised porcine olfactory epithelium. *Molecular Pharmaceutics*. 2015;12(8):2755–2766. doi:10.1021/acs.molpharmaceut.5b00088.

70. Shah BM, Misra M, Shishoo CJ, Padh H. Nose to brain microemulsion-based drug delivery system of rivastigmine: Formulation and ex-vivo characterization. *Drug Delivery*. 2014:1–13. doi:10.3109/10717544.2013.878857.

71. Tas C, Ozkan CK, Savaser A, Ozkan Y, Tasdemir U, Altunay H. Nasal absorption of metoclopramide from different Carbopol® 981 based formulations: In vitro, ex vivo and in vivo evaluation. *European Journal of Pharmaceutics and Biopharmaceutics*. 2006;64(2):246–254.

72. Al Bakri W. The role of the efflux transporters in the direct nose-to-brain transport of atrazine and 2,4-D following nasal inhalation. *Presented at AAPS Annual Meeting*, San Diego, CA, 2017.

73. Kandimalla KK, Donovan MD. Carrier mediated transport of chlorpheniramine and chlorcyclizine across bovine olfactory mucosa: Implications on nose-to-brain transport. *Journal of Pharmaceutical Sciences*. 2005;94(3):613–624. doi:10.1002/jps.20284.

74. Nour SA, Abdelmalak NS, Naguib MJ, Rashed HM, Ibrahim AB. Intranasal brain-targeted clonazepam polymeric micelles for immediate control of status epilepticus: In vitro optimization, ex vivo determination of cytotoxicity, in vivo biodistribution and pharmacodynamics studies. *Drug Delivery*. 2016:1–15. doi:10.1080/10717544.2016.1223216.

75. Dhamankar V. Cytochrome P450-mediated drug metabolizing activity in the nasal mucosa [Dissertation]. University of Iowa, 2013.

76. Harikarnpakdee S, Lipipun V, Sutanthavibul N, Ritthidej GC. Spray-dried mucoadhesive microspheres: Preparation and transport through nasal cell monolayer. *AAPS PharmSciTech*. 2006;7(1):E79–E88. doi:10.1208/pt070112.

77. Patel A, Cholkar K, Mitra AK. Recent developments in protein and peptide parenteral delivery approaches. *Therapeutic Delivery*. 2014;5(3):337–365.

78. Bruno BJ, Miller GD, Lim CS. Basics and recent advances in peptide and protein drug delivery. *Therapeutic Delivery*. 2013;4(11):1443–1467.

79. Ghori MU, Mahdi MH, Smith AM, Conway BR. Nasal drug delivery systems: An overview. *American Journal of Pharmacological Sciences*. 2015;3(5):110–119.

80. Meredith ME, Salameh TS, Banks WA. Intranasal delivery of proteins and peptides in the treatment of neurodegenerative diseases. *The AAPS Journal*. 2015;17(4):780–787.

81. Lalatsa A, Schatzlein AG, Uchegbu IF. Strategies to deliver peptide drugs to the brain. *Molecular Pharmaceutics*. 2014;11(4):1081–1093.

82. Davis SS, Illum L. Absorption enhancers for nasal drug delivery. *Clinical Pharmacokinetics*. 2003;42(13):1107–1128.

83. Lu C-T, Zhao Y-Z, Wong HL, Cai J, Peng L, Tian X-Q. Current approaches to enhance CNS delivery of drugs across the brain barriers. *International Journal*

of Nanomedicine. 2014;9:2241.

84. Guo Z, Chen Y, Mao Y-F, Zheng T, Jiang Y, Yan Y, Yin X, Zhang B. Long-term treatment with intranasal insulin ameliorates cognitive impairment, tau hyperphosphorylation, and microglial activation in a streptozotocin-induced Alzheimer's rat model. Scientific Reports. 2017;7:45971.

85. Benedict C, Hallschmid M, Hatke A, Schultes B, Fehm HL, Born J, Kern W. Intranasal insulin improves memory in humans. Psychoneuroendocrinology. 2004;29(10):1326–1334.

86. Reger M, Watson G, Frey Wn, Baker L, Cholerton B, Keeling M, Belongia D, Fishel M, Plymate S, Schellenberg G. Effects of intranasal insulin on cognition in memory-impaired older adults: modulation by APOE genotype. Neurobiology of Aging. 2006;27(3):451–458.

87. Renner DB, Svitak AL, Gallus NJ, Ericson ME, Frey WH, Hanson LR. Intranasal delivery of insulin via the olfactory nerve pathway. Journal of Pharmacy and Pharmacology. 2012;64(12):1709–1714.

88. Neumann ID, Maloumby R, Beiderbeck DI, Lukas M, Landgraf R. Increased brain and plasma oxytocin after nasal and peripheral administration in rats and mice. Psychoneuroendocrinology. 2013;38(10):1985–1993.

89. Tian L, Guo R, Yue X, Lv Q, Ye X, Wang Z, Chen Z, Wu B, Xu G, Liu X. Intranasal administration of nerve growth factor ameliorate β-amyloid deposition after traumatic brain injury in rats. Brain Research. 2012;1440:47–55.

90. Fliedner S, Schulz C, Lehnert H. Brain uptake of intranasally applied radioiodinated leptin in Wistar rats. Endocrinology. 2006;147(5):2088–2094.

91. Derad I, Willeke K, Pietrowsky R, Born J, Fehm HL. Intranasal angiotensin II directly influences central nervous regulation of blood pressure. American Journal of Hypertension. 1998;11(8):971–977.

92. Ross T, Martinez P, Renner J, Thorne R, Hanson L, Frey WN. Intranasal administration of interferon beta bypasses the blood–brain barrier to target the central nervous system and cervical lymph nodes: A non-invasive treatment strategy for multiple sclerosis. Journal of Neuroimmunology. 2004;151(1):66–77.

93. Fuseau E, Petricoul O, Moore KH, Barrow A, Ibbotson T. Clinical pharmacokinetics of intranasal sumatriptan. Clinical Pharmacokinetics. 2002;41(11):801–811.

94. Dahlöf C. How does sumatriptan perform in clinical practice? Cephalalgia. 1995;15(S15):21–28.

95. Dahlöf C, Boes-Hansen S, Cederberg C, Hardebo J, Henriksson A. How does sumatriptan nasal spray perform in clinical practice? Cephalalgia. 1998;18(5):278–282.

96. Dowson AJ, Charlesworth BR, Purdy A, Becker WJ, Boes-Hansen S, Färkkilä M. Tolerability and consistency of effect of zolmitriptan nasal spray in a long-term migraine treatment trial. CNS Drugs. 2003;17(11):839–851.

97. Rapoport AM, Bigal ME, Tepper SJ, Sheftell FD. Intranasal medications for the treatment of migraine and cluster headache. CNS Drugs. 2004;18(10):671–685.

98. Wadgave U, Nagesh L. Nicotine replacement therapy: An overview. International Journal of Health Sciences. 2016;10(3):425.

99. Mansour HM, Xu Z, Meenach S, Park C-W, Rhee Y-S, DeLuca PP. Book chapter 5: Novel drug delivery systems. In Mitra AK, ed., Drug Delivery. Burlington, MA: Jones & Bartlett, 2015.

100. Casettari L, Illum L. Chitosan in nasal delivery systems for therapeutic drugs. Journal of Controlled Release. 2014;190:189–200.

101. Illum L. Nasal drug delivery—recent developments and future prospects. Journal of Controlled Release. 2012;161(2):254–263.

102. Amidi M, Mastrobattista E, Jiskoot W, Hennink WE. Chitosan-based delivery systems for protein therapeutics and antigens. Advanced Drug Delivery Reviews. 2010;62(1):59–82.

103. Arnold JJ, Ahsan F, Meezan E, Pillion DJ. Correlation of tetradecylmaltoside induced increases in nasal peptide drug delivery with morphological changes in nasal epithelial cells. Journal of Pharmaceutical Sciences. 2004;93(9):2205–2213.

104. Sintov AC, Levy HV, Botner S. Systemic delivery of insulin via the nasal route using a new microemulsion system: In vitro and in vivo studies. Journal of Controlled Release. 2010;148(2):168–176.

105. Law S, Shih C. Characterization of calcitonin-containing liposome formulations for intranasal delivery. Journal of Microencapsulation. 2001;18(2):211–221.

106. Law S, Huang K, Chou V, Cherng J. Enhancement of nasal absorption of calcitonin loaded in liposomes. Journal of Liposome Research. 2001;11(2–3):165–174.

107. Law S, Huang K, Chou H. Preparation of desmopressin-containing liposomes for intranasal delivery. Journal of Controlled Release. 2001;70(3):375–382.

108. Mitra R, Pezron I, Chu WA, Mitra AK. Lipid emulsions as vehicles for enhanced nasal delivery of insulin. International Journal of Pharmaceutics. 2000;205(1):127–134.

109. Morimoto K, Katsumata H, Yabuta T, Iwanaga K, Kakemi M, Tabata Y, Ikada Y. Evaluation of gelatin microspheres for nasal and intramuscular administrations of salmon calcitonin. European Journal of Pharmaceutical Sciences. 2001;13(2):179–185.

110. Fernández-Urrusuno R, Calvo P, Remuñán-López C, Vila-Jato JL, Alonso MJ. Enhancement of nasal absorption of insulin using chitosan nanoparticles. Pharmaceutical Research. 1999;16(10):1576–1581.

111. Li J, Feng L, Fan L, Zha Y, Guo L, Zhang Q, Chen J, Pang Z, Wang Y, Jiang X. Targeting the brain with PEG–PLGA nanoparticles modified with phage-displayed peptides. Biomaterials. 2011;32(21):4943–4950.

112. Marazuela E, Prado N, Moro E, Fernández-García H, Villalba M, Rodriguez R, Batanero E. Intranasal vaccination with poly (lactide-co-glycolide) microparticles containing a peptide T of Ole e 1 prevents mice against sensitization. *Clinical & Experimental Allergy.* 2008;38(3):520–528.

113. Simon M, Wittmar M, Kissel T, Linn T. Insulin containing nanocomplexes formed by self-assembly from biodegradable amine-modified poly (vinyl alcohol)-graft-poly (L-lactide): Bioavailability and nasal tolerability in rats. *Pharmaceutical Research.* 2005;22(11):1879–1886.

114. Furubayashi T, Inoue D, Kamaguchi A, Higashi Y, Sakane T. Influence of formulation viscosity on drug absorption following nasal application in rats. *Drug Metabolism and Pharmacokinetics.* 2007;22(3):206–211.

115. Chaturvedi M, Kumar M, Pathak K. A review on mucoadhesive polymer used in nasal drug delivery system. *Journal of Advanced Pharmaceutical Technology & Research.* 2011;2:215–222. doi:10.4103/2231–4040.90876.

116. Shelke S, Shahi S, Jalalpure S, Dhamecha D. Poloxamer 407-based intranasal thermoreversible gel of zolmitriptan-loaded nanoethosomes: Formulation, optimization, evaluation and permeation studies. *Journal of Liposome Research.* 2016;26(4):313–323. doi:10.3109/08982104.2015.1132232.

117. Xu X, Shen Y, Wang W, Sun C, Li C, Xiong Y, Tu J. Preparation and in vitro characterization of thermosensitive and mucoadhesive hydrogels for nasal delivery of phenylephrine hydrochloride. *European Journal of Pharmaceutics and Biopharmaceutics.* 2014;88(3):998–1004. doi:10.1016/j.ejpb.2014.08.015.

118. Cai Z, Song X, Sun F, Yang Z, Hou S, Liu Z. Formulation and evaluation of in situ gelling systems for intranasal administration of gastrodin. *AAPS PharmSciTech.* 2011;12:1102–1109. doi:10.1208/s12249-011-9678-y.

119. Wang S, Chen P, Zhang L, Yang C, Zhai G. Formulation and evaluation of microemulsion-based in situ ion-sensitive gelling systems for intranasal administration of curcumin. *Journal of Drug Targeting.* 2012;20:831–840. doi:10.3109/1061186X.2012.719230.

120. Li X, Du L, Chen X, Ge P, Wang Y, Fu Y, Sun H, Jiang Q, Jin Y. Nasal delivery of analgesic ketorolac tromethamine thermo-and ion-sensitive in situ hydrogels. *International Journal of Pharmaceutics.* 2015;489(1–2):252–260.

121. Warnken ZN, Smyth HDC, Watts AB, Weitman S, Kuhn JG, Williams III RO. Formulation and device design to increase nose to brain drug delivery. *Journal of Drug Delivery Science and Technology.* 2016;35:213–222. doi:10.1016/j.jddst.2016.05.003.

122. Dhuria SV, Hanson LR, Frey WH. Novel vasoconstrictor formulation to enhance intranasal targeting of neuropeptide therapeutics to the central nervous system. *Journal of Pharmacology and Experimental Therapeutics.* 2009;328:312–320. doi:10.1124/jpet.108.145565.

123. Shingaki T, Hidalgo IJ, Furubayashi T, Katsumi H, Sakane T, Yamamoto A, Yamashita S. The transnasal delivery of 5-fluorouracil to the rat brain is enhanced by acetazolamide (the inhibitor of the secretion of cerebrospinal fluid). *International Journal of Pharmaceutics.* 2009;377:85–91. doi:10.1016/j.ijpharm.2009.05.009.

124. Shingaki T, Inoue D, Furubayashi T, Sakane T, Katsumi H, Yamamoto A, Yamashita S. Transnasal delivery of methotrexate to brain tumors in rats: A new strategy for brain tumor chemotherapy. *Molecular Pharmaceutics.* 2010;7:1561–1568. doi:10.1021/mp900275s.

125. Lochhead JJ, Wolak DJ, Pizzo ME, Thorne RG. Rapid transport within cerebral perivascular spaces underlies widespread tracer distribution in the brain after intranasal administration. *Journal of Cerebral Blood Flow and Metabolism.* 2015;35:371–381. doi:10.1038/jcbfm.2014.215.

126. Appu AP, Arun P, Krishnan JKS, Moffett JR, Namboodiri AMA. Rapid intranasal delivery of chloramphenicol acetyltransferase in the active form to different brain regions as a model for enzyme therapy in the CNS. *Journal of Neuroscience Methods.* 2016;259:129–134. doi:10.1016/j.jneumeth.2015.11.027.

127. Warnken Z, Smyth HD, Williams III RO. Route-specific challenges in the delivery of poorly water-soluble drugs. In Williams III RO, Watts AB, Miller D, eds., *Formulating Poorly Water Soluble Drugs.* New York: Springer, 2016, pp. 1–39.

128. Dayal P, Shaik MS, Singh M. Evaluation of different parameters that affect droplet-size distribution from nasal sprays using the Malvern Spraytec®. *Journal of Pharmaceutical Sciences.* 2004;93(7):1725–1742. doi:10.1002/jps.20090.

129. Djupesland PG, Skretting A, Winderen M, Holand T. Breath actuated device improves delivery to target sites beyond the nasal valve. *The Laryngoscope.* 2006;116(3):466–472.

130. Suman JD, Laube BL, Dalby R. Comparison of nasal deposition and clearance of aerosol generated by a nebulizer and an aqueous spray pump. *Pharmaceutical Research.* 1999;16(10):1648–1652.

131. Hardy JG, Lee SW, Wilson CG. Intranasal drug delivery by spray and drops. *The Journal of Pharmacy and Pharmacology.* 1985;37(5):294–297.

132. Djupesland PG. Nasal drug delivery devices: Characteristics and performance in a clinical perspective: A review. *Drug Delivery and Translational Research.* 2013;3(1):42–62.

133. Kublik H, Vidgren M. Nasal delivery systems and their effect on deposition and absorption. *Advanced Drug Delivery Reviews.* 1998;29(1):157–177.

134. Djupesland PG. Nasal drug delivery devices:

Characteristics and performance in a clinical perspective: A review. *Drug Delivery and Translational Research.* 2013;3:42–62. doi:10.1007/s13346–012-0108–9.

135. Hoekman JD, Ho RJY. Effects of localized hydrophilic mannitol and hydrophobic nelfinavir administration targeted to olfactory epithelium on brain distribution. *AAPS PharmSciTech.* 2011;12(2):534–543. doi:10.1208/s12249–011-9614–1.

136. Hoekman JD, Ho RJ. Enhanced analgesic responses after preferential delivery of morphine and fentanyl to the olfactory epithelium in rats. *Anesthesia & Analgesia.* 2011:1. doi:10.1213/

ANE.0b013e3182239b8c.

137. SPECT Imaging of Direct Nose-to-Brain Transfer of MAG-3 in Man [Poster]. AAPS2013.

138. Drugs@FDA [Internet]. U.S. Food and Drug Administration; 2018 [cited January 22, 2018].

139. National Center for Biotechnology Information. PubChem Compound Database [Internet]. National Institutes of Health (NIH); 2018 [cited June 2, 2018].

140. ChemicalBook—Chemical Search Engine 2018. Available from http://www.chemicalbook.com/ProductIndex_EN.aspx.

抗结核吸入治疗：临床上肺部治疗和预防策略的希望

Inhaled therapeutics against TB: The promise of pulmonary treatment and prevention strategies in the clinic

Dominique N. Price, Nitesh K. Kunda, Elliott K. Miller, Pavan Muttil

23.1　一个古老流行病的最新复燃

结核病（tuberculosis，TB）有许多名称。古印度教文献称之为 rogaraj（意为众病之王）和 rajayakshma（意为国王疾病）[1]。希腊医生希波克拉底（Hippocrates，公元前 460～370年）称其为 phthisis，源于 phthinein，意为"消耗"而死，并称其为那个时代最重要的疾病[2]。此后不久，这种疾病被称为"consumption"，因为它有"消耗"罹患者的能力。在 19 世纪，随着结核部不断蔓延至世界各地，其获得了更形象的名称暗示其严峻性——白色瘟疫或白色死亡、所有死亡原因的船长、墓地咳嗽和国王的恶魔[3]。

根据历史文献的记载、艺术和艺术品的呈现以及对古代人类遗体的病理分析，许多科学家认为结核是人类有史以来最古老、最可怕的病原体。从古埃及木乃伊中分离到了结核的 DNA，在土耳其发现的 50 万年前的直立人骨骼遗骸上发现了结核病变的迹象[4, 5]。尽管结核病起源的确切时间仍不得而知，但历史告诉我们，结核病一直困扰着人类，其致病性不分地域、不分贵贱。

直到 1882 年德国微生物学家罗伯特·科赫（Robert Koch）发现了结核杆菌，才明确这一古老疾病的病因是感染性细菌[6]。继科赫的发现之后，出现了针对这种细菌的疫苗和多种抗菌治疗。曾经认为，结核病与天花一样，可以逐渐被消灭[7]。然而，20 世纪 80 年代人类免疫缺陷病毒（HIV）的流行以及对一线抗结核药物的耐药性上升，破灭了全球范围内消除结核病的希望。1993 年，世界卫生组织（WHO）宣布结核病全球紧急状态，称该病是人类最大的杀手[8]。

在 20 年后的今天，结核病仍是全球流行病。WHO 估计，世界上超过三分之一的人患有该疾病[9]。每年有高达 1040 万活动性结核病患者，每年导致 170 万人死亡[9]。这些令人沮丧的统计数字,使得结核菌成为仅由一种传染源导致死亡的第二大死因,仅次于 HIV[10]。

为了应对这种流行病,结核病领域的研究工作已从常用的治疗性干预措施(如抗生素、化学疗法和放射治疗)转移到免疫疗法、药物再利用和疫苗[11-13]。在本章节中,我们将具体讨论医学界正在使用和开发的各种肺部治疗和预防措施。

23.2 感染的临床病理

大部分结核感染是由于吸入携带少量感染性分枝杆菌的飞沫核引起的[14-18]。但是,人类也可能通过消化道摄入或通过伤口或创口从皮肤感染[16]。尽管许多物种都易受到结核分枝杆菌(*mycobacterium tuberculosis*,MTB)的感染,但 MTB 的主要宿主是人类[16]。一次咳嗽或打喷嚏可产生多达 3 000 个传染性气溶胶飞沫,并且只需不到 10 个细菌即可引起感染[14,16,18]。气溶胶形成后,小于 $5\sim10\ \mu m$ 的液滴可在空气中悬浮数小时[16,17]。因此,感染风险与密切接触和通风相关[16]。

细菌被吸入并沉积在肺内后被肺泡巨噬细胞吞噬[15-21]。然而,MTB 可通过阻止吞噬体与溶酶体融合而逃避破坏,并在未活化的巨噬细胞内繁殖[15-18,22-26]。感染首先从肺部播散到纵隔淋巴结,然后再遍及全身,包括肝脏、脾脏、肾脏、骨骼和脑部[16-18,20,27]。感染 $2\sim4$ 周后,MTB 特异性的细胞介导的免疫反应启动[15-18,20,21]。细胞毒性 T 细胞杀死受感染的巨噬细胞并释放分枝杆菌蛋白,从而通过吞噬细胞、体液和消化酶触发迟发型超敏反应(delayed-type hypersensitivity,DTH)[16-18,20,28]。因为是慢性炎症,DTH 反应对肺和其他组织具有破坏性,并且是结核病损伤的主要原因[16]。DTH 的严重程度与感染严重度密切相关,也是结核菌素皮肤测试的基础[16]。

巨噬细胞、淋巴细胞、成纤维细胞和巨细胞簇包裹着 MTB,在肺和其他组织中形成肉芽肿[15-18,22-26]。在大多数情况下,细菌在肉芽肿的乏氧环境中停止繁殖,细菌数量逐渐减少,病变通过纤维化而愈合[16-18,20,22,24]。但是,可能有少量的 MTB 进入休眠状态,即潜伏结核,并在愈合的病灶中存活[16-18,21,29]。潜伏 TB 的复活可能会在发生在数年后,尤其当免疫功能低下时。

不同个体之间的免疫反应差异很大,对感染的适当炎症反应与过度破坏组织的炎症之间的平衡似乎至关重要[15-17]。Th1 反应是清除感染所必需的,而 DTH 是致病的原因[16,18,20,21,27,30,31]。一些研究者提出,建立肺部免疫力对于清除结核菌感染至关重要[18,32-36]。这些研究者认为,限制结核菌播散的最好方法是通过接种疫苗而建立强大的肺部免疫力。

23.3 进展停滞—当前的抗生素治疗方案和疫苗接种策略

23.3.1 目前的抗生素治疗方案

对于许多人来说,结核病是可以治愈的感染。从 1944 年发现链霉素开始,到 1980

年发现氧氟沙星为止,持续有抗生素被批准用于结核病的治疗。从那以后,抗结核药的研发很不成功,贝达喹啉和德拉曼尼德(delamanid)是过去 40 年中唯一获批的新的抗结核药。

目前,美国食品药品监督管理局(FDA)和/或欧洲药品管理局(EMA)批准了 14 种药物用于治疗 TB(表 23-1)。这些抗生素通常需联合使用以减轻耐药性。标准治疗通常需要 6 个月,却被称为"短程"抗结核治疗[37, 38]。在最初的 2 个月(初始阶段),患者服用 3～4 种一线药物。在后 4 个月内(持续阶段),仅服用利福平和异烟肼。成年患者完成整个疗程需要服用 182 个日剂量,加在一起相当于三分之一公斤的多种药片[38]。相比之下,治疗非复杂性社区获得性细菌性肺炎或类似感染只需要 5～7 个剂量、共 2～5 g 的药物[38]。

表 23-1 抗结核药物

药 物	发明年份	作用靶点	效 果	已有耐药报道
一线药物				
异烟肼(INH)	1952	烯酰基载体蛋白还原酶	抑制分枝菌酸合成[13, 45, 46]	是
吡嗪酰胺(PZA)	1954	30S 核糖体亚基的 S1 亚单位	抑制翻译;酸化细胞质[13, 47, 48]	是
乙胺丁醇(EMB)	1961	阿拉伯糖基转移酶	抑制阿拉伯半乳聚糖的生物合成[13, 45, 49]	是
利福平(RIF)	1963	RNA 聚合酶的 β 亚单位	抑制转录[13, 45, 50]	是
二线药物				
链霉素	1944	30S 核糖体亚单位的 S12 和 16S rRNA	抑制蛋白质合成[13, 45, 51]	是
对氨基水杨酸	1948	二氢蝶呤合成酶	抑制叶酸的生物合成[13, 52, 53]	是
环丝氨酸	1955	d-丙氨酸消旋酶和连接酶	抑制肽聚糖合成[13, 54-56]	是
卡那霉素	1957	30S 核糖体亚单位	抑制蛋白质合成[13, 57, 58]	是
乙硫酰胺	1961	烯醇酸载体蛋白还原酶	抑制分枝菌酸合成[13, 54-56]	是
卷曲霉素	1963	30S 和 50S 核糖体亚单位之间的桥间 B2a	抑制蛋白质合成[13, 58, 60]	是
阿米卡星	1972	30S 核糖体亚单位	抑制蛋白质合成[13, 58, 60]	是
氧氟沙星	1980	DNA 回旋酶和 DNA 拓扑异构酶	抑制 DNA 超螺旋[13, 45, 61, 62]	是
贝达喹啉	1997	ATP 合酶 F0 复合物的 C 亚单位	抑制 ATP 合酶[63-67]	是
Delamanid	2006	甲氧基霉菌酸和酮麦酸	抑制分枝菌酸合成[67-70]	是

23.3.2 耐药 MTB 的增加

如前所述,相同的抗结核药物已经使用了数十年,在过去的 40 年中,只有两种新的抗结核药物获得了美国 FDA 的批准[39]。2015 年,有 48 万人患上了耐多药结核病(MDR - TB),据估计,这些病例中有 9.5% 为广泛耐药结核菌(extensively drug-resistant TB, XDR - TB)感染[40]。更可怕的是,最近有报道称印度出现了完全耐药结核(totally-drug-resistant, TDR - TB)菌株,以现有药物可能无法治疗[41]。

MDR - TB 被定义为对两种最有效的一线药物异烟肼和利福平耐药[42]。MDR - TB 是可以治疗的,但是必须在治疗方案中加入二线药物。二线抗生素通常有严重的不良反应,需要更长的治疗时间;其费用可能比一线抗生素疗法高 9 倍(在美国,MDR 患者治疗的平均费用为 15 万美元,而敏感 TB 患者治疗的平均费用为 1.7 万美元)[43, 44]。如果 MTB 株对二线药物,尤其是任何氟喹诺酮和 3 种可注射药物(卡那霉素、卡普霉素、丁胺卡那霉素)中的至少 1 种,进一步产生抗药性,则称为 XDR - TB[42]。XDR - TB 感染的患者不仅药物治疗选择有限,而且需承受复杂的抗 TB 方案,这比标准的短程治疗费用高出 28 倍(在美国,用于 XDR 的患者治疗费用为 48 万美元)[43, 44]。如果结核菌株对所有一线和二线药物均产生耐药性,则该患者被诊断为 TDR - TB 感染;抗生素的选择极少,预后令人沮丧。

23.3.3 疫苗:卡介苗

1921 年,对婴儿接种了首个抗结核疫苗。该疫苗得自牛分枝杆菌的连续传代,因此细菌毒力降低,且部分抗原性得到了保留。为表彰其研究者,该疫苗以科学家命名:阿尔伯特·卡尔梅特(Albert Calmette)和卡米尔·盖林(Camille Cuérin)[71]。

如今,人们每年接种 1 亿剂卡介苗(Bacille Calmette-Guérin, BCG)[72]。WHO 建议在出生时或出生后不久进行卡介苗接种,并且有 157 个国家将这种疫苗纳入儿童疫苗接种计划[72]。但是,评估疫苗效果的研究显示,其对结核病的保护作用差异很大,范围从 0%~80%[73-76]。这种保护作用的差异性与多种因素有关,包括 BCG 免疫途径、对蠕虫和非结核分枝杆菌(NTM)的环境暴露,以及使用不同的疫苗株。

关于卡介苗失败的最有说服力的论点之一是疫苗应通过肺部途径而不是当前的皮内途径来给予。卡介苗疫苗最初是口服给药,放入牛奶中给儿童服用[77]。然而,德国吕贝克的疫苗库存意外被 MTB 污染导致 67 名婴儿死亡之后,口服途径被认为是不安全的[71, 77]。如今,卡介苗疫苗通过皮内途径单剂接种[77]。正在进行的研究和讨论将继续探索 BCG 的最佳给药途径,包括鼻内、肺和口服途径。卡介苗吸入给药已显示出增强保护作用并增强肺特异性免疫力,并且有可能在人类中更有效[36, 78-80]。进而,一些观点认为,肺的免疫与MTB 自然感染肺相似,因此通过肺途径免疫接种,可以认为是仿生方式[18, 33, 81]。

另一个广为探讨的 BCG 失败假说是环境暴露。卡介苗的保护性因地域而异,这促使在结核病高负担地区探寻影响疫苗效力的环境因素[73, 82]。蠕虫和 NTM 均被证明可调节BCG 的免疫效力。蠕虫会改变宿主的免疫环境,从而改变产生保护性免疫所需的炎症反应[83, 84]。相反,NTM 通过在宿主内产生针对 BCG 的免疫抑制来调节保护性免疫[36, 85-89]。

动物研究表明，针对 NTM 的免疫是一种耐受机制，其与疫苗具有交叉反应性，因此可防止宿主从 BCG 产生保护性免疫[36]。

除了涉及给药途径和环境暴露的假设外，一些研究人员还假设疫苗本身的抗原性可能不一致。在菌株和制备方法方面，BCG 疫苗尚未标准化[77]。自从 20 世纪初被发现并广泛应用以来，因为当时没有冷链储存或冻干技术，牛分枝杆菌 BCG 经过了 1 173 次传代维护[77]。如今，已有超过 13 种已记录的 BCG 菌株，每种菌株都有其自己的分子和遗传指纹[77,90]。世界上不同的地区使用不同的疫苗株来为其人群接种疫苗，因此一些研究者提出 BCG 的保护力可变性可能是由于菌株的差异所致。

23.4 肺途径递送与注射途径相比的优势

23.4.1 肺途径给药的理论依据

遏制结核病最常用的治疗策略是口服或胃肠外途径给药。然而，全身性用药通常会导致肺部的药物水平低于治疗所需的水平（图 23-1a）。尤其在肺部的乏血管区域，这种效应更加明显，口服和肠胃外给药途径，无法有效清除这些区域的感染[91]。另一方面，将抗结核药物（anti-TB drugs，ATDs）直接递送到肺部，可以使 MTB 感染部位的局部药物浓度升高[92]（图 23-1b）。此外，气溶胶化的颗粒药物递送系统可有效靶向作用于肺泡巨噬细胞，增强细胞内杀菌活性[93]。并且，肺的表面积大，脉管系统广泛，ATDs 可进入体循环并在血液中达到治疗药物水平，以靶向肺外分枝杆菌。因为只有一部分药物到达体循环，与直接全身给药相比，通过肺部途径递送 ATDs 时，全身不良反应也降低了。此外，ATDs 在通过肺部途径递送时避免了肝脏首过效应[94]。

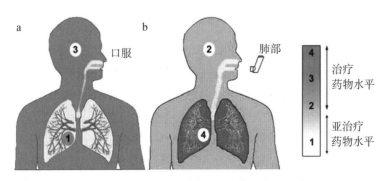

图 23-1 肺部和全身循环中的药物水平示意图

注：a. 口服途径给药：体循环中的药物水平（治疗药物水平）高于肺部（亚治疗药物水平）；b. 肺部途径给药：肺部药物浓度高于体循环，两处药物水平均达到治疗水平。颜色深浅代表药物水平

改编自：Muttil, P., et al., Pharm. Res., 2009：2401-2416.

肺部途径是结核菌疫苗的合适给药途径。与通过全身途径免疫相比，使肺部（即 MTB 进入体内的部位）具有免疫力，可提供更好的免疫保护，并提高肺内 MTB 的清除率。

23.4.2　可用设备

通常通过雾化器、定量吸入器(MDIs)或粉雾吸入器(DPIs)来实现向肺部的药物递送。雾化器会释出微米级的含药溶液或悬浮液小滴以供吸入,这些设备通常供儿童和老年人使用。但是,以下挑战限制了雾化器在有效抗结核治疗中的适用性:配制多种药物、液态活性成分的稳定性以及装置的体积[95]。MDIs是吸入治疗多种局部和全身性疾病中使用最广泛的装置;但是,MDIs不能递送有效治疗结核病所需的药物剂量,因此限制了它们在开发新型结核病吸入治疗中的适用性[96]。与雾化器和MDIs中的液体制剂相比,DPIs以干粉形式递送ATD,因此提供了更高的稳定性。此外,DPIs产生的气溶胶颗粒适合吸入(大小范围为1~3 μm)并在气道中沉积[94]。DPIs可以干粉剂型将多种药物组合。与雾化器和MDIs相比,DPIs具有更好的便携性。

23.4.3　靶向肺泡巨噬细胞

将ATDs直接递送到肺部可为被感染的AM提供强大的药物载荷,并有可能进一步增强AM的吞噬能力并活化被感染的巨噬细胞。为了成功递送药物并靶向AMs,药物载体应具有适当的理化和表面特性[97]。直径范围为1~3 μm的微粒可以沉积在呼吸道中,并且被AMs所吞噬[98]。研究还表明,与聚乳酸-乙醇酸等疏水性较弱的材料相比,由聚苯乙烯等疏水性材料制成的颗粒被AM吞噬的效率较低[99]。已开展了评价吸入ATDs作为结核病潜在疗法的制剂试验以及临床前和临床研究[93, 96, 100, 101]。

23.5　临床开发中的肺部药物和疫苗

23.5.1　疫苗

设计和开发比目前应用的牛分枝杆菌卡介苗更有效的新型疫苗至关重要。这些疫苗应旨在通过预防初始感染以减少结核感染、限制疾病从一个人到另一个人的传播、产生对MTB的特异性免疫反应而不依赖于环境分枝杆菌暴露、预防由休眠状态发展到活动性疾病[102]。然而,人类免疫系统和MTB之间复杂的相互作用使得开发有效疫苗具有挑战性。对于大多数感染性疾病,疫苗所产生中和抗体足以控制该疾病;但针对结核病的疫苗需要产生强大的细胞免疫应答来提供保护[18, 102, 103]。大多数候选临床疫苗将载体-抗原与佐剂结合使用以诱导表达干扰素-γ(IFNγ)或肿瘤坏死因子-α(TNFα)等促炎性细胞因子。

结核病新疫苗临床试验的两个主要指标是感染预防(prevention of infection,POI)和复发预防(prevention of recurrence,POR)。POI评估疫苗预防感染的能力,而POR评估疫苗预防再次感染的能力[104]。2017年治疗行动小组(Treatment Action Group,TAG)管线包括了14种正在临床开发中的候选疫苗,其中包括4种结合佐剂的亚单位疫苗、5种病毒载体疫苗和5种全细胞或提取疫苗(表23-2)[104]。这些疫苗又分为3类:①针对新生儿的暴露前预防性疫苗,目的是在暴露于MTB之前进行接种;②暴露后预防性疫苗,针对可能已经暴露于结核菌或已经接种过卡介苗的人(这些疫苗主要针对潜伏感染者,以减少疾病进展为活动性结核病);③治疗性疫苗,用于治疗活动性结核病患者,并作为 ATDs 的辅助治疗[105,106]。表 23-2 列出并简介了当前临床试验中的各种候选疫苗。

表 23-2 抗结核候选临床疫苗

疫苗	种类及研发单位	简 介
Ⅰ 期		
MVA85A	病毒载体,牛津大学,TBVI	重组 Ankara 载体疫苗,表达 85A 抗原(Rv3804c),由吸入途径给药
MVA85A-IMX313	病毒载体,牛津大学,Imaxio	重组 Ankara 载体疫苗,表达 85A 融合抗原(Rv3804c)和 IMX313
ChAdOx1.85A	病毒载体,牛津大学	改良 Ankara 载体,使用重组复制缺陷猿猴腺病毒血清型 Ad5,表达 85A 抗原(Rv3804c),吸入给药
Ad5Ag85A	病毒载体,MaMaster 大学,CanSino	使用重组复制缺陷腺病毒血清型 Ad5,表达 85A 抗原(Rv3804c),吸入给药
TB/FLU-04L	病毒载体,生物安全问题研究所	表达 85A 抗原,并含免疫主导抗原 EAST-6(BCG 疫苗不含该抗原)
MTBAC	全细胞疫苗,Zaragaza 大学,TBVI	基于遗传学减毒的临床结核分枝杆菌分离株 Mt103 的活疫苗,以两个独立的、稳定基因敲除(phoP 和 fadD26,无抗生素耐药标志)为基础
Ⅱa 期		
RUTI	结核分枝杆菌片段,Archivel Pharmal	脂质体疫苗,可产生多抗原免疫反应,由解毒的结核分枝杆菌片段组成,用于预防潜伏结核感染进展为活动性结核病
H4:IC31	亚单位疫苗,SSI,赛诺菲巴斯德	含 Mtb 抗原 Ag85B 和 TB10.4,以及佐剂 IC31。由 Statens 血清研究所(SSI)开发,由赛诺菲注册
H56:IC31	亚单位疫苗,SSI,Valnero,Aeras	含三个 Mtb 抗原(Ag85B、EAST-6 和 Rv2660c)及佐剂 IC31,由 SSI 开发
ID93/GLA-SE	亚单位疫苗,感染病研究所	含 Mtb 抗原 Rw2608、Rv3619 和 Rv3620 及佐剂 GLA-SE
Ⅱb 期		
VPM1002	全细胞疫苗,VPM,SII,MPIIB,TBVI	重组 BCG 活疫苗;由 Max Planck 感染生物学研究所(MPIIB)首先开发,由 Vakzine 项目管理公司注册,后出口许可至印度血清研究所(SII)
M72+AS01E	亚单位疫苗,GSK,Aeras	含两个 Mtb 抗原(31A 和 29A)及 AS01E 佐剂
DAR-901	全细胞疫苗,Dartmouth 大学,Aeras	灭活 obuense 分枝杆菌,由早先的 SRL172 候选疫苗发展而来
Ⅲ 期		
M. vaccae	全细胞疫苗,AnHul Longcom	是分枝杆菌家族的一种无致病性菌种。正在开展对其预防结核病的安全性和有效性评价。注射用 M. vaccae 已获批用于结核病的辅助治疗

23.5.2 结核病疫苗倡议(TBVI)

尽管肺部施用疫苗有许多优点,但目前正在开发的大多数候选疫苗的抗原和载体有所不同,并且几乎全是全身性给药。MVA85A 研究首次发现对已接种过 BCG 疫苗的健康成年人以吸入形式接种具有较好的安全性和免疫原性[107]。该Ⅰ期双盲试验(NCT01497769)比较了 MVA85A 以气溶胶给药时的安全性和免疫原性[107]。这项研究的主要目的是通过评定疫苗相关的局部和全身不良事件来评估安全性,次要目的是通过检测血液和支气管肺泡灌洗液(BALF)中细胞介导的免疫标记物来评估免疫原性。皮内给药具有轻度的局部注射反应,而吸入给药的不良事件也是轻度的。各之间的全身不良反应没有差异,最常见的症状是轻度疲劳和轻至中度头痛。两种途径的疫苗接种均诱导了 MVA CD4$^+$ 和 CD8$^+$ T 细胞应答,其中吸入组的 CD4$^+$ T 细胞应答高于皮内注射组。吸入组的 Ag85A 特异性 CD4$^+$ T 细胞因子水平更高。该研究的结论是,与皮内接种疫苗相比,吸入给药可诱导同样强烈的全身免疫反应和显著更强的 BALF 免疫反应[107]。基于这项研究中乐观的结果,进行了另一项吸入药研究以全面描述针对 MVA85A 疫苗的黏膜和全身免疫反应,并评估对于结核潜伏感染者的安全性(NCT02532036)。

同样,在肺结核小鼠模型中,Ad5Ag85A 疫苗的黏膜给药在肺中引起了较高的 T 细胞反应,并且强于皮内 BCG 疫苗接种的保护作用[108]。在 Santosuosso 等的另一项研究中,Ad5Ag85A 经黏膜而非肌肉注射接种在小鼠气管腔中引发了显著的 CD8$^+$ T 细胞浸润[109]。临床前研究得出了令人鼓舞的结果,其中显而易见的是吸入给药可提供最佳的免疫反应来预防结核病,目前正进行的临床试验(NCT02337270)正在评估以吸入 Ad5Ag85A 的安全性和免疫原性。这项Ⅰ期临床研究的完成日期为 2019 年底至 2020 年初,招募了接受过 BCG 免疫接种的健康志愿者。这些气溶胶免疫接种临床研究的结果将对结核病肺部疫苗接种进展产生重大影响。

23.5.3 抗生素

吸入抗生素治疗结核病的概念由来已久。1950 年,J. B. Miller 等发表了一项研究,随访了 12 名重度肺结核患儿,并给以吸入链霉素治疗。每位患者每天接受 2 g 链霉素治疗,持续 3～6 个月,发现在肺部达到了高浓度的链霉素。研究结果显示,9 名患儿的感染得以清除,而 3 名患儿出现了肺不张。然而,在任何患者中均未观察到明显的毒性反应[110]。

在 20 世纪 90 年代的另一项研究中,吸入卡那霉素联合常规 ATDs 治疗 5 名因耐多药结核病入院的患者。研究结果显示,吸入疗法耐受性良好,所有患者均在开始治疗后 60 d 内痰菌转阴[111]。在 21 世纪初期,Sacks 等发表了一项研究,使用吸入性氨基糖苷类药物作为辅助疗法治疗耐药菌(12 例)和药敏菌(7 例)感染的结核病患者,这些患者均已经过数月的常规 ATDs 治疗仍涂片及培养阳性。结果显示,在不到一个月的治疗时间内,19 例患者中的 13 例(7 例敏感肺结核中的 6 例和 12 例耐药结核患者中的 7 例)痰涂片转阴[112]。2013 年,Dharmadhikari 等发表了一项Ⅰ期临床研究数据,单剂量、剂量递增研究卷曲霉素 DPI 抗 MDR - TB 疗效。每组招募 5 名健康成年人，使用简单的手持吸入器，自行给药 25、75、150 或 300 mg 的卷曲霉素干粉。所有受试者的肺功能、听力测定或其他实验室参数均未见变化，DPI 耐受性良好。平均血药浓度及峰浓度与剂量成正比，仅当以最高剂量给药时，血药浓度才超过 MTB 的最低抑菌浓度（MIC）（$2\,\mu g/ml$）[113]。

这些研究提示了吸入疗法作为新方法治疗肺结核的巨大潜力。尽管取得了这些成功，并且人们对吸入抗生素的兴趣日益浓厚，然而对于 ATDs 吸入治疗在控制结核病中的临床意义尚缺乏共识。此外，缺乏获批的用于肺部递送的药物赋形剂，这限制了大量临床前研究向临床的转化[101]。对患者年龄、健康状况、呼吸方式、肺部生理学、制剂的理化特性、设备性能以及最终产品的成本效益等因素的考虑使成功开发抗结核吸入药物更为复杂。

23.5.4　免疫疗法

2015 年，MDR 和 XDR 结核占结核病相关死亡的 10％[9]。长期以来，耐药性的产生一直归结于患者对长疗程方案的不良依从性。最近的研究还表明，药物难以穿透到结核病病灶中是产生耐药的原因。尽管采用多种药物治疗，但药物穿透率的差异通常会导致细菌群体附近实际上是单药治疗或药物水平欠佳。耐药结核病的增加引起了人们对宿主定向免疫疗法（host-directed immunotherary，HDT）的重新关注。HDT 通过启动针对 MTB 的保护性宿主免疫反应来发挥作用。和应用 ATDs 不同的是，诱导宿主免疫不会增加细菌耐药性的可能性。HDT 产生的免疫反应能够逆转细菌持久性和宿主防御之间的平衡，从感染期间对病原体有利转变到对宿主有利[114]。因此，HDT 可能有益于抵抗活动性结核病，包括原发性感染患者或 MTB 长期存在的免疫抑制宿主。HDTs 利用自噬、凋亡和程序性细胞死亡等宿主细胞机制杀灭细胞内 MTB，并已在临床试验中评估皮下、肌内和肺部给药途径[115]。

细胞因子 IFNγ 是最早被评估的、经肺途径的 HDTs 药物之一[116]。IFNγ 是宿主抵抗 MTB 的关键可溶性因子，已知可通过激活巨噬细胞来诱导自噬[117]。在多项临床试验中，吸入性 γ 干扰素在耐多药肺结核患者中被证明是安全的，并使痰涂片转阴[116,118,119]。然而，HDT 停止后，痰菌复阳，这使得作者建议雾化吸入 IFNγ 的疗程和剂量需要进一步优化[118]。雾化吸入 IFNγ 作为常规治疗的辅助措施可减轻盗汗和发热等症状，并进一步增加 MTB 从痰液的清除率[120]。IFNγ 靶向肺的机制是促进 IP - 10 释放，进而增加淋巴细胞募集并减少中性粒细胞介导的炎症反应[121]，最终提高 MTB 清除率和减少组织损伤。针对结核病的 HDT 方法将最适合作为抗结核药物的辅助手段，以缩短治疗时间，并可能将免疫抑制及常规治疗失败患者的再感染风险降至最低[122]。

23.6　结核病肺部治疗的未来

上述章节概述了吸入性抗结核治疗相较常规治疗方式的优势。以下讨论在临床和现场试验（clinical and field trials）评估经肺部给药抗结核治疗方面可能面临的一些挑战。

23.6.1 吸入治疗对临床的挑战

肺部给药途径的挑战之一涉及装置-制剂组合产品的成本,以及患者长期恰当使用吸入器以达到治疗效果的依从性。由于结核病主要影响中低收入国家,因此制定具有成本效益的治疗和预防策略非常重要。市场上现有的吸入器(用于治疗哮喘等疾病)价格昂贵,而且在没有适当医疗监督的情况下使用起来很复杂;这使得针对结核病采用类似策略具有挑战性,尤其是在需要长期使用吸入器的情况下。治疗依从性还有赖于患者对吸入器设备的满意度,这取决于日常使用的便利性、患者年龄、治疗期间观察到的不良反应以及总体治疗费用。为使吸入治疗成功抗击结核病,应在受结核病影响的国家大规模提供负担得起的吸入器。以下将分别讨论用于药物和疫苗的吸入器设备,他们需要不同的开发和使用策略。

23.6.2 肺部药物递送装置

ATDs 在肺部受累部位的沉积取决于空气动力学粒径分布、颗粒质量和患者的吸气流量[123]。颗粒的最佳空气动力学直径在 $1\sim3~\mu m$ 之间时,这在吸入产品的制剂方面并不难。同样,颗粒质量受所添加的赋形剂的影响,这些赋形剂可加以优化以向肺深部递送、促进肺泡巨噬细胞的摄取以及最小化黏膜纤毛清除率。但是,肺部给药途径的一个主要限制是在吸气流速、潮气量、吸气动作后的屏气能力等方面存在个体差异[124, 125]。这些特定因素的患者间差异会受到年龄和疾病状态(如慢性阻塞性肺疾病)等多种变量的影响;这些差异可能会导致使用相同吸入设备- ATDs 的患者疗效不同。

长期以来,用于肺部药物递送的气溶胶设备是雾化器、MDIs 和 DPIs(详见"可用设备"一节)。使用雾化器的一个主要局限性是治疗时间长并浪费大量药物。当患者被动吸入时,观察到药物释放到环境中,或残留在装置内;平均只有 10% 的药物沉积在肺部[126]。相比之下,MDIs 有望提供更多的药物沉积;但是,患者之间有效性的差别很大。吸气流速对药物的沉积有很大影响,较快的吸入可能会因惯性撞击使大量药物沉积在大气道和口咽区域[127]。在使用 MDIs 时,手口协调性问题仍然很常见[128]。储雾罐和阀门储药腔有助于将手口协调性的影响降到最低;这是通过减慢气溶胶速度来实现的,气溶胶速度下降可降低药物在口咽处的沉积[129]。但是,在 MDIs 上使用辅助附件之前已引起长期使用的依从性问题,尤其是在儿科患者中。相比之下,DPIs 旨在减少与 MDIs 相关的动物协调性难度。但是,DPIs 仍然需要患者一定的吸气流速,并且会受到湿度和温度变化的不利影响[130, 131]。DPIs 的肺部沉积进一步受到药物从载体颗粒(即乳糖)中解聚的能力或患者在吸气后无法屏住呼吸的影响,后者在 TB 患者中可能会存在。气溶胶 ATDs 制剂还受到目前批准用于肺部递送的赋形剂的进一步限制。使用新型但未经批准的赋形剂(如用于配制纳米和微粒的可生物降解的聚合物)的肺结核治疗药物还有待更多的安全性和毒理学数据。此外,出于潜在的安全性、毒性和病理性炎症考虑,许多用于其他给药途径通常认为是安全的(generally recognized as safe, GRAS)赋形剂未被批准用于肺部给药[132]。

由于能在肺部产生高局部药物浓度以及与溶液相比粉末稳定性更高，近期 DPIs 受到更多青睐。干粉制剂方面有一些优化吸入性 TB 治疗的有前途的策略，脂质体、微粒和纳米颗粒干粉处于研究的最前沿[91]。装载抗结核药物的脂质体可用于肺部递送，因为它们不具有免疫原性[133]。用聚合物赋形剂（如聚乳酸和聚乳酸羟基乙酸）配制的微颗粒和纳米颗粒可能会对 ATDs 的药代动力学和药效学参数产生积极影响。这些基于聚合物的制剂可以通过延长药物释放曲线而减少给药频次，从而改善患者依从性。例如，聚乳酸微粒在体外表现出缓慢释放，经过 10 d，只有 70% 的装载 ATDs 被释放[134]。相反，纳米级颗粒不适合吸入，必须配制成更大的微米级颗粒[135]。

23.6.3　监管批准

对于针对结核的气溶胶药物和疫苗，需要制定适当的法规和制造指南。无论产品将在何处生产或由何地监管机构批准，开发人员都应考虑目标人群和最终产品应用的区域。目前，高度受制约的监管环境，尤其在西方国家，阻碍了结核病吸入疗法的临床试验。

在国家变态反应和传染病研究所（National Institute of Allergy and Infectious Diseases，NIAID）和非营利组织 Aeras 共同举办的题为"开发用于结核分枝杆菌的气溶胶疫苗"的研讨会上，没有指出气溶胶结核菌疫苗的主要监管障碍[136]。但是，在开展评估气溶胶疫苗的大型人体试验之前，研究人员需要考虑一些与气溶胶疫苗相关的挑战。至关重要的是要证明疫苗在气溶胶化后仍然有效且安全。疫苗有可能在气溶胶化过程中降解，尤其是在使用雾化器设备时。因此，应在临床试验中证明生物制品以及递送装置（吸入器-制剂组合）的安全性和有效性。此外，需要解决疫苗泄漏到环境中及污染等后果。在医护人员和环境存在显著暴露风险的大规模接种场所中，监测吸入型疫苗造成的环境污染变得至关重要。另一个监管问题是气溶胶疫苗引起不良事件的可能性，尤其是在婴幼儿中使用时。这个问题可以通过首先在成人中滴定疫苗剂量以证明安全性来解决[7]。

23.6.4　吸入药物

如前所述，至关重要的是，吸入给药不仅要在感染期间 MTB 所在的非血管化肺部病变中达到足够的 ATD 浓度，而且药物还应能穿透分枝杆菌的富含脂质的细胞膜而达到足够的浓度并维持所需的时间[137]。最近一项针对健康个体的 I 期研究，对卷曲霉素干粉作为吸入治疗药物进行评估。粉末制剂耐受性良好，仅在最高剂量组观察到轻度至中度的短暂咳嗽[113]。最高剂量（300 mg）能够达到与对照组（肌内给药）相似的血浆药物浓度。但是，在该试验中未关注血浆药物浓度与肺部药物浓度之间的相关性。结核病的病理学改变多样且不同病变结构各异，这使情况进一步复杂化。尽管采取了多种药物联合治疗，但在特定的 MTB 病变处可能会造成局部和暂时单药治疗，进而导致耐药性的出现[137]。人肺中的药物浓度可通过 BALF 进行评估；然而，由于其为侵入性操作，该方法具有挑战性。

在所有结核病例中，约有 20% 涉及肺外病理改变[138]。结核病的肺外表现包括淋巴结炎、中枢神经系统、侵犯、腹膜炎、心包炎以及骨骼、泌尿生殖道和播散性结核感染[91]。因此,存在亚治疗血药浓度引起耐药性的风险。吸入性抗结核药物的监管批准将需要一些证据来证明吸入药物的治疗性全身浓度。这通常需要将大量的 ATDs 送入肺部或分次使用 ATDs。但是,在结核病治疗的临床实践中通常避免使用多频次用药,这是因为直接监督每次给药被认为是必要的管理标准[113]。最终,在药物联合治疗中将吸入作为常规给药的辅助,并优化 ATDs 的药代动力学和药效学参数,将有可能使肺部给药获得更好的临床疗效[100]。

23.6.5　气溶胶疫苗

气溶胶结核疫苗的开发目标与气溶胶药物相似,即免疫接种可能将结核菌传播给高风险健康人群的成年人和青少年,以预防结核病的传播。然而,由于活菌疫苗会在体内或肺部持续存在,经肺接种 BCG 或其他活菌疫苗可能会引起溃疡性病变等不良反应。因此,对于存在无毒细菌转化为毒性状态的免疫功能低下患者,吸入型疫苗可能不适合[139]。最近,候选疫苗 MVA85A(参见"临床开发中的肺部药物和疫苗")完成了通过肺部途径给药的 I 期试验,并取得了可喜的结果。罕见的不良事件包括咳嗽,其发生频率与安慰剂组相同[107]。在监管机构批准针对肺结核的吸入疫苗之前,需要完成吸入疫苗的进一步安全性研究[18]。理论上,肺部途径活疫苗接种的其他局限包括不可逆转的炎症、身体其他部位(即中枢神经系统)的感染以及在吸入过程中病原体进入到环境中,并可能对周围人进行无意的接种疫苗[140]。在结核病负担高、医疗服务水平欠佳的国家中,存在对经肺疫苗的可及性和使用的便利性强烈的担忧。免疫接种最常发生在儿童期的早期,这更需要易于使用、对手口协调性要求低的设备。制备吸入疫苗时,必须首先考虑药效、制剂稳定性、设备易用性和治疗费用。已经积极地寻求克服这些挑战的方法,包括使喷雾干燥并对疫苗制剂冻干以使制剂稳定化、制造廉价且易于使用的一次性吸入器设备[141-143]。

23.6.6　关于吸入治疗的思考

如前所述,抗结核药物和疫苗的吸入给药途径比口服和肠胃外给药途径具有许多优势(见"肺途径给药的理论依据")。最初应在小范围内应用吸入给药方式,可能适用于常规治疗失败的患者,尤其是携带 MTB 耐药菌株的患者。2015 年,MDR 和 XDR 结核病患者占结核病相关死亡比例达 10%[9]。耐药结核病通常是由于患者对长期治疗方案依从性差而导致的。具有潜力的吸入疗法与常规疗法相结合,可以缩短治疗时间并可能改善患者的依从性。常规治疗联合吸入疗法也将确保达到治疗肺结核和肺外结核的药物治疗浓度。对于气溶胶疫苗的评估应包括安全性和免疫原性的人体研究,同时,由于用任何形式的分枝杆菌感染人类是不符合伦理的,应在非人类灵长类动物中开展研究。最近使用 MVA85A 疫苗对人体进行吸入免疫接种研究已显示出其安全性和免疫原性,且 AdAg85A 吸入疫苗将很快完成人体试验。这些研究的成功完成将在不久的将来为结核菌吸入免疫接种开辟新的可能性。

(程齐俭　译)

参考文献

1. Collins C, Grange JM, Yates M. *Tuberculosis Bacteriology: Organization and Practice*, 2nd ed. Oxford, UK: Taylor & Francis Group, 1997.

2. Daniel TM, Iversen PA. Hippocrates and tuberculosis. *Int J Tuberc Lung Dis*. 2015;19:373–374. doi:10.5588/ijtld.14.0736.

3. Frith J. History of tuberculosis. Part 1: Phthisis, consumption and the White Plague. *J Mil Veterans' Health*. 2014;22(2):29–35.

4. Donoghue HD, Lee OY-C, Minnikin DE, Besra GS, Taylor JH, Spigelman M. Tuberculosis in Dr Granville's mummy: A molecular re-examination of the earliest known Egyptian mummy to be scientifically examined and given a medical diagnosis. *Proc R Soc B Biol Sci*. 2009;277:51–56. doi:10.1098/rspb.2009.1484.

5. Kappelman J, Alçiçek MC, Kazanci N, Schultz M, Ozkul M, Sen S. First Homo erectus from Turkey and implications for migrations into temperate Eurasia. *Am J Phys Anthropol*. 2008;135:110–116. doi:10.1002/ajpa.20739.

6. Sakula A, Robert Koch. Centenary of the discovery of the tubercle bacillus, 1882. *Can Vet J*. 1983;24:127–131.

7. Persson S. *Smallpox, Syphilis and Salvation: Medical Breakthroughs that Changed the World*. Wollombi, Australia: Exisle Publishing, 2010.

8. WHO calls tuberculosis a global emergency. *LA Times*, April 24, 1993.

9. World Health Organization. *Global Tuberculosis Report 2017*. Geneva, Switzerland: Author, 2017.

10. World Health Organization. *Global Tuberculosis Report 2014*. Geneva, Switzerland: Author, 2014.

11. Dannenberg AM. Perspectives on clinical and preclinical testing of new tuberculosis vaccines. *Clin Microbiol Rev*. 2010;23:781–794. doi:10.1128/CMR.00005-10.

12. Beresford B, Sadoff JC. Update on research and development pipeline: Tuberculosis vaccines. *Clin Infect Dis*. 2010;50 Suppl 3:S178–S183. doi:10.1086/651489.

13. Zumla A, Nahid P, Cole ST. Advances in the development of new tuberculosis drugs and treatment regimens. *Nat Rev Drug Discov*. 2013;12:388–404. doi:10.1038/nrd4001.

14. Nicas M, Nazaroff WW, Hubbard A. Toward understanding the risk of secondary airborne infection: Emission of respirable pathogens. *J Occup Environ Hyg*. 2005;2:143–154. doi:10.1080/15459620590918466.

15. Orme IM, Robinson RT, Cooper AM. The balance between protective and pathogenic immune responses in the TB-infected lung. *Nat Immunol*. 2014;16:57–63. doi:10.1038/ni.3048.

16. Ryan KJ. Mycobacteria. In *Sherris Medical Microbiology*, 7th ed. New York: McGraw-Hill Education, 2017.

17. Kasper DL, Fauci AS, Hauser SL, Longo DL, Jameson JL, Loscalzo J. Tuberculosis and other mycobacterial infections. In *Harrison's Manual of Medicine*, 19th ed. New York: McGraw-Hill Education, 2016.

18. Price DN, Muttil P. Directed intervention and immunomodulation against pulmonary tuberculosis. In Torchilin V, editor. *Drug Delivery Systems for Tuberculosis Prevention and Treatment*. Chichester, UK: John Wiley & Sons, 2016, pp. 346–377.

19. Philips JA, Ernst JD. Tuberculosis pathogenesis and immunity. *Annu Rev Pathol*. 2012;7:353–384. doi:10.1146/annurev-pathol-011811-132458.

20. O'Garra A, Redford PS, McNab FW, Bloom CI, Wilkinson RJ, Berry MPR. The immune response in tuberculosis. *Annu Rev Immunol*. 2013;31:475–527.

21. Ernst JD. The immunological life cycle of tuberculosis. *Nat Rev Immunol*. 2012;12:581–591. doi:10.1038/nri3259.

22. Leemans JC, Thepen T, Weijer S, Florquin S, van Rooijen N, van de Winkel JG et al. Macrophages play a dual role during pulmonary tuberculosis in mice. *J Infect Dis* 2005;191:65–74. doi:10.1086/426395.

23. Ehrt S, Schnappinger D. Mycobacterial survival strategies in the phagosome: Defence against host stresses. *Cell Microbiol*. 2009;11:1170–1178. doi:10.1111/j.1462-5822.2009.01335.x.

24. Behar SM, Divangahi M, Remold HG. Evasion of innate immunity by Mycobacterium tuberculosis: Is death an exit strategy? *Nat Rev Microbiol*. 2010;8:668–674. doi:10.1038/nrmicro2387.

25. Divangahi M, Behar SM, Remold H. Dying to live: How the death modality of the infected macrophage affects immunity to tuberculosis. In Divangahi M, editor. *The New Paradigm of Immunity to Tuberculosis*, vol. 783. New York: Springer Science+Business Media, 2013, pp. 103–120.

26. Marino S, Cilfone NA, Mattila JT, Linderman JJ, Flynn JL, Kirschner DE. Macrophage polarization drives granuloma outcome during mycobacterium tuberculosis infection. *Infect Immun*. 2014;83:324–338. doi:10.1128/IAI.02494-14.

27. Cooper AM. Cell-mediated immune responses in tuberculosis. *Annu Rev Immunol*. 2009;27:393–422. doi:10.1146/annurev.immunol.021908.132703.

28. Sud D, Bigbee C, Flynn JL, Kirschner DE. Contribution of CD8+ T cells to control of mycobacterium tuberculosis infection. *J Immunol*. 2006;176:4296–4314. doi:10.4049/jimmunol.176.7.4296.

29. Gill WP, Harik NS, Whiddon MR, Liao RP, Mittler JE, Sherman DR. A replication clock for mycobacterium tuberculosis. *Nat Med*. 2009;15:211–214. doi:10.1038/nm.1915.

30. Orme IM, Andersen P, Boom WH. T cell response to mycobacterium tuberculosis. *J Infect Dis*.

1993;167:1481–1497.

31. North RJ, Jung Y-J. Immunity to tuberculosis. *Annu Rev Immunol*. 2004;22:599–623. doi:10.1146/annurev.immunol.22.012703.104635.

32. Chen L, Wang J, Zganiacz A, Xing Z. Single intranasal mucosal mycobacterium bovis BCG vaccination confers improved protection compared to subcutaneous vaccination against pulmonary tuberculosis. *Infect Immun*. 2004;72:238–246. doi:10.1128/IAI.72.1.238-246.2004.

33. Jeyanathan M, Heriazon A, Xing Z. Airway luminal T cells: A newcomer on the stage of TB vaccination strategies. *Trends Immunol*. 2010;31:247–252. doi:10.1016/j.it.2010.05.002.

34. Xing Z, McFarland CT, Sallenave J-M, Izzo A, Wang J, McMurray DN. Intranasal mucosal boosting with an adenovirus-vectored vaccine markedly enhances the protection of BCG-primed guinea pigs against pulmonary tuberculosis. *PLoS One*. 2009;4:e5856. doi:10.1371/journal.pone.0005856.

35. Horvath CN, Shaler CR, Jeyanathan M, Zganiacz A, Xing Z. Mechanisms of delayed anti-tuberculosis protection in the lung of parenteral BCG-vaccinated hosts: A critical role of airway luminal T cells. *Mucosal Immunol*. 2012;5:420–431. doi:10.1038/mi.2012.19.

36. Price DN, Kusewitt DF, Lino CA, McBride AA, Muttil P. Oral tolerance to environmental mycobacteria interferes with intradermal, but not pulmonary, immunization against tuberculosis. *PLOS Pathog*. 2016;12:e1005614. doi:10.1371/journal.ppat.1005614.

37. American Thoracic Society/Centers for Disease Control/Infectious Diseases Society of America. Treatment of tuberculosis. *MMWR Recomm Reports Morb Mortal Wkly Report Recomm Reports*. 2003;52:1–77. doi:10.1164/ajrccm.161.supplement_3.ats600.

38. Jain S, Lamichhane G. Antibiotic treatment of tuberculosis: Old problems, new solutions. *Microbe*. 2008;3:285–292.

39. Mase S. *New Drug Available to Treat Multidrug-Resistant TB*. Medscape Multispecialty; 2014. http://www.medscape.com/viewarticle/822098. Accessed November 12, 2015.

40. World Health Organization. *TUBERCULOSIS Global Tuberculosis Report 2016*. Geneva, Switzerland: Author, 2016.

41. Udwadia ZF, Amale RA, Ajbani KK, Rodrigues C. Totally drug-resistant tuberculosis in India. *Clin Infect Dis*. 2012;54:579–581. doi:10.1093/cid/cir889.

42. Koch A, Mizrahi V, Warner DF. The impact of drug resistance on Mycobacterium tuberculosis physiology: What can we learn from rifampicin? *Emerg Microbes Infect*. 2014;3:e17. doi:10.1038/emi.2014.17.

43. Marks SM, Flood J, Seaworth B, Hirsch-Moverman Y, Armstrong L, Mase S et al. Treatment practices, outcomes, and costs of multidrug-resistant and extensively drug-resistant tuberculosis, United States,

2005-2007. *Emerg Infect Dis*. 2014;20:812–821. doi:10.3201/eid2005.131037.

44. The White House. *National Action Plan for Combating Antibiotic-Resistant Bacteria*. Washington, DC: Author, 2015, p. 62.

45. Pym AS, Cole ST. Mechanism of drug resistance in mycobacterium tuberculosis. In Wax RG, Lewis K, Salyers A, Taber H, ed., *Bacterial Resistance to Antimicrobials*, 2nd ed. Boca Raton, FL: CRC Press, 2008, p. 448.

46. Miesel L, Rozwarski DA, Sacchettini JC, Jacobs WR. Mechanisms for isoniazid action and resistance. *Novartis Found Symp*. 1998;217:209–220; discussion 220–221.

47. Shi W, Zhang X, Jiang X, Yuan H, Lee JS, Barry CE, et al. Pyrazinamide inhibits trans-translation in mycobacterium tuberculosis. *Science*. 2011;333:1630–1632. doi:10.1126/science.1208813.

48. Budzik JM, Jarlsberg LG, Higashi J, Grinsdale J, Hopewell PC, Kato-Maeda M, et al. Pyrazinamide resistance, mycobacterium tuberculosis lineage and treatment outcomes in San Francisco, California. *PLoS One*. 2014;9:e95645. doi:10.1371/journal.pone.0095645.

49. Sreevatsan S, Stockbauer KE, Pan X, Kreiswirth BN, Moghazeh SL, Jacobs WR, et al. Ethambutol resistance in mycobacterium tuberculosis: Critical role of embB mutations. *Antimicrob Agents Chemother*. 1997;41:1677–1681.

50. Kurbatova E V, Cavanaugh JS, Shah NS, Wright A, Kim H, Metchock B, et al. Rifampicin-resistant mycobacterium tuberculosis: Susceptibility to isoniazid and other anti-tuberculosis drugs. *Int J Tuberc Lung Dis*. 2012;16:355–357. doi:10.5588/ijtld.11.0542.

51. Tudó G, Rey E, Borrell S, Alcaide F, Codina G, Coll P, et al. Characterization of mutations in streptomycin-resistant mycobacterium tuberculosis clinical isolates in the area of Barcelona. *J Antimicrob Chemother* 2010;65:2341–2346. doi:10.1093/jac/dkq322.

52. Chakraborty S, Gruber T, Barry CE, Boshoff HI, Rhee KY. Para-aminosalicylic acid acts as an alternative substrate of folate metabolism in mycobacterium tuberculosis. *Science*. 2013;339:88–91. doi:10.1126/science.1228980.

53. Mathys V, Wintjens R, Lefevre P, Bertout J, Singhal A, Kiass M, et al. Molecular genetics of para-aminosalicylic acid resistance in clinical isolates and spontaneous mutants of mycobacterium tuberculosis. *Antimicrob Agents Chemother*. 2009;53:2100–2109. doi:10.1128/AAC.01197-08.

54. Bruning JB, Murillo AC, Chacon O, Barletta RG, Sacchettini JC. Structure of the mycobacterium tuberculosis D-alanine:D-alanine ligase, a target of the antituberculosis drug D-cycloserine. *Antimicrob Agents Chemother*. 2011;55:291–301. doi:10.1128/AAC.00558-10.

55. David HL. Resistance to D-cycloserine in the tubercle bacilli: Mutation rate and transport of alanine in

parental cells and drug-resistant mutants. *Appl Microbiol.* 1971;21:888–892.

56. Hong W, Chen L, Xie J. Molecular basis underlying myco-bacterium tuberculosis D-cycloserine resistance: Is there a role for ubiquinone and menaquinone metabolic pathways? *Expert Opin Ther Targets.* 2014;18:691–701. doi:10.1517/14728222.2014.902937.

57. Salian S, Matt T, Akbergenov R, Harish S, Meyer M, Duscha S, et al. Structure-activity relationships among the kanamycin aminoglycosides: Role of ring I hydroxyl and amino groups. *Antimicrob Agents Chemother.* 2012;56:6104–6108. doi:10.1128/AAC.01326-12.

58. Jugheli L, Bzekalava N, de Rijk P, Fissette K, Portaels F, Rigouts L. High level of cross-resistance between kanamycin, amikacin, and capreomycin among mycobacterium tuberculosis isolates from Georgia and a close relation with mutations in the rrs gene. *Antimicrob Agents Chemother.* 2009;53:5064–5068. doi:10.1128/AAC.00851-09.

59. Brossier F, Veziris N, Truffot-Pernot C, Jarlier V, Sougakoff W. Molecular investigation of resis-tance to the antituberculous drug ethionamide in multidrug-resistant clinical isolates of mycobacte-rium tuberculosis. *Antimicrob Agents Chemother.* 2011;55:355–360. doi:10.1128/AAC.01030-10.

60. Sirgel FA, Tait M, Warren RM, Streicher EM, Böttger EC, van Helden PD, et al. Mutations in the rrs A1401G gene and phenotypic resistance to amikacin and capreomycin in mycobacterium tuberculosis. *Microb Drug Resist.* 2012;18:193–197. doi:10.1089/mdr.2011.0063.

61. Sirgel FA, Warren RM, Streicher EM, Victor TC, van Helden PD, Böttger EC. gyrA mutations and pheno-typic susceptibility levels to ofloxacin and moxifloxa-cin in clinical isolates of mycobacterium tuberculosis. *J Antimicrob Chemother.* 2012;67:1088–1093. doi:10.1093/jac/dks033.

62. Mokrousov I, Otten T, Manicheva O, Potapova Y, Vishnevsky B, Narvskaya O, et al. Molecular char-acterization of ofloxacin-resistant Mycobacterium tuberculosis strains from Russia. *Antimicrob Agents Chemother.* 2008;52:2937–2939. doi:10.1128/AAC.00036-08.

63. Mahajan R. Bedaquiline: First FDA-approved tuber-culosis drug in 40 years. *Int J Appl Basic Med Res.* 2013;3:1–2. doi:10.4103/2229-516X.112228.

64. Goel D. Bedaquiline: A novel drug to com-bat multiple drug-resistant tuberculosis. *J Pharmacol Pharmacother.* 2014;5:76–78. doi:10.4103/0976-500X.124435.

65. Andries K, Villellas C, Coeck N, Thys K, Gevers T, Vranckx L, et al. Acquired resistance of mycobac-terium tuberculosis to bedaquiline. *PLoS One.* 2014;9:e102135. doi:10.1371/journal.pone.0102135.

66. Leibert E, Danckers M, Rom WN. New drugs to treat multidrug-resistant tuberculosis: The case for bedaquiline. *Ther Clin Risk Manag.* 2014;10:597–602.

doi:10.2147/TCRM.S37743.

67. Lewis K. Platforms for antibiotic discovery. *Nat Rev Drug Discov.* 2013;12:371–387. doi:10.1038/nrd3975.

68. Skripconoka V, Danilovits M, Pehme L, Tomson T, Skenders G, Kummik T, et al. Delamanid improves outcomes and reduces mortality in multidrug-resistant tuberculosis. *Eur Respir J.* 2013;41:1393–1400. doi:10.1183/09031936.00125812.

69. Bloemberg GV, Keller PM, Stucki D, Stuckia D, Trauner A, Borrell S, et al. Acquired resistance to bedaquiline and delamanid in therapy for tuberculo-sis. *N Engl J Med.* 2015;373:1986–1988. doi:10.1056/NEJMc1505196.

70. Xavier AS, Lakshmanan M. Delamanid: A new armor in combating drug-resistant tuberculo-sis. *J Pharmacol Pharmacother.* 2014;5:222–224. doi:10.4103/0976-500X.136121.

71. Sakula A. BCG: Who were Calmette and Guérin? *Thorax.* 1983;38:806–812.

72. Trunz BB, Fine P, Dye C. Effect of BCG vaccination on childhood tuberculous meningitis and miliary tuber-culosis worldwide: A meta-analysis and assessment of cost-effectiveness. *Lancet.* 2006;367:1173–1180. doi:10.1016/S0140-6736(06)68507-3.

73. World Health Organization. Trial of BCG vaccines in south India for tuberculosis prevention: First report. *Bull World Health Organ.* 1979;57:819–827.

74. Hart PD, Sutherland I. BCG and vole bacillus vaccines in the prevention of tuberculosis in adolescence and early adult life. *BMJ.* 1977;2:293–295. doi:10.1136/bmj.2.6082.293.

75. ten Dam HG, Hitze KL. Does BCG vaccination protect the newborn and young infants? *Bull World Health Organ.* 1980;58:37–41.

76. Colditz GA, Brewer TF, Berkey CS, Wilson ME, Burdick E, Fineberg HV, et al. Efficacy of BCG vac-cine in the prevention of tuberculosis. Meta-analysis of the published literature. *JAMA.* 1994;271:698. doi:10.1001/jama.1994.03510330076038.

77. Price DN, Kunda NK, McBride AA, Muttil P. Vaccine preparation: Past, present, and future. *Drug Delivery Systems for Tuberculosis Prevention and Treatment.* Chichester, UK: John Wiley & Sons, 2016, pp. 67–90.

78. BCG vaccine highly protective against pulmonary TB: Study. n.d. http://www.news-medical.net/news/20131220/BCG-vaccine-highly-protective-against-pulmonary-TB-Study.aspx. Accessed February 23, 2015.

79. Price DN. *Pulmonary BCG Vaccination for Uniform Protection Against Tuberculosis in Environmental Mycobacteria Endemic Regions.* University of New Mexico, 2016.

80. Garcia-Contreras L, Wong Y-L, Muttil P, Padilla D, Sadoff J, Derousse J, et al. Immunization by a bacterial aerosol. *Proc Natl Acad Sci U S A.* 2008;105:4656–4660. doi:10.1073/pnas.0800043105.

81. Benyus JM. *Biomimicry: Innovation Inspired by Nature.* New York: William Morrow, 1997.

82. Kamala T, Paramasivan CN, Herbert D, Venkatesan P, Prabhakar R. Isolation and identification of environmental mycobacteria in the Mycobacterium bovis BCG trial area of South India. *Appl Environ Microbiol*. 1994;60:2180–2183.

83. Méndez-Samperio P. Modulation of tuberculosis-related immune responses by helminths. *J Egypt Soc Parasitol*. 2014;44:141–144.

84. Rafi W, Ribeiro-Rodrigues R, Ellner JJ, Salgame P. Coinfection-helminthes and tuberculosis. *Curr Opin HIV AIDS*. 2012;7:239–244. doi:10.1097/COH.0b013e3283524dc5.

85. Brandt L, Feino Cunha J, Weinreich Olsen A, Chilima B, Hirsch P, Appelberg R, et al. Failure of the mycobacterium bovis BCG vaccine: Some species of environmental mycobacteria block multiplication of BCG and induction of protective immunity to tuberculosis. *Infect Immun*. 2002;70:672–678.

86. Demangel C, Garnier T, Rosenkrands I, Cole ST. Differential effects of prior exposure to environmental mycobacteria on vaccination with mycobacterium bovis BCG or a recombinant BCG strain expressing RD1. *Infect Immun*. 2005;73:2190–2196. doi:10.1128/IAI.73.4.2190.

87. Flaherty DK, Vesosky B, Beamer GL, Stromberg P, Turner J. Exposure to mycobacterium avium can modulate established immunity against mycobacterium tuberculosis infection generated by mycobacterium bovis BCG vaccination 2006. doi:10.1189/jlb.0606407.0741-5400/06/0080-1262.

88. Young SL, Slobbe L, Wilson R, Buddle BM, de Lisle GW, Buchan GS. Environmental strains of mycobacterium avium interfere with immune responses associated with Mycobacterium bovis BCG vaccination. *Infect Immun*. 2007;75:2833–2840. doi:10.1128/IAI.01826-06.

89. Poyntz HC, Stylianou E, Griffiths KL, Marsay L, Checkley AM, McShane H. Non-tuberculous mycobacteria have diverse effects on BCG efficacy against mycobacterium tuberculosis. *Tuberculosis (Edinb)*. 2014;94:226–237. doi:10.1016/j.tube.2013.12.006.

90. Behr MA, Wilson MA, Gill WP, Salamon H, Schoolnik GK, Rane S, et al. Comparative genomics of BCG vaccines by whole-genome DNA microarray. *Science*. 1999;284:1520–1523.

91. Pham D-D, Fattal E, Tsapis N. Pulmonary drug delivery systems for tuberculosis treatment. *Int J Pharm*. 2015;478:517–529. doi:10.1016/j.ijpharm.2014.12.009.

92. Hickey AJ, Misra A, Fourie PB. Dry powder antibiotic aerosol product development: Inhaled therapy for tuberculosis. *J Pharm Sci*. 2013:3900–3907. doi:10.1002/jps.23705.

93. Muttil P, Wang C, Hickey AJ. Inhaled drug delivery for tuberculosis therapy. *Pharm Res*. 2009:2401–2416. doi:10.1007/s11095-009-9957-4.

94. Kunda NK, Somavarapu S, Gordon SB, Hutcheon GA, Saleem IY. Nanocarriers targeting dendritic cells for pulmonary vaccine delivery. *Pharm Res*. 2013;30:325–341. doi:10.1007/s11095-012-0891-5.

95. Hanif SNM, Garcia-Contreras L. Pharmaceutical aerosols for the treatment and prevention of tuberculosis. *Front Cell Infect Microbiol*. 2012;2:118. doi:10.3389/fcimb.2012.00118.

96. Das S, Tucker I, Stewart P. Inhaled dry powder formulations for treating tuberculosis. *Curr Drug Deliv*. 2015;12:26–39. doi:10.2174/1567201811666140716123050.

97. Misra A, Hickey AJ, Rossi C, Borchard G, Terada H, Makino K, et al. Inhaled drug therapy for treatment of tuberculosis. *Tuberculosis*. 2011;91:71–81. doi:10.1016/j.tube.2010.08.009.

98. Hirota K, Hasegawa T, Hinata H, Ito F, Inagawa H, Kochi C, et al. Optimum conditions for efficient phagocytosis of rifampicin-loaded PLGA microspheres by alveolar macrophages. *J Control Release*. 2007;119:69–76. doi:10.1016/j.jconrel.2007.01.013.

99. Hasegawa T, Hirota K, Tomoda K, Ito F, Inagawa H, Kochi C, et al. Phagocytic activity of alveolar macrophages toward polystyrene latex microspheres and PLGA microspheres loaded with anti-tuberculosis agent. *Colloids Surf B Biointerfaces*. 2007;60:221–228. doi:10.1016/j.colsurfb.2007.06.017.

100. Hickey AJ, Durham PG, Dharmadhikari A, Nardell EA. Inhaled drug treatment for tuberculosis: Past progress and future prospects. *J Control Release*. 2016;240:127–134. doi:10.1016/j.jconrel.2015.11.018.

101. Giovagnoli S, Schoubben A, Ricci M. The long and winding road to inhaled TB therapy: Not only the bug's fault. *Drug Dev Ind Pharm*. 2017;43:347–363. doi:10.1080/03639045.2016.1272119.

102. Evans TG, Schrager L, Thole J. Status of vaccine research and development of vaccines for tuberculosis. *Vaccine*. 2016;34:2911–2914. doi:10.1016/j.vaccine.2016.02.079.

103. Kaufmann SHE, Hussey GD, Lambert P-H. New vaccines for tuberculosis. *Lancet*. 2010;375:2110–2119. doi:10.1016/S0140-6736(10)60393-5.

104. Frick M. *The TB Prevention Pipeline*. New York: Treatment Action Group, 2017.

105. Marinova D, Gonzalo-Asensio J, Aguilo N, Martin C. MTBVAC from discovery to clinical trials in tuberculosis-endemic countries. *Expert Rev Vaccines*. 2017;16:565–576. doi:10.1080/14760584.2017.1324303.

106. Kaufmann SHE, Weiner J, von Reyn F. Novel approaches to tuberculosis vaccine development. *Int J Infect Dis*. 2017;56:263–267. doi:10.1016/J.IJID.2016.10.018.

107. Satti I, Meyer J, Harris SA, Manjaly Thomas Z-R, Griffiths K, Antrobus RD, et al. Safety and immunogenicity of a candidate tuberculosis vaccine MVA85A delivered by aerosol in BCG-vaccinated healthy adults: A phase 1, double-blind, randomised controlled trial. *Lancet Infect Dis*. 2014;14:939–946. doi:10.1016/S1473-3099(14)70845-X.

108. Wang J, Thorson L, Stokes RW, Santosuosso M,

Huygen K, Zganiacz A, et al. Single mucosal, but not parenteral, immunization with recombinant adenoviral-based vaccine provides potent protection from pulmonary tuberculosis. *J Immunol.* 2004;173:6357–6365. doi:10.4049/jimmunol.173.10.6357.

109. Santosuosso M, Zhang X, McCormick S, Wang J, Hitt M, Xing Z. Mechanisms of mucosal and parenteral tuberculosis vaccinations: Adenoviral-based mucosal immunization preferentially elicits sustained accumulation of immune protective CD4 and CD8 T cells within the airway lumen. *J Immunol.* 2005;174:7986–7994. doi:10.4049/jimmunol.174.12.7986.

110. Miller JB, Abramson HA, Ratner B. Aerosol streptomycin treatment of advanced pulmonary tuberculosis in children. *Am J Dis Child.* 1950;80:207–237.

111. Turner MT, Haskal R, McGowan K, Nardell E, Sabbag R. Inhaled kanamycin in the treatment of multidrug-resistant tuberculosis: A study of five patients. *Infect Dis Clin Pract.* 1998;7:49–53.

112. Sacks L V., Pendle S, Orlovic D, Andre M, Popara M, Moore G, et al. Adjunctive salvage therapy with inhaled aminoglycosides for patients with persistent smear-positive pulmonary tuberculosis. *Clin Infect Dis.* 2001;32:44–49. doi:10.1086/317524.

113. Dharmadhikari AS, Kabadi M, Gerety B, Hickey AJ, Fourie PB, Nardell E. Phase I, single-dose, dose-escalating study of inhaled dry powder capreomycin: A new approach to therapy of drug-resistant tuberculosis. *Antimicrob Agents Chemother.* 2013;57:2613–2619. doi:10.1128/AAC.02346-12.

114. Kaufmann SHE, Dorhoi A, Hotchkiss RS, Bartenschlager R. Host-directed therapies for bacterial and viral infections. *Nat Rev Drug Discov.* 2017;17:35–56. doi:10.1038/nrd.2017.162.

115. Zumla A, Rao M, Parida SK, Keshavjee S, Cassell G, Wallis R, et al. Inflammation and tuberculosis: Host-directed therapies. *J Intern Med.* 2015;277:373–387. doi:10.1111/joim.12256.

116. Condos R, Rom WN, Schluger NW. Treatment of multidrug-resistant pulmonary tuberculosis with interferon-gamma via aerosol. *Lancet (London, England).* 1997;349:1513–1515. doi:10.1016/S0140-6736(96)12273-X.

117. Gutierrez MG, Master SS, Singh SB, Taylor GA, Colombo MI, Deretic V. Autophagy is a defense mechanism inhibiting BCG and mycobacterium tuberculosis survival in infected macrophages. *Cell.* 2004;119:753–766. doi:10.1016/j.cell.2004.11.038.

118. Grahmann PR, Braun RK. A new protocol for multiple inhalation of IFN-gamma successfully treats MDR-TB: A case study. *Int J Tuberc Lung Dis.* 2008;12:636–644.

119. Koh W-J, Kwon OJ, Suh GY, Chung MP, Kim H, Lee NY, et al. Six-month therapy with aerosolized interferon-gamma for refractory multidrug-resistant pulmonary tuberculosis. *J Korean Med Sci.* 2004;19:167–171.

120. Dawson R, Condos R, Tse D, Huie ML, Ress S, Tseng C-H, et al. Immunomodulation with recombinant interferon-gamma1b in pulmonary tuberculosis. *PLoS One.* 2009;4:e6984. doi:10.1371/journal.pone.0006984.

121. Condos R, Raju B, Canova A, Zhao B-Y, Weiden M, Rom WN, et al. Recombinant gamma interferon stimulates signal transduction and gene expression in alveolar macrophages in vitro and in tuberculosis patients. *Infect Immun.* 2003;71:2058–2064. doi:10.1128/IAI.71.4.2058-2064.2003.

122. Kaufmann SHE, Lange C, Rao M, Balaji KN, Lotze M, Schito M, et al. Progress in tuberculosis vaccine development and host-directed therapies: A state of the art review. *Lancet Respir Med.* 2014;2:301–320. doi:10.1016/S2213-2600(14)70033-5.

123. Hickey AJ. *Pharmaceutical Inhalation Aerosol Technology.* New York: CRC Press, 2004.

124. Dunber CA, Hickey AJ, Holzner P. Dispersion and characterization of pharmaceutical dry powder aerosols. *KONA Powder Part J.* 1998;16:7–45. doi:10.14356/kona.1998007.

125. Telko MJ, Hickey AJ. Dry powder inhaler formulation. *Respir Care.* 2005;50:1209–1227.

126. O'Callaghan C, Barry PW. The science of nebulised drug delivery. *Thorax.* 1997;52 Suppl 2:S31–S44.

127. Newman SP, Pavia D, Garland N, Clarke SW. Effects of various inhalation modes on the deposition of radioactive pressurised aerosols. *Eur J Respir Dis Suppl.* 1982;119:57–65.

128. Labiris NR, Dolovich MB. Pulmonary drug delivery. Part II: The role of inhalant delivery devices and drug formulations in therapeutic effectiveness of aerosolized medications. *Br J Clin Pharmacol* 2003;56:600–612. doi:10.1046/J.1365-2125.2003.01893.X.

129. Kunda NK, Hautmann J, Godoy SE, Marshik P, Chand R, Krishna S, et al. A novel approach to study the pMDI plume using an infrared camera and to evaluate the aerodynamic properties after varying the time between actuations 2017. doi:10.1016/j.ijpharm.2017.04.051.

130. Newhouse MT, Kennedy A. Condensation due to rapid, large temperature (t) changes impairs aerosol dispersion from Turbuhaler (T). *Am J Respir Cell Mol Biol.* 2000;161:A35.

131. Newhouse MT, Kennedy A. Inspiryl Turbuhaler (ITH) DPI vs. Ventolin MDI + Aerochamber (AC): Aerosol dispersion at high and low flow and relative humidity/temperature (RH/T) in vitro. *Am J Respir Crit Care Med.* 2000;161:A35.

132. Tolman J, Huslig M. Aerosol dosage forms. In Dash A, Singh S, Tolman S, eds., *Pharmaceutics: Basic Principles and Application to Pharmacy Practice.* San Diego, CA: Academic Press, 2014, pp. 225–238.

133. Cosgrove BD, Cheng C, Pritchard JR, Stolz DB, Lauffenburger DA, Griffith LG. An inducible autocrine cascade regulates rat hepatocyte proliferation

and apoptosis responses to tumor necrosis factor-alpha. *Hepatology*. 2008;48:276–288. doi:10.1002/hep.22335.

134. Muttil P, Kaur J, Kumar K, Yadav AB, Sharma R, Misra A. Inhalable microparticles containing large payload of anti-tuberculosis drugs. *Eur J Pharm Sci* 2007;32:140–150. doi:10.1016/j.ejps.2007.06.006.

135. Finlay WH, Gehmlich MG. Inertial sizing of aerosol inhaled from two dry powder inhalers with realistic breath patterns versus constant flow rates. *Int J Pharm*. 2000;210:83–95. doi:10.1016/S0378-5173(00)00569-X.

136. Developing aerosol vaccines for mycobacterium tuberculosis. Workshop proceedings. National Institute of Allergy and Infectious Diseases, Bethesda, MD, USA, April 9, 2014. *Vaccine*. 2015;33:3038–3046. doi:10.1016/j.vaccine.2015.03.060.

137. Dartois V. The path of anti-tuberculosis drugs: From blood to lesions to mycobacterial cells. *Nat Rev Microbiol*. 2014;12:159–167. doi:10.1038/nrmicro3200.

138. Lee JY. Diagnosis and treatment of extrapul-monary tuberculosis. *Tuberc Respir Dis (Seoul)*. 2015;78:47–55. doi:10.4046/trd.2015.78.2.47.

139. Muttil P, Price D, McBride A. Pulmonary immunization for TB with live cell-based vaccines: The importance of the delivery route. *Ther Deliv*. 2011;2:1519–1522.

140. Agarkhedkar S, Kulkarni PS, Winston S, Sievers R, Dhere RM, Gunale B, et al. Safety and immunogenicity of dry powder measles vaccine administered by inhalation: A randomized controlled Phase I clinical trial. *Vaccine*. 2014;32:6791–6797. doi:10.1016/j.vaccine.2014.09.071.

141. Wong Y-L, Sampson S, Germishuizen WA, Goonesekera S, Caponetti G, Sadoff J, et al. Drying a tuberculosis vaccine without freezing. *Proc Natl Acad Sci U S A*. 2007;104:2591–2595. doi:10.1073/pnas.0611430104.

142. Price DN, Kunda NK, Ellis R, Muttil P. Design and optimization of a temperature-stable dry powder BCG vaccine. Manuscript in Preparation n.d.

143. Lu D, Hickey AJ. Pulmonary vaccine delivery. *Expert Rev Vaccines*. 2007;6:213–226. doi:10.1586/14760584.6.2.213.

第三篇　吸入药物的研发策略

PART III　INTEGRATED STRATEGIES （REFLECTING COMBINED）

吸入药物：肺沉积的影响因素

Inhaled medication: Factors that affect lung deposition

Joy H. Conway

24.1 前言

气溶胶递送技术分为 3 大类：①吸入气雾剂（pMDIs）；②吸入粉雾剂（DPIs）；③雾化器（nebulizers）。此外，还出现了新兴技术，如软雾吸入器（SMIs）和振动筛孔雾化器。每种递送系统具有独特的制剂、计量系统和气溶胶生成机制方面的特征，以产生适合不同疾病治疗的气溶胶剂量、空气动力学粒径分布特性。吸入给药具有局部给药的优势，所需的药物剂量往往通过一次或两次吸入 pMDI 或 DPI 中的药物即可完成，对于那些需要接受多种药物和治疗的患者，用药时间上较为方便。其他以液相形式保存的制剂可通过雾化吸入装置给药。与 pMDI 或 DPI 相比，雾化器需要更长的递送时间，而近期出现的振动筛孔雾化器则可以大大缩短药物递送时间。为了提高肺部沉积剂量和减少操作错误，各类装置都在不断改进。现在市场上有多种配有优化制剂的吸入装置可供选择。然而，有效吸入治疗的最大障碍之一是患者错误的操作。在吸入药物设计方面有很多挑战，包括吸入器和新型药物制剂之间的契合、针对具体疾病的吸入疗法、评估有效吸入治疗的新指标，与使用者的互动、给予智能反馈等潜在功能。

大多数市售的气溶胶制剂主要用于治疗阻塞性肺疾病，如哮喘或慢性阻塞性肺疾病（COPD）。另外，某些疾病如囊性纤维化（CF），由于各种原因，在过去一直依赖于特定的递送系统雾化给予抗生素。一旦选择了某个装置并向患者教授了正确的吸入技术，吸入药物在肺部的预期沉积就取决于气道通畅/管径等因素。气道通畅的降低或气道变形会影响吸入药物的肺部沉积，从而影响药物疗效。多位研究者已证明吸入药物在肺内的沉积方式受气道阻塞的影响。随着气道阻塞的增加，吸入的气溶胶更容易沉积在中央气道[1-3]。在阻塞性肺疾病如哮喘、COPD 中，支气管痉挛、气道壁炎症和气道分泌物过多等导致疾病早期就会出现气道管径降低。随着疾病的进展，气道变形重塑，如 COPD 和 CF 中可出现支气管扩张。而支气管扩张在 COPD 中往往诊断率不足，这一问题会严重影响慢性细菌感染的控制治疗策略并加速 COPD 的自然病程[4]。阻塞性疾病患者的呼吸模式随着肺部疾病的进展而变得混杂。肺通气-灌注比例失调可随着病情严重程度的增加而增加,且具有异质性[5]。肺过度充气(或肺气肿)往往被认为是病情严重的表现[6]。病情严重者还可能存在完全的气道阻塞。上述因素都可能影响吸入药物在肺内的沉积部位及其吸收和清除,从而影响临床效果。

24.2 吸入气雾剂(pMDI)

吸入气雾剂(pMDI)是最常用的吸入剂。以最佳吸入方式使用传统 pMDI 时,肺沉积率约为5%~15%。pMDI 的气溶胶分散速度会导致很大一部分释放剂量沉积在口咽部。pMDI 需要良好的吸入/按压同步性,这容易出现操作错误从而导致肺部沉积率降低[7, 8]。使用呼吸促发的气雾剂装置和储雾罐可以解决这一问题。储雾罐可以降低气溶胶的运行速度,减少吸入药物的口咽部沉积,从而使得患者吸入的药物剂量可控[9]。储雾罐还可以让儿童和婴儿也能有效使用 pMDI[10]。为儿科人群设计的储雾罐还有专门的面罩设计,具有符合解剖学形状的面罩可与不同年龄组的面部轮廓相匹配。多个关于阻塞性肺疾病的临床指南中已提出,对于吸入 pMDI 时吸入/按压同步性有困难的患者,应配合使用储雾罐。储雾罐的设计也在不断改进,如增加吸入指示器(可计量呼吸次数)及声音、视觉指示器等附加功能,这些声音和视觉指示器可提示装置与患者之间良好的密封性。

pMDI 的进一步发展是处方中推进剂的改良,改用氢氟烷烃(HFA)作为推进剂。与传统的 pMDI 相比,由此产生的超细微粒具有更低的质量中位数空气动力学直径(MMAD);吸入药物的肺部沉积率,特别是中小气道的肺沉积得到了改善。肺沉积率从传统 pMDI 的5%~15%增加到30%~40%[11]。含有超细颗粒的吸入剂已用于靶向小气道。

24.3 吸入粉雾剂(DPIs)

自20世纪40年代晚期以来,DPIs 已用于治疗呼吸系统疾病[12]。DPIs 种类多,包含有单剂量、多剂量(泡罩包装)和储库型。不同 DPIs 装置内在阻力不同,分为低阻力、中阻力或高阻力装置。DPIs 装置通过使用者的吸气力使干粉分散喷射,因此正确的吸入技术是保证药物疗效的关键。DPIs 已在吸入剂市场中占有一席之地。与 pMDI 相比,DPIs 具有携带方便、稳定性好、不需要推进剂以及手口协调性要求低等优点[12]。DPIs 装置在听觉和视觉反馈机制上正进行着不断的改良,以实现向使用者反馈正确的吸入方法和/或吸入次数的目的。

DPI 需要使用者用力吸气使药物制剂形成气溶胶,这引发了研发主动型 DPI 装置,如 Exubra® 胰岛素吸入剂(辉瑞)。最近,梯瓦制药工业有限公司(Teva Pharmaceutical Industries Ltd.)发布了一个呼吸触发的多剂量 DPI 装置(Respiclick™),用于递送硫酸沙丁胺醇、丙酸氟替卡松以及丙酸氟替卡松/沙美特罗复合制剂[13, 14]。呼吸触发装置可以减少手口不协调问题，并已用于 pMDI[15]；用于 DPI 可以简化 DPI 的操作，减少错误，特别是当涉及手部协调时。

通过 DPI 递送大单位剂量药物的需求促进了新型制剂设计的开发，如 PulmoSphere™，它是一种由磷脂为基础的中空、轻质、多孔微粒[16]。这种低密度微粒可以改善干粉的流动和分散。TOBI® Podhaler® 是使用 PulmoSphere 粒子技术的一个示例。硫酸妥布霉素干粉吸入治疗 CF，总剂量为 112 mg（4 粒胶囊），每天 2 次吸入，通过 TOBI Podhaler 装置递送。这些新型的 DPIs 可递送的药物剂量大，且细微颗粒比例（fine particle fraction，*FPF*）高，特别适用于治疗 CF 所需的抗生素干粉制剂。另外，Dreamboat™（MannKind）和 Cyclops 吸入器也是能递送大剂量单位药物的 DPIs。Dreamboat 吸入器与 Technosphere® 粒子技术结合，已用于递送吸入性胰岛素（Afrezza®）[12]。

另一种方法是快速蒸发涂覆在金属基材上的干粉薄膜（Staccato® 系统，Alexza Pharmaceuticals）。Staccato 吸入器可以用于递送克赛平（loxapine），用于治疗与精神分裂症和双相情感障碍等精神疾病相关的躁动；还有其他吸入药物尚在研发中[12]。

DPI 方面还开发了靶向小气道的装置/制剂组合。NEXThaler®（Chiesi）是一种呼吸触发的储库型吸入器，其超细微粒（<1.5 μm *MMAD*）比例高，有更高的肺沉积总量和肺小气道沉积率[12, 17]。目前 NEXThaler 已被用作递送治疗哮喘和 COPD 的糖皮质激素和长效支气管扩张剂。

24.4 雾化器和软雾吸入剂（SMIs）

射流雾化器和超声雾化器作为呼吸系统疾病吸入治疗的药物递送装置已有很悠久的历史，其中射流雾化器在市场上占主导地位。射流雾化器传统用于递送液体吸入制剂，一般用于复杂医疗需求和急症患者。雾化器也在不断改进中，比如研发了新型振动筛网雾化器如 I- neb AAD 系统（Philips）和 eFlow®（PARI）。与射流雾化器和超声雾化器相比，振动筛网雾化器释出气溶胶雾流速度低且细颗粒百分比高，从而实现高递送效率，且对制剂施加的压力可能更小。振动筛网雾化器可实现较好的肺部沉积和显著的外周沉积[18, 19]。振动筛网雾化器用于多种吸入药物的递送，如抗生素、高渗盐水、用于治疗 CF 的 DNase，以及用于治疗肺动脉高压的伊洛前列素[19]。引入患者指引系统（如 AKITA）可以促进患者深长而缓慢（如<15 L/min）的吸入，从而实现吸入制剂的外周靶向作用[20]。与雾化器设备相关的远程医疗的出现可能有助于促进这些设备满足临床试验需求[21]。

SMIs 和雾化器使用液体制剂递送吸入药物。用于递送吸入性支气管扩张剂的 Respimat®（能倍乐，Boehringher Ingelheim）是一种 SMI。Respimat® 的气溶胶是由两束药液射流对撞而成，其细小微粒百分比较高、运行速度缓慢、持续时间较长[22, 23]。SMIs 还有其他类型，如 AERx 装置（Aradigm）和 ADI 装置（Pharmaero）。完成一次有效剂量需要一吸或两吸。AERx 装置在治疗 CF、生化防御和戒烟领域都有吸入制剂产品。

24.5 成像技术

24.5.1 闪烁扫描、单光子发射计算机断层扫描和正电子发射断层扫描

了解药物在肺中的沉积情况对于评估其肺内药效作用及疾病治疗效果是非常重要的。肺部成像主要通过 2D 平面伽马闪烁扫描进行,但是对于需要高分辨率和肺部 3D 成像的特殊应用,已越来越多地采用单光子发射计算机断层扫描(SPECT)和正电子发射断层扫描(PET)。另外,计算机断层扫描(CT)和磁共振成像(MRI)肺部成像方面也取得了非常有前景的进展。

闪烁扫描成像技术可用于评估气溶胶在肺部的沉积情况(详见第 2 章)。放射性同位素标记吸入制剂研究沉积部位技术已经使用了 40 多年,并产生了大量关于沉积模式的文献。该技术显示了气溶胶粒径和吸入技术对最终沉积模式的重要性,以及疾病对沉积模式的影响。闪烁扫描方法种类繁多,现已发布用于放射性标记和成像/分析的标准方案[24, 25]。

SPECT 显像原理与闪烁扫描相同,但是图像是通过可旋转伽马相机采集的,从而可以对沉积模式进行三维(3D)重建。SPECT 采集的图像通常可与胸部 CT 图像结合以实现沉积模式和解剖结构图像的融合,可进一步了解肺内的沉积区域[26]。现已发布 SPECT 用于评估气溶胶沉积的标准方案[27]。SPECT 技术可以更好地显示制剂在肺内的沉积区域,已用于多种吸入制剂的检测。例如,应用 SPECT/CT 评估 HFA -倍氯米松和 HFA -氟替卡松在哮喘患者呼吸道的沉积[28]。在这项研究中,Leach 等发现,HFA -糖皮质激素(QVAR)的肺部剂量显著增加 53%,而 HFA -氟替卡松(Flovent)的肺部剂量增加 22%;差异的原因是两种吸入剂配方的细颗粒比例不同。

其他中心也使用 SPECT/CT 技术描述在不同条件下(如颗粒粒径、吸气流速、吸入混合气体等)放射性标记的吸入气溶胶沉积情况[2, 3]。SPECT 还可以用于 3D 通气/灌注图像重建。通气图像可通过吸入放射性气体如氪气或锝标记碳(锝气体)的超细分散体(约 35 nm)获得。灌注图像则通过注射锝标记的大颗粒聚合白蛋白(Tc99m MAA)获得。伽马相机通过 360°轨道获取研究的通气和灌注阶段的图像[5]。一项运用 SPECT 技术对 COPD 队列进行通气-灌注的研究发现,32%患者存在灌注不足(彩图 8)。

PET 也可用于吸入药物肺沉积的研究。最常用的正电子发射器是氟-18、碳-11 和氮-13。PET 扫描仪生成 3D 重建图像的空间细节高于 SPECT。PET 放射性指示剂可以直接掺入药物微粒中。PET 放射性标记的开发和验证非常昂贵,且需要内部回旋加速器设施,但是这种放射性标记方法的优点是将标记与药物直接结合,从而可以评估药物的转运/代谢[29, 30]。PET 图像通常以与 SPECT/CT 相似的方式与 CT 结合。由于放射性标记方法的费用较高、技术较复杂,与 SPECT 相比,较少应用 PET 来研究吸入气溶胶肺内沉积。

PET 已应用于肺通气和灌注模式的研究。Musch 等描述了使用 PET 和静脉注

射$^{13}N_2$来评估肺灌注和通气的形态分布[31]。Greenblatt 等对轻-中度哮喘患者的队列研究中使用乙酰甲胆碱收缩支气管，并在吸入 He－O_2 标记的气溶胶时用 PET/CT 成像[32]；PET 获取的沉积和通气数据提示，吸入空气和氦氧混合物之间的沉积模式没有差异。

24.5.2　计算机断层扫描(CT)

胸部 CT 是诊断和评估肺部疾病的主要影像学手段。采集 CT 图像，并与 SPECT 和 PET 的数据结合，可以获得气溶胶沉积的解剖学描绘，还可提供其他细节信息(如肺部轮廓等)。但是，当前的 CT 成像分辨率无法直接测定小气道。间接评估 COPD 等阻塞性肺疾病的小气道功能障碍情况的一种方法是量化呼气相 CT 扫描的气体陷闭。量化气体陷闭的技术是计算肺部 CT 扫描中小于－856 CT 值(hounsfield units)的体素百分比。这种评估气体陷闭的方法存在一个问题，即当存在明显肺气肿时，它无法区分是否为小气道疾病引起的气体陷闭。新兴影像分析 CT 参数效应图(parametric response mapping, PRM)进行吸气相和呼气相肺扫描，进行图像配准，检查不同部位的密度变化。对吸气相 CT 和呼气相 CT 的图像进行配准，结合 CT 值，可以区分功能性小气道疾病(PRM^{fSAD}，非肺气肿空气陷闭的测量值)和肺气肿(PRM^{emph})[33]。未来，评估吸入治疗是否可以改善小气道功能障碍的临床试验中，可以通过这些方法来明确结果，当然，需要具有与临床结局指标及肺功能参数之间的关联性和方法的规范性[33]。

通过评估中央气道尺寸结合吸气和呼气时的肺轮廓边界，CT 图像还可用于建立吸入沉积的建模数据。例如，肺功能成像技术(functional respiratory imaging, FRI)通过结合高分辨率 CT(HRCT)与计算流体力学(CFD)的数据，以模拟气道内的功能变化并预测吸入药物的沉积模式。这种方法可以获取以前只能通过闪烁扫描术、SPECT 或 PET 采集的肺沉积数据。FRI 已被用于研究吸入器使用技术的变化、治疗干预的效果及其他临床情况[11]。

24.5.3　磁共振成像(MRI)

传统上，MRI 并不是研究肺部疾病或评估吸入疗法效果的工具。以前应用于肺部研究的 MRI 无法采集到足够质量或分辨率的图像[34]。吸入超极化气体的出现使 MRI 可以描述肺的通气模式。超极化氦气(^{3}He)已成为一项成熟技术，可以获取高分辨率的肺通气图像。该技术已用于研究阻塞性肺疾病、COPD、哮喘和 CF[35-37]。同时，还可用于治疗效果研究，如评估依伐卡托(ivacaftor)治疗 CF 疗效[38]。

与闪烁扫描术、SPECT、PET 和 CT 相比，MRI 的主要优点是避免了放射暴露。超极化 MRI 的缺点是生产超极化气体非常复杂，而且存在全球氦供应的潜在短缺问题。其他的超极化气体如氙气也在使用，但这些气体会降低信号强度[34, 39]。

新型 MRI 技术有可能在未来用作肺部疾病和吸入疗法的临床试验的结局测量指标。如傅里叶分解 MRI(Fourier decomposition MRI, FD－MRI)及氧气增强 MRI(oxygen-enhanced MRI, OE－MRI)已初步展现了一些应用前景[40, 41]。由于不需要使用超极化气体,这些技术的应用将更加广泛。

上述 MRI 技术不仅可避免辐射暴露,也可详细全面了解肺的结构和功能。这样可以进行多次成像,这一优势在小儿肺部疾病中显得尤为重要。肺功能的改善反映了吸入治疗的成功,因此 MRI 可能成为临床试验的一种有用的、可重复测量的方法。

24.6 疾病对沉积/靶向的影响

每种吸入药物在肺部都有预期的最佳作用部位。对装置和制剂进行改进可以改变药物的肺部沉积量和沉积部位。有时候问题在于不清楚沉积的最佳部位,有时候在于缺乏足够敏感的方法来检测肺深部的变化。

COPD 的特征是小气道病变(small airway disease,SAD),即小气道(直径<2 mm)的病变导致阻塞增加[42]。McDonough 等[43]使用微型计算机断层扫描(microcomputed tomography,micro-CT)发现,COPD 的进展特征在于末梢细支气管数量减少和细支气管壁增厚。可见,小气道病变在 COPD 病程的早期就已经发生了[44]。针对小气道病变,理论和临床试验数据均表明,减少吸入药物的平均粒径将增加其外周沉积。研发和生产更高细颗粒百分比的吸入制剂是靶向小气道病变递送药物的方向[45]。

目前,COPD 患者的主要治疗选择是支气管舒张剂[短效 β_2 激动剂(SABAs)、长效 β_2 激动剂(LABAs)、短效毒蕈碱拮抗剂(SAMAs)和长效毒蕈碱拮抗剂(LAMAs)]、吸入性糖皮质激素(ICSs)和磷酸二酯酶 4 抑制剂。最近,多个临床试验证明了超细微粒吸入疗法对 COPD 小气道病变的靶向功效。FORWARD 研究[46]、FUTURE 研究[47]、TRILOGY 研究[48, 49]和 TRINITY 研究[50]都提供了关于超细微粒气溶胶治疗的临床结局数据(如患者症状和急性加重情况等)。

FORWARD 研究是一项随机双盲临床试验,纳入对象为有急性加重病史的重度 COPD 患者,为期 48 周,比较超细微粒二丙酸倍氯米松/富马酸福莫特罗(BDP/FF,pMDI,100/6 μg,2 吸,每天 2 次)与富马酸福莫特罗(FF,pMDI,12 μg,1 吸,每天 2 次)的疗效和安全性。研究得出结论,与单独使用 FF 相比,超细微粒 BDP/FF 可以显著降低有急性加重史的重度 COPD 患者的急性加重频率,并改善其肺功能。

FUTURE 研究是一项多中心、随机双盲双模拟研究,纳入 419 例中/重度 COPD 患者,随机分为 BDP/FF(200/12 μg)或氟替卡松/沙美特罗(FP/S,500/50 μg,BID)。研究发现两组在改善 COPD 患者呼吸困难症状上是相当的,但超细微粒 BDP/FF 比 FP/S 支气管舒张作用起效更快。

TRILOGY 是一项多中心,随机双盲双臂对照临床试验,为期 52 周;旨在比较超细微粒 BDP/FF/格隆溴铵(GB)与 ICS/LABA 复合制剂治疗 COPD(FEV_1<50%预计值)的安全性和有效性。对于超细微粒 BDP/FF/GB 和超细微粒 BDP/FF 比较发现,在第 26 周,评估给药前 FEV_1、给药后 2 h FEV_1 和急性加重率,超细微粒 BDP/FF/GB 组优于 BDP/FF 组。

TRINITY 是一项随机双盲平行对照研究,为期 52 周,纳入 2 691 例 COPD 患者

($FEV_1 < 50\%$预计值)。TRILOGY 研究的目的是比较 COPD 治疗中三联疗法和双支扩联合 ICS 的疗效差异。对超细微粒的三联复合制剂 BDP/FF/GB(固定三联组)、噻托溴铵组和 BDP/FF 联合噻托溴铵(开放三联组)进行比较发现,针对 $FEV_1 < 50\%$预计值、有急性加重史且有症状的 COPD 患者,超细微粒固定三联组比开放三联组的临床获益更大(包括降低急性加重率)。

在另一项使用 CT 扫描和 CFD 建模的研究中,探讨了超细微粒 BDP/FF 对 COPD 患者小气道几何形状的特殊效应[51]。此项研究发现,超细微粒 BDP/FF 治疗 6 个月后,COPD 患者的肺过度充气有所改善。

小气道在 COPD 中非常重要,已证实超细微粒气溶胶能够靶向到达肺周围气道。一项针对 1843 例 COPD 患者的 SPIROMICS 研究,发现了几种与 COPD 持续恶化有关的新的生物学标志物,其中就包括 CT 诊断的小气道异常[52]。人们越来越广泛地认识到小气道功能及其功能障碍对 COPD 疾病控制的重要性。因此,针对小气道的治疗可能在疾病稳定期/进展期发挥着重要作用。

哮喘中,气道炎症主要存在于小气道,是导致气流受限的主要因素[53]。在临床诊治哮喘或 COPD 时,小气道功能障碍的证据和小气道表型的临床表现提示应处理小气道问题。对现有文献的综述显示,在随机对照试验中,小颗粒气溶胶与大颗粒气溶胶在疗效上至少是相似的[54]。

针对小气道,除了开发超细微粒处方和新型吸入器外,还需要开发更灵敏的生理和影像学评估技术。影像技术和肺功能测定的改进可能会帮助我们在短时间内做出临床决策[33]。

对于 CF 患者,大多数吸入药物治疗针对的是发生在支气管树的感染。最近的 Cochrane 系统评价回顾了 18 项针对 5~56 岁 CF 患者的临床试验,证明吸入抗生素对长期定植的铜绿假单胞菌是有获益的[55]。结论是,吸入抗假单胞菌抗生素治疗可能会改善患者肺功能并减少急性加重频率,但获益非常有限。证据最充分的是吸入妥布霉素。尚需更多的证据来确定更好的获益人群。应进行长期临床试验以观察吸入抗生素对患者生活质量和生存、营养状况的作用。对于 CF 这样的复杂疾病,与需要数分钟才能完成治疗的装置相比,单次吸入剂量给药装置治疗可节省大量的时间。因此,吸入性抗生素已快速转向使用 DPIs 之类的装置。

对于某些吸入药物,肺内沉积的靶部位是肺泡区,以治疗肺泡疾病或通过在肺内的最大化吸收而实现全身吸收效应。用于治疗肺动脉高压(一种可导致右心衰竭的限制寿命的疾病)的吸入性伊洛前列素(一种前列环素类似物)使用的吸入装置是一种雾化器,在一次吸入中前 $50\% \sim 80\%$ 是气溶胶药物,其余部分是"干净"的空气;这种吸入模式可以促进药物在肺周围的沉积[56]。这个例子说明了液体制剂和特定吸入模式的组合可以实现靶向外周肺沉积。

使用吸入途径治疗限制性肺疾病还比较缺乏。特发性肺纤维化(IPF)是一种病因不明的慢性肺部疾病,中位生存期为 3~5 年。该疾病的治疗措施有限,并且通常不涉及吸入疗法。不过,最近的一项临床试验表明,在 IPF 严重程度不同的一小部分患者中,直径为 1.5 μm 的单分散气溶胶能够沉积在肺周围区域,而直径为 6 μm 的气溶胶则沉积在咽喉部和中央气道[57]。在健康志愿者和阻塞性肺疾病的研究中都有相似的这些发现。这项研究确实表明了吸入疗法用于 IPF 是有可能的,特别是在以周围破坏、结构改变为主导的类型中,采用超细微粒气溶胶吸入治疗可能是合适的。吸入性吡非尼酮用于治疗 IPF 目前正在开发中,吸入途径有可能在未来用于 IPF[57]。

气道疾病和肺实质疾病中的通气异质性会影响气溶胶的肺沉积,这一情况容易被忽略。气溶胶颗粒具有质量,并且遵守流体、空气动力学和重力方面的物理定律。气溶胶云雾随着呼吸的吸气动作进入肺部,呼吸的速度和气体量对沉积部位有影响。肺通气模式对沉积模式也有影响。人体肺的通气模式受重力影响,在自主呼吸、大龄儿童和成人中,通气倾向于重力依赖性区域。已有一些非常好的失重环境研究描述了这种效应[58]。气溶胶吸入和小动物研究都表明,在重力降低的情况下,细颗粒(大约 1 μm)微粒更易沉积在肺周围组织。

当患者吸入气溶胶时,只需简单地改变其体位就有可能影响气溶胶的沉积模式。体位变化可改变重力对肺结构的影响,从而影响优先通气区域。Sa 等用闪烁照相术研究了仰卧位和坐位的沉积模式[59]。与坐位相比,仰卧位吸入 5 μm 颗粒可使沉积物从肺泡转移到支气管气道,这很可能是由于不同姿势下功能残气量、气道大小以及通气区域分布有所变化。Sa 等在后来的研究中,使用闪烁显像和 OE‐MRI 来量化和共同配准沉积模式和通气模式,结果支持仰卧姿势吸入 5 μm 颗粒时肺泡沉积与通气量成正比的假说[60]。这与先前的模拟预测相符,即气体对流是气溶胶递送到肺周围区域的主要决定因素。因此,肺通气模式可能是气溶胶靶向沉积的重要方面。当存在 COPD 等疾病时,通气不均匀是疾病进展的一个特征,因此优化气溶胶的靶向沉积和摄取将是未来的挑战[5]。

24.7 现实中吸入剂的使用情况

如果患者吸入剂依从性不佳或吸入器使用技术不佳,那么为了保证药物靶向肺内沉积的任何设计改进(包括吸入器、制剂及每个细节方面的改进)都将是白费的。Melzer 等对 688 例 COPD 患者的研究发现,其中 65% 的患者对至少一个吸入器的操作存在错误,也发现吸入器操作错误与患者的教育背景和家庭状况存在相关性[61]。另一项针对 2 935 名 COPD 患者的研究发现,超过 50% 的患者存在吸入器关键操作步骤的错误[62]。

《全球慢阻肺创议 2018》中提到,教育和培训对吸入治疗有效的重要性有以下几点:①当通过吸入途径进行治疗时,吸入器技术教育和培训的重要性再怎么强调也不为过;②吸入器必须根据适应证、费用、处方者,特别是患者对吸入器的操作能力和偏好进行个体化选择;③为了确保使用者掌握正确的吸入器操作技术,在开具吸入器处方时,给予技术指导并演示正确操作技术是非常必要的,同时还需要在每次随访时重新检查患者是否能够正确使用吸入器;④在得出当前治疗方案不足够的结论之前,应充分评估吸入器使用技术及患者治疗依从性。观察性研究已证实 COPD 患者吸入器使用不当与症状控制之间存在显著的相关性[62,63]。在哮喘和 COPD 患者中，吸入器使用不当的关键因素包括社会经济状况、老年、使用多种吸入器以及缺乏吸入器操作技术的前期指导教育[64,65]。反复检查患者是否保持正确使用吸入器是至关重要的。

使用吸入装置的主要操作错误包括吸气流速、吸入持续时间、协调性、剂量准备、吸入前呼气以及吸入后屏气[66]。已证明 e-health 在监测和改善哮喘患者吸入器使用和治疗依从性方面有着重要作用，e-health 是实现肺部疾病最佳管理的潜在有价值的工具[67]。

目前迫切需要开展有关健康知识普及和如何充分利用各种健康教育措施（如使用视频）的研究。如果没有有效的教育干预措施和策略，将无法提高患者依从性[68]。

24.8　结论

近年来，吸入器装置和制剂方面都取得了很多的改进。吸入药物靶向沉积于肺的周边区域也成为了可能。成像技术有助于确定吸入药物到达肺部的效率及肺部的沉积部位。多种肺部疾病都可能存在小气道病变，但目前我们无法直接在体内观察小气道。成像技术可以增强我们对于肺内药物靶向沉积的理解，特别是肺外周区域的靶向沉积，其发展将是非常有前途的。然而，一个急需解决的问题是大量患者在使用吸入器时存在关键的操作错误。因此，有效的教育培训和激励性的干预措施也是研究的重点。

（叶晓芬　译）

参考文献

1. Svartengren M, Anderson M, Philipson K, Camner P. Individual differences in regional deposition of 6-micron particles in humans with induced bronchoconstriction. *Exp Lung Res.* 1989;15:139–149.

2. Fleming J, Conway J, Majoral C, Katz I, Caillibotte G, Pichelin M, Montesantos S, Bennett M. Controlled, parametric, individualized, 2D and 3D imaging measurements of aerosol deposition in the respiratory tract of asthmatic human subjects for model validation. *J Aerosol Med Pulm Drug Deliv.* 2015;28(6):432–451.

3. Katz I, Pichelin M, Montesantos S, Majoral C, Martin A, Conway J, Fleming J, Venegas J, Greenblatt E, Caillibotte G. Using helium-oxygen to improve regional deposition of inhaled particles: Mechanical principles. *J Aerosol Med Pulm Drug Deliv.* 2014;27(2):71–80.

4. Martinex-Garcia MA, Miravitlles M. Bronchiectasis in COPD patients: More than a comorbidity? *Int J Chron Obstruct Pulmon Dis.* 2017;12:1401–1411.

5. Bajc M, Chen Y, Wang J, Shen WM, Wang CZ, Huang H, Lindgvist A, He XY. Identifying the heterogeneity of COPD by V/P SPECT: A new tool for improving the diagnosis of parenchymal defects and grading the severity of small airways disease. *Int J Chron Obstruct Pulmon Dis.* 2017;12:1579–1587.

6. Gagnon P, Guenette JA, Langer D, Laviolette L, Mainguy V, Maltias F, Ribeiro F, Saey D. Pathogenesis of hyperinflation in chronic obstructive pulmonary disease. *Int J Chron Obstruct Pulmon Dis.* 2014;9:187–201.

7. Chrystyn H, Van der Palen J, Sharma R, Barnes N, Delafont N, Mahajan A, Thomas M. Device errors in asthma and COPD: Systematic literature review and meta-analysis. *NPJ Prim Care Respir Med.* 2017;27:22.

8. Mahon J, Fitzgerald A, Glanville J, Dekhuijzen R, Glatte J, Glanemann S, Torvinen S. Misuse and/or treatment delivery failure of inhalers among patients with asthma or COPD: A review and recommendations for the conduct of future research. *Respir Med.* 2017;129:98–116.

9. Burudpakdee C, Kushnarev V, Coppolo Dm Suggett JA. A retrospective study of the effectiveness of the AeroChamber Plus® Flow-Vu® antistatic valved holding chamber for asthma control. *Pulm Ther.* 2017;3:283–296.

10. Gillette C, Rockich-Winston N, Kuhs JA, Flesher S, Shepherd M. Inhaler technique in children with asthma: A systematic review. *Acad Pediatr.* 2016;16(7):605–615.

11. Van Holsbeke C, De Backer J, Vos W, Marshall J. Use

of functional respiratory imaging to characterize the effect of inhalation profile and particle size on lung deposition of inhaled corticosteroid/long-acting β2-agonists delivered via a pressurized metered-dose inhaler. *Ther Adv Respir Dis* 2018;12:1–15.

12. De Boer AH, Hagedoorn P, Hoppentocht M, Buttini F, Grasmeijer F, Frijlink HW. Dry powder inhalation: Past, present and future. *Expert Opin Drug Deliv.* 2017;14(4):499–512.

13. Welch MJ. Pharmacokinetics, pharmacodynamics, and clinical efficacy of albuterol RespiClick(™) dry-powder inhaler in the treatment of asthma. *Expert Opin Drug Metab Toxicol.* 2016;12(9):1109–1119.

14. Paik J, Scott LJ, Pleasants RA. Fluticasone propionate/salmeterol MDPI (AirDuo RespiClick®): A review in asthma. *Clin Drug Investig.* 2018;38(5):463–473.

15. Small CJ, Gillespie M. Pharmacokinetics of beclomethasone dipropionate delivered by breath-actuated inhaler and metered-dose inhaler in healthy subjects. *J Aerosol Med Pulm Drug Deliv.* 2017. doi:10.1089/jamp.2017.1397.

16. Geller DE, Weers J, Heuerding S. Development of an inhaled dry powder formulation of tobramycin using pulmosphere technology. *J Aerosol Pulm Drug Deliv.* 2011;24(4):175–182.

17. Corradi M, Chrystyn H, Cosio BG, Pirozynski M, Loukides S, Loius R, Spinola M, Usmnai O. NEXThaler, an innovative dry powder inhaler delivering and extrafine combination of beclametasone and formoterol to treat large and small airways in asthma. *Expert Opin Drug Deliv.* 2014;11(9):1497–1506.

18. Nikander K. Challenges and opportunities in respiratory drug delivery devices. *Expert Opin Drug Deliv.* 2010;7:1235–1238.

19. Beck-Broichsitter M, Prufer N, Oesterheld N, Seeger W, Schmehl T. Nebulisation of active pharmacveutical ingredients with the eFlow rapid: Impact of formulation variables on aerodynamic characteristics. *J Pharm Sci.* 2014;103(8):2585–2589.

20. Reychler G, Aubriot AS, Depoortere V, Jamar F, Liistro G. Effect of targeting nebulisation on lung deposition: A randomised crossover scintigraphic comparison between central and peripheral delivery. *Respir Care.* 2014;59(10):1501–1507.

21. Elphick M, Von Hollen D, Pritchard JN, Nikander K, Hardaker LE, Hatley RH. Factors to consider when selecting a nebuliser for a new inhaled drug product development program. *Expert Opin Drug Deliv.* 2015;12(8):1375–1387.

22. Dalby R, Spallek M, Voshaar T. A review of the development of Respimat Soft Mist Inhaler. *Int J Pharm.* 2004;283:1–9.

23. Meltzer EO, Berger WE. A review of efficacy and safety of once-daily tiotropium Respimat 2.5 micrograms in adults and adolescents with asthma. *Allergy Asthma Proc.* 2018;39(1):14–26.

24. Devadason SG, Chan HK, Haeussermann S, Kietzig C, Kuehl PJ, Newman S, Sommerer K, Taylor G. Validation of radiolabelling of drug formulations for aerosol deposition assessment of orally inhaled products. *J Aerosol Med Pulm Drug Deliv.* 2012;suppl 1:S6–S9.

25. Newman S, Bennett WD, Biddiscombe M, et al. Standardisation of techniques for using planar (2D) imaging for aerosol deposition assessment of orally onhaled products. *J Aerosol Med Pulm Drug Deliv.* 2012;suppl 1:S10–S28.

26. Fleming J, Conway J, Majotal C, Tossici-Bolt L, Caillibotte G, Perchet D, Muellinger B, Martonen T, Kronenberg P, Apiou-Sbirlea G. The use of combined single photon emission computed tomography and x-ray computed tomography to assess the fate of inhaled aerosol. *J Aerosol Med Pulm Drug Deliv.* 2011;24(1):49–60.

27. Fleming J, Bailey D, Chan HK, Conway J, Kuehl PJ, Laube BL, Newman S. Standardisation of techniques for using single photon emission computed tomography (SPECT) for aerosol deposition assessment of orally inhaled products. *J Aerosol Med Pulm Drug Deliv.* 2012;suppl 1:s29–s51.

28. Leach CL, Kuehl PJ, Chand R, McDonald JD. Respiratory tract deposition of HFA-beclomethasone and HFA fluticasone in asthmatic patients. *J Aerosol Med Pulm Drug Deliv.* 2016;29(2):127–133.

29. Dolovich MB, Bailey DL. Positron emission tomography (PET) for assessing aerosol deposition of orally inhaled drug products. *J Aerosol Med Pulm Drug Deliv.* 2012;suppl 1:s52–s71.

30. Darquenne C, Fleming JS, Katz I, Martin AR, Schoreter J, Usmani O, Venegas J, Schmid O. Bridging the gap between science and clinical efficacy: Physiology, imaging and modelling of aerosol in the lung. *J Aerosol med Pulm Drug Deliv.* 2016;29(2):107–126.

31. Musch G, Layfield DH, Harris RS, Vidal Melo MF, Winkler T, Callahan RJ, Fischman AJ, Venegas JG. Topological distraibution of pulmonary perfusion and ventilation assessed by PET in supine and prone humans. *J Appl Physiol.* 2002;93:1841–1851.

32. Greenblatt EE, Winkler T, Harris RS, Kelly VJ, Krone M, Katz I, Martin A, Caillibotte G, Hess DR, Venegas JG. Regional ventilation and aerosol deposition with helium-oxygen in broncho-constricted asthmatic lungs. *J Aerosol Med Pulm Drug Deliv.* 2016;29:260–272.

33. Gove K, Wilkinson T, Jack S, Ostridge K, Thompson B, Conway J. Systematic review of evidence for relationships between physiological and CT indices of small airways and clinical outcomes in COPD. *Respir Med.* 2018;139:117–125.

34. Biddiscombe MF, Usmani O. The importance of imaging and physiology measurements in assessing the delivery of peripherally targeted aerosolized drugs. *Ther Deliv.* 2012;3(11):1329–1345.

35. Ouriadov A, Lessard E, Sheikh K, Parraga G. Pulmonary MRI morphometry modelling of airspace

enlargement in chronic obstructive pulmonary disease and alpha-1 antitrypsin deficiency. *Magn Reson Med.* 2018;79(1):439–448.

36. Leary D, Svenningsen S, Guo F, Bhatawadekar S, Parraga G, Maksym GN. Hyperpolarised 3He magnetic resonance imaging ventilation defects in asthma: Relationship to airway mechanics. *Physiol Rep.* 2016;4(7):e12761. doi:10.14814/phy2.12761.

37. Kolodziej M, De Veer MJ, Cholewa M, Egan GF, Thompson BR. Lung function imaging methods in cystic fibrosis pulmonary disease. *Respir Res.* 2017;18(1):96.

38. Altes TA, Johnson M, Fidler M, Botfield M, Tustison NJ, Leiva-Salinas C De Lange EE, Froh D, Mugler JP. Use of hyperpolarised helium-3 MRI to assess response to ivacaftor treatment in patients with cystic fibrosis. *J Cyst Fibros.* 2017;16(2):267–274.

39. Chan HF, Stewart NJ, Norquay G, Collier GJ, Wild JM. 3D diffusion-weighted 129Xe MRI for whole lung morphometry. *Magn Reson Med.* 2018;79(6):2986–2995.

40. Bauman G, Pusteria O, Bieri O. Ultra-fast steady-state precession pulse sequence for fourier decomposition pulmonary MRI. *Magn Reson Med.* 2016;75(4):1647–1653.

41. Pusteria O, Bauman G, Bieri O. Three-dimensional oxygen-enhanced MRI of the human lung at 1.5T with ultra-fast steady-state free precession. *Magn Reson Med.* 2018;79(1):246–255.

42. Hogg JC, Pare PD, Hackett TL. The contribution of small airway obstruction to the pathogenesis of chronic obstructive pulmonary disease. *Physiol Rev.* 2017;97(2):529–552.

43. McDonough JE, Yuan R, Suzuki M, et al. Small-airway obstruction and emphysema in chronic obstructive pulmonary disease. *N Engl J Med.* 2011;365:1567–1575.

44. Bhatt SP, Soler X, Wang X, et al.; COPDGene Investigators. Association between functional small airway disease and FEV$_1$ decline in chronic obstructive pulmonary disease. *Am J Respir Crit Care Med.* 2016;194:178–184.

45. Singh D. Small airway disease in patients with chronic obstructive pulmonary disease. *Tuberc Respir Dis (Seoul).* 2017;80:317–324.

46. Wedzicha JA, Singh D, Vestbo J, et al. Extrafine beclamethsaone/formoterol in severe COPD patients with history of exacerbations. *Respir Med.* 2014;108(8):1153–1162.

47. Singh D, Nicolini G, Bindi E, et al. Extrafine beclo-methasone/formoterol compared to fluticasone/salmeterol combination therapy in COPD. *BMC Pulm Med.* 2014;14:43.

48. Singh D, Corradi M, Spinola M, Petruzzelli S, Papi A. Extrafine beclometasone dipropionate/formoterol fumarate: A review of its effects in COPD. *NPJ Prim Care Respir Med.* 2016;26:16030.

49. Singh D, Papi A, Corradi M, et al. Single inhaler triple therapy versus inhaled cortico- steroid plus long-acting beta2-agonist therapy for chronic obstructive pulmonary disease (TRILOGY): A double-blind, parallel group, randomised controlled trial. *Lancet.* 2016;388:963–973.

50. Vestbo J, Papi A, Corradi M, et al. Single inhaler extrafine triple therapy versus long- acting muscarinic antagonist therapy for chronic obstructive pulmonary disease (TRINITY): A double-blind, parallel group, randomised controlled trial. *Lancet.* 2017;389:1919–1929.

51. De Backer J, Vos W, Vinchurkar S, et al. The effects of extrafine beclometasone/formoterol (BDP/F) on lung function, dyspnea, hyperinflation, and airway geometry in COPD patients: Novel insight using functional respiratory imaging. *J Aerosol Med Pulm Drug Deliv.* 2015;28:88–99.

52. Han MK, Quibrera PM, Carretta EE, et al. Frequency of exacerbation in patients with chronic pulmonary disease: An analysis of the SPIROMICS cohort. *Lancet.* 2017;5(8):619–626.

53. Cottini M, Lombardi C, Micheletto C. Small airway dysfunction and bronchial asthma control: The state of the art. *Asthma Res Pract.* 2015;1:13.

54. Usmani O. Small airway dysfunction in asthma: Evaluation and management to improve asthma control. *Allergy Asthma Immunol Res.* 2014;6(5):376–388.

55. Smith S, Rowbotham NJ, Regan KH. Inhaled anti-pseudomonal antibiotics for long-term therapy in cystic fibrosis. *Cochrane Database Syst Rev.* 2018;3:CD001021. doi:10.1002/14651858.CD001021.pub3.

56. Hill NS, Preston IR, Roberts KE. Inhaled therapies for pulmonary hypertension. *Respir Care.* 2015;60(6):794–802.

57. Usmani O, Biddiscombe M, Yang S, Meah S, Oballa E, Simpson JK, Fahy WA, Marshall RP, Lukey PT, Maher T. The topical study of inhaled drug (sal-butamol) delivery in idiopathic pulmonary fibrosis. *Respir Res.* 2018;19:25.

58. Darquenne C. Aerosol deposition in the human lung in reduced gravity. *J Aerosol Med Pulm Drug Deliv* 2014;27(3):170–177.

59. Sa RC, Zeman KL, Bennett WD, Prisk GK, Darquenne C. Effect of posture on regional deposition of coarse particles in the healthy human lung. *J Aerosol Med Pulm Drug Deliv.* 2015;28(6):423–431.

60. Sa RC, Zeman KL, Bennett WD, Prisk GK, Darquenne C. Regional ventilation is the main determinant of alveolar deposition of coarse particles in the supine healthy human lung during tidal breathing. *J Aerosol Med Pulm Drug Deliv.* 2017;30(5):322–331.

61. Melzer AC, Ghassemieh BJ, Gillespie SE, Lindenauer PK, McBurnie MA, Mularski RA, Naureckas ET, Vollmer WM, Au DH. Patient characteristics associated with poor inhaler technique among a cohort of patients with COPD. *Respir Med.* 2017;123:124–130.

62. Molimard M, Raherison C, Lignot S, Balestra A,

Lamarque S, Chartier A, Droz-Perroteau C, Lasalle R, Moore N, Grodet PO. Chronic obstructive pulmonary disease exacerbation and inhaler device handling: Real-life assessment of 2935 patients. *Eur Respir J.* 2017;49:1601794.

63. Melani AS, Bonavia M, Cilenti V, et al. Inhaler mishandling remains common in real life and is associated with reduced disease control. *Respir Med.* 2011;105(6):930–938.

64. Rootmensen GN, van Keimpema AR, Jansen HM, de Haan RJ. Predictors of incorrect inhalation technique in patients with asthma or COPD: A study using a validated videotaped scoring method. *J Aerosol Med Pulm Drug Deliv.* 2010;23(5):323–328.

65. Usmani O, Lavorni F, Marshal J, Dunlop WCN, Heron L, Farington E, Dekhuijzen R. Critical errors in asthma and COPD: A systematic review of impact on health outcomes. *Respir Res.* 2018; 19: 10.

66. Sulaiman I, Cushen B, Greene G, et al. Objective assessment of adherence to inhalers by COPD patients. *Am J Respir Crit Care Med.* 2017;195(10):1333–1343.

67. Bonini M, Usmani OS. Novel methods for device and adherence monitoring in asthma. *Curr Opin Pulm Med.* 2018;24(1):63–69.

68. Sanchis J. Has patient technique improved over time? *Chest.* 2016;150:394.

基于现有知识对未来发展的批评性分析

A critical perspective on future developments based on the knowledge we have know

Tania F. Bahamondez-Canas, Jasmin Leal, Hugh D.C. Smyth

前言

　　虽然吸入疗法的历史可以追溯到 4 000 多年前[1]，但首个现代吸入治疗体系却非常年轻。具体来说，第一批计量吸入设备是由 Riker Laboratories 于 20 世纪 50 年代中期开发的 Medihaler Iso™ 和 Medihaler Epi™。随着第一台压力定量气雾剂（pMDI）的出现，便携式、多剂量的定量吸入器引领了新时代的开始，这也是该领域的里程碑[2, 3]。由于氟利昂（CFC）对臭氧的破坏，几十年后，用于 pMDI 的推进剂气体进行了更换和重新设计制剂。对于氟利昂的更换和制剂更替于 2013 年在美国完成[4]。早期的粉雾吸入器（DPIs）在第一个 pMDI 发明之前就已开发出来（Aerohaor®，Abbott，于 1944 年），但 DPIs 的广泛使用是继应对逐步淘汰 CFC - pMDI 才实现的。如今，DPIs 是一种被广泛接受的剂型，其使用量稳步增长[5]。Respimat® 是 Soft Mist™ 吸入器的首款新一代主动定量设备，且该设备已商业化，不需要推进剂和/或患者的吸气作用即可驱动[6-8]。

　　为推测吸入气溶胶领域的未来发展，观察该领域中的进步和更新技术是成功还是失败并进行进一步反思是非常重要的。彩图 9（书末）显示了经口吸入给药和治疗领域中部分重大事件的时间表。从这个角度可以了解到，采用新技术并不一定意味着旧技术的终结。此外，新技术的商业化通常可能需要数十年的时间。该过程可能与该技术所解决的未满足需求的重要性、疾病/设备的复杂性以及相关的监管要求密切相关。

　　以当前的标准，第一个 pMDI 的开发和监管审批非常迅速。新药申请提交仅几个月后，也就是该设想诞生后大约一年后就获得了批准。如今，开发和批准的时间大约为 7 年，有的可能长达 19 年。例如，第一批软雾吸入器（SMI）于 1995 年申请了专利[9]，并于 2014 年获得美国食品药品监督管理局（FDA）的批准[10]。使用 DPI 技术的 Diskus®[11, 12] 和 Flexhaler®[13, 14] 分别花了 7 年和 8 年的时间才进入了美国的制药市场。实际上，这些产品和先前其他产品推动了使用氟利昂的 pMDI 最终被淘汰。监管机构对领域内的进步做出了回应,以确保新产品的安全性和有效性。例如,FDA 认识到剂量计数器对于改善健康管理的重要性[15, 16],并于 2003 年起要求 pMDI 产品强制使用[17]。

25.2 为什么该领域会如此发展

最初,吸入疗法旨在治疗局部肺部问题,而第一批设备也旨在将治疗药物微粒化成可吸入的喷雾。今天,尽管不完全,我们对气溶胶化过程背后的机制有了更好的了解,并且正在从药物学角度逐步揭示成功治疗所需解决的关键问题。粒径与肺部沉积之间的关系已广为人知;但是,我们也已经认识到,具有较大表面积的较小颗粒可能更难以生成。同样,pMDI 释出羽流的速度可能会使某些患者难以同步吸入;因此,释出剂量中的很大一部分会对喉咙后部产生影响[18]。此问题直接推动了呼吸驱动设备以及 pMDI 附件储雾罐的开发,从而显著减少了咽喉部的药物沉积[19]。

领域内的许多专利和主要文献报告都指出了吸入装置中药物向肺部的递送效率低下的问题。因此,这个问题持续引起极大的关注。吸入气溶胶发展的另一主要障碍是经批准可用于肺部给药的赋形剂的数量有限。这两个局限性决定了人们需要主要将精力集中在设备设计上,而制剂创新则是次要的,尤其是在 DPI 领域。当然,分散和颗粒工程学的机制已被广泛研究,但是最具有多样性的商业化技术仍然停留于设备领域。当前市场上各种 DPIs 设备反映了这一点。目前,如果近期和将来设备的功效没有取得显著提高,那么设备效率优化可能到达了瓶颈期,同时改善患者依从性或患者互动性的技术等努力正在引起关注。在这一方面,我们可以预期未来诞生更多的能够满足患者需求的配件,从而更新当前设备并个体化吸入疗法。图 25-1 描述了影响该领域发展的主要因素:患者、制剂和设备。

在该领域进行技术创新的其他原因包括治疗需求、知识产权保护和通用化障碍、其他领域技术的采用以及监管压力等。下面概述了其中的一些示例。

在 1850—1950 年间,雾化器技术取得了长足的进步,新兴的设备能够提供可吸入的气溶胶来治疗肺部疾病[20],尤其是对患有需要高剂量肺部药物治疗的肺部疾病的患者以及呼吸功能不全的患者[21]。如前所述,pMDI 的发展有助于推动该领域的发展[22-24]。这些便携式设备能够以相对一致的方式向肺部提供各种不同的治疗药物[25]。尽管这些新设备比现有疗法具有巨大的优势,但人们依旧认识到了肺部递送的局限性[23, 26]。因此,为了克服这些局限性,pMDI 技术取得了新的进展,包括引入了剂量计数器、呼吸驱动设备和电子监控器[21, 26, 27]。有关氟利昂的新规定[28-30]还促进了新的更有效的 DPIs 的开发和引入[20, 23, 31]。在过去的几十年中,随着多单位剂量和多剂量设备以及固定剂量组合产品的推出,DPIs 设备技术见证了数个里程碑[32]。尽管对于 DPIs 中粉末分散和颗粒相互作用的控制机制的理解仍然显著地依赖于经验知识,研究者已经做出了巨大的努力来了解相关机制,如粒径、表面积、密度和形态以及肺部沉积模式(图 25-2)。毫无疑问,这些知识有助于改进产品和开发颗粒工程技术以提高 DPI 效率。实际上,先前已证明,

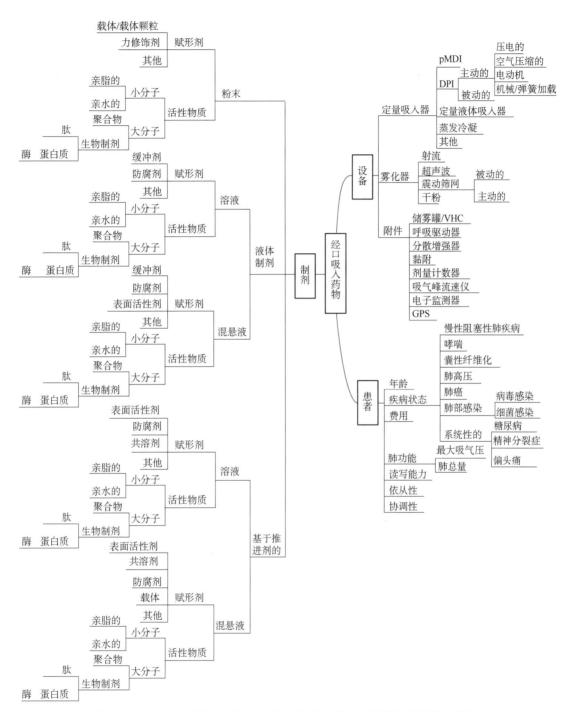

图 25-1 患者、设备和制剂三个方面推动了吸入气溶胶领域的技术发展

低密度的大颗粒不仅能够沉积在肺中,而且由于颗粒聚集性较低,其可呼吸部分的含量也高出无孔小颗粒两倍,从而能有效地将干粉气溶胶递送到肺内并提高吸入药物的全身生物利用度[33]。出人意料的是,低密度的高度多孔颗粒仍然是向肺部递送更高剂量的可行方法。一个例子是于 2013 年获得 FDA 批准[34]用于治疗囊性纤维化(CF)患者肺部感染的 TOBI Podhaler(Novartis);它使用 DPI 递送高剂量的妥布霉素[20]。就慢性病长期治疗而言,减少给药频率(通过使用固定剂量组合或长效活性成分)以改善患者依从性是新产品的一个方向[32]。

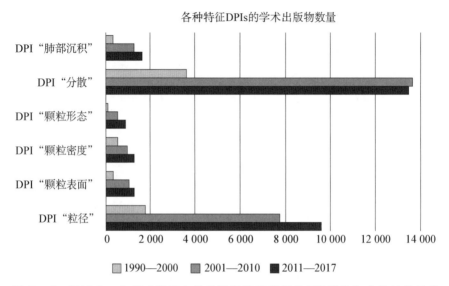

图 25-2　通过 Google 学术搜索中的关键词搜索所得的 DPI 微粒和分散特性的学术出版物数量(包括专利和引用)

25.3　吸入器设备临床使用中的挑战

对肺部吸入气溶胶的有效性产生负面影响的因素包括患者因素(吸入和呼吸动作协调不佳、疾病状态)、吸入气溶胶的质量和药物特性[35]。我们应该开发消除患者相关因素的技术,以使治疗的成功不依赖于此类因素。诚然,关于患者的最佳使用指引存在一些争论。例如,在 pMDI 和雾化器中,不建议快速吸入以避免湍流和高速气流,因为这会通过惯性撞击来增加上呼吸道的沉积[36]。但是,对于诸如 Qvar® 等对流速不太敏感的新产品则可以解决这一问题。特别是 Leach 等表明高达 137 L/min 的吸入流速不会影响气道中的药物沉积[37]。同样,DPIs 吸入流速的"经验法则"可能不适用于所有设备,甚至不适用于相似设备中的不同制剂。当前,吸入疗法的成功很大程度上取决于医疗专业人员对患者的正确吸入技术的恰当培训。理想的技术是可以消除对培训的需求、确保直观的设备操作并增强依从性,但这样的技术尚未实现。

25.4　设备和制剂稳定性方面的挑战

雾化器的制剂参数(如液滴气溶胶特性、黏度和表面张力)对于成功的雾化吸入治疗至关重要[21]。该领域的进步包括微细加工技术、控制系统和患者连接方面。随着对液滴形成机制（如非牛顿流体的特性及其对雾化器释出的液滴气溶胶的影响）的理解进一步深入，液相吸入气溶胶领域将不断取得进步[38]。另外，装置和制剂中用于提升药物稳定性的研发特别重要。脂质体等下一代载体以及蛋白质和肽等生物药物对雾化过程中施加的可能引起聚集、解离和稳定性问题的剪切力和界面力特别敏感[39,40]。pMDI 药物制剂的一项重大挑战是保持整个吸入器系统随时间的稳定性。剂量和粒径会受到制剂的不稳定性影响，从而导致吸入治疗效率低下或不一致。例如，某些制剂可在铝容器中发生反应，从而导致降解[41]。同样，药物在药罐和计量阀上的沉积会导致聚集并缩短保质期[21]。为了减少与悬浮液稳定性有关的问题，乙醇等助溶剂已被用于将表面活性剂和某些药物溶解在 pMDI 中以生成含氢氟烷烃（HFA）推进剂的溶液制剂[42,43]。然而，制剂中乙醇浓度的增加可能会影响气溶胶质量、颗粒沉积和制剂性能。实际上，先前研究已经证明，在含有布地奈德溶液的 pMDI 中增加乙醇浓度会使细颗粒分数（FPF）降低约 50%[43]。此外，在制剂中乙醇浓度的增加与质量中位数空气动力学直径（$MMAD$）以及口咽沉积之间存在直接的相关关系。在混悬液系统使用低密度药物载体以增强其物理稳定性的新技术已经进入市场。实际上，这些技术可以实现固定剂量组合的混悬液产品，促进了更有利于治疗的三药组合的开发。

DPIs 中的制剂具有内在力，阻碍了可吸入颗粒散开形成初级颗粒气溶胶。在吸入过程中，粉末受到外力作用（如气流剪切力和药物-药物或药物装置的撞击力）以减少聚集并完成气溶胶化。如该过程不充分，则药物粉末可能仍保持着聚集，这是颗粒之间的内聚力和黏附力影响气溶胶的再分散所致。添加赋形剂可能有助于降低强大的内聚力，从而改善分散性并实现更均一的剂量[32,44]。尽管对 DPI 制剂的研究相对较多，但是在可供开发的机械模型或定义明确的设计空间方面，该领域仍处于起步阶段。对颗粒间黏附力的理解上的重大提升将有可能使分离力领域取得进步。在这一领域，DPI 设备的设计在产品性能中起着重要作用。吸入器的阻力、流路设计、分离机制和流体参数依旧是获取足够且有效分散粉末的重大挑战[31,45,46]。

25.4.1 全身递送

通过肺进行全身性递送的开发自 1925 年已经开始[20]。在 20 世纪 80 年代后期，有关胰岛素以及其他蛋白质和肽的递送研究显著增加。在为全身性吸入胰岛素而开发的一些技术中，Exubera®（Nektar Therapeutics and Pfizer）具有特别重要的意义。Nektar 和 Pfizer 对 Exubera 进行了多项临床研究，包括评估吸入胰岛素对肺功能的潜在影响、在吸烟者和非吸烟者之间有效性对比的研究，以及在哮喘和 COPD 患者中的安全性和有效性[47]。在 2006 年，FDA 在扩大临床试验以监测吸入胰岛素对肺部的影响的条件下[48]批准了 Exubera[20]。一年后，由于多种因素报告不一致，辉瑞公司将 Exubera 退出了市场[47,49]。尽管有一些负面因素，但人们对于开发用于全身性疾病的新型吸入疗法的兴趣似乎显著增加。有些产品处于后期开发阶段，此外在公开披露的早期开发管线中可以找到许多其他产品。

25.4.2　蛋白质和肽

蛋白质和肽的递送最近也引起关注,其中几种已经被商业化或正在针对多种疾病进行临床研究。这些生物制剂包括单克隆抗体、细胞因子、激素、免疫球蛋白、干扰素和生长因子等[50]。第一种可吸入的生物制剂 Pulmozyme® (Dornase alfa,DNAse) 在 1993 年被批准用于治疗 CF[39, 51]。然而,蛋白质和多肽的吸入制剂在开发中困难不小。这些大分子的稳定性是主要问题,此外还有半衰期短、免疫原性和缺乏精确的剂量等问题[52-54]。

虽然某些蛋白质在气溶胶化过程中可以保持稳定(例如 DNase),但蛋白质和多肽可能易受吸入系统中遇到的剪切和应力因素的高度影响。最佳吸入器的选择不仅取决于足够的肺部沉积和功效,还取决于大分子在气溶胶化条件下的稳定性。在开发肺部递送蛋白质和多肽的产品时,必须考虑单个分子的性质以及设备的局限性。蛋白质的降解和失活取决于气溶胶生成的内在机制[39]。此外,超声波和振动筛网设备中温度的升高可能会导致蛋白质和多肽丧失活性[39]。已有研究显示蛋白质和多肽在雾化化后丧失了生物活性[52]。因此,已有使用替代方法来增加制剂的稳定性并增加蛋白质和肽的半衰期,例如,用于蛋白质缓释或 PEG 化的聚合物微球[54, 55]。受多种因素影响,预计到达肺部的肽分子剂量的一半将被吸收,导致生物利用度低[53, 54]。但是,新型 pMDI 和 DPI 允许向肺部递送更高剂量的药物[21, 54]。

易于管理、持久且稳定的吸入器-疫苗平台的开发消除了对冷链复杂运输物流的需求,并消除了在偏远地区由于使用针头而没有适当的生物危害性废物管理且没有合格资质训练有素的人员而导致传播其他疾病的可能性。近期已经开发出吸入疫苗,并取得了可喜的结果。在非人类灵长类动物中测试了用于预防埃博拉病毒感染的基于呼吸道(鼻)重组腺病毒的疫苗,并在接种后 62 d 内起到了部分保护作用[56]。两种非重组减毒麻疹干粉疫苗 DPIs 可为恒河猴提供一年以上的完全保护[57]。同样,用于肺结核[58]、麻疹、腮腺炎风疹的吸入疫苗已被开发[59]。

25.4.3　电子设备

在数字技术时代,电子智能吸入器设备的使用可改善患者对吸入疗法的依从性[21]。软件开发和移动应用程序的最新改进使临床医生可以远程监控患者的治疗和依从性,从而将关键信息添加到与患者依从性相关的问题解决策略中。此外,电子技术的使用为患者的自我监测、决策制定和疾病管理教育提供了资源,从而转向以患者为中心的个性化医疗[60]。

25.5　未来发展和主要进展

最近对吸入气溶胶领域的 25 位专家进行的一项就该领域新技术和重大进展的非正式调查为潜在的未来发展提供了一些启示[61]。调查的反馈各不相同,但公认吸入气溶胶技术是便于患者使用的。如前所述,人们致力于排除与患者相关的因素,从而使产品的有效不再取决于可控但与患者相关的治疗因素。该调查的重点包括以下方面的技术：患者依从性、呼吸驱动设备的迭代、设备操作简单化、不依赖于流速的递送系统以及减少大剂量药物的给药时间。靶向小气道的能力增强以及用于重症监护病房插管患者的气溶胶输送系统也将在未来变得愈发重要。显然，在过去10年中开发的临床前制剂也在发展为后期的和商业化的产品（如颗粒工程学制剂），但未来的重要进展之一可能是将预设特性的新化学物质制成吸入气溶胶。单个产品的特定设计要求将推动特定技术走向商业化。这方面的一个例子是获得监管部门批准的两个主要的吸入式胰岛素项目，其中设备和制剂的设计使大分子的精确剂量成为可能。新疾病靶标、具有不同理化特性的不同新化学物质（new chemical entities，NCEs）以及不断变化的剂量要求（治疗窗口或更高的有效载荷）将推动未来技术的发展。当然，这些开发活动将取决于监管障碍和投资风险。

（张　静　译）

参考文献

1. Nerbrink O. A history of the development of therapy by jet nebulisation. In Gradoń L, Marijnissen J, eds., *Optimization of Aerosol Drug Delivery*. Dordrecht, the Netherlands: Springer, 2003, pp. 1–22.
2. Freedman T. Medihaler® therapy for bronchial asthma: A new type of aerosol therapy. *Postgraduate Medicine*. 1956;20(6):667–673.
3. Sanders M. Pulmonary drug delivery: An historical overview. In Smyth HDC, Hickey AJ, eds., *Controlled Pulmonary Drug Delivery*. New York: Springer, 2011, pp. 51–73.
4. FDA. Seven inhalers that use CFCs being phased out. 2010.
5. Atkins PJ. Dry powder inhalers: An overview. *Respiratory Care*. 2005;50(10):1304–1312.
6. Schürmann W, Schmidtmann S, Moroni P, Massey D, Qidan M. Respimat® Soft Mist™ inhaler versus hydrofluoroalkane metered dose inhaler. *Treatments in Respiratory Medicine*. 2005;4(1):53–61.
7. Ram FS, Carvallho CR, White J. Clinical effectiveness of the Respimat® inhaler device in managing chronic obstructive pulmonary disease: Evidence when compared with other handheld inhaler devices. *International Journal of Chronic Obstructive Pulmonary Disease*. 2011;6:129.
8. Dalby R, Spallek M, Voshaar T. A review of the development of Respimat® Soft Mist™ Inhaler. *International Journal of Pharmaceutics*. 2004;283(1):1–9.
9. Jaeger J, Cirillo P, Eicher J, Geser J.; Boehringer Ingelheim Gmbh., assignee. Device for producing high pressure in a fluid in miniature. United States patent US 5,964,416A. October 4, 1995.
10. US Food and Drug Administration (FDA) Approval Letter Spiriva Respimat NDA 21936. Available at https://www.accessdata.fda.gov/drugsatfda_docs/appletter/2014/021936Orig1s000ltr.pdf (accessed December 4, 2017).
11. Davies MB, Hearne DJ, Rand PK, Walker RI.; Glaxo Group Ltd., assignee. Inhalation device. United States patent US 5,873,360A. March 2, 1990.
12. US Food and Drug Administraion (FDA) Approval Letter Serevent Diskus NDA 20692. Available at https://www.accessdata.fda.gov/drugsatfda_docs/nda/97/020692s000_Serevent_AdminCorres.pdf (accessed December 4, 2017).
13. Dagsland A, Virtanen R.; Astrazeneca Ab., assignee. Inhalation device. United States patent US 7,143,764B1. March 13, 1998.
14. US Food and Drug Administraion (FDA) Approval Letter Pulmicort Flexhaler NDA 21949. Available at https://www.accessdata.fda.gov/drugsatfda_docs/appletter/2006/021949s000ltr.pdf (accessed December 4, 2017).
15. Given J, Taveras H, Iverson H, Lepore M. Prospective, open-label assessment of albuterol sulfate hydrofluoroalkane metered-dose inhaler with new integrated dose counter. *Allergy and Asthma Proceedings*. 2013;34(1):42–51.
16. Sander N, Fusco-Walker SJ, Harder JM, Chipps BE. Dose counting and the use of pressurized metered-dose inhalers: Running on empty. *Annals of Allergy, Asthma & Immunology*. 2006;97(1):34–38.
17. FDA. *Guidance for Industry: Integration of Dose-Counting Mechanisms into MDI Drug Products*. Washington, DC: U.S. Department of Health and Human Services Food and Drug Administration Center for Drug Evaluation and Research (CDER), 2003.
18. Crompton G. The adult patient's difficulties with inhalers. *Lung*. 1990;168:658–662.
19. Dolovich M, Ruffin R, Corr D, Newhouse M. Clinical evaluation of a simple demand inhalation MDI aerosol delivery device. *Chest*. 1983;84(1):36–41.

20. Stein SW, Thiel CG. The history of therapeutic aerosols: A chronological review. *Journal of Aerosol Medicine and Pulmonary Drug Delivery*. 2017;30(1):20–41.

21. Chan JG, Wong J, Zhou QT, Leung SS, Chan HK. Advances in device and formulation technologies for pulmonary drug delivery. *AAPS PharmSciTech*. 2014;15(4):882–897.

22. Grossman J. The evolution of inhaler technology. *Journal of Asthma*. 1994;31(1):55–64.

23. Sanders M. Inhalation therapy: An historical review. *Primary Care Respiratory Journal*. 2007;16(2):71–81.

24. Thiel C. From Susie's question to CFC free: An inventor's perspective on forty years of MDI development and regulation. In *Respiratory Drug Delivery*. Phoenix, AZ: Interpharm Press, Inc., 1996, pp. 115–123.

25. Hickey A. Summary of common approaches to pharmaceutical aerosol administration. In *Pharmaceutical Inhalation Aerosol Technology*, 2nd ed. New York: CRC Press, 2003.

26. Stein SW, Sheth P, Hodson PD, Myrdal PB. Advances in metered dose inhaler technology: Hardware development. *AAPS PharmSciTech*. 2014;15(2):326–338.

27. Bell J, Newman S. The rejuvenated pressurised metered dose inhaler. *Expert Opinion on Drug Delivery*. 2007;4(3):215–234.

28. Vervaet C, Byron PR. Drug–surfactant–propellant interactions in HFA-formulations. *International Journal of Pharmaceutics*. 1999;186(1):13–30.

29. Smyth HD. The influence of formulation variables on the performance of alternative propellant-driven metered dose inhalers. *Advanced Drug Delivery Reviews*. 2003;55(7):807–828.

30. McDonald KJ, Martin GP. Transition to CFC-free metered dose inhalers--into the new millennium. *International Journal of Pharmaceutics*. 2000;201(1):89–107.

31. de Boer AH, Hagedoorn P, Hoppentocht M, Buttini F, Grasmeijer F, Frijlink HW. Dry powder inhalation: Past, present and future. *Expert Opinion on Drug Delivery*. 2017;14(4):499–512.

32. Hoppentocht M, Hagedoorn P, Frijlink HW, de Boer AH. Technological and practical challenges of dry powder inhalers and formulations. *Advanced Drug Delivery Reviews*. 2014;75:18–31.

33. Edwards DA, Hanes J, Caponetti G, Hrkach J, Ben-Jebria A, Eskew ML, Mintzes J, Deaver D, Lotan N, Langer R. Large porous particles for pulmonary drug delivery. *Science*. 1997;276:1868–1871.

34. US Food and Drug Administraion (FDA) Approval Letter Tobi Podhaler NDA 201688. Available at https://www.accessdata.fda.gov/drugsatfda_docs/appletter/2013/201688Orig1s000ltr.pdf (accessed December 4, 2017).

35. Newman SP. Aerosol deposition considerations in inhalation therapy. *Chest*. 1985;88(2 Suppl):152s–160s.

36. Darquenne C. Aerosol deposition in health and disease. *Journal of Aerosol Medicine and Pulmonary Drug Delivery*. 2012;25(3):140–147.

37. Leach C. Effect of formulation parameters on hydrofluoroalkane-beclomethasone dipropionate drug deposition in humans. *Journal of Allergy and Clinical Immunology*. 1999;104(6):s250–s252.

38. Carvalho TC, McCook JP, Narain NR, McConville JT. Development and characterization of phospholipid-stabilized submicron aqueous dispersions of coenzyme Q10 presenting continuous vibrating-mesh nebulization performance. *Journal of Liposome Research*. 2013;23(4):276–290.

39. Hertel SP, Winter G, Friess W. Protein stability in pulmonary drug delivery via nebulization. *Advanced Drug Delivery Reviews*. 2015;93:79–94.

40. Elhissi A. Liposomes for pulmonary drug delivery: The role of formulation and inhalation device design. *Current Pharmaceutical Design*. 2017;23(3):362–372.

41. Wu Z-z, Thatcher ML, Lundberg JK, Ogawa MK, Jacoby CB, Battiste JL, Ledoux KA. Forced degradation studies of corticosteroids with an alumina-steroid-ethanol model for predicting chemical stability and degradation products of pressurized metered-dose inhaler formulations. *Journal of Pharmaceutical Sciences*. 2012;101(6):2109–2122.

42. Saleem IY, Smyth HDC. Tuning aerosol particle size distribution of metered dose inhalers using cosolvents and surfactants. *BioMed Research International*. 2013;2013:7.

43. Zhu B, Traini D, Chan H-K, Young PM. The effect of ethanol on the formation and physico-chemical properties of particles generated from budesonide solution-based pressurized metered-dose inhalers. *Drug Development and Industrial Pharmacy*. 2013;39(11):1625–1637.

44. Wong W, Fletcher DF, Traini D, Chan HK, Crapper J, Young PM. Particle aerosolisation and break-up in dry powder inhalers: Evaluation and modelling of impaction effects for agglomerated systems. *Journal of Pharmaceutical Sciences*. 2011;100(7):2744–2754.

45. Ibrahim M, Verma R, Garcia-Contreras L. Inhalation drug delivery devices: Technology update. *Medical Devices (Auckland, NZ)*. 2015;8:131–139.

46. Frijlink HW, De Boer AH. Dry powder inhalers for pulmonary drug delivery. *Expert Opinion on Drug Delivery*. 2004;1(1):67–86.

47. Santos Cavaiola T, Edelman S. Inhaled insulin: A breath of fresh air? A review of inhaled insulin. *Clinical Therapeutics*. 2014;36(8):1275–1289.

48. US Food and Drug Administraion (FDA) Approval Letter Exubera NDA 21868. Available at https://www.accessdata.fda.gov/drugsatfda_docs/appletter/2006/021868s000ltr.pdf (accessed December 4, 2017).

49. Heinemann L. The failure of Exubera: Are we beat-

ing a dead horse? *Journal of Diabetes Science and Technology*. 2008;2(3):518–529.

50. Uchenna Agu R, Ikechukwu Ugwoke M, Armand M, Kinget R, Verbeke N. The lung as a route for systemic delivery of therapeutic proteins and peptides. *Respiratory Research*. 2001;2(4):198.

51. US Food and Drug Administration (FDA) Approved Drug Products Pulmozyme BLA 103532. Available at https://www.accessdata.fda.gov/scripts/cder/daf/index.cfm?event=overview.process&applno=103532 (accessed December 4, 2017).

52. Byron PR. Determinants of drug and polypeptide bioavailability from aerosols delivered to the lung. *Advanced Drug Delivery Reviews*. 1990;5(1):107–132.

53. Davis SS. Delivery of peptide and non-peptide drugs through the respiratory tract. *Pharmaceutical Science & Technology Today*. 1999;2(11):450–456.

54. Shoyele SA, Slowey A. Prospects of formulating proteins/peptides as aerosols for pulmonary drug delivery. *International Journal of Pharmaceutics*. 2006;314(1):1–8.

55. Thanoo BC, Sunny MC, Jayakrishnan A. Cross-linked chitosan microspheres: Preparation and evaluation as a matrix for the controlled release of pharmaceuticals. *The Journal of Pharmacy and Pharmacology*. 1992;44(4):283–286.

56. Choi JH, Jonsson-Schmunk K, Qiu X, Shedlock DJ, Strong J, Xu JX, Michie KL, et al. A single dose respiratory recombinant adenovirus-based vaccine provides long-term protection for non-human primates from lethal ebola infection. *Molecular Pharmaceutics*. 2015;12(8):2712–2731.

57. Lin W-H, Griffin DE, Rota PA, Papania M, Cape SP, Bennett D, Quinn B, et al. Successful respiratory immunization with dry powder live-attenuated measles virus vaccine in rhesus macaques. *Proceedings of the National Academy of Sciences*. 2011;108(7):2987–2992.

58. Tyne AS, Chan JG, Shanahan ER, Atmosukarto I, Chan HK, Britton WJ, West NP. TLR2-targeted secreted proteins from Mycobacterium tuberculosis are protective as powdered pulmonary vaccines. *Vaccine*. 2013;31(40):4322–4329.

59. Castro JFd, Bennett JV, Rincon HG, Munoz MTAy, Sanchez LAEP, Santos JI. Evaluation of immunogenicity and side effects of triple viral vaccine (MMR) in adults, given by two routes: Subcutaneous and respiratory (aerosol). *Vaccine*. 2005;23(8):1079–1084.

60. Himes BE, Weitzman ER. Innovations in health information technologies for chronic pulmonary diseases. *Respiratory Research*. 2016;17(1):38.

61. Smyth HD, Colthorpe P, George M, Jansen P, Fuglsang A, Armstrong KE, Lyapustina S. Highlights from the 2017 IPAC-RS/ISAM joint workshop "new frontiers in inhalation technology." *Journal of Aerosol Medicine and Pulmonary Drug Delivery*. 2018;31(4):199–203.

确保吸入药物治疗的有效性和可重复性

Ensuring effectiveness and reproducibility of inhaled drug treatment

Anthony J. Hickey

26.1   前言

本章主要讲述药品和患者方面的主要问题。提高产品性能为产品的重现性和整体质量奠定了基础,以确保准确的、可重复的剂量递送。质量源于设计(quality by design, QbD)的总体原则包括统计实验设计、过程分析技术、统计过程控制和风险管理。每一项都在受控和规定的物理、数据和信息环境中进行。在药物与患者之间的互相作用中具有解剖学、生理学、药物沉积、代谢和药理学方面的变异性。以下依次介绍产品质量策略和患者变量因素。

26.2   一般产品质量

在过去 10 年中,QbD 作为产品开发的基础和监管的需要越来越受到重视[1-3]。这对于吸入产品的开发尤为重要,因为影响这些复杂吸入产品系统的质量和性能的变量因素很多。

QbD 的重点是界定影响产品性能以及最终质量、疗效和安全性的重要变量。为了探究哪些变量很重要,有必要确定所有影响性能的因素。这些变量可以被分配到特定的产品组件或步骤。

Buckminster Fuller 在一本描述关键路径分析的书中详细阐述了产品/工艺的优化方法,书中强调了需要捕捉影响预期产品或结果是否能实现的关键变量[4]。W. Edwards Deming 已提出在产品研发中需要采用统计学方法来控制产品质量[5]。

药学家可以使用各种工具来设置预期的规格和性能,包括石川图(Ishikawa diagrams,又称为鱼骨图)和甘特图(GANTT charts,又称为条状图)[6, 7]。石川图能很好地描述变量之间的关系,并允许在探索主要变量之前结构化呈现集思广益所得的结果和各种来源的输入内容。某些变量的影响往往可以基于经验和观察来假设，并且这些变量还可以与未知影响的主要变量建立联系。但如果在研发过程中发现异常现象，那么在起始处捕捉所有变量则是进一步调查的基础。

使用甘特图可以把开发序列上的每个过程划分为各个组成部分，并在关键路径中找出清晰的决策点。序列不一定按时间顺序排列（尤其是对那些不是很关键的部分），但从广义上来说，尤其在时间是该过程的关键要素（如稳定性）的情况下，该序列应符合时间线。

统计实验设计可用于产品和工艺的优化。多元统计设计的最初概念最早发表于 19 世纪 30 年代[8]，由 George Box 及其同事推广，并在 20 世纪末被广泛采用[9]。通过统计试验设计，获得探索工艺空间的能力以及足够的数据来确定与关键变量相关的表面响应图，这样可以优化产品使其处于对输入变量不敏感的区域以达到稳健的性能，从而减少产品制造偏离规格的可能性。

图 26-1 说明了管理工具和技术工具在保证产品质量方面的平行作用。将上述技术通过人工和自动的结构化监测、决策以及基于数据和专业知识的管理、统计、科学和技术等组成部分的控制而加以整合，最终确保产品质量。

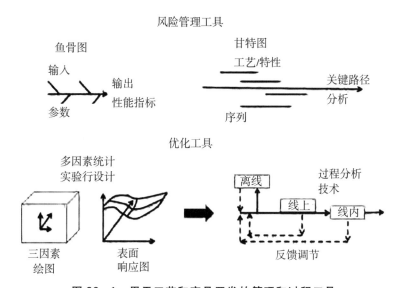

图 26-1 用于工艺和产品开发的管理和过程工具

在应用统计试验设计优化吸入产品性能方面已有示例[10-12]。国际药物气溶胶法规和科学联盟（International Pharmaceutical Aerosol Consortium on Regulation and Science，IPAC-RS）也讨论了 QbD 原则在经口吸入药物产品开发中的应用[13, 14]。

一旦对产品和工艺设定了规范，就可以使用分析控制作为降低风险的策略。过程分析技术（process analytical technology）成功的关键在于：该方法越接近实时测量（特别是当它可用于调节输入变量时），就越有可能防止偏差；如果出现偏差，那么对其进行正式调查可能既昂贵又费时。最常见的方法是采用线上（online）或线内（inline）方法来衡量关键质量属性，这些属性决定了产品满足特定性能指标的可能性/概率（图 26-1）。

26.3　吸入药物产品

　　吸入药物产品的开发一个复杂的过程,它的化学、物理和生物学的结合。图26-2描述了药物递送的主要障碍。每种药品由3个要素组成:药物制剂、计量系统和气溶胶产生机制。后者通常是吸入装置硬件组件的内部特性。这种化学和物理组分的结合被用来以一种非平衡的方式在瞬间产生悬浮在空气中的颗粒或液滴气溶胶。气溶胶的物理特性决定了递送的效率[14, 15]。气溶胶可直接或通过辅助系统直接进入患者的吸气气流中。气溶胶在肺内的沉积取决于患者的用力、年龄、性别和疾病状态。药物的溶出和转运取决于沉积部位及气道局部条件如黏液、气道上皮细胞衬液、结构、感染和炎症等。与口服或胃肠外给药相比,吸入给药在实际操作、监管和经济上的挑战是巨大的。然而,对于某些疾病,获益比挑战更重要。将有效药物直接递送到肺黏膜以实现肺局部给药,并最大限度地减少全身暴露和全身毒性,是非常有价值的,如哮喘和COPD患者因为吸入治疗而在预期寿命和生活质量方面得到了巨大获益。吸入治疗正在被应用于更多的局部和全身性疾病。越来越多的新技术也在不断地被探索开发,本书前面各章节已有叙述。

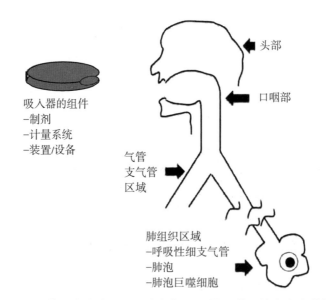

图26-2　药物治疗的物理要素包括吸入器及其组件和患者的解剖结构(广义上包括口咽、气管支气管和肺组织区域)

　　产品开发的主要目的在于缓解疾病的症状或潜在病因,同时最大程度地减少不良反应;对治疗窗的理解引发了质量控制的需求[16]。理想情况下,安全范围(最大耐受剂量与最小有效剂量之比)应很大[16]。或更简单地说,治疗效果可以在几乎没有毒性风险的剂量下实现。产品研发旨在生产一种准确的、可重复的有效剂量规格的产品,由此避免因剂量不足导致疗效不足或过量导致毒性反应。

组合这些要素的传统方法是遵循产品规格并评估批次的性能,以建立保证有效剂量和安全性的质量标准。21世纪初以来,监管机构已经推广了QbD方法,该方法对产品制造和组装进行了充分的控制,以确保产品的质量。无论是从属性还是从开发路径的角度来看,对关键问题的关注都是该方法成功的主要因素。

26.4 产品开发注意事项

26.4.1 目标产品性能

目标产品性能(the target product profile,TPP)取决于疾病治疗的需求、所需技术的局限性和优势以及制造和监管方面的考虑[3]。安全有效的吸入疗法需要将有效剂量药物直接递送至目标部位,以达到局部(受体或病原体)或全身(吸收途径)的生物等效性。可以对其加以控制的性能特征是递送剂量和空气动力学粒径分布。

26.4.2 质量源于设计(QbD)

数十年来,QbD一直是工程实践的核心原则,最好的例子是实施六西格玛(six sigma)实践[17]。制药工程相对较晚地采用了这种通用方法,尽管过程工程师做出了与其他领域一致的最大努力。在世纪之交,美国食品药品监督管理局(FDA)发布了一份指导文件,以促进该方法在药物开发中的使用,制药工程才采用了这种方法[1,2,18,19]。此外,人用药品注册技术要求国际协调会(International Conference on Harmonization of Technical requirements for Registration of Pharmaceuticals for Human Use,ICH)指南现在也表明需要应用QbD原则[20]。通用原则已应用于吸入产品[14,21]。

最有效的质量管理方法是投入时间和资源来确定可能影响过程和产品的所有参数。这些参数包括可以控制的参数和可能受到限制或不受控制的参数。对过程和环境的了解越多,确保产品质量的可能性就越大。

(1)过程分析技术

制药行业是QbD的后来者也许并不奇怪。大多数药品生产操作都涉及批处理过程,其输入变量可以调整[22,23]。用于监测这些过程的分析仪器允许对运行条件进行控制和调节[24,25]。连续过程的使用可以在制造的各个阶段对产品进行更大程度的控制,并可以通过监测产品的关键属性来整合风险评估[1,3]。

(2)统计实验设计

统计实验设计是工艺和产品开发的基础[26,27]。其主要是使用多元分析来全面探索工艺或分析空间,以识别对产品最终性能至关重要的属性[1,3]。一旦确定了这些属性,就可以对其进行密切监测和控制,以确保产品性能保持在监管部门批准的规范内。

(3)统计过程控制

统计过程控制适用于各种因素,这些因素对工艺和产品成功至关重要[28]。图26-3说明了在典型过程中可能需要考虑的因素。除了设备、材料和操作条件(包括环境)之间复杂的相互作用之外,还必须控制其他因素。必须记录员工的专业知识和培训。培训能确保工作人员熟悉标准操作程序(standard operating procedures,SOPs),并且必须建立监督流程。文件和信息必须通过经过验证的电子或纸质存储库进行控制。这些文档,无论是 SOPs、协议还是药物生产文件(drug manufacturing files,DMFs),都会伴随输出数据和信息,成为输出记录的一部分。

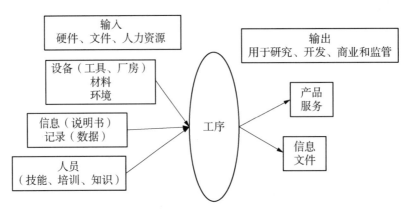

图 26-3　影响产品/服务和信息等工序结果的材料、设备以及人力和环境因素

　　统计过程控制有一些基本原理。首先,开发产品和维护环境的所有工作都涉及过程。因此,所有工作人员都有责任进行质量管理。其次,过程中的稳定性和变异性是进行优化的必要元素。最好在产品制造前对生产过程有充分的理解,以避免出现不可接受的偏差和减少或消除偏差检测的投入。产品失败时应进行一致的系统调查,以寻找补救措施。同样,在决策中责备是没有作用的,还会对维持管理控制起反作用。对操作员的基本教育和常规培训是达成共识的途径。

26.4.3　风险管理

　　QbD 的每个基本要素(包括统计实验设计和统计过程控制)的目的都是降低做出错误干预或决策的风险。实施监控和控制策略的系统性方法是为过程管理和最大限度地降低工艺或产品失败的风险提供明确的指引。这对于产品的一致性、提高效率、提高生产力和降低成本具有明显的意义。这些结果和 TPP 以及质量、安全性、有效性等关键质量属性指标直接相关。如图 26-1 所示,管理工具可用来帮助识别工艺或产品开发中的关键步骤,并形成人工或自动的决策策略,按照相关可用资源(材料、设备、人员、环境)做出反应,从而降低风险。

26.5　生物制药注意事项

　　产品与患者之间的相互作用需要引起关注,这对于把通过性能指标建立的产品质量转化为安全有效的治疗结果十分重要。在过去的 10 年中,该领域一直有重大研究和争论。许多人认为理想的情况是开发一种体外方法,通过该方法可以有效预测药物进出肺部的特征,从而判断临床疗效。在这一点上已经取得了一些进展,但尚未形成标准方法。

图 26-2 显示了治疗的恒定要素:吸入器和患者。为确保质量,吸入器及其组件已按照定性(qualitative,Q1)和定量(quantitative,Q2)的监管要求进行了全面规定[29]。新产品将经受对其所需性能特征的全面评估。然而,气溶胶分散的机制及其与患者吸入药物时生理状态的相互作用是动态变化的。后者受许多内在变量的影响,如疾病状态、年龄、性别、训练、协调性和依从性等(图 26-4)。气溶胶递送机制取决于产品成分,患者的呼吸动作取决于上述因素,同时也取决于患者的整体健康状况,这些因素可能会影响患者呼吸及吸入药物所需的肌肉力量。患者的呼吸动作是一种功函数,可以根据压降(ΔP)来定义,压降必须克服装置的阻力来获得所需的流速(Q)。此函数可通过功率($Q.\Delta P$)或单位时间所做的功来表示[30]。

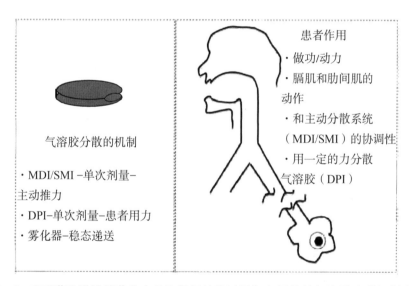

图 26-4 实现药物递送的药物产品和解剖结构以及与之相关的气溶胶生成机制和患者生理特征的动态变量

法规和药典指导文件认可的能影响经口吸入药物(orally inhaled drug products,OIDPs)质量、安全性和有效性的关键特性是给药剂量和空气动力学粒径分布。气溶胶的递送速率和颗粒溶出特性也可能在某些 OIDPs 的性能中发挥作用。递送剂量决定了递送给患者的药物总量。空气动力学粒径分布(APSD)[31-33]和气溶胶递送速率(ADR)[34-36]决定了药物在肺内的沉积部位。当药物在肺部沉积后,溶出度决定了药物的生物利用度[37]。沉积区域和溶出速率非常重要,因为它们决定了特定清除机制对药物转运的影响。图 26-5 展示了吸入器的组件、气溶胶的递送以及患者的解剖学和生理学对于气溶胶特性和肺部沉积方面的影响。

建立产品性能一致性的基础可以概括为需要考虑特定目标、组织、细胞和受体。因此,可能产品质量的通用模型只能推测药物在肺内的沉积和在溶出过程中的释放行为。

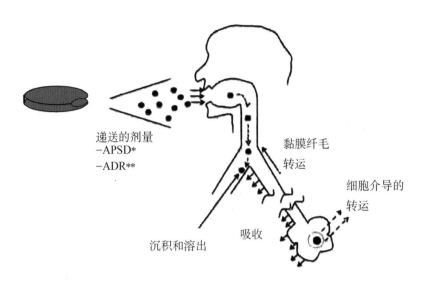

*空气动力学粒径分布
**气溶胶递送率

图 26-5 气溶胶药物的性能特性及其对肺部沉积和初始处置(溶出)的影响以及与总体药代动力学相关的清除机制

疾病和患者的特点可能需要产品规格的调整以适应药物的局部递送效率。图 26-5 描述了动态产品性能特点以及与药物沉积、吸收、黏膜纤毛和细胞介导转运的生理机制的互相作用,这些因素可影响药物递送至作用部位的效率和重现性[38]。

APSD 特征反映生成气溶胶的准确性和精确度,并通过推断确保药物可重复地递送至肺部,是确立产品质量的主要终点[32, 33]。事实上,测量 APSD 的方法惯性撞击法已经得到了 QbD 的认可[13, 39]然而,使用惯性撞击器预测药物在全肺或局部肺的沉积量还有很大的局限性。最重要的是,惯性撞击器是在恒定流速下进行校准的,该方法无法模拟吸气流周期。目前已经设计出两种方法来弥补这一不足。第一种方法是在撞击器采样的同时使用吸气流速循环,这种方法本身会丧失仪器校准功能及其粒径测量的效能。第二种方法是使用混合入口并通过吸气流速循环产生气溶胶,但撞击器继续以恒定流速运行,从而保持仪器校准并能进行颗粒大小测定[40]。后者可被用于患者,因此能更准确地反映吸入器的性能,但仍然无法预测药物在患者体内的沉积情况。当以 3 μm 为粒径临界点时,肺沉积和级联撞击结果有时一致[41]。小于 3 μm 气溶胶的比例似乎与肺沉积直接相关。也有数据提示,3 μm 以上及以下粒径的分布比例似乎与肺部沉积无关。

其他方法则是着眼于气溶胶的采样方式并探索不同尺寸(年龄)口咽模型中沉积量的差异,而不是试图将惯性撞击数据解读肺沉积[42]。可通过对一些吸入产品(包括 DPI 和 pMDI)进行采样以获得肺部沉积数据,从而在模型沉积和体内肺部沉积之间建立相关性。

模拟人体肺部药物气溶胶沉积的理论和实验方法对于预测肺部药物剂量具有较高的

准确性和重复性。虽然理论模型会产生良好的近似值,但是还需要做更多的工作来充分完善实验模型以更有效地预测局部沉积。不同的个体其生理解剖结构不同,肺部沉积随之不同。在某种程度上,所有模型都是对其结果进行平均从而做出群体的预测。唯有开发个性化医学的方法,才能克服这类变异。

如图 26-5 所示,药物清除在其递送至肺部目标部位的效率方面起着重要作用。主要的清除机制包括吸收以及黏膜纤毛和细胞介导的转运。药物沉积的部位决定了药物清除的主要机制及其他可能影响沉积的局部因素[35, 38]。药物在整个呼吸道都可以被吸收。向支气管循环的转运发生在气管支气管区域[43]。而向肺血循环的转运发生在肺周边部位,该区域与肺泡紧密相连以支持气体交换[43]。外周肺部的细胞结构使得该区域表面积大、从气道到血管的距离短,药物吸入后可以被快速吸收,因而成为治疗全身性疾病的目标部位。

对于沉积在气管支气管中的因某种原因(如溶解度低、由于添加剂而导致溶解受限)而延迟溶出的药物,黏膜纤毛运动将影响其沉积。其影响大小取决于颗粒的溶出速率。药物需要以分子状态转运或转位至局部作用点。为了说明这一机制的重要性,在认识到可能发生一系列中间现象的同时,可以考虑两种情况:高溶解度物质一般直接在沉积部位吸收/作用,它们仅受局部通透性的影响;低溶解度的物质可存在于每个部位,其清除受溶解、黏膜纤毛转运速率以及局部通透性的综合影响。

在外周表现出延迟溶出并取决于其几何粒径特征的材料可被肺泡巨噬细胞摄取。根据药物成分的不同,这些巨噬细胞可作为释放或降解药物的储存库。如前所述,这种机制的影响程度取决于药物的局部溶解度和溶出速度。

目前,已经在较大的空间尺度上研究了吸入药物的药代动力学特性:肺部整体和局部的分布及吸收入血液循环后的全身分布。还应该认识到,在分子水平上,需要克服在每个沉积部位的障碍。气道内衬液(airway lining fluid, ALF)的黏稠度和组成成分随呼吸道不同部位而有所不同。因此,每个沉积部位都存在不同的溶出介质。黏液是由糖蛋白和脂蛋白基质组成的复杂物质,它针对药物的分子量、电荷和其他特性而起着扩散屏障作用[44-46]。在肺外周,表面活性物质层是药物穿透到上皮的唯一障碍[47]。药物进入上皮细胞或周围组织细胞后,可能会受到外排转运蛋白或代谢酶的作用,这些作用会进一步影响药物到达作用部位的潜力[48-50]。转运和代谢的程度及特性取决于药物的化学结构,通常会受到其与内源性物质相似性的影响。

如图 26-2、26-4 和 26-5 所示,吸入药物产品开发面临着复杂的挑战,图 26-6 则显示了影响治疗有效性和可重复性的所有宏观因素。当然,分子层面的变量进一步增加了其复杂性。我们已经在理解和控制药品和气溶胶性能特征方面已经取得了很大的进步。目前努力方向是将这些知识转化为气溶胶生物学特性的预测以及开发适当工具以评估其药代学、药效学特性,并开发吸入性生物药学分类系统[29, 51, 52]。但是,需要对肺部药物处置的生物学进行更多的科学研究,才能确定预测模型的局限性。

反馈控制系统可以帮助患者监控自己的呼吸动作,或者更好地控制呼吸,从而增强生理学可重复性[53-55]。随之,生物学处置的一致性也将得到改善。只有在收集到足够多

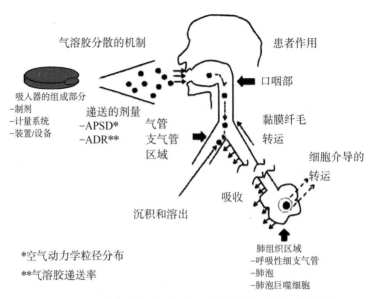

图 26 - 6　吸入器和肺的结构、生理功能及其对药物处置的影响

的数据时,才能证明个体数据(单个患者肺功能波动引起的呼吸动作变异性得到改善)是否可以解释为群体数据(接受治疗的人群的整体改善)。

26.6　结论

　　质量一致性作为衡量和控制吸入药物性能的主要参数,关系到产品的有效性和安全性。质量控制通过产品开发中的 QbD 实践以及对患者进行培训和提高治疗依从性来实现。患者自身及患者与患者之间解剖、病理生理和药理学的变异性是药物产品一致性和预期的治疗结果之间差异的原因所在。对反馈控制系统以及呼吸控制系统的关注意味着向生理可重复性迈进。我们面临的挑战在于充分地扩展知识,以明确在预测药物处置方面的能力限制,并实现对药物性能的最大控制。

(叶晓芬　译)

参考文献

1. Yu L. Pharmaceutical quality by design. Product and process development, understanding and control. *Pharmaceutical Research*. 2008;25:781–791.

2. Yu L, Amidon G, Khan M, Hong S, Polli J, Raju G, Woolcock J. Understanding pharmaceutical quality by design. *AAPS Journal*. 2014;16:771–783.

3. Pramod K, Tahir A, Charoo N, Ansari S, Ali J. Pharmaceutical product development: A quality by design approach. *International Journal of Pharmaceutical Investigation*. 2016;6:129–138.

4. Fuller RB. *Critical Path*. New York: St. Martin's Press, 1981.

5. Deming W. *Quality, Productivity and Competitive Position*. Cambridge, MA: MIT Press, 1982.

6. Liliana L. A new model of Ishikawa diagram for quality assessment. *IOP Conference Series: Materials Science and Engineering*. 2016;161:012099.

7. Geraldi J, Lechter T. Gantt charts revisited: A critical analysis of its roots and implications to the management of projects today. *International Journal of Managing Projects in Business*. 2012;5:578–594.

8. Cramer E, Rock R. Multivariate analysis. *Review of Educational Research*. 1966;36:604–617.

9. Box G, Hunter W, Hunter J. *Statistics for Experimenters. An Introduction to Design, Data Analysis and Model Building*. New York: John Wiley & Sons, 1978.

10. O'Hara P, Hickey A. Respirable PLGA micro-sphers containing rifampicin for the treatment of tuberculosis: Manufacture and characterization. *Pharmaceutical Research*. 2000;17:955–961.

11. Taylor M, Hickey A, VanOort M. Manufacture, characterization, and pharmacodynamic evalua-tion of engineered ipratropium bromide particles. *Pharmaceutical Development and Technology*. 2006;11:321–336.

12. Telko M, Hickey A. Aerodynamic and electrostatic properties of model dry powder aerosols: A com-prehensive study of formulation factors. *AAPS PharmSciTech*. 2014;15:1378–1397.

13. Tougas T, Christopher D, Mitchell J, Lyapustina S, Oort MV, Bauer R, VanOort M, Glaab V. Product lifecycle approach to cascade impaction measure-ments. *AAPS PharmSciTech*. 2011;12:312–322.

14. Bowles N, Cahill E, Haberlin B, Jones C, Mett I, Mitchell J, Muller-Walz R, et al. Application of qual-ity by design to inhalation products. *RDD Europe*. 2007;1:61–70.

15. Xu Z, Hickey A. The physics of aerosol droplet and particle generation from inhalers. In Smyth H, Hickey A, eds., *Controlled Pulmonary Drug Delivery*. New York: Springer, 2011, pp. 75–100.

16. Klaassen C, III JW. *Casarett and Doull's Toxicology The Basic Science of Poisons Companion Handbook*, 5th ed. New York: McGraw-Hill, 1999, pp. 21–23.

17. Schroeder R, Linderman K, Liedtke C, Choo A. Six sigma: Definition and underlying theory. *Journal of Operations Management*. 2008;26:536–554.

18. US Food and Drug Administration. *Guidance for Industry: Q8(R2) Pharmaceutical Development*. Washington DC: US Department of Health and Human Services; 2009.

19. Lionberger R, Lee S, Lee L, Raw A, Yu L. Quality by design concepts for ANDAs. *AAPS Journal*. 2008;10:268–276.

20. http://www.ich.org [Internet].

21. Sallam A, Nazzal S, AlKahatib H, Darwazeh N. Quality by design: Concept for product develop-ment of dry powder inhalers. In Nokhodchi A, Martin G, eds., *Pulmonary Drug Delivery Advances and Challenges*. New York: Springer, 2015, pp. 321–338.

22. Lee S, O'Connor T, Yang X, Cruz C, Chatterjee S, Madurawe R, Moore C, Yu L, Woodcock J. Modernizing pharmaceutical manufac-turing: From batch to continuous processing. *Journal of Pharmaceutical Innovation*. 2015;10:191.

23. O'Connor T, Yu L, Lee S. Emerging technology: A key enabler for modernizing pharmaceutical manufac-turing and advancing product quality. *International Journal of Pharmaceutics*. 2016;25:492–498.

24. Barrett P, Smith B, Worlitschek J, Bracken V, O'Sullivan B, O'Grady D. A review of the use of pro-cess analytical technology for the understanding and optimization of production batch crystallization pro-cesses. *Organic Process Research and Development*. 2005;9:348–355.

25. Rantanen J, Khinast J. The future of pharmaceutical manufacturing sciences. *Journal of Pharmaceutical Sciences*. 2015;104:3612–3638.

26. Anderson T. *An Introduction to Multivariate Statistical Analysis*. New York: John Wiley & Sons, 1958.

27. Cochran W, Cox G. *Experimental Designs*. New York: John Wiley & Sons, 1957.

28. Oakland J, Followell R. *Statistical Process Control*. 2nd ed. Oxford, UK: Heinnemann Newnes, 1990.

29. Forbes B, Backman P, Christopher D, Dolovich M, Li B, Morgan B. In vitro testing for orally inhaled products: Developments in science-based regulatory approaches. *AAPS Journal*. 2015;17:837–852.

30. Dunbar C, Morgan B, Oort MV, Hickey A. A comparison of dry powder inhaler dose deliv-ery characteristics using a power criterion. *PDA Journal of Pharmaceutical Science and Technology*. 2000;54:478–484.

31. US Food and Drug Administration. Draft Guidance for the industry, metered dose inhaler (MDI) and dry powder inhaler (DPI) chemistry manufacturing and controls documentation. 1998.

32. ICRP Task Group on Lung Dynamics. Deposition and retention models for internal dosimetry of the human respiratory tract. *Health Physics*. 1966;12:173–207.

33. Heyder J, Gebhart J, Rudolf G, Schiller C, Stahlhofen W. Deposition of particles in the human respira-tory tract in the size range 0.005–15um. *Journal of Aerosol Science*. 1986;17:811–825.

34. Ziffels S, Durham P, Bemelmans N, Hickey A. In vitro dry powder inhaler formulation performance considerations. *Journal of Controlled Release*. 2015;199:45–52.

35. Hickey A. Controlled delivery of inhaled thera-peutic agents. *Journal of Controlled Release*. 2014;190:182–188.

36. Hickey A. Complexity in pharmaceutical powders for inhalation: A perspective. *KONA Powder and Particle Journal*. 2017(35):Advanced pub J-stage.

37. Gray V, Hickey A, Balmer P, Davies N, Dunbar C, Foster T, Olsson B, et al. The inhalation ad hoc advisory panel for the USP performance tests of inhalation dosage forms. *Pharm Forum*. 2008;34:1068–1074.

38. Mortensen N, Hickey A. Targeting inhaled therapy beyond the lungs. *Respiration*. 2014;88:353–364.

39. Mitchell J, Nagel M, Doyle C, Ali R, Avvakoumova V,

Christopher J, Quiroz J, Strickland H, Tougas T, Lyapustina S. Relative precision of inhaler aerodynamic particle size distribution (APSD) metrics by full resolution and abbreviated Andersen cascade impactors (ACIs): Part 1. *AAPS PharmSciTech*. 2010;11:845–851.

40. Nadarassan D, Assi K, Chrystyn H. Aerodynamic characterstics of a dry powder inhaler at low flows using a mixing inlet with an Andersen Cascade Impactor. *European Journal of Pharmaceutical Sciences*. 2010;39:348–354.

41. Newman S, Chan H-K. In vitro/In vivo comparisons in pulmonary drug delivery. *Journal of Aerosol Medicine and Pulmonary Drug Delivery*. 2008;21:77–84. doi:10.1089/jamp.2007.0643.

42. Olsson B, Borgstom L, Lundback H, Svensson M. Validation of a general in vitro approach for prediction of total lung deposition in healthy adults for pharmaceutical inhalation products. *Journal of Aerosols in Medicine and Pulmonary Drug Delivery*. 2013;26:355–369.

43. Hickey A, Thompson D. Physiology of the airways. In Hickey A, ed., *Pharmaceutical Inhalation Aerosol Technology*. 2nd ed. New York: Marcel Dekker, 2004, pp. 1–29.

44. Button B, Button B. Structure and function of the mucu clearance system of the lung. *Cold Spring Harbor Perspectives in Medicine*. 2013;3:a009720.

45. Lillehoj E, Kim K. Airway mucus: Its components and function. *Archives of Pharmaceutical Research*. 2002;25:770–780.

46. Rubin B. Physiology of airway mucus clearance. *Respiratory Care*. 2002;47:761–768.

47. Hamm H, Kroegel C, Hohlfeld A. Surfactant: A review of its functions and relevance in adult respiratory distress disorders. *Respiratory Medicine*. 1996;90:251–270.

48. Ehrhardt C, Backman P, Couet W, Edwards C, Forbes B, Friden M, Gumbleton M, et al. Current progress toward a better understanding of drug disposition within the lungs: Summary proceedings of the first workshop on drug transporters in the lungs. *Journal of Pharmaceutical Sciences*. 2017;106:2234–2244.

49. Sporty J, Horalkova L, Ehrhardt C. In vitro cell culture models for the assessment of pulmonary drug disposition. *Expert Opinion on Drug Metabolism & Toxicology*. 2008;4:333–345.

50. Olsson B, Bondesson E, Borgstrom L, Edsbacker S, Eirefelt S, Ekelund K, Gustavsson L, Hegelund-Myrback T. Pulmonary drug metabolism, clearance and absorption. In Smyth H, Hickey A, eds., *Controlled Pulmonary Drug Delivery*. New York: Springer, 2011, pp. 21–50.

51. Hastedt J, Backman P, Clark A, Doub W, Hickey A, Hochhaus G, Kuehl P, et al. Scope and relevance of a pulmonary biopharmaceutical classification system AAPS/FDA/USP Workshop March 16–17th, 2015 in Baltimore, MD. *AAPS Open*. 2016;2:1.

52. Sbirlea-Apiou G, Newman S, Fleming J, Seikmeier R, Ehrmann S, Scheuch G, Hochhaus G, Hickey A. Bioequivalence of inhaled drugs: Fundamentals, challenges and perspectives. *Therapeutic Delivery*. 2013;4:343–367.

53. Geller D, Kesser K. The I-neb adaptive aerosol delivery system enhances delivery of alpha1-antitrypsin with controlled inhalation. *Journal of Aerosol Medicine and Pulmonary Drug Delivery*. 2010;23(Suppl 1):S55–S59.

54. Fischer A, Stegemann J, Scheuch G, Siekmeier R. Novel devices for individualized controlled inhalation can optimize aerosol therapy in efficacy, patient care and power of clincial trials. *European Journal of Medical Research*. 2009;14(Suppl 4):71.

55. Carpenter D, Roberts C, Sage A, George J, Home R. A review of electronic devices to assess inhaler technique. *Current Allergy and Asthma Reports*. 2017;17:17.

总结

Conclusion

Anthony J. Hickey, Heidi M. Mansour

吸入治疗在多种疾病中的潜在作用正日益得到关注,并伴随着机遇和挑战。在大约50年的时间里,研究者建立了有关吸入治疗的科学和技术原理的基础,它随着新方法的出现而不断完善。关于吸入性药物、药物气溶胶和肺部药物递送的内容,已有大量的介绍性和专业性的文章阐述。本书旨在按照与临床转化直接相关的结构进行阐述。

本书首先概述了物理化学、气溶胶物理学、药物沉积生物学以及设备和产品方面的考虑,作为本书其余部分的必要介绍和参考。随后重点介绍了特定疾病及其吸入治疗,突出了需要克服的具体障碍以及从现有可选方案中选取的解决方案。其中的一些选择是针对特定疾病的治疗而开发的。根据疾病不同,所讨论的内容也必然有所差异,总体上是两个方面的整合,即药物剂型和疾病;在产品开发过程中,需要考虑这两方面的总体情况。此外,这两方面对质量、安全性和有效性的影响应当成为开发框架的要素。

本文重点强调了开发目标产品需要注意的要点。需要考虑的项目包括剂量、空气动力学粒径分布以及其他诸如气溶胶的递送和溶解速率等参数。

27.1 剂量

疾病治疗所需的药物标称剂量取决于其内在药理作用(效力)、疾病性质以及患者的年龄,可能有患者性别因素。基因型和表型差异也可能发挥了作用,目前最好的例子是囊性纤维化和耐药微生物。考虑剂量的方法有很多种,每种方法都反映了通过药物气溶胶递送的转换效率。图27-1展示了和剂量相关的术语。

对于口服药物,患者摄入标称剂量的片剂或胶囊,服用的药量是明确无误的,从这个意义上讲口服给药的药量是明确的,这与吸入治疗有所不同。吸入治疗涉及多个步骤,其中递送的药量可以表达为多个因素的函数。在20多年前就注意到,递送过程中的每一个因素都以一种函数关系影响着治疗剂量[1]。下列表达式是关于药物递送过程中不同因素对于剂量的函数:剂量 α f(成分)·f(制剂)·f(计量系统)·f(设备)·f(解剖结构)•f(呼吸作用)•f(年龄)•f(性别)•f(疾病状态)。

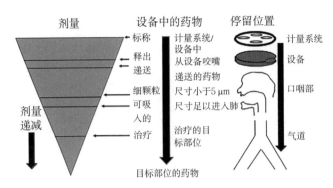

图27-1 定量系统设备、上下呼吸道等不同部位的递送效率以及停留所导致的药量分段

如图27-1所示,给药量减少的第一步是组合成分、制剂、计量系统和设备在药物从设备释出并递送给患者过程中的限制作用。对于粉雾吸入器(DPIs),其释出剂量和递送剂量是相同的;而对于气雾剂(pMDIs)和雾化器,释出剂量和递送剂量之间的差异可能较小,也可能较大,后者发生在配合储雾罐使用pMDI以及应用雾化器时在吸气循环之间浪费了药物。给药量的下一个主要限制是可吸入气溶胶的比例,即通过口咽并进入肺部的比例。有两个定义和绝对值完全不同的术语经常被混用。"微颗粒剂量(fine particle dose)"[如果表示为标称剂量或释出剂量的百分比,则称为"微颗粒分数(fine particle fraction)"]是指在一定尺寸范围内的颗粒,这类大小的颗粒在统计学上具有较高的概率进入肺部。微颗粒可以用空气动力学粒径分布(APSD)低于 $5 \mu m$ 来定义,也可以在某种程度上是指某种惯性采样器中低于某一直径的颗粒,例如,Andersen级联撞击器中在流量为 $28.3 \, L/min$,即1个美国立方英尺/分钟(1 American cubic foot per minute,1ACFM)时,直径小于 $5.8 \mu m$ 的颗粒,或者两级液体撞击器中在流量为 $60 \, L/min$ 时直径小于 $6.4 \mu m$ 的颗粒[2]。相较而言,"呼吸剂量(respirable dose)"[或呼吸分数(respirable fraction)]是一个基于已知的肺部沉积,是指所有可能在肺内沉积的直径 $10 \mu m$ 以下颗粒的复合名词,其中小颗粒比大颗粒有更高的沉积概率。这种方法对确定风险有重要意义,最早由美国政府和工业卫生学家联合会等组织提出[3]。

上文已明确了到达目标部位过程中的剂量衰减,其中所有的步骤都应加以测量并由此使设备-制剂性能转化为肺部递送。然而对于最后一步,即确定治疗剂量,直到目前还没有相同的审查标准。虽然能够确定特定受体在肺内的位置或可能感染的部位,但在特定部位的药物利用率受到颗粒溶解度和停留时间(由清除机制所决定)的限制。即刻的起作用的药物量取决于竞争动力学现象,该现象仅能在体外模型中测量或通过全身的药代动力学推断出来。因此,在最后一步中不能正式定义治疗剂量。正因如此,生物等效性检验目前仅限于几种试验的组合,通过这些试验可得到近似值,但试验结果尚未完全被接受为性能的预测指标[4,5]。

27.2 空气动力学粒径分布

通过调整 *APSD* 或可解决特定疾病中的气溶胶递送障碍。尽管已经有大量研究探讨了单分散和多分散气溶胶的空气动力学直径对肺部递送的影响,但对于理想的特定粒径尺寸尚未达成共识。通常认为通过将中位直径调整为 $1\sim5\,\mu m$ 可以充分控制气溶胶颗粒的递送,从而实现中央或外周的沉积。但是,目前尚不清楚在肺内特定分支水平上的沉积是否可行或可取。此外,特定疾病治疗药物的预期目标部位还没有定位到特定级别的气道。

27.3 其他

27.3.1 气溶胶递送率

吸入产品性能的另外两个衡量标准(气溶胶递送速率和溶解度)可能在缩小剂量递送估计值方面很有价值,从而给出可能的生物利用度的近似值。首先,气溶胶在汇入吸气气流时的速率会影响沉积位置[6, 7]。这对于 DPIs 和 pMDIs 都尤其重要。胶囊或泡罩的排空可能会影响递送速度,并可能会影响 DPIs 药物沉积的部位。pMDIs 通常需要使用者手口协调,如果患者不能正确协调给药,那么在气溶胶汇入吸气时的时间点决定了药物能够穿透到肺部的距离。雾化器不受这种现象的影响,因为气雾是以一种接近平稳的弥散状态被吸入的。

27.3.2 溶解

当固体颗粒沉积在气道中时,药物需要溶解从而以分子状态在作用部位起效[8-10]。对于高溶解性和快速溶解的药物,这一步可能并不会成为生物利用度的阻碍。然而,对于溶解度低且溶解缓慢的物质来说,气道内衬液不足以使药物充分溶解,因此溶解这一步骤很可能成为生物利用度和疗效的重要障碍。没有证据表明,现有产品会因这种现象而阻碍治疗。这可以是由于多次给药方案的时间效应缓和了单次给药及其药代动力学的影响,从而仍能起到控制症状和潜在病因的作用。例如,哮喘的激素治疗需要数天或数周来控制疾病,而单次给药不太可能有治疗效果。尽管如此,溶解速率仍很可能是药物反应差别的原因。需要进一步的研究来确定溶解性是否是质量、安全性和有效性的重要衡量指标。

27.3.3 疾病

显然,影响肺部生理解剖结构的因素将影响肺部沉积和潜在的治疗结果(详见第 2 章和第 25 章)。常见的考虑因素是年龄和性别。然而,最重要的影响来源于疾病及其对正常肺部结构的影响。疾病会影响气溶胶的沉积,但更重要的是,它可能改变药物作用目标部位的性质。例如,当致病菌位于肉芽肿内或支气管扩张区域时,沉积之后的药物在递送最后步骤的性质仍然未知,因为这些部位不参与通气,需要额外的递送步骤来穿透组织。在细胞水平上,某些致病菌能够产生生物被膜,这为药物递送造成了另一个障碍,如果要实现疗效,可能需要采取特定的策略。无论是哮喘和COPD中的气道狭窄或增生,还是囊性纤维化中对铜绿假单胞菌和非结核分枝杆菌感染形成的更为复杂的气道、细胞或分子屏障,都不能低估疾病的影响。如果要根据原先的方法来预测反应,但无法纳入影响病变气道解剖和生理的因素,那么可能需要彻底改变治疗方法。通过获取个体气道结构和功能的数据,或许可以仅从特定的药理学气溶胶剂型来预测药物的递送结果。据此,可设计与个体患者独特的生物条件相匹配的、高质量的、可控的药物递送系统,从而实现个体化治疗[11, 12]。

本书的目的是为吸入气溶胶治疗向特定临床应用的转化提供依据。对吸入气溶胶基本原理的初步总结对那些不了解本领域的人具有实用性。本书的大部分内容重点讨论了吸入治疗和临床应用的最佳方法。最后,从治疗实践中吸取经验教训,从中归纳剂型设计和克服特定疾病障碍的最佳方法,为开发特定应用的最优方法提供指引。同时要求制造过程和剂量递送具备准确性和可重复性,以确保质量、安全性和有效性。如果要建立真正的前瞻性方法,认识药物递送的局限性并确认需要进一步研究的领域是非常重要的。

吸入治疗挽救了许多生命,并改善了全球数百万患有各种疾病的患者的生活质量。在过去的20年中,所获得的成果和研发的技术已使更多的治疗应用成为可能。在信息时代,随着科学发现的指数级增长,这些重要的药物递送系统有望进入实用阶段,下一代令人兴奋的新设备和目标治疗已经出现在了人们的视野中。

(张　静　译)

参考文献

1. Cryan S-A, Sivadas N, Garcia-Contreras L. In vivo animal models for drug delivery across the lung mucosal barrier. *Advanced Drug Delivery Reviews*. 2007;59:1133–1151.

2. Hickey A. Methods of aerosol particle size characterization. In: Hickey A, ed., *Pharmaceutical Inhalation Aerosol Technology*, 2nd ed. New York: Marcel Dekker, 2004, pp. 345–384.

3. Hinds W. *Aerosol Technology, Properties Behavior and Measurement of Airborne Particles*, 2nd ed. New York: John Wiley & Sons, 1999, pp. 250–251.

4. Sbirlea-Apiou G, Newman S, Fleming J, Seikmeier R, Ehrmann S, Scheuch G, Hochhaus G, Hickey A. Bioequivalence of inhaled drugs: Fundamentals, challenges and perspectives. *Therapeutic Delivery*. 2013;4:343–367.

5. Hastedt J, Backman P, Clark A, Doub W, Hickey A, Hochhaus G, Kuehl P, et al. Scope and relevance of a pulmonary biopharmaceutical classification system AAPS/FDA/USP Workshop March 16–17, 2015, in Baltimore, MD. *AAPS Open*. 2016;2:1.

6. Ziffels S, Durham P, Bemelmans N, Hickey A. In vitro dry powder inhaler formulation performance considerations. *Journal of Controlled Release*. 2015;199:45–52.

7. Hickey A. Controlled delivery of inhaled therapeutic agents. *Journal of Controlled Release*. 2014;190:182–188.

8. Davies N, Feddah M. A novel method for assessing dissolution of inhaler products. *International Journal of Pharmaceutics*. 2003;255:175–187.

9. Son Y-J, McConville J. Development of a standardized dissolution test method for inhaled pharmaceutical formulations. *International Journal of Pharmaceutics*. 2009;382:15–22.

10. Gray V, Hickey A, Balmer P, Davies N, Dunbar C, Foster T, Olsson B, et al. The Inhalation ad hoc advisory panel for the USP performance tests of

inhalation dosage forms. *Pharmacetuical Forum.* 2008;34:1068–1074.

11. Kopsch T, Murnane D, Symons D. A personalized medicine approach to the design of dry powder inhalers: Selecting the optimal amount of bypass. *International Journal of Pharmaceutics.* 2017;529:589–596.

12. Loh C, Ohar J. Personalization of device therapy: Prime time for peak inspiratory flow rate. *Chronic Obstructive Pulmonary Disease.* 2017;4:172–176.

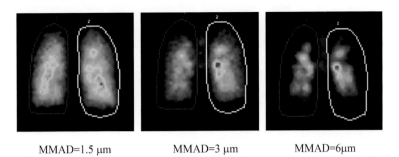

MMAD=1.5 μm   MMAD=3 μm   MMAD=6μm

彩图 1　1.5、3 和 6 μm MAAD 99mTc 标记的沙丁胺醇气溶胶在 1 例哮喘患者的肺沉积后位图像

注：红色区域表示肺内放射性浓度最高的区域，黑色区域表示放射性浓度最低的区域。

引自：Usmani, O. S., Biddiscombe, M. F., Barnes, P. J., Am. J. Respir. Crit. Care Med., 2005, 172: 1497-1504.

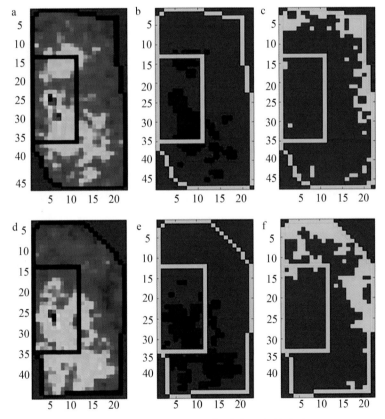

彩图 2　一种评价吸入颗粒肺内沉积的方法

注：a. 健康受试者右肺颗粒沉积的比率图像（沉积/输送）（FEV_1%预计值＝111）；b. 沉积热点（红色＝热点）；c. 沉积冷点（浅蓝色＝冷点）；d. 囊性纤维化患者右肺颗粒沉积的比率图像（沉积/输送）（FEV_1%预计值＝64）；e. 沉积热点（红色＝热点）；f. 沉积冷点（浅蓝色＝冷点）。

引自：Bennett, W. D., Ieman, K. L., Laube, B. L., et al., J. Aerosol. Med. Pulm. Drug Deliv., 2015, 28:211-218.

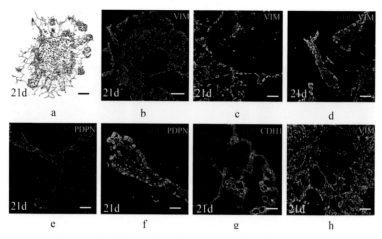

彩图 3　远端肺上皮谱系标志物在气道类器官中的表达

注:a.气道类器官切片的 HE 染色。b～d.使用低倍及高倍显微镜观察 E-钙黏连蛋白(红色)和波形蛋白(绿色)的免疫荧光共染色显示在第 21d 气道和间质隔室的不同结构。e～g.使用低倍及高倍显微镜观察Ⅰ型肺泡上皮细胞标志物水通道蛋白-5(红色)和整合膜蛋白(绿色)广泛表达于整个气道类器官中,在气道类器官中也可见到 E-cadherin (绿色)。h.与波形蛋白(绿色)共染色的Ⅱ型肺泡上皮细胞表面活性蛋白 C(红色)亦可在气道类器官中表达。

改编自:Tan,Q.,Choi,K. M.,Sicard,D.,et al,Biomaterials,2017,113:118-132(经 Elsevier 许可)。

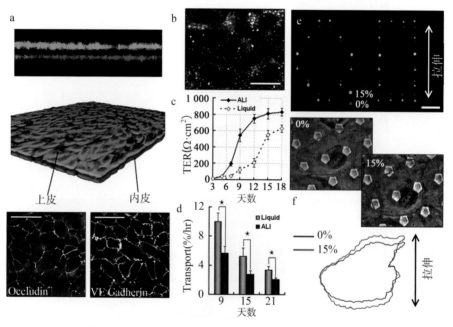

彩图 4　肺泡-毛细血管界面的芯片上形成和机械拉伸

注:a.长期微流控共培养产生的组织-组织界面由单层的肺泡上皮(用 CellTracker Green 染色)组成,紧贴在单层的微血管内皮上(用 CellTracker Red 染色),两者细胞间连接结构使用 occludin 或 VE-cadherin 抗体染色,由可弯曲的 ECM 涂层 PDMS 膜进行分离。比例尺,50 μm。b.在气液界面培养过程中,通过细胞摄取标记层状体的荧光染料(白点)检测肺泡上皮产生的表面活性物质。比例尺,25 μm。c.与浸没在液体培养条件下的组织层相比,气液界面(air-liquid interface, ALI)培养可导致跨层电阻(transbilayer electrical resistance, TER)明显增加,并产生具有更高 TER(>800 Ω·cm²)的更紧密的肺泡-毛细血管屏障。d.通过定量荧光白蛋白转运速率测定 ALI 培养及液体组织培养的肺泡屏障通透性,进而发现 ALI 显著降低(＊P<0.001)。c、d.数据以平均值±标准误表示。e.膜拉伸引起的机械应变通过固定在六面体中的膜上的单个荧光量子点的可视化位移表示,拉伸之前(红色)和拉伸之后(绿色)的最终和矩形图案。比例尺,100 μm。f.膜拉伸在细胞上施加张力,并使它们在所施加力的方向上变形,如图中所示单个细胞在施加15%应变之前(蓝色)和之后(红色)的轮廓重叠情况示。显微照片中的五边形代表膜中的微细孔。内皮细胞用于显示细胞拉伸。

改编自:Huh,D.,Matthews,B. D.,Mammoto,A.,et al.,Science,2010,328:1662-1668(经 AAAS 许可转载)。

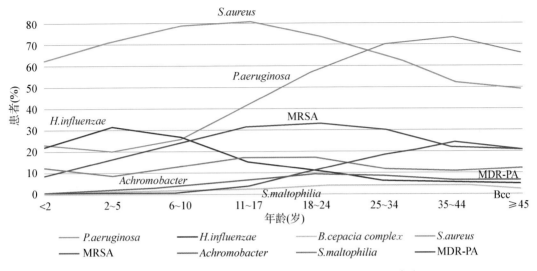

彩图5 2015年各年龄组CF患者的呼吸道微生物分离率

注:呼吸道标本(包括痰、支气管镜、口咽、鼻)至少一次以下任一微生物培养阳性(所有年龄组)47.5%;金黄色葡萄球菌(*S. aureus*,绿线)70.6%;铜绿假单胞菌(*P. aeruginosa*,浅蓝色线)、流感嗜血杆菌(*H. influenzae*,棕色线)15.5%;MRSA(红线)26.0%;嗜麦芽窄食单胞菌(*S. maltophilia*,紫线)13.6%;多重耐药铜绿假单胞菌(MDR-PA,深蓝线)9.2%;木氧化无色杆菌(*Achromobacter xylosoxidans*,黑线)6.1%;洋葱伯克霍尔德菌复合体(*B. cepacia complex*,Bcc,黄线)(向美国囊性纤维化患者注册登记报告的病原体,2015年)。

数据来源:CF基金会认证的囊性纤维化患者诊治中心在美国的数据。

经许可转载自:Foundation, C. F. , Patient Registry Annual Data Report, Bethesda, MD, 2015.

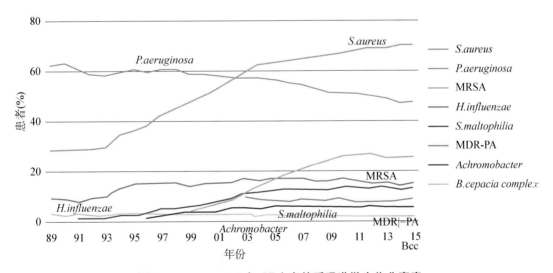

彩图6 1989—2015年CF患者的呼吸道微生物分离率

注:金黄色葡萄球菌(*S. aureus*)绿线;铜绿假单胞菌(*P. aeruginosa*)浅蓝色线;MRSA(黄色线);流感嗜血杆菌(*H. influenzae*,棕色线);嗜麦芽窄食单胞菌(*S. maltophilia*)红色线;多重耐药铜绿假单胞菌(MDR-PA)深蓝线;无色杆菌(*Achromobacter*)紫色线;洋葱伯克霍尔德菌复合体(*B. cepacia* complex,Bcc)黄线(向美国囊性纤维化患者注册登记报告的病原体,2015年)。

数据来源:CF基金会认证的囊性纤维化患者诊治中心在美国的数据。

经许可转载自:Foundation, C. F. , Patient Registry Annual Data Report, Bethesda, MD, 2015.

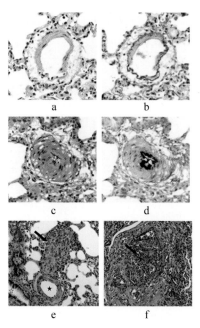

彩图7　肺高压大鼠的肺组织学变化

注:通过与对照组比较,研究肺高压大鼠的肺血管变化。对照组的小肺动脉看起来正常,没有明显的内皮增生和/或肥大(a、b)。相反,肺高压动物发展为闭塞性血管病,伴有明显的血管中层肥厚和内皮细胞增生(c、d)。此外,在肺高压组(e)中检测到丛状病变,即从小肺动脉出芽的复杂血管形成(箭头,丛状病变;黑星,肺动脉;白星,支气管)。这些模拟的丛状病变最初是在患有严重肺高压的人类患者(f)中发现的(箭头,人类的丛状病变)。

经许可转载自:Rafikova, O., Rafikov, R., Kumar, S., et al., Free Radical Biol. Med., 2013, 56:28 - 43.

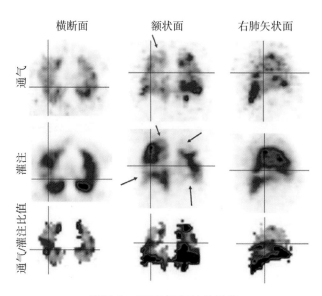

彩图8　COPD通气的异质性

注:通气分布不均匀,有热点标注(表明阻塞性小气道疾病);上叶通气和灌注不足的区域(蓝色箭头指示为肺气肿);灌注缺失和通气保持的区域(不匹配-红色箭头指示为肺栓塞)。

引自:Bajc, M., et al., Int. J. Chron. Obstr. Pulm. Dis., 2017, 12:1579 - 1587.

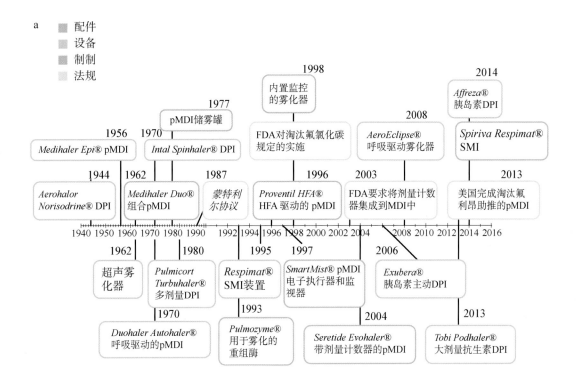

1944　Aerohalor Norisodrine® DPI

1956　Medihaler Epi® pMDI

1962　Medihaler Duo® 组合pMDI

1970　Intal Spinhaler® DPI

1977　pMDI储雾罐

1987　蒙特利尔协议

1996　Proventil HFA® HFA 驱动的 pMDI

1998　内置监控的雾化器

1996　FDA对淘汰氟氯化碳规定的实施

2003　FDA要求将剂量计数器集成到MDI中

2008　AeroEclipse® 呼吸驱动雾化器

2013　美国完成淘汰氟利昂助推的pMDI

2014　Affreza® 胰岛素DPI

2014　Spiriva Respimat® SMI

1962　超声雾化器

1970　Duohaler Autohaler® 呼吸驱动的pMDI

1980　Pulmicort Turbuhaler® 多剂量DPI

1993　Pulmozyme® 用于雾化的重组酶

1995　Respimat® SMI装置

1997　SmartMist® pMDI 电子执行器和监视器

2004　Seretide Evohaler® 带剂量计数器的pMDI

2006　Exubera® 胰岛素主动DPI

2013　Tobi Podhaler® 大剂量抗生素DPI

1940 1950 1960 1970 1980 1990 1992 1994 1996 1998 2000 2002 2004 2008 2010 2012 2014 2016

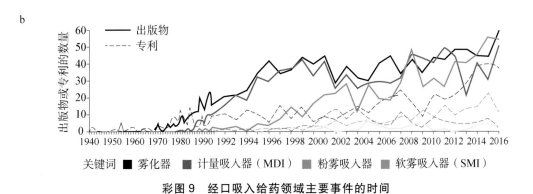

b

出版物或专利的数量

—— 出版物
---- 专利

1940 1950 1960 1970 1980 1990 1992 1994 1996 1998 2000 2002 2004 2006 2008 2010 2012 2014 2016

关键词 ■ 雾化器 ■ 计量吸入器（MDI） ■ 粉雾吸入器 ■ 软雾吸入器（SMI）

彩图 9　经口吸入给药领域主要事件的时间

注：a. 该领域的里程碑；b. 1940—2016 年按年在 Google 学术搜索中搜索到的专利和出版物标题中的关键词结果。

图书在版编目（CIP）数据

吸入治疗的物理与生物学基础：第三版/（美）安东尼·希基（Anthony J. Hickey），（美）海蒂·曼芳尔（Heidi M. Mansour）主编；张静，沙先谊主译. —上海：复旦大学出版社，2023.9
书名原文：Inhalation Aerosols：Physical and Biological Basis for Therapy, Thrid Edition
ISBN 978-7-309-16468-8

Ⅰ.①吸… Ⅱ.①安… ②海… ③张… ④沙… Ⅲ.①呼吸系统疾病-治疗 Ⅳ.①R560.5

中国版本图书馆 CIP 数据核字（2022）第 194537 号

吸入治疗的物理与生物学基础（第三版）
[美] 安东尼·希基（Anthony J. Hickey） [美] 海蒂·曼芳尔（Heidi M. Mansour） 主编
张 静 沙先谊 主译
责任编辑/张 怡

复旦大学出版社有限公司出版发行
上海市国权路 579 号 邮编：200433
网址：fupnet@fudanpress.com http://www.fudanpress.com
门市零售：86-21-65102580 团体订购：86-21-65104505
出版部电话：86-21-65642845
上海丽佳制版印刷有限公司

开本 787×1092 1/16 印张 30.5 字数 668 千
2023 年 9 月第 1 版
2023 年 9 月第 1 版第 1 次印刷

ISBN 978-7-309-16468-8/R·1988
定价：228.00 元

如有印装质量问题，请向复旦大学出版社有限公司出版部调换。
版权所有 侵权必究